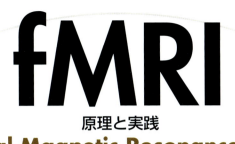

fMRI
原理と実践
Functional Magnetic Resonance Imaging
3rd edition

Scott A. Huettel
Duke University

Allen W. Song
Duke University

Gregory McCarthy
Yale University

監訳

福山秀直
京都大学学際融合教育研究推進センター
特任教授

メディカル・サイエンス・インターナショナル

We dedicate this book to our parents:
Robert and Shelley Huettel, Dawen and Jinxiu Song,
and Jack and Dolores McCarthy.

Authorized translation of the original English edition,
"Functional Magnetic Resonance Imaging", Third Edition
By Scott A. Huettel, Allen W. Song, and Gregory McCarthy

Copyright © 2014 by Sinauer Associates, Inc.
All rights reserved.

This translation is published by arrangement with Sinauer Associates, Inc.

© First Japanese Edition 2016 by Medical Sciences International Ltd., Tokyo

Printed and Bound in Japan

推薦の言葉

　この『fMRI 原理と実践』は有用な内容のつまった非常に優れた本であり，初心者でもこれを精読して実践を重ねれば，fMRIの分野で殆どexpertといえる実験計画者になれると思われる。磁気共鳴現象・MRIとその信号の取得法から始まり，BOLD効果・血管系と神経系との連結・fMRI実験法とデータの統計的扱い・resting stateの機能活動から見られる機能ネットワークと，fMRIで理解すべき事柄が詳しく論じられている。

　脳機能活動を通してヒトの心理活動などの人間行動の脳表現を求めようとするfMRIでは，導入されてから4半世紀が過ぎたBOLD法ではあるが，それをベースにしたアプローチが未だほとんどである。それ故，本書でもこのBOLD法が主対象となっているのは理解できる。BOLDに関する説明も詳しく，その長所短所，その意味するところを理解して研究に当たる事への助けになる。

　この本を読んでいると，いろいろなトピックスで見る丁寧な説明は納得のいく良い授業をうけているように思えるであろうし，この点あの点とそのトピックスでのサイエンスの疑問・質問が読者の頭の中に湧いてくるであろう。所々に出てくる"Thought Question"にも同様な疑問をよく見ると思う。著者達の思考の進展も斯くあろうと推測しながら諸説明が進んでいくのをたどるのは読書欲を誘うであろう。

　神経活動とBOLD効果の関係はfMRIの中心的問題である。BOLD信号がどの様な神経系活動に付随しておきるものかについての種々の可能性と現在での一般的理解の説明がなされ，神経活動と応答する血管系との連動メカニズムにはよく唱えられているものなどと共に，現在において未解決の問題点なども示されていると見受けられる。

　fMRIの信号はMRI信号にあるいろいろなノイズに較べ小さくて測りにくいにもかかわらず，これまで成されてきたfMRIの進展が目覚ましいのは，データの統計的処理が一般化されてその解析法がいろいろな分野の研究者にも容易に手が届くようになった故である。本書では，その統計処理の初歩的なものから始まり，種々の方法的問題を解決してfMRI測定の目的とする結果獲得にせまる最近の多様なアプローチなどがかなりのスペースを使って説明されている。ここからは大変有用な知識が得られると思う。

　BOLD法の最大の欠点は数十から数百秒で進む神経のグループ活動に対して数秒にもなる大変遅い応答速度である。もっとも，この遅さ故に応答信号が積分されて測定に掛かっているともいえる。この遅い応答をEEGやMEGといった速い信号と合わせることで機能活動のダイナミックスを測る努力はなされているが，未だ更なる進展が必要である。MRIでその様な速い信号を捉えようとする努力は本書の著者を含め多くの研究者によって払われてきたが，未だ有用なものは出てきていない。磁気共鳴に現れそうな局所的神経活動の電磁現象・その他の直接的物理現象は小さすぎるといわれている。fMRIを論ずる本書ではこの点についての議論はなされていないのは当然であろう。

　とも角，本書はfMRIについての教科書として非常にすぐれており，更にその先に進む読者には本書で引用されている研究報告を通して専門的知識の習得や新たな研究手段の開発への道の探索も可能になると信じる。

東北福祉大学感性福祉研究所　特任教授

小川誠二

監訳者序文

　MRIで脳画像研究をやってみたいと思う神経系あるいは心理系の研究者は，数多くおられると思います．最近の状況では，多くの病院などに3テスラMRIが設置されており，その多くにEPIでfMRIが撮像できるようにシーケンスが用意されているので，診療時間外であれば，それほど難しくなくfMRIを撮像することができると思います．このような状況で撮像した後，どのような処理をするのか，いろいろなソフトウェアがフリーで出回っているので，技師さんにDICOMにしてもらい，画面上のボタンを押していけば，それなりの結果が得られるのですが，それで良いのかどうか自信がもてず，また，だれに相談していいかわからず，困っている研究者が多いことも事実です．

　私は，Statistical Parametric Mapping（SPM）が開発された直後の1990年代の前半に，SPMを開発していた，ロンドンのHammersmith病院にあるサイクロトロンセンターにしばらく居る機会を与えられ，SPMを勉強するため，開発者のK. Fristonなどと同じところで仕事することができました．当時は，パーソナルコンピュータの能力が低いため，SUNのワークステーションで処理する必要があったのですが，行ったとたん，300万円以上するワークステーションが30台以上あり，卒業したての学生が喜んでそれぞれのワークステーションをサーバーから調整していたのを見て，NECのPC9801かマックしかなかった日本との差に愕然としたものです．

　ちょうどその頃，現在生理学研究所の教授をしている定藤規弘先生がNIHにいて，SPMでデータ解析をしていました．外向きのソフトは安定バージョンで，私が内部で使っていた開発バージョンとはいろいろ異なるところがあり，ビットネット（現在のメールの前身）でやりとりをして，話が合わなかったことがありました．私がしばらく居た間にも，最初あった機能が削られたり，現在のGraphical User Interface（GUI）でなく，line inputだったので，パラメータの数，順序が変わっていたりと，いわゆる日進月歩だったころでした．1996年には，現在のようなGUIバージョンや，PCで走るSPMがリリースされ，使いやすくなったと感じましたが，そのころ，SPMを使って解析したいというと，最初から説明が必要でした．簡単に使えるように，matlabを買わなくても使えるように（アカデミックバージョンは安かったのですが，一般には，50万円くらいで販売されていたかと思います）コンパイルして，プログラムとして配布することを当時の第一ラジオアイソトープ研究所が提案してきたので，Richard Frackowiakに許可をとって，かなり広く日本に広がる契機になりました．

　本書は，このような初期の話ではなく，現在のMRIのデータ解析を，SPMなどのソフトウェアで行うこととともに，なぜスライスタイミングをそろえる必要があるか，などがわかるように，MRIの撮像原理に立ち返って説明しているので，多くの初学者の方にも，画像の統計的処理の原理が理解できるようになっていて，大変良い本と考え，京都大学医学研究科附属脳機能総合研究センターのスタッフを主に翻訳することにしました．それぞれの得意とする分野を訳してもらったので，原著の記載に適宜注釈も加えてあります．

　最初の予定は私が退職するのに合わせて，ということでしたが，予定より遅れはしたものの，この本を出版できることを非常に嬉しく思います．

謝辞

　この本が日の目を見るようになったのは，多くの協力者のおかげです。特に，様々な労をとってくれた，脳機能センターの石井君に感謝したいと思います。また，用語解説の作成にあたって貴重なご意見をいただいた，生理学研究所の定藤規弘先生とATR脳活動イメージングセンタの河内山隆紀先生にこの場を借りて，御礼申し上げます。

　　　　　　　　　　　　　　　京都大学学際融合教育研究推進センター　特任教授
　　　　　　　　　　　　　　　　　　　　　　　　　　　　　　　福山秀直

序文

　2004年に"Functional Magnetic Resonance Imaging"の第1版を上梓した当時，fMRIは驚くべき進展をみせ，認知神経科学における重要な技術となりつつあった。第2版を出版した2009年には，fMRIは神経科学にとどまらず，生体医工学，経済学，言語学，マーケティング，政治学など幅広い分野へ応用されていた。それからさらに5年，この技術は一層の確立と広がりをみせている。

　すでに数年にわたってfMRIを使ってきた学生，特に大学院においてこの教科書を使ってきた諸君もいれば，まったく違う分野からfMRIに出会う人もいるだろう。自然科学や工学分野のバックグラウンドをもつ研究者の場合，核磁気共鳴の物理原理は親しみやすくとも，脳生理学や認知機能についてはほとんど知識がないかもしれない。医学生ならば，神経解剖学やMRIの実地応用には明るいだろうが，データ取得にまつわる理論的な基礎や実験デザインはよくわからないだろう。心理学であれ経済学であれ社会科学の学生であれば，行動実験を使って認知現象を観察することには長けているかもしれないが，生物物理学や生理学の教育はほとんど受けていないだろう。各分野は，それぞれに異なる技法と知の集合によって成り立っており，それぞれに違ったアプローチでfMRIが使われる。この第3版は従来に引き続き，網羅的でありつつ平明で，かつ正確な入門の書であるだけでなく，幅広い分野の学生諸氏に役立つようなものとした。

　fMRIというものの高度に領域横断的な性格から，系統だった解説をしようとすれば，盛り込むべきトピックは大量なものとなる。本書ではまず，fMRIに関わる物理学と生物学の基礎固めから始める。これらの基礎は難しい概念に支えられたものではあるが，いらざる混乱を避けながら解説することは可能なはずだ。物理学的な概念を紹介するにあたっては，直感的な比喩と，段階を踏んだ理論の解説を，折にふれてそれらとfMRI応用の関係をからめながら進めていく。神経活動に伴う代謝の結果から，血管系を介したエネルギー供給を通じて血液の酸素化レベルの変化が起こり，それがfMRIの基礎をなすといった生物学側の概念の解説においても，同じように機能主義的なアプローチをとる。これらの基礎をベースに，内容はfMRIによる実験法へと進み，最新のfMRI研究における基礎と実際を紹介する。本書を通して，プロトンのスピンについて，細胞膜のチャネルを通るイオンについて，神経と血管の結びつきについて，実験デザインについて，一般線形モデルについて，機械学習アルゴリズムについて，信号処理について，さらには心を読むことに関わる倫理的な問題について，というような多彩なトピックを学生諸氏は学ぶことになる。fMRIは日進月歩であり，これらのトピックの多くは第2版が出た時点から大きく進歩しているため，第3版では完全に刷新された章も多い。

　我々はなおかつ，この多岐にわたる内容のために正確さを犠牲にしないよう心がけた。鍵となる概念を語るにあたり正確性と慎重さをなくしては，どのような教科書も（とりわけ歴史の浅い分野においては），読者をまごつかせるおそれがある。fMRIを学び始めた学生は多くの専門用語に戸惑うし，その中には操作的にしか定義できないものもある。興味をそそるような概念というものは往々にして経験的に確認されておらず，影響力のある理論を結実しているわけではない。したがって我々は，鍵となる概念を新たに紹介するにあたって，本文と注釈そして用語解説において研究者間で用いられる特殊用

語を明確に定義し，論理的で平易な解説を心がけた．本書の全体を通じて，種々の概念について，それを支持する（あるいは否定する）一次情報となる研究を紹介しつつ説明した．そして，抽象的な概念を現実のfMRI研究の文脈で提示することによって，学生諸氏が研究上の疑問に対して情報を与えられたうえで判断できるようにした．

　最後になるが，本書では種々の概念を，大学生，大学院生，博士研究員，また教員などfMRIを始めようとする研究者の誰もが理解しやすいように解説した．fMRIにまつわる話には，この分野に明るくない者にとって，うんざりするほど技術的なものが多いと思われる．MR画像構成法の物理学や，神経エネルギー論の基礎にある生物学的原理，一般線形モデルの背景にある統計学といったものに直面して途方にくれることは想像に難くない．さりとて，これらの概念は本を単純明快なものにしたいからといって省略できるものでもない．そのため，盛り込むトピックを簡単なものにするのではなく，トピックの解説を平易にするよう努めた．例えば，MR物理学の章では定量的な解説と概念的な解説を並列させることで，学生と教員が自身のスタイルに合った学習法を選択できるようにした．

　本書は学部生と大学院生に向けて書かれているが，fMRIの初学者なら誰にとっても有用な以下のような特徴を備えている．

- **教育課程向けの構成**：順序だった14の章に分かれ，各章は個別のトピックが盛り込まれている．
- **重要な例や鍵となるトピックをわかりやすく解説するボックス**：本書全体にわたって，数多くの興味深い概念を強調するためボックスに分けて提示した．教員にとっては，過去の文献をさらに探求するための停留所のような便利な役割を果たすだろう．
- **豊富なカラーの図版**：300個を超える図を提示しており，その多くが第3版のために追加されたものである．物理学や生理学の章にある数多の図版は，しばしば難解になりがちな解説をわかりやすく補うものとなっている．
- **欄外の用語解説**：巻末にまとめた用語解説に加えて，重要な用語は最初に登場した際に欄外で説明している．
- **本文内の思考課題**：読者が自身の理解度を測れるように，各章にはいくつかの問題が提示されている．これにより主要な概念をよりしっかりと習得し，その本質的な考察ができるようにしている．
- **章末の包括的な参考文献集**：重要文献と参考文献の2種類の文献一覧を設けた．重要文献は各章にだいたい6～8報挙げ，理解が深まることと入手しやすさを基準に選んである．読者が関心のあるものを選ぶのに役立つよう，各文献に注釈がつけてある．その他の一次資料となるものは完全な文献情報とともに参考文献の項に入れた．
- **数式の説明**：数式を含む部分では，各項を体系的に記述し，各変数の意味をきちんと定義した．これにより，数学に明るくない学生諸氏においても数式の概念的理解が促されるだろう．
- **fMRI研究の歴史への視点**：fMRIの開発に寄与した物理学および生理学的な発見を盛り込んだ．学生諸氏は最初期のfMRI研究や，それらがいかにしてその後の研究の口火を切ったかを学ぶことができる．また逆に最新の研究についても，例えばfMRIの基礎原理を明らかにするもの，fMRI研究のデザインや解析の新たなアプローチ，さらにはfMRIの新しい利用法といったものに触れた．これらは2013年から2014年にかけての論文も多数含んでいる．
- **一次情報となる原論文を重視**：数多のグループによる研究について，そのおおもととなった研究知見に基づきながら多数の概念を明示した．

謝辞

本書の成立に寄与した同僚，共同研究者そして学生諸氏に感謝したい。我々のfMRI課程に参加した多くの学生は，量りがたいインスピレーションと批判，さらには導きを与え，彼らからのフィードバックは我々の思考を大いに磨き上げてくれた。デューク大学およびイェール大学などに所属し，旧版やこの新版へフィードバックを寄せ，また内容を向上させてくれた次の方々に感謝する。Alison Adcock, Geoff Aguirre, Greg Appelbaum, Michael Beauchamp, Aysenil Belger, Liz Brannon, Roberto Cabeza, Bin Chen, Nan-Kuei Chen, In-Young Choi, Michele Diaz, Ian Dobbins, Andrew Engell, Al Johnson, Ranga Krishnan, Kevin LaBar, Chunlei Liu, Tom Liu, James MacFall, Dave Madden, Joe McClernon, Martin McKeown, Kevin Pelphrey, Michael Platt, Russell Poldrack, Jon Polimeni, Chris Rorden, Robert Savoy, Brian Soher, Trong-Kha Truong, Lihong Wang, Daniel Weissman, Leslie Ying。また，Jim VoyvodicとMarty Woldorffには第11章および第13章のボックスに協力していただいたことに，そしてDale Purvesをはじめとする「*Neuroscience*」および「*Cognitive Neuroscience*」の編集者諸氏には本書にとって重要な助言を提供していただいたことに謝意を表する。

編集作業や技術面においても，次に示す多くの学生や同僚たちから多大なる協力をいただいた。Alex Avram, Lindsay Carr, McKell Carter, John Clithero, Dean Darnell, Zoe Englander, Francis Favorini, Syam Gadde, Arnaud Guidon, Hua Guo, Todd Harshbarger, Debra Henninger, Ed McLaurin, Justin Meyer, Charles Michelich, O'Dhaniel Mullette-Gillman, Brandi Newell, Chris Petty, Luke Pool, Ana Raposo, David Smith, Jon Smith, Dharol Tankersley, Amanda Utevsky, Vinod Venkatraman, Bethany Weber, Amy Winecoff, Richard Yaxley。我々はまた，本書でその業績を取り上げた多数の科学者たちにも感謝する。彼らの仕事に基づいて作成された図版の下には各人の名前を付記した。

また，我々の教育活動や研究プログラム，そして本書で紹介している研究そのものは，多くの資金協力団体にサポートされている。NCRR, NIA, NIDA, NIMH, NINDS, NSF，そしてアメリカ合衆国退役軍人省などにも感謝の意を表する。ハワード・ヒューズ医学研究所には，デューク大学でfMRIの教育を行っている研究室へのサポートに，そしてイェール大学学寮長室にはfMRI教育ラボへのサポートに感謝する。またデューク大学，デューク大学医学部そしてイェール大学の事務部局にも，ご支援に感謝したい。

最後になるがSinauer Associates社の友人たちには，全ての過程でご指導いただいたことに感謝したい。Andy Sinauerには新版および旧版での協力に，Graig Doniniには旧版での尽力に，Marie Scavottoには発刊後の本書のマーケティングに深く感謝する。Christopher Smallの指揮のもと，Sinauer Associates社のチームは素晴らしい仕事をしてくれた。特にJen Basil-Whitakerのデザインやレイアウトの能力は本書のどこを見ても明らかなほど美しい。Kathleen Laffertyはその正確な校正に，Grant Hackettには索引の作製に，そしてDragonfly Media Groupの卓越したアーティスト諸氏には作図に多謝する。

編集者のCarol Wiggには，長きにわたる構成と校正，そして全体のマネジメントを通した新版の監視役としての仕事に特別な感謝を送りたい。彼女は終始，建設的かつ親身なパートナーでいてくれた。そして最後に，我々の編集者代表であるSydney Carrollへの尽きることのない感謝を捧げたい。彼女の助言は示唆に満ち，感想は率直

で，発刊に関わる全員に高い水準を求めた。この高い水準の仕事，そして多くの友人と同僚の尽力が，この第3版に如実に現れていることと思う。

Scott A. Huettel
Allen W. Song
Gregory McCarthy

オンラインリソース（英語のみ）

sites.sinauer.com/fmri3e/ から無料でアクセスできる教育リソースでは，本書の内容をより深く習得できるよう以下のツールを提供している。

・各章に関連する一問一答方式の問題を，オンラインウェブサイト上とダウンロード可能なMicrosoft Word®フォーマットで提供している。各章の重要事項の理解度を自己チェックしたり，授業の課題として使用したりできる。
・fMRIに関連する様々なオンラインウェブサイトへのリンク。
・本書に出てくる重要用語の解説。

監訳者・訳者一覧

監訳者

福山秀直　　京都大学学際融合教育研究推進センター　特任教授

監訳協力

石井　徹　　京都大学大学院医学研究科附属脳機能総合研究センター

訳者

石井　徹　　京都大学大学院医学研究科附属脳機能総合研究センター ［1,10,11章］
伏見育崇　　京都大学大学院医学研究科放射線医学講座　助教 ［2章］
浦山慎一　　京都大学学際融合教育研究推進センター　特定助教 ［3章］
藤本晃司　　New York University Langone Medical Center, Visiting Researcher ［4章］
岡田知久　　京都大学大学院医学研究科附属脳機能総合研究センター　特定准教授 ［5章］
大石直也　　京都大学学際融合教育研究推進センター ［6章］
鈴木崇士　　京都大学学際融合教育研究推進センター　特定助教 ［6章］
並木千尋　　京都大学大学院医学研究科脳病態生理学講座精神医学教室　助教 ［7章］
杉原玄一　　京都大学大学院医学研究科脳病態生理学講座精神医学教室　助教 ［7章］
吉原雄二郎　京都大学大学院医学研究科脳病態生理学講座精神医学教室 ［7章］
竹村有由　　京都大学大学院医学研究科脳病態生理学講座精神医学教室 ［7章］
齊藤菜穂　　京都大学大学院医学研究科脳病態生理学講座精神医学教室 ［7章］
小野健太郎　京都大学大学院医学研究科附属脳機能総合研究センター ［8章］
中村仁洋　　京都大学大学院医学研究科附属脳機能総合研究センター　准教授 ［9章］
麻生俊彦　　京都大学大学院医学研究科附属脳機能総合研究センター　助教 ［10,11章］
清中崇司　　京都大学大学院医学研究科附属脳機能総合研究センター ［10,11章］
宮田　淳　　京都大学大学院医学研究科脳病態生理学講座精神医学教室　講師 ［12章］
森　康生　　京都大学大学院医学研究科脳病態生理学講座精神医学教室 ［12章］
石橋　遼　　Neuroscience and Aphasia Research Unit, School of Psychological Sciences, University of Manchester, Research Associate ［13章］
松橋眞生　　京都大学学際融合教育研究推進センター　特定准教授 ［13章］
諏訪太朗　　京都大学大学院医学研究科脳病態生理学講座精神医学教室　助教 ［14章］
梁瀬まや　　京都大学大学院医学研究科脳病態生理学講座精神医学教室　助教 ［14章］
植野　司　　京都大学大学院医学研究科脳病態生理学講座精神医学教室 ［14章］
中神由香子　京都大学大学院医学研究科脳病態生理学講座精神医学教室 ［14章］

用語校閲協力

定藤規弘　　自然科学研究機構生理学研究所大脳皮質機能研究系心理生理学部門　教授
河内山隆紀　株式会社ATR-Promotions 脳活動イメージングセンタ　研究員

簡略目次

- 第 1 章　fMRI序論……………………1
- 第 2 章　MRIスキャナ……………………29
- 第 3 章　MR信号発生の基本原理……………………51
- 第 4 章　磁気共鳴画像形成の基本原理……………………81
- 第 5 章　MRIコントラストの生成機序と撮像技術……………………113
- 第 6 章　神経活動から血流動態へ……………………147
- 第 7 章　BOLD fMRI：起源と特性……………………193
- 第 8 章　信号，ノイズ，fMRIデータの前処理……………………245
- 第 9 章　実験デザイン……………………291
- 第10章　統計解析Ⅰ：基本的解析……………………327
- 第11章　統計解析Ⅱ：より高度な解析法……………………373
- 第12章　最新のfMRI技術……………………419
- 第13章　fMRIとその他の技術の組み合わせ……………………439
- 第14章　fMRIの未来：実践的および倫理的な課題……………………483

用語解説……………………521

索引……………………543

詳細目次

第1章　fMRI序論……1

fMRIとは何か？……2
　測定技術と操作技術……4
　　Box 1-1　fMRIは何のために使われるか？……6
　鍵となる概念：コントラスト……10
　鍵となる概念：分解能……11
fMRIの歴史……15
　磁気共鳴についての初期研究……15
　バルク物質の核磁気共鳴：BlochとPurcell……17
　最初期のMR画像……18
　　Box 1-2　MRI研究に対するノーベル賞……20
　MRIの普及……22
本書の構成……24
　fMRIの物理学的基礎……24
　BOLD fMRIの原理……25
　fMRI研究のデザインと解析……25
　応用と今後の方向……26
まとめ……27
重要文献……27
参考文献……28

第2章　MRIスキャナ……29

MRIスキャナはどのように動いているのか？……29
　静磁場……30
　RFコイル……32
　傾斜磁場コイル……35
　シムコイル……37
　コンピュータのハードウェアとソフトウェア……38
　実験制御システム……38
　生理機能のモニタリング装置……39
MRIの安全性……40
　　Box 2-1　fMRI実験の概要……41
　静磁場がヒトの生理機能へ及ぼす影響……44
　並進とねじれ……45
　傾斜磁場の影響……47
　ラジオ周波数電磁場の影響……48
　閉所恐怖症……48
　音響ノイズ……49
まとめ……50
重要文献……50
参考文献……50

第3章　MR信号発生の基本原理……51

概念的な道筋……52
核スピン……53
外部磁場中のスピン……54
スピン系の磁化……56
スピン系の励起と信号の受信……57
MR信号の緩和機序……59
MR信号発生に関する概念のまとめ……60
定量的な道筋……60
共通する用語と記号……61
核スピン……61
磁気モーメント……62
角運動量……62
外部磁場中のスピン……64
　スピンの歳差運動……64
平行状態と反平行状態とのエネルギー差……66
スピンの磁化……68
スピン系の励起と信号の受信……69
　スピンの励起……69
　　Box 3-1　回転座標系に関する定量的考察……72
　信号の受信……75
スピン系の緩和機序……77
MR信号発生におけるブロッホ方程式……78
まとめ……79
重要文献……79

第4章　磁気共鳴画像形成の基本原理……81

概念的な道筋……82
スライス選択……83
周波数エンコード……85

位相エンコード………87
画像形成のまとめ（概念的な道筋）………89
 Box 4-1 空間エンコードの例………90
定量的な道筋………92
MR信号の解析………92
 縦磁化（M_z）………93
 横磁化（M_{xy}）………95
 MR信号式………97
スライス選択，空間エンコード，画像再構成………98
 スライス選択………98
 k空間での二次元空間エンコード：
 周波数エンコードと位相エンコード………101
 画像空間とk空間の関係………105
 k空間から画像空間への変換………107
三次元画像………109
画像形成時に起こりうる問題………109
まとめ………111
重要文献………112

第5章　MRIコントラストの生成機序と撮像技術………113

静的コントラスト………114
 プロトン密度コントラスト………115
 T_1コントラスト………118
 T_2コントラスト………120
 $T_2{}^*$コントラスト………123
 化学シフトコントラスト………124
動的コントラスト………125
 磁気共鳴アンギオグラフィ………125
 拡散強調コントラスト………128
 灌流強調コントラスト………129
  Box 5-1 拡散テンソル画像………130
画像データ収集法………135
 エコープラナー（EPI）法………136
 スパイラル法………138
 EPI画像とスパイラル画像での
 信号回復とゆがみ補正………140
 パラレルイメージング………142
まとめ………144
重要文献………144
参考文献………145

第6章　神経活動から血流動態へ………147

中枢神経系の情報処理………149
 ニューロン………150
 グリア………151
 神経細胞膜とイオンチャネル………151
 シナプス：ニューロン間の情報伝達………153
 シナプス電位と活動電位………154
脳代謝：ニューロンのエネルギー消費………158
 アデノシン三リン酸（ATP）………158
 脳のエネルギー収支………159
脳血管系………161
 動脈，毛細血管，静脈………162
 ヒト脳の動脈および静脈の解剖学的構造………163
 微小循環………165
血流量………166
 血流量の調節………167
 血流のフィードバック制御と
 フィードフォワード制御………168
 神経血管単位………172
 周皮細胞………172
 一酸化窒素（NO）………174
 血管伝導性応答………174
血流，代謝，神経活動のカップリング………175
 酸素-グルコース指数（OGI）………175
  Box 6-1 血流動態バランス：
   プッシュ/プルバランスと盗血………176
 CBF，CMR_{O_2}，CMR_{glu}の脱カップリング………177
  Box 6-2 PET研究………178
 機能的充血の再考………180
  Box 6-3 神経解剖学入門………182
まとめ………189
重要文献………189
参考文献………190

第7章　BOLD fMRI：起源と特性………193

BOLD fMRIの歴史………194
 BOLDコントラストの発見………195
BOLD fMRIの発展………197
 発展に貢献した要因………198
 初期のfMRI研究………199
  Box 7-1 造影剤を用いた機能画像研究………200
BOLDの血流動態応答………204
 イニシャルディップ………206

Box 7-2　持続性の負のBOLD信号……210
BOLDコントラストの神経基盤……212
fMRIの空間分解能……217
　血管系の空間的特異性……219
　どれくらいの空間分解能が必要か？……222
fMRIの時間分解能……223
　どれくらいの時間分解能が必要か？……226
　刺激持続時間とタイミングの影響……228
血流動態応答の線形性……232
　線形システムの特性……233
　粗い線形性の証拠……235
　線形性の課題……236
　fMRI順応……238
まとめ……240
重要文献……241
参考文献……242

第8章　信号，ノイズ，fMRIデータの前処理……245

信号とノイズの理解……246
　信号とノイズの定義……247
　　Box 8-1　MRI用語の定義……248
　機能的信号ノイズ比（SNR）……250
fMRIデータにおける磁場強度の影響……252
　磁場強度と生の信号ノイズ比（SNR）……252
　磁場強度と賦活の空間分布……253
　高磁場MRIの課題……255
fMRIにおけるノイズの発生源……256
　熱ノイズ……257
　システムノイズ……258
　被験者の動きによるノイズと生理的ノイズ……259
　課題とは無関係な神経活動によるノイズ……262
　課題成績における行動的・認知的なばらつき……262
　　Box 8-2　セッション間や被験者間での
　　　　　　血流動態応答のばらつき……264
前処理……267
　品質保証……267
　スライス取得時間の補正……268
　頭の動きの概要……271
　頭の動きの予防……273
　頭の動きの補正……275
　ゆがみの補正……277
機能画像と構造画像の位置合わせと標準化……279
　機能画像と構造画像の位置合わせ……279
　空間的標準化……280
時間フィルタと空間フィルタ……283
　時間フィルタ……284
　空間フィルタ……285
まとめ……288
重要文献……289
参考文献……289

第9章　実験デザイン……291

実験デザインの原則……292
よい研究仮説の設定……294
　fMRIデータは相関的か？……296
　交絡因子……297
fMRI実験デザインにおける適正な基準……299
ブロックデザイン……300
　ブロックデザインの設定……302
　ブロックデザインの利点と欠点……303
　　Box 9-1　ベースラインでのfMRI賦活：
　　　　　　デフォルトモードネットワーク……304
事象関連デザイン……311
　事象関連デザインの原理……313
　事象関連デザインの利点……316
　　Box 9-2　効率的なfMRIの実験デザイン……318
混合デザイン……322
まとめ……324
重要文献……324
参考文献……325

第10章　統計解析Ⅰ：基本的解析……327

基本的な統計的検定……329
　コントラスト：実験条件の比較……330
　モデル構築：実験デザインから
　　fMRI信号を予測する……334
回帰分析……335
　一般線形モデル（GLM）の概要……336
　　Box 10-1　ブロックデザインにより引き起こされる
　　　　　　　周期的賦活……338
　計画行列の設計：関心のある回帰子……340
　計画行列の設計：ヌイサンス回帰子……343
　神経活動のモデル化……345
　血流動態応答畳み込みのモデル化……346
　コントラスト（対比）……348
　一般線形モデル（GLM）の前提……350
多重比較補正……351

閾値の計算……352
並べ替え検定……354
独立した検定の数の推定……354
クラスタに基づく閾値決定……355
関心領域(ROI)解析……357
被験者間(グループ)解析……359
　Box 10-2　逆向き推論……362
集団効果とパラメトリック効果……364
統計結果の表示……365
まとめ……369
重要文献……369
参考文献……370

第11章　統計解析II：より高度な解析法……373

データ探索のアプローチ……374
主成分分析(PCA)……374
独立成分分析(ICA)……375
部分最小二乗法(PLS)……380
被験者間の相関……383
相互作用によって生じる相関：
ハイパースキャニング(同時撮像)……383
共通の経験によって生じる相関……384
機能的結合性のアプローチ……387
同時賦活から結合性へ：概要……387
安静時結合性……389
心理生理学的交互作用(PPI)……390
　Box 11-1　大規模なfMRI研究：
　　　　　ヒトコネクトーム……392
fMRIデータを用いた因果関係の推定……394
fMRIと拡散テンソル画像を組み合わせた解析……398
予測アプローチ……401
個人間変動の予測……402
行動多様性の予測……403
　Box 11-2　fMRIデータの迅速解析：
　　　　　リアルタイムfMRI……404
機械学習アルゴリズムを使用したパターン識別……408
fMRIパターン識別の可能性と課題……412
まとめ……415
重要文献……416
参考文献……416

第12章　最新のfMRI技術……419

空間分解能の改善に向けた絶えまない追求……420

超高分解能構造的MRI：皮質の層構造の識別……420
高分解能fMRI：因果関係の推定……422
超高分解能拡散テンソル画像による
皮質コラムの描出……424
高空間分解能と高空間精度を実現する
革新的なアレイコイル……425
時間分解能の改善に向けた絶えまない追求……427
圧縮センシング……428
マルチバンド(MB)法……430
先進的なfMRIコントラスト法……430
超常磁性酸化鉄(SPIO)ナノ粒子に対する
感度の高い画像……431
イオン依存性コントラスト……432
pH依存性コントラスト……434
神経電磁コントラスト……434
まとめ……436
重要文献……437
参考文献……437

第13章　fMRIとその他の技術の組み合わせ……439

認知神経科学……439
認知神経科学研究のための戦略……441
脳機能の操作……442
皮質直接刺激……442
経頭蓋直流電流刺激法(tDCS)……445
経頭蓋磁気刺激法(TMS)……446
脳損傷研究……449
脳損傷とfMRIを組み合わせた研究……452
確率的脳アトラス……454
神経画像とゲノミクス……454
脳機能測定法……456
単一ユニット記録……457
　Box 13-1　電気発生……458
電場電位の特性……462
電場電位の発生源となるニューロンの位置同定
(電場電位の信号源の推定)……463
頭蓋内での電場電位記録……464
　Box 13-2　電場電位記録を用いた
　　　　　機能局在の同定……466
頭皮上での電場電位記録……468
　Box 13-3　fMRIと脳波あるいは事象関連電位技術の
　　　　　組み合わせ……470
脳磁図(MEG)……472
ヒト以外の動物におけるfMRI研究……474

まとめ………479

重要文献………479

参考文献………480

第14章　fMRIの未来：実践的および倫理的な課題…483

fMRIデータの解釈と提示………485
大衆メディアによるfMRI研究の報道………486
　　Box 14-1　個人間の差異とfMRIをつなぐ：
　　　　　　　循環解析をめぐる論争………488
fMRI研究を公表するための基本原則………491
fMRI研究を行うこと………494
fMRI研究の計画と承認………495
fMRIデータの機密性の確保………497
　　Box 14-2　fMRI研究における偶発的所見………498
fMRI研究の安全な実施………501
fMRI研究における妊娠検査………503
新しく，論議を呼ぶ研究テーマへのfMRI適用………504
心を読む………505
嘘を見抜く………507
特性を明らかにする………510
　　Box 14-3　なぜ生物学が重要なのか：
　　　　　　　自己制御に関する事例………512
広告とマーケティング………514
fMRI研究の将来
（そして，そこにおけるあなたの役割）………516
まとめ………518

重要文献………518

参考文献………519

用語解説………521

索引………543

第1章

fMRI序論

　ヒトの脳活動を画像化する技術ほど際立った科学的発展はこれまでほとんどない。脳機能画像はなぜこれほどまで我々の興味をかきたてるのだろうか？　多くの人にとってヒトの脳は未開の新世界のようなもので，1枚1枚の画像はその秘められた世界を垣間見せる。中世の探検家が用いた航海図のように，現在の脳機能マップには誤りや矛盾が多く，解き明かすべき謎に満ちている。脳を理解することは困難を極めるが，この困難こそが探究という航海に活力を与えてくれる。

　ルネサンス期以降の物理学者や哲学者たちは脳機能について非常に大ざっぱな理論を展開していた（図1-1A,B）。17世紀半ば，哲学者Rene Descartesは松果体が周囲脳室へ及ぼす影響を通して精神活動が起こると考えていた。一方で，同時代の他の学者たちは，脳の2つの半球を結ぶ脳梁がすべての認知の基盤であると論じた。この時代，おそらく最も先進的だったのはEmanuel Swedenborgである。彼の職歴は技術者に始まり神学者に終わっているが，皮質こそが高次認知機能を担っており，個々の部位がそれぞれ異なる機能と関連しているという仮説を18世紀半ばに提唱した。そして，前頭葉が想像・思考・意志に関連していることに言及した。実験的根拠がまったくなかった時代であることを考えると，これは驚くほど正確な記述である。しかし，Swedenborgの考えは同時代の人々からはまったく相手にされず，2世紀ほど後になって初めて過去の遺産として見直されたのみであった。

　19世紀には，科学者たちはこころの様々な働きを脳の異なる領域が担当しているという**機能局在論**（localization of function）を体系的に研究するようになった。それらの試みの中には，頭蓋骨の隆起を調べてその下にある皮質の体積を推察しようとするもの（骨相学）など，現在では疑問符のつくものも含まれていた。その結果できあがった脳マップ（図1-1C）は，ほとんど逸話に基づいて（例えば，極端な性格をもった個人の観察など）つくられたもので，実験による検証は行われていない。そのため，それらは科学的根拠の乏しさから徐々に廃れていった。一方で，ヒトに自然発生した脳損傷や動物実験で作り出された脳損傷からは，より確かな根拠あるデータが得られた。これらの研究は脳の全体構造について貴重な情報をもたらし，さらには神経疾患の病態や治療に関する重要な洞察につながることとなった。しかしながら，モデル動物や自然に起こった脳損傷は複雑な脳機能を調べるには不十分であり，また，ヒトの脳への直接的操作や侵襲的手法は倫理的観点から禁じられていた。

機能局在論
脳が特定の心的過程に対応する個別の領域をもっているという考え方。

図1-1 脳機能に関する初期の考察 (A) イタリアの天才 Leonard da Vinci は絵画や発明において最も有名だが，人体の構造を含め自然界に対して果てない探究心ももっていた。彼は脳解剖に際して温めた蝋を脳室腔内に注入し，液体で満たされた構造について最初期の正確な脳マップを作成した。同時代の多くの人々の考えと同じく，彼もそれぞれの機能を脳室系の異なる部位に対応させていた（この絵は1508年に描かれた）。(B) Rene Descartes も同様に脳室が脳機能にとってきわめて重要であると信じ，脳室が松果体から流れ出る超自然的な「生気」で満たされているとした（1662年に描かれたこの絵を参照）。彼の構想では，この松果体が心のありかであった。(C) Franz Joseph Gall が1810年に作成した骨相学的マッピングシステム。骨相学者は，極端な特性をもった人々（例えば，非常に賢い，窃盗癖がある）はその機能に携わる豊富な皮質をもっていると考えた。どの脳領域がその特性に関連しているかをみつけるため，研究者たちはそのような人々の頭蓋骨の凹凸を調べた。この図にある番号のついた領域は，「生殖本能」（Ⅰ）から「決心の強さ」（XXVII）に至るまで異なる特性を表している。

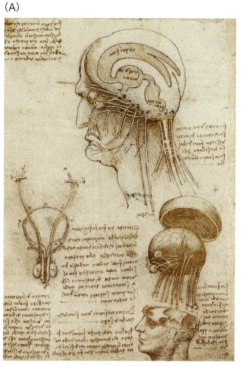
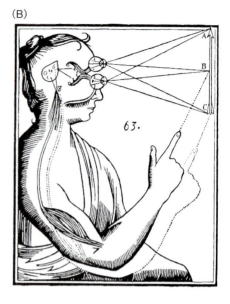
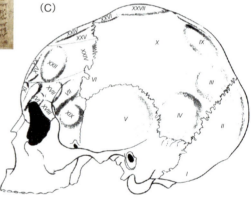

機能的磁気共鳴画像法
脳機能の経時的変化を標準的なMRIスキャナを用いて調べる神経画像法。

　現在の科学者たちは，複雑な機能を遂行する際のヒトの脳を非侵襲的に測定できる技術を用いて，脳マップを作成している。こうした科学者の多くが，臨床や研究の現場において，**機能的磁気共鳴画像法**（functional magnetic resonance imaging：fMRI）を使い活動する脳を測定している。脳内の機能局在を明らかにすることが，この学問分野の重要な目標である。そのために，特定の機能を分離する綿密な実験に基づいて脳がどのように組織化されているかを示すマップが作成されている。近年，脳の結合性（マッピングの用語では，離れた領域間を結ぶ経路のこと）を理解するためにfMRIがよく用いられるようになってきた。これには，経時的な機能的変化を生み出すために複数の脳領域がどのように相互作用しているかを調べる方法が使われる。そしてfMRIを用いた基礎科学の発達に伴い，fMRIが適用される範囲も，性格の個人差，遺伝的多様性が脳機能に及ぼす影響，神経精神疾患との因果関係などの研究に広がってきている。わずか20年たらずで，fMRIは理論上の概念から認知神経科学の主要な研究手法となったのである。

fMRIとは何か？

　磁気共鳴画像法（magnetic resonance imaging：MRI）とは，その名のとおり，強い

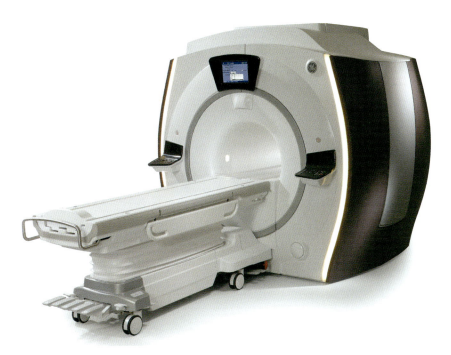

図1-2 現在のMRIスキャナ このスキャナの主磁場は3.0 Tで，地磁気のおよそ60,000倍の強さである。被験者はスキャナの手前の台に横たわる。撮像プロトコルに応じて，スキャンには身体の周囲に追加の備品(例えば，頭部コイル)が必要となる。台は撮像する身体部位がスキャナの中心に来るまでボアの内側へと動く。〔GE Healthcare (Waukesha, WI)のご厚意による〕

磁場を用いて生体組織を画像化する手法である。MRIスキャナによって生み出される**静磁場**(static magnetic field)の強度はテスラ(T)〔1 Tは10,000ガウス(G)に相当〕という単位で表される。今日，fMRIに利用されるスキャナ(図1-2)は3.0 Tの磁場強度をもつものが標準的だが，1.5 Tのものから7.0 T以上のものまである。比較のために述べると，地球の磁場はおよそ0.00005 Tである。

MRIスキャナでは，画像を形成するために傾斜磁場とラジオ波(RF)パルスの一連の変化を制御する手法が利用され，これは**パルスシーケンス**(pulse sequence)として知られる。電磁場の周波数に依存してエネルギーは原子核に吸収される。MRIスキャナは水素原子の周波数に合うように調整されている。水素原子は水分子内にあり，人体で最も多い。電磁場エネルギーは核にいったん吸収された後に放出されるが，放出されるエネルギー量は存在する核の数と種類に依存する。

MRIスキャナは，使用するパルスシーケンスによってそれぞれ異なる組織の特性を検出し，組織の種類を区別できる。例えば，膝のMRIでは靭帯が正常か断裂しているかを見分けることができるし，脳のMRIでは白質と灰白質の差異を描出することができる。また，適切なパルスシーケンスを設定することで，腫瘍，血管の異常，骨の損傷，その他様々な状態を見るのにふさわしい画像を作り出すことが可能である。MRIでは生体組織の様々な特性を調べられるため，きわめて適応範囲が広く有用な診断機器となった。

脳機能に関して我々がもつ知識の多くは構造の研究，とりわけ神経疾患とそれをもたらす脳損傷のパターンを関連づけることによってもたらされてきた。これには**構造神経画像**(structural neuroimaging)がしばしば用いられる。しかし，構造研究には脳活動の機能に関連した短期の生理的変化を明らかにできないという限界がある。**機能神経画像**(functional neuroimaging)では，特定の心的過程が起こる脳領域を同定し，その過程と関連する脳活動パターンを明らかにできるため，この限界を克服できる。実際，機能神経画像研究では，脳活動と心的過程の対応が明らかにされてきた。しかし，複雑な行動や性格傾向が個別の脳領域と関連していると考えた骨相学者たちと違い，現代の研究者たちは多くの機能が様々な脳領域のネットワークにより担われており，また1つ

静磁場(B_0)
強度が経時的に変化しないMRIスキャナ中心の強い磁場。静磁場の強度はテスラ(T)で表す。

パルスシーケンス
MRI装置で特定の生理学的特性に感度をもつ画像が得られるよう，傾斜磁場とRFパルスの一連の変動を制御するためのプログラム。

構造神経画像
脳の構造に関する画像を形成するための一連の研究・臨床手法。様々な組織の部位と分布に関する情報が得られる。

機能神経画像
脳の機能的特性(特に認知とそれに関連する情報処理の様々な側面)に関する画像を形成するための一連の研究的手法。よく用いられる機能神経画像としては，fMRI，PET，光イメージングなどが挙げられる。

ポジトロンエミッション断層撮影法（PET）
注入された放射性物質の動きに基づいて画像を形成する機能神経画像。

の脳領域が様々な行動にかかわっているということを認識している。

広く使われるようになった最初の機能神経画像は，**ポジトロンエミッション断層撮影法**（positron emission tomography：PET）である。これは放射性トレーサーを投与して血流や糖代謝といった脳内の変化を測定する手法である。PETを利用すると，顔を見たり，右手を動かしたり，文章を暗唱したり，といった知覚・運動・認知機能と代謝的に関連した脳領域を同定できる。しかし，PETには，放射性物質を注射するという侵襲性，放射性同位元素生成にかかる労力，画像を得るまでの時間の長さなどの欠点がある。第7章で論じるように，これらの問題が多くの研究課題へのPET適用を制限しているが，それでもなおPETには重要な用途がある。例えば，PETでは，神経伝達物質のようなある特定の化学物質や代謝産物を標的として，その物質の濃度を行動・遺伝的特徴・個人差などと関連づけることができる。

最近，fMRIが発展したことで，機能神経画像に対する関心は爆発的に増加している（**Box 1-1**）。ほとんどのfMRI研究は血液酸素化の時間変化を利用している。血液酸素化レベルはある脳領域の神経活動に引き続いて急速に変化するため，fMRIを用いるとmm単位の領域で生じた神経活動を秒単位で調べることができる。また，血液酸素化の変化は正常な脳生理の一部として内因性に起こるため，fMRIは同一個人で必要なだけ何度でも繰り返すことができる非侵襲的技術である。これらの利点により，fMRIは主要な研究ツールとして何百もの施設の何千もの研究者たちに急速に取り入れられた。

測定技術と操作技術

神経科学で用いられる技術は，脳機能と行動とを結びつける方法に基づいて大まかに2種類に分けられる（**図1-3**）。1つは**測定技術**と呼ばれるもので，被験者が何らかの行動（例えば，何かの動きをする，刺激を知覚する，特定の思考をめぐらせる，など）をしているときの脳機能を測定するため特別な装置を使用するものである。もう1つは**操作技術**と呼ばれ，脳の構造や機能を変化させ，その行動に対する影響を調べるものである。それぞれに利点と欠点があり，成功した神経科学研究プログラムの多くで両方の技術が利用されている。

fMRIは測定技術である。研究者は被験者が実験課題を遂行している間の脳機能の変化を測定する。fMRIによって，特定の機能が脳内でどのように表象されているかを示すマップ，特定の脳領域における賦活の相対的な時間経過を示すグラフ，複数の異なった領域間の機能的関係を示すネットワークダイアグラムなどを測定できる。こうした測定例のいくつかを次の項や後の章で説明する。前項で簡単に述べたが，fMRIで用いられるパルスシーケンスは脳内原子核の量子的性質を変化させる。この変化は巨視的な機能，すなわち神経発火や血流には何ら影響しない。これについては第3章でより詳細に説明する。

測定技術においては，それぞれ評価する対象が異なっている点を理解しておくことが重要である。例えば，fMRIやPETによって収集されるデータは，通常脳代謝に関する情報をもたらす。すなわち，ある特定の脳領域でどのくらいのエネルギーが消費されるかが，酸素レベル（PET，fMRI）やグルコースレベル（PET）の変化によって示される。代謝に関する情報は局所神経活動の間接的な指標として用いることができる。神経活動をより直接的に測定できる技術もある。電極を単一のニューロンやその周辺に配置することによって，ニューロンの発火に伴う電位の変化を記録できる。例えば，サルに絵を見せ数秒間記憶を保持するように訓練すると，この数秒の間に前頭葉外側に置かれた電極の1つで活動の増加が記録される。電極の埋め込みはときに重症のてんかん患者で発作の発生源を特定するために行われるが，健康なヒト被験者に行うことはできない。し

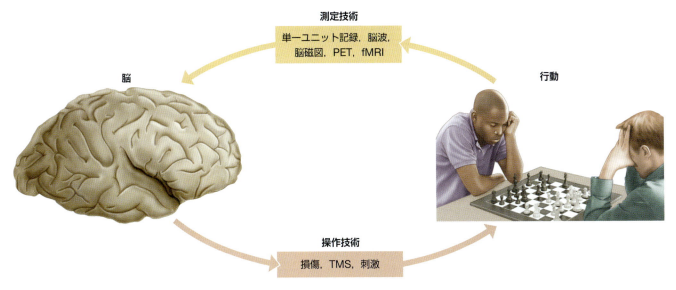

図1-3 操作技術と測定技術 神経科学技術は，それが脳機能を測定するものか操作するものかによって2種類に分けられる。測定技術を用いるとき，研究者は被験者に何らかの行動を起こさせ，それがどのように脳の生理機能を変化させるか測定する。fMRIは測定技術である。fMRIでは，被験者はMRIスキャナの中で何らかの実験に携わり，実験者は脳内の血液酸素化の変化を測定する。操作技術は反対のことを行う。研究者は直接的〔例えば，経頭蓋磁気刺激法（TMS）の使用〕または間接的（例えば，脳損傷のある患者とない患者の比較）に脳機能を操作し，それらが行動に及ぼす影響を調べる。

かし，脳内で発生する電気的・磁気的活動は，脳波（electroencephalography：EEG）や脳磁図（magnetoencephalography：MEG）と呼ばれる技術を用いて頭蓋骨の外から測定できる。このような電磁気記録の手法は，電位や磁束の急速な変化を測定することで脳の処理過程の時間経過を調べるのに特に重要である。それぞれの測定技術によって測定対象は異なり，またそれぞれに長所と短所があるため，特定の研究目的に応じてこれらの測定技術を組み合わせて用いるべきである。

　操作技術は脳内での変化自体がどのように機能の変化と結びつくかを評価する。損傷や脳卒中によって起こる脳の変化のように，ときに操作は意図せず起こる。フランスの内科医Paul Brocaは，Leborgneという名の患者の診察をもとに歴史的転機となる記述を残している。この患者はうまく話すことができず，指示しても「タン」という音節を繰り返すのみであった。1861年にLeborgneの剖検が行われ，Brocaはこの患者の病変が主に左半球の前頭葉下部に限局していたことを報告した。この報告は，言語生成機能の少なくとも一部は前頭葉下部に限局しているという決定的な証拠となった。現在この部位はブローカ野と名づけられている。その後数十年の間に，多くの19世紀の研究者たちが行動の発現に必要な脳領域を調べる目的で動物の損傷実験を行った。今日では，多くの研究室が同じ脳領域に病変がある集団（例えば，前頭葉病変をもつ患者群）のデータを集め，その領域の損傷によりどの機能が障害されるかを調べている。

　損傷研究は，特定の脳領域がある機能に**必要**かどうかについて確かな根拠をもたらす点で間違いなく価値がある。しかし，損傷研究にも課題はある。限局した病変をもつヒトの患者をみつけるのはたいてい困難である。外傷性脳損傷や脳卒中の患者の多くは，複数の機能的脳領域を含む広範な障害を受けていると考えられる。この課題を克服する1つの方法は，障害の空間的範囲を限定した特定の領域に損傷を**作り出す**ことである。言うまでもなく，このような永続的損傷を実験的に作り出せるのは動物モデルに限られる。しかし，ある脳領域での一時的な機能を阻害することは，経頭蓋磁気刺激法（transcranial magnetic stimulation：TMS）を用いることにより可能である。TMSはヒト

脳波（EEG）
脳電位の計測のこと。通常は頭皮表面に置かれた電極により測定される。

脳磁図（MEG）
ニューロンの電気活動によって生じた微細な磁場変化を計測する非侵襲的な機能神経画像。高い空間・時間分解能を有する。

経頭蓋磁気刺激法（TMS）
任意の脳領域を一時的に刺激してその機能を阻害する技術。TMSは頭皮近くに置かれた電磁コイルを使用する。コイルに電流が流れると近くの脳組織に磁場が生じ，電流が発生して神経を刺激する。

Box 1-1　fMRIは何のために使われるか？

過去20年間で，fMRI研究は目まぐるしい変化をとげた。1つ1つの新しい発見が研究課題をさらに深め，1つ1つの新しい実験デザインがより複雑なパラダイムやより幅広い話題へとつながった。また，1つ1つの新しい解析法により，fMRIを用いて脳機能に関するより微細な情報を得ることができるようになった。発展がさらに発展を生み，今日の最先端の研究は，1990年代の研究者には根本的に理解も予測もできないレベルに達している。

この進歩を概観するために，ここでは認知神経科学の中心課題の1つである視覚認知についてのfMRI研究を年代順にまとめる。次の4つの時点から優れた研究を選んだ。fMRI最初期の1992年。研究者たちがより複雑な実験デザインと解析法を使いはじめた1998年。fMRIが成熟した技術となった2006年。他の分野からのより進んだ計算手法がデータ解析に新たな道を切り開いた2012年。それぞれの時点において，その時代における最先端のfMRI研究に洞察を与えた特異的かつ代表的な結果に焦点をあてた。

1992年

最初のfMRI研究の時点で，視覚の脳回路については多くのことがわかっていた。後頭皮質と下側頭皮質の病変が様々な機能欠損を生じることは古くから知られていた。例えば，後頭極周囲の損傷に関連して失明が起こること，側頭葉や頭頂葉の部分的損傷に関連して特定の視覚機能が障害される（例えば，顔を認識できない）ことなどである。そして，ヒト以外の霊長類における電気生理学研究から，視覚野内の個々のニューロンの応答特性が明らかにされていた。これらの研究は，ニューロンが特定の視覚的特徴（例えば，線）をいかに処理するかということと，ニューロンがどのように機能単位（例えば，眼優位性コラム）に組織化されているかということの両方について知見をもたらした。最初期のfMRI研究では，このような多くの知識に基づいて単純な視覚刺激に対する脳の応答が調べられ，fMRIデータと既知の解剖学的構造とが比較できるようになった。

1992年にKwongらは，可能な限り単純な技術を用いて基本的な視覚応答の測定を試みた。暗闇と点滅光環境をおよそ1分の間隔で繰り返す条件下で，それぞれの脳信号を比べた（図1）。この2条件の直接比較は「コントラスト（対比）」として知られるようになった。現在とは異なり，当時は神経活動の変化がどのようにMRIで計測できる信号を生み出すかほとんどわかっていなかった。Kwongらは2つの方法を用いて研究した。1つは，血流に関連していると考えられる信号変化を測定する方法で，初期のPETやMRI研究で利用されていたものにより近かった。しかし，この方法は現在のfMRIではもはや一般的でなくなっている。もう1つは，血液酸素化の変化に鋭敏な方法で，当時最も新しかったSeiji Ogawa（小川誠二）らの報告に基づいていた。現在のfMRI研究でもこれと同じ信号を計測している。予想どおり，いずれの方法でも後頭葉の広範な賦活が示され，一次視覚野の神経活動と一致するものであった。このように，初期のfMRIは時間分解能も空間分解能もはるかに粗いものではあったが，視覚機能について先行する技術と類似の情報が得られることを概念的に実証した。

1998年

最初の研究から数年のうちに，実験デザインと計算解析技術の進歩によって，より洗練された視覚系の脳マップを作成できるようになった。視覚野全体の単純な点滅刺激の代わりに，研究者は視空間の特定の部位（例えば，固視点の右上）を選択的に刺激した。はじめに視空間の中

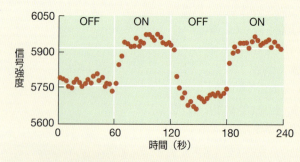 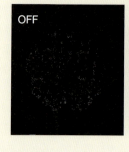 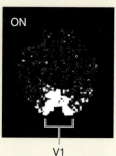

図1　単純な視覚刺激に対する脳の応答を調べるためにfMRIを利用した例　一次視覚野(V1)を含む後頭葉の後部（脳の後部が画像の下部）では，暗いときと比べ点滅する視覚刺激が与えられたときに強い賦活がみられる。この論文はfMRIの血流動態応答の時間変化という観点からデータを示している。ここでは任意の単位に標準化されている。（Kwong et al., 1992より）

心に点滅刺激を与え，徐々に中心からはずれた部位に刺激を移動させるなど，刺激の空間パターンを操作することによって予測した神経活動を起こすことができるようになった。さらに，新しい解析技術は既知の視覚系の特徴を活かすことができた。視覚野のそれぞれの領域は空間的特徴（例えば，中心からの偏り）に応じた異なる局所機構をもっており，それら特徴に対する脳応答の局所的な切れ目は視覚領域間の境界の目印となる。fMRIレチノトピーとして知られるようになったこの方法を使用することで，個々の被験者の機能解剖に特異的な視覚野のマップを作成できる（図2）。レチノトピーはfMRIにおいて今も重要なツールであり，特に個々の被験者で機能領域を同定し，注意や報酬，その他の処理によって同領域がどのように修飾されるかを調べるのに用いられる。

2006年

ある領域内における賦活の程度のコントラストは機能局在論の根拠となり，今日のfMRI研究の重要な一側面となっている。一方で，fMRI研究は条件間の単純なコントラストを超えて発展しており，しばしばより複雑な脳賦活パターンのデータ統合が行われている。2006年，Peelenらは前述の1998年の研究と比較的似た実験デザインを用いつつ，異なる解析法を利用した。数箇所の脳領域におけるボクセル（MR画像の基本構成要素である小さな立方体）で，異なる知覚刺激により誘発される賦活の強さのパターンが調べられた（図3A）。外側後頭側頭皮質において，生体運動の知覚により誘発される賦活パターンは身体の静止画像の知覚により誘発される賦活パターンと正の相関を示していたが，非生体運動の知覚により誘発される賦活パターンとは負の相関を示した（図3B）。生体運動に対して賦活を示す他の脳領域では，

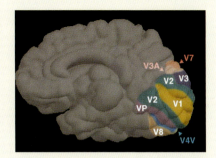

図2 視覚野の機能構築マッピングにfMRIを利用した例 fMRIレチノトピーを使用することにより，個々の被験者の解剖に特異的な脳機能マップを作成することができた。ここでは3Dレンダリングされた脳の内側面に表示している。それぞれの色づけされた領域（例えば，V1，V2）は視覚野内で機能的に定義された特定の領域を表している。（Tootell et al., 1998より）

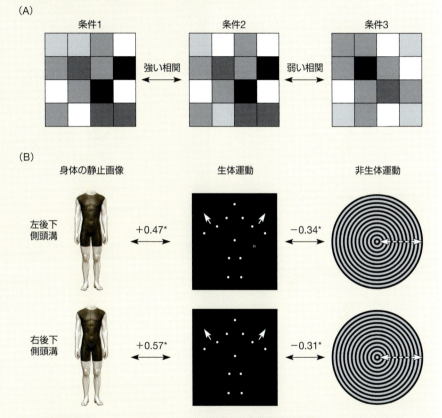

図3 脳賦活パターンの解析による生体運動知覚の理解の進展 （A）異なる知覚カテゴリを提示することで，複数のボクセルに誘発される賦活パターンの相関を評価した。（B）外側後頭側頭皮質，ここでは後下側頭溝で，生体運動（中央）の知覚により誘発される賦活パターンは，身体の静止画像の刺激（左）の知覚により誘発される賦活パターンと概して似ていたが，非生体運動（右）とは負の相関を示した。データは実験間の統計的相関を示し，各数字は相関係数，アステリスクは統計的有意性を表している。この研究では，脳や血流動態の時系列を示すことなく脳機能に関する結論が導かれている。（Peelen et al., 2006より）

身体の静止画像の刺激に対して同じような相関を示す応答はみられなかった。複数のボクセルにわたる賦活パターンを調べるためのより複雑な解析法を用いることで，生体運動に選択的な領域についてもっと正確な推論を立てることができるようになった。

2012年

近年の研究は，多くのボクセルにまた

Box 1-1　fMRIは何のために使われるか？

がった賦活パターンを調べる，という一般概念を驚くべき方向へと拡張させている。2012年，Huthらはその大作と呼ぶべき実験において，被験者が商業映画から切り取った2時間の映像を見ている間に起こる賦活を調べた。それぞれの場面は，1,700種の物体や行動のうちいずれか1つ以上を含むかどうかによって分類され，各場面の知覚によってそれぞれのボクセルの賦活される過程が評価された。そして，その結果から似通った物体や行動をグループ分けした「意味空間」が作成された。意味空間上には，脳内のすべてのボクセルでの反応が投影され，それぞれのボクセルが最も高感度に知覚できる物体や行動が明らかにされた。図4は，楔前部内の1つのボクセルにおける感度を見積もったものである。このボクセルは人間，肉食動物，コミュニケーション，乗りものに関係のある場面に対して反応が増加するが，他の多くのカテゴリに対しては反応が減少する。Huthらはこの賦活パターンを社会的交流に選択的な反応であると解釈した。例えば，部屋（すなわち，人々が交流する場所）に対しては正の反応がみられたが，他の種類の建造物やビルには負の反応がみられた。

　これまでの研究の発展について少し考えてみよう。単純な視覚刺激への脳の反応を調べることに始まり，視覚系の空間特異的なマップの作成を経て，複数ボクセルの賦活パターンを用いて似た機能を区別したり，脳内の個々のボクセルがどのように何百もの物体カテゴリを個別に感知しているかを評価するまでに至った。大まかにまとめれば，この目覚ましい発展は，スキャナの進歩によってではなく，初期の研究を踏まえそれを拡張させた研究者たちの創造性により推進され

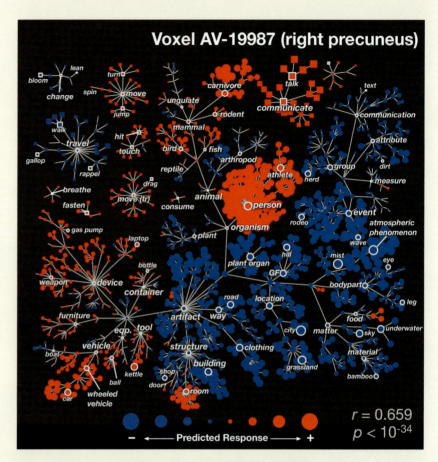

図4　fMRIデータから導き出された物体知覚の大規模構造　この研究では，登場する物体や動作に応じて内容が符号化された映画を被験者に見せ，それらの物体や行動に対する多くのボクセルの反応に基づいて意味空間が作成された。例えば，脳内で同じように処理される傾向があった物体は強いつながりをもつが，まったく異なる脳賦活パターンを引き起こした物体は離れた位置にあり，つながりもない。これにより，各ボクセルにどんな種類の認知が最も関連が深いかを明らかにできる「意味指紋」とでもいうべきものを割りあてることができた。ここでは，ボクセルの反応が賦活の時系列や統計の観点からではなく，非常に多くの認知カテゴリに対する感度をもとにした複雑なパターンにより示されていることに注意してほしい。(Huth et al., 2012より)

てきた。この創造性こそがこの研究分野をしばしば思いがけない方向へと動かしてきたのである。本書全体を通して，我々はfMRI研究に関する古い議論と新しい議論をバランスよく説明するよう心掛ける。fMRIを神経科学の主要なツールとして確立した初期の独創的な研究について述べるとともに，脳機能に関する新たな疑問に答えるというfMRIの将来性を示す最先端の研究にも注目する。

において秒から分単位で神経活動を阻害できる。TMSについては，fMRIとの併用も含め，第13章でより詳しく解説する。

　損傷による永続的なものであれ，TMSによる一時的なものであれ，脳障害により引き起こされた機能欠損の解釈には問題が生じうる。Xという領域の障害によりYという行動に不具合が生じた場合，これは必要条件(つまり，領域Xの機能は行動Yが起こるのに必要)であっても十分条件ではない(つまり，他の領域もその行動の発現に関与するかもしれない)。よく使われる例を挙げれば，複数の部品(スピーカ，チューナ，電源スイッチなど)からなるラジオのどれか1つの部品が故障しても，音楽を流すという機能の障害につながる。しかし，それら部品のどれか1つを破壊したところで，それがラジオの「音楽放送領域」に不具合を起こしたと断言することはできない。ある脳領域は複雑なシステム内の相互に関わり合った一部として，複数の心的過程や行動に関与しているかもしれず，またある過程や行動には複数の脳領域が関与しているかもしれない。特に，様々な種類の脳損傷がもたらす比較的広範な影響を考えるとそう結論できる。また，脳損傷の影響は時間とともに変化する。脳が回復するにつれ，障害された脳領域が再びその機能に関与できるようになったり，他の領域が障害を代償するように機能の処理過程が変わったりする。さらに，小さな損傷であっても，隣接した線維経路が障害されると，離れた2領域間の結合に問題が生じることがある。したがって，多くの異なる損傷部位の影響を評価することと，その影響の時間経過を追跡することが決定的に重要なのである。

　脳機能は脳内化学物質の変化によっても操作できる。脳内のニューロンはドパミンやセロトニンといった特定の神経伝達物質に感受性のある受容体をもっている。薬物や食品はこうした神経伝達物質の濃度を変化させたり，脳内でそれらを処理する機能を変化させることができる。このような化学的変化により，特定の種類のニューロン活動を修飾したり，様々な種類のニューロンの発火や相互作用を変化させたりできる。薬理学研究は，単一の損傷との関連ではなく脳の広範なシステムを調べることができる点で強力である。また，多くの薬物は脳疾患に対する作用(例えば，パーキンソン病に対するドパミンの利用度を調整する薬物)がよく解明されているという点でも，薬理学研究は臨床的な意義がある。逆に，大きな欠点として，薬物の全身投与によって特定の脳領域の機能を同定するのは難しいことが挙げられる。脳にドパミンを供給する薬物の投与によりパーキンソン病患者の運動技能が向上した場合，それは中脳，大脳基底核，前頭前皮質，その他ドパミンに反応する複数の領域のいずれの機能改善によるものとも考えられる。加えて，薬物による操作の多くは何週もかけてゆっくりと機能的変化を生じさせるため，短時間の認知過程についての推論はできない。

　結論を述べると，fMRIは神経科学者が利用可能な多くの技術の1つである。ヒトの脳代謝についての情報を非侵襲的に得ることができる測定技術であり，認知機能研究において広く普及している。fMRIのような測定技術は推論における1つの方向であり，行動(あるいは知覚や思考)の実験的な操作がどのように脳機能の変化につながるかを明らかにする。操作技術は推論のもう1つの方向であり，生まれもった違いや脳機能の実験的な操作がどのように行動変化へとつながるかを明らかにする。したがって，これら2つの技術は相補的に利用され，それらの組み合わせは人間の認知機能研究において強力な手段となる。しかし，本章で後述するように，この相補性は完全ではない。第13章では，脳機能研究でfMRIと併用される多くの技術についてより詳細に解説する。

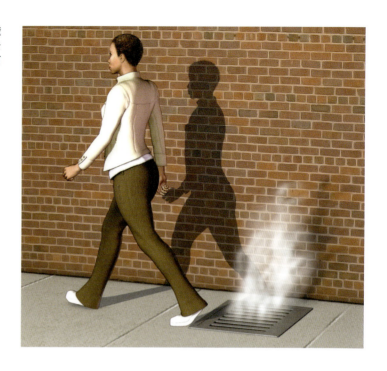

図1-4 画像とコントラスト 太陽，2つの物体（人と蒸気），壁によりつくられるこの非常に単純な画像系では，物体の不透過率をそれがつくる影の濃さから見積もることができる。この画像系は可視光線に対する不透過率に基づくコントラストを表している。

鍵となる概念：コントラスト

　X線写真からfMRIに至るまで，あらゆる撮像法は次の4つの単純な基準で評価できる。どんな量を測定しているか？　どのくらいの感度でその量を測定できるか？　空間的にどのくらい正確にその量を測定できるか？　どのくらいの頻度で測定が可能か？　太陽，あなた，壁からなる単純な画像系を考えてみよう。あなたが太陽と壁の間に立つと，あなたの影ができる。人のように不透明な物体の場合，影は周囲の壁と比べて非常に濃いものになる。しかし，太陽光線が蒸気のような実体のないものや透けたカーテンを通り抜ける場合，影は相対的に薄くなる（**図1-4**）。この画像系では，壁にあたる太陽光線の光子の数が測定される量であり，その測定量は介在する物体がどの程度光子を吸収するかに影響される。人と蒸気など，異なる物体によりできる影を比較することで，物体の光学的な不透過性を見積もることができる。ここで，濃い部分は不透明な物体を表し，薄い部分は透明性を表すというように，壁にできる影の濃淡の違いは画像中の物体の不透過率（つまり光線透過率）を示している。実際に，この単純な画像系はなじみ深いX線写真の特質を表している。

コントラスト
(1) ある撮像法で測定される異なる量間の強度差。(2) 測定される物理量（例えば，T_1コントラスト）。(3) 研究仮説を検証するために行われる，2つ以上の実験条件により誘発された活動の統計的比較。

　画像系において，最も薄い影と最も濃い影の差異で表される量を**コントラスト**（contrast）と呼ぶ。ある画像技術が測定している量のわずかなグラデーションを感知できるならば，できあがる画像はよいコントラストをもち，わずかな差しかない物体を区別することが可能となる。しかし，コントラストは「全か無か」ではない。どのような画像技術も完全ではないため，常に測定信号にいくらかの変動がある。例えば，頭上を通過していく飛行機が一時的に太陽を遮り，壁にできるあなたの影の濃度を変化させるかもしれない。したがって，背景の変動〔すなわちノイズ（雑音）〕とコントラストの関係を表す**コントラストノイズ比**（contrast-to-noise ratio：CNR）の観点から撮像された画像について論じるのが通例となっている。これについては後の章でより詳細に解説する。

コントラストノイズ比（CNR）
異なる量間の強度差をそれら測定時の変動で割ったもの。

　スキャナで使用するパルスシーケンスに応じて，プロトン密度の高低，白質と灰白質，液体と組織，組織内の水の拡散方向などを識別する画像をつくることができる。したがって，測定される量は画像によって異なる。この点で，コントラストは別の特化した

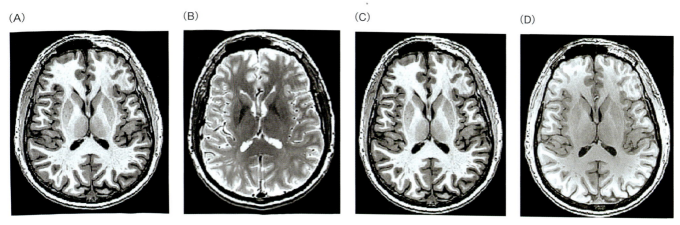

図1-5 MRIにおけるコントラストとコントラストノイズ比
(A)と(B)の画像は2つの異なるコントラストの種類(それぞれT_1とT_2)に感度が高い。ほとんど同じ脳構造が両方の画像でみられるが、組織ごとの相対的な明暗はまったく違っている。(C)と(D)の画像はコントラストの種類は同じ(T_1)であるが、コントラストノイズ比が異なっている。(C)は非常に高いコントラストノイズ比をもった画像で、かなり微細な部分まで見ることができる。(D)は低いコントラストノイズ比の画像で、白質と灰白質の境界などの区別をつけるのが困難である。

意味合いをもっており、これが初学者には混乱のもととなるかもしれない。図1-5は組織の内因特性であるT_1とT_2に基づいたコントラストをもつ画像である。この組織特性とそれぞれの画像の形成方法については第3〜5章で述べる。T_1強調画像では濃淡のコントラストは組織のT_1特性の相対的な差を表しており、液体が黒色、灰白質が濃い灰色、白質が薄い灰色として見える。T_2強調画像では濃淡のコントラストは別の組織特性を表しており、灰白質は薄く、白質は濃く、液体はとても明るく見える。

脳機能マップを作成するためには、脳の賦活部位と非賦活部位を区別できる画像をつくらなければならない(図1-6)。このような画像は**機能的コントラスト**(functional contrast)に依存している。PET研究では、機能的コントラストは放出される放射性崩壊粒子の数に基づいている。ある脳領域が他の領域より賦活しているというときには、それぞれの領域から放出される粒子数に統計的有意差がなければならない。詳細は第7章で論じるが、fMRI研究では通常、機能的コントラストは血中のデオキシヘモグロビンの全体量に基づいている。ある領域が賦活しているかどうかは、その領域で測定されるデオキシヘモグロビン量の変化によって規定される。重要なことは、解剖的であれ機能的であれ、コントラストノイズ比は**信号変化量**と**信号内の変動**の両方によって決まるということである。測定している特性の基礎的変動が非常に小さければ、絶対的な強度の差異が小さくても高いコントラストノイズ比をもった画像が得られるであろう。

鍵となる概念：分解能

画像内で異なる位置を区別する能力は**空間分解能**(spatial resolution)と呼ばれる。大学のキャンパスと周囲の田園地帯を写したデジタルの衛星写真を思い浮かべてほしい。グーグルマップなどのアプリケーションでみられるようなものである。写真に何kmもの範囲で地形が写っているときには陸上競技場のような大きな建物も1つの点として見えるであろう。しかし、写真に1つの街角だけが写るくらいまで拡大すると、より小さな建物、歩道、自動車など、より細部までを見ることができる。景色のデジタル写真で分解できる最も小さな要素は、**ピクセル**(pixel)、もしくは画素(picture element)と呼ばれる。したがって、田園地帯の広い範囲を写した衛星写真では各ピクセルは数百mの範囲を表しているのに対し、街角の写真では数十cmの範囲を表している。同じように、MR画像は相対的に粗いもしくは細かい要素に分解できる。MR画像

機能的コントラスト
血液酸素化の変化など、脳機能の生理学的基盤に関する情報をもたらすコントラストの一種。

空間分解能
画像(もしくはマップ)の異なる空間的位置における変化を識別する能力。

ピクセル
二次元画像の最小構成要素。

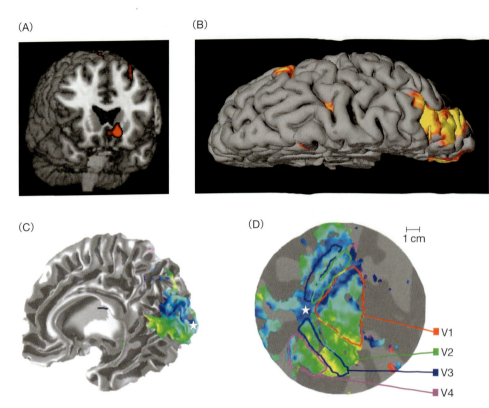

図1-6 fMRIによる脳機能マップ fMRIデータは複数の二次元スライスとして収集されるが,賦活領域は複雑な三次元画像として視覚化できる。(A)金銭報酬への予期で賦活する領域を示す。画像中心の赤色で示されているは腹側線条体であり,報酬と学習に重要な領域である。(B)高分解能の解剖画像に基づいて脳の右半球を再構成した。統計的に有意な賦活のある領域は色をつけて示す。実験には視覚探索課題が含まれており,後頭葉と頭頂葉内の領域が強く賦活している。(C)大脳皮質は灰白質の薄い(およそ5 mm)層からできている。その隆起や谷間は脳回や脳溝として認められる。三次元の再構成脳に色つきで示されているのは,fMRIで同定された視覚処理に重要な領域である。視覚系のそれぞれの部分は,網膜の異なる部分に提示された刺激に対する応答に基づいて色分けされている。(D)この情報は視覚野の個別の特性をもった領域を同定するのに用いることができる。ここで示されているのは4つの領域(V1〜V4)の境界で,皮質を平たくした像に重ねている。参考までに,視野の中心(中心窩)に提示された情報に最もよく反応する視覚野領域を(C)と(D)の画像上に星印で示している。〔(C,D)はGreg Appelbaum(デューク大学)のご厚意による〕

ボクセル
三次元体積の最小構成要素。

はすべて脳を三次元で表示するものであり,MRIの基本抽出単位は**ボクセル**(voxel),もしくは体素(volume element)と呼ばれる。ボクセルサイズが小さくなるにつれ脳画像内の細かい構造を同定する能力は向上する(**図1-7**)。原理上はMRIのボクセルサイズは任意に小さくできる。高い空間分解能を有したげっ歯類脳の画像では,各辺が0.05 mmより小さいボクセルで構成することもできる。しかし,第7章で述べるように,ボクセルから得られる全信号はそのサイズと比例しており,ボクセルが小さすぎると質の高い画像をつくるのに不十分な信号強度しか得られない。ヒトの脳の構造的MRIではボクセルは各辺1 mm程度のことが多く,fMRI研究では3 mm程度で収集されるのが一般的である。

　構造MR画像は脳の静的な状態を表していると考えられるが,fMRIは脳活動の経時的変化を測定している点で本質的に動的である。ある技術で画像を得る速度,すなわち**サンプリングレート**(sampling rate)が**時間分解能**(temporal resolution)を決める。典型的なfMRI研究では,サンプリングレートはたいてい脳の1ボリュームあたり1秒か2秒である。これは数分から数十分の間に起こる脳代謝の変化を測定するPETより

サンプリングレート
測定が行われる時間的頻度。

時間分解能
時間に沿った信号(もしくはマップ)の変化を識別する能力。

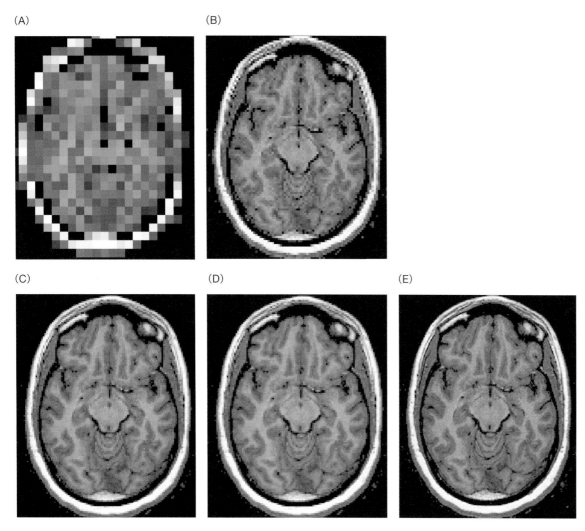

図1-7 異なる空間分解能で撮像したヒトの脳 空間分解能は画像における小さな差異を識別できる能力のことを指す。一般に，画像構成に用いられる要素(すなわち，ボクセル)の大きさに基づいて空間分解能を定義する。ここでは5つの異なる大きさの構成要素〔8 mm(A)，4 mm(B)，2 mm(C)，1.5 mm(D)，1 mm(E)〕で撮像された同じ脳の画像を示す。構成要素の大きさが通常の灰白質の厚さである5 mmの半分以下である後半3つの画像では，白色と灰色の構造がよく見える。

はるかに速いが，電気活動を直接測定する技術よりははるかに遅い。経時的に変化する脳機能を検出する能力は，サンプリングレートのみでなく，測定しようとする生理的変化の遅さによっても制限される。ほとんどのfMRI研究は血液酸素化の変化を測定しているが，これには数秒から数十秒かかる。仮に非常に速く脳の記録ができたとしても(例えば1秒に数回)，血流動態変化は神経活動に比べて遅すぎるため，その変化から神経活動について推論するのは難しいだろう。

空間分解能と時間分解能はともに「技術空間」を記述するために使われてきた。技術空間は，ある実験技術が脳機能についてどの程度まで補完的な情報をもたらす可能性があるかを示すものである(図1-8)。補完性の典型的な例としては，fMRIによる血流動態の測定と脳波による電気生理学的測定の組み合わせが挙げられる。fMRIは空間分解能(mm単位)が非常によく，脳波は時間分解能(ミリ秒単位)が非常によいため，これらを組み合わせることにより，1つの研究課題に対してそれぞれの最もよい側面を活かして適用できると考えられている。この考え方は魅力的であるものの，より深い問題を覆い隠している(ここでも少し触れるが，詳細は第13章に譲る)。図1-8のような時空間

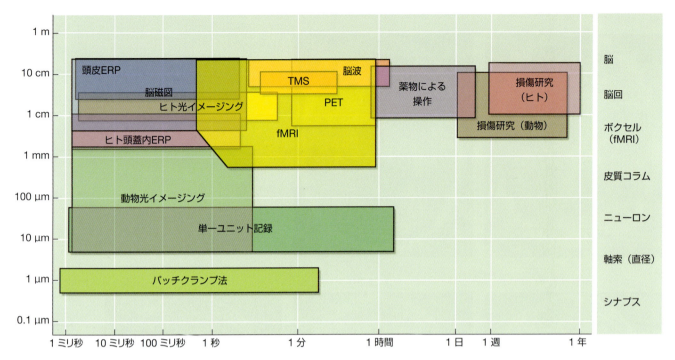

図1-8 神経科学技術の時間分解能（x軸）と空間分解能（y軸）
fMRI（明るい黄色）は空間分解能と時間分解能のよいバランスを保っているため，幅広い実験課題に適している。そして，電気生理学，損傷研究，薬物による操作を含む他の手法は，重要な補完的情報を提供してくれる。ERP：事象関連電位，PET：ポジトロンエミッション断層撮影法，TMS：経頭蓋磁気刺激法。

機能分解能
測定された生理的変化を背景にある心的過程や行動と結びつける能力。

的グラフは，ある基本的な量（すなわち脳活動）が時間と空間という別々の基準で測定できる単一の変数であると仮定している。しかし，このような基本的な量などというものは存在しない。むしろ，それぞれの技術は脳生理学の異なった側面を測定している。これらの測定値は必ずしも相関関係があるわけではなく，さらに重要なことに，心的過程に関して必ずしも同じような種類の推論が成り立つわけではないのである。また，ある技術がある被験者集団に適していても，他の集団には向いていないことがある（例えば，動物とヒト，大人と子供）。空間分解能や時間分解能は異なる技術を比較する重要な特性ではあるが，ある技術が特定の研究課題の解明にふさわしいかどうかを決めるのには不十分であるばかりか，それのみで用いられると誤解を招くおそれすらある。

その代わりとして，技術の評価には**機能分解能**（functional resolution）が用いられる。これは生理的変動を心的過程や行動とどれだけ結びつけられるかという能力のことである。これまでに述べたすべての特性（コントラスト，空間分解能，時間分解能）が機能分解能に関与する。さらに，その他の要因も重要である。測定している脳の特性に応じて，どれだけ脳内の機能を局在化させられるかが決まる。fMRIにより測定される血液酸素化の変化は，脳の局所血管構造を反映している。頭蓋外で記録される脳波研究では，局所の血管構造は神経活動にほとんど影響を及ぼさないが，活動するニューロンの向きや時間的同期は非常に大きな影響を及ぼす。したがって，ある課題に対し1つの技術を用いて特定の脳領域の有意な賦活が検出されたとしても，別の技術を用いると同じ領域でも賦活はみられないかもしれない。fMRIを用いるとヒトの正常な脳機能について最も幅広く推論できるが，多くの重要な限界もあると我々は考えている。「fMRIの限界」については，本書全体を通して繰り返し議論することとする。

Thought Question

fMRIの発展に伴って，fMRIの臨床応用にますます関心が高まってきている。fMRIがもつどのような特性が，統合失調症，自閉症，依存症といった疾患を研究するのに向いている（あるいは向いていない）と考えられるか？

---

fMRIの歴史

現代のfMRIにつながった科学的発展は5つの主要な段階に分けることができる。

- 1920〜1940年代にかけての基礎物理学研究により，原子核が磁気特性をもちそれらが実験的に操作できることが示された。
- 1946年の2つの研究室における独創的研究により，固体での核磁気共鳴(nuclear-magnetic resonance：NMR)現象が示され，その後数十年の非生物学的研究の先駆けとなった。
- 画像収集技術発展の後，1970年代に初めて生物のMR画像が撮像された。
- 1980年代，MRIは臨床的に広く用いられるようになり，脳の構造画像撮像はあたり前の技術となった。同じころ，ヘモグロビンの酸素化レベルが血液の磁気特性に影響することが発見された。
- 1990年代初頭，血液酸素化の変化がMR画像に影響することが発見され，脳機能研究における新時代の到来を告げた。

この項ではMRIの歴史について簡単に要約する。個別の物理原理については後の章で詳細に述べる。

磁気共鳴についての初期研究

MRIの起源は，オーストリアの物理学者Wolfgang Pauliの1920年代の報告に端を発する。Pauliは，励起された原子から放出される電磁スペクトルの変則性に気づき，原子核がとびとびの値(あるいは，量子)しかとることのできないスピンモーメントと磁気モーメントと呼ばれる2つの性質をもつと仮定した。原子核を回り続けているコマに例えてこのことを考えてみる。Pauliの考えを大まかにいえば，このコマはある決まった周波数でのみまわることができ，特定の強さの磁力のみを働かせることができる。この時代，核の性質はほとんど理解されていなかった。事実，中性子の存在は，1932年に英国の物理学者James Chadwickによって発見されるまで知られていなかったのである。そのため，Pauliの推察は10年以上も検証されることはなかった。

異なった原子核が離散周波数で回転しているかどうかを調べるための初期の手法として，ガス状の単一元素ビームが検出板にあたる前に強い静磁場を通る，という方法が使われた。静磁場はその強度が空間や時間によって変化しない。原子核の回転周波数がいくつかの離散した量子状態しかとることができない場合，静磁場はビームが検出器にあたる前にそのビームを限られた数の小さなビームレットに分割するであろう。反対に，ビーム内の原子核の回転周波数が連続的な値をとる場合，検出器には同様の連続的な強度の分布がみられるであろう。量子理論によって予想されたとおり，ビームは確かに離散したビームレットに分割された。これらの結果は，原子核の回転周波数がいくつもの離散値のうち1つだけしかとることができないのを証明した。

しかし，Pauliの研究では特定の原子核における回転周波数は測定できなかった。1933年に米国の物理学者Isidor Rabi (図1-9A)は，分子ビーム技術を修正して水素と

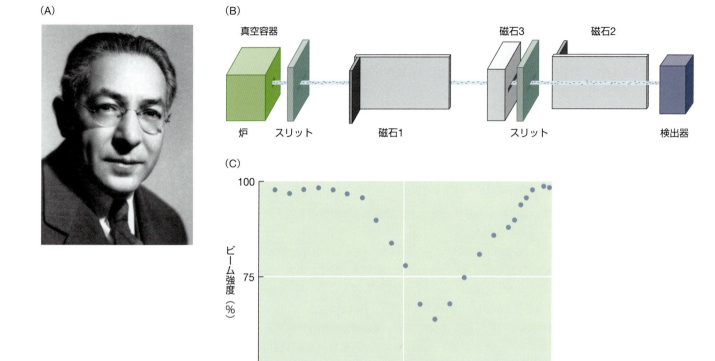

図1-9 リチウム核の磁気モーメントの決定 Isidor Rabi（A）が考案したビーム法（B）では，ガス状の原子核ビームが複数の磁場内を通過する。Rabiが取り入れた重要な革新は振動電磁場（磁石3）である。振動数が（そのときの静磁場強度における）原子核の共鳴周波数に等しければ，原子核のスピンは変化し，続く磁場（磁石2）により核は検出器からそれていく。（C）Rabiの実験データ。振動数を固定し磁石を流れる電流を変化させることで，静磁場強度を変更した。その結果，およそ116 Aでビーム強度が鋭く減弱することを発見し，リチウム核のスピン特性を計算することができた。〔（A）はノーベル財団©より〕

振動磁場
時間とともに周期的に強度が変化する磁場。MRIで使用されるほとんどの振動磁場はラジオ周波数帯域（MHz）で振動する。

磁気共鳴
ある特定の周波数で振動する磁場からのエネルギーの吸収。

共鳴周波数
系に最大のエネルギー伝達を起こす振動の周波数。

アルカリ金属の回転周波数を測定できるようにした。しかし，Rabiはこのビーム法が洗練されていないと感じ，よりよい方法を探していた。1937年にオランダの物理学者Cornelis GorterがRabiの研究室を訪れた際，彼は自分の振動磁場（oscillating magnetic field）の研究について語った。この議論に刺激され，Rabiは振動磁場の周波数と原子核の回転周波数を一致させることができれば，核は磁場からエネルギーを吸収するのではないかと気づいた。これを磁気共鳴（magnetic resonance）と呼ぶ。この考えを理解するために，第3章でも述べるが，ブランコを例に考えてみよう。あなたの友人がブランコに座っているとする。あなたは彼女の背中を押すことで，彼女が前後にゆれるのを手助けできる。一度だけ強く押してもその効果はたかが知れているが，そっと，規則正しく，彼女がゆれるのに合わせて押してやると周期ごとにゆれは少しずつ大きくなる。最も押す効果が大きくなる周波数は共鳴周波数（resonant frequency）として知られる。原子核に対しても同様の方法でエネルギーを与えることができる。核の共鳴周波数で振動する磁場から多くの小さなエネルギーが伝えられるのである。

この着想がRabiの研究に触媒のように働き，Gorterの訪問からわずか数日後には振動磁場を含めた分子ビーム技術の修正案が考え出された。Rabiは，ブランコのゆれるスピードが重力場の強さに依存しているのとちょうど同じように，振動に必要な共鳴周波数が静磁場の強度に依存することに気づいた。そこで，彼は振動磁場の周波数を一定に保ち，磁石に流れる電流を調整することで静磁場の強度を変えてみた（これは，静磁場の強度を一定にして振動磁場の強度を変えることにより異なる原子核を調べる現代の

MRIにおける手法と反対であることに注意せよ）。主磁場の強度がビーム内のリチウム原子の共鳴周波数に近づくにつれ，ビーム内の原子は検出器からそれていった（図1-9B,C）。この実験は核磁気共鳴効果の最初の証明となり，Rabiは1944年にノーベル物理学賞を受賞した。

バルク物質の核磁気共鳴：BlochとPurcell

1940年代初頭，当時トップの物理学者たちが原子爆弾の開発，レーダやレーダ妨害の改良などの軍事目的で働いていたため，多くの基礎的な物理学研究は停滞していた。1945年に戦争が終わると，スタンフォード大学のFelix Bloch（図1-10A）とMIT・ハーバード大学のEdward Purcell（図1-10B）の2人の物理学者は，バルク物質（すなわち，通常の固体物質）内の磁気共鳴に関する研究を個別に再開した。Rabiらをはじめ，磁気共鳴に関するそれまでの研究では，精製ガスを必要とするビーム法を用いていた。磁気共鳴が測定技法として実用的になるためには，原子ビームのような研究室での作成物にとどまらず，通常の物質にも適用できる必要があった。

1945年12月13日，Purcellらはバルク物質での磁気共鳴を証明する最初の実験を始めた。Purcellらはもともと天文学の研究に使われていた強力な磁石を借りてきてその磁場中心にパラフィン蝋を置いた。そして，蝋の共鳴周波数を振動磁場に合わせれば，蝋がエネルギーを吸収し，蝋の電気伝導度が変化するのを単純な回路によって検出できると考えた。Rabiと同じくPurcellらは，蝋の共鳴周波数が静磁場の強度に依存することに気づき，電磁石のコイル内を流れる電流を変えて磁場強度を変化させた。しかし，慎重に計画されたにもかかわらず，磁場内の電流を調整しても共鳴は起こらなかった！

まず，Purcellらは，実験を始める前に磁場内に蝋を置いた時間が十分でなかったのではないかと考えた。この時代までに，原子核が外部磁場に沿って配向するにはある程度時間がかかることが理論化されており，これは緩和時間という概念として知られていた（詳細は第3章で述べる）。しかし，Purcellらは用いた試料内の原子核の緩和時間を知らなかった。それは数秒と短いかもしれないが，数年と長い可能性もあった。緩和が非常にゆっくりと起こる場合を考え，2日後に，蝋を磁場内に数時間置いておいてから再実験した。しかし，事前にこれだけの飽和時間をとっても実験は失敗であった。予想した磁石の電流強度では共鳴効果は起こらなかったのである。実験を終了する前，最後にPurcellらは可能な磁場強度をすべて試してみることにした。磁石の電流を最大値にまで上げ，そこからゆっくりと下げていった。驚いたことに，Purcellらが予想していたよりはるかに高い，最大値の近くではっきりと共鳴効果がみられたのである。その後の研究で，適切な磁場強度を生み出すのに必要な電流量の計算が当初単純に間違っていたことが判明した。この発見は1946年1月に「*Physical Review*」で報告された。

ほぼ同じ時期にスタンフォードのBlochらはまったく別の装置を用いてバルク物質内の共鳴効果を測定しようと試みていた。Blochらは磁場強度を操作できる強い棒磁石の間に水（試料）の入った真鍮の箱を置いた。隣接した**送信コイル**（transmitter coil）から電磁エネルギーが試料に伝えられ，離れた**受信コイル**（receiver coil）で水に吸収された（後に周囲に放出された）エネルギーの変化が測定された。Purcellらの実験のように，緩和を起こすための飽和時間として試料は磁場の中に前もって24時間置かれた。しかし，この長い事前飽和時間は過剰であったことがわかった。パラフィンや水のような物質では，緩和時間は数時間ではなくわずか数秒である。

Purcellの実験とみごとに一致して，Blochらも水で磁気共鳴が起こることをみいだした。Blochらはこの現象を**核誘導**（nuclear induction）と名づけ，Purcellの報告の2週間後に「*Physical Review*」に発表した。核誘導，今では**核磁気共鳴**（nuclear magnetic

(A)
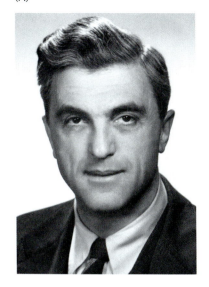

(B)
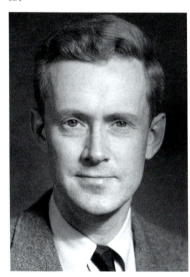

図1-10 Felix Bloch（A）とEdward Purcell（B） バルク物質における磁気共鳴をそれぞれ同時期に発見した功績により1952年にノーベル物理学賞を共同受賞した。（ノーベル財団©より）

送信コイル
試料内にある原子核の共鳴周波数での振動磁場を作り出す電磁コイル。

受信コイル
試料による最初の吸収の後に周囲に放出されるエネルギーを測定する電磁コイル。

核誘導
Blochらによって命名された核磁気共鳴効果の最初の名称。

核磁気共鳴（NMR）
原子核にその共鳴周波数で振動する磁場を加えることにより，磁場特性の変化を測定できるようになる現象。

resonance：NMR)として知られる現象は，すべての近代MRI技術の基礎をなしており，すべてのMRIスキャナがBlochの簡素な装置(強力な静磁場と送信用および電磁エネルギー測定用のコイル)を基本構造原理として共有している(近代のMRIスキャナは磁場内で空間勾配を生み出す第3の電磁コイルも含んでいる)。PurcellとBlochは核磁気共鳴の発見に対する個別の貢献に対して，1952年にノーベル物理学賞を共同で受賞した。

　核磁気共鳴を可能にしたのは物理学者たちの発見であったが，この新しい技術が初めて利用されたのは化学の世界であった。1950年代初頭までに，Varian Associates CompanyはFelix Blochの助けを借りて，核磁気共鳴を試料の化学的分析に使用する基本的な着想に対し特許をとっていた。そのすぐ後に核磁気共鳴が均一な物質の化学的組成を知るのに有用な技術であることが証明された。これは近代のMRIスペクトロスコピーと理論・方法論ともに同じである。核磁気共鳴は地質学や有機化学の分野で数々の商業的成功をおさめたが，おそらくそれゆえに，この新技術は20年以上も主として生物学分野より化学分野で利用されることとなった。

最初期のMR画像

　1960年代の終わりまでに，核磁気共鳴測定は水分子が生体組織内にあるときとないときの違いを明らかにできることが示された。厳密にいえば，生体組織内の水分子に含まれる原子核は，その拡散や配向性が他の状態にある水分子に比べ拘束されており，この違いを核磁気共鳴で同定できることができた。米国の物理学者Raymond Damadianは同じような違いが癌細胞と非癌細胞でも観察されるのではないかという仮説を立てた。もしそうであれば核磁気共鳴は癌組織を同定するのに非常に有用な技術となりうる。Damadianはこの仮説をラットから採取した組織標本で検証し，癌組織の緩和時間が正常な組織よりずっと長いことを発見した。この結果は1971年に「*Science*」に発表された。しかし，当時の画像技術は現在の画像技術ほど信頼できるまでに進歩していなかったため，この初期の機運はすぐに廃れていった。Damadianの研究がもたらした主要な影響は，核磁気共鳴に医療応用への道があることを初めて示した，という概念的なものになった。磁気共鳴に対する関心が急増したのは，そのずっと後の，空間画像形成に応用されるようになってからであった。

　正式にいえば，画像(image)はある量が空間内でどのように変化しているかについての情報をもたらすものである。例として，標準的な写真は可視光の強度(と周波数)の画像であり，X線フィルムは介在する物質の密度を示す画像である。最初の核磁気共鳴研究では，サンプルに吸収され，放出されるエネルギーをサンプル全体の総量として測定していたため，画像は形成できなかった。実際，初期の核磁気共鳴研究者たちは，結果の解釈をより確かなものにするため，サンプルをできる限り均質にすることで空間情報を取り除こうと努力していた。画像形成抜きには，核磁気共鳴が注目されることはあまりなかった。

　Damadianによって行われたような核磁気共鳴実験の結果をみた米国の物理学者Paul Lauterburは，画像形成技術が開発されれば，核磁気共鳴が生物学的もしくは生理学的に応用される大きな可能性をもっていることに気づいた。1972年にLauterburは，磁場の強度が空間によって異なっていれば，異なる場所にある水素原子の共鳴周波数もまた違っているのではないかと思いついた。そして，異なる周波数で放出されるエネルギー量を測定することにより，それぞれの空間にいくつの水素原子があるかを特定することができた。磁場内で空間傾斜磁場(spatial gradient)(しばしばGと表される)を誘導するというこの考え方は，MR画像の形成につながる根本的な概念であることが証明された。Lauterburは，1つの傾斜磁場は1つの空間次元の情報しかもたらさない

画像
MRIに関していえば，サンプル内にある原子核の特性が空間的にどう変化しているかを視覚的に描出したもの。

空間傾斜磁場(G)
空間的に線形に変化する磁場。各点の磁場強度はそこに重畳されるすべての磁場強度の和になるため，MRIにおける空間傾斜磁場は主磁場の実効強度を空間的に変化させる働きがある。

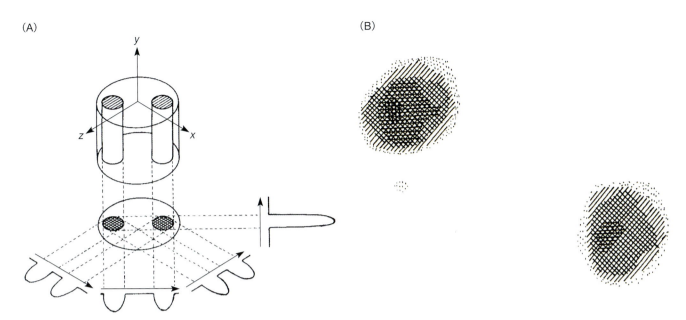

図1-11 最初のMR画像 (A)物理学者Paul Lauterburは水を満たした2本の試験管を入れたビーカーを連続的に測定するために複数の空間傾斜磁場を用いた。(B)それぞれの傾斜磁場で収集されたデータは物体について異なる情報をもっていた。投影技術を用いてこれらのデータをつなぎ合わせることにより,物体の空間的構造を再構成することができた。できあがった絵が最初のMR画像である。磁場内における空間的変動の利用が現在のMRIの基盤をつくった。(Lauterbur, 1973より)

ことにも気づいた。二次元構造を再構成するには異なる方向の傾斜磁場が必要であった。そして,それぞれ45度ずつ向きを変えた4つの傾斜磁場を連続で用いてデータを収集し,水を満たした2本の試験管の画像をつくった(図1-11)。1973年に「*Nature*」に報告されたこの写真こそが最初のMR画像である。

　Lauterburの方法は革命的ではあったが,原則として物体を縦断する一次元の投影を繰り返し,データを二次元画像に合成することが必要だったため,非効率的であった。この投影法はコンピュータ断層撮影法(computed tomography：CT)を用いた医療用画像に似た方法であった。収集されるデータに重複が多かっただけでなく,収集は独立して繰り返し行う必要があったため非常に長い時間を要した。1976年,後に**エコープラナー法**(echo-planar imaging：EPI)として知られるようになるもっと効率的な方法が英国の物理学者Peter Mansfieldによって提唱された。EPI法を用いると画像のスライス全体から一度にデータを収集できる。この方法では,送信コイルから1つの電磁パルスを送り,急速に変化する傾斜磁場を印加しながら,MR信号を記録する。第4章で述べるように,得られる複雑なMR信号はフーリエ解析を用いて画像に再合成することができる。EPI法は1つの画像を収集するのにかかる時間を数分から1秒たらずへと短縮し,臨床応用の可能性を大幅に高めた。EPI法に由来する概念が今日のMRIの最も重要な技術の基盤となっており,それは脳機能の変化を測定するために素早い画像化を必要とするfMRI研究において特に重要なものであった。LauterburとMansfieldはMRIを用いた画像形成に対するそれぞれの貢献に対して2003年にノーベル医学生理学賞を共同で受賞した(**Box 1-2**)。

　MRIの理論的基盤はほぼ整っていたが,重大な技術的問題がまだ残されていた。最初のヒトの核磁気共鳴スキャナは,Damadianが設立したFonar Corporationによって1977年に製作され,"Indomitable(不屈)"と命名された(**図1-12**A)。当時,成人が入る大きさをもったスキャナ内に強力で均一な磁場を作り出すのは困難であった。

エコープラナー(EPI)法
送信コイルからの1回の励起パルスに続いて空間傾斜磁場を急速に変えることにより,1枚の二次元画像の形成に必要な全データを収集する撮像法。

Box 1-2　MRI研究に対するノーベル賞

2003年10月9日，「*Washigton Post*」の読者は「今年のノーベル医学賞——正されなければならない恥ずべき誤り」と題した一面広告を目にした（図1）。これに似た広告が翌日の「*New York Times*」と「*Los Angeles Times*」にも掲載された。これらの広告費はすべてRaymond Damadianによって設立されたFonar Corporationにより支払われていた。これらは，2003年のノーベル医学生理学賞を物理学者Paul LauterburとPeter Mansfield（図2）に授与する，という同じ週にあった発表に抗議するものであった。

この広告の中心的議題は単純かつ説得力のある事実に基づいていた。Damadianは1971年の「*Science*」の論文で，NMR測定により正常な組織と癌組織を区別できることを証明した。また，1972年にMRIスキャナに対する特許を最初に申請した人物でもある。そして，本文中で詳しく述べたように，人体の全体像を撮像できる最初のMRIスキャナをつくりあげたのである。ノーベル賞の決まりでは各年の各賞は3人にまで授与することができるため，選考委員会はLauterburとMansfieldに加えてDamadian（あるいは他のMR先駆者）を含めることもできたはずである。その広告には次のようにまとめられている。「ノーベル医学生理学賞の選考委員は，すべてのMRIが拠り所としている大発見をした1人の医師兼科学研究者にではなく，彼の発見に基づいて後に技術的改良を行った2人の科学者に賞を与えることを選んだ」と。

これらの議論は直感に訴える力があった。MRIの開発と普及においてDamadianは明らかにいくばくかの役割を果たしていた。最初の人体のMRI撮像を記録した図1-12の写真とスキャン画像を考えればわかるだろう。では，なぜ彼はノーベル賞委員会に評価されなかった

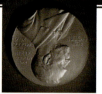

図1　MRI研究の先駆者であるRaymond Damadian　2003年のノーベル賞から除外された。（A）Damadianは核磁気共鳴測定の生体利用を提唱した最初の科学者であり，ヒトの全身撮像に適したMRIスキャナをはじめてつくった。（B）ノーベル賞委員会の発表を受けて，DamadianのMRI会社であるFonar Corporationが広告費を出し，彼の除外に対する抗議広告を複数の主要紙に掲載した。その広告の一部をここに示す。（Fonar Corporationのご厚意による）

のだろうか？　選考委員の審議については50年間伏せられるため，決定の根拠となった理由はしばらくの間知られることはない。それでも，ノーベル賞のウェブサイトに公開されている報道発表の中にいくつかの手掛かりがある。

報道発表は核磁気共鳴の基本原理を説明することから始まっている。磁場内に置かれた原子は，特定の共鳴周波数で与えられたエネルギーを吸収し，後に放出する（第3章参照）。この発見には，1952年にノーベル物理学賞が授与された。LauterburとMansfieldはその業績を医療用画像へと応用したことにより，物理学賞ではなく，医学生理学賞を受賞した。Lauterburの功績はこう書かれている。「傾斜磁場を導入したことにより二次元画像の形成を可能にした」。同様に，「Mansfieldは共鳴における差異をより正確に示すため傾斜磁場を利用した」。ノーベル賞委員会のコメントは，選考委員がLauterburとMansfieldによる画像形成技術の開発を評価したことを示している。彼らはそれぞれ，傾斜磁場の利用に関する独創的な発見をした。

Lauterburは画像形成を最初に行い，Mansfieldは今日においても利用されている短時間での画像収集技術を開発した。

ワシントンポスト紙の広告にあるDamadianが「すべてのMRI技術が拠り所としている大発見をした」という主張についてはどうだろうか？　最初のMRIスキャナは確かにDamadianによってつくられたが，そのときに用いられていた点ごとの収集処理は非効率的ですぐに廃れていった。また，緩和特性により癌を見分けられるという提案はその後の研究により支持されなかった。つまり，現在のMRIの実践およびその応用のいずれもが直接はDamadianの発見に基づいていないのである。それでも，間接的な影響はあるかもしれない。Damadianとその支持者が主張しているように，NMRを生体系の研究に利用するという考え自体は，Lauterburが傾斜磁場を取り入れるきっかけとなったかもしれない（LauterburはDamadianの研究を知っており，少し方法を変えた実験を行っていたが，彼自身の業績への

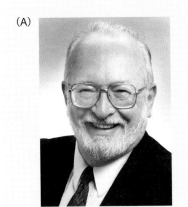 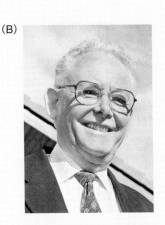

図2 Paul Lauterbur（A）と Peter Mansfield（B）　MRI開発への貢献に対し2003年にノーベル医学生理学賞を共同受賞した。Lauterburは傾斜磁場の概念を導入したことが評価された。空間によって原子核の回転周波数を変えることで空間情報を回収することを可能にしたのである。Mansfieldはエコープラナー法を開発したことが評価された。これにより短時間での画像収集が可能となった。〔(A)はノーベル財団©より。(B)はLisa Gilligan（ノッティンガム大学）のご厚意による〕

大きな影響については否定した）。

　2003年の医学生理学賞のようにノーベル賞の選考結果がすぐに議論の対象となったことは珍しい。受賞に値する先駆者である発明家が、おそらくはその厚かましさと野心のせいで、あるいは発明をビジネスにしたために、不当な評価を受けて選考からもれたと考えるその道の専門家もいる。また、ノーベル賞委員会は発明よりも画像処理に重きをおいて正しい選考をしたと考える者もいる。最後に、疑問を提起して終わる。将来、fMRIに対してノーベル賞は授与されるだろうか？　そして、もしそうなるとすれば、どの発見が評価されるだろうか？

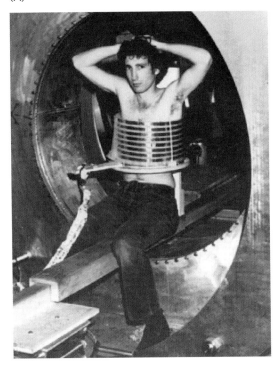 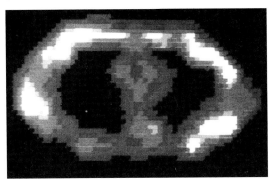

図1-12　最初の人体MR画像　Raymond Damadianらは大きなボアのある初期のMRIスキャナをつくり、"Indomitable"と名づけた。(A)データは研究室の博士研究員であったLarry Minkoffを被験者として収集された。(B)撮像されたMinkoffの胸部画像を示す。現在の標準的画像と比べれば原始的だが、心臓、肺、および周囲の筋組織が写しだされている。〔(A)はFonar Corporationのご厚意による。(B)はDamadian et al., 1977より〕

　Damadianのスキャナの磁場は弱く（0.05 T）、その中心の小さな範囲で均一性を保てるのみであった。1回につき身体の1個所の小さな部分からしかデータ収集できず、被験者はすぐに他の部位がスキャナの中心にくるように移動しなければならなかった。この方法はLauterburとMansfieldによって開発された傾斜磁場技術の利点を活かせず、

各ボクセルを独立した核磁気共鳴量として収集しなければならなかった。

　Indomitableを用いて核磁気共鳴画像を得ようという最初の試みは失敗に終わった。これはおそらく送信/受信コイルを身体の大きな被験者（Damadian自身）に調整するうえでの問題が原因であった（この物語の詳細は，章末の重要文献で紹介するMattsonとSimonの1996年の著書を参照）。数カ月にわたる追加の調整と準備段階を経て再び実験が試みられた。1977年7月3日の朝，Damadian研究室の博士研究員であったLarry Minkoffがスキャナに入った。一度に1つのボクセルからゆっくりとデータ収集を行い，それが終わるとMinkoffの位置を少しずらすことを繰り返した。画像の各ボクセルのデータを収集するのに2分以上かかり，106ボクセルからなる画像全体の収集には4時間近くが必要であった。このマラソンのような地道な作業の果てに，Minkoffの胴体スライス画像が1枚得られたことで研究者たちの忍耐は報われた（図1-12B）。その後2年の間に，Damadianのグループと他の研究室は，腹部，上半身，頭部の多面的な画像を形成した。さらに，それまでのX線を利用した撮像では得ることが難しかった方向からの脳画像も臨床や研究目的で利用できるようになった。そして，Mansfieldにより開発された新たな数学的アプローチによって，数時間ではなく数秒から数分での画像収集が可能となるまでにそれほど時間はかからなかった。

　核磁気共鳴を用いた画像形成が現実のものとなり，急速に多くの医学的応用がなされるようになった。1970年代後半には，CTが人体の高分解能画像の撮像に広く利用されていた。CTでは，関心のある身体部位の周囲を回転するX線ビームが利用され，それぞれの角度で測定されたX線吸収量のデータを組み合わせて組織内の一平面での画像をつくる。CTは今も広く利用されているが，X線被曝を伴う。核磁気共鳴画像は同等の情報をX線被曝なしで得ることができるため，有望な診断ツールとして大いに関心を集めた。大体同じころ，「核磁気共鳴」という用語の使用は好まれなくなった。この用語が駆逐されたのは，一部には「核」という言葉がもつ健康上のよくないイメージが原因であり，核磁気共鳴は**電離放射線**（ionizing radiation）を使うわけではないため，用語の変更は正当と考えられた。また，病院内の管理上の圧力も（間もなく放射線部門の主要な技術となる）MRIスキャンの核医学部門からの分離を後押しした。これら要因の結果，1980年代初頭までに，核磁気共鳴（NMR）は磁気共鳴画像法（MRI）と呼ばれるようになった。

MRIの普及

　これまでにみてきたように，他の撮像法と比べMRIは3つの主要な利点をもっている。

- 様々な組織（例えば，1枚の画像に骨と軟部組織の両方）を可視化できる非常に空間分解能が高い画像を作り出す。
- X線やCTスキャンのように電離放射線を必要としない。
- 身体のどの方向の平面についても画像を得ることができる。

　しかし，MRIセンターの立ち上げにかかわる資本コストは高く，1980年代初頭の景気後退期にあって予算の制約に直面していた病院にとっては特に負担であった。標準的なMRIスキャナ購入には最大100万ドルかかり，維持費，人件費，供給契約費などで毎年さらに数十万ドルが必要となる。多くの病院が当時すでに高価なCTスキャナに投資しており，価値の実証されていない技術にさらなる資金を投入することには前向きでなかった。加えて，当時，米国食品医薬品局はMRIを研究目的に限って認可していたため，保険会社は病院に対しMRI使用への補償をしなかった。それでもなお，MRIの可能性は十分に評価され，Fonar, General Electric (GE), Philips, Siemens,

---

電離放射線
化学結合を破壊するのに十分なエネルギーをもつ電磁放射線。

Varianなど多くの会社が臨床で使用できるMRIスキャナの開発を始めていた。

　MRIの研究開発への投資がもたらした1つの結果は，スキャナで用いられる磁場強度の著しい増大であった。標準的な常伝導磁石が超伝導磁石にとって代わられ，磁場強度や均一性に関する制限が小さくなった。しかし，超伝導を維持するためには高価な冷却剤が必要であった。1982年にGEは商業目的として最初の人体用1.5Tスキャナを製作し，まもなく病院への出荷を始めた。他の会社が低磁場から中磁場のスキャナ(0.1～1.0T)の開発に取り組んでいた時期に，高磁場MRIに焦点をあてたGEは市場で大きな成功をおさめた。MRIの普及に伴い，1.5Tスキャナは20年以上も臨床画像の標準的主力機器となった。新しく開発された3.0Tスキャナが1.5Tスキャナに取って代わりはじめたのは，2000年代半ばになってからであった。多くの3.0Tスキャナでは，電子機器やマルチチャネルでの記録などに改良が加えられた。

　MRIの急速な普及に貢献したのは金銭面の問題解決である。1985年，MRIスキャンは標準的な診療技術として認可され，医療適用されたMRIスキャンの費用を保険会社やメディケアに請求する道が開かれた。今や病院は，MRIスキャナを研究のための巨額な支援が必要なものとしてではなく，スキャン費用請求と新たな患者の呼び込みの両面から利益をもたらすものとみるようになった。続く10年の間に北米だけで何千ものMRIスキャナが導入され，構造的MRIは最も一般的な画像診断法となった。このMRIの普及は，fMRIへの関心急増に必要な前段階であった。多くの新しいスキャナ導入につながったMRIの臨床的な必要性なしには，図1-13にグラフで示すようなfMRI研究の劇的な発展は起こらなかったであろう。第7章で再度この歴史に立ち返り，どのように1980年代の臨床用MRIが1990年代以降のfMRIへとつながったかをみていく。

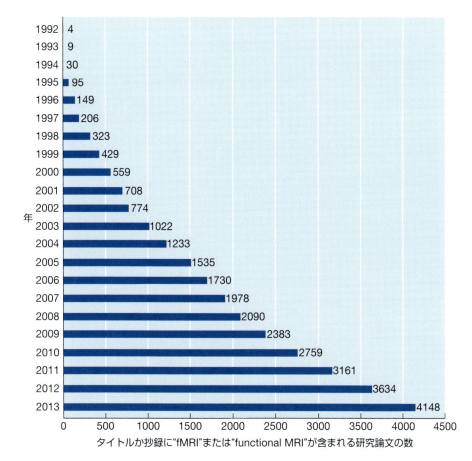

図1-13 fMRI研究の普及　各年のプロットは，PubMedに登録されたもののうち，タイトルか抄録に"fMRI"または"functional MRI"が含まれる研究論文の数を示す。この検索方法ではどうしても実際のfMRI研究の数より少なく見積もることになるが，1992年に最初の研究が発表されて以降のfMRI研究の増加を大まかに知る指標にはなる。この29,000報近いfMRI研究のうち，およそ85%は本書の第1版が発行された2004年以降に発表されており，約55%が2009年の第2版発行以降である。

本書の構成

　ここまでに概観したfMRIの歴史から，この分野が少しずつ発展してきたことがわかるだろう。基礎物理学（および生物学的原理）に始まり，画像収集技術とハードウェア設計の進歩を経て，fMRIは比較的近年になって神経科学のツールとなるに至った。本書の各章はこの発展について概括する。まずfMRIの生理学的特性および生物学的特性に基づく基礎を固め，ついで現在の研究者たちがどのようにfMRIを脳機能研究に用いているかを述べる。

　第2章も序論の続きとして，MRIスキャナがどのように機能しているかを説明する。最新型のMRIスキャナも，ここまでに述べた実験で用いられたのと同じ基本構成要素を備えていることは知っておくべきである。その要素としては，原子核を再配向させるための強い静磁場，静磁場より弱いが強度に勾配をもち核の磁場特性に空間的変化をもたらす傾斜磁場，ラジオ周波数で振動し原子核のエネルギー状態を変化させる電磁場が挙げられる。これら3つの構成要素はすべてのMRIスキャナに不可欠であるが，それらの発生装置がfMRIに必要な唯一のハードウェアではない。磁場均一性を保証し，心拍や呼吸などの生理的変化を測定し，実験刺激を提示し，被験者の行動を記録するために付加的な装置が使用される。MRIは正しく使用されれば被験者に危険が及ぶものではないが，スキャンに使用される強くて急激な磁場の変化は安全上の課題をはらんでいる。安全性はすべてのfMRI研究者にとって最も関心の高い内容と思われるため，第2章ではこれらの課題についても詳細に論じる。

fMRIの物理学的基礎

　序論に引き続き，核磁気共鳴の物理学について述べる。第3章では，次のような磁気共鳴の基本原理について説明する。原子核が磁場の中でどのように振る舞うか，核のエネルギー状態が特定の周波数をもった振動磁場をかけることでどのように変化するか，そして磁化が時間とともにどのように回復あるいは減衰するか，などである。この考察は，組織ごとの緩和時間の違いがどのようにMRIでのコントラストを生み出すかということの理解につながる。鍵となる考え方は，はじめに「概念的な道筋」の項で物理学の基本原理からMR信号生成に至るまでを端的かつ数式を用いずに説明する。ついで，「定量的な道筋」の項でその原理からMR信号生成までを重要な数式を用いてより完全に肉づけする。

　「NMR」が「MRI」となるためには生のMR信号から空間情報が回収されなければならない。第4章では，傾斜磁場の導入がどのようにして空間の信号変化測定を可能にするかについて論じる。この過程が画像形成である。本章ですでにみてきたように，画像形成技術の進歩が臨床目的での磁気共鳴の利用を爆発的に普及させ，それに引き続くfMRIの発展をもたらした。第4章ではk空間の概念についても説明する。これはスキャン装置と測定データとの関係を理解するために役立つ基準となる。

　核磁気共鳴の物理学の最後となる第5章では，脳の構造と機能を調べるために研究者たちが用いる様々なアプローチについて説明し，生物学と物理学を結びつける。生体撮像におけるMRIの並はずれた能力はその柔軟性にある。傾斜磁場や磁場振動の特性を経時的に変化させることで，様々な種類のコントラストを描出する画像が得られる。第5章では，主に次の2つの主要なコントラストとそれらを得るためのパルスシーケンスについて述べる。静的コントラストはある空間的位置における原子核の性質，例えば密度や組織型などに関する情報をもたらす。動的コントラストは軸索や血管内にある水分子中の原子核が時間とともにどのようにその位置を変えるかについての情報をもたら

す．特に画像から脳機能の変化を検出する手法に焦点をあてて説明する．これを知ることによって，後の章で述べる知見を学ぶ準備が整うであろう．

BOLD fMRIの原理

　第6～8章では，fMRIの生物学的基盤について説明する．神経画像の形成を可能にするためには，測定可能な脳活動の生理学的マーカが必要となる．一般的に，2種類のマーカが生理学者の興味の対象である．研究者は，電位や化学勾配といった**神経活動の直接的な結果**，あるいは神経活動そのものを測定できないときには**神経活動に関連して産生される代謝産物**を測定できる．fMRIでは，この後者のアプローチに基づき，活動するニューロンの代謝要求に応じて変化する血液酸素化レベルを測定する．第6章では，脳の代謝要求について解説し，血管機能がどのようにこの要求に対処しているかを述べる．また，その後に続くfMRI研究に関する議論の基礎をなす，脳の肉眼的解剖について入門的説明を行う．

　仮に神経活動の結果として起こる代謝変化がわかったとしても，どのように代謝応答が変化するかをMRIで測定することには課題が残る．ほぼすべてのfMRI研究の基礎となっている手法は，血液酸素化レベル依存性コントラスト〔blood-oxygenation-level dependent (BOLD) contrast〕である．第7章は1990年代のBOLDコントラスト発見につながった発展の歴史から始まる．最初に，この技術の実現可能性を証明した初期のfMRI研究について述べ，それらがどのようにPETを用いた初期の神経画像研究へとつながっていったかをみていく．そこで，空間分解能や時間分解能といった概念に立ち返って考える．fMRIの空間分解能は非常によいとよくいわれるが，正確なマッピングには多くの課題がある．とりわけ，神経活動を測定可能な血管系の変化と置き換える点である．一方，fMRIの時間分解能はあまりよくないとしばしば指摘され，1秒以下の神経活動の変化を同定するために様々な方法が試みられているものの，よい結果は得られていない．第7章を通して，研究デザインの選択がいかにこれらの特性に影響するかを強調する．

　第8章では，fMRIデータにおける信号とノイズに関する問題について述べる．fMRI研究の中心課題は，fMRIの血流動態応答に伴う信号がデータ中の他の変動要因に比べ非常に小さいことである．ここでは実験での信号とノイズの定義について述べ，信号ノイズ比がfMRIによって測定される空間的および時間的賦活パターンにどのように影響するかを示す．また，信号加算平均により実験における検出力を向上させたり，無関係な生理的変化を除去するなど，fMRIの感度を高める方法について論じる．信号ノイズ比を高めるために用いられる実験手順の多くは「前処理」という用語で一括りにされており，これは実験課題と無関係なデータ内の変動を小さくするために行われる過程のことを指している．一般的な前処理に含まれるのは，頭の動きの補正，機能画像と高分解能解剖画像との位置合わせ，個々の被験者脳の形・サイズ・位置の基準画像への標準化の過程である．

fMRI研究のデザインと解析

　第9章では，実験デザインにおける重要な考え方について述べる．現在ではほとんどのfMRI研究で事象関連デザインが用いられている．これは刺激提示や被験者の反応といった個別の事象に関連したfMRI信号の変化を調べる方法である．このデザインはfMRIの血流動態応答の重要な特性をうまく活かしており，一連の流れの中にある個別の事象に関連した血流動態応答を，他の事象に対する反応から独立させて抽出できる．事象関連デザインの普及により，fMRIは広い範囲の実証的問題に適用できるように

血液酸素化レベル依存性（BOLD）コントラスト
T_2^*強調画像上のデオキシヘモグロビン量に応じた信号の差．

なった。今や人間の思考や行動のほぼすべての側面をfMRIにより調べることができる。すべてのfMRI研究で実験デザインは決定的に重要であるため，よいデザインを考えるためのガイドラインを提示し，有望な研究を頓挫させてしまうよく起こる問題を明らかにしていく。

実験デザインは研究者が利用できる解析法と密接に結びついている。第10章では，fMRI研究の仮説検定に用いられる主要な統計的検定について考える。これらは一般線形モデルの枠組みの中で論じられ，ほとんどのfMRI研究の解析で利用される。fMRI研究で用いられる統計的手法は他の科学分野で用いられる方法と多くの共通点を有しているが，fMRIに特化した課題もいくつかある。これらのうち最も重要なのが多重比較の問題であり，何万個ものボクセルを統計的検定にかけるときには，多くの結果が単なる偶然によって有意となることがある。また，閾値決定，空間平滑化，クラスタ解析，関心領域解析など多重比較の問題を補正する様々な手法についても論じる。

第11章では，より進んだデータ解析法を紹介し，この議論を深める。ここでの主要な焦点は「データ駆動型」の手法である。大まかに捉えると，この方法は観察データから始め，そのようなデータを生み出しえたであろう脳賦活パターン（つまりは認知処理の種類）のモデルをつくる。よく知られた方法に，機能的結合性の研究，脳領域間の因果関係の推定，fMRIデータを被験者の行動や経験の予測に用いる機械学習モデルの適用などがある。いまだ少数のfMRI研究でしか使用されてはいないが，データ駆動型解析はますますfMRI研究の重要な側面となってきている。

応用と今後の方向

本書が改訂される度に，前版で発展的なfMRI解析法として扱った内容があたり前になっているという事実が，何よりfMRI方法論の変化の速さを証明している。新しい手法の絶え間ない開発はfMRIの最も刺激的な一側面である。空間分解能や時間分解能，信号ノイズ比を高める新たな方法は瞬く間にこの分野全体に取り入れられている。第12章では，次世代のfMRI手法について述べる（そして予測する）という困難な課題に取り組む。

第13章では，他の神経科学手法との関連からfMRIをみていく。本書全体を通して，我々はfMRIが神経科学者の利用できる多くの技術の1つにすぎないことを強調する。fMRIは柔軟で強力なツールであるが，それでもなお多くの限界も抱えている。この限界には，fMRIと他の技術とを組み合わせた研究を行うことで対処できるものもある。第13章では，fMRIを用いて脳賦活領域を特定し，その領域に磁気刺激で一時的な機能障害を起こしたり，ヒトとヒト以外の霊長類のfMRIデータを比較する，といった複数のアプローチを組み合わせた研究の理論的基礎について論じる。

最後に，第14章では，fMRI研究が抱える倫理的問題について概観する。いくつかの倫理的問題は，MRIスキャンを行ううえで配慮が必要になる。例えば，一見健常にみえる被験者の脳に異常がみつかった場合，研究者はどのように対応すべきかといったことである。より観念的な問題もある。ヒトの行動様式を支持したり，拒絶したり，変更させたりする（あるいはそれらについて考える）のに，どのようにfMRIを使うことができるか，といった内容である。今日，言語学からマーケティングまで，様々な分野の科学者たちがfMRIを研究計画に組み込んでいる。それでも，多くの場合，fMRIがそうした他の分野での利用にも適しているかどうかはよくわからないままであり，ヒトの行動をモデル化するのにfMRIは不適切だという強い立場をとる懐疑論者たちもいる。我々はfMRI研究の今後の方向について思索をめぐらせ本書を終える。

まとめ

　機能的磁気共鳴画像法（fMRI）は，活動するヒトの脳を理解するために最も重要な技術の1つである。fMRIは比較的新しい技術であるが，その発展が現在の段階に至るまでには1世紀近くかかっている。fMRIを実現可能にした進歩の多くは基礎物理学の研究に根ざしており，それら初期の研究に用いられた実験装置が近代のMRIスキャナの基礎となっている。主に組織間の違いを測定する構造的MRIと異なり，ほとんどのfMRI研究は脳の血液酸素化における経時的な変化を測定している。これらの変化をもとに，研究者はその背景にある神経活動や，それぞれの脳領域がどのように様々な知覚・運動・認知過程にかかわっているのかを推論する。fMRIの強みは次の点にある。非侵襲的であること，幅広い層のヒト被験者に利用できること，その時空間分解能が脳の機能的変化によく適合していること，多くの種類の実験パラダイムに適用可能なこと。fMRIですべての神経科学上の疑問を解決することはできないものの，脳機能に関して重要な測定結果をもたらし，他の技術で得られる情報を補完することができる。

(訳：石井 徹)

演習問題や参照サイトなどのリソースについては次のURLを参照（英文のみ）

sites.sinauer.com/fmri3e

重要文献

Bandettini, P.A. (2012). Twenty years of functional MRI: The science and the stories. *NeuroImage*, 62, 575–588.
　↑fMRIの歴史を扱った「*NeuroImage*」特集号を紹介した文献。同号にはこの分野の多くの第一人者たちによるレビューや過去を振り返った論文が含まれている。

*Bloch, F., Hansen, W.W., and Packard, M. (1946). Nuclear induction. *Phys. Rev.*, 69, 127.
　↑Felix BlochがEdward Purcellとともに1952年のノーベル物理学賞を受賞することにつながった固形物における核磁気共鳴の発見について記述した非常に短い論文。

Finger, S. (2000). *Minds behind the Brain*. Oxford University Press, New York.
　↑非常に読みやすい神経科学の先駆者たちの短い伝記集。骨相学の分野を築いたFranz Joseph Gallの生涯とその仕事の記述も含まれている。

*Lauterbur, P.C. (1973). Image formation by induced local interactions: examples employing nuclear magnetic resonance. *Nature*, 242: 190–191.
　↑磁気共鳴を用いた画像形成に初めて傾斜磁場を利用した独創的な論文。

*Mattson, J., and Simon, M. (1996). *The Pioneers of NMR and Magnetic Resonance in Medicine: The Story of MRI*. Dean Books, Jericho, NY.
　↑MRIの発見にかかわった20世紀の主要人物について百科事典的に詳細に記述した本。彼らの仕事を個人的・科学的両方の背景から描いている。

*Purcell, E.M., Torrey, H.C., and Pound, R.V. (1945). Resonance absorption by nuclear magnetic moments in a solid. *Phys. Rev.*, 69: 37–38.
　↑世界初の核磁気共鳴実験の手順と結果について記述した論文。Blochの同様の報告より数週早く発表された。

Purves, D., Cabeza, R., Huettel, S.A., LaBar, K.S., Platt, M.L., and Woldorff, M. (2012). *Principles of Cognitive Neuroscience*. 2nd edition. Sinauer, Sunderland, MA.
　↑認知神経科学の研究手法と主要な知見について広く紹介した教科書。fMRI研究から得られた内容も多く含まれている。

*この分野の重要文献であるとともに本章で引用した文献。

参考文献

Churchland, P.S., and Sejnowski, T.J. (1988). Perspectives on cognitive neuroscience. *Science*, 242: 741–745.

Damadian, R.V. (1971). Tumor detection by nuclear magnetic resonance. *Science*, 171: 1151–1153.

Damadian, R.V., Goldsmith, M., and Minkoff, L. (1977). NMR in cancer: XVI. FONAR image of the live human body. *Physiol. Chem. Phys.*, 9: 97–108.

Huth, A.G., Nishimoto, S., Vu, A.T., and Gallant, J.L. (2012). A continuous semantic space describes the representation of thousands of object and action categories across the human brain. *Neuron*, 76 (6): 1210–1224.

Kwong, K.K., Belliveau, J.W., Chesler, D.A., Goldberg, I.E., Weisskoff, R.M., Poncelet, B.P., Kennedy, D.N., Hoppel, B.E., Cohen, M.S., and Turner, R. (1992). Dynamic magnetic resonance imaging of human brain activity during primary sensory stimulation. *Proc. Natl. Acad. Sci, U.S.A.*, 89 (12): 5675–5679.

Mansfield, P., and Maudsley, A. (1976). Line scan proton spin imaging in biological structures by NMR. *Phys. Med. Biol.*, 21: 847–852.

Peelen, M.V., Wiggett, A.J., and Downing, P.E. (2006). Patterns of fMRI activity dissociate overlapping functional brain areas that respond to biological motion. *Neuron*, 49 (6): 815–822.

Rabi, I.I., Zacharias, J.R., Millman, S., and Kusch, P. (1938). A new method of measuring nuclear magnetic moment. *Phys. Rev.*, 53: 318.

Tootell, R.B., Hadjikhani, N.K., Mendola, J.D., Marrett, S., and Dale, A.M. (1998). From retinotopy to recognition: fMRI in human visual cortex. *Trends Cogn. Sci.*, 2 (5): 174-183.

第2章

MRIスキャナ

　現在のMRIスキャナは，Rabi，Bloch，Lauterburなどの先駆者が使用したような，理論物理学研究室にあるような大きな電子機器とはずいぶん異なっている。MRIの重要性は日増しに高まり，一般的な医療の一部となっている。また，人間工学的見地から患者に優しい機械になってきている(図2-1)。現在のMRIスキャナでは，技術革新により，空間的な信号取得の性能，データ収集の効率，様々な種類の画像形成に関する柔軟性が向上している。それでもなお，基本的なMRI原理は変わっていない。Rabiが核磁気モーメントを強磁場で測定したように，現在のMRIスキャナでも強磁場を用いてプロトンのスピンを変化させている。Blochが送信コイルと受信コイルの間に核誘導をみいだしたように，現在のMRIスキャナでも同じようなコイルシステムでMR信号を取得している。Lauterburが傾斜磁場を用いて画像を作り出したように，現在のほとんどすべてのMRI研究では画像を得るのに傾斜磁場が利用されている。本章では，MRIスキャナの主要な要素，その実際の使い方，安全性について述べる。

MRIスキャナはどのように動いているのか？

　すべてのMRIスキャナは，「M・R・I」の語呂合わせで簡単に覚えられる3つの主要な要素から成り立っている。

- "M"は，主静磁場(Main static magnetic field)を表し，スキャナのボアの周りに並んでいる電磁気コイルに大きな電流が流れることによりつくられる。
- "R"は，共鳴周波数(Resonance frequency)を表し，標的原子核はその共鳴周波数でエネルギー状態が遷移する。
- "I"は，画像形成(Image formation)を表し，傾斜磁場コイルのスイッチングにより空間上の磁場強度を変化させることで得られる。

　ただし，この3つの構成要素だけがfMRIに重要なわけではない。静磁場均一性を保証するシミング用のコイル，スキャナを制御する専用のコンピュータシステム，実験課題，生理状態をモニタリングする機材も必要である。本章では，これらすべての要素と，これらの要素が現代のMRIスキャナへどのように実装されているかを紹介する(図2-2)。第3〜5章では，これらのハードウェアの構成要素を用いて原子核の磁気特性を

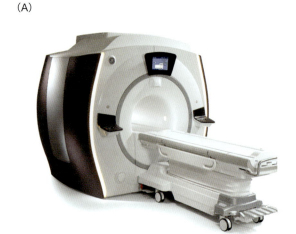
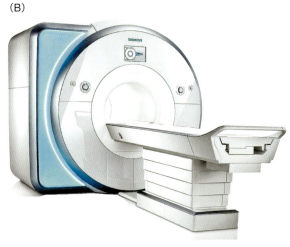
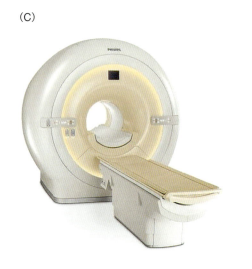

図2-1 MRIスキャナの例 ほとんどのMRIスキャナでは，患者または被験者がスキャナの前の寝台に横たわってボアの中央（中心管）に移動する，閉鎖型ボアのデザインが使用されている．(A) General ElectricのMR750w 3.0Tスキャナ．(B) SiemensのMAGNETOM Verio 3Tスキャナ．(C) PhilipsのAchieva 3.0T TXスキャナ．〔(A)はGE Healthcare (Waukesha, WI)，(B) は Siemens Medical Solutions (Erlangen, Germany)，(C) は Philips Medical Systems (Andover, MA) のご厚意による〕

変化させる方法を述べる．

静磁場

　静磁場はMRIにおいて「磁気」をもたらす．自然界においては，約2000年前の中国で，磁鉄鉱として知られる岩石に磁場が存在していることが発見された．中国では11世紀までに，磁気は水に溶けて北から南に流れている，といったように地球自体に磁場があることが認識されていた．西欧の科学者によってその数世紀後に磁性が再発見された．この発見は，航海探検に不可欠な北と南を指す方位磁針の開発につながり，船の進路の助けとなった．MRIスキャナは高磁場を用いて生体の内部にある原子核（ほとんどは水分子内の水素原子核）を整列させることで，組織の特性をマッピングすることができる．

　初期のMRIスキャナは永久磁石を用いて静磁場を発生させ，画像を収集していた．典型的には永久磁石により物質の組成に基づく固有の低磁場が生成されるが，その磁場に空間的なゆがみがないと保証することは難しい．1820年にデンマークの物理学者Hans Oerstedにより，磁場を発生させる別の手法が発見された．Oerstedは，電流の流れているワイヤコイルが，ワイヤの下に置かれたコンパスの針の向きを電流と垂直な方向に向けることを発見した．この現象はのちに，フランスの物理学者Jean-Baptiste BiotとFélix Savartにより定量化された．ワイヤを流れる電流を調節することにより，

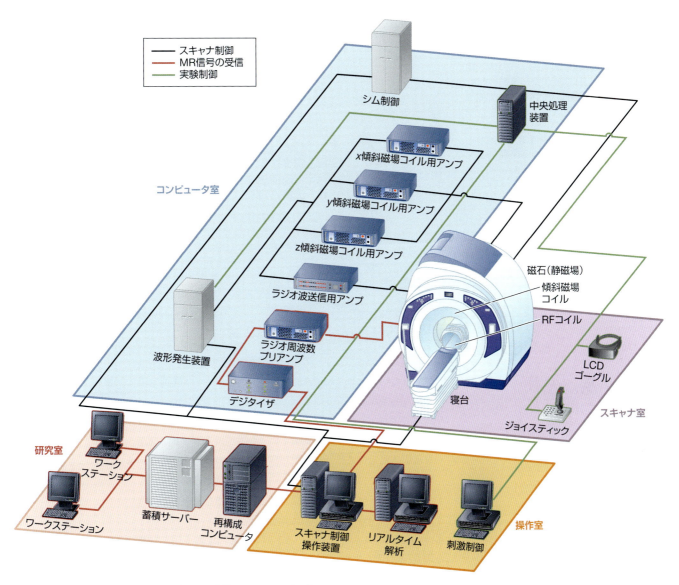

図2-2 fMRIのスキャナとコンピュータ制御システムの概略図
fMRI研究には次の2つのシステムが重要である。1つは，画像収集のために使用されるハードウェアである。スキャナ自体に加えて，このハードウェアは，傾斜磁場やパルスシーケンスの生成に関わる一連の増幅装置と送信装置（黒線）と，頭部コイルからのMR信号の記録装置（赤線）で構成されている。もう1つは，実験を制御し，被験者の行動および生理学的データを記録するシステム（緑線）である。

磁場強度を正確に制御することができ，ここに比例関係があることが発見された。これらの発見は電磁石の開発につながり，ワイヤを密に巻いたコイルに電流を流すことで磁場を発生させられるようになった。現代のほとんどすべてのMRIスキャナでは，静磁場は電磁石によりつくられている。

一般的にMRIにおける最適な磁場には2つの基準がある。**磁場均一性**（field uniformity）〔**均一性**（homogeneity）とも呼ばれる〕と**磁場強度**（field strength）である。空間的にも時間的にも磁場を均一にすることで，MRIスキャナの種類や磁場内の生体の位置に依存しない画像を得ることができる。磁場が不均一であれば，生体の部位から測定された信号が，磁場内の位置に依存して予期せず変わってしまう（実際のMRIでは，磁場に適切な傾斜をつけることでこの現象を利用している）。均一な磁場をつくるための単純なデザインとして，ヘルムホルツペアがある（図2-3A）。同じ大きさの円形のワ

磁場均一性
磁場の均一さの度合い。MRIに関していえば，均一な磁場とはスキャナボア中心付近の広い領域にわたって一定の強度を有する磁場のことを指す。

均一性
空間的，時間的な一様性。

磁場強度
スキャナによって生成される静磁場の強度。一般的にテスラ（T）で表される。

図2-3 静磁場の発生 （A）ヘルムホルツペアで均一な磁場を発生させることができる。半径（r）に等しい距離だけ離れた円形の電流ループのペアで構成されている。各ループには，同じ電流が流れる。（B）現代のMRIスキャナは，円筒状のフレーム周囲にワイヤをしっかりと巻いたソレノイドのデザインとなっている。ワイヤループの位置および密度を最適化することにより，非常に強力で均一な磁場（**B**）を構成することができる。コイル内部の緑色の部位は最も均一性が高いおおよその領域を示す。

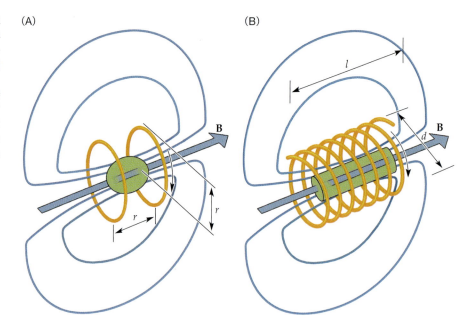

イヤループのペアには同一の電流が流れており，それぞれのループの半径と同一の距離だけ離れている。より均一な磁場はソレノイドからつくられる。ソレノイドとは円柱状の表面にらせん状にワイヤを巻いたものである（図2-3B）。ソレノイドの断面の直径（d）と比べて全長（l）が長ければ，内部の中心部における磁場はきわめて均一である。現代の磁石は，ワイヤの密度や電流といった古典的なデザインを組み合わせ，目標となる均一な磁場強度を得るためにコンピュータにより最適化されている。

磁場均一性には技巧が必要で，磁場強度には力が必要である。非常に大きな磁場をつくるには，ワイヤのループに膨大な電流を流さなければならない。例えば，解体作業の際に車を持ち上げるための巨大な電磁石は，1T単位の磁場をもっている。これは，いくつかのMRIスキャナの中心部と同等の磁場である。この磁場をつくるためには膨大な電力（と莫大な出費）が必要である。現代のMRIスキャナでは，**超伝導電磁石**（superconducting electromagnet）が用いられており，ワイヤを絶対零度に冷却するために多数の**寒剤**（cryogen）が使用される。静磁場を発生させるためのコイル巻線は，典型的にはニオビウム-チタニウム基合金のような金属合金からできており，12 K（-261℃）以下の液体ヘリウムに浸される。このような非常に低い温度では，ワイヤの抵抗は消失し，強力かつ安定して持続する電流を発生させることができ，発電装置もいらず，最低限の費用で賄える。高価な液体ヘリウムの減少を最小限にするために，液体窒素が断熱材として用いられることもある。

超伝導による利点と，磁気コイルデザインの数値最適化から得られた精度を組み合わせることで，現代のMRIスキャナには均一で安定した1.5〜11 Tの磁場強度（ヒト用），および20 T以上の磁場強度（動物用）が利用されている。超伝導のデザインを用いれば磁場の維持には電力をほとんど必要としないため，MRIでの静磁場は画像を撮像していないときでさえも常に維持されている。そのため，安全性に関する重要な課題が常につきまとう。これについては本章で後述する。

RFコイル

MRIには強い静磁場が必要だが，静磁場自体はMR信号を発生しない。電磁コイルを適切に使用して，静磁場の中にある原子核の共鳴周波数で電磁場を発生させ，それを

超伝導電磁石
きわめて低い温度では電気抵抗をもたない金属合金製のワイヤから形成される磁石。絶対零度近くに電磁石を冷却することによって，強力な磁場が最小限の電力で生成できる。

寒剤
MRIスキャナ内の電磁コイルの温度を低下させるための冷却剤。

受信することで，MR信号がつくられる。この過程は，MRIでの「共鳴(resonance)」と名づけられている。MRI研究で関心が向けられるほとんどの原子核は，電磁スペクトルのラジオ周波数帯域(MRIの典型的な磁場強度)に共鳴周波数を有しているため，こうした研究で用いられるコイルは**RFコイル**〔radiofrequency (RF) coil〕とも呼ばれている。静磁場コイルと異なり，RFコイルには画像収集の過程で短い時間だけ電流が流され，その他の時間は電流を止められている。ラジオ波帯域で振動する磁場は，静磁場と同一基準，すなわち均一性(空間的・時間的な均一さ)と感度(送信または受信できる信号の相対的な強度)を用いて評価される。

強磁場の中にヒトが入ると，体内の原子核(例えば，水素原子)の磁気モーメントが磁場に沿って整列し，平衡状態となる。RFコイルから体内で共鳴が生じる特定の周波数(磁場強度により決定される)で電磁波が送られると，平衡状態は破られる。この過程は，**励起**(excitation)と呼ばれる。原子核は励起する際にラジオ波パルスのエネルギーを吸収する。ラジオ波パルスが止まると，原子核は平衡状態に戻り励起中に吸収していたエネルギーを放出する。その結果，放出されたエネルギーはRFコイルにより検出される。この過程は，**受信**(reception)と呼ばれる。検出された電磁気エネルギーが生の**磁気共鳴(MR)信号**(magnetic resonance signal)を規定する。励起と受信の過程については第3章で詳細に述べる。

励起と受信の際のMR信号計測を，重力場の中で物体を持ち上げたり，放したりしてその重さを測定することに例えて考えてみる。物体の重量に関する情報がない状況で，物体が支持面の上に動かずに存在する状態では，物体は重力に対して平衡状態にあるといえる。物体を持ち上げると物体は潜在的な位置エネルギーを獲得し，物体を放すとそのエネルギーは環境に戻る。物体が放出するエネルギーは，支持面に与える衝撃やバネのような器具(測りなど)への圧力などに変換され，その総量は重量の指標となる。同様に，原子核の磁性を乱す(励起)ことで，平衡状態に戻る間に放出されるエネルギーの総量を測定する(受信)ことができる。RFコイルにより送信または受信できるエネルギーの総量は，測定対象との距離によって決まる。fMRIの場合，通常RFコイルは頭のすぐ周りに配置される。よく使われるRFコイルには，**表面コイル**(surface coil)，**ボリュームコイル**(volume coil)，**フェーズドアレイ**(phased array)の3つがある。

表面コイルは撮像対象の直上に配置する。機能神経画像では，頭皮の表面に近接することになる。表面コイルのデザインは，単一ループのインダクタ(コイル)とコンデンサ(静電容量)からなるLC回路を基本としている(図2-4A)。この回路の内部では，コイルとコンデンサの間の急激な変化と電気放電が，共鳴周波数をもつ電流を発生させる。脳に空間的に近接しているため，表面コイルの撮像感度は高く，視覚野などある特定の領域を対象としたfMRI研究によく用いられる。その高い局所感度の代償として，撮像範囲は狭い。脳のある領域から得られた信号量は，脳の領域と表面コイルとの距離によるので，コイルに近い場所では非常に多くの信号が得られるが，コイルから離れた場所からの信号はほとんど得られない(図2-5A)。このように，表面コイルから得られた信号は空間的に不均一であり，全体のボリュームでの撮像には不向きである。

ボリュームコイル(図2-4B)は広い範囲で空間的に均一な撮像ができる。ボリュームコイルの基本的な要素は，表面コイルと同様にLC回路である。ボリュームコイル全体のエネルギー分布を空間的に均一にするために，LC回路は円柱状の表面に張られている。この配置は鳥かごに似ていることから，ボリュームコイルはときにバードケージコイルとも呼ばれる。ボリュームコイルは表面コイルと比べて頭部から離れているため，MR信号としては感度が低いが，脳全体をより均一に撮像できる(図2-5B)。

表面コイルとボリュームコイルの双方のよい特徴を兼ね備えた撮像法として，励起を

RFコイル
サンプルの共鳴周波数(MRIの磁場強度ではラジオ周波数帯域)におけるエネルギーを生成し，受信するために使用される電磁コイル。

励起
サンプルにその共鳴周波数で電磁エネルギーを送る処理(送信とも呼ばれる)。励起パルスをスピン系に与えると，いくつかのスピンは低エネルギー準位から高エネルギー準位へ遷移する。

受信
共鳴周波数にあるサンプルから放射される電磁エネルギーを受け取ること(検出とも呼ばれる)。励起パルスの停止後に核が低エネルギー準位に戻るとき放出するエネルギーを受信コイルで測定する(訳注：この記述は正確でないと思われる。スピンが放出するエネルギーは，周囲の環境が受け取り，最終的には熱に変換されるので，受信コイルには届かない)。

磁気共鳴(MR)信号
励起後の受信時に受信コイルにより計測される電流値(訳注：正確には，受信コイルが計測するのは電圧値であり電流値ではない)。

表面コイル
関心部位に大変近い頭部表面に置くRFコイル。表面コイルは離れた部位からの信号には感度が悪いが，近接した部位からの信号には優れた感度を有する。

ボリュームコイル
サンプル全体をほぼ同じ感度で囲むRFコイル。

フェーズドアレイ
高い感度を維持しながら撮像できる空間領域を広げられるように，複数の表面受信コイルを配置する方法。

(A) 表面コイル   (B) ボリュームコイル   (C) フェーズドアレイコイル

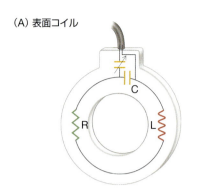
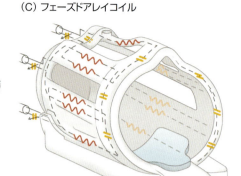

R = 抵抗　　L = インダクタ
C = コンデンサ　⧧ = 可変コンデンサ

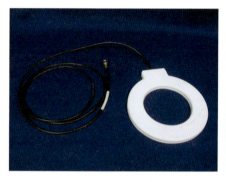
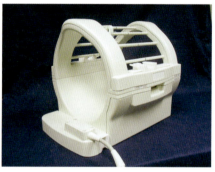
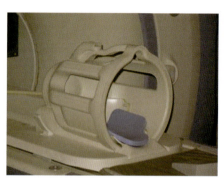

図2-4 表面コイル，ボリュームコイル，フェーズドアレイコイル
(A)表面コイルは，1つのインダクタとコンデンサと抵抗の回路から構成される。インダクタとコンデンサとの間でエネルギーを急速充放電し振動磁場を発生させる。表面コイルからの信号は，可変コンデンサ(矢印)によって調節される。(B)ボリュームコイルでは，円柱の表面に同じLC回路が繰り返し配置されている。そのため，表面コイルよりも広い範囲を撮像できるが，局所の感度は低くなる。(C)フェーズドアレイコイルでは，全体的に同程度の空間感度を得るために，多数の表面コイルが組み合わされて配置されている。この配置により，空間的均一性を保ちながら強い信号強度を得ることができる。

パラレルイメージング(マルチチャネルイメージング)
1つの励起パルスによるデータを収集するのに複数の受信チャネルを用いる手法。

ボリュームコイルで行い，MR信号の受信を複数の表面コイルで行うというものがある。複数の受信コイルを，フェーズドアレイ(図2-4C)として知られるパターンで重ね合わせて配列すれば，高い感度を保ちながら空間的な撮像範囲を著しく向上させることができる。より重要なこととして，空間的にある程度冗長性をもつ複数の受信コイルを用いることによりサンプリング密度をかなり減らし，画像収集の時間を大幅に短縮できるようになった。(表面コイルに起因する特徴として)撮像したボリューム内での感度はある程度不均一になってしまう(図2-5C)が，複数の受信コイルの使用はfMRIにおいて重要な技術となっている。新型のMRIスキャナでは，**パラレルイメージング**(parallel imaging)あるいは**マルチチャネルイメージング**(multi-channel imaging)と呼ばれる手法を用いるために複数の受信コイルが使用されているが，この詳細については第12章で述べる。

　RFコイルの感度は電流によってつくられたコイル内の磁場強度に比例する。このように，相反原理の一例として，強磁場を生み出すコイル自身が高感度の受信コイルとなる。高い電流密度を生むために，より多くのワイヤループを付け加えることでより強い磁場が発生する。コイル抵抗がゼロでない(RFコイルは通常超伝導ではない)とすると，熱の発生によりある程度のエネルギーの消失があり，それによりコイル感度が低下すると考えられる。コイル感度を定量的に測定するために，感度因子("quality"からQ値として表される)は蓄積される最大エネルギーと単位時間あたりに消散するエネルギー

(A) 表面コイル　　　　　　　　　(B) ボリュームコイル　　　　　　　(C) フェーズドアレイコイル

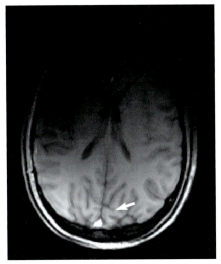
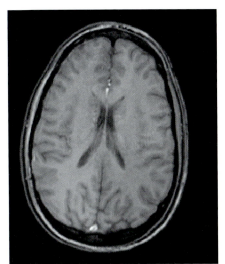
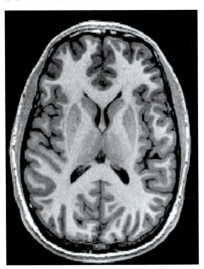

図2-5　表面コイル，ボリュームコイル，フェーズドアレイコイルから記録された信号　(A)受信コイルを頭蓋骨の表面に近接させることで，コイル近傍の脳領域における信号ノイズ比を上昇させることができる(ここでは矢印で示した領域内で粒状性が低下していることがわかる)。記録された信号の強度はコイルから離れるにつれて低下する。したがって，単一の表面コイルでの撮像は，単一の脳領域を標的としたfMRIの研究に最も適している。(B)ボリュームコイルは，脳全体に比較的同程度の信号感度があるので，多数の脳領域の撮像を必要とするfMRIの研究に適している。(C)フェーズドアレイコイルは，表面コイルの感度とボリュームコイルの撮像範囲を併せもつ。最近のfMRIスキャナでは，一般的にこのコイルが用いられる。

全体との割合として定義され，LC回路の場合，Qは次式で表される。

$$Q = \frac{1}{R}\sqrt{\frac{L}{C}} \tag{2-1}$$

この式が示すように，抵抗(R)を小さくするとコイル感度(Q)は高くなる。

傾斜磁場コイル

　MRIの最終目的は画像の形成である。被写体を強い静磁場内に置き，ラジオ波パルスを用いてその原子核を励起させ，周囲の受信コイルによって電流が検出される。この電流はMR信号であるが，空間情報を何ももっておらず，これだけでは画像を形成できない。**傾斜磁場コイル**(gradient coil)が強い静磁場内に傾斜磁場を導入することにより，画像に必要な最終要素がもたらされる。傾斜磁場コイルの目的は，MR信号に厳密に制御された空間的位置情報を与え，それぞれの部位で異なる信号を計測できるようにすることである。RFコイルと同様，傾斜磁場コイルは画像収集の際にのみ用いられる。一般的には，画像を形成するのに必要な空間的な情報をもたらすために，励起の過程が終わった後すぐに使用される。

　空間情報の回復をできるだけ単純にするために，特定の方向に沿って磁場を増減させる複数の傾斜磁場コイルが用いられる。通常，3個の傾斜磁場コイルが静磁場に対して基本方向に沿って配置される。z方向は主磁場に平行で，x-y方向は主磁場に垂直であり，x方向とy方向は互いに垂直である。前述したスキャナの構成要素と同様に，傾斜磁場コイルにも2つの基準〔線形性(主磁場やRFコイルで用いられた「均一性」に相当する)と磁場強度〕で評価される。

　線形の傾斜磁場コイルの最も単純な例は，マクスウェルペアと呼ばれる，逆方向に電流が流れる2つの円形コイルのペアである。マクスウェルペアは2つの平行なループの

傾斜磁場コイル
磁場の強さを制御して空間的変化を生成する電磁コイル。

図2-6 傾斜磁場を発生させるためのコイルの配置図
(A)マクスウェルペア。逆方向に電流が流れる2つのループからなり，主磁場に平行な傾斜磁場を生成する。(B)ゴーレイペア。主磁場に垂直な傾斜磁場を生成する。

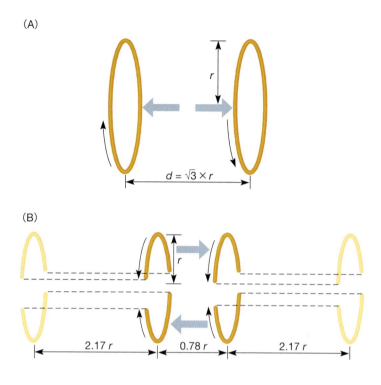

訳注）現在では傾斜磁場コイルは約1トン，主磁場コイルは5トンほどが一般的である。

中に反対の磁場を生み出し，2つのループの線に沿った傾斜磁場を効果的に作り出す(**図2-6**A)。このデザインは今日ではz方向の傾斜磁場をつくるための基本となっているが，最近よく使われるz方向の傾斜磁場コイルはより複雑なデザインとなっている。傾斜磁場コイルによってつくられる磁場の変化は，静磁場よりも桁違いに小さい。現在のスキャナで使われている傾斜磁場は，典型的には，1 mあたり数十mT程度である。

スキャナの周りを囲むコイルは，x, y方向に対称な円形であるため，x方向とy方向の傾斜磁場(横断面の傾斜磁場)は同じようにつくられる。横断面の傾斜磁場は，z方向に沿って主磁場の強度を変化させるが，x, y方向には一般に考えられるように小さな磁場をつくるわけではない。例えば，x方向の傾斜磁場は，x軸の負の方向には主磁場をわずかに弱くし，x軸の正の方向には主磁場をわずかに強くする。このため，横断面の傾斜磁場(主磁場と垂直な磁場)をつくるために，マクスウェルペアをx軸とy軸に沿って単純に並べることはできない。その代わりに，MRIスキャナでは図2-6Bで示したものと同様の構造を使用して傾斜磁場をつくる。「二重の鞍」型のこのやや複雑な形状はゴーレイペアとして知られている。x方向またはy方向の傾斜磁場を実際に作り出す最終的な配列形状は，ここに示されている単純な鞍型コイルよりも多く巻かれ，数値的に最適化されている。傾斜磁場と静磁場に使用されている，様々なパターンのコイルの巻き方を**図2-7**に示す。主磁場をつくるコイルに比べて，傾斜磁場コイルは相対的に小さいことに注意してほしい。典型的なスキャナでは，傾斜磁場コイルは約2トンの重量であり，主磁場のコイルは10～30トンほどの重量である訳注)。

傾斜磁場コイルの強度は電流密度とコイルのボアサイズに関係している。コイルに供給される電力を増加させると，電流密度の増加により強い磁場が生まれる。より小さい範囲に電流が通るようにコイルの大きさを縮小することによっても，強い傾斜磁場をつくることができる。磁場強度をつくる際のボアサイズと電力はトレードオフの関係にあるが，これは線形ではない。ボアを大きくすると，同じ強度の傾斜磁場をつくるのに必要な電力の総量は，ボアサイズの五乗で増える。単純な例でこの事実を考えてみる。傾

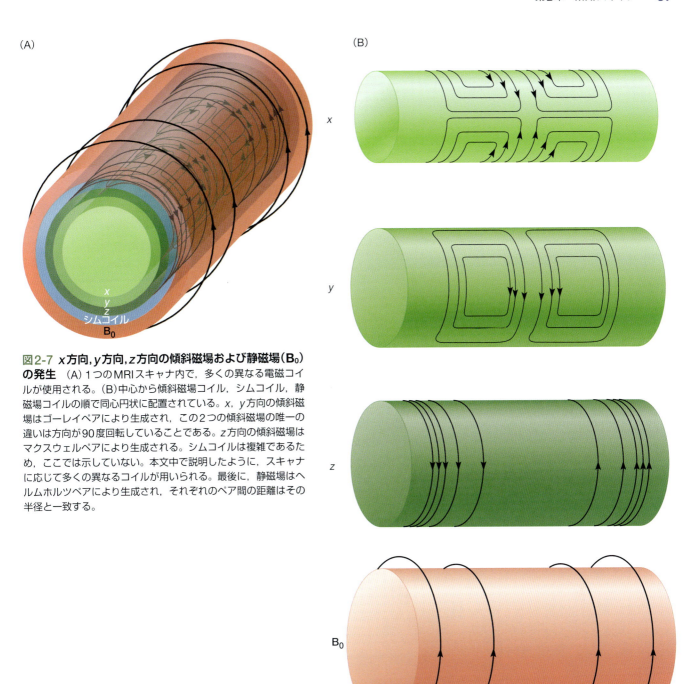

図2-7 x方向, y方向, z方向の傾斜磁場および静磁場(B_0)の発生 (A)1つのMRIスキャナ内で,多くの異なる電磁コイルが使用される。(B)中心から傾斜磁場コイル,シムコイル,静磁場コイルの順で同心円状に配置されている。x, y方向の傾斜磁場はゴーレイペアにより生成され,この2つの傾斜磁場の唯一の違いは方向が90度回転していることである。z方向の傾斜磁場はマクスウェルペアにより生成される。シムコイルは複雑であるため,ここでは示していない。本文中で説明したように,スキャナに応じて多くの異なるコイルが用いられる。最後に,静磁場はヘルムホルツペアにより生成され,それぞれのペア間の距離はその半径と一致する。

斜磁場強度を同一に保ちながら,MRIスキャナのボアサイズを2倍にするためには,電力は2^5倍必要になる。このためMRIスキャナのボアサイズには現実的に限界がある。

シムコイル

　MRIスキャナでは,主磁石は完全に均一で,傾斜磁場コイルは完全に線形であることが理想的である。現実にはこれはありえず,本書の執筆者陣は(そしてfMRI研究をしたことがある人なら誰でも)これに同意している。MRIスキャナでは主磁場は不均一で,ある場所では非常に強く他の場所では非常に弱いということが起こるが,これを修

シムコイル
静磁場の不均一性を補うための電磁コイル。

正しなければならない。この修正の過程は，テーブルの脚の1つが他の脚よりも短いためにテーブルがガタガタ動くときの状況に似ている。テーブルを安定させるために，不均一な1つの脚に単純に楔を継ぎ足すわけである。この楔はシムと呼ばれる。スキャナの最初の設定的には，鉄片を配置したりスキャナの内部にある小さな磁石を動かすことで受動的にシミングが行われる。また，**シムコイル**(shimming coil)と呼ばれる別のコイルを追加して，静磁場の不均一性を修正するような代償性の磁場をつくる能動的な方法もある。

典型的には，シムコイルは一次，二次，三次の磁場を作り出す。例えば，xシムコイルはx軸方向の一次成分(一次項)の磁場を作り出し，x^3シムコイルはxの三乗(三次項)の磁場を作り出す。この高次の磁場は，静磁場の不均一性を修正するのに用いられる。典型的には，これを用いて直径20 cmの球状の空間に誤差0.1 ppm程度で均一化された磁場にする。この値は，3 TのMRIで0.0000003 Tのずれとなる。

他の磁場コイルと異なり，シムコイルは個々の被験者ごとの調整に使用される。fMRI研究では，磁場のゆがみは各被験者で微妙に異なっている。このため，被験者の脳全体で磁場均一性が最適化するように被験者の頭の大きさや形状に合わせてシミングを行う。RFコイルや傾斜磁場コイルは撮像中にスイッチを入れたり切ったりするが，シムコイルは通常1度調整されたら撮像中はそのままとなっている。

Thought Question

あるメーカーが頭部専用のMRIスキャナを脳の臨床研究およびfMRI研究用に開発した。これまで学んできたことをもとに，このスキャナにどのような利点があると思われるか？

コンピュータのハードウェアとソフトウェア

MR画像の数値化，複合，表示には膨大なコンピュータ処理が必要となる。すべてのMRIスキャナには少なくとも1つの中央コンピュータがあり，すべてのハードウェア(例えば，傾斜磁場コイル，RFコイル，デジタイザ)を調整しているが，多くの場合，複数のコンピュータが別々のハードウェア群を制御するために用いられる。ハードウェアに加えて，2つの特殊なカテゴリのソフトウェアがMR画像の収集と解析に必要である。1つは，スキャナのハードウェアに指示を送り，画像を形成するためのものである。このプログラムは**パルスシーケンス**(pulse sequence)と呼ばれ，あるハードウェアがある時間に起動または停止するように調整する。パルスシーケンスは形成される画像の種類を決める。通常，パルスシーケンスのパラメータ選択は，グラフィカルユーザーインターフェースにて行われる(図2-8)。もう1つは，画像を形成し，表示し，解析するという再構成と分析のためのものである。多くの種類の画像，特に解剖の詳細を示す画像は，スキャナのコンピュータにてオンライン上で形成されるため，放射線科医が患者の画像を見られるようになるまでに最小限の時間しかかからない。しかしながら，通常，構造的MRIやfMRI研究で収集されたデータはサーバーに送られ，特殊なソフトウェアを用いて別の場所で解析が行われる。画像形成の原理については第4章で，パルスシーケンスの選択については第5章で述べる。

パルスシーケンス
MRI装置で特定の生理学的特性に感度をもつ画像が得られるよう，傾斜磁場とRFパルスの一連の変動を制御するためのプログラム。

実験制御システム

課題操作に反応して起こる脳機能の変化を測定するためには，実験を制御するコンピュータシステムが必要である。そのハードウェアとソフトウェアは研究室ごとに異なるが，基本的な3つの構成は同じである。1つ目は，実験刺激を発生させるシステムで

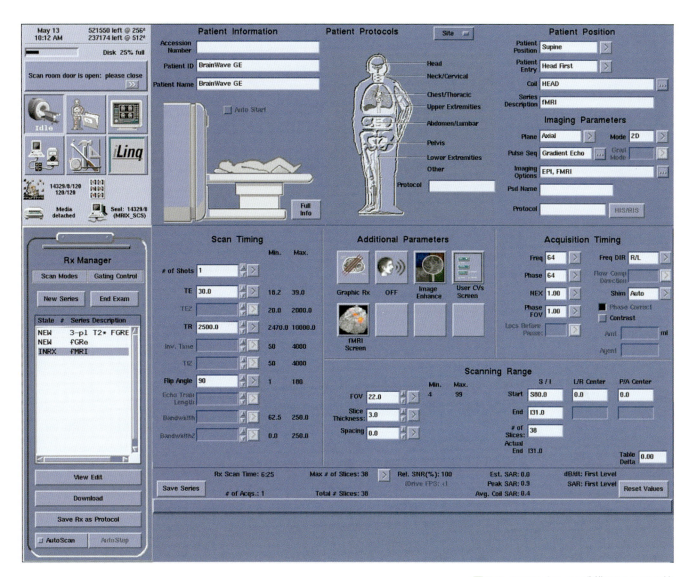

図2-8 MRIスキャナを制御するために使用されるグラフィカルユーザーインターフェース fMRIでは，研究のためのパルスシーケンスのパラメータを選択するために，これと同様のインターフェースが使用される。〔GE Healthcare (Waukesha, WI)とX. Joe Zhou (イリノイ大学)のご厚意による〕

あり，これにより被験者に絵や言葉を見せたり，音を聞かせたり，皮膚をタップしたりといった刺激を与える。例えば，視覚刺激を与える場合，通常のコンピュータモニタはスキャナによる強磁場の中に持ち込めないため，仮想現実を見せるMRI対応のゴーグルを用いるか，スキャナのボア内のスクリーンに投影する。2つ目は，ボタンを押したりジョイスティックを動かすといった被験者の行動反応を記録するシステムである。通常は，反応のタイミングと正確性が記録される。3つ目は，刺激の提示と反応の記録を画像収集のタイミングと同期させるシステムである。そうすることで，実験デザインをfMRIデータに対応させることができる。この同期は，スキャナのハードウェアと実験制御システムとを直接電気的につなげることによって可能となり，スキャナの始動が電気信号として制御システムに送られ，実験開始の引き金となる。実験制御システムは標準的なPCに設定された特定のソフトウェアから構成される。どのような実験デザインにおいても重要な課題は，ディスプレイやジョイスティックといったスキャナ室に持ち込んだ装備が強磁場によって吸着されたり，画像収集に干渉したりしないことである。

生理機能のモニタリング装置

多くのMRIスキャナには，心拍数，呼吸回数，呼気CO_2，皮膚電気伝導などの記録

用の装置がある。臨床研究では，この装置を用いて患者のバイタルサインをモニタリングしている。撮像中に患者の呼吸や心拍に問題が生じた場合，医師はスキャナから患者を出さなければならない。生理機能のモニタリングはMRIという環境が不快な患者(高齢者，重症患者，小児)には特に大切である。fMRI研究では，研究対象は主に健常な若年成人であり，臨床的な問題は少ない。このため，fMRI研究における生理機能のモニタリングは別の目的のために行われる。

　心拍数や呼吸回数のような生理的情報を記録する1つの理由は，こうした情報がMRIデータのばらつきと相関し，機能画像の質に影響を与えるからである。例えば，心臓が拍動するごとに，また肺がふくらむごとに，脳がわずかに動く。さらに，肺の空気の量は，脳全体の磁場の安定性に影響を与える。生理的変化のパターンを経時的に記録することにより，少なくとも部分的にfMRIデータのばらつきをある程度は代償できる。

　fMRI撮像の際に生理的情報を記録する別の理由は，生理機能と認知機能の関連性をよりよく理解するためである。多くの生理機能の測定値は，特定の認知過程の指標として用いられる。例えば，瞳孔径は覚醒の指標として用いることができ，意識の清明さや認知処理の程度が推定できる。写真を見たときの瞳孔径が特定の写真で大きくなった場合，その写真は他のものよりも覚醒作用が強いと結論づけることができる。また，皮膚電気伝導は別の覚醒指標であり，眼の位置は被験者が注意を向けている焦点の指標である。画像を提示して被験者の一連の眼の動きを評価することで，被験者にとって重要な対象がわかるかもしれない(重要な対象に眼は固定されがちで，そうでない対象は眼で追わない)。このように，生理機能のモニタリングはfMRI研究において次の2つの主要な目的を担っている。すなわち，画像の質を改善することと，被験者の精神状態について付加的な情報を得ることである。

　これまでの議論で明らかなように，fMRI研究には多くの要素があり複雑である。Box 2-1に典型的なfMRI研究を示し，研究者や被験者がどのようなことを経験するか説明する。

MRIの安全性

　1980年代初期を端緒とするMRI臨床研究から，3億回を優に超えるMRIスキャンが行われ，英国だけでも毎日約10万回スキャンが行われている。これらスキャンの大半は事故なく行われ，画像技術としてのMRIの安全性は確立している。しかし，非常に重要な例外があることに注意する必要がある。MRIスキャナの静磁場強度は強力なため，強磁性体〔鉄，ニッケル，コバルト，レアメタル(クロム，ガドリニウム，ジスプロシウムなど)〕をボアに向かって高速に引っ張り，吸着してしまう。動脈瘤のクリップやペースメーカなどの体内に留置された金属は，磁場の内部で動いたり，機能障害を起こしたりしかねない。常に用心し，安全な使用手順を厳重に守ることが重大事故を予防する唯一の手段である。

　MRIの基本原理を無視することは，人体組織への影響に関する誤解を招き，さらに憂慮される事態につながる。このことは政策立案者に影響を与え，規制の変更にもつながりうる。欧州連合は，2005年に産業労働者が過度の磁場と電磁放射線に曝露されないことを第1の目標とする「物理的因子(電磁場)に関する指令」と呼ばれる新しい法律を提案した。この最初の原案が採択されていたら，(おそらく意図されていなかったであろうが)画像を記録している間，MRIの技術者や他の医療従事者がスキャナの近くにいることは禁止されていたであろう。もし禁止されていたら，すべてのMRIスキャンの30％が撮像できなくなっていただろう(主に小児や鎮静状態の患者)。

Box 2-1　fMRI 実験の概要

　本書の読者の中には，fMRIの撮像を平凡あるいはルーチン作業と思っている方もいるかもしれない。しかしながら，我々も含め，何十回もfMRI実験を行ったことがあるベテラン研究者でも，初めての撮像に参加した際は，初心者として緊張しながら臨んだものである。本書の執筆者である私も初めてfMRI実験に参加したときのことを思い出すことができる。騒音や振動，スキャナボアでの閉塞感，（そして最も鮮明なこととして）fMRIが実際に測定しているものへの疑念である。実験者には私の考えが読みとれるのだろうか？　気が散って課題ができていないとバレてしまうのだろうか？　私の脳について何がわかるのだろうか？　fMRIの実験に参加することは，予想外かつ重要な意味において他の行動学あるいは医学の実験に参加することとまったく異なる。ここでは，実験者と被験者の両方の観点からfMRI実験に必要な作業とその意味を示していく（より一般的な内容は本文に譲る）。

実験の準備

　Avaは少し興奮しながら研究室にやってきた。今日は彼女にとって初めて自分自身でfMRI実験を行う日である。彼女は認知神経科学課程の2年目で，以前に上級生が実験するところを見学したことはあった。来月に行われるカンファレンスで発表予定の研究データ解析も手伝っている。そして，ようやく自分の計画した研究を行えるようになった（もちろん教官の指導のもとで）。

　2週間前，彼女はキャンパス内のあちこちに「意思決定の脳機能画像研究」の被験者募集の広告を貼った。その広告には，研究の簡単な説明，報酬，実験に関する倫理委員会のプロトコル詳細，Avaの連絡先が記されていた。被験者の多くは報酬に最も興味があることを知っていたが，科学に対する支援や自分の脳の画像を見ることに興味をもつ人もいると期待していた。

　次の日に，最初の参加希望者であるOwenから電話がかかってきた。彼は生物学と心理学の両方を専攻していたこともありこの研究に非常に興味をもっていたが，fMRIについてあまり知らなかったので少し緊張していた。彼の心配を和らげるために，Avaは研究で何が起こるか，そして研究の主な目的は意思決定の際に使用する情報によって前頭前皮質など特定の脳領域の賦活がどのように異なるかを調べることにあるということを説明した。実験の方法は以下のとおりであった。MRIスキャナの中で横になり，いくつかの倫理的ジレンマ（「正解」はない）を取り扱った文章を読んでもらう。各ジレンマに提案された解決策について，賛成か反対かをジョイスティック上の2つのボタンで選択した際に彼の脳に生じた変化をMRIスキャナで測定するのである。Owenは実験に興味をもち，参加に同意した。しかし，実験の日程調整を行う前に，MRIの安全性に関する一連の質問に答えてもらう必要があった。体内にペースメーカや動脈瘤クリップなどの金属があるかどうか，とりはずし可能なピアスがあるかどうか，閉所恐怖症であるかどうか，などである。Owenは，これらの不適合条件に該当しなかったので，fMRIの実験の予定が組まれた。

　AvaはOwenの到着をMRIセンター入り口で待っていた。彼女は前の晩に実験プロトコルを見返し，コンピュータ，MRI対応のゴーグル，ジョイスティック，すべてがうまく作動するかを確認した。また，Owenに確認のメールも送った。同じ実験室の博士研究員は，彼女があまりに心配していることをからかいつつも，しっかり準備できていることを褒めた。この言葉で彼女は少し安心したが，実験がうまくいけばもっといい気持ちになれるだろうと想像した。

被験者の準備

　Owenは指示されたように30分前にMRIセンターに到着した。衣服に金属はついておらず，宝石や腕時計も身につけず，鞄は寮の部屋に置いて，スキャナに入る準備万全の状態でやってきた。Avaは入り口で彼に挨拶してからMRI操作室に連れて行った。2人のほかに操作室にいるのは，MRIスキャナを操作する技師のみである。操作室は広く，いくつかのコンピュータがある。施錠された扉の向こうにはMRIスキャナがあり，観察窓から見えるようになっていた。

　Avaは鞄からいくつかの書類を引っ張りだした。そこには，研究に参加する同意書，実験の指示書，金属・医学的状態・薬物に関する問診票があった（図1）。また，Owenに，研究被験者としてこの実験に参加し，いついかなる理由によっても研究を途中で終了できることを説明し，詳細に同意書を確認した。同意書のある項目に，「偶発的所見」と呼ばれるものが含まれていた。今回の撮像は臨床診療で使用されるものと同じではないが，偶然Owenの脳内に異常が見つかることがありうる。そのような場合には，神経放射線科医にMR画像を評価してもらい，必要があればより詳しい情報をOwenに連絡するというものであった。この確認事項は合理的なように思えたので，彼は同意書に署名し，研究を開始する準備をした。

　Owenがスキャナ室の入り口に着いたとき，技師はポケットの中や髪の中に何かないかOwenに尋ねた。最初，Owenは変な質問をしてくるなといぶかしんだが，すぐに技師はスキャナ室に何の金属ももってきていないことを確認するためと説明した。Owenが改めて確認すると，ポケットに鍵が入っており，それを机の上に置いた。ようやく技師はスキャナ室

Box 2-1　fMRI 実験の概要

の鍵を開け，彼を室内に連れて行った。そして耳栓を手渡し，スキャン中はうるさく，快適なレベルまで音量を低減するためにはそれが必要であることを説明した。Owenは耳栓をしてスキャンの前の寝台に横になった。また技師は，ジョイスティック，内部に小さなLCD画面のついたゴーグル，握ると操作室でアラームが鳴るボールを手渡した。このボールは不快になったり，すぐに助けが必要な場合に技師を呼ぶためのものである。

Owenはゴーグルをするとスキャナ室が見えなくなったが，頭の側面に巻かれた枕を感じた。技師はこれが真空パックであること伝え，頭を固定して実験中に動かないようにするためのものであると説明した。数秒後，シューという音とともに，枕は堅くしっかりしたクッションになった。その後，ボリュームコイルと呼ばれるプラスチックの円柱状のものが彼の頭の周りに置かれた(図2)。技師がスキャナのボタンを押すと，Owenは自分がゆっくりとボアの中に移動していることが分かった。技師が操作室に戻り，インターコム越しにOwenに様子を尋ねると，Owenは大丈夫と答えた。不安はなくなり，スキャナ内は実に快適だった。Owenの反応を聞いてAvaも非常に安心した。彼女は被験者よりも緊張していたようだった！

脳イメージング・解析センター

1．スキャナ室に入るすべての方へ

名前 ＿＿＿＿＿＿＿＿　生年月日 　／　／

住所 ＿＿＿＿＿＿＿＿

電話番号（自宅）＿＿＿＿＿＿　電話番号（職場）＿＿＿＿＿＿

1．以前にMRI検査を受けたりMRI研究に参加したことがありますか？　□はい　□いいえ
「はい」の場合は最近のものについてお書きください。
撮像部位 ＿＿＿＿　日付 ＿＿＿＿　撮像場所 ＿＿＿＿

2．今までに金属を扱う仕事（研磨，製造など）をしたり，金属性の物質（金属片，カミソリ，異物など）で眼に傷を負ったことはありますか？　□はい　□いいえ
「はい」の場合は詳しくお書きください。
＿＿＿＿＿＿＿＿

3．手術や体に傷をつけるような医療行為を受けたことはありますか？　□はい　□いいえ

下記の項目はMRI検査に影響したり，あなたを傷つけるおそれがあります。
あてはまるものはありますか？

□はい	□いいえ	補聴器	□はい	□いいえ	心臓ペースメーカ，除細動器
□はい	□いいえ	義肢，人工器官	□はい	□いいえ	インスリンなどの注入ポンプ
□はい	□いいえ	金属片（弾丸など）	□はい	□いいえ	縫合用ワイヤやホッチキス
□はい	□いいえ	ボディーピアス	□はい	□いいえ	組織伸展法（形成外科手術）
□はい	□いいえ	カラーコンタクトレンズ	□はい	□いいえ	骨や関節を繋ぐピン，ねじ，釘，ワイヤ，プレート
□はい	□いいえ	耳や蝸牛のインプラント			
□はい	□いいえ	磁性のあるインプラント（歯など）	□はい	□いいえ	入れ墨，アートメーク（アイライナー，リップなど）
□はい	□いいえ	経皮吸収型薬剤（ニトロ）	□はい	□いいえ	金属インプラント（クランプ，バルブ，クリップ，シャント，カテーテル）

その他に気になるものがあればお書きください ＿＿＿＿＿＿＿＿

スキャナ室に入る前にすべての金属性のものを外してください。

□ ネックレス，チェーン	□ ポケット（後ろのポケットも）の中のもの
□ 腕時計，ブレスレット	□ ヘアピン，ヘアクリップ，付け毛，髪留め
□ シャツのピンやバッジ	□ 補聴器などの電子機器
□ 金属のついたベルト（バックル）	□ ポケベル，携帯電話，携帯情報端末（PDA）
□ 金属が含まれる靴（つま先など）	□ 入れ歯，矯正具

注意：MRI検査中は耳栓かイヤホンをつけなければいけません。

署名 ＿＿＿＿＿＿＿＿　日付 　／　／

署名者　□自分自身　□保護者　□親類　□医師

1/2ページ

図1 fMRI研究に使用される問診票の例　この書類は研究の前に被験者が記入する。その後，実験者は，被験者が参加の除外基準(例えば，体内に磁性体がある)に該当しないことを同意書を見て確認する。

構造画像と機能画像の撮像

撮像の最初の段階は高分解能の解剖画像の取得である。Owenはあらかじめ注意を受け，耳栓もしていたが，それでも最初のノック音に驚いた。スキャナ内はX線装置のように静かであると思っていた。解剖画像の撮像には約10分かかり，それが終わるとAvaはインターコム越しに実験が始まることを伝えた。実験は複数の別々のセッションに分かれており，それぞれのセッションでOwenは多くの倫理的なジレンマについて読んだ。なかには解決策が明らかであるため，すぐにジョイスティックを押したものもあった。一方で，厄介な問題のため，熟考を要し反応するまでに数秒かかったものもあった(また，ときには自分の選択を後悔することもあった)。

Avaは，その実験の過程と操作室のコンピュータに表示されるOwenの選択を見守った。最初のいくつかの選択は，彼女が最近予備試験としてスキャナを用いずに行った検査における被験者の選択と一致した。最初のほうの問題は解決策が明らかであるようにつくられており，Owenは常に迅速かつ正確に選択した。Avaはスキャナの再構成コンピュータ上のリアルタイム追跡プログラムを利用して，Owenの脳内の変化を大まかにつかむことができた。ここまでは，彼はうまく課題をこなしていた。撮像中にAvaはOwenの状況をインター

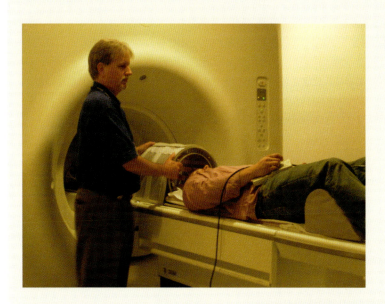

図2 スキャナ内での被験者のセッティング　被験者は，研究の前にスキャナでの位置を決められ，右手には行動応答を記録するためのジョイスティックをもっている。被験者の頭が決められた位置にくるように，技師はスキャナのそばに立って寝台を移動させる。被験者の位置が決まると，被験者の頭にボリュームコイル（RFコイル）を固定し，スキャナ内部に被験者を移動させる。

コム越しに尋ねたが，その都度うまくいっているという答えが返ってきた。45分後に実験は終了し，技師はスキャナからOwenを出した。1時間ほど集中していたため少し疲れていたが，Owenは実験を楽しんでおり，自分の脳の写真をみたいと言ってきた。

実験後

Owenは再びMRI操作室に戻ってきて，コンピュータの前に座った。Avaは彼に実験の目的と期待される結果を示した短い研究説明書を渡した。この研究の基本的な考えは単純なようであった。Avaの研究室での先行研究で，特定の倫理的な決断に関連する脳領域は同定されていたが，それは1種類の倫理的な決断についてのみであった。Avaとその指導教官は，倫理的な決断が特定の個人についてのものであるときには，内側前頭前皮質内のやや異なる領域がかかわると仮説を立てた。Owenにはこの考えは筋が通っているように思われた。なぜなら，彼が経験した実験を振り返ると，特定の個人に関したジレンマの決断が最も困難であったからである。Owenは，その領域が実験中に自分の脳で賦活していたかどうかを聞いたが，Avaは，デー

タを研究室のコンピュータプログラムで解析するまでは彼の脳機能について何もわからないと答えた。

それでも，Avaは彼の解剖画像（脳の側面を示した矢状断像と下から見あげた2組の軸位断像）を見せた（図3）。Owenはすぐに自分の脳が正常に見えるかどうかを尋ねた。Avaは，この画像が研究のために最適化された画像であり，臨床評価のための画像ではないことを再び伝えた。最後にOwenは，彼女や同僚が追加で研究したい場合，特に今回のような興味深い研究の場合には，気軽に連絡をしてくれてもいいことを伝えて寮に戻った。

Avaは操作室に戻り，技師の隣の椅子に座った。実験は思いどおりにうまくいった。被験者がすべての実験をこなすことができ，頭の固定もしっかりできており，何の問題もなくすべての質問に回答が得られた。データ収集に影響を与えるようなスキャナの技術的問題もなく，データはすでに彼女の研究室に転送されていた。すべてを円滑かつ安全に行うことができた。

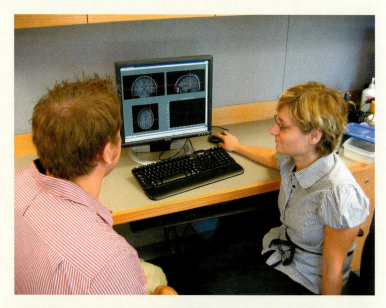

図3 実験後の解剖学的MR画像の確認　実験を行った大学院生は，実験の特徴と目的を説明している。彼女は被験者の脳画像を示し，研究の目的を説明している。

この法律に対する医療界や科学界からの反応は，迅速かつ批判的であった。Peter Mansfield（第1章参照）などのMRIの第一人者は，科学的根拠のない不必要な制限を導入する法律であり，また，必要な医学検査を制限することにつながって患者を直接的に害していると非難した。数年の間，MRI審議会の中で継続的にエビデンスに基づいた議論が行われ，まずは法律の施行を延期させ，MRIへの制限を緩和した法律を2013年に通過させた。この議論はいまだに結論は出ていないが，科学的データ（またはその不足）が公共政策やそれによる臨床応用に影響を与えることを示した事例となった。

静磁場がヒトの生理機能へ及ぼす影響

いかなるMRI研究においても，非常に強い静磁場を使用することによる重大なリスクが存在する。MRIスキャナによって発生する磁場は非常に強力であるため，重い物体はスキャナに向かって高速度で吸引される。これは，ミサイル効果（projectile effect）として知られている。金属物体のMRI静磁場への動的な影響を考えると，多くの人々が磁場は生物学的に影響を及ぼすと誤認してしまうことにも納得できる。しかしながら，静磁場（MRIで使用されている非常に強い磁場）の生体組織に対する長期的な有害作用は知られていない。

> **ミサイル効果**
> MRIスキャナのボアに向かって固定されていない強磁性体が空中を動くこと。

Thought Question

磁場の生物学的作用を支持する強力な証拠が存在しないにもかかわらず，まだ磁場の生物学的作用を信じる人がいるのはなぜだろうか？

磁場の健康への影響に関する研究は，MRIが開発されるずっと前から行われていた。1920年代に工場で大規模な産業用磁石が普及したため，生理学者C.K. DrinkerとR.M. Thompsonは細胞および動物への磁場の影響について研究を行ったが，健康への影響は認められなかった。しかしながら，1980〜1990年代の電線，携帯電話，MRIスキャナなどの開発に伴い，磁場への曝露が社会的に懸念されるようになった（ときには電磁放射線への懸念と混同された）。磁場の安全性に関する歴史についての詳細な説明は本書の目的からはずれるが，1世紀にわたる研究の結果を以下にまとめる。ヒトまたは動物の組織に対して磁場が長期的に悪影響を与えることを示す再現可能な実験はない。また，磁場が生体に与える影響に関してもっともらしい機序が提起されている文献では，MRIで一般的に使用されているよりも非常に強い磁場についてであり，電線や携帯電話などの一般的な磁場発生源によって生じる磁場よりも何桁も大きい強度が想定されている。

MRIで使用されるものと同程度の静磁場に関連する軽度で短期的な影響については報告がある。例えば，眼内閃光などの視覚障害，金属味，歯の詰めものの知覚異常，めまい，悪心，頭痛などである。これらの異常感覚はまれであるが，静磁場内で被験者の頭が素早く動いたときにみられることがある。これらの異常感覚，特にめまい，悪心，眼内閃光などは，「電磁流体力学効果」に関連すると考えられている。血液などの導電性のある液体が磁場内を流れると，電流による流れに逆向する力が生じる。血流の場合，電磁流体力学効果による力に対して，血圧を上昇させてその影響を軽減する。しかし，この効果は血圧を1 mmHg変化させるのに18 Tの磁場強度を必要とするため無視できる。それでも，この抵抗力が内耳の三半規管の有毛細胞にトルクをかけて，めまいや悪心を引き起こしたり，網膜の桿細胞や錐体細胞に閃光感覚を引き起こしたりする。これらの効果は，磁場内で頭を速く動かしたときにのみ生じる可能性があることを強調しておく。被験者をスキャナの中に入れたり外に出すのはゆっくりと行い，頭の動きを制限

し，これらの感覚が生じないようにすべきである。

　磁性による生体への悪影響の証拠やもっともらしい機序が存在しないことを考えると，なぜ磁場に対してこのような懸念が生じるのだろうか？　磁場の安全性の問題は，科学に対する社会的理解と科学の評価という大きく2つの観点に問題があると推測できる。1つは，磁場と電流は目に見えず，長い距離にわたって作用しているため，物理学者ではない者にとっては謎めいているということである。確かに，車を持ち上げたり，部屋の中で酸素ボンベを吸引したりするような強力な力は，人体に何らかの影響をもっているに違いないと思えるだろう。磁場の謎めいた性質は，たとえそれぞれが矛盾するものであっても，磁気ブレスレットが健康によいといったことから，高圧電線への長期曝露が癌の脅威となるということまで，あらゆる効果をもっともらしく思わせる。実際，磁場への曝露に関する経験が，少なくとも部分的には心理的な暗示によることが示されている。例えば，ミネソタ大学のErhardらによる1995年の研究では，4Tスキャナのボアに被験者が入った際，被験者の45％が異常な感覚を訴えた。このように自己申告において影響が高率にみられたことは興味深いが，この研究が行われている間は磁石の電源は切られており，磁場は発生していなかった。

　科学的知見が社会的に評価されるときに起こるもう1つの問題は，多くの人々（多くの科学者も含む）が自身の先入観を支持する証拠を選択する傾向があり，それに反駁するような証拠を拒否するということである。再現可能なすべての研究では，標準的な磁場強度が健康に及ぼすリスクはまったくないことが示されているが，磁場への曝露により特定の影響があったと主張する研究もわずかにある。これら研究の再現実験が失敗に終わったとしても，磁場は健康に何らかの影響があるに違いないと信じる人々はこうした研究結果を引き合いに出して反論する。よい方向であれ悪い方向であれ，磁場による健康への影響を証明するという試みは，「病的」または「ブードゥー」科学と呼ばれているものに危険なほど近いものである。これら研究の数は増加しているにもかかわらず，長期的な健康への影響を示す証拠は強くなっていない。この問題の詳細については，章末の参考文献を参照してほしい。

並進とねじれ

　MRIで使用される静磁場の主要なリスクは，金属物質に対する磁場の影響に起因する。部分的または全体的に強磁性体からなる物体は，磁場の影響を強く受ける。鉄鋼製品やステンレス製の医療機器は強磁性体である。アルミニウム，すず，チタン，鉛などの金属は強磁性ではないが，ほとんどの製品は単一の金属でつくられておらず，例えば，眼鏡のチタンフレームを固定するために強磁性の鋼製ねじが使用されることもある。

　強磁場中で最も重大なリスクは，スキャナのボアに向かって強磁性体が並進（translation）するミサイル効果である。スキャナに近づくにつれ，物体を引っ張る磁力は劇的に増加し，動きが加速する。磁石のボアに向かってわずか数cm移動するだけで磁気吸引力は指数関数的に増加し，レンチやドライバーなどの強磁性体は人がもっているのも不可能なほどに吸引される。同様に，携帯電話は磁場のある部屋の入り口まで持ち込まれやすいが，30〜60 km/時でボア内に吸引されかねない。ミサイル効果によるけがの多くは，金属物質（はさみ，点滴台，酸素ボンベなど）がMRIスキャナの近くまで持ち込まれたことにより生じている（図2-9）。2001年に起こったミサイル効果の悲劇的な1例としては，MRIスキャナ室内に酸素供給管システムがなかったために，強磁性の酸素ボンベがMRIスキャナ室に持ち込まれ，6歳の少年が亡くなっている。

　強磁性の機器や破片がスキャナ中心に向かって直線的に並進できない場合でも，静磁場と平行になるように再配列する力が働く。この配列過程は，ねじれ（torsion）として

並進
空間上の軸に沿って動くこと（回転は含まれない）。

ねじれ
物体の回転（ひねり）。並進できないように物体の動きが制限されている場合であっても，強い磁場により磁場に沿って配向するように物体を回転させるトルクが生じる。

(A)
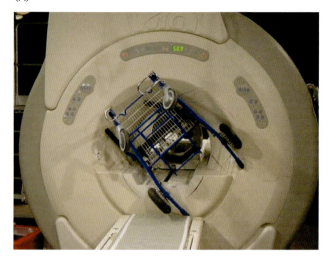

(B)
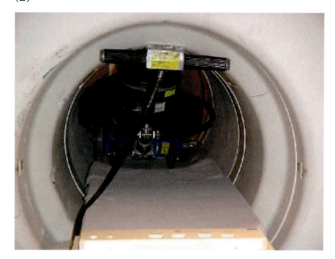

(C)
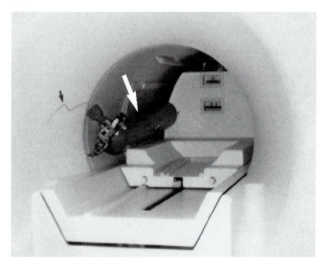

(D)
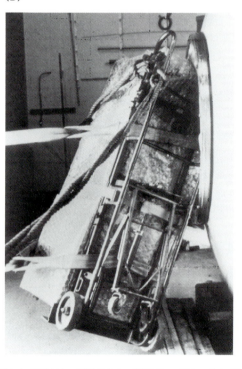

図2-9 ミサイル効果 MRIスキャナの近くにある強磁性体には,ミサイル効果が発生する。MRI撮像における主要なリスクは,静磁場によるものである。磁場内に持ち込まれた強磁性体は,スキャナに吸引され,ボアの中心に向かって加速する。ここでは,MRIスキャナのボア内に吸着した椅子(A),掃除機(B),酸素ボンベ(Cの白矢印),電力供給装置(D)の例を示す。ミサイル効果は,スキャナボア内の被験者に深刻なリスクをもたらす。〔(A,B)はMoriel NessAiveのご厚意による。(C)はChaljub et al., 2001より。(D)はSchenck, 2000より〕

知られている。ねじれは,体内に金属の植込みをしている人には大きなリスクをもたらす。1992年には,動脈瘤クリップが磁場内で回転したことで深刻な頭蓋内出血を生じ,患者が死亡した。また,金属研磨加工の作業中に眼の中に金属片が入ってしまった人に問題が生じる可能性もある。金属片が眼の硝子体中にとどまっているだけの場合は視力に影響はないかもしれないが,強い磁場に曝されると,金属片が動き失明しかねない。ねじれ効果は,入れ墨やある種の化粧品(特にマスカラやアイライナー)に対しても生じ,腫れやかゆみの原因になると報告されている。入れ墨や化粧の顔料は,不規則で鋭利な

形状の酸化鉄粒子を含んでいる可能性がある。これらの粒子が磁場に従って配列しようと移動する場合，局所の組織を刺激するかもしれない。

MRI安全性の鉄則は，強磁性金属をスキャナ室に持ち込まないということである。すべての被験者および医療従事者はMRI室に入る前に，ポケットベル，スマートフォン，携帯電話，聴診器，ペン，時計，紙クリップ，ヘアピンなどの金属を含むすべてのものを取りはずさなくてはならない。スキャナを1度立ちあげると，MRI室内に誰もいなくても，撮像をしていなくても，磁場は常時発生している。このため，すべてのMRI研究者および技師は，金属がMRI室に持ち込まれるのを防ぐために絶えず警戒しておく責任がある。

傾斜磁場の影響

傾斜磁場の主なリスクは，体内に電流が発生することである。傾斜磁場強度は静磁場よりもかなり弱く，通常，全体で数mT/m変化させる程度である。したがって，傾斜磁場は物体の並進やねじれといった動きに影響を与えない。しかし，傾斜磁場は経時的に急速に変化する。傾斜磁場の効果は，磁場強度の変化量（ΔBまたはdB）を変化に必要な時間（Δtまたはdt）で割ったもの（*dB/dt*）で計算される。人体は導電体であるため，傾斜磁場の切り替えにより，神経と筋肉を刺激したり植込まれた医療機器の機能に影響を与えうる小さな電流が発生する。

dB/dt
単位時間（*dt*）あたりの磁場強度（*dB*）の変化量。

傾斜磁場の切り替えによって体内に誘導される電流は，末梢神経や筋肉を刺激する可能性がある。この刺激は，わずかなピリピリ感や軽度の筋収縮をもたらし被験者を驚かせるかもしれないが，重大な健康リスクとしては認識されていない。しかし，*dB/dt*がより高くなると不快感や痛みを誘発する可能性があり，このような感覚は無視すべきではない。米国における現在のMRIガイドラインは，特定の*dB/dt*値ではなく，知覚異常に対する閾値に基づいている。末梢神経刺激を予防するために，被験者にはスキャン中に両手をつないだり足を重ねたりしないように指示すべきである（*dB/dt*の効果を高める誘電ループをつくってしまうため）。また，スキャン中にピリピリ感，筋肉の収縮，痛みなどの知覚異常が生じた場合は報告するよう指示しておくことも大切である。

傾斜磁場の変化は，医療機器内部または医療機器除去後に植込まれたまま残ったワイヤに電流を誘導することがある。ペースメーカ植込み後の患者を撮像する場合，傾斜磁場は急速に心筋の収縮を引き起こすほどの電圧をペースメーカに誘導する可能性がある。MRI室内でのペースメーカに関連した死亡事故の主な原因は，ペースメーカの並進やねじれではなく，このような電気的な機能異常である。ペースメーカ植込み患者の少なくとも6人はMRI検査によって死亡しており，臨床または研究において，ペースメーカ植込み患者をMRIスキャナ内に入れることが禁止された。2005年頃に，適切な条件下ではペースメーカ植込み患者を安全に撮像できることが実証された。そして2011年に，医療機器の承認審査を行う米国食品医薬品局（Food and Drug Administration：FDA）は，特定の撮像パラメータと磁場強度に限定してMRI対応ペースメーカを承認した。高齢者でのペースメーカ植込みが増加しているため，ペースメーカの安全性のさらなる研究が必要である。

人工内耳などのような他の植込み装置もMRI撮像でのリスクとなるため，植込み患者は研究から除外すべきである。傾斜磁場の影響によるリスクを最小限に抑えるために，fMRI研究者は被験者を慎重に選別し，医療機器の植込み患者を除外すべきである。

ラジオ周波数電磁場の影響

　RFコイルが電磁波という形で体内にエネルギーを送る，というハードウェアに関する議論を思い出してほしい。エネルギーはラジオ波の範囲にあるので，物質をイオン化しない（すなわち，分子結合を破壊しない）。しかしそれでも，生体組織に影響を与えうる。ラジオ波エネルギーの一部の再放出がMRIの基礎を形成しているが，すべてのエネルギーが再放出されるわけではない。過剰なエネルギーは体内の組織に吸収され，その後，対流，伝導，輻射，蒸発によって熱として放散される。このように，MRIの懸念としては撮像中の生体組織の加熱がある。

　比吸収率（specific absorption rate：SAR）は，体内に吸収される電磁エネルギーの量と定義され，一般的にはW/kgで表される。SARは，パルスシーケンスと吸収物体の大きさ・形状・導電率に依存する。磁場強度の上昇に伴い，低エネルギー準位と高エネルギー準位の差も増加するため，原子核をこれらのエネルギー準位間で変化させるために必要なエネルギーの共鳴周波数も対応して増加する。さらに，高周波数は低周波数よりもエネルギーがあり，高い静磁場強度における加熱の大きな要因となりうる。第5章でも述べるが，大きなフリップ角パルス（180度）は，小さなフリップ角パルス（90度）よりも多くのエネルギーをもち，SARは単位時間あたりに多数のパルスを用いる手法（ファストスピンエコー法など）で増加し，少数のパルスを用いる手法（グラジエントエコー法やエコープラナー法など）で減少する。また，SARは磁場強度の二乗に比例して増加し，高磁場fMRI研究における懸念事項となる。

　被験者の安全を確保するために，MRI撮像におけるSARは体温上昇を最小限にするよう制限されている。SARを正確に決定することは困難である。SARは被験者の熱伝導，身体形状，ならびに体重に依存する。被験者は発汗や血流量の変化を介して熱放散して体温調節するので，研究者は撮像中の患者の快適さに気を遣う必要がある。体温調節は，発熱，心血管障害，脳血管疾患，糖尿病の患者では障害されているため，これらの患者ではSARの閾値を下げるべきである。

　金属機器やワイヤもラジオ波エネルギーを吸収し，周囲の組織よりも熱くなることがある。脳波や心電図のリード線のようなループ状のワイヤは，アンテナとして機能し小さな領域にエネルギーを集中させるため，最も一般的な発熱の原因となる。金属製のネックレス，他の宝石類，入れ墨などもラジオ波エネルギーを集め，刺激や熱傷を引き起こす可能性がある。MRIで使用されるラジオ波によって引き起こされる最も重要なリスクは局所の熱傷である。前述のように，傾斜磁場によって生じる誘導電流も，異なる機序を介して発熱を引き起こしうる。ラジオ波による加熱を防止するために，研究者は次のことに注意すべきである。

- 体内に金属機器やワイヤを植込んでいる被験者を除外する。
- スキャナ室に入る前に，被験者がネックレスやイヤリングなど非強磁性の宝石を含めすべての金属をはずしたことを確認する。
- ワイヤのリード線がループをつくっていないことと，ワイヤが素肌に接していないことを確認する。

閉所恐怖症

　fMRI研究への参加に関して，最も一般的なリスクは閉所恐怖症である。ほとんどの被験者は，MRIスキャナのボアにおける物理的な閉じ込めに関して何らかの不快を感じるが，すぐに気にならなくなる。しかし，一部の被験者では閉じ込め状態からくる不

比吸収率（SAR）
単位時間あたりに単位質量の生体組織に吸収される電磁エネルギー量。

安が消えず，極端な場合にはパニックになる。臨床患者の約10%が臨床MRI撮像中に閉所恐怖症を経験する。研究の被験者は臨床患者よりも一般的に若く健康であるため，研究の際には閉所恐怖症の割合ははるかに低い。また，自分が閉所恐怖症であると知っている人は研究に参加しない。我々の経験では，成人の研究被験者の約1〜3%のみがfMRIの実験中に閉所恐怖症を経験する。

閉所恐怖症に対する簡単な解決策はない。閉所恐怖症を自覚している被験者は，実験前のスクリーニングで研究から除外すべきである。静磁場のない模擬スキャナである**モックスキャナ**(mock scanner)をもつ研究者は，実際のfMRI撮像前にそのモックスキャナの内部に被験者候補の人に入ってもらうとよい。スキャナの内部における被験者の不安を軽減できる他の方法を以下に示す。

- 被験者が聞く音は撮像の正常な過程で発生することを(特に初回の被験者を対象に)説明する。
- スキャン全体を通して(特に最初は)被験者に頻繁に話しかける。
- ボア内部に直接的に空気の流れをつくることにより発熱を低減し，窒息への恐怖感を減らす。
- 被験者にパニックに陥った際の緊急装置を渡す。
- 閉鎖空間で軽度の不安を抱くことは正常な反応であり，不安がより強くなった場合，スキャンを停止できることを強調する。

支援がすぐに得られ，任意の時点で研究を終了できることを知っている場合は，自分で撮像を管理していると感じられるようになる。それでも，スキャンはいつ終わるのかを何度も尋ねてくるなど，不安や不快感が増長してきていると思われる徴候に注意しておく必要がある。スキャナ室に入るまでに少し時間をかけ，被験者を安心させておくことは不安の助長を回避するのに役立つ。しかし，被験者が強い不安を抱いているように見えたり，自分で不安であると言っている場合，実験者はすぐに被験者をスキャナから出すべきである。

Thought Question

ある条件では，研究参加の除外対象となるようないくつかの禁忌（例えば，植込み装置，閉所恐怖症）がある場合であっても臨床患者にMRI検査を受けさせることがある。なぜ，臨床患者と研究被験者とで異なる基準があるのだろうか？

音響ノイズ

傾斜磁場コイルの内部で急速に電流が変化すると，ローレンツ力を引き起こし，ワイヤの位置を物理的に動かし，ひいてはコイルとその土台を振動させることもある。被験者にとっては，この振動はノックやたたくような音に聞こえる。ノイズの性質は使用されるパルスシーケンスによるが，fMRIの過程の大部分を構成する機能画像撮像中は，しばしば非常に大きく(95 dBを超えるほど)高周波(1,000〜4,000 Hz)のノイズが発生する。一般に，速いパルスシーケンス(エコープラナー法など)や傾斜磁場コイルに負荷をかけるようなシーケンス(拡散強調画像など)は，旧来の撮像よりも大きな音が出る。1〜2時間かかる典型的なfMRI研究に参加すると，保護なしであれば一時的な難聴となる可能性がある。音響ノイズを低減するために，fMRI被験者は常に耳栓やヘッドフォンなどで耳を保護しておく必要がある。また，研究者はこれらの保護装置が適切かつ有効に使用されているかどうかを確認する必要がある。

モックスキャナ
本物のMRIスキャナを真似てつくられた装置。多くの場合はスキャナ本体や被験者が寝るためのベッド，そしてスキャン中の音まで再現されている。

演習問題や参照サイトなどのリソースについては次のURLを参照(英文のみ)

sites.sinauer.com/fmri3e

まとめ

ほとんどのMRIスキャナの基本的な構成要素としては，静磁場を発生させる超伝導電磁石，MR信号を取得するRFコイル(送信・受信)，MR信号に空間的な情報を与える傾斜磁場コイル，磁場均一性を担保するシムコイルがある。付属のコンピュータシステムによりスキャナのハードウェアとソフトウェアが管理され，実験での刺激を提示したり，行動の反応を記録したり，生理的変化をモニタリングする。

fMRIは非侵襲的な技術ではあるが，こういったハードウェアの要素が安全問題に関連してくる。最も重要なのは，強力な静磁場に関連した問題であり，スキャナの近くにある磁性体に並進やねじれが生じうる。標準的な安全警告に従わなかった場合，傾斜磁場の変化やラジオ波も問題の原因となりうる。スキャナの中に入ってすぐに閉所恐怖症の反応を訴える被験者もいるが，多くの場合は数分のうちにこういった感情は消えていく。ほとんどの被験者ではこのようなリスクを最小限にできるので，fMRIは現代の認知神経科学で非常に重要な研究技術となっている。

(訳：伏見 育崇)

重要文献

Kanal, E., and 12 others (2002). American College of Radiology White Paper on MR safety. *Am. J. Radiol.*, 178: 1333–1347.
　↑MRI実験における推奨手技について磁気共鳴の安全性の専門家が記した報告書。

*Schenck, J.F. (2000). Safety of strong, static magnetic fields. *J. Magn. Reson. Imaging*, 12: 2–19.
　↑生体組織に磁場が与える影響を学術的かつ包括的に紹介した論文。

Shellock, F.G., and Crues, J.V. (2002). Commentary: MR safety and the American College of Radiology White Paper. *Am. J. Radiol.*, 178: 1349–1352.
　↑Kanalらの報告に新たな解釈を加えるとともに，一部反論を示した短い論文。

Shellock, F.G., and Spinazzi, A. (2008). MRI safety update 2008: Part 2, screening patients for MRI. *Am. J. Roentgenol.*, 191 (4): 1140–1149.
　↑MRI検査の安全性を示したレビュー。最初の数ページに，被験者との十分なコミュニケーションをとるためのステップなど，MRI検査の安全性を保証する明確なガイドラインを示している。

*この分野の重要文献であるとともに本章で引用した文献。

参考文献

Chaljub, G., Kramer, L.A., Johnson, R.F., Johnson, R.F., Singh, H., and Crow, W.N. (2001). Projectile cylinder accidents resulting from the presence of ferromagnetic nitrous oxide or oxygen tanks in the MR suite. *Am. J. Roentgen.*, 177: 27–30.

Drinker, C.K., and Thomson, R.M. (1921). Does the magnetic field constitute an industrial hazard? *J. Ind. Hug.*, 3: 117–129.

Erhard, P., Chen, W., Lee, J.-H., and Ugurbil K. (1995). A study of effects reported by subjects at high magnetic fields. *Soc. Magn. Reson.* 1995: 1219.

Guidance for Industry and FDA Staff: Criteria for Significant Risk Investigations of Magnetic Resonance Diagnostic Devices. (2003). U.S. Food and Drug Administration. www.fda.gov/cdrh/ode/guidance/793.pdf

Reilly, J.P. (1998). Maximum pulsed electromagnetic field limits based on peripheral nerve stimulation. *IEEE Trans. Boomed. Eng.*, 45: 137–141.

Shellock, F.G. (2000). Radiofrequency energy-induced heating during MR procedures: A review. *J. Magn. Reson. Imaging*, 12: 30–36.

Zikria, J.F., Machnicki, S., Rhim, E., Bhatti, T., and Graham, R.E. (2011). MRI of patients with cardiac pacemakers: A review of the medical literature. *Am. J. Roentgenol.*, 196 (2): 390–401.

第3章

MR信号発生の基本原理

　fMRIを含むすべてのMRIの中核は，20世紀前半にRabi，Bloch，Purcell，その他先人たちにより発見された物理原理に基づいている。これらの原理は単純明快で，1つの原子核の特性からMRIで信号が計測されるまでの経路が順序立って，そして非常に正確で定量的に解明されている。磁気共鳴の原理を厳密に理解するには，量子力学（極小の空間で相互作用する粒子の振る舞いを記述する物理学）に基づく概念を完全に理解する必要がある。しかし現実には，古典力学に基づくなじみ深い概念でも磁気共鳴の原理の大部分は理解できる。古典力学はより視覚的かつ直感的であるため，理解に役立つアナロジーを示してくれる。

　実際に，信号発生原理の明解さと厳密さの双方を偏りなく扱うことは，MRIを教える者にとって最大の課題となる。直感的なアナロジーを用いて学ぶことを好む学生がいる一方で，基礎となる数式を通して学ぶことを好む学生もいる。この両者を満足させるために，本章では磁気共鳴の理解へとつながる2つの道筋を示す（**図3-1**）。この2つの道筋は別々に説明するが，お互いに対応している。最初に，MR信号発生の鍵となる重要な概念を，数式ではなく言葉やアナロジーを用いて説明する「**概念的な道筋**」を示す。次に，同じ基礎原理を数式と数学的な概念を用いて説明する「**定量的な道筋**」を示す。この道筋を読み進めることで，意欲のある者は計測されたMR信号にそれぞれの構成原理がどのように寄与しているのかを正確に理解できるであろう。

　双方の道筋で，同じ原理を同じ順に説明する。どちらの道筋で学習しても，本書の第4章以降を理解するために必要な背景は身につくように説明している。双方の道筋で示された図は重要な概念を異なる方向から説明するものであるため，いずれの道筋で学習したとしても，もう一方の道筋の内容は図を通して理解できるであろう。したがって，教師も学生も，どちらか一方の道筋だけを選択しても構わない。また，双方を行ったり来たりすることによって，概念から数式を理解したり，逆に重要な概念をより深く捉え，より明確な意味づけをするために数式を使うこともできる。

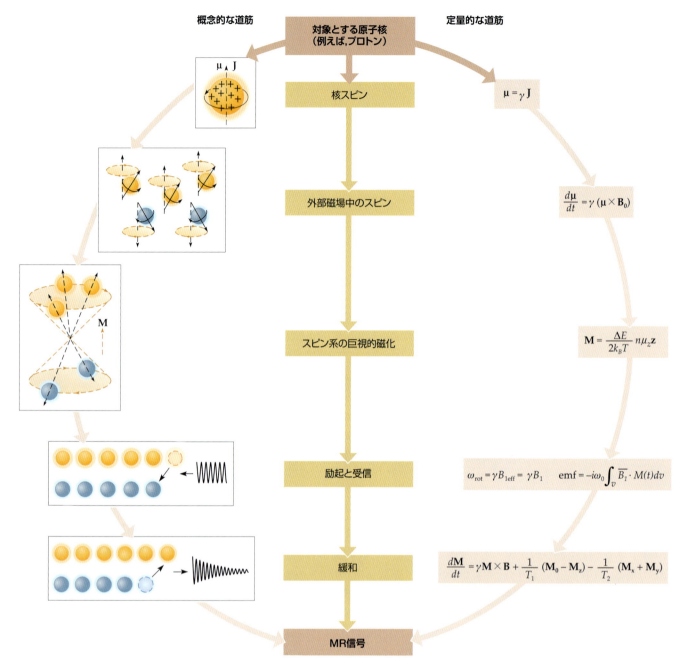

図3-1 本章の概要 本章と第4章は2つの並行した道筋で構成されている。本章では，それぞれの道筋でMR信号発生の基本的な原理（つまり，プロトンのスピンに始まり，磁気共鳴，励起，受信まで）を記す。概念的な道筋では，これらの原理を物理モデルとアナロジーを用いて直接的かつ直感的に示す。ここでは，専門用語は必要最低限にして数式は使っていない。そして，技術的な興味をもつ読者のために定量的な道筋も用意してある。ここでは，MR信号の発生と受信にかかわる数式を通して体系的に学べるようになってある。定量的な道筋には多くの数式が記されているが，専門用語の定義を明確にし，各物理量に名前をつけることにより，一貫してこれらの数式がわかりやすくなるよう配慮してある。

概念的な道筋

　ここでは，スピン，歳差運動，緩和などの重要な概念を直感的に理解できるよう，数式を用いずにその根底にある原理に注目して説明する。個々の概念は複雑にみえるかもしれないが，段階ごとに互いが関連している。最初に，スピン（すなわち原子核）につい

て考える。スピンが磁場や電磁エネルギーによってどのような影響を受けるのかということから議論を始め，スピンがある程度の時間をかけてエネルギーを放出し，発生した信号がMRIスキャナにより計測されるまでの過程を記述する。

核スピン

　すべての物質は原子で構成される。そして原子は，3種の粒子，陽子（プロトン），中性子，電子からなる。陽子と中性子は，一緒に原子核の中に閉じ込められている。異なる原子は，それぞれ異なる原子核構成をもつ。例えば，ヒトの体を構成する原子のうちで飛び抜けて多い水素の原子核は，単一の陽子からなる。その数の多さゆえに，水素原子はMRIで最もよく撮像対象となる原子核であるため，ここでの議論においては，単一陽子[訳注1]の特性に注目する。

　水素原子のプロトンは，量子力学で定義される概念である「スピン」と呼ばれる固有の特性をもつ。実用的には，スピンはそのまま文字どおり捉えてよい。つまり，ある軸に対して自転するプロトンを思い浮かべればよい（図3-2A）。この自転運動は2つの効果を生み，それぞれから別の物理量が得られる。第1に，プロトンは正電荷をもつため，その自転運動により表面に電流が生じる。これは，ループ状の導線を動く電荷が電流を生み出すのと同じである。この表面の電流は，磁場の中に置かれたときに弱い磁気とトルク（回転力）を発生させる。この磁気の強さは**磁気モーメント**〔magnetic moment (μ)〕と表され，単位磁場強度あたりの最大トルク（つまり，外部磁場がプロトンのスピンの回転軸に対して直角に与えられたときに発生するトルク）を意味する。第2に，プロトンの原子量が奇数（原子量は1）であるため，その自転運動により**角運動量**〔angular momentum (J)〕が生じる。μもJもベクトルであり，その方向は双方とも，**右ねじの法則**（right-handed screw rule）で与えられる自転軸に沿った方向となる。磁気モーメントと角運動量の違いを覚えるには，プロトンを自転する棒磁石と考えるとよい。磁石が自転したとき，変化する磁場が磁気モーメントを発生させ，運動する質量が角運動量を発生させる（図3-2B）。

　MRIに用いることのできる原子核は，磁気モーメントと角運動量の双方をもっていなければならない。その両方があれば，原子核は**核磁気共鳴特性**〔nuclear magnetic resonance (NMR) property〕をもつ。NMR特性をもつ原子核は多くはないが，^1H，^{13}C，^{19}F，^{23}Na，^{31}Pなどが挙げられる。NMR特性をもつ原子核は**スピン**（spin）と呼ばれ，ある空間内におけるそのような原子核の集まりは，**スピン系**（spin system）として知られている。このような特性をもたない原子核は，通常，磁気共鳴を用いて調べることはできない。例えば，偶数個の陽子をもつ原子核や，偶数個の中性子をもつ原子核では，ちょうど半分のスピンの向きが残り半分のスピンの向きと正反対になり，磁気モーメントが打ち消されてしまう。そうなると，そのような原子核はMRIで観察できなくなってしまう。

　平均的な体重（約68 kg）の人は，体内に多量の水分が含まれており，水素原子のプロトン（^1H）の数は$5×10^{27}$個と多いが，それに比べ，水素原子核以外のNMR特性をもつ原子核の数は非常に少ない。個々の水素原子内プロトンは磁気モーメントと角運動量の双方をもつため，MR信号に大きく寄与している。しかし，強い外部磁場がない状態では，自転軸の向きはランダムで（図3-3A），お互いに打ち消し合ってしまう。したがって，異なる方向のスピンによる磁気モーメントの合計，すなわち**巨視的磁化**〔net magnetization (M)〕は，通常の状態では限りなく小さい。^1Hの巨視的磁化を高めるためには，強い磁場を与えてプロトンのスピンの軸をそろえる必要がある（図3-3B）。

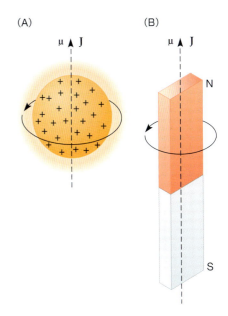

図3-2　プロトンのスピン　自転するプロトン(A)と自転する棒磁石(B)（N/S極が示してある）は類似している。双方とも，角運動量(J)と磁気モーメント(μ)をもつ。角運動量は質量をもつ物体が自転することにより生じる。自転するプロトンの磁気モーメントは，電荷が回転することによる円電流により生じる。自転する棒磁石の磁気モーメントは，内部磁場が運動することから生じる。

訳注1）以下，陽子(proton)をプロトンと訳す。

磁気モーメント(μ)
磁石，運動する電荷，電流が流れているコイルが磁場中に置かれたときにかかるトルク（回転力）。

角運動量(J)
自転する物体の質量と，自転の角速度との積で与えられる量。

右ねじの法則
運動する電荷や電流から磁気モーメントの方向を決めるための方法。スピンの方向に右手の指を曲げると，親指の方向が磁気モーメントの向きとなる。

核磁気共鳴(NMR)特性
磁気モーメントと角運動量の双方をもつ原子核に対して与えられる標識。この双方をもつことで，核磁気共鳴効果が生じる。

スピン
NMR特性（すなわち，磁気モーメントと角運動量の両方）をもつ原子核。

スピン系
ある空間内にあるNMR特性をもつ原子核の集団。

巨視的磁化(M)
スピン系内のあらゆるスピンの磁気モーメントの和。

図3-3 原子核のNMR特性 （A）外部磁場がないとプロトンの向きはランダムである。（B）外部磁場があると，各プロトンは，磁場に沿って平行な向き（平行状態）と逆向きに平行な向き（反平行状態）の2つの状態のうちの1つをとる。平行状態にあるスピンは反平行状態にあるスピンより数が多いので，巨視的にみた磁化はスキャナの磁場に沿って平行な向きをとる。

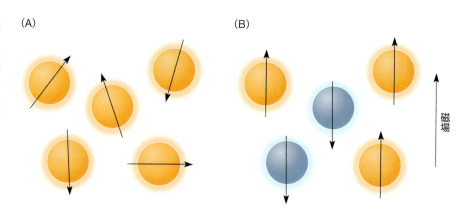

外部磁場中のスピン

　磁性を証明する古典的な手法は，砂鉄を一般的な棒磁石の周りにまくことである。砂鉄は，磁石の極のあたりで最も密度が高くなり，極と極の間に磁石の磁力線に平行に走るような弧を描く（図3-4A）。これは，外部磁場に沿って配向するという個々の砂鉄の性質によるものである。図3-4Bに磁力線の配向を図示した。これはエネルギー最小化の原理に従っており，重力中にある物体が空中にとどまることなくエネルギーが低くなるように落下するのと同様に，磁場中にある磁気の影響を受ける物体は磁力線と交わらず，沿うような方向を向く。酸素ボンベや砂鉄のようなマクロな物体では，この配向の過程はねじれとして知られており，第2章で論じたように安全性の問題を引き起こす。ただし，ここで示した磁力線と磁力線の間にも磁場は存在していることに注意が必要である。磁力線のパターンは，磁場の等高線を数学的に表したものといえる。ある場所での線の密度は，その場所での磁場強度，もしくは**磁束**（flux）を表す。MRIでは，スキャナの主磁場はしばしば**B₀**という記号で表される。

　プロトンは，砂鉄のように外部磁場中に置かれると向きを変える。しかし，磁場方向に配向するよう回転する代わりに，自転するプロトンは**歳差運動**（precession）として知られるジャイロスコープのような動きをする（図3-5A）。歳差運動の周波数は原子核の種類によって決まっているため，同じ外部磁場を受けたすべてのプロトンは同じ周波数で歳差運動を行うと考えてよい。この特徴的な周波数を，**ラーモア周波数**（Larmor frequency）と呼ぶ。歳差運動を理解するためには，机の上で回るコマを思い浮かべるとよい（図3-5B）。コマはいつまでも完全に直立しているわけではなく，コマの回転軸

磁束
ある領域内の磁場強度の単位。

B₀
MRI装置内の強い静磁場。

歳差運動
自転する物体のジャイロスコープのような運動。コマのように，スピンの回転軸そのものが中心軸周りに回転する。

ラーモア周波数
ある強度の磁場中にあるスピンの共鳴周波数。スピンを高エネルギー準位に励起するために必要な電磁放射の周波数と定義される。低エネルギー準位に戻る際に放出される周波数でもある。

図3-4 磁場中の磁束 （A）棒磁石の周りの磁場による砂鉄の分布。（B）棒磁石周囲の磁束線。慣例に従い，磁束線はN極からS極へつないでいる。空間内の各点での磁場はベクトル（**B**を併記した矢印）で示す。磁力をもつ物質は，ここに示す小さな棒磁石のように，磁力線に沿って並ぶ。

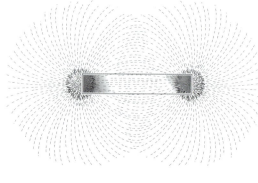

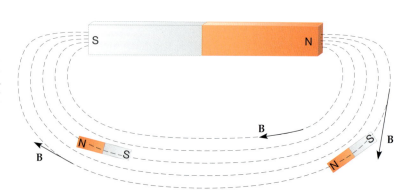

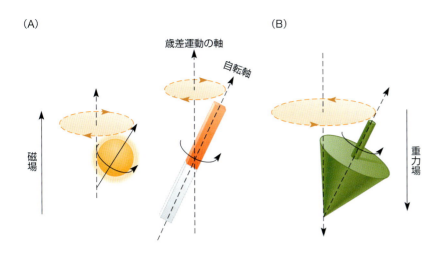

図3-5 **歳差運動** 磁場中で自転するプロトンや磁石の運動(A)は，重力下でのコマの動き(B)に似ている。自転運動に加えて，自転軸そのものが磁場や重力場の主軸周りに回転する。この回転を歳差運動と呼ぶ。

が重力場に垂直な円をなぞるように動く。この回転軸は常に垂直から少し傾いているが，コマが倒れることはない。どのようにしてコマはこの一定の角度を保っているのだろうか？　自転する物体は，外部から力がかかったとき，その力に垂直な方向に回転軸が動く。例えば，高速で走行する自転車が非常に安定していて倒れにくいのは，回転する車輪のジャイロスコープ効果のためである。こいでいる最中に体を傾けても倒れこむことはなく，その代わりに傾けた方向に曲がる。同様に，自転するコマの回転軸は，重力という外力に対して一定の角度を保ちながら回る。つまり，コマは鉛直に対して円を描くように歳差運動する。

　磁場中でのプロトンの振る舞いは，重力場中で自転するコマの振る舞いと似ている。具体的には，プロトンが主磁場に平行な軸に対して歳差運動を行うということである。プロトンの自転軸と主磁場方向との角度は，プロトンの角運動量で決まる。歳差運動するプロトンには，とりうる2つの状態がある。主磁場に平行で同じ方向を向く平行状態と，平行だが反対方向を向く反平行状態である(図3-6)。**平行状態**(parallel state)のプロトンのエネルギー準位は，**反平行状態**(antiparallel state)のプロトンよりも低くなる。この2つのエネルギー準位に関する考え方は，片端を中心として上下に回転するバーを思い浮かべるとよい(図3-7)。このバーには鉛直方向に2つの安定な位置がある。

平行状態
主磁場に沿った方向に原子スピンが歳差運動する低いエネルギー状態。

反平行状態
主磁場と逆(正反対)に向いて原子スピンが歳差運動する高いエネルギー状態。

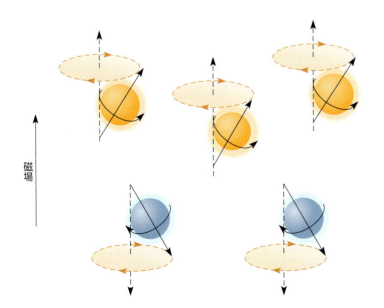

図3-6 **磁場中のプロトンの高エネルギー準位と低エネルギー準位**　外部磁場中のプロトンは，エネルギー準位の低い平行状態(橙色)か，エネルギー準位の高い反平行状態(青色)の2つの状態のうちの1つをとる。励起パルスを加えていない平衡状態では，平行状態のスピンが反平行状態のスピンよりも多い。

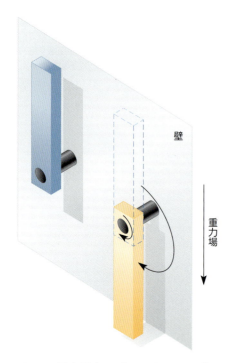

図3-7 重力場中のバーの高エネルギー状態と低エネルギー状態 磁場中のプロトンのように,重力場中のバーも2つの安定状態をとりうる。すなわち,重力に対して逆向きに安定しているが安定性の低い高エネルギー状態(青色)と,重力に沿った方向で安定した低エネルギー状態(橙色)である。バーを高エネルギー状態に保つには,エネルギーが必要となる。

縦方向
主磁場に平行な方向,もしくはMRI装置(ボア内)のz軸方向。

横方向
主磁場に垂直な方向,もしくはMRI装置のx-y平面方向。

訳注2) これは正確でない。巨視的磁化とエネルギー準位の差は同じ要因がもととなり独立したものではないため,2つの増加分を掛け算するのは正しくない。4倍になるのは,共鳴周波数が磁場強度に比例するため,RFコイルに対する起電力もやはり比例して増加する,という要因を掛けるからである。

1つは,回転中心よりも上向きでバランスを保つ位置,もう1つは回転中心から下向きにつり下がった状態で安定する位置である。上向きのものはエネルギーが高い状態にあり,まったく安定ではない。ほんの少しの刺激でバーは倒れ,下向きの位置まで落ちてきてしまう。バランスを保った位置にとどまらせるためには,重力に反する外力を加えなければならない。すなわち,バーを高エネルギー状態に保つためには外部からエネルギーを与えなければならない。下向きの状態はエネルギーが最小の状態であるため,非常に安定している。プロトンに関していえば,よりエネルギーの低い平行状態は,反平行状態よりも少しだけ安定している。そのため,外部からのエネルギー供給がない限り,平行状態のプロトンのほうが反平行状態のプロトンより少しだけ多い。その正確な割合は,温度と磁場強度に依存する。室温の地磁気環境下では,ほんの少しだけ平行状態のプロトンのほうが多いが,同数といってもよい程度である。温度が上がると,いくつかのプロトンはより多くのエネルギーを獲得し反平行状態へ遷移するため,両者の数の差はより縮まる(しかし逆転することはない)。逆に,温度が下がるとスピンのもつエネルギーは低下し,より多くのプロトンが低エネルギー準位にとどまろうとする。

この2つの状態の離散したエネルギーの差は,実験的に計測可能である。興味深いことに,このエネルギー差は,プロトンの歳差運動の周波数と同じ周波数(つまりラーモア周波数)をもつ光子のエネルギーと同じである。この一致は,スピン励起における量子力学と古典力学の両者の概念を統一するための基礎となる。

スピン系の磁化

核磁気共鳴という方法論が単一の原子核の磁化を計測しているわけではないという点は,いくら強調してもしすぎることはないほど重要である。そうではなく,対象となる領域に含まれるすべての原子核の巨視的な磁化を計測しているのである。この巨視的磁化は2つの成分をもつベクトルとして捉えることができる。その成分の1つは,磁場に対して平行もしくは反平行な縦方向(longitudinal)の成分であり,もう1つは,磁場に垂直な横方向(transverse)の成分である。たとえきわめて小さな空間であっても,スピンの数は膨大であるためそれらの横成分はお互いに打ち消し合い,結果として主磁場に垂直な方向の巨視的磁化はない。そのため,巨視的磁化(**M**)は縦方向を向いたベクトルとなる。またその大きさは,平行もしくは反平行状態にあるスピンの数の差に比例する。平行状態にあるスピンが多くなればなるほど,**M**は大きくなるのである(図3-8)。

温度が低くなれば平行状態にあるスピンの割合が高まるため,巨視的磁化を高める1つの方法は温度を下げることである。これは理論的には可能であるが,現実的ではない。なぜなら,巨視的磁化を観測できるほど高めるためには,温度を大きく下げる必要があるからである。より実用的な方法は,ゼーマン効果に基づき外部磁場を強めることである(図3-9)。強い重力下で物体を持ち上げるためには弱い重力下よりも多くのエネルギーが必要であるように,外部磁場が強いときには低エネルギー準位から高エネルギー準位に遷移させるのにより多くのエネルギーを要する。それゆえ,サンプル内の巨視的磁化(つまり,平行状態にあるスピンの割合)を増やすためには,サンプルをより強い外部磁場下に置けばよい。

巨視的磁化の上昇も,2つの状態のエネルギーの差も,磁場強度に線形比例する。これら2つの要因が組み合わさるため,理論的には,計測されるMR信号は磁場強度の二乗に比例する(例えば,3Tの装置と1.5Tの装置とでは,MR信号は4倍になる)[訳注2]。しかしながら,高磁場での撮像においては,他の要因(詳細は第8章で述べる)がその強みを抑制してしまう。MRIスキャナ内の熱ノイズは,磁場強度にほぼ比例して増加する。

一方で，生理的ノイズのいくつかの側面は，磁場強度とより複雑な関係にある。にもかかわらず，静磁場強度を強くすると信号ノイズ比はきわめて向上する。そのため，ヒトのfMRIで使用されるスキャナの磁場強度は，黎明期の1.5 Tから増加し，今日では3 Tが標準的である。さらに，磁場強度が7 Tにまで強くなったfMRIも開発されている。

Thought Question
平行/反平行状態にあるスピンの割合は，絶対零度まで温度を下げるとどうなるだろうか？

特定の空間内におけるスピンの巨視的磁化は，MR信号発生の基礎となる。しかし，平衡状態にある巨視的磁化そのものが直接計測されるわけではない。この原理を理解するために，ある物体の重量を推定することを例に考えてみよう。もちろん，見ただけではその物体の重量はわからないだろう。その代わり，その物体を持ち上げることで重力場中での平衡状態を乱し，その乱れに反発する力から重量を推し測ることができる。磁場中のスピンの巨視的磁化を測ることは，物体の重量を測ることと似ている。巨視的磁化の計測は，スピンの平衡状態を乱して，その乱れに対してスピンがどう反応するかを観察することによって可能となる。持ち上げる行為が物体の位置を変化させるように，励起させることにより巨視的磁化の方向を変え，空間内のスピンの歳差運動を見えるようにするのである。巨視的磁化は個々のスピンすべての磁気モーメントの和であるため，個々のスピンのもつ周波数(すなわち，ラーモア周波数)と同じ周波数で歳差運動するのは当然である。

スピン系の励起と信号の受信

磁場中のスピンは，高エネルギー準位か低エネルギー準位のいずれかをとることを思い出してほしい(図3-10A)。個々のスピンは，2つのエネルギー差と同じエネルギーを吸収して，低エネルギー準位から高エネルギー準位へと遷移することができる。したがって，2つの準位間の遷移はスピン系へのエネルギー照射が引き金となる。MRIでは，そのエネルギーはラジオ周波数(radio frequency：RF)のパルスで与えられる。RFコ

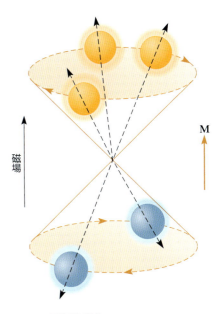

図3-8 **巨視的磁化** 巨視的磁化(M)は，平行状態にあるスピンの数と，反平行状態にあるスピンの数の差で決まる。

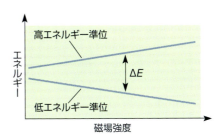

図3-9 **ゼーマン効果** 平行状態と反平行状態のエネルギー差(ΔE)は，磁場強度に比例して大きくなる。エネルギー差が増加するに従い，スピンはよりエネルギーの低い状態にとどまろうとする。

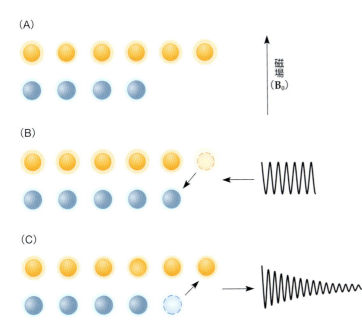

図3-10 **エネルギーの吸収・放出による状態遷移** (A)外部磁場中にあるスピンは，高エネルギー準位(青色)より低エネルギー準位(橙色)にとどまろうとする。(B)適切なエネルギーをもつ励起パルス(黒色の波状曲線)が与えられると，いくつかのスピンはエネルギーを吸収し，高エネルギー準位に遷移する。(C)励起パルスがなくなると，いくつかの高エネルギー準位にあるスピンは，低エネルギー準位に遷移する。その際，励起のために吸収したエネルギーは，励起パルスと同じ周波数(つまり共鳴周波数)のラジオ波として放出される。放出されるエネルギー量は時間とともに減少する(黒色の振幅が減衰していく波状曲線)

励起
サンプルにその共鳴周波数で電磁エネルギーを送る処理(送信とも呼ばれる)。励起パルスをスピン系に与えると,いくつかのスピンは低エネルギー準位から高エネルギー準位へ遷移する。

90度励起パルス
励起時に低エネルギー準位にあるスピンの数と高エネルギー準位にあるスピンの数が同一になるような電磁エネルギーをもつパルス。

180度励起パルス
励起時に巨視的磁化を反転させ,高エネルギー準位にあるスピンの数が低エネルギー準位にあるスピンの数より多くなるような電磁エネルギーをもつパルス。

受信
共鳴周波数にあるサンプルから放射される電磁エネルギーを受け取ること(検出とも呼ばれる)。励起パルスの停止後に核が低エネルギー準位に戻るとき放出するエネルギーを受信コイルで測定する(訳注:この記述は正確でないと思われる。スピンが放出するエネルギーは,周囲の環境が受け取り,最終的には熱に変換されるので,受信コイルには届かない)。

磁気共鳴(MR)信号
励起後の受信時に受信コイルにより計測される電流値(訳注:正確には,受信コイルが計測するのは電圧値であり電流値ではない)。

イルはMRIスキャナの中にあり,磁場中のスピンに対し光子を用いて衝撃を与える。この光子は,注目している原子核のもつ共鳴周波数(例えば,水素原子核の場合,単位磁場強度あたりの共鳴周波数は約42 MHz/Tである)で振動するよう調節された電磁波である。このエネルギー照射は,高エネルギー準位にあるスピンと低エネルギー準位にあるスピンの数を均一に近づけるように変える(つまり,典型的には低エネルギー準位から高エネルギー準位へ遷移するように働く)。いくつかのスピンが低エネルギー準位から高エネルギー準位へ遷移するよう原子核へRFエネルギーを供給する過程は,**励起**(excitation)として知られている(図3-10B)。

電磁波を連続して照射すると,高エネルギー準位に遷移するスピンの割合は上昇し,最終的に各準位のスピンの数が一致する。このとき,縦方向への巨視的磁化はなく,もともとあった縦方向の磁化(およびそれに伴うエネルギー)は,横断面(磁場方向に垂直な面)に移る。それぞれのエネルギー準位にある原子核の数が同一になるために必要な電磁波は,**90度励起パルス**(90° excitation pulse)として知られている。この用語は,巨視的磁化が縦方向から横断面へ倒れる(もしくは,ベクトルが90度傾く)という古典力学的な考え方を反映している。本章で後述するように,MR信号の測定値は巨視的磁化が横断面内を歳差運動しているときに最大となり,最も効率がよい。

90度励起パルスに必要な時間を超えて電磁波をさらに長く照射すると,高エネルギー準位にあるスピンが多くなってくるため,遷移するスピンの割合は徐々に低くなっていく。それでも,高エネルギー準位のスピンの数は増え続け,2つの準位の割合がちょうど平行状態と逆転するところまで至る。このときの高エネルギー準位のスピンの数は,平行状態での低エネルギー準位のスピンの数と一致する。この,2つの準位のスピンの数を逆転させる,つまり巨視的磁化ベクトルを反転させる電磁波は,**180度励起パルス**(180° excitation pulse)として知られている。180度励起パルスは一般的にfMRIでは使われていないが,ある種の形態画像のコントラストを向上させるために重要である(第5章参照)。

さらに電磁波を照射し続けると,スピン系の振る舞いが逆転しはじめる。つまり,高エネルギー準位のスピンの割合が低下しはじめる。電磁パルスを十分に長く照射し続けると,低エネルギー準位のスピンの数が増えていき,初期状態に戻る。このように,電磁波をスピンに照射し続けると,2つのエネルギー準位にあるスピンの割合が連続的に変化する。これは,直感的に理解できるとまではいえないが,予測可能な法則に従っている。

電磁波(すなわちRFパルス)の照射が終わると,原子核の励起が止まる。励起時には熱平衡状態のときに比べ高エネルギー準位にあるスピンの数が多いため,励起が止まると平衡状態に戻るよう,増加した高エネルギー準位のスピンは低エネルギー準位に遷移する(図3-10C)。この際に,スピンは2つの準位間のエネルギー差に相当するエネルギー(すなわちラーモア周波数に一致するエネルギー)をもつ光子を放出する。古典力学的な考え方でいうと,巨視的磁化の横断面内での歳差運動は,ラーモア周波数で振動する電磁波を誘導する。この信号は,ラーモア周波数に合わせて調節したRFコイルを用いて横断面内での変化を捉えることで**受信**(reception)することができる。励起と受信の周波数は同じであるため(双方ともラーモア周波数),同じRFコイルを送信にも受信にも使用することが可能である。感度と読みとり速度を向上させるために,最新のMRIスキャナでは複数チャネルの受信コイル(ときには送信コイルも)が使用されており,送受信を並行してできるようになっている。これら受信コイル内に生じる電流変化が,**磁気共鳴(MR)信号**(magnetic resonance signal)である。

励起と受信の基礎となる重要な概念は,巨視的磁化が縦方向から横断面に向かって変

MR信号の緩和機序

受信コイルで検出されるMR信号は，永遠に出続けるわけではない。横断面上の磁化（横磁化）は急速にコヒーレンス[訳注3]を失い，また縦方向の磁化（縦磁化）はゆっくりと回復する，という2つの機序によりMR信号は変化する。これら2つのMR信号の変化は，**緩和**（relaxation）と呼ばれる。横磁化の減衰変化は**横緩和**（transverse relaxation）〔もしくは**スピン-スピン緩和**（spin-spin relaxation）〕，縦磁化の回復変化は**縦緩和**（longitudinal relaxation）〔もしくは**スピン-格子緩和**（spin-lattice relaxation）〕として知られている。この2種の緩和を決めるパラメータは組織によって異なり，この違いにより，1台のMRIスキャナで様々な種類の画像を撮像できる。

スピン励起の後，巨視的磁化は縦方向から横断面に倒れている。しかし，巨視的磁化は多くのスピンにおけるベクトルの総和であるため，その振幅はこれらスピンのコヒーレンスに依存し，すべてのスピンの位相と周波数が一致しているときに信号は最大となる。しかし，時間がたつとスピンはコヒーレンスを失う。空間的に近くにあるスピン同士は，ぐるぐる走り回るバンパーカーのように影響し合い，結果的にいくつかのスピンはより高い周波数で，もしくはより低い周波数で歳差運動するようになる。歳差運動の周波数が異なると位相がずれてしまい，MR信号が指数関数的に減衰する。このときの時定数はT_2と表される。これ以外にも，磁場に空間的な不均一があれば，スピンは場所により異なる磁場環境下に置かれることになるため，やはり歳差運動の周波数が変わってしまう。これは**T_2減衰**（T_2 decay）に加えて起こり，スピン-スピン相互作用と磁場不均一の2つが組み合わさった効果はT_2^*という時定数で表される。**T_2^*減衰**（T_2^* decay）の結果として，スピンは比較的早く（典型的には数十ミリ秒以内に）コヒーレンスを失い，横断面内の巨視的磁化は消え去ってしまう（**図3-11**）。

励起後，スピン系のエネルギーの一部はRF波として放出され，MR信号として受信コイルにより検出される。スピン系はエネルギーを失うので，励起前の状態に戻り，巨視的磁化は縦方向に向く（**図3-12**）。縦方向の回復は比較的遅く，典型的には数百ミリ秒から数秒かかる。このときの時定数はT_1と表される。

T_1緩和とT_2緩和は同時に始まるが，その時定数はときに大きく異なり（通常，T_1はT_2よりも一桁大きい），組織によっても違ってくる。実際には，この2つの緩和のMR

訳注3）複数のスピン間における同期の度合い。

緩和
巨視的磁化の時間変化（訳注：励起パルスなどにより平衡状態から変化した巨視的磁化が，もとの平衡状態に戻る過程で起こる物理現象）。

横緩和（スピン-スピン緩和）
励起後のスピンの位相コヒーレンスが崩れることにより起こる，巨視的磁化の水平面内成分の消失。

縦緩和（スピン-格子緩和）
励起後のスピンが平行状態に戻ることによって起こる，巨視的磁化の縦方向への回復。

T_2減衰
スピン-スピン緩和（横緩和）によりスピン間の位相差が積み重なることによる，巨視的磁化の水平面内成分の減少を決める時定数。

T_2^*減衰
位相差に加え，局所的な磁場の不均一による，巨視的磁化の水平面内成分の減少を決める時定数。T_2^*値は，常にT_2より低い。fMRIにおけるBOLDコントラストは，T_2^*コントラストである。

図3-11 T_2減衰 巨視的磁化は，水平面に倒された後，スピン間のコヒーレンスが崩れるために急速に減衰する。多くの組織では，MR信号をつくる巨視的磁化は数百ミリ秒以内にゼロ付近にまで減衰する（赤色の点線）。

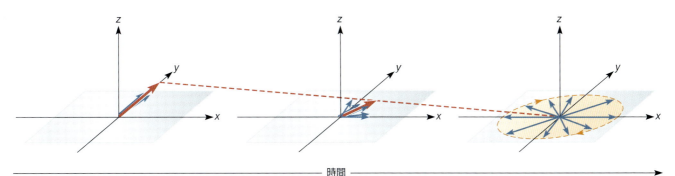

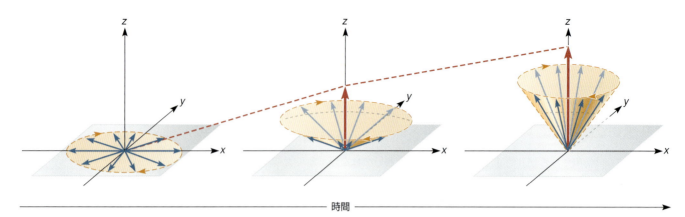

時間 →

図3-12 T_1回復 巨視的磁化は，スピン系がエネルギーを吸収する（つまり低エネルギー準位から高エネルギー準位へ遷移する）ことにより水平面に倒れる。励起パルスがなくなると，スピンはエネルギーを周囲に向かって放出する。これにより，巨視的磁化は縦方向に向かって回復する。多くの場合，数秒以内にもとの平衡状態に戻る（赤色の点線）。

T_1回復
巨視的磁化の縦方向への回復を決める時定数。

訳注4）正確には，放出されたエネルギーは熱となって系に拡散するだけで，MR信号源とはならない。MR信号は（巨視的磁化の回転により）受信コイルに生じた誘導起電力である。

信号への影響は独立している。緩和過程のどの時点で画像データが収集されたかに依存して，$T_1 \cdot T_2 \cdot T_2^*$が回復してきているMR信号の強度，そして画像の輝度が決まる。適切な撮像パラメータを選択すれば，白質と灰白質のような異なる組織を異なる信号強度で検出でき，診断や研究のために見分けられるようになる。加えて，T_1回復（T_1 recovery）の早さは，画像を撮像する速さに影響を与える。なぜなら，T_1回復は縦磁化の回復であるため，T_1回復が早ければ早く次の励起ができるからである。

MR信号発生に関する概念のまとめ

MR信号の発生は，きわめて単純な物理原理に基づいている。NMR特性を有する原子核は，スピンと呼ばれる固有特性をもつ。それが強い磁場中に置かれると，原子核は磁場と平行な軸に対して歳差運動をはじめ，平行状態（低エネルギー準位）か反平行状態（高エネルギー準位）となる。通常は，低エネルギー準位にある原子核（もしくはスピン）が多く，結果的に巨視的磁化は磁場と同じ方向を向く（すなわち縦磁化となる）。エネルギーがラーモア周波数として知られる周波数で原子核に与えられると共鳴が起こる。いくつかの低エネルギー準位にある原子核は，エネルギーを吸収して高エネルギー準位へと遷移し，効率的に縦磁化を横磁化に変化させる。この過程が励起である。エネルギー照射が止まると，いくつかの原子核はエネルギーを放出しながら低エネルギー準位に戻り，縦磁化がもとに戻る。放出されたエネルギーはMR信号となり，画像ができる[訳注4]。MR信号取得の過程は受信として知られる。MR信号の時間変化は緩和として知られ，縦磁化の回復（T_1）と，横磁化の減衰（T_2）の2つがある。これら緩和のパラメータの1つを標的とするパルスシーケンスを決めれば，サンプル組織の特性に高い感度をもつ画像を得ることができる。

定量的な道筋

数学に明るい，もしくはfMRIをより詳しく知りたい読者のため，ここでは重要な数式を用いてMR信号発生を詳説する。これらの数式は，重要な概念を明らかにし，また異なる条件下で計測されたMR信号の定量解析を行ううえで助けになる。ここでの議論のほとんどは簡単な代数を用いて行い，計算も必要になるが，しっかりと補足説明も行う。

ここで紹介する概念は，量子力学的もしくは古典力学的な観点に基づいている。しかしながら，マクロな現象でみればこの2つの観点は基本的に同等である。MR信号発生

の定量的な側面は古典力学に基づく概念を用いるとうまく視覚化できるため，古典力学で使われる記号や記述を用いて説明していく．

共通する用語と記号

MR信号の発生過程を明確に記述するために，最初にいくつかの共通する用語と記号を紹介する．**スカラー**(scalar)は，ある特性の大きさを表す量である．スカラーの例としては，質量，電荷，長さ，面積などが挙げられる．また，「ある人の質量は70 kgである」というように，スカラーは単位をもつこともある．スカラーはイタリック体で表記する（例えば，巨視的磁化の大きさはMと表される）．**ベクトル**(vector)は，大きさと方向の両方をもつ量もしくは事象である．ベクトルの例としては，力，速度，運動量，電磁場などが挙げられる．ベクトルはボールド体(太字)で表記する（例えば，巨視的磁化ベクトルは**M**と表される）．ベクトルは方向をもつため，スカラーのように単純に加算や乗算はできない．

2つのベクトルの**内積**(dot product)（もしくはスカラー積）は，対応する要素同士の積の和で得られるスカラー量のことである．二次元のベクトル**A**と**B**について考えてみる．この**A**と**B**の内積は**A**・**B**と表され，その大きさは$AB\cos\theta$となる．ここでA，Bはそれぞれベクトル**A**，**B**の大きさであり，θは2つのベクトルのなす角である．内積をとるためには，2つのベクトルの要素数は同じでなければならない．

2つのベクトルの**外積**(cross product)（もしくはベクトル積）は，これらのベクトルが乗る平面に対して垂直なベクトルを生成する．ベクトル**A**と**B**の外積は**A**×**B**と表され，その大きさは$AB\sin\theta$となる．ここでA，Bはそれぞれベクトル**A**，**B**の大きさであり，θは2つのベクトルのなす角である．外積の方向は，右手の法則で決まる．右手の親指以外の4本の指をベクトル**A**から**B**に向かって曲げ，親指を**A**と**B**が乗る平面に垂直な方向に向けたときの方向が外積の方向となる．外積で得られたベクトルの大きさは，ベクトル**A**，**B**でできる平行四辺形の面積と一致する．**A**と**B**が既知であれば，その外積**C** = **A**×**B**は以下で与えられる．

$$C_x = A_y B_z - A_z B_y$$
$$C_y = A_z B_x - A_x B_z$$
$$C_z = A_x B_y - A_y B_x$$

スカラー
大きさをもつが方向はもたない量．本書ではイタリック体で記す．

ベクトル
大きさと方向の両方をもつ量．本書ではボールド体(太字)で記す．

内積
2つのベクトルのスカラー積．各成分同士の積の和で得られる．

外積
2つのベクトルのベクトル積．得られるベクトルの方向はもとの2つのベクトルが乗る平面に垂直で，大きさは2つのベクトルの大きさの積と2つのベクトルのなす角の正弦との積である．

核スピン

すべての原子核がMR信号を生み出すわけではない．MRIに使える原子核は，磁気モーメントと角運動量の双方をもたなければならない．これについては第4, 5章で説明する．奇数個の陽子（もしくは奇数個の中性子）をもつ原子核は，電荷か原子量のどちらかが均等に分布しておらず，その原子核は**核磁気共鳴特性**〔nuclear magnetic resonance (NMR) property〕をもつため，MRIを用いて検出できる．MRIでよく使われる原子核は多くはないが，^{1}H，^{13}C，^{19}F，^{23}Na，^{31}Pなどが挙げられる．これらNMR特性をもつ原子核は**スピン**(spin)と呼ばれ，ある空間内におけるそのような原子核の集まりは，**スピン系**(spin system)として知られている．生体内では水が豊富に存在しているため，水素原子核(^{1}H)も多く，MRIで最も一般的な信号源として水素原子核が用いられる．そのため，以下のスピンに関する議論には，水素原子核(すなわち1つの陽子からなる物質)を使う．[訳注5]

核磁気共鳴(NMR)特性
磁気モーメントと角運動量の双方をもつ原子核に対して与えられる標識．この双方をもつことで，核磁気共鳴効果が生じる．

スピン
NMR特性(すなわち，磁気モーメントと角運動量の両方)をもつ原子核．

スピン系
ある空間内にあるNMR特性をもつ原子核の集団．

訳注5) 以下，陽子(proton)をプロトンと訳す．

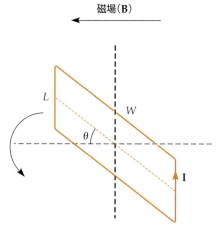

図3-13 電流ループのかかるトルク
電流ベクトル(**I**)が流れる矩形の電流ループ($W×L$)が磁場(**B**)に対して角度(θ)で置かれると、トルクが生じる。

磁気モーメント(μ)
磁石、運動する電荷、電流が流れているコイルが磁場中に置かれたときにかかるトルク（回転力）。

トルク
回転運動を誘発する応力。

右ねじの法則
運動する電荷や電流から磁気モーメントの方向を決めるための方法。スピンの方向に右手の指を曲げると、親指の方向が磁気モーメントの向きとなる。

磁気モーメント

プロトンは、その表面に正の電荷が分布している小さな球として視覚化できる。熱エネルギーにより、プロトンは高速で自転している。プロトンの自転運動は円電流を生み出し、それにより小さな磁場が生じる。その磁場の強さは、**磁気モーメント**〔magnetic moment (μ)〕として表される。動いている磁石、電流が流れているコイル、動いている電荷などはすべて磁気モーメントをもち、その強度は外部磁場が磁石・コイル・電荷に与える最大トルクと外部磁場の強度(B)との割合から計算できる。磁気モーメントの単位はアンペアにメートルの二乗を掛けたもの(Am^2)である。磁気モーメントを視覚的に捉えるには、長さ(L)、幅(W)の矩形の電流ループに電流ベクトル(**I**)を流したものを、外部磁場(**B**)に置いた状況を考えればよい(**図3-13**)。この矩形のループは単純化したものであり、スピンは磁場中で円電流を形成することに留意すべきである。磁場(**B**)中で、銅線の長さ(L)の部分にかかる応力(**F**)は、次式で与えられる。

$$\mathbf{F} = \mathbf{I} \times \mathbf{B}L \tag{3-1a}$$

銅線の長さ(L)の部分にかかる応力は、それが磁場に対して垂直のときに最大(スカラー量：F_{max})となり、次式で与えられる。

$$F_{max} = IBL \tag{3-1b}$$

簡単にいうと、その応力は磁場強度(B)と電流量(I)に比例する。すなわち、磁場強度が上昇すると応力も上昇する。この磁場中の物体にかかる応力は回転を生じさせ、その回転力は**トルク**(torque)と呼ばれる。このように、トルクは時間的な回転モーメントの変化として考えられる。磁場によって生じる最大トルクの大きさ(τ_{max})は、電流の流れる辺に生じる最大応力に矩形ループの幅(W)を掛けることにより求まる。長さ(L)と幅(W)の積は面積(A)として表すことができるため、τ_{max}はループ全体にかかる応力と考えられ、次式で与えられる。

$$\tau_{max} = IBLW = IBA \tag{3-2}$$

磁気モーメント(μ)は最大トルク(τ_{max})を磁場強度(B)で割ったものと定義され、電流と電流ループの面積との積(IA)で与えられる。

$$\mu = \frac{\tau_{max}}{B} = IA \tag{3-3}$$

磁気モーメントベクトルの方向は、電流の方向をもとにして**右ねじの法則**(right-handed screw rule)で規定される。強磁場中の単一プロトンでは、この方向は一般的に磁場の主軸に平行である。

角運動量

プロトンは質量をもつため、その自転運動は角運動量(**J**)をもつ。角運動量は物体の回転方向と速度を定義するベクトルである。これは外部からのトルクがあれば変化し、なければ保存される。定量的には、角運動量(**J**)は、質量(m)と角速度(ω)と半径(r)の

二乗の積で与えられる。

$$\mathbf{J} = m\omega r^2 \tag{3-4}$$

角運動量もベクトルであり，その方向は回転方向をもとにして右ねじの法則で規定される。電流の向きや回転を決めるベクトルも同じ方向を向くので，磁気モーメントと角運動量との間には比例係数が存在する。この比例係数はγで表される。

$$\boldsymbol{\mu} = \gamma \mathbf{J} \tag{3-5}$$

式3-5は，(回転するプロトンの電荷で決まる)磁気モーメントと(自転するプロトンの質量で決まる)角運動量が同じ方向であり，その大きさはある係数(γ)により規定されることを表している。このことには重要な意味がある。

　γが何を表しているかを理解するために，最も単純な原子核，すなわち1つのプロトンについて考えてみよう。まず，プロトンの電荷(q)は無限小に小さな空間にあり，プロトンは半径(r)の円軌道を周期(T)で周回する，と仮定する。式3-3から，運動する電荷の磁気モーメントの大きさ(μ)は，電流量(電荷を周期で割ったもの)と閉軌道の面積〔半径(r)の円の面積(πr^2)〕との積で与えられる。

$$\mu = IA = \frac{q}{T}\pi r^2 \tag{3-6}$$

一方，プロトンの角速度は，1周分の円の角度(2πラジアン)を周期(T)で割ればよい。これらを式3-4に代入すると，角運動量の大きさ(J)がわかる。

$$J = m\omega r^2 = m\frac{2\pi r^2}{T} \tag{3-7}$$

式3-6と式3-7を式3-5に代入すると，次式により比例係数(γ)が得られる。

$$\gamma = \frac{\mu}{J} = \frac{\left(\frac{q}{T}\right)\pi r^2}{m\left(\frac{2\pi r^2}{T}\right)} = \frac{q\pi r^2}{2m\pi r^2} = \frac{q}{2m} \tag{3-8}$$

式3-8の最終結果は単純明解で，比例係数(γ)はプロトンの電荷(q)と質量(m)のみによる，ということである。プロトンだけでなくあらゆる原子核は電荷も質量も変化しないため，γは原子核によって決まる定数であり，磁場強度や温度，その他の要因は関係ない。この定数は，磁気回転比〔gyromagnetic ratio (γ)〕と呼ばれ，MRIでは重要である。

　実際には，プロトンを円運動する点電荷とした仮定では，その磁気モーメントと角運動量は正確にモデル化することはできない。そのため，このγの値は近似値である。プロトンの質量が約1.67×10^{-27} kg，電荷が約1.60×10^{-19} Cであるので，式3-8より，γは4.79×10^7 rad/秒/Tとなる。より正確には，実験的にγは2.67×10^8 rad/秒/Tと推定されている。式3-8は磁気回転比の非常に粗い推定式であるが，それでもやはり，γが各原子核に固有の値であることを証明している。その他の原子核における磁気回転比の計測結果は，^{13}C：6.73×10^7 rad/秒/T，^{19}F：2.52×10^8 rad/秒/T，^{23}Na：7.08×10^7 rad/秒/T，^{31}P：1.08×10^8 rad/秒/Tである。

磁気回転比(γ)
スピンの電荷と質量の間の比例定数(訳注：この記述は正しくない。正しくは「共鳴周波数と磁場強度の間の比例定数」)。原子核が異なると，磁気回転比も異なる。

図3-14 **磁場中の運動** (A)棒磁石は外部磁場中に置かれると，主磁場方向を横切るように振れる。(B)外部磁場(B_0)中のスピンは，磁気モーメント(μ)と角運動量(J)の双方をもち，磁場の主軸周りに歳差運動を行う。μとB_0の外積で歳差運動の方向が決まる。θはスピンの自転軸と磁場方向との間の角度を示す。

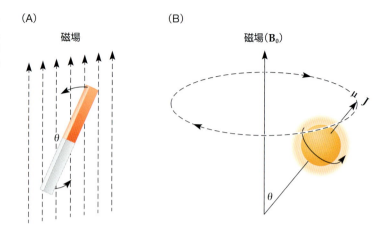

外部磁場中のスピン

図3-6のように，均一な外部磁場中にプロトンを置くと，プロトンは**平行状態**(parallel state)（磁場と同じ向き）か**反平行状態**(antiparallel state)（磁場と逆向きの状態）のいずれかをとり，平衡となる。慣例的に，MRIでは平行状態を主磁場（B_0）の方向としている。両方の状態は平衡であるが，スピンのエネルギー準位は平行状態のほうが反平行状態より低いため，平行状態のほうがスピンは安定している。プロトンスピンは磁気モーメントと角運動量の双方をもつので，どちらに状態にあるにせよ，外部磁場方向に**歳差運動**(precession)する。

スピンの歳差運動

外部磁場のスピンの運動に対する影響をより詳細にみる前に，単純なアナロジーを考えてみよう。静磁場の中に，自転していない棒磁石を磁場方向から角度（θ）だけ傾けて置くと，棒磁石は主磁場を横切るように振れる（**図3-14**Aでは左右に振れる）。しかし，磁石が自転していると振れる代わりに歳差運動する。これが原子核に起こっていることである。プロトンは磁気モーメントと角運動量の双方をもつので，図3-14Bのように外部磁場方向を軸にして歳差運動する。MRIで対象となるスピンの歳差運動の周波数を知ることは有用であり，本項では磁場中の水素原子核の歳差運動の周波数を求めてみる。

運動する電荷は，その運動の方向が主磁場に対して垂直のときに，磁気モーメント（μ）と磁場強度（B）の積と等しい最大トルク（τ_{max}）を受ける。

$$\tau_{max} = \mu B \tag{3-9}$$

しかし，磁場に対する運動方向が垂直でなく角度（θ）だけ傾いている場合，電荷にかかるトルクは小さくなる。より明確にいうと，磁気モーメントベクトルの磁場に対して垂直な成分のみが，トルクに影響する。図3-14Bが示すように，磁気モーメントベクトル（μ）の磁場に垂直な成分は，$\mu \sin \theta$ である。これらを考慮すると，トルク（τ）は次式で与えられる。

$$\tau = \mu B \sin \theta \tag{3-10a}$$

ベクトル形式で書くと，

平行状態
主磁場に沿った方向に原子スピンが歳差運動する低いエネルギー状態。

反平行状態
主磁場と逆（正反対）に向いて原子スピンが歳差運動する高いエネルギー状態。

B_0
MRI装置内の強い静磁場。

歳差運動
自転する物体のジャイロスコープのような運動。コマのように，スピンの回転軸そのものが中心軸周りに回転する。

$$\tau = \mu \times \mathbf{B} \qquad (3\text{-}10\text{b})$$

となる。MRIでは主磁場は$\mathbf{B}_0$であるので，

$$\tau = \mu \times \mathbf{B}_0 \qquad (3\text{-}10\text{c})$$

となる。この式は，スピンの磁気モーメントにかかるトルクが，磁気モーメントと主磁場の外積で与えられることを示している。

ここで，トルクが角運動量の時間的な変化を表していることを思い出すと，トルクは角運動量の時間に対する微分で与えられる。

$$\tau = \frac{d\mathbf{J}}{dt} \qquad (3\text{-}11)$$

式3-11で得られたτを式3-10cに代入すると次式が得られる。

$$\frac{d\mathbf{J}}{dt} = \mu \times \mathbf{B}_0 \qquad (3\text{-}12)$$

式3-5から，角運動量($\mathbf{J}$)は磁気モーメント(μ)を磁気回転比(γ)で割ったものとわかっているので，主磁場($\mathbf{B}_0$)中の磁気モーメントの変化は次式から算出できる。

$$\frac{d\mu}{dt} = \gamma(\mu \times \mathbf{B}_0) \qquad (3\text{-}13)$$

式3-12と式3-13は，スピンにかかるトルク($\mu \times \mathbf{B}_0$)が角運動量と磁気モーメントに時間的な変化を引き起こすことを数学的に表している。

Thought Question

なぜスピンにトルクがかかると歳差運動が起こるのか？　より一般化すると，どうして自転する物体は中心軸周りに歳差運動するのか？

歳差運動の周波数を求めるには，式3-13のベクトル構造を単純にしなければならない。そのためには，ベクトルμを三次元の各成分に分けて書けばよい。時間(0)におけるx，y，z成分をμ_{x0}，μ_{y0}，μ_{z0}とする。全磁気モーメント〔$\mu(0)$〕は，これら3つの成分の足し合わせである。ここで，$\mathbf{x}$，$\mathbf{y}$，$\mathbf{z}$を各方向への単位ベクトルとすると，

$$\mu(0) = \mu_{x0}\mathbf{x} + \mu_{y0}\mathbf{y} + \mu_{z0}\mathbf{z} \qquad (3\text{-}14)$$

となる。これを用いると，式3-13を3つのスカラーの方程式に分解できる。

$$\frac{d\mu_x}{dt} = \gamma \mu_y B_0 \qquad (3\text{-}15\text{a})$$

$$\frac{d\mu_y}{dt} = -\gamma \mu_x B_0 \qquad (3\text{-}15\text{b})$$

$$\frac{d\mu_z}{dt} = 0 \qquad (3\text{-}15\text{c})$$

ここではこれ以上の数式展開は行わないが，その結果を簡単に以下にまとめる。磁気モーメントのx成分は，その時点でのy成分に依存し，例えばy成分が大きいときにはx成分は早く変化する。y成分の変動は，同様にx成分に依存する。磁気モーメントのz成分は変化しない。これらは一見複雑なようにみえるが，単にz軸周りの円形の軌道を磁気モーメントが回っていることを示しているだけである。すでに学んだように，この円運動は歳差運動として知られている。

式3-15の微分方程式を解くことは導入の範囲を越えるものであるが，興味のある読者のために記しておく。時間(0)での初期状態(μ_{x0}, μ_{y0}, μ_{z0})が与えられたとき，その解は，

$$\mu(t) = (\mu_{x0}\cos\omega t + \mu_{y0}\sin\omega t)\mathbf{x} + (\mu_{y0}\cos\omega t - \mu_{x0}\sin\omega t)\mathbf{y} + \mu_{z0}\mathbf{z} \quad (3\text{-}16)$$

となる。$\mathbf{x}$, $\mathbf{y}$, $\mathbf{z}$は各方向への単位ベクトルであり，$\cos\omega t$と$\sin\omega t$の項は磁気モーメントが角速度(ω)で回転していることを示している。角速度(ω)はγB_0で与えられ，これが**ラーモア周波数**(Larmor frequency)に2πを掛けたものに一致することは重要である。

ラーモア周波数
ある強度の磁場中にあるスピンの共鳴周波数。スピンを高エネルギー準位に励起するために必要な電磁放射の周波数と定義される。低エネルギー準位に戻る際に放出される周波数でもある。

巨視的磁化(M)
スピン系内のあらゆるスピンの磁気モーメントの和。

平行状態と反平行状態とのエネルギー差

スピン系の**巨視的磁化**〔net magnetization (**M**)〕は，歳差運動している平行状態のスピンと反平行状態のスピンとの相対的な割合で決まる。いくつかのスピンのエネルギー準位が変化すると，巨視的磁化も変化する。この変化が及ぼす影響を理解するために，各スピン状態のエネルギー差，スピンの励起，信号の受信，という3つの概念について説明する。

スピンを低エネルギー準位(平行状態)から高エネルギー準位(反平行状態)へと遷移させるためには，エネルギーを与えなければならない。必要なエネルギーもしくは仕事(W)は，180度分のトルクを積分することで求められる。

$$W = \int_0^\pi \tau\, d\theta = \int_0^\pi \mu B\sin\theta\, d\theta = -\mu B_0 \cos\theta\, |_0^\pi = 2\mu B_0 \quad (3\text{-}17)$$

ここで，片端を中心として上下に回転するバーのアナロジーに戻って考えてみよう(図3-7)。バーを安定な下向きの位置から不安定なバランスを保った位置まで回転させるには，全回転角分の外部応力(トルク)が必要である。同様に，プロトンのスピンの状態を変えるには，全仕事(W)を行うのに十分なトルクを与える必要がある。ここで，Wは磁気モーメント(μ)と磁場強度(B_0)のみによって規定されることを強調しておく。磁場強度が強いと，スピンの状態遷移に必要な仕事量は増加する。

仕事量(W)は，2つの状態の差(ΔE)と同等であると考えられる。スピンが状態遷移するとき，電磁パルスとして吸収したエネルギーを放出することを思い出そう。この電磁パルスの周波数(ν)は2つの状態のエネルギー差で決まり，ボーアの周波数条件で与えられる。

$$\Delta E = h\nu \quad (3\text{-}18)$$

ここで，hはプランク定数である。式3-17と式3-18を合わせると次式が得られる。

$$\nu = \frac{\Delta E}{h} = \frac{2\mu}{h} B_0 \tag{3-19}$$

実験的に，プロトンの角運動量(J)の縦方向(磁場方向)の成分は$h/4\pi$であることがすでにわかっている。このように，縦方向の磁気モーメントは式3-5を用いて計算でき，次式で与えられる。

$$\mu = \gamma \frac{\hbar}{2} = \gamma \frac{h}{4\pi} \tag{3-20}$$

ここで，$\hbar$は換算プランク定数もしくはディラック定数と呼ばれ，プランク定数hを2πで除したものである。式3-20を式3-19に代入すると，電磁パルスの周波数(ν)が，磁気回転比(γ)を2πで割り磁場強度を掛けたものに等しいことがわかる。

$$\nu = \frac{2\mu}{h} B_0 = \mu \frac{2B_0}{h} = \gamma \left(\frac{h}{4\pi}\right)\left(\frac{2B_0}{h}\right) = \frac{\gamma}{2\pi} B_0 \tag{3-21}$$

ここで一息ついて，今までのことをまとめてみよう。第1に，核スピンは磁気モーメントと角運動量で特徴づけられ，両者は同じ方向を向くベクトルで表される。磁気モーメントは角運動量に磁気回転比(γ)を掛けたものである。第2に，磁場中のスピンは磁場と同じ方向を向く低エネルギー準位か，反対方向を向く高エネルギー準位のいずれかをとる。低エネルギー準位から高エネルギー準位へ遷移するためには，スピンは電磁エネルギーを吸収する必要がある。逆に，高エネルギー準位から低エネルギー準位へ遷移するときには，スピンは電磁エネルギーを放出する。第3に，式3-21から示されるように，吸収もしくは放出する電磁エネルギーの周波数はスピンの磁気回転比と磁場強度にのみ依存する。そのため，強度がわかっている磁場中のいかなる原子核も，状態を遷移させるために必要な電磁波の周波数を計算できる。この周波数(ν)はラーモア周波数と等しい。角速度(ω)と周波数(ν)とはお互いに直接関連しているが，単位は異なっており，値も2π倍異なる。角速度の単位は(rad/秒)，周波数の単位は(Hz)である。

式3-21の$\gamma/2\pi$はそれぞれの原子核に固定の定数であり，その単位は周波数を磁場強度で割ったもの(Hz/T)であることは覚えておくべきである。水素原子核の場合，その値は42.58 MHz/Tである。そのため，一般的な3Tスキャナにおける水素のラーモア周波数は約127.74 MHzである。この周波数は電磁スペクトルのラジオ周波数帯域にある。ヒトを3Tスキャナに入れ，127.74 MHzの周波数の電磁エネルギーを与えると，頭部のいくつかの水素原子核は低エネルギー準位から高エネルギー準位へと遷移する。このような，ある原子核に状態遷移を起こすためには固有の周波数をもつエネルギーが必要であるという考え方は，磁気共鳴の基本原理である。

ωとνが関係しているということは，ラーモア周波数が磁場中にあるスピンの2つの特性(すなわち，スピンのエネルギー準位の遷移時に吸収・放出するエネルギーと，外部磁場に平行な軸に沿って歳差運動する周波数)を支配していることを意味する。この関係はMR信号の発生を理解するために重要である。エネルギー準位の遷移は量子力学の概念であり，スピンのとりうる状態のエネルギー準位は離散的で固有の間隔がある。歳差運動の周波数は古典力学の概念であり，空間内における粒子(例えば，プロトン)の運動を記述する。しかしながら，ωとνは同じ量を表しているため，古典力学と量子力学という2つの捉え方がMR現象を記述する際に統一された。MR信号の発生を記述する基本的な方程式を導くために，スピンの量子力学的な振る舞いを古典力学を用いて図示できるようになったのは，このためである。

スピンの磁化

ここまでの議論から，外部磁場中にある個々の原子核のスピン特性に関する基礎的で定量的な解析法が理解できたことだろう。これまでに紹介した方程式を用いることで，スピンの磁気モーメントと角運動量を特徴づけ，どのようにスピンが低エネルギー準位から高エネルギー準位へ遷移するかを数値で計算でき，磁場によりスピンがどのように歳差運動するかを予測できる。Rabiをはじめとする黎明期のMR物理研究者が個々の原子核の特性に興味をもった一方で，fMRI研究者は1つの原子核の振る舞いには興味がなく，その代わりに様々な特性をもつであろう多くのプロトンで構成されるヒトの脳内領域に興味をもっている。前述のように，体内で最も多い原子核は水素原子核である(基本的には水分子に含まれている)ため，以下の議論では水素に焦点をあてる。

磁場がない状態では，物体内にある核スピンの回転軸は様々な方向を向いており，巨視的磁化(つまり個々の磁気モーメントの和)はゼロとなる。物体が磁場中に移動すると，すべての磁気モーメントは平行状態もしくは反平行状態に向きがそろう。平行状態をp，反平行状態をaと表し，ある原子核が平行状態にある確率をP_p，反平行状態にある確率をP_aとすると，すべてのスピンは平行状態もしくは反平行状態にあるためその確率の和は1になる。

$$P_p + P_a = 1 \tag{3-22}$$

この2つの状態にあるスピンが同数であれば，巨視的磁化はゼロになる。幸いなことに，MRIで用いられる原子核は通常，平行状態(低エネルギー準位でより安定な状態)にあるスピンが反平行状態(高エネルギー準位)あるスピンよりも多いため，巨視的磁化はゼロにならない。これら2つのスピンの状態の割合は，エネルギー差(ΔE)と温度(T)に依存し，ボルツマン定数k_B (1.3806×10^{-23} J/K)を用いて次式で与えられる。

$$\frac{P_p}{P_a} = e^{\Delta E / k_B T} \tag{3-23}$$

式3-23は，熱平衡状態でのスピンの分布確率を示している。ボルツマン定数は非常に小さい値であるが，ΔEはさらに小さな値をとることを考慮すると，$\Delta E / k_B T$は1よりも十分に小さい値をとる。非常に小さい指数xに対して，指数関数e^xは$1 + x$で近似できるため，式3-23は次式のように近似できる。

$$\frac{P_p}{P_a} \approx 1 + \frac{\Delta E}{k_B T} \tag{3-24}$$

式3-24は高温近似と呼ばれている。式3-22と式3-24を解くと次式が得られる。

$$P_p - P_a = \frac{1 + \frac{\Delta E}{k_B T}}{2 + \frac{\Delta E}{k_B T}} - \frac{1}{2 + \frac{\Delta E}{k_B T}} = \frac{\frac{\Delta E}{k_B T}}{2 + \frac{\Delta E}{k_B T}} \approx \frac{\Delta E}{2 k_B T} \tag{3-25}$$

$P_p - P_a$という値は，平衡状態にあるスピンが反平行状態にあるスピンよりどれだけ多いかを表している。これらのスピンの1つ1つが，磁気モーメント(μ)にz成分(μ_z)だけ寄与している。そのため，巨視的磁化(磁気モーメントの合計)は，単純にこの割合($P_p - P_a$)に単位体積あたりのプロトンの数(n)と各スピンの磁気モーメントのz成分

(μ_z)を掛け合わせたものである。巨視的磁化(**M**)は，z方向の単位ベクトルを**z**とすると次式で与えられる。

$$\mathbf{M} = (P_p - P_a)n\mu_z\mathbf{z} = \frac{\Delta E}{2k_BT}n\mu_z\mathbf{z} \quad (3\text{-}26)$$

室温では，平行状態と反平行状態にある水素原子核のスピン数の差は，1Tあたり0.003％と非常に小さい。巨視的磁化は主磁場(つまりz方向)に対して平行で，温度が変わらない限りその大きさは変わらない。温度が上がると巨視的磁化は低下する。また，より重要なこととして，エネルギー差(ΔE)は磁場強度に比例して増加するので，巨視的磁化は磁場強度にも比例する。これが，磁場強度を強めると得られるMR信号強度が増強する理由である。

初期状態では，巨視的磁化は主磁場方向を向いているが，平衡状態では歳差運動の角度は0度である。励起パルスにより初期位置から傾けると，式3-15で示した磁気モーメントのように巨視的磁化は磁場の主軸周りに歳差運動を始める。励起パルス直後の時間(0)での巨視的磁化の運動は，次の3式で与えられる。

$$\frac{dM_x}{dt} = \gamma M_y B_0 \quad (3\text{-}27\text{a})$$

$$\frac{dM_y}{dt} = -\gamma M_x B_0 \quad (3\text{-}27\text{b})$$

$$\frac{dM_z}{dt} = 0 \quad (3\text{-}27\text{c})$$

これらの方程式は式3-15とほぼ同じであるが，式3-15は各スピンの磁気モーメント(μ)を示す式であるのに対して，式3-27はスピン系の巨視的磁化(M)を示す式である。この式の解，つまりある時間での巨視的磁化は，式3-16と似た次式で与えられる。

$$\mathbf{M}(t) = M_{x0}(\mathbf{x}\cos\omega t - \mathbf{y}\sin\omega t) + M_{y0}(\mathbf{x}\sin\omega t + \mathbf{y}\cos\omega t) + M_{z0}\mathbf{z} \quad (3\text{-}28)$$

ここで，M_{x0}，M_{y0}，M_{z0}は，巨視的磁化の初期値である。まとめると，物体内の巨視的磁化は各スピンの磁気モーメントと似た振る舞いをし，主磁場の軸周りにラーモア周波数で歳差運動する。これは単一のスピンのエネルギー準位に影響を与えたのと同じように，巨視的磁化ベクトルの運動にも影響を与えることを示唆している。つまり，ラーモア周波数の電磁エネルギーを与えると巨視的磁化を歳差運動させることができる，ということである。次項ではこの考えを証明していく。

スピン系の励起と信号の受信

では次に，MR信号がどのように生じるのかをみてみよう。より視覚化しやすいように，またその次の段階として，発生した信号を定量しやすいように，今までに紹介した方程式を利用し古典力学的な考え方をしよう。

スピンの励起

スピン系の巨視的磁化の歳差運動を計測することによって，その性質のいくつかがわかってくる。例えば，式3-26に基づけば，単位体積内のプロトンの数(n)(つまりプロトン密度)を推定できる。しかし，スピン系の巨視的磁化を直接計測することはできな

図3-15 回転磁場の発生 頭部用ボリュームコイルの2つの回路にそれぞれ位相が90度ずれた電流を流して駆動する。これによりMRIスキャナに回転する電磁場を発生させ，共鳴周波数(ラジオ周波数帯域)で効率的な励起を起こすことができる。

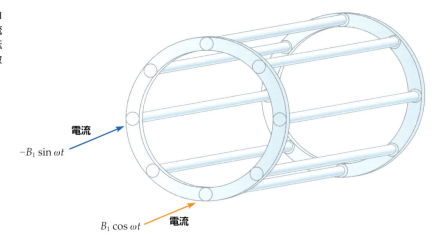

励起
サンプルにその共鳴周波数で電磁エネルギーを送る処理(送信とも呼ばれる)。励起パルスをスピン系に与えると，いくつかのスピンは低エネルギー準位から高エネルギー準位へ遷移する。

共鳴
小さなエネルギーであっても，系に固有の一定周期で繰り返し与えると大きな変動を生むという物理現象。

実験室系
MRI装置の磁場に固定されている通常の座標系。

回転座標系
対象となるスピンのラーモア周波数で回転する座標系。励起効果を数学的に単純に記述するため導入された。

い。そのため，未知の物体の質量をその物体を持ち上げることによって推定するアナロジーにあったように，平衡状態にあるスピン系を乱し，スピン系に対する外乱への反応を計測するための非直接的な手法を探しあてる必要がある。この過程を**励起**(excitation)と呼ぶ。

典型的なMRI実験では，サンプルはスキャナの中心の強く均一な磁場中に置かれる。すると，その巨視的磁化はラーモア周波数で歳差運動を始める。水素の場合，スキャナの磁場強度を3Tとすると，巨視的磁化は主磁場ベクトルに対し1秒あたり約1億2800万回転で歳差運動する。磁化ベクトルの回転はあまりに速いので，単一の電磁パルスで磁化を変化させるのはとても難しい。その代わり，ある程度の時間にわたり特定の周波数でエネルギーを与え続ける。振動する系に対する周波数の影響を理解するために，ブランコを例に考えてみよう。ブランコをその固有周波数に合わせて押すと，たとえとても小さな力であっても，いずれゆれの速度，つまりはエネルギーが増加する。たとえ小さな力でもある周波数で加え続ければ大きな変動を引き起こすという現象は，**共鳴**(resonance)(もしくは共振)として知られている。MRIスキャナでも同様の原理を利用しており，スピンにトルクを生じさせてスピンを乱すために，スピン歳差運動の周波数(すなわち，ラーモア周波数)の電磁波励起パルス($\mathbf{B}_1$)を送信する専用のRFコイルが用いられている(図3-15)。

$$\mathbf{B}_1 = B_1 \mathbf{x} \cos \omega t - B_1 \mathbf{y} \sin \omega t \qquad (3\text{-}29)$$

次に，サンプルにこの電磁パルスを与えたときの影響をみてみよう。スピンも励起を起こすための磁場もラーモア周波数で回転しているので，同じ周波数で回転している回転座標系を用いて考えてみる。わかりやすくするために，スキャナの磁場に沿った通常の座標系を**実験室系**(laboratory frame)(図3-16A)，ラーモア周波数で回転している座標系を**回転座標系**(rotating frame)(図3-16B)とする。ここで，メリーゴーラウンドに乗った子どもを見ている状況を想像してほしい。あなたがメリーゴーラウンドの外に立っている場合，あなたは実験室系で子どもが回っているのを見ていることになる。一方，あなたもメリーゴーラウンドに乗っていて一緒に回りながら子どもを見ている場合，あなたは回転座標系にいることになる。後者の場合，子どもと同じ速度で回っているので，あなたの視点からは子どもはじっとしているようにみえる。回転座標系の水平面上にある単位ベクトルは，$\mathbf{x}'$と$\mathbf{y}'$で表され，実験室系の単位ベクトル($\mathbf{x}$, $\mathbf{y}$)とは次式のような関係がある。

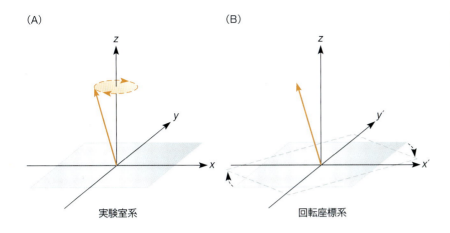

図3-16 実験室系と回転座標系 (A)実験室系では磁化はz軸(主磁場方向)周りに特定の周波数で回転する。回転座標系(x'-y'で規定される)では水平面(x-y平面)が磁化と同じ周波数で回転しているため、磁化は静止して見える。

$$\mathbf{x}' = \mathbf{x}\cos\omega t - \mathbf{y}\sin\omega t \tag{3-30}$$

$$\mathbf{y}' = \mathbf{x}\sin\omega t + \mathbf{y}\cos\omega t \tag{3-31}$$

回転座標系ではスピンも励起パルスも静止しており、その後の原理の定式化が簡単になる。巨視的磁化(**M**)はz軸に対して静止しており、実験室系では回転している励起パルス(**B**$_1$)も回転座標系で新たに定義されたx'軸に対して静止していることになる。したがって、次式が得られる。

$$\mathbf{M} = M_0 \mathbf{z} \tag{3-32a}$$

$$\mathbf{B}_1 = B_1 \mathbf{x}' \tag{3-32b}$$

このような磁化に対しても、式3-13が示すように、巨視的磁化の時間変化は巨視的磁化と励起パルスとの外積、つまりトルク($\gamma\mathbf{M}\times\mathbf{B}$)で決まる。

$$\frac{d\mathbf{M}}{dt} = \gamma\mathbf{M}\times\mathbf{B} \tag{3-33}$$

式3-33では、巨視的磁化にかかるトルクはスピン系が影響を受ける磁場の合計(**B**)による。この磁場は静磁場(**B**$_0$)と励起パルス(**B**$_1$)という2つの磁場の合計である。この励起パルスによる励起は、その周波数がサンプルの共鳴周波数と一致するとき、**オンレゾナンス励起**(on-resonance excitation)と呼ばれ、このとき巨視的磁化はz軸から水平面(x-y平面)に向かって単純に回転する。パルスの周波数が少しだけずれていれば**オフレゾナンス励起**(off-resonance excitation)と呼ばれ、その効率は大きく低下する。この効率の低下は直感的には理解しやすいが、数学的には複雑である。スピンが受ける実効的な磁場は単なる**B**$_1$ではなく、**B**$_1$と**B**$_0$で決まる新しい磁場(**B**$_{1\text{eff}}$)となる。興味のある読者のため、**B**$_{1\text{eff}}$についてはBox 3-1に示しておく。その結論だけが知りたい読者は式3-37を参照してほしい。

オンレゾナンス励起
サンプルの共鳴周波数で励起パルスが与えられたときの、最も効率の高い励起。

オフレゾナンス励起
サンプルの共鳴周波数から少しずれた周波数の励起パルスが与えられたときの、効率の低い励起。

B$_{1\text{eff}}$
励起中にスピン系にかかる実効磁場。

Box 3-1　回転座標系に関する定量的考察

　回転座標系を使うことで，巨視的磁化の時間的な変化をより簡単に理解できるようになる。しかし，この単純さの裏には複雑な微分方程式が隠されている。ここでは，巨視的磁化の時間変化を数学的に検出してみよう。ここを読めば，回転座標系を導入する重要性を感じることができるだろう。
　$d\mathbf{M}/dt$を回転座標系に合わせて書き換えると，次式が得られる。

$$\frac{d\mathbf{M}}{dt} = \frac{d(\mathbf{x}'M_{x'} + \mathbf{y}'M_{y'} + \mathbf{z}'M_{z'})}{dt}$$
$$= M_{x'}\frac{d\mathbf{x}'}{dt} + M_{y'}\frac{d\mathbf{y}'}{dt} + \mathbf{x}'\frac{dM_{x'}}{dt} + \mathbf{y}'\frac{dM_{y'}}{dt} + \mathbf{z}'\frac{dM_{z'}}{dt} \tag{3-34}$$

この式は巨視的磁化ベクトルのそれぞれの方向への変化を表している。式3-34の右辺の最初の2項に関しては，次式により理解しやすくできる。

$$\frac{d}{dt}\begin{pmatrix}\mathbf{x}'\\ \mathbf{y}'\end{pmatrix} = \begin{pmatrix}\omega\cdot(-\mathbf{x}\sin\omega t - \mathbf{y}\cos\omega t)\\ \omega\cdot(\mathbf{x}\cos\omega t - \mathbf{y}\sin\omega t)\end{pmatrix} = \begin{pmatrix}\omega\cdot(-\mathbf{y}')\\ \omega\cdot(\mathbf{x}')\end{pmatrix} = -\omega\mathbf{z}\times\begin{pmatrix}\mathbf{x}'\\ \mathbf{y}'\end{pmatrix} \tag{3-35}$$

ここで$\omega\mathbf{z}$は，z方向を向き，大きさωのベクトルである。また，式3-34の右辺の残りの3項は回転座標系での磁化の変化にあたるので，それを$\delta\mathbf{M}/\delta t$と定義する（実験室系では$d\mathbf{M}/dt$）と，式3-33は次式のようになる。

$$\frac{d\mathbf{M}}{dt} = -\omega\mathbf{z}\times\mathbf{M} + \frac{\delta\mathbf{M}}{\delta t} \tag{3-36}$$

この式は，実験室系での巨視的磁化が2つの独立した成分をもつことを示している。周波数（ω）でz軸周りに歳差運動をしている成分と，z方向からx-y面に回転する成分である。式3-33を式3-36に代入すると，$\mathbf{B}_1$の周波数と振幅により決まる新しい量（$\mathbf{B}_{1\text{eff}}$）を得る。これはスピン系が受ける実効的な磁場を表しており，回転座標系内での巨視的磁化の振る舞いを決定している。

$$\frac{\delta\mathbf{M}}{\delta t} = \frac{d\mathbf{M}}{dt} + \omega\mathbf{z}\times\mathbf{M} = \gamma\mathbf{M}\times\mathbf{B} + \omega\mathbf{z}\times\mathbf{M}$$
$$= \gamma\mathbf{M}\times\left(\mathbf{B} - \frac{\omega\mathbf{z}}{\gamma}\right) = \gamma\mathbf{M}\times\mathbf{B}_{1\text{eff}} \tag{3-37}$$

　回転座標系内では，$\delta\mathbf{M}/\delta t$で与えられる巨視的磁化の時間変化は$\mathbf{B}_1$ではなく，$\mathbf{B}_{1\text{eff}}$で決定される。巨視的磁化は，励起中はベクトル$\mathbf{B}_{1\text{eff}}$の周りを回転する。

$$\frac{\delta\mathbf{M}}{\delta t} = \gamma\mathbf{M}\times\mathbf{B}_{1\text{eff}} \tag{3-38}$$

　実効励起パルス（$\mathbf{B}_{1\text{eff}}$）は，式3-37に縦方向（z方向）と横方向（x'方向）の両方の成分をも

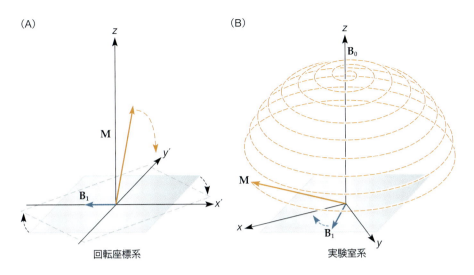

図3-17 スピンの章動 励起パルス(B_1)は縦磁化(M)を水平面に倒す。(A)回転座標系(x'-y'で規定される)では，単純な回転のようにみえるだろう(すなわち，縦磁化はなだらかに水平面に倒れる)。(B)しかし，実験室系では複雑な軌道をたどって水平面に倒れる。このような運動は章動として知られている。

たせた次式で与えられる。

$$\mathbf{B}_{1\text{eff}} = \mathbf{z}\left(B_0 - \frac{\omega}{\gamma}\right) + \mathbf{x}'B_1 \quad (3\text{-}39)$$

励起パルス($\mathbf{B}_1$)の周波数はスピン系の共鳴周波数と同じであるため，$\omega = \gamma B_0$ となり，項($B_0 - \omega/\gamma$)はゼロとなる。言い換えると，励起パルスがオンレゾナンスであれば，巨視的磁化ベクトルは回転座標系内でx'軸の周りに回転するだけとなり(図3-17A)，その角速度ω_rotは次式で与えられる。

$$\omega_\text{rot} = \gamma B_{1\text{eff}} = \gamma B_1 \quad (3\text{-}40)$$

この式から，なぜγが磁気回転比(gyromagnetic ratio)と呼ばれているかがわかる。それは，γが巨視的磁化にジャイロスコープのような回転を生じさせるために新たに加えられた磁場(ここでは$\mathbf{B}_1$)と生じた回転との比だからである。

ではここで一度立ち止まって，式3-40がいかに重要かをよく理解しておこう。この式は，ラーモア周波数をもつ電磁場が回転座標系の中で回転することを示している。この2重の回転は複雑なように思えるが，実はとても単純である(図3-17A)。回転座標系では，この回転は巨視的磁化ベクトルが縦方向(z方向)から横方向(x'-y'平面)に倒れていく様子を表している。実験室系では，巨視的磁化はラーモア周波数の回転と倒れていく回転を合わせた，らせん状の軌道をたどる。この実験室系でのらせん軌道は，**章動**(nutation)と呼ばれる(図3-17B)。巨視的磁化が倒れる角度(θ)は，電磁パルスを与えた時間(T)で決まる。

$$\theta = \gamma B_1 T \quad (3\text{-}41)$$

この単純な式から，角度(θ)〔**フリップ角**(flip angle)と呼ばれる〕だけ巨視的磁化ベクトルを倒すために電磁場を加えなければならない時間がわかる。巨視的磁化を主磁場方向から垂直な平面にまで90度倒すために必要な励起パルスは，ミリ秒単位の短時間でよいだろう。巨視的磁化が完全に縦方向を向いていれば，安定で時間がたっても変化しないことを思い出してほしい。この場合は巨視的磁化の大きさを計測できないが，励起パルスにより巨視的磁化を水平面に倒してしまえば巨視的磁化が回転するため，大きな

章動
励起中に起こる歳差運動する巨視的磁化のらせん状の変化。

フリップ角
巨視的磁化が励起により倒れる角度。

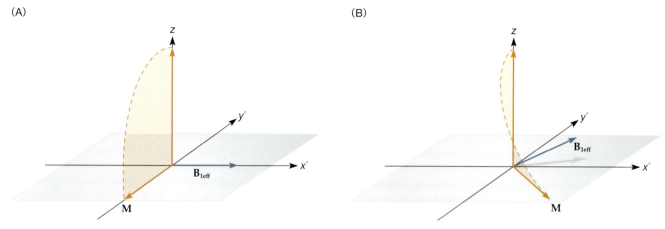

図3-18 オンレゾナンス励起とオフレゾナンス励起 (A)オンレゾナンスの励起パルスが与えられると，効率的に縦磁化を水平面に倒すことができる(橙色の軌道)。(B)オフレゾナンスの励起パルスが与えられると，非効率的な軌道を通り，より長い時間をかけて水平面に倒れる。理想的な励起は磁化を縦方向から水平面に完全に倒すことである。

変動が生じる。この磁場の変動は受信コイルで捉えることができる。さらに簡単にいうと，巨視的磁化を倒すことにより計測可能なMR信号を作り出せるのである。

Thought Question

90度励起パルスを与えた後，低エネルギー準位のスピンと高エネルギー準位のスピンの数の割合はどう変化しているのだろうか？

B_{1eff}の概念(式3-39)は，不均一磁場下でオフレゾナンス励起を行ったときのことを理解するためにも重要である。不均一磁場はスピン系のラーモア周波数と実際の回転周波数とのずれを生むからである。このような場合，項$(B_0 - \omega/\gamma)$はゼロではなく，励起パルスは縦方向の成分をもつことになる。スピンは常にB_{1eff}の方向に対して回転するため，励起パルスの効率が低下する。オフレゾナンス励起を理解するために，極端な例を考えてみよう。例えば，励起パルスが主磁場(B_0)に匹敵するぐらいの大きさのz成分をもつとすると，B_{1eff}はz方向を向く。この場合，B_{1eff}はスピンと同じ向きであるためスピンにトルクはかからず，スピンは傾かない。数学的に考えても，同じ方向の2つのベクトルの外積はゼロである。そのため，B_0と同じ向きの励起パルスはスピンに何の影響も与えない。もしスキャナに異常が起こり，B_{1eff}のz成分が十分に大きくなってしまったらスピンの励起は起こせなくなってしまうだろう。

一方で，B_{1eff}が少しだけオフレゾナンスの場合はどうだろうか？　完全にオンレゾナンスのときと，少しオフレゾナンスのときの回転軌道を**図3-18**に示す。オンレゾナンスパルスの場合はより効率的な軌道となり，水平面に倒すために必要な時間が短くなる。オフレゾナンスパルスを用いても励起は可能であるが，そのために必要な時間が長くなるという問題があり，同じ励起時間しか与えなかったら励起は不完全なものとなるだろう。

Thought Question

励起パルスが少しだけオフレゾナンスだった場合はまだ完全な励起は可能であるが，そのずれが大きくなると励起が不可能となる。今までに学んだこと(および図3-18)をもとに，励起が不可能となるB_{1eff}の角度の閾値を考えてみよう。

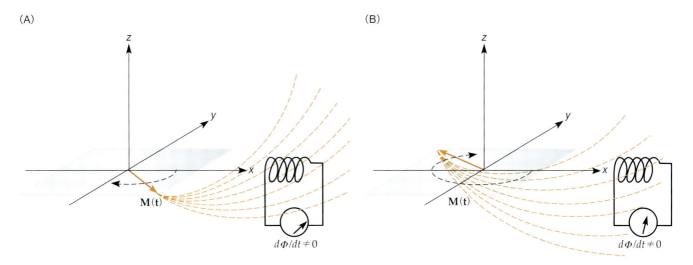

図3-19 MR信号の受信 (A,B)巨視的磁化が水平面を回転していると，受信コイルが受ける磁束の量は変化する。磁束の変化により，MR信号のもととなる起電力が生じる。

信号の受信

これまでに，送信コイルを用いて電磁波(励起パルス)を与えることによりスピン系の巨視的磁化を変化させられることをみてきた。この変化を測るためには受信コイル(もしくは検出コイル)が必要となる。受信コイルは，ファラデーの電磁誘導の法則をもとに信号を取得する。サンプル内の磁化が水平面に倒れた後，ラーモア周波数で歳差運動するスピンが，歳差運動に合わせて変動する磁束密度(Φ)をつくり，それが受信コイルに届いたとき磁束の変化($d\Phi/dt$)がコイルに**起電力**〔electromotive force (emf)〕を誘導する(**図3-19**)。起電力の大きさは次式で定義される。

$$\mathrm{emf} = -\frac{d\Phi}{dt} \tag{3-42}$$

起電力(emf)
回路に電流を誘発する電位差。MR信号は，受信コイル内の磁場変化によって生じる起電力である。

ここで，コイル面を貫く磁束Φは，$\Phi = \int_S B \cdot dS$ で与えられる。受信コイル内の起電力の計測こそが**受信**(reception)である。

この励起から受信の過程は，相互に関係する2つのコイルのようである。1つのコイルで電流が変化すると，近くにあるもう1つのコイルに似たような電流変化が誘導され，その大きさは相互インダクタンスで決まる。同様に，サンプル(例えば，頭部)内で磁場が変化すると，受信コイル内でも磁場変動が誘発される。サンプル内で発生し，受信コイルを貫く磁束は次式で与えられる。

$$\Phi(t) = \int_v \overline{B}_1 \cdot M(t) dv \tag{3-43}$$

受信
共鳴周波数にあるサンプルから放射される電磁エネルギーを受け取ること(検出とも呼ばれる)。励起パルスの停止後に核が低エネルギー準位に戻るとき放出するエネルギーを受信コイルで測定する(訳注：この記述は正確でないと思われる。スピンが放出するエネルギーは，周囲の環境が受け取り，最終的には熱に変換されるので，受信コイルには届かない)。

ここで，$\overline{B}_1$は受信コイルの単位電流あたりの磁場で，$M(t)$はサンプルにより作り出された磁化である。

式3-43から，受信コイルを貫く磁束は，実際にはコイル内に発生する磁場に依存することがわかる。つまり，コイルが生み出す磁場が強ければ強いほど，受信は良好になる。同様に，RFコイルがサンプル内に均一な磁場をつくることができると，サンプルから均一に信号を得ることができる。この関係は，**相反原理**(principle of reciprocity)として知られている。式3-43を式3-42に代入すると，次式が得られる。

相反原理
ある電磁コイルの送信の質は，受信の質と同等である(例えば，励起時の送信波の空間的均一性がよいコイルは，受信時にも空間的に均一に信号を受信する)という法則。

図3-20 巨視的磁化の方向による違いが，MR信号に与える影響 (A)巨視的磁化(**M**)が縦方向を向いていれば，磁場変化は検出できず，受信コイルに起電力は生じない。(B)巨視的磁化が水平面内に倒れると，回転運動する**M**(**t**)から受信コイル内に電流変化が生じる。MR信号を検出するためには，磁化は水平面内になければならない。

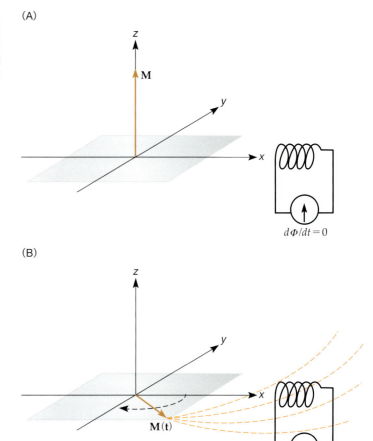

$$\text{emf} = -i\omega_0 \int_v \bar{B}_1 \cdot M(t) dv \tag{3-44}$$

ここで加えた係数(ω_0)は，$\omega_0 t$の項を含む$M(t)$の時間微分からきている(式3-28参照)。

ここで，励起パルスのように，起電力がラーモア周波数で振動することに注意が必要である。そのため，受信コイルの共振回路はMR信号を最も効率よく捉えられるように共鳴周波数に調整されている。Mもω_0も主磁場の強度(B_0)に比例しているため，得られる起電力はB_0^2に比例する。簡単にいうと，受信コイルにより受信されるMR信号は磁場強度の二乗に比例する。ただし残念ながら，MR信号におけるノイズの強度も磁場強度に比例するので，信号ノイズ比はB_0に対して線形にしか増加しない。磁場強度が信号とノイズに与える影響に関しては，第8章で詳細に論じる。

式3-44もまた，励起パルスが巨視的磁化を水平面に倒す前には，検出できる起電力(信号)はないことを示している。このように，巨視的磁化がもとの縦方向を向いているときはその大きさも方向も変わらないのでMR信号は生じず，受信コイルで信号が得られることはない(図3-20)。改めて，水平面で起こる変化だけがMR信号に寄与する，ということを強調しておく。

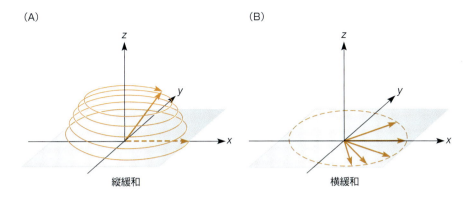

図3-21 T_1緩和とT_2緩和 (A)縦緩和もしくはT_1緩和。時定数T_1は縦磁化の回復する速度を表す。(B)横緩和もしくはT_2緩和。時定数T_2は横磁化が減衰する速度を表す。T_2^*減衰はT_2減衰と似ているが，スピン-スピン相互作用のほかに磁場不均一の影響も含んでいる。

スピン系の緩和機序

　励起パルスの後，MR信号は永遠に出続けるわけではなく，数秒以内に減衰してしまう。この現象をスピンの**緩和**(relaxation)と呼ぶ。この信号減衰には2つの基本的な機序，すなわち縦緩和(**図3-21**A)と横緩和(図3-21B)がある。ある物質(例えば，水，脂肪，骨など)がある強さの磁場中にあるとき，縦緩和と横緩和の速度は時定数で決まる。この時定数については以下で説明する(ここで紹介する方程式の数学的な導出方法とそのMR信号に対する影響に関しては，第4，5章で詳述する)。

　励起パルスがなくなった後，スピンは励起中に得たエネルギーを徐々に失う。このエネルギー損失については，量子力学を用いると考えやすい。スピンがエネルギーを失うと高エネルギー準位(反平行状態)から低エネルギー準位(平行状態)に戻る。この現象は，**縦緩和**(longitudinal relaxation)〔もしくは**スピン-格子緩和**(spin–lattice relaxation)〕として知られており，個々のスピンのエネルギーは，周囲の環境，つまり原子核でできた格子に移る。低エネルギー準位に移行するスピンの数が増えるに従い，巨視的磁化は主磁場に平行な方向に戻る。古典力学的な見方をすると，横磁化は徐々に縦方向(励起パルスを受ける前の方向)に戻る。磁化の合計は一定であるため，縦磁化が戻ると横磁化は減衰し，MR信号も低下する。この縦緩和に関する時定数はT_1と呼ばれ，この緩和の過程は**T_1回復**(T_1 recovery)と呼ばれる。励起パルス後，時間(t)での縦磁化($\mathbf{M}_z$)は，次式で与えられる。

$$\mathbf{M}_z = \mathbf{M}_0(1 - e^{-t/T_1}) \quad (3\text{-}45)$$

ここで，$\mathbf{M}_0$は平衡状態での磁化である。

　巨視的磁化が励起パルスによって水平面に倒れた直後は，すべてのスピンは主磁場方向を軸に同じ位相で同期して歳差運動している。つまり，すべてのスピンが同じ位置から水平面内での歳差運動を始めている。時間がたつと，スピン間のコヒーレンスは徐々に失われ，位相がずれていく。この結果，横磁化($\mathbf{M}_{xy}$)が減衰する。この現象は，**横緩和**(transverse relaxation)〔もしくは**スピン-スピン緩和**(spin–spin relaxation)〕として知られている。一般的に，横緩和は内的要因か外的要因のいずれかによって起こる。内的要因はスピン間の相互作用によるもので，多くのスピンが同時に励起されたとき，お互いに影響し合うためにコヒーレンスが失われる。これを，1台のレーシングカーがコース上を猛スピードで走行している状況に例えて考えてみよう。他に車が走っていない場合は，非常に速く一定の速度で走行できる。しかし，コース上に多くの車が走って

緩和
巨視的磁化の時間変化(訳注：励起パルスなどにより平衡状態から変化した巨視的磁化が，もとの平衡状態に戻る過程で起こる物理現象)。

縦緩和(スピン-格子緩和)
励起後のスピンが平行状態に戻ることによって起こる，巨視的磁化の縦方向への回復。

T_1回復
巨視的磁化の縦方向への回復を決める時定数。

横緩和(スピン-スピン緩和)
励起後のスピンの位相コヒーレンスが崩れることにより起こる，巨視的磁化の水平面内成分の消失。

T₂減衰
スピン-スピン緩和(横緩和)によりスピン間の位相差が積み重なることによる，巨視的磁化の水平面内成分の減少を決める時定数。

いる場合，ある車の動きが他の車の速度に影響し，もはやすべての車が一定の速度で走ることは不可能となる。同様に，スピン間の相互作用のため，歳差運動が速くなるものや遅くなるものが出てくる。そして，歳差運動するスピンの相対的な位相は徐々に拡散する。内的要因による信号減衰は回復不可能であり，**T₂減衰**(T_2 decay)と呼ばれ，時定数T_2を用いて次式で与えられる。

$$\mathbf{M}_{xy} = \mathbf{M}_0 e^{-t/T_2} \tag{3-46}$$

外的要因は，常にある程度の不均一性をもつ外部磁場によるものである。各スピンの歳差運動の周波数は，スピンが存在する場所の局所的な磁場強度に比例している。そのため，磁場強度が空間的に変化すると，歳差運動の周波数が空間的に変化してしまう。これもまた，スピンのコヒーレンスが失われる原因となる。しかしここで，不均一磁場により失われたコヒーレンスが，特殊なパルスシーケンスを用いることで回復できることは知っておくべきである。これについては，第5章で詳しく述べる。スピン-スピン相互作用と磁場不均一が合わさって起こる信号減衰は，**T₂*減衰**(T_2^* decay)として知られており，このときの時定数はT_2^*で表される。T_2^*減衰は，磁場不均一の影響も含むためT_2減衰よりも常に早い。つまり，どのような物質であれ，T_2^*はT_2より小さい。T_2^*減衰の式はT_2減衰の式に似ている。T_2^*減衰に関しては，これがfMRIの血液酸素化レベル依存性(blood-oxygenation-level dependent：BOLD)コントラストの主役であるため，第5, 7章で改めて論じる。

T₂*減衰
位相差に加え，局所的な磁場の不均一による，巨視的磁化の水平面内成分の減少を決める時定数。T_2^*値は，常にT_2より低い。fMRIにおけるBOLDコントラストは，T_2^*コントラストである。

これら緩和の過程は，一度の励起パルスでどれだけのMR信号が得られるかを規定している。横磁化は短時間で減衰してしまうため，MRIデータを収集できる時間も限られている。きわめて複雑で空間分解能の高い解剖画像を得るためには，すべてのデータを取りきるために多くの励起パルスを連続して与えなければならない。MR信号と取得時間との間のトレードオフに関しては，第5章で詳しく論じる。緩和の過程はMRIにとって問題ではなく，異なる特性をもつ物質の計測を可能にする利点であると認識することが重要である。撮像ツールとしてのMRIの多様性は，組織ごとに緩和特性が異なることと，MRIがそれに対して高い感度をもつことの結果である。

MR信号発生におけるブロッホ方程式

本章で紹介した物理原理から，MR信号発生の全体像がわかる。スピン系の巨視的磁化が磁場中でどのようにできるか，これらのスピンを電磁パルスでどのように励起するか，受信コイルでいかにMR信号を受信するか，そして時間とともに磁化がどのように緩和するか，などである。これらは互いに関連しているので，MR現象は式3-33にT_1・T_2効果を含めた次式で与えられる。

$$\frac{d\mathbf{M}}{dt} = \gamma \mathbf{M} \times \mathbf{B} + \frac{1}{T_1}(\mathbf{M}_0 - \mathbf{M}_z) - \frac{1}{T_2}(\mathbf{M}_x + \mathbf{M}_y) \tag{3-47}$$

一般的に，スピン系の巨視的磁化ベクトルは主磁場に対してラーモア周波数で歳差運動しており，その縦方向(z方向)の変化はT_1で決まり，水平面での変化はT_2で決まる。式3-47は，磁場中にあるスピンの巨視的磁化の時間的な振る舞いを記述しており，これを発表した物理学者Felix Bloch(第1章参照)にちなんで，**ブロッホ方程式**(Bloch equation)と呼ばれている。以降の章では，この方程式を解くことにより，定常状態・励起状態・緩和中の磁化を数学的に示していく。このように，ブロッホ方程式はすべて

ブロッホ方程式
スピン系の巨視的磁化が時間変動する磁場によりどのように変化するかを表した式。

のMRI実験の理論的な基礎となる。

まとめ

　いくつかの物理原理が，MR信号発生の基礎となっている。最も重要な概念は，核スピンや巨視的磁化に関するものである。磁気モーメントと角運動量をもつ原子核はスピンとして知られ，外部磁場中に置かれると高速でジャイロスコープのような歳差運動を行う。歳差運動の軸は縦方向，歳差運動する平面は水平面と呼ばれる。各スピンは低エネルギー準位(磁場と同じ向きで平行)か高エネルギー準位(磁場と逆向きで平行)のどちらかの状態をとる。平衡状態では，すべてのスピンからの巨視的磁化は静磁場に平行である。スピンのラーモア周波数で振動する電磁パルスを与えると，励起が起こり，巨視的磁化は縦方向から水平面に向かって傾く。この傾きによって水平面での巨視的磁化が経時的に変化し，これが受信コイルを用いて計測できるMR信号を生み出す。ブロッホ方程式として知られる1つの方程式が，磁気共鳴現象の定量的な記述の基礎となる。

(訳：浦山 慎一)

演習問題や参照サイトなどのリソースについては次のURLを参照(英文のみ)

sites.sinauer.com/fmri3e

重要文献

Brown, R.W., Cheng, Y.-C.N., Haacke, E.M., Thompson, M.R., and Venkatesan, R. (2014). *Magnetic Resonance Imaging: Physical Principles and Sequence Design*, 2nd edition. Wiley-Blackwell, New York.
　↑MRIの理論的な原理についての包括的な百科事典。

Jin, J. (1999). *Electromagnetic Analysis and Design in Magnetic Resonance Imaging*. CRC Press, Boca Raton, FL.
　↑MR信号の励起と受信を担うラジオ波装置の基礎となった基本的原理と装置のデザインを記した本。

Slichter, C.P. (1996). *Principles of Magnetic Resonance*, 3rd edition. Springer-Verlag, New York.
　↑MRIの物理原理を数学的に詳細に示した本。

第4章

磁気共鳴画像形成の基本原理

　磁気共鳴画像法(magnetic resonance imaging：MRI)の重要な目的は**画像**(image)の形成である。MRIに関する話題で出てくる画像は，単にスキャンされた物体の写真だけを指すのではない。MRIで得られる画像は様々な要素から構成されており，そこにはサンプル内の原子核(またはスピン)がもつ1つ以上の特性の空間分布が描出されている。その特性の例としては，スピンの密度，スピンの動きやすさ，スピンが存在する組織のT_1またはT_2緩和時間などがある。

　MR信号から画像を形成することは今日ではあたり前に思えるかもしれないが，NMRの実験が初めて行われて(1945年)から，MR画像が初めて形成される(1972年)までには25年以上もかかっている。この期間は，実験サンプルをできる限り均一になるように作成する研究に費やされた。サンプル内に空間的な不均一さが存在すると，データが損なわれるからである。したがって，この期間に画像が得られることはなかった。2003年のノーベル医学生理学賞は，磁気共鳴を利用した医療機器を発明したことに対してではなく，画像形成のための技術を開発したことに対して与えられたことを思い出してほしい(第1章参照)。本章では，MRIスキャナが位置情報をエンコード・デコードする過程を図示しながら，画像形成の概念を説明していく。具体的には，スライス励起，周波数エンコード，位相エンコード，k空間におけるMRIデータの表現を取り扱う。

　MRIによる画像形成の基本的な概念は，傾斜磁場(すなわち，空間的に変動のある磁場)であり，1972年にLauterburによって導入された(この業績により2003年にノーベル賞を受賞)。PurcellやBlochを筆頭とする初期の研究者は，均一な磁場下でNMR実験を行っていたため，サンプル内のすべてのスピンが同じ磁場を受けていた。しかし，Lauterburが示したように第2の磁場(もともとある磁場と同じ方向であるが，撮像空間全体にわたって強度が異なるように設計された磁場)を追加すると，スピンは場所ごとに異なる周波数で歳差運動するようになる。磁化の変化を歳差運動の周波数の関数として計測すれば，全MR信号をそれぞれの周波数ごとに関連づけて分離でき，結果として標的原子核の空間分布に関する情報が得られる。

　第3章と同じように，第4章も2つの独立した道筋から画像形成の原理を理解できるような構成にした。**概念的な道筋**では，数式ではなく言葉やアナロジーを用いて画像形成原理を説明し，**定量的な道筋**は，同じ原理を数式を用いて詳しく説明する(**図4-1**)。双方の道筋で，同じ原理を同じ順に説明し，同じ結論に収束させる。したがって，どち

画像
MRIに関していえば，サンプル内にある原子核の特性が空間的にどう変化しているかを視覚的に描出したもの。

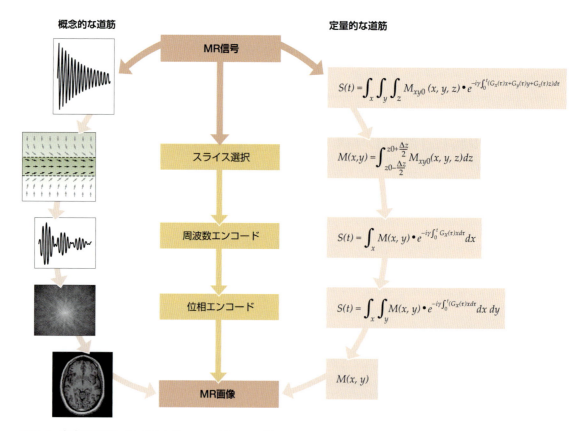

図4-1 本章の概要 第3章と同様，2つの並行した道筋で構成されている。それぞれの道筋でMR画像形成の基本的な原理を記してある。概念的な道筋では，これらの原理を物理モデルとアナロジーを用いて直接的かつ直感的に示す。定量的な道筋では，これらに関連する式を紹介する。この2つの道筋は同じ原理を異なる様式で説明したものであるが，本章の図はすべて，どちらの道筋を選んだ読者にとっても理解しやすいように配慮してある。

らか一方の道筋だけでも後の章を理解するために必要な背景を得られる。また，おのおのの道筋はお互いに補強し合っているので並行して読み進めるとさらに理解が深まるだろう。

概念的な道筋

　MRIの開発に最も貢献した技術革新は，（空間的に変化する）傾斜磁場の導入である。歳差運動の周波数は磁場強度に比例するため，傾斜磁場をかけることで異なる空間的位置にある原子核は異なる周波数で歳差運動するようになる。MR信号を異なる周波数成分に分割することで，それぞれの原子核の特性に関する情報が得られ，この情報をもとに画像が形成される。

　三次元の空間情報を得るためには，少なくとも3つの傾斜磁場が必要である。MRIでは，静磁場は常にスキャナボアに平行な長手方向（一般にz方向と定義される）を向いている。x, y, z方向に沿った傾斜磁場は，**図4-2**に示すように，各方向における静磁場強度の変化を生成している。ここで覚えておくべき重要なことは，磁場の方向は常に軸と同じ方向であるということである。傾斜磁場は位置ごとに静磁場の**強度**を変えるものであるが，その**方向**を変えるものではない。

　三次元の空間情報を得るためには3つの傾斜磁場が必要である，ということは直感的

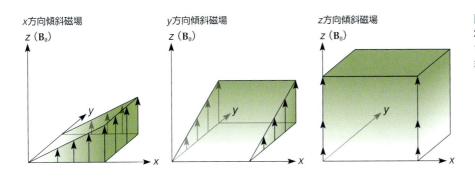

図4-2 x方向，y方向，z方向の傾斜磁場の空間分布 それぞれの傾斜磁場は，関連する方向に沿った磁場の強度だけを変える。傾斜磁場は主磁場の方向を変化させない。

に理にかなっている。しかしながら，同時に3つすべての傾斜磁場をかけても，画像形成に必要な空間情報は得られない。この場合には，（ベクトル和によって得られる）対角軸に沿って強度が変わる一次元の傾斜磁場が作り出されるだけであろう。これでは，空間情報はこの新しい対角軸に沿った向きにしか得られない。MRIスキャナでは，三次元のすべての空間情報を収集して画像を形成するために，傾斜磁場およびラジオ周波数（RF）エネルギーを時間的に変化させる複雑なパターン（パルスシーケンスと呼ばれる）が利用されている。いくつかの種類の構造的MRIには，三次元画像を形成できる性質が備わっている（例えば，全脳から同時にデータを収集する）。この技術は通常，解剖学的スキャンに制限され，時間を要するものであるが，パラレルイメージング（マルチチャネルイメージング）という新たな撮像法を用いてデータ収集を高速化することで，fMRIでも三次元画像が実用に足るものになりうる（第12章参照）。

一方で，古典的なMRIでは脳の二次元**スライス**（slice）が複数取得される。このスライス取得の過程は，サンプルのスライス選択，スライス内の一方向の位置情報エンコード，スライス内のもう一方向の位置情報エンコード，という3つの段階に分かれている。これらの段階はそれぞれ，スライス選択，周波数エンコード，位相エンコードと呼ばれる。以降では，この3つの段階を説明していく。

スライス
撮像ボリューム内の1つのスラブ。スライスの厚さは，傾斜磁場の強度とそれを選択するのに使用される電磁パルスの帯域幅によって決定される。

スライス選択

ほとんどの構造的MRIとすべてのfMRIでは，複数の二次元スライスから三次元画像が構築されている。今のところ，我々は，次元削減（つまり，一度に得るMR信号を1つの二次元スライスに制限する）に始まる従来の撮像法に従っている。この過程は，**スライス選択**（slice selection）と呼ばれる。

第3章で紹介したように，受信コイルで記録されたMR信号には，オンレゾナンスの励起パルスを受けたすべての原子核が寄与している。したがって，どのようなスライス選択の際にもそのスライス内のスピンだけを励起する必要があり，サンプル内の他のスピンを励起することがあってはならない。ゆえに，スライス選択の鍵となる重要な要素は，撮像するスライス内にあるスピンの歳差運動の周波数とスピンを励起するRFパルスが合致しており，その他の場所ではそのような合致を確実になくすことである。

z方向に沿って正の**空間傾斜磁場**〔spatial gradient (G)〕（しばしばG_zと記述される）を導入したMRIスキャナについて考えてみよう。静磁場はスキャナの後方に向かって強く，前方に向かって弱くなっている。スピンはスキャナの後方（すなわち頭頂部）に向かうほど速く歳差運動し，スキャナの前方に向かうほどより遅く歳差運動する。この状況を，**図4-3**Aに単純に図案化して示してある。脳の真ん中のスライスを選択するためには，真ん中のスライスの周波数と一致するRF励起パルスの周波数を設定する。そう

スライス選択
空間傾斜磁場とラジオ波パルスを併用して，スライス内のスピンを選択的に励起すること。

空間傾斜磁場（G）
空間的に線形に変化する磁場。各点の磁場強度はそこに重畳されるすべての磁場強度の和になるため，MRIにおける空間傾斜磁場は主磁場の実効強度を空間的に変化させる働きがある。

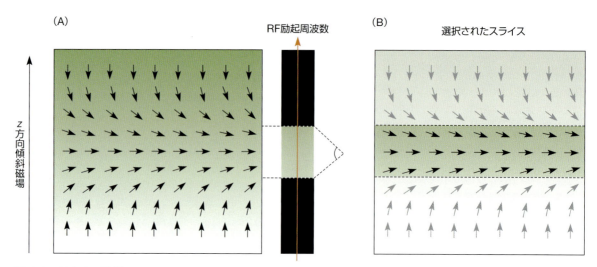

図4-3 スライス選択 ラジオ波（RF）による励起の前に，空間傾斜磁場が（慣例ではz方向に沿って）導入される。その結果，対象とする原子核の歳差運動の周波数が，その傾斜磁場方向に沿って異なるようになる。(A)のように，撮像したいスライス内のすべての核が同じ歳差運動周波数をもっていた場合，その歳差運動周波数における励起パルスはスライス内のすべてのスピンを励起するだろう。しかしながら，実際には(B)のように，歳差運動周波数はスライス選択方向に沿って連続的に変化しているため，そのスライス内の原子核の周波数と一致したスペクトルをもつ周波数帯域を含んだ励起パルスを用いる必要がある。

することで，真ん中のスライスのスピンは励起パルスとオンレゾナンスとなり，多くのスピンがエネルギーを吸収して低エネルギー準位から高エネルギー準位に遷移する。励起パルスの照射後には，高エネルギー準位となった真ん中のスライスのスピンからのみMR信号が生成される。

実際には，傾斜磁場だけでは特定のスライス内のすべてのスピンだけがMR信号を生成する（そのスライスにないスピンはMR信号を生成しない）ような，離散的な帯状の歳差運動周波数を作り出すことは不可能である。そうではなく，スライス方向（例えば，z方向）に沿った空間傾斜磁場は，連続的に変化する磁場強度を作り出している。この状況は，図4-3Bに矢印の方向の連続的な変化として示している。つまり，傾斜磁場内のある幅をもった領域（例えば，図4-3Bの緑色の帯状領域）には，一定範囲の周波数で歳差運動するスピンが含まれている。そのため，RF励起パルスはこの周波数帯域と一致する周波数で与える必要がある。幸運なことに，静磁場の特性，スライス選択方向に沿った傾斜磁場の特性，撮像するスライスの位置がわかっていれば，励起パルスの中心周波数を決定できる。また，励起パルスの帯域幅（つまり，RFパルスが含むべき周波数の範囲）を計算して，望ましい厚さのスライスを作成することもできる。通常，スライス選択は空間全体にわたる1つの傾斜磁場と1つの励起パルスを用いて行われるため，非常に迅速で数ミリ秒以内に完了する。

第3章で説明したように，スピンへの励起パルス照射直後から，その影響を受けたスピンはT_1およびT_2緩和を始める。T_2緩和によって横断面内でスピンのコヒーレンスが失われ，T_1緩和によって縦磁化が指数関数的に回復する。これら両方の結果としてMR信号は減衰する（特にT_2減衰は非常に速い）ため，スライス選択の直後に，そのスライスにある原子核の分布情報を収集するための他の勾配を適用しなければならない。

特定のMR画像を形成するために使用されるRFパルスと傾斜磁場の組み合わせパターンは，**パルスシーケンス**（pulse sequence）として知られている。本章では，パルスシーケンスの基本要素を標準的な図を用いて紹介し，読者がその表現様式に慣れるように努める。パルスシーケンスの従来の表現様式では，いくつかの水平な線が引かれて

パルスシーケンス
MRI装置で特定の生理学的特性に感度をもつ画像が得られるよう，傾斜磁場とRFパルスの一連の変動を制御するためのプログラム。

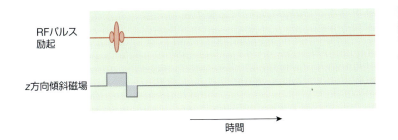

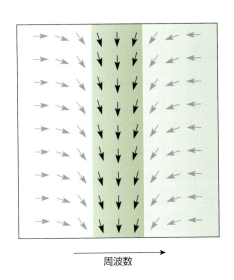

図4-4 スライス選択に必要なパルスシーケンスの構成要素 スライスを選択するために，励起パルスがRFコイルを介して与えられる。同時に，傾斜磁場がサンプル内に形成される。慣例に従い，スライス選択傾斜磁場をz方向にとる。パルスシーケンス図の各線はスキャナ装置の個々の構成要素を示し，x軸は時間，y軸はその時点における各構成要素の強度を示す。

おり，それぞれがMRIスキャナの異なる構成要素の時間変化を示している。図4-4では，スライス選択の方法を説明する際に紹介した2つのMRIスキャナの要素（RF励起パルスとz方向傾斜磁場）を示す。一定の時間加えられたRF励起パルスは，本書では一貫して3つの楕円を組み合わせて模式的に表現する（例えば，図4-13のように，sinc関数には一定の帯域の周波数が含まれるということを伝えるため）。時間領域に定義されたsinc関数は，スライス選択に必要な矩形のプロファイルをもった周波数帯域を生成するために必要とされる（詳細は「定量的な道筋」の項を参照）。慣例により，スライス選択の傾斜磁場はz方向傾斜磁場として線形に表示され，最初に正の傾斜磁場，その後，負の傾斜磁場がかけられる（この負の傾斜磁場は，正の傾斜磁場によって横断面内でのスピンの歳差運動周波数が乱れ位相コヒーレンスを失うことによる位相分散効果を打ち消すためにかけられる）。

　パルスシーケンス図は，スキャナが何をしているかをそのまま表現したものではなく，模式的に表現したものであることに注意が必要である。例えば，x軸に沿ったスライス選択を行った場合，x方向傾斜磁場が必要となる。よくあることだが，わずかでもスライスが軸方向から傾いている場合，2つもしくは3つの傾斜磁場を組み合わせることが必要となる。議論を簡略化するため，以降では，スライス選択方向の傾斜磁場は完全にz方向に沿っており，x方向およびy方向の傾斜磁場はスライス内の原子核の分布を局在化するためのものと仮定したパルスシーケンス図を用いて説明していく。

周波数エンコード

　ひとたびスライスが選択されると，励起されたすべてのスピンは等しくMR信号の生成に寄与する。パルスシーケンスのこの時点では，空間情報は含まれていない。したがっ

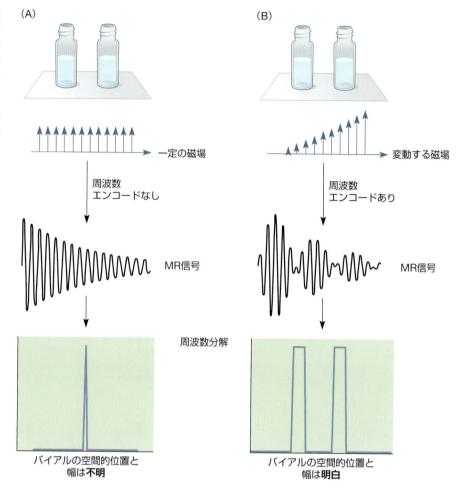

図4-5 傾斜磁場を用いた，水の入った2つのバイアルの空間的位置決定 (A)両方のバイアルが同じ一定の磁場を受ける(すなわち，周波数エンコードがない)場合，測定されたMR信号は2つのバイアル内にあるすべてのプロトンからの信号の合計を反映している。したがって，結果の画像(下)から水の量に関する情報は得られるが，バイアルの位置についての情報は得られない。(B)空間的な磁場強度の変動(すなわち，周波数エンコード)を導入すると，測定されたMR信号は複数の周波数成分を含み，それらの強度はバイアルの相対的な位置に依存している。このようにして，MR信号をバイアルの一次元画像に分解することができる。

周波数エンコード傾斜磁場
スピン歳差運動の周波数が空間座標ごとに異なるように，データ収集期間中に適用される傾斜磁場。

位相エンコード傾斜磁場
スピンが空間的な位相差オフセットを蓄積することができるように，データ収集の前に適用される傾斜磁場。

て次の段階は，付加的な傾斜磁場を適用し，異なる空間的位置に存在するスピンが異なる周波数で歳差運動するようにうまく制御して，個々のスピンの寄与を計測できるようにすることである。スライス内に与える傾斜磁場には，**周波数エンコード傾斜磁場** (frequency-encoding gradient)と**位相エンコード傾斜磁場** (phase-encoding gradient)の2つがある。これらを組み合わせて用いることの理由は本項および次項で説明する。これらを別々の項で取りあげるのは，理解しやすくするためと，これらは多くの場合決まった順序で行われるためである。

まず，非常に簡単な課題で考えてみよう。水の入った2本の細いバイアルの位置を特定する一次元画像を取得したいとする。なお，この例は気まぐれに選んだわけではなく，Lauterburが世界で最初のMR画像を取得した際にこれと同様の実験を行っている(図1-11参照)。さきほど説明したスライス選択の段階(つまり，1枚の二次元スライス内のスピンの励起)は完了しているが，他の空間傾斜磁場は何も導入していない状況にあるとする(図4-5A)。そのため，スライス内にある水分子のすべてのプロトンは，同じ速度(すなわち，ラーモア周波数)で歳差運動している。続いて放出されたMR信号は歳差運動の周波数で振動しており，時間の経過とともに水分子を構成する水素のT_2値に基づいて減衰していく。受信コイルはこの信号を受信するが，このMR信号からはスライス内に水の入ったバイアルが1つしかないのか，2つまたはそれ以上あるのかを答えることはできない。このMR信号からいえることは，スライス内のどこかにプロトンがあるということだけで，どこにあるかはまったく見当もつかない。

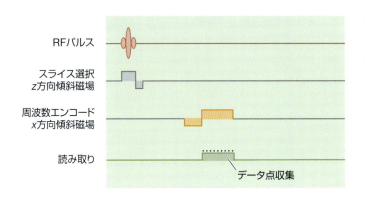

図4-6 スライス内の周波数エンコードに必要なラジオ波(RF)パルスシーケンスの構成要素 あるスライス内で一次元マップを作成するには，データ収集の間に第2の傾斜磁場を適用する必要がある。T_1またはT_2に鋭敏な画像を得るため，データ収集は励起の後に少し間をあけてから行う。慣例により，この周波数エンコード傾斜磁場はG_xと表される。

　次に，同じ実験を，左から右へ(左にあるバイアルでは相対的に弱く，右にあるバイアルでは相対的に強くなるように)傾斜磁場を与えて行ってみる(図4-5B)。今度は，2つのバイアル内のプロトンは異なる周波数で歳差運動することになる。具体的には，左側のプロトンの周波数帯域は低く，右側のプロトンの周波数帯域は高くなる。この効果にちなんで，傾斜磁場を与える最初の段階はしばしば周波数エンコードと呼ばれる。得られたMR信号は依然として，もとのラーモア周波数で振動し横緩和を示すであろう。これは傾斜磁場を導入する前と変わらないが，今回はラーモア周波数での振動に重なってより遅い振動が存在するはずである。これらの遅い振動から2つのバイアルの幅と間隔に関する情報がわかる。図4-5Bに示した特別なパターンは，わずかに異なった周波数で振動する2つの信号を組み合わせた際に起こる干渉を表しており，MR信号は増強あるいは減弱する。これは，音楽でいうところのうなり周波数と似ている。信号処理アルゴリズムを使用することにより，異なる共鳴周波数，すなわちMR信号の異なる振動を明らかにできる。さらに，この情報を使えば2つのバイアルの幅とそれらの物理的な距離も図示できる。要約すると，たった1つ傾斜磁場を加えるだけで，その傾斜磁場の向きに沿ったプロトン密度の一次元画像を得ることが可能になる。

　パルスシーケンス図に，新たなイベントを示す2本の線を書き加えることで周波数エンコードの段階を示す(図4-6)。1つは周波数エンコード傾斜磁場〔しばしばx方向傾斜磁場(G_x)と記述される〕を表し，もう1つは受信コイル〔データ点収集時間(「読み取り時間」とも呼ばれる)を示す〕を表す。パルスシーケンス図において，特に傾斜磁場のパターンが複雑な場合には，読み取り時間はしばしば省略されることに注意が必要である。省略される理由としては，周波数エンコード傾斜磁場がかけられているときには，データ点は連続して収集されると想定されているからである。第5章で示すいくつかの複雑なパルスシーケンスでは，周波数エンコードと位相エンコード傾斜磁場のどちらのときにもデータの収集が行われる。

位相エンコード

　図4-5Bに示したような一次元データから，複雑な二次元画像を形成するためにはどうすればよいだろうか？　1つの直感的な手法は，あらゆる角度からの一次元の射影を回転しながら多数収集し，それらをすべて重ね合わせて二次元画像を構築するというものである。画像形成にこの種の投影再構成法を適用することができ，実際にCTスキャンのような断層撮影法にはよく似た手法が用いられているが，いくつかの欠点もある。最も重要なこととして，この手法は1枚の画像を構築する際ですら多くの線状のスキャンが必要で，特に中心部では重なりが大きく無駄になるデータが数多く収集されるため，

非効率的で時間もかかる。したがって，単一の励起パルスで二次元画像の一部（あるいは全体）を均一に形成できるような必要最小限のデータを収集することが理想的である。このためには，もう1つ別の空間傾斜磁場を導入する必要があり，これが位相エンコードと呼ばれるものである。

　位相エンコードの重要な概念は，周波数エンコードの前に，空間軸の異なるもう1つの傾斜磁場〔しばしばy方向傾斜磁場（G_y）と記述される〕をある一定時間にわたって**順番**に与えることである。この傾斜磁場を与えると，スピンの（周波数ではなく）位相をあらかじめ空間的に設定できる（すなわち，位相がy軸に沿ってのみ変化する）。なぜ周波数エンコード傾斜磁場と位相エンコード傾斜磁場を同時ではなく順を追って適用しなければならないのだろうか？　仮に，同じ強さのx方向傾斜磁場とy方向傾斜磁場を同時に適用したとしよう。すると，スライスの右上のスピンは最も強い磁場を受け，左下のスピンは最も弱い磁場を受ける（空間傾斜磁場は磁場の強度を変えるが方向は変えないことを思い出してほしい）。したがって，x方向とy方向に同時に傾斜磁場を適用した場合は，単にx方向とy方向の対角線に沿った線形の共鳴周波数の変化（分布）をもたらすだけであろう。傾斜磁場を1つしか適用していないのであれば，二次元の空間情報を明らかにできない。

　このように，（最も単純な）位相エンコードは，周波数エンコード傾斜磁場を適用する前にごく短い期間だけ与えられる。位相エンコードを与えている間は，スピンはその空間的位置に応じて異なる周波数で歳差運動するようになるため，周波数エンコードが与えられるときには，これらのスピンはすでに十分異なる位相（すなわち，その時点での歳差運動の角度）をもっている（ただし，ここでは，MRIスキャナは信号を時間軸に沿って受信し，ゆえに周波数の時間積分を検出しているにすぎないので，位相のみが記録されていることに注意が必要である）。記録される位相とMR信号のパターンは，与えた位相および周波数への傾斜磁場の組み合わせに依存する。ここで重要なこととしては，これらスピン位相の異なるパターンは，スピンの空間的な分布に依存しながら，任意の時点で異なるMR信号を生成するということである。そのため，異なる傾斜磁場の組み合わせを何度も与え，MR信号を何回も記録することで，撮像している物体の特性（すなわち，特定の原子核の密度や分布）を効果的に推定できるだろう。この2つの傾斜磁場を使って，記録されるMR信号のパターンを変化させる方法については，本章の後半でk空間に関する議論にからめて詳細に検討する。

　ここで取りあげた例や**図4-7**のように，周波数エンコードと位相エンコードを分けて与えた場合，位相エンコード方向の分解能は画像を得るために繰り返し行われた励起の

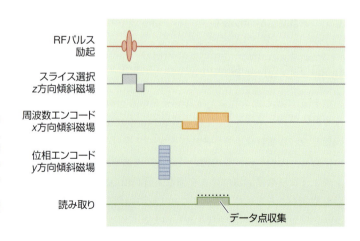

図4-7　スライス内の周波数エンコードと位相エンコードに必要なラジオ波(RF)パルスシーケンスの構成要素　あるスライスの二次元画像を形成するには，そのスライス内に2つの独立した傾斜磁場を適用する必要がある。多くの場合，（この単純化した図に示しているように）位相エンコード傾斜磁場は周波数エンコード傾斜磁場よりも先に適用され，その方向にスピン間の位相差が蓄積される。しかし，この2つの傾斜磁場は同時に適用することもできる（図5-28参照）。慣例により，位相エンコード傾斜磁場はG_yと表される。

合計回数に一致する。例えば，256×256の分解能の画像を形成する場合，異なる位相エンコード傾斜磁場を使って256回励起を行う必要がある。多くの解剖画像はこの方法で撮像され，数十秒の時間を要する。もし周波数エンコードと位相エンコードを同時に行うことが可能になれば，より高速に撮像できるようになるだろう。fMRIでは，多くの場合非常に高速なパルスシーケンスが使用されており，データ収集の間は2つの傾斜磁場が急速に交互にかけられている。そのようなシーケンスの場合は，周波数エンコード傾斜磁場と位相エンコード傾斜磁場の区別はややあいまいになり，2つの傾斜磁場が一緒になってスピンの歳差運動における位相の空間的差異を作り出す。これを後でデコードすることでそれぞれのスピンの空間的位置を区別し，画像を形成する。第5章では，fMRIで最も一般的に使用されるパルスシーケンスを紹介する。

画像形成のまとめ（概念的な道筋）

これまで学んできたことから，三次元MR画像形成の基礎となる一連の機序を構築できる。まず，スライス選択ではスピンは特定の共鳴周波数で励起される。その後，位相エンコードで1つの空間傾斜磁場をあらかじめ適用しておく。最後に，周波数エンコードのためのもう1つの傾斜磁場を適用し，MR信号を取得する（図4-8）。

ただし，これまでの議論は，画像形成の基礎をなす複雑な数学的問題を単純化しすぎている。スピンの空間分布を標準的な代数に基づいて解決しようとする（Box 4-1）と，特に高分解能の画像については，計算が非常に大変になるであろう。例えば，解剖画像は256×256ボクセルで形成されることが多いが，これはたった1枚のスライスですら，値を求めなければならないボクセルが65,536個存在することを意味する。このように複雑な画像の問題を解決するために，データ収集中に記録された情報には，**フーリエ変換**（Fourier transform）と呼ばれる計算効率の高い数学的手法が用いられる。次の「定量的な道筋」の項では，フーリエ変換の適用を含め，画像再構成の数学的基礎について論じる。

フーリエ変換
信号（強度の時間変化）をパワースペクトルに変換するための数学的手法。

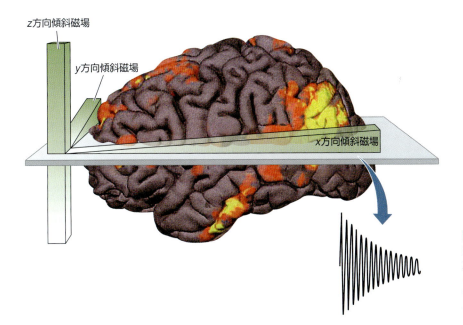

図4-8 画像形成の概要 fMRで収集されたほとんどの画像は，（z方向傾斜磁場を使用して）二次元のスライスの選択，（y方向傾斜磁場を使用して）位相エンコード，（x方向傾斜磁場を使用して）周波数エンコードという3段階で形成される。データ収集は，通常エンコードと同時に行われる。

Box 4-1　空間エンコードの例

ここでは，基本的な代数と幾何学を用いてグラフ表示することにより，MR信号の空間エンコードを統合的な視点からみてみよう。まずは，MRIデータ収集の中核となる概念をここで改めて強調しておく。スキャナはMR信号を時間軸において離散的に記録している。これを念頭に置いたうえで，異なる液体（例えば，動脈血と静脈血）が入った2つの小さなバイアルのMR画像を取得することを考えてみよう。詳細は第5章で述べるが，これらのバイアル間で生成されるMR信号の量が異なるようなパルスシーケンスのパラメータを選択することができる（例えば，中程度のエコー時間のシーケンスを使う）。しかし，この場合，どちらのバイアルにどちらの液体が入っているかを特定するという困難に直面するだろう。

両方のバイアルを含むスライスを励起した場合，放出された全MR信号にはスライス内の全スピンが関与しているであろう（図1，左）。AとBのベクトルの和はS_1で与えられる。バイアル1とバイアル2のそれぞれから放出される信号の量を区別することはできない。次に，大きさがGの傾斜磁場を2つのバイアルを分離できる方向〔ここでは左から右へ（つまりx方向）〕に短時間かけると，より強い磁場を受けたスピン（ここでは右側）は，より弱い傾斜磁場を受けたスピンに比べて，より速く歳差運動を行うだろう。したがって，AとBのベクトルの和からなる受信された信号は新たな強度（S_2）をもつことになる。AとBの区別を簡単にするためには，AとBのベクトルの回転角度が180度逆位相になるようなあるタイムポイント（図1，右）でデータを収集すればよい。時間(0)と時間(t)におけるMR信号の大きさがわかっていれば，2つのバイアルそれぞれに由来するMR信号を，図1に示す代数方程式を用いて計算できる。

同様の手法を用いて，ここで行った分析をより複雑な例に拡張することもできる。例えば，一次元上にある2個ではなく64個の異なった空間的位置を特定することを考えてみよう。この場合，それぞれ異なるx方向傾斜磁場に対応する，異なる64個のタイムポイントでデータを収集する必要がある（技術的に考えると，1つの傾斜磁場を適用し，位相差が0〜360度の間で均等になるような間隔で64回MR信号の強度を測定する）。要するに，空間傾斜磁場を1つ用いれば，歳差運動周波数の違いが生まれ，これにより異なる空間的位置に由来するMR信号の分離が可能になる。ある空間次元におけるさらに多くの位置を明らかにするには，より多くのタイムポイントでMR信号の情報を収集すればよい。

（本文中で紹介した）二次元空間エンコードは，より複雑になる。単純にx方向とy方向の傾斜磁場を同じ強度で同時に与えると，両方向の傾斜磁場は同程度の変化をMR信号にもたらすため，空間での固有の位置を識別できなくなる。代わりに，両方向の傾斜磁場を順番に組み合わせて使用するとこの問題を解決できる。図2の上部に示すように，x方向傾

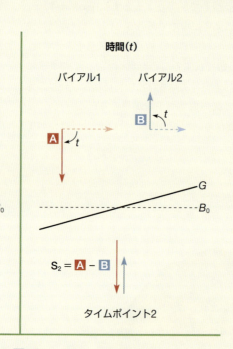

結果　A=$(S_1+S_2)/2$，B=$(S_1-S_2)/2$　となる

図1　一方向の傾斜磁場を用いた2つの位置情報の分離　信号強度が不明な2つのバイアルについて，励起に続いて記録される全MR信号は，両方のバイアルからの信号の和である（左）。しかし，2つのバイアルにおける歳差運動の位相差が180度になるまで十分長い時間にわたって空間傾斜磁場が与えられると，記録される全MR信号は2つのバイアルの信号の差に等しくなる（右）。これら2つのタイムポイントで収集された情報を使用することにより，2つのバイアル内のスピンから放出される信号を計算でき，うまく2ボクセル画像を形成できる。

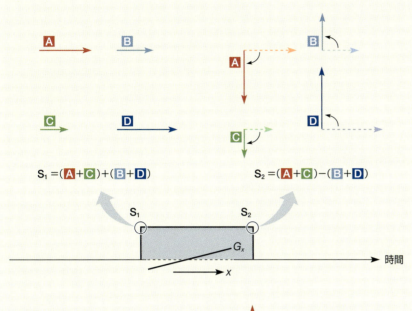

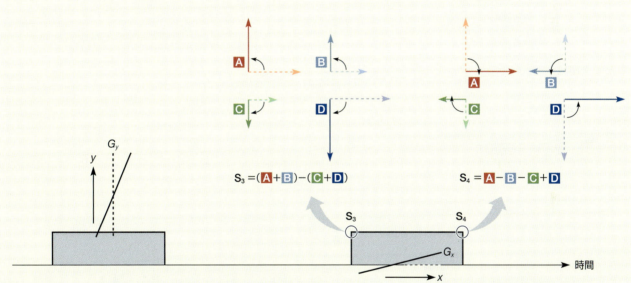

結果 A = (S_1 + S_2 + S_3 + S_4)/4，B = (S_1 − S_2 + S_3 − S_4)/4，C = (S_1 + S_2 − S_3 − S_4)，D = (S_1 − S_2 − S_3 + S_4)/4 　となる

図2 二方向の傾斜磁場を用いた2×2の画像の再構成 単純な二次元画像を形成するためには，二方向の傾斜磁場が必要となる。まず，周波数エンコード傾斜磁場の適用前と後にデータを収集する（上）。この段階で2つのデータ点を得ることができるが，4つの空間的位置を識別するには不十分である。次に，位相エンコードの後にデータを繰り返し収集し，第1の傾斜磁場からの累積位相を含めたさらなる2つのデータ点を得る。この4つのデータ点の情報を使うことで，2つの異なる位相エンコードを反映させ，4つの空間的位置それぞれで生成されたMR信号の量を決定できる。

斜磁場を与える前と後に（MR信号を）測定すれば，（それだけで）2つの式が得られ，y方向傾斜磁場を事前に与えておけばさらに2つの式が得られる。図2に示す4つの方程式は独立しているので，4つの空間的位置での個々の強度を計算するために使用できる。実際のMR画像形成はもっと複雑である（例えば，64×64の画像は4,096個の信号値で構成される）。そのため，どの空間的位置からどの信号がくるかを特定するためには，異なる解析的なアプローチが必要になる。とはいえ，データ収集の核となる原則は同じである。すなわち，複数の傾斜磁場を制御された順序で適用すれば，個々の空間的位置が全MR信号にどう寄与しているかを明らかにできる。

定量的な道筋

MR画像は，傾斜磁場を体系的に適用しMR信号を形づくることによって形成される。画像形成の過程を定量的に理解するためには，MR信号の変化を傾斜磁場の関数として特徴づける必要がある。そこで本項では，傾斜磁場下でのMR信号を，ブロッホ方程式を用いて解析するところから始める。その後，スライス選択，周波数エンコード，位相エンコード，画像再構成といった空間的エンコードの各段階を理論的かつ実験に基づいて記述していく。

MR信号の解析

磁場内のスピンの歳差運動の周波数〔**ラーモア周波数**(Larmor frequency)〕は，磁場強度と原子核に固有の磁気回転比，という2つの要素によって決定されることを思い出してほしい(式3-21参照)。また，スピン系の巨視的磁化は，横断面に向けて傾けられると主磁場軸の周りをラーモア周波数で歳差運動する(式3-28参照)。ラーモア周波数は磁場強度に依存するので，磁場強度が変化すればラーモア周波数も変化する。スピンはどの時点でも1つの磁場(**B**)（その地点，その時点でのすべての磁場の合計）のみを受けることに注意が必要である。

第3章では，静磁場(または主磁場)($\mathbf{B}_0$)と，パルス電磁場(またはRFパルス)($\mathbf{B}_1$)の2つがMR信号の生成に重要であると説明した。静磁場は，原子核の歳差運動の軸をそろえて巨視的磁化(**M**)を生成する。RFパルスは原子核にエネルギーを与えて励起させる。このエネルギーはその後放出され，受信コイルで測定できる。これらの磁場の組み合わせがスピン系の巨視的磁化に与える影響を示したのが**ブロッホ方程式**(Bloch equation)（式3-47参照)である。ここに3種類目の磁場である空間傾斜磁場(**G**)を導入すると，スピンの歳差運動の周波数をその空間的位置に応じて変化させることができる。傾斜磁場を**B**の構成要素として追加して，空間的に変化している傾斜磁場を含めたすべての外部磁場を考慮しつつブロッホ方程式を解くと，空間傾斜磁場を用いた画像形成の本質を理解できるだろう。容易に参照できるよう，ブロッホ方程式を式4-1として改めてここに掲載しておく。

$$\frac{d\mathbf{M}}{dt} = \gamma \mathbf{M} \times \mathbf{B} + \frac{1}{T_1}(\mathbf{M}_0 - \mathbf{M}_z) - \frac{1}{T_2}(\mathbf{M}_x + \mathbf{M}_y) \tag{4-1}$$

ブロッホ方程式は，巨視的磁化の時間変化を3つの項の和として記述している。式4-1の左辺に歳差運動の項として示されているように，MR信号は磁場の主軸周りを磁気回転比と磁場強度によって与えられた速度で歳差運動している(図3-14参照)。T_1の項は，巨視的磁化の縦方向成分がT_1によって規定される速度で回復することを示し(図3-21A参照)，T_2の項は，巨視的磁化の横方向成分がT_2によって規定される速度で減衰することを示している(図3-21B参照)。磁気共鳴においては，「縦」という用語は主磁場に平行な軸を指し，「横」という用語は，磁場に垂直な面を指す。

次に各時点でのMR信号〔$M(t)$〕を決定するために，ブロッホ方程式を解く。まず，MR信号を三次元ベクトル形式で説明しているブロッホ方程式を，各軸に沿った単純なスカラー形式に書き換える。**図4-9**に示すように，巨視的磁化ベクトルは三次元空間における単一のベクトルとして考えてもよいし，x, y, z軸のそれぞれに沿った3つのベクトルの組み合わせと考えてもよい。ブロッホ方程式をスカラー形式に書き換えるため

ラーモア周波数
ある強度の磁場中にあるスピンの共鳴周波数。スピンを高エネルギー準位に励起するために必要な電磁放射の周波数と定義される。低エネルギー準位に戻る際に放出される周波数でもある。

B
スピンが受けるすべての磁場の和。

ブロッホ方程式
スピン系の巨視的磁化が時間変動する磁場によりどのように変化するかを表した式。

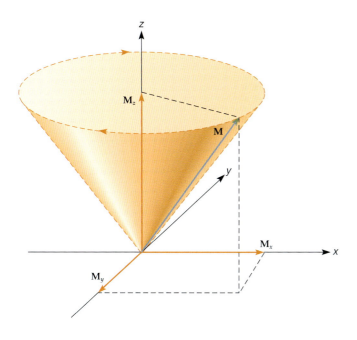

図4-9 巨視的磁化ベクトルとその軸投影 サンプルの巨視的磁化（**M**）は1つのベクトル（青色）で表すことができるが，3つのベクトル（$\mathbf{M}_x$, $\mathbf{M}_y$, $\mathbf{M}_z$）（橙色）の組としても表せる。慣例により，z軸を主磁場に平行な縦軸とし，x-y平面を主磁場に垂直な横断面とする。

には，変化を軸ごとに分離しなければならない。x, y方向における巨視的磁化の変化は歳差運動の項とT_2の項の両方に依存し，z方向における巨視的磁化の変化は，T_1時間にのみ依存する。各軸を分離して考えると，式4-1は以下のように書き直せる。

$$\frac{dM_x}{dt} = M_y \cdot \gamma B - \frac{M_x}{T_2} \tag{4-2a}$$

$$\frac{dM_y}{dt} = M_x \cdot \gamma B - \frac{M_y}{T_2} \tag{4-2b}$$

$$\frac{dM_z}{dt} = -\frac{(M_z - M_0)}{T_1} \tag{4-2c}$$

式4-2aと式4-2bは，それぞれスピンが主軸周りを歳差運動する際の磁化のx方向およびy方向での時間変化を表している。時定数T_2は横断面における磁化の減衰率を規定しており，z軸に沿った縦磁化には影響を与えない。式4-2cは，T_1で規定される速度で回復する縦磁化の時間変化を表している。

縦磁化（M_z）

縦磁化の大きさ（M_z）は，ただ1つの一次微分方程式（式4-2c）に依存する。したがって，その解は指数関数に従った回復を示し，主磁場がもとの状態に戻っていく様子を記述している。式4-3は，dM_z/dtを数学的に同等な$d(M_z - M_0)/dt$で置き換えたもので，完全に回復した状態（M_0）からの縦磁化の変化を表している。

$$\frac{d(M_z - M_0)}{dt} = -\frac{M_z - M_0}{T_1} \tag{4-3}$$

dtと$M_z - M_0$を左右で入れ替えると，次式が得られる。

$$\frac{d(M_z - M_0)}{M_z - M_0} = -\frac{dt}{T_1} \tag{4-4}$$

この式の両辺を積分すると，次式が得られる。

$$\ln(M_z(t) - M_0)\Big|_0^{t'} = -\frac{t}{T_1}\Big|_0^{t'} \quad (4\text{-}5)$$

この式は，縦磁化の時間変化(0からt'まで)の自然対数は，経過時間を定数T_1で割ったものと等しいことを示している。時間(0)における初期磁化をM_{z0}とすると，その後の時間(t)におけるM_zは以下のように表すことができる。

$$M_z = M_0 + (M_{z0} - M_0)e^{-t/T_1} \quad (4\text{-}6)$$

この式によると，縦磁化(M_z)は，完全に緩和した状態の磁化(M_0)と初期の縦磁化(M_{z0})との差に時定数の指数関数を乗じたものと，完全に緩和した状態の磁化を加えたものに等しい。M_{z0}は常にM_0よりも小さいので，指数項は任意の時点で縦磁化がどのぐらい失われているかを示している。tが増加すると縦磁化の回復も進み，信号(M_z)は完全に緩和された信号(M_0)に近づく。

T_1回復を説明するために，初期磁化(M_{z0})を極端な値に仮定して考えてみよう。巨視的磁化が完全に回復している状況(図4-10A)では，M_{z0}はM_0に等しく，($M_{z0} - M_0$)の項はゼロになる。完全に緩和した巨視的磁化は経時的に変化しないので，水平線で示される部分のようになる。しかしながら，励起パルス(図4-10B)が適用された後，巨視的磁化は完全に横断面に倒され，縦磁化はゼロとなる。その後の縦磁化の回復(図4-10C)は次式で与えられる。

$$M_z = M_0(1 - e^{-t/T_1}) \quad (4\text{-}7)$$

この式は，T_1コントラストを強調した画像の撮像パラメータを決定するために重要である。例えば，励起パルスからデータ収集までの時間を変えると，画像に現れる組織間のT_1の差は強くなったり弱くなったりする。T_1コントラストの生成に使用されるパルスシーケンスの詳細については，第5章で詳細に説明する。

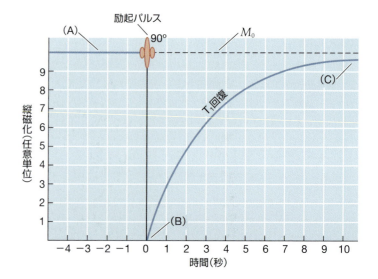

図4-10 縦磁化の時間経過に伴う変化(T_1回復) (A)完全に回復しているときには，縦磁化はその最大値(青色の水平線と黒色の点線)をとっており，時間の経過によって変化しない。(B)励起パルスによって巨視的磁化を横断面に倒すと，縦磁化はゼロとなる。(C)励起後に時間が経過すると，縦磁化はその最大値に向かって回復する。この回復の速さは時定数T_1によって規定される。

横磁化（M_{xy}）

　横磁化の大きさ（M_{xy}）の計算は複雑である。これは，x軸とy軸という2つの軸により定義される平面を考慮しなければならないからである。式4-2aと式4-2bはブロッホ方程式を再編成したもので，歳差運動の項は円運動している点をx成分とy成分に分けてそれぞれの軸に一次元投影して表し，T_2の項は減衰係数である（**図4-11**）。初期磁化を（$-M_0$, 0）とすると，M_xとM_yは以下の1組の式で与えられる。

$$M_x = (M_{x0} \cos\omega t + M_{y0} \sin\omega t)e^{-t/T_2} \tag{4-8a}$$

$$M_y = (-M_{x0} \sin\omega t + M_{y0} \cos\omega t)e^{-t/T_2} \tag{4-8b}$$

　これらの式は複雑にみえるが，それぞれは図4-11に示す2つの要素を表している。括弧内の項（例えば，$M_0 \cos\omega t$）は，一定の速度で円運動する物体の一次元投影を表し，指数項（e^{-t/T_2}）は，円運動の半径が時間とともに小さくなっていくことを表す。これらが一緒に内側向きのらせん状パターンを形成する。時間（t）が増加すると，横磁化は内向きにらせんを描き，横磁化信号は時間とともに失われていく。定数 T_2 はらせん運動が収束する速度を規定する。ωt は巨視的磁化の横断面内での角度であり，円運動の速度を規定する。

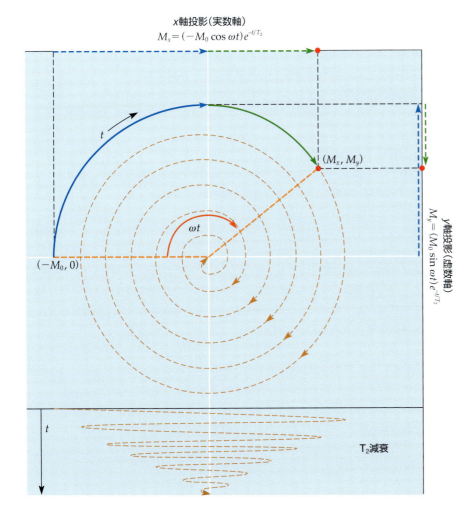

図4-11　時間（t）での横磁化の変化（T_2減衰）　横断面内の磁化は，その角度と強度で定義されるベクトルである。時間の経過とともに，その角度は一定の角速度（ω）で変化し，その大きさは時定数T_2で減衰する。この2つの成分が組み合わさると，図中に橙色の点線で示すような内向きのらせん軌道を描く。らせん軌道の上部と右側には，それぞれx軸とy軸上への投影を示している。各軸内での横磁化の投影像は一次元の振動であり，その様子を青色と緑色の点線で示す。本図の下方には，この振動と時間との関係を示しており，これがMR信号の減衰である。

横磁化は一般的に巨視的磁化のx成分とy成分を組み合わた量(M_{xy})として表される。M_{xy}は伝統的に複素数として表現され，一方の次元は実数，もう一方の次元は虚数で表される。

$$M_{xy} = M_x + iM_y \tag{4-9}$$

この式は(M_x, M_y)の初期値を($-M_0$, 0)としている。横磁化の初期の大きさ($M_{xy0} = M_{x0} + iM_{y0}$)が任意の場合には，横磁化は次式で与えられる。

$$\begin{aligned} M_{xy} &= (M_{x0} + iM_{y0})e^{-t/T_2}(\cos \omega t - i \sin \omega t) \\ &= M_{xy0}e^{-t/T_2}e^{-i\omega t} \end{aligned} \tag{4-10}$$

ここで用いた$e^{-i\omega t}$という項は$(\cos \omega t - i\sin \omega t)$という項と同義であり，後でMR信号の式の導出を簡単にするために用いる。式4-10の解から，横磁化は，横磁化の初期の大きさ(M_{xy0})，T_2効果による横磁化の消失(e^{-t/T_2})，**位相**(phase)〔累積された角度の変化($e^{-i\omega t}$)〕という3つの要素によることがわかる。位相の項は，検波の際にアンテナをRFコイルと同じ周波数で振動させればよいので省略できる。これは第3章の回転座標系のところで議論した。$t=0$においては，指数項(e^{-t/T_2}と$e^{-i\omega t}$)は両方とも$e^0 = 1$になるので，横磁化はM_{xy0}で与えられる。しかし，長い時間(すなわちT_2の10倍程度)がたてばこの項は非常に小さくなり，横断面のMR信号はゼロになる。このように，式4-10はT_2コントラストを強調した画像の撮像パラメータを決定するために重要である。T_1のときと同様に，画像データをいつ収集するかを選ぶことで，組織間のT_2の差に鋭敏な画像もそうでない画像も得られる。第5章で議論するように，T_2緩和パラメータに基づいたコントラストを得るためには，画像データの収集を少し遅れて開始しなければならない。横磁化の減衰は，図4-11の下図のように1つの次元で視覚化することもできる。T_2コントラストの生成に使用されるパルスシーケンスの詳細は第5章で論じる。

位相
一定時間にわたる回転の結果として累積された角度の変化。

Thought Question

なぜ横磁化ベクトルは，円形ではなくらせん状の軌道をとるのであろうか？ 計測されたMR信号の強度は，時間とともにどのように変化するだろうか？

励起後のスピンは，大きな静磁場($\mathbf{B}_0$)と，より小さい傾斜磁場($\mathbf{G}$)からなる磁場($\mathbf{B}$)を受ける。静磁場はスキャナの主軸方向を向いており，傾斜磁場はこの主磁場の強度をx軸，y軸，z軸に沿って変化させる。ただし，$\mathbf{B}$の**強度**は空間的位置(x, y, z)に応じて異なるが，$\mathbf{B}$の**方向**はいつも主磁場に沿っていることには注意が必要である。したがって，ある位置(x, y, z)のスピンがある時間(τ)に受ける磁場強度は，静磁場と各方向への傾斜磁場(時間変化する)との線形結合として表すことができる。

$$B(\tau) = B_0 + G_x(\tau)x + G_y(\tau)y + G_z(\tau)z \tag{4-11}$$

式3-40より，$\omega = \gamma B$であるので，式4-10のωの項を全磁場強度をまとめて表す式4-11を使って置き換えると，以下のような見るからに難解な式が得られる。

$$M_{xy}(x,y,z,t) = M_{xy0}(x,y,z)e^{-t/T_2}e^{-i\gamma B_0 t}e^{-i\gamma \int_0^t (G_x(\tau)x + G_y(\tau)y + G_z(\tau)z)d\tau} \tag{4-12}$$

ここでは，指数項($e^{-i\omega t}$)を時間(t)の時点の位相の項，静磁場強度(B_0)の項，ある時間(τ)での傾斜磁場強度〔$G_x(\tau)$，$G_y(\tau)$，$G_z(\tau)$〕の項に分けた。

式4-12は多くの変数があり複雑にみえるが，分解して考えると簡単になり，理解しやすくなる。ある空間的位置および時間における横磁化〔$M_{xy}(x, y, z, t)$〕は，4つの変数により規定される。すなわち，(1)その位置における最初の磁化〔$M_{xy0}(x, y, z)$〕，(2) T_2効果による信号損失(e^{-t/T_2})，(3) 主磁場により累積した位相($e^{-i\gamma B_0 t}$または$e^{-i\omega_0 t}$)，(4) 傾斜磁場により累積した位相，である。(4)は次式で与えられる。

$$e^{-i\gamma \int_0^t (G_x(\tau)x + G_y(\tau)y + G_z(\tau)z)d\tau}$$

いくつかのシーケンスでは傾斜磁場は時間とともに変化するため，(4)は時間に沿った積分として示されていることに注意してほしい。ある1つの方向に沿って一定の傾斜磁場(例えば，x方向への傾斜磁場)を使用した場合，時間(t)の時点で蓄積された位相はより簡単に$\gamma G_x t$と書ける。

ではここで一度立ち止まって，これまでのところを復習してみよう。静磁場内のサンプルの巨視的磁化は，大きさと方向をもつベクトルとして考えられる。巨視的磁化ベクトルは，縦成分(静磁場に沿った方向)と横成分(静磁場に垂直な方向)に分けられる。巨視的磁化が励起パルスによって横断面に向けて倒された後，巨視的磁化は主軸の周りをラーモア周波数で歳差運動する。横断面での巨視的磁化の歳差運動が，MR信号の測定を可能にしている。歳差運動の周波数は局所の磁場強度に依存するため，空間傾斜磁場を導入すると横磁化が時間変化する。空間傾斜磁場がMR信号に空間情報をエンコードする機序はこの原理に基づいている。次項では，この点をさらに検討していく。

MR信号式

一般的なMRIでは，個々のボクセルを別々の受信アンテナで受信しているわけではない。1つの撮像ボリュームに10万個以上のボクセルがあるような状況を考えれば，そのようなことが実際には不可能であることがわかるであろう。その代わりに，しばしば大領域を受信できる単一のアンテナ(例えば，ボリュームコイル)を使用する。そのアンテナで測定した**磁気共鳴(MR)信号**(magnetic resonance signal)は，励起されたサンプル内におけるすべてのボクセルの横磁化の合計を反映している。この点は，画像形成において非常に重要となるので，もう一度強調しておく。MRIで測定される全信号は，励起されたすべてのボクセルで生成された巨視的磁化の変化をまとめたものである。これを数式として表すと式4-13のようになる。

$$S(t) = \int_x \int_y \int_z M_{xy}(x,y,z,t) dx\,dy\,dz \quad (4\text{-}13)$$

この式は，ある時点におけるMR信号〔$S(t)$〕を，すべてのボクセルからのMR信号の空間総和として表している。式4-12と式4-13を組み合わせると次式が得られる。

$$S(t) = \int_x \int_y \int_z M_{xy0}(x,y,z) e^{-t/T_2} e^{-i\omega_0 t} e^{-i\gamma \int_0^t (G_x(\tau)x + G_y(\tau)y + G_z(\tau)z)d\tau} \quad (4\text{-}14)$$

式4-14から，任意の時点で測定された全MR信号は，時点ゼロにおけるすべてのボクセルからの巨視的磁化を合計したものに，T_2に基づいた減衰係数と，静磁場およびその地点および時点での傾斜磁場とをあわせた磁場強度に規定される累積位相をかけたものであることが読み取れる。この式は，受信信号〔$S(t)$〕と撮像される物体の特性

磁気共鳴(MR)信号
励起後の受信時に受信コイルにより計測される電流値(訳注：正確には，受信コイルが計測するのは電圧値であり電流値ではない)。

磁気共鳴（MR）信号式
MR信号を記述する単一方程式。MR信号を，空間的に変化する磁場下で撮像される物体の，特性に関する関数として記述する。

〔$M(x, y, z)$〕との関係を明らかにする非常に重要な式であり，**磁気共鳴（MR）信号式** (magnetic resonance signal equation) として知られている。式4-14は，実質的にすべての撮像法でMR信号の記述に適用できる一般化された式であることを覚えておいてほしい。

　実際には，現代のMRIスキャナは検出された信号を共鳴周波数 (ω_0) を使って復調する（信号を取り出す）ため，$e^{-i\omega_0 t}$ の項はMR信号の計算に必要ではない。つまり，MRIスキャナは共鳴周波数に同期してデータを収集している。この復調過程は，第3章で紹介した，実験室系から回転座標系への変換と類似している。横磁化の歳差運動を実験室系（一般的な座標系）で観察していると想像してみよう。すると，横磁化が縦軸の周りをラーモア周波数で回転しているようにみえるだろう。今度は，縦軸の周りを歳差運動する磁化と同じ速度で回転しながら観察していると想像しよう。すると，磁化ベクトルは静止しているようにみえるだろう。

　T_2 減衰の項（e^{-t/T_2}）には空間に関する情報が含まれていないため，信号の強さには影響するが，空間的な位置には影響しない。これら2つの指数項を取り除くと，MR信号式をより単純化できる。

$$S(t) = \int_x \int_y \int_z M_{xy0}(x,y,z)\, e^{-i\gamma \int_0^t (G_x(\tau)x + G_y(\tau)y + G_z(\tau)z)d\tau} \quad (4\text{-}15)$$

この式は，傾斜磁場がMR画像に空間情報をエンコードするのにきわめて重要な役割を果たしていることを示している。原則として，x, y, z 軸に沿って系統的に傾斜磁場をかけることで，三次元MR画像を形成することができる。しかし，三次元撮像シーケンスには特有の技術的な課題があり，他の撮像法よりもハードウェアの欠陥に対する耐性も低いので，fMRI研究では二次元撮像シーケンスが使用されることが多い。理解しやすくするため，以降の項では，よく使われる二次元撮像法の基礎原理から説明を始め，三次元撮像法については本書の最後で触れることにする。

スライス選択，空間エンコード，画像再構成

　簡略化したMR信号式（式4-15）には，3つの空間次元すべてに関する項が含まれていることに注意してほしい。おのおのの場所からの信号への寄与は，3つすべての空間傾斜磁場に依存している。この信号方程式を二次元に変換するためには，1つの空間次元における変動を取り除かなければならない。これは信号取得過程を2段階に分けることによって達成できる。まず，一次元励起パルスを用いて，全撮像ボリューム内の特定の**スライス** (slice) を選択する。その後，スライス内の二次元空間エンコードを使用して，スピン磁化の空間分布を明らかにする。この2段階の過程は，ほぼすべてのMRIやfMRIで使用されるパルスシーケンスの基礎をなしている。本項では，これらの段階の理論的な基礎について論じ，その後実際の使用例を説明する。

スライス選択

スライス
撮像ボリューム内の1つのスラブ。スライスの厚さは，傾斜磁場の強度とそれを選択するのに使用される電磁パルスの帯域幅によって決定される。

スライス選択
空間傾斜磁場とラジオ波パルスを併用して，スライス内のスピンを選択的に励起すること。

　撮像シーケンスの最初の段階は，**スライス選択** (slice selection) である。スライス選択の目的は，サンプルの特定の薄いスライスだけを励起することであり，そうすることでそのスライス内の信号のみが空間的にエンコードできることを思い出してほしい。第3章では，ラーモア周波数のRFパルス（$\mathbf{B}_1$）が横断面に適用された場合，縦磁化を倒すことを学んだ。RFパルスの持続時間および強度が適切に較正されていれば，縦磁化は横断面で正確に回転する。このように調整されたRFパルスは励起パルスとして知られ

図4-12 スライス選択 (A)スライス選択傾斜磁場(G_z)の適用により，スライス内のスピンのラーモア周波数が変化する。この際，そのスライス内のスピン(黒色矢印)が，所望の周波数で振動するように傾斜磁場が選択される。傾斜磁場の適用後に，所定の周波数(ω)および帯域幅($\Delta\omega$)で励起パルスが与えられる。(B)励起に使用した周波数と周波数帯域幅が，スライスの位置(z)と厚さ(Δz)を決定する。

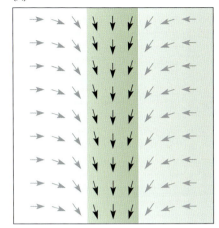

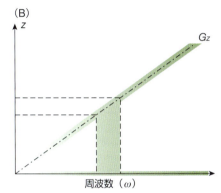

ている。撮像ボリューム内のすべてのスピンが同じ磁場を受けるのであれば，与えた励起パルスはこれらのスピンに同じ影響を与えるだろう。しかしながら，スライス選択軸(例えば，G_z)に沿って静的傾斜磁場を導入することにより，特定のスライス内のすべてのスピン(そしてこのスライス内のスピンのみ)のラーモア周波数を，励起パルスの周波数に一致させることができる(図4-12)。

MRIでは，z方向に沿って完全な矩形スライスを励起するのが理想である。例えば，$z=+10$ mmから$z=+15$ mmまでのすべてのスピンを励起したい(この範囲にないスピンを励起させずに)場合を考えてみる。これは，図4-13Aに示すような矩形のRFパルスを与えることで達成できると考えた人もいるだろう。しかし，矩形パルスを時間領域で与えた場合，その包絡線はsinc関数に従うような周波数分布をもつことになり，結果として実際にsinc形状のプロファイルをもったスライスを励起するであろう。そのため，sinc変調されたRF励起パルス(図4-13B)を使用する必要がある。sinc関数のフーリエ変換は矩形関数であるので，sinc変調パルスは矩形の周波数応答を生じさせる。これにより，矩形帯域内のすべての周波数を含むが，その帯域外の周波数は含まないようにできる。

矩形のスライスプロファイルを完全に最適化しようとしても，オフレゾナンス励起のためそれを達成するのは難しい。第3章で議論したように，スピンは常に$\mathbf{B}_{1\text{eff}}$の周りを回転するため，オフレゾナンス効果によりスピンの励起は中間段階までとなってしまうことがある。MRIで最も重要なことは，クロススライス励起(すなわち，特定のスライスの励起が隣のスライスも励起してしまうこと)である。隣接するスライスを順番に励

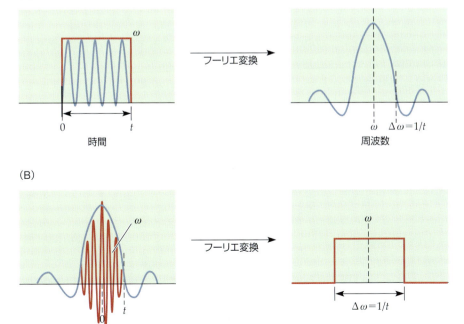

図4-13 スライス選択パルス (A)矩形のスライス選択パルス，すなわち周波数(ω_0)のラジオ波を時間(t)だけ連続して適用する。このパルスのスライス選択プロファイルは，そのフーリエ変換によって与えられ，右側の図に示すような基本周波数(ω_0)のsinc関数として表される。このプロファイルは，矩形のスライスを選択するための理想形ではない。(B) sinc関数で与えられる時間振幅を有するパルスを適用する。このパルスを使えば矩形の周波数プロファイルが得られ，矩形のスライス内のスピンを励起することが可能になる。

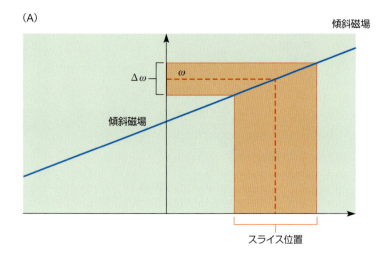

図4-14 スライスの位置と厚さの変更 (A)直線的な傾斜磁場(実線)とラジオ波(RF)パルス〔中心周波数(ω)，帯域幅($\Delta\omega$)〕を組み合わせ，スライスの位置(横軸)を選択する。(B)傾斜磁場の傾きを変えると，同じRFパルスを用いても，異なる位置および厚さのスライスを選択できる。(C)励起パルスの中心周波数をω'に変化させると，同じ傾斜磁場を用いても，異なるスライス位置を選択できる。

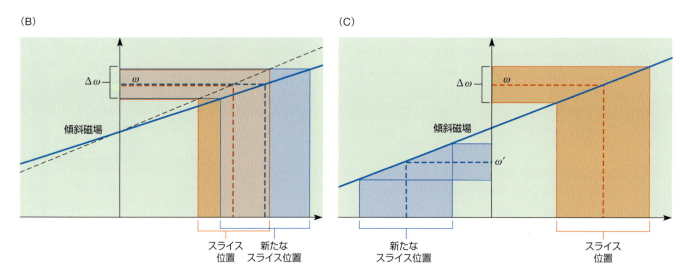

インターリーブスライス収集
データを1つおきに収集する方法。まず奇数番号のスライスを取得した後に偶数番号のスライスを取得する。これによって隣接するスライスへの励起パルスの影響を最小化できる。

起した場合，各スライスは先行する励起パルスによって事前に励起されてしまい，MR信号の飽和につながる。この問題を最小限に抑えるため，ほとんどの励起方式では，**インターリーブスライス収集**(interleaved slice acquisition)が使われている。例えば，10枚の連続するスライスを励起する場合，まずは1, 3, 5, 7, 9枚目のスライスを順番に励起し，続いて2, 4, 6, 8, 10枚目のスライスを順番に励起する。インターリーブスライス収集を使用すると，効果的に励起の重複の問題を最小限に抑えることができる。

スライスの位置と厚さは，次の3つの要因によって決定される。

1. 励起パルスの中心周波数(ω)
2. 励起場の周波数帯域幅($\Delta\omega$)
3. 傾斜磁場の強度(G_z)

中心周波数と傾斜磁場がスライス位置を決定し，周波数帯域幅と傾斜磁場がスライス厚を決定する(**図4-14**)。この関係は，$\omega \pm \Delta\omega/2 = \gamma G_z(z \pm \Delta z/2)$と記述できる。その後に続けて行うスキャンでこの中心周波数を上下することにより，z軸に沿った異なるスライスからのMR信号を選択的に取得することができる。同様に，選択する励起帯域幅によって，取得するスライス厚を決定できる(励起帯域幅を広くすると厚いスライスとなる)。強力な傾斜磁場を使えば，原則として空間的に近くにあるスピン同士のラー

モア周波数の差は大きくなり，結果として同じRFパルスでもより選択的な励起が可能になる。このように，強い傾斜磁場はスライス方向の空間分解能を向上させる。

Thought Question

スライス選択過程を通じて，スピンは励起されて横断面に倒される。スピンが横断面で歳差運動しているときに，同時にスライス選択のための傾斜磁場を受けると，異なる周波数で歳差運動することになり（ひいては位相コヒーレンスを失い），MR信号を弱める。このスライス選択時の同時位相分散の影響を補うにはどうすればよいだろうか？

以上をまとめると，スライス選択では，あるスライス内のスピンを励起するがそのスライス外のスピンには何の影響もないようなRFパルスを照射する。この選択過程で選ばれたスライスは，その位置・方向・厚さによって定義される。例えば，$z = z_0$を中心とする平面の画像を形成したい場合を考えてみる。そのスライス内の特定の位置(x, y)でのz方向（厚さはΔz）に沿った磁化の合計〔$M(x, y)$〕は，次式で与えられる。

$$M(x,y) = \int_{z_0 - \frac{\Delta z}{2}}^{z_0 + \frac{\Delta z}{2}} M_{xy0}(x,y,z) dz \qquad (4\text{-}16)$$

この式は，そのスライス内の個々のボクセル〔あるいは座標点(x, y)〕のバルク磁化を説明するものである。スライス選択後は，z方向に沿ったすべての信号は積分されているので，Mはxとyのみに依存し，zには依存しない。したがって，最初に撮像スライスを選択することによって，単純化したMR信号式（式4-15）をさらに単純な二次元の式に変換することができる。

$$S(t) = \int_x \int_y M(x,y) e^{-i\gamma \int_0^t (G_x(\tau)x + G_y(\tau)y) d\tau} dx\, dy \qquad (4\text{-}17)$$

k空間での二次元空間エンコード：周波数エンコードと位相エンコード

式4-17は，あるスライスで記録されるすべての信号が，そのスライス内のすべての位置(x, y)の巨視的磁化に依存し，スライス内の個々のボクセルの位相はその位置での傾斜磁場強度に依存することを示している。式4-17の部分部分は個別に理解可能であるが，この式を視覚化することは難しく，このままでは解くことも難しい。MR信号〔$S(t)$〕とサンプルの磁化〔$M(x, y)$〕の関係をよりよく理解するために，MRIの研究者は，k空間（k-space）として知られる別の表記方式を採用している。k空間は，物体が存在する空間が通常の空間と違っている点が重要である。まずは，k_x，k_yという項について考えてみよう。以下に示す2つの式は，適切な傾斜磁場を時間積分した量に磁気回転比をかけたものである。

$$k_x(t) = \frac{\gamma}{2\pi} \int_0^t G_x(\tau) d\tau \qquad (4\text{-}18a)$$

$$k_y(t) = \frac{\gamma}{2\pi} \int_0^t G_y(\tau) d\tau \qquad (4\text{-}18b)$$

これらの式は，k空間での時間変化〔すなわち，**k空間軌道**（k-space trajectory）〕が傾斜磁場の波形の時間積分で与えられることを示している。言い換えれば，k空間軌道は単に傾斜磁場の波形下面積である。図4-15に，時間（t）にわたって均一な傾斜磁場をかけ

k空間
MRIデータ収集のための表記法。k空間を使うことは，得られたMR信号を画像の形で表す際，数学的・概念的に都合がよい。

k空間軌道
k空間を通る経路。異なるパルスシーケンスは異なるk空間軌道を通る。

図4-15 傾斜磁場の波形とk空間との関係 あるボクセルに対する傾斜磁場(G_x)の効果は、信号強度の時間変化として示される(赤線)。k空間での時間変化は、グラフの青色領域で与えられる。

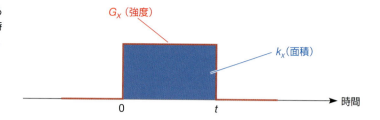

た場合の例を示す。これらの項を式4-17に代入すると、k空間座標を用いてMR信号式を以下のように表せる。

$$S(t) = \int_x \int_y M(x,y) e^{-i2\pi k_x(t)x} e^{-i2\pi k_y(t)y} dx\, dy \tag{4-19}$$

式4-19は、k空間と画像空間に単純な関係があることを示している点が重要である。それらはお互いに相手の二次元フーリエ変換となっている。複雑な楽曲(または時間領域の信号)が、より単純な音符(または周波数)の組み合わせで構成されるように、空間周波数領域と呼ばれる空間内にあるより単純な要素を組み合わせることで、どのような画

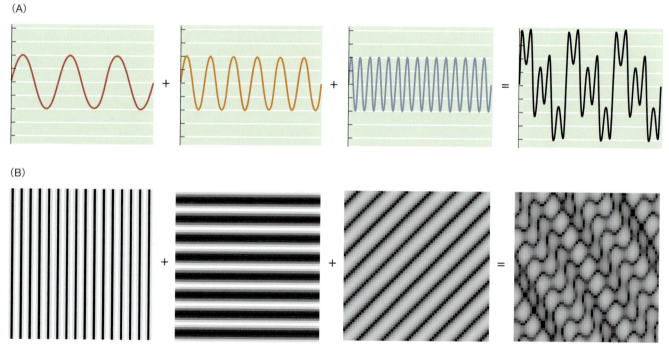

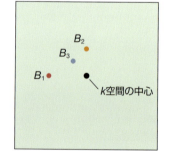

図4-16 単純な要素からの複雑な波形や画像の構成 どのようなデータセットであっても、たとえそれがどれだけ複雑であっても、より単純な要素で構成することができる。(A)異なる周波数をもつ3つの正弦波を示す。これらを組み合わせると、右端に示す波形ができる。周波数と位相が異なる正弦波をさらに組み合わせると、きわめて複雑な波形をつくることもできる(例えば、音楽は1つ1つの音の波からつくられている)。(B)二次元データについても同じ原理をあてはめることができる。ここでは、縞模様でつくられる画像を取りあげる。縞のパターンは、空間周波数(縞間の距離)、位相、角度で決まる。これらの縞模様を多数組み合わせることで、MRIで使われるような複雑な画像を作り出せる。(C)加算画像のk空間のプロットを示す。(B)の左3つの縞模様は、それぞれk空間上のB_1、B_2、B_3に対応する。

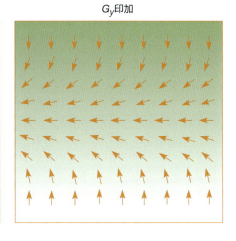

図4-17 傾斜磁場のスピン位相への影響
各矢印は，x方向傾斜磁場(A)またはy方向傾斜磁場(B)のいずれかを適用した後の，その空間地点でのスピンの位相を示している。例えば，左から右に向かって強くなる磁場(x方向傾斜磁場)を与えると，画像空間の右側のスピンが左側のスピンよりも速く歳差運動を行うようになる。このように，右側のスピンは時間とともに位相(すなわち，主磁場に対する自転軸の角度)が蓄積していく。

像でも構成できる(図4-16)。フーリエ変換は，この構築過程で用いられる数学的ツールの1つである。フーリエ変換は数学的に十分に確立されており，これをうまく利用することで，MR信号〔$S(t)$〕のk空間表現をデコードし，各空間的位置における磁化〔$M(x, y)$〕を得て画像を形成する。式4-19は，逆フーリエ変換でk空間データを画像に変換できることを示している。この過程は**画像再構成**(image reconstruction)として知られている。逆に，順方向フーリエ変換は画像空間データをk空間データに変換できる。

画像形成に必要なk空間データを収集するためには，追加の傾斜磁場，周波数エンコード傾斜磁場，位相エンコード傾斜磁場を適用する必要がある。図4-17に示すように，これらの傾斜磁場は異なるボクセルの個々のスピンの位相に影響を与え，サンプルから記録される全MR信号を変化させる。本章の前半で学習したように，式4-19の$S(t)$を$S(k_x(t), k_y(t))$として考えれば，MR信号はk_x軸とk_y軸からなる平面の二次元関数で表すことができる。この座標系は，k空間を定義し，空間周波数(1/距離)を単位とする。画像再構成にはk空間のすべてのデータを収集することが必要とされるため，MR信号を収集することは**k空間充填**(filling k-space)と表現される。

図4-15から，k_xとk_yは実際に傾斜磁場波形の時間積分であることを思い出してほしい。したがって，傾斜磁場波形を操作することによって，MR信号取得時のk空間内のサンプリング経路を制御することができる。例えば，時間とともに傾斜磁場強度を変えることによって，最初にk空間内の左上の点から右方向，次に下方向，そして左方向，最後に上方向といった蛇のような経路でデータを収集していくことができる。k空間の全体をカバーする経路は，どのような経路であってもk空間データの収集に利用できるが，実際には直線またはなめらかな曲線の経路が好まれる。

図4-18Aに示した**グラジエントエコー法**〔gradient-echo (GRE) imaging〕などいくつかの解剖学的撮像シーケンスでは，k空間は個々の励起パルスに続いて，1行ずつ充填されていく。各励起中に，RFパルスとG_z方向傾斜磁場の特定の組み合わせにより，撮像したいスライスが選択される。その後，位相エンコードを規定する傾斜磁場〔y方向傾斜磁場，すなわちn行で異なる強度(G_y)をもつ傾斜磁場〕が，データ収集(図4-18Aの「画像データ収集」の段階)の前にかけられる。位相エンコードの間，y方向に沿った空間的位置にあるスピンのすべてはこの傾斜磁場を受け，データ収集の前に一定量の位相オフセット($\gamma G_y Ty$)(式4-19に基づく)を蓄積する。k空間でみると，時間(T)の間にかけられる**位相エンコード傾斜磁場**(phase-encoding gradient)(G_y)はk_yの値を変化させ，k空間軌道でk_y方向に沿って$\gamma G_y T/2\pi$だけ動く(図4-18Bの青色矢印)。実際の

画像再構成
k空間の形式で取得した生のMR信号が，空間的情報をもつ画像に変換される処理。

k空間充填
画像を形成するのに十分なデータを収集するために，k空間からのサンプルを収集する処理。

グラジエントエコー(GRE)法
MRIで主に使用される2種類のパルスシーケンスの1つ。データ収集時に測定されるMR信号変化を生成するために，傾斜磁場を使用する。

位相エンコード傾斜磁場
スピンが空間的な位相差オフセットを蓄積することができるように，データ収集の前に適用される傾斜磁場。

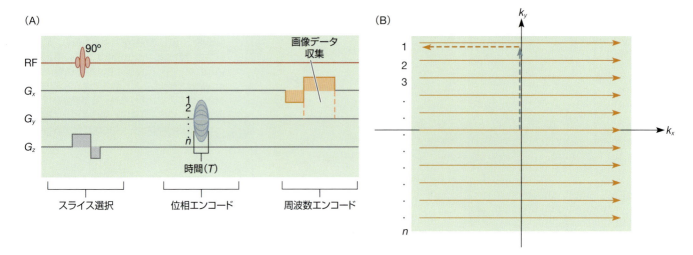

図4-18 典型的な二次元GREパルスシーケンス (A)ラジオ周波数電磁場と3方向の空間傾斜磁場の強度を示す線。パルスシーケンスはスライス選択傾斜磁場(G_z)と励起パルスを組み合わせることから始まる。y方向傾斜磁場(G_y)は，各励起パルスに続いてk空間の1行を選択するために適用され，各行ごとに異なる強度で繰り返される。x方向傾斜磁場(G_x)は，画像形成期間中に適用される。(B)このシーケンスがk空間内を横断するパターン。k空間の各行は，別々の励起の後に特定の強度のG_y（k空間での上下方向への移動）と，一定の強度と時間のG_x（k空間での右方向への移動）を順に適用することで取得できる。n回の励起に続いてk空間のすべてが充填されると，画像の取得が完了する。

MR信号に対しては，位相エンコードの過程には変調項($e^{-i\gamma G_y T y}$)を追加する必要がある。

$$S(t) = \int_y M(x,y) e^{-i\gamma G_y T y} dy \tag{4-20a}$$

周波数エンコード傾斜磁場
スピン歳差運動の周波数が空間座標ごとに異なるように，データ収集期間中に印加される傾斜磁場。

位相エンコードの後，**周波数エンコード傾斜磁場**(frequency-encoding gradient)〔慣例によりx方向に沿った強度(G_x)の傾斜磁場〕がかけられ，x方向に沿ったある位置のスピンの周波数を$\gamma G_x x$だけ変化させる（式4-17に従う）。ゆえに「周波数エンコード」といわれる。k空間でみると，ある時点(t)での周波数エンコード傾斜磁場(G_x)はk_xの値を変化させ，k空間軌道でk_x方向に沿って$\gamma G_x t / 2\pi$だけ動く（図4-18Bの橙色矢印）。実際のMR信号に対しては，周波数エンコードの過程には時間(t)におけるMR信号を考慮した別の変調項を追加する必要がある。

$$S(t) = \int_x \int_y M(x,y) e^{-i2\pi k_x(t) x} e^{-i\gamma G_y T y} dx\, dy \tag{4-20b}$$

MR信号は必要な二次元変調を受けた。位相エンコード傾斜磁場はy方向に沿った空間情報を明らかにし，周波数エンコード傾斜磁場はx方向に沿った空間情報を明らかにする。どちらの傾斜磁場も，k空間におけるデータ収集の位置を動かす際に同じように作用することを覚えておいてほしい。これは，k_xとk_yの両方が傾斜磁場波形の時間積分を反映するためである。位相エンコードの場合では，G_yの強度を順に大きくしていってk_yを変え，k_y方向に沿ってk空間を階段状に動かすことができる（なぜならTは固定されているから）。周波数エンコードの場合では，実際には同じG_xに保っておけばよい。なぜなら，時間がたつにつれてk_xが変わり，k_x方向にk空間を動かすことができるからである。

k空間のデータ収集は離散的に行われる。k_y方向では，各行は別々の強度の傾斜磁場(G_y)を有している（図4-18Bの1，2，…n行）ため，収集は本質的に離散的である。k_x方向のk空間軌跡は連続しているが，MR信号は一定の間隔でデジタル処理によって取得されるので，結果として各列は多数の離散的なデータで構成されることになる。

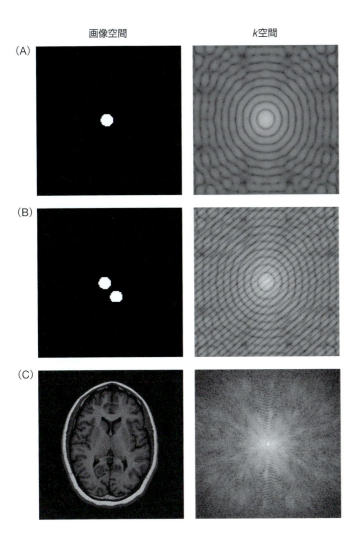

図4-19 **画像とそのフーリエ変換** (A)画像空間の中心にある1つの円と,その円のk空間表現。k空間表現はsinc関数に従い,中心部で最も強度が強く,k空間の縁に向かってその帯状の強度が減少していく。(B)画像空間に2つ目の円を加えると,k空間に縞模様がかかる。(C)脳の画像は,(A)や(B)の画像よりもきわめて多くの空間情報をもっており,そのk空間表現も同様に複雑である。

画像空間とk空間の関係

　画像空間とk空間の関係を説明するために,いくつかのサンプル画像と,そのフーリエ変換によって得られる画像を図4-19に示す。これら画像のそれぞれのペアは,物体と,k空間で生の形式で見えている取得MR信号だと考えてほしい。中心に1つの円を有する画像は,k空間では全体に光と影の交互パターンがみられる(図4-19A)。このパターンは,二次元ベッセルsinc関数に相当する。k空間の中心部分は,すべてのボクセルからの信号がすべて同じ位相をもっている時点のデータであり,これはそのスライス内の全横磁化を表していることは覚えておいてほしい。このため,k空間の中心部はいつでも最も高い信号を有している。

　もう1つの概念を説明するために,画像に2つ目の円を追加した場合を考えてみよう。k空間は,画像空間における1つ以上の物体の**空間周波数**(spatial frequency)を反映している。空間周波数とは,あるパターンが空間内で認められる頻度として定義され,時間周波数(例えば,ピアノの音程)が時間内にある出来事が起こる頻度(例えば,ピアノの弦の振動速度)として定義されるのと同様である。図4-19Bの左側の画像は中心からずれた2つの円を示している。この画像の左上と右下を結ぶ線は,中心間の距離で分離された2つの円を通る。k空間データは,その線に沿った空間周波数成分を有することになり,周波数はその距離の逆数に等しい。この要素は,円の形に由来する同心円パター

空間周波数
あるパターンが空間において発生する頻度。

図4-20 *k*空間データ上の領域と画像空間の関係 (A)この写真は小川誠二博士を写している。このような画像でもフーリエ変換を利用して*k*空間データに変換できる。*k*空間データの異なる部分は，画像の異なる空間周波数成分に対応する。(B) *k*空間の中心は低空間周波数の情報をもち，ほとんどの信号を保持しているが細かい部分の情報は保持していない。(C) *k*空間の周辺は，高空間周波数の情報，すなわち画像の細かい部分の情報をもつが，画像の信号強度に対する寄与は少ない。

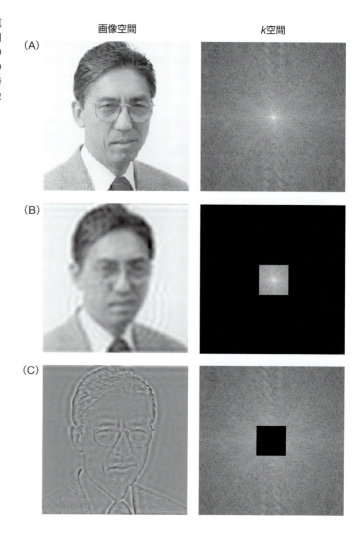

ンの上に，*k*空間画像内を右上から左下に走る縞が重なっているように見える。

Thought Question

図4-19Bの下側の円を画像の左下象限へと動かした場合，*k*空間データはどう変わるだろうか？　また，右下隅に動かした場合には，*k*空間データはどう変わるだろうか？

　どんなに複雑なものであっても，任意の画像を空間周波数成分の集合として表現することができる。解剖画像も図4-19Cの右側に示すように，*k*空間で表示できる。その*k*空間もやはり中心部が最も明るく，辺縁部が最も暗い。これは，*k*空間の中心付近で得られる低空間周波数データ(つまり，太い縞状パターン)が画像の信号ノイズ比を決めるうえで最も重要であることを示している。これと比較して，*k*空間の辺縁で得られる高空間周波数データ(つまり，細い縞状パターン)は画像の空間分解能を高めるのに役立つ。図4-20は，*k*空間の低空間周波数と高空間周波数領域の違いを示している。普通の写真(図4-20A)の*k*空間データから低空間分解能領域だけを取り出せば，その画像は信号の大部分をもっているが空間分解能が低くなる(図4-20B)。一方，*k*空間の高空間分解能領域だけを取り出せば，その画像は信号強度が弱く，領域間の全体的な輝度差を欠くことになるが，空間分解能は保たれている(図4-20C)。

　直感に反して，*k*空間内の点と画像空間内のボクセルとの間に1対1の関係は存在し

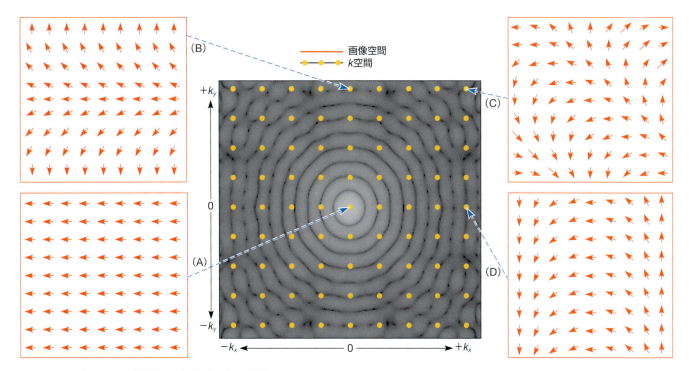

図4-21 画像における位置とk空間データの関係 k空間内の各データ点(黄色)は,画像空間の全ボクセルに由来するMR信号の総和からなり,それまでに適用されたx方向およびy方向の傾斜磁場に基づく。k空間上の4つの点(A〜D)については,対応する画像空間のボクセルにおける磁化ベクトルの相対的な位相を,赤枠の図に示している。(A) k空間の中心に対応する画像空間における全ボクセルの位相は同じで,k空間での信号は最大となる。(B) k_yが最大でk_xがゼロとなるような点では,磁化ベクトルの歳差運動の周波数はy方向に沿って急激に変化するが,x方向に沿っては同じままである。したがって,y方向に沿った累積位相差が存在することになる。(C) k_xとk_yの両方が大きいデータ点では,相対位相はこの2軸の対角線方向に沿って急速に変化する。(D) k_yがゼロでk_xが最大となるような点では,相対位相はx方向に沿ってのみ急激に変化する。

ない。k空間内の各点が何を表しているかについては,**図4-21**で考えてみよう。中心の点は,k空間データ(または生のMR信号)を示している。k空間データの各点は,それぞれ異なる時点で収集されたものであり,その時点でのスライス内におけるすべてのボクセルからの信号を表している。ここで,例として4つの点を取りあげて説明する。各点は,k空間のその点が取得された時点における,(画像空間の)各ボクセル内での巨視的磁化ベクトルを表している。k空間の中心の点(図4-21A)では,すべての磁化ベクトルが同じ位相であり,したがって合計信号は最大となる。他のk空間の点(図4-21B〜D)では,磁化ベクトルはボクセルごとに異なり,k空間の点の強度はこれらベクトルの合計を表している。

k空間から画像空間への変換

k空間が充填された後,生データをk空間から画像空間〔$M(x, y)$〕に変換するために二次元逆フーリエ変換が必要となる。これら2つの空間のサンプリングパラメータは互いに反比例していることは知っておいて損はないだろう。すなわち,画像空間の基本サンプリング単位は距離であり,k空間の基本サンプリング単位は空間周波数(1/距離)である。定性的にいえば,k空間の範囲を広げるほど,空間分解能が高い(すなわち,ボクセルサイズが小さい)画像が得られる。これについては,図4-20の写真を見れば理解できる。k空間の辺縁は画像の細部(つまり,空間分解能)に寄与している。逆に,k空間で細かくサンプリングすれば,画像空間においてより広い範囲,つまりより大きな撮像視野を得ることができる。この関係を**図4-22**で定性的に示し,式4-21で定量的に示

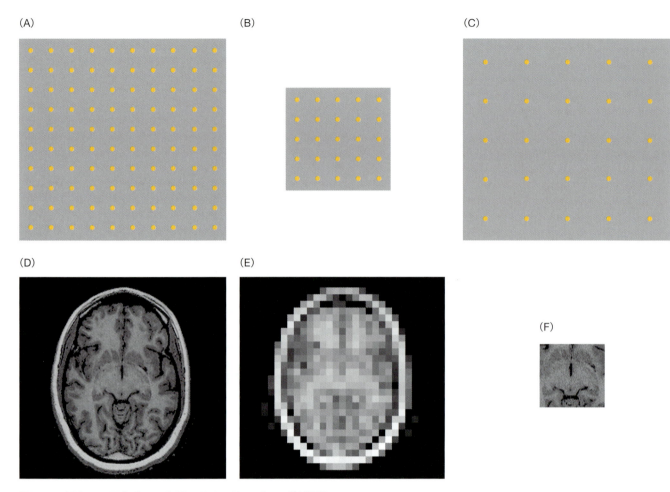

図4-22 得られた画像上のk空間におけるサンプリングが画像に及ぼす影響 k空間の範囲と画像のボクセルサイズは逆相関する。(A) k空間の広い範囲を密にサンプリングすると，ボクセルサイズは小さくなり，高分解能画像(D)が得られる。(B) k空間の中心(すなわち，狭い範囲)のみを(A)と同じ密度でサンプリングすると，得られる画像(E)の撮像視野は同じであるが，ボクセルサイズが大きく(そして分解能は低く)なる。(C) k空間の範囲は(A)と同じであるが，サンプリングレートが低い。得られる画像(F)の分解能は同じであるが，画像空間における撮像視野が狭くなる。

撮像視野(FOV)
空間次元に沿った画像の全範囲。

す。ここで，**撮像視野**(field of view：FOV)は，画像空間のある次元方向の端から端までの距離(すなわち，画像の大きさ)として定義されている。

$$\text{FOV}_x = \frac{1}{\Delta k_x} = k_x方向のサンプリングレート = \frac{1}{\frac{\gamma}{2\pi}(G_x \Delta t)} \qquad (4\text{-}21\text{a})$$

$$\text{FOV}_y = \frac{1}{\Delta k_y} = k_y方向のサンプリングレート = \frac{1}{\frac{\gamma}{2\pi}(\Delta G_y T)} \qquad (4\text{-}21\text{b})$$

典型的には，fMRI実験における撮像視野は，約20〜24 cmである。
　式4-21の2つの式からボクセルサイズを導き出せる。それは撮像視野をサンプル数で割るだけで求められる。

$$\frac{\text{FOV}_x}{M_x} = \frac{1}{M_x \Delta k_x} = \frac{1}{2k_{x\max}} \qquad (4\text{-}22\text{a})$$

$$\frac{\text{FOV}_x}{M_y} = \frac{1}{M_y \Delta k_y} = \frac{1}{2k_{y\max}} \qquad (4\text{-}22b)$$

$2k_{x\max}$と$2k_{y\max}$はそれぞれの基本軸に沿ったk空間の全範囲を指すことに注意が必要である。$k_{\max}$が大きいと，ボクセルサイズは小さくなる。

以上をまとめると，生のMR信号〔S(t)〕は，k空間において非常に高いレートでサンプリングされた一次元のデータ点の並びである。これらのデータ点は，k_xとk_yからなる二次元で表現できるため，二次元逆フーリエ変換が可能である。k空間内の隣接データ点の間隔を小さくすると，画像空間における撮像視野が大きくなる。同様に，k空間の範囲を広げると，画像空間のボクセルサイズが小さくなる。また，画像内の$N \times N$ボクセルからデータを収集する場合，k空間においても同じ数のデータ点（$N \times N$データ点）が必要となる。

三次元画像

二次元撮像はほとんどのMRIで一般的に用いられているが，すべてのMRI技術が二次元撮像の原理に基づいているわけではない。k空間データを三次元的に収集するパルスシーケンスも，特に高分解能解剖画像の撮像に使用される。三次元撮像の原理は二次元撮像の原理から類推できるので，原理的にはどんな二次元撮像シーケンスも三次元撮像シーケンスに変換できる。三次元撮像ではスライス選択が不要であるので，従来のスライス励起はボリューム励起に置き換えられ，非常に小さいz方向傾斜磁場を使用して厚いスライス（すなわち，ボリューム全体）を選択している。z方向に沿った空間情報を明らかにするために，データ収集の間に，z方向に沿った別の位相エンコード傾斜磁場をかける必要がある。それゆえ，典型的な三次元パルスシーケンスには，2つの位相エンコード傾斜磁場と1つの周波数エンコード傾斜磁場がある。k空間は，G_z方向傾斜磁場の時間積分によって定義されたk_zを加えることで三次元に拡張することができる。式4-15で示した三次元MR信号式に基づいて，三次元逆フーリエ変換を行うことで，三次元画像を再構成できる。

二次元撮像シーケンスと比較して，三次元撮像シーケンスは信号ノイズ比が高いという利点をもつ。三次元のボリュームは，二次元の1枚のスライスよりも厚いので，より多くの励起されたスピンがMR信号に寄与する。しかし，三次元撮像シーケンスにはいくつか欠点もある。例えば，位相エンコードは，周波数エンコードよりも磁場の不均一性と動きによるアーチファクトに弱い。三次元撮像は2つの位相エンコードの次元をもつので，これらのアーチファクトに対しより脆弱になってしまう。また，ボリューム全体を励起する場合には，1枚のスライスを励起する場合よりもk空間を充填するのに長い時間が必要となる。そのため，収集時間内のどの時点で頭が動いても撮像ボリューム全体のゆがみの原因となる。fMRI研究では，1990年代初頭に研究が開始されてから今に至るまで，ほとんどの動的画像が，二次元撮像技術を用いて取得されている。しかしながら近年，大規模な受信アレイコイルが出現したことから，十分な時間分解能と安定性を確保した三次元撮像をfMRIに適用できるようになってきた。

画像形成時に起こりうる問題

画像形成の方法がいかなるものであれ，その目的はサンプルを正しく表現することである。もちろん，主磁場が完全に均一で，線形傾斜磁場が完全に線形な理想的スキャン

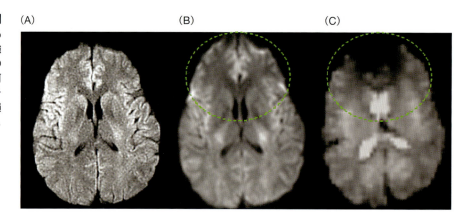

図4-23 磁場の不均一性に起因する空間および強度のゆがみ (A)均一な磁場のもとでは、ヒトの脳画像は正常な形状と特有の強度分布を示す。(B,C)局所磁場が不均一(この例では、前頭部領域において)であれば、幾何学的なゆがみと信号損失という2種類のアーチファクトが生じる。幾何学的なゆがみと信号損失の正確な機序については、第5章で議論する。

環境において、完全に矩形の励起プロファイルを達成できるRFコイルと最適化された画像形成ソフトウェアを用いて撮像する場合は何も問題はないだろう。このような完璧な条件下では、形成された画像はスキャンされた物体と正確に一致する。すなわち、同じ大きさで同じ形状を有し、適切なプロトン密度および緩和特性に依存した信号強度をもつ。しかしながら、熟練したMRI研究者であれば誰しもがわかっていることだと思うが、一般的な実験室の条件下で形成された画像は、もとの物体に忠実であるとは限らない。以降では、MR画像を形成する際に遭遇する典型的な問題をいくつか取りあげて説明する。

第1の問題は、静磁場の不均一性である。つまり、ある空間的位置の実際の磁場強度は、理論値と同じではない。特に静磁場強度が強くなるほど不均一性も大きくなることに注意が必要である。不均一性が大きくなると、局所磁場のゆがみを補正するためのシミングが困難になる。静磁場の不均一性は、ΔB_0(すなわち、ある場所における磁場がより大きいか小さいかを表す量)を用いて数学的に表すことができる。この新しい項(ΔB_0)を用いてMR信号式を修正すると、次式が与えられる。

$$S(t) = \int_x \int_y m(x,y) e^{-i2\pi(k_x(t)x + k_y(t)y + \Delta B_0 t)} dx\, dy \qquad (4\text{-}23)$$

通常、静磁場の不均一性の正確な性質はわからないが、それが存在する場合には従来の逆フーリエ変換後の画像内にアーチファクトをもたらすであろう。実際、磁場の不均一性は幾何学的なゆがみと信号損失という2種類のアーチファクトにつながる。この2つのアーチファクトは、それぞれ巨視的な効果と微視的な効果として考えることができる。

磁場の不均一性は、ボクセルの空間的シフトによる幾何学的なゆがみを引き起こす。スピンの周波数は磁場強度に依存するので、この不均一性はスピンの周波数を変化させる。ボクセルの位置はその周波数によってエンコードされていることを思い出してほしい。つまり、正確ではない共鳴周波数を有するボクセルは、間違った空間的位置に移動される。さらに、スライス励起と信号読み取りの間の時間が長い場合(例えば、fMRI研究で行われるように、十分なT_2^*コントラストが得られるまで待つような場合)、磁場の不均一性は同一ボクセル内のスピンに異なる位相が蓄積する原因となり、結果として干渉によるMR信号損失がみられることもある。これら2つのアーチファクトは1つの画像に同時に現れることもある(図4-23)。

第2の問題は、傾斜磁場の非線形性から生じる。空間傾斜磁場がk空間軌道を制御しているため、このアーチファクトを評価するためにk空間を用いる。パルスシーケンスやk空間軌道に応じて、傾斜磁場の非線形性は異なった形で現れる。ここでは、典型的

(A) 正常	(B) x方向傾斜磁場オフセット	(C) y方向傾斜磁場オフセット	(D) z方向傾斜磁場オフセット
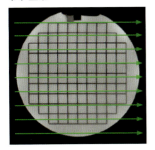	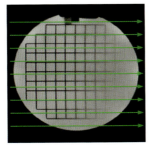	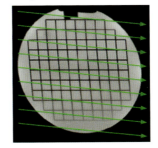	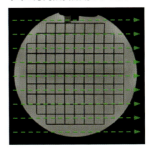

図4-24 正常画像と，傾斜磁場の異常に起因するゆがみのある画像の比較 (A)正常画像。円形で規則的な格子構造をもつ。k空間軌道を緑色で示す。(B) x方向傾斜磁場の異常は，k空間内のx方向に沿った軌道の長さに影響する。その結果，画像が引きのばされたように見える。(C) y方向傾斜磁場の異常は，k空間を通る経路に影響を与え，画像にゆがみをもたらす。(D) z方向傾斜磁場の異常は，励起パルスとスライス選択傾斜磁場の一致に影響する。ここでは，その結果スライス位置やスライス厚が少しずれ，信号強度が少し異なっている様子を示す。x方向(B)およびy方向(C)の傾斜磁場にオフセットがある場合，それぞれのスライスが若干x，y方向に偏っていることに注目してほしい。その理由は，これら傾斜磁場の不完全性がスライス選択の際にも存在しているからである。(訳注：スライス選択の際に不要なx方向およびy方向の傾斜磁場が重畳しているため，本来励起すべきスライスから少し傾いたスライスが励起されている)

なグラジエントエコー・パルスシーケンスを例にこれらのアーチファクトを説明する。x方向傾斜磁場(G_x)が少しだけ小さい場合には，k空間軌道はk_x方向に誤りが出る(図4-24B)。y方向傾斜磁場(G_y)が小さい場合には，k空間軌道はk_y方向に沿ってゆがむ(図4-24C)。このゆがみは，k空間の各行の開始点だけではなく，k空間を通る経路にも影響を与える(訳注)。このゆがみの大きさは，傾斜磁場を時間積分した量に依存する。z方向傾斜磁場(G_z)がずれている場合には，励起のための傾斜磁場の傾きが変わるだろう。スライス選択のための傾斜磁場の傾きが変われば，傾斜磁場によるスピン周波数の変化と励起パルスとの間に不一致が起こるだろう。しかしながら，x-y平面におけるk空間軌道は変化しないので，物体の形状がゆがむことはない。このように，z方向傾斜磁場(G_z)の問題は，スライス厚や信号強度の変化をもたらしうる(図4-24D)。

訳注) G_yに常に一定の大きさのオフセットが乗っている状況を想定している。

まとめ

スピン系の巨視的磁化は，ブロッホ方程式で記述されているように，x軸，y軸，z軸のそれぞれに沿った別々の空間成分に分解できる。慣例により，縦磁化はM_zと表記され，横磁化はM_{xy}と表記される。励起に続く縦磁化の回復は時定数T_1によって規定され，横磁化の減衰は時定数T_2により規定される。測定される全MR信号は，サンプル内の全ボクセルの横磁化をまとめたものであり，1つの式で記述できる。サンプルの空間的特性を測定するためには空間傾斜磁場が必要であり，このことがMRをMRIにする本質である。z方向傾斜磁場(G_z)と励起パルスを同時に与えることで，撮像ボリューム内の特定のスライスを選択できるようになる。さらに，スライス内に周波数エンコード傾斜磁場と位相エンコード傾斜磁場を加えることで，スライス内の2つの方向に沿った空間的位置をエンコードできるようになる。画像形成は，画像空間のフーリエ変換であるk空間という概念を通じて考えることができる。異なるパルスシーケンスを与えると，異なるk空間が得られる。k空間でのデータ収集と画像空間でのデータ収集には，逆の関係があることを理解しておくべきである。磁場の不均一性は，再構成画像中に幾何学的なゆがみや信号損失という形で，系統的なアーチファクトとして現れることがある。

(訳：藤本 晃司)

演習問題や参照サイトなどのリソースについては次のURLを参照(英文のみ)

sites.sinauer.com/fmri3e

重要文献

Bracewell, R.N. (1986). *The Fourier Transform and Its Applications*. McGraw-Hill, New York.
 ↑フーリエ変換について知りたいことのすべて(そしてそれ以上)のことが書かれた教科書。

Haacke, E.M., Brown, R.W., Thompson, M.R., and Venkatesan, R. (1999). *Magnetic Resonance Imaging: Physical Principles and Sequence Design*. John Wiley & Sons, New York.
 ↑MRIの理論的な原理についての包括的な百科事典。

Twieg, D.B. (1983). The k-trajectory formulation of the NMR imaging process with applications in analysis and synthesis of imaging methods. *Med. Phys.*, 10 (5) : 610–621.
 ↑k空間軌道の定式化を最初に記述した論文。

第5章

MRIコントラストの生成機序と撮像技術

　MRIが他のどのような神経画像法よりも強力な点は，単に組織をきわめて詳細に画像化できることだけでなく，多様な種類の画像を形成できることにある．1つのMRIスキャナを用いて，様々な組織特性に鋭敏な画像，すなわち**コントラスト**(contrast)を有する画像を形成できるとともに，今日までに新たなコントラスト生成機序が発見されている．

　MRIでは主に2種類のコントラストが使用されている．**静的コントラスト**(static contrast)はボクセル内にある原子核の種類，数，緩和特性，共鳴特性を反映する．典型的な静的コントラストは，密度(例えば，プロトン)，緩和時間(例えば，T_1, T_2, T_2^*)，化学的濃度(例えば，脳代謝におけるグルタミン酸)，さらには特定の種類の分子(例えば，巨大分子)の濃度に基づく．fMRI実験でも脳の解剖学的構造を同定するために静的コントラストを反映した画像を使用することが多い．それに対して**動的コントラスト**(motion contrast)は原子核の動きを反映する．典型的な動的コントラストは，脳内プロトンの動的な特性(例えば，fMRI中の血液の酸化状態，MRアンギオグラフィでの血液の流れ，拡散強調画像での水分子の拡散，灌流強調画像での血流など)に関する情報を提供してくれる．

　静的コントラストと動的コントラストのいずれも，特定のコントラスト要因が生体組織に存在する**内因性コントラスト**(endogenous contrast)と，体外から導入された**外因性コントラスト**(exogenous contrast)の2つに分けることができる．これまでのほぼすべてのfMRI実験は，内因性コントラスト機序に基づいている．例えば，血液酸素化レベル依存性(blood-oxygenation-level dependent：BOLD)コントラストは，脳領域内のデオキシヘモグロビン量を反映する．外因性コントラスト機序の例として，ガドリニウムDTPAの注射がある．この物質は非常に高い磁化率を有し，周囲の磁場を大きくゆがませる希土類化合物である．外因性薬剤を使うことで静的・動的両方のコントラストを増強する手法は臨床MRIでよく使われているが，ヒトの機能画像研究では，安全性への配慮から薬剤注射を伴う検査はあまり行われない．

　本章では，今日のfMRI研究でよく使用される静的・動的コントラストが生じる内因性機序に焦点をあてる．加えて，最も一般的な撮像に使用される手法と関連するパルスシーケンスのいくつかを説明する．今後のfMRI研究で有用性が期待される外因性コントラストの応用的な利用については，高度なMRI手法を解説する第12章で論じる．

コントラスト
(1)ある撮像法で測定される異なる量間の強度差．(2)測定される物理量(例えば，T_1コントラスト)．(3)研究仮説を検証するために行われる，2つ以上の実験条件により誘発された活動の統計的比較．

静的コントラスト
原子核の種類，数，緩和特性，スピンの局所環境(例えば，T_1, T_2, プロトン密度)を反映するコントラスト機序．

動的コントラスト
空間におけるスピンの運動(例えば，拡散，灌流)を反映したコントラスト機序．

内因性コントラスト
生体組織の固有特性に依存するコントラスト．

外因性コントラスト
体内への異物の注入によるコントラスト．

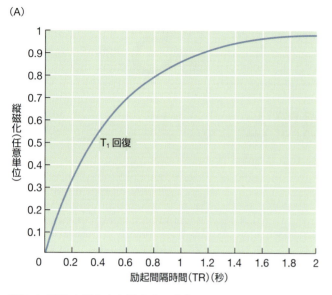
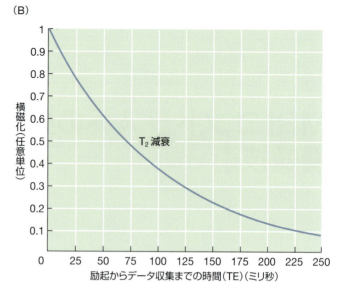

図5-1 磁化の縦方向と横方向の変化 (A)時定数T_1は一般に秒単位で表され，縦磁化の回復(T_1回復)は数秒間にわたって生じる。(B)時定数T_2は典型的に数十ミリ秒単位，横磁化の減衰(T_2減衰)は約百ミリ秒にわたって生じる。ここで示したT_1とT_2は，fMRI研究で使用される磁場強度における灰白質のものとほぼ同じである。

静的コントラスト

静的コントラスト機序は基本となる組織の構造的特徴を画像化できるため，MRIで広く使用されてきた。静的コントラストがどのようにして生成されるかを理解するために，まず単純なT_1・T_2コントラストの例を考えてみる。第4章で導出したように，完全回復したスピンを初回励起した後に生じる磁化を示す2つの方程式がある(**図5-1**)。縦磁化は次式で与えられる。

$$M_z(t) = M_0(1 - e^{-t/T_1}) \tag{5-1}$$

横磁化は次式で与えられる。

$$M_{xy}(t) = M_0 e^{-t/T_2} \tag{5-2}$$

MR画像が形成される時間を決定する2つの重要な因子がある。第1の因子は，連続する励起パルスの間隔，すなわち**繰り返し時間**(repetition time：TR)である。多くの場合，励起は縦磁化が完全に回復する前に連続して起こされる。このような短いTRのもとで生じる横磁化を検出してMR信号に変換する。そのときの横磁化は次式で与えられる。

$$M_{xy}(t) = M_0(1 - e^{-TR/T_1})e^{-t/T_2} \tag{5-3}$$

この式は，取得されるMR信号がプロトン密度に依存する本来の磁化だけではなく，サンプル組織に固有のT_1とT_2の両緩和定数を用いて表現されることを示している。**表5-1**に3Tの磁場強度におけるT_1とT_2の緩和定数を示す。また，灰白質のT_2^*値(通常の磁場均一性のもとでは3Tで約30ミリ秒)も重要であり，BOLDコントラストfMRI

繰り返し時間(TR)
励起パルスの照射間隔。通常，秒単位で表される。

表5-1　3Tの磁場強度における時定数T_1・T_2の概算値

	灰白質	白質
T_1	1,400ミリ秒	1,100ミリ秒
T_2	70ミリ秒	55ミリ秒

画像に使用されるエコー時間(定義は次の段落で示す)を決定する。表に示した値は，磁場均一性やその他の要因に応じて変化する近似値であることに注意してほしい。また，個々の緩和定数は静磁場強度によっても変化する。磁場強度が増強すると，T_1は延長するが，T_2とT_2^*は短縮する。これらの近似値は，本章で説明するコントラスト機序を考えるための指標として提示しているだけである。式5-3の$(1-e^{-TR/T_1})$の項は，縦磁化の不完全な回復を示しており，これは繰り返し励起すると定常状態に達する。TRがT_1よりもずっと長い場合には，この項は1(すなわち完全な回復)に近づき，式から削除できる。

　MR画像が形成される時間を決定する第2の因子は，励起からデータ収集までの時間(k空間中心の信号が取得されるまでの時間として定義される)，すなわち**エコー時間**(echo time：TE)である。第4章で説明したように，k空間中心のMR信号は最大振幅をもっており，その時点ではもとのMR信号のエコー(すなわち励起時)に似ている。特定のTEにおけるMR信号を簡単に説明するために，式5-3のtをTEで置き換えると次式が得られる。

$$M_{xy}(t) = M_0(1-e^{-TR/T_1})e^{-TE/T_2} \qquad (5\text{-}4)$$

エコー時間(TE)
励起パルスの照射からデータ収集(k空間中心からのデータ収集と定義される)までの時間。通常，ミリ秒単位で表される。

この式は，TRとTEを適切に設定することで，特定の組織からの信号を変化させられることを示している。MRIを用いて複数の組織からのMR信号を比較するためには，任意の2つの組織間のシグナル差をコントラストとして測定する必要がある。組織Aと組織Bのコントラストの差(C_{AB})は，各組織のMR信号の差として次式で与えられる。

$$C_{AB} = M_{0A}(1-e^{-TR/T_{1A}})e^{-TE/T_{2A}} - M_{0B}(1-e^{-TR/T_{1B}})e^{-TE/T_{2B}} \qquad (5\text{-}5)$$

組織Aと組織Bのそれぞれに対して，M_{0A}とM_{0B}はもとの磁化(すなわち磁化の密度)の値，T_{1A}とT_{1B}はそれぞれのT_1値，T_{2A}とT_{2B}はそれぞれのT_2値である。

プロトン密度コントラスト

　MRコントラストのうち最も単純なものの1つは，**プロトン密度画像**(proton-density imaging)である。各ボクセルの巨視的磁化は，そのボクセル内の全スピンの総和を反映している。ほとんどの場合，それらは水素原子(すなわちプロトン)であり，MRI検査の大多数は水素原子の信号に基づいている。プロトン密度画像は，その名のとおり，ボクセル内の膨大なプロトンに基づいており，組織によって異なるコントラストを生じる。プロトン密度コントラストを最大にするには，巨視的磁化に関連するコントラストを保持し，T_1・T_2コントラストを最小化するパルスシーケンスを使用する(式5-5)。

　T_1コントラストを最小にするためには，縦磁化が完全に回復するような非常に長いTRを用いる必要があり，T_2コントラストを最小にするには，T_2減衰が防げるような非常に短いTEを用いる必要がある。TRとTEの選択による影響を，それぞれ**図5-2A**と図5-2Bに示す。TR値が撮像される組織のT_1値よりもはるかに大きい場合(例えば，3倍)，

プロトン密度画像
各ボクセル内に存在するプロトンの数を反映したMR画像。

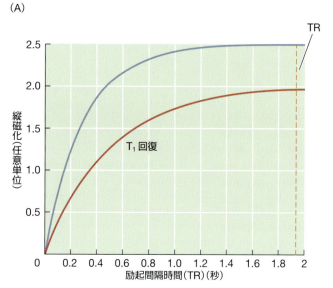
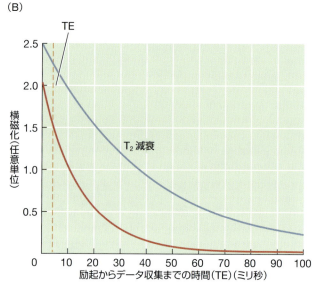

図5-2 プロトン密度コントラストでの繰り返し時間(TR)とエコー時間(TE)の選択 2つの異なる組織(赤色と青色の実線)に長いTR(A)と短いTE(B)(縦破線)を用いることで，T_1とT_2の影響を最小限にして，全体にプロトン密度による信号強度の違いのみを残すことができる。

プロトンの縦磁化は各励起後にほぼ完全に回復するが，それにより撮像時間は大幅に延長する。同様にTE値がT_2値よりもはるかに小さい場合(例えば，1/10倍)，信号減衰を最小限に抑えることができるが，非常に短いTEを設定することは励起および撮像のためのパルスを入れる必要性から困難なことが多い。実際には，これらの基準は，関心のあるすべての組織のT_1値より大きなTRとそれらのT_2値より小さなTEを使用することで達成される。

Thought Question
プロトン密度の概念は，ボクセル内の巨視的磁化の概念とどのように関連しているか？

前述のように，非常に長いTRを使用する欠点の1つは撮像時間を大きく延長させることである。状態の悪い患者をスキャンするなど多くの状況では，長時間の撮像は実施できない場合がある。またプロトン密度コントラストを維持しながら撮像時間を短くするには，より小さなフリップ角(90度未満)を設定し，縦磁化を横断面に向かって部分的に傾ける励起も使えばよい。これによって，より短い時間で完全な縦回復を達成できる。この部分的な励起を起こす小さいフリップ角を使用する効果は，**図5-3**に示すように，短いTRで問題となるようなT_1強調をもたらすことなく撮像時間を短縮できることにある(T_1強調画像の定義については次項で述べる)。

まとめると，プロトン密度を反映した画像を形成するには，長いTRおよび短いTEのパルスシーケンスを用いて画像データを収集しなければならない。十分なT_1回復と最小のT_2減衰を達成できるのであれば，一般的に使用されている**グラジエントエコー法**〔gradient-echo (GRE) imaging〕や**スピンエコー法**〔spin-echo (SE) imaging〕を含むどのような撮像シーケンスでも，プロトン密度画像を撮像できる。GREシーケンスでは，k空間の中心でエコー信号の生成に傾斜磁場を使用するだけである。それに対してSEシーケンスでは，エコー信号を生成するために第2の180度電磁パルス〔**リフォーカスパルス**(refocusing pulse)と呼ばれる〕を使用する。本章全体を通じて，これらの

グラジエントエコー(GRE)法
MRIで主に使用される2種類のパルスシーケンスの1つ。データ収集時に測定されるMR信号変化を生成するために，傾斜磁場を使用する。

スピンエコー(SE)法
MRIで主に使用される2種類のパルスシーケンスの1つ。データ収集時に測定されるMR信号変化を生成するために，第2の180度電磁パルスを使用する。

リフォーカスパルス
最初の励起後の経時的な位相コヒーレンスの消失を補正する180度電磁パルス。

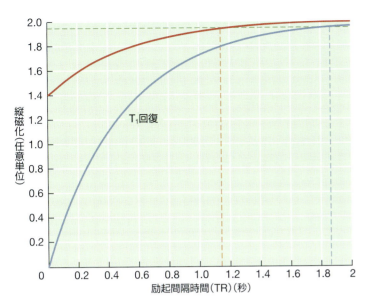

図5-3 プロトン密度画像での小さいフリップ角の適用
プロトン密度画像の撮像時間を最小化するための1つの方法は，励起パルスのフリップ角を小さくすることである。典型的な90度励起パルスの場合，巨視的磁化(青色の実線)がほぼ最大に回復する(青色の破線)には長い時間を要する。励起パルスのフリップ角を小さくすると，部分的にしか励起されないため，巨視的磁化(赤色の実線)がほぼ最大に回復する(赤色の破線)時間はずっと短くなる。

シーケンスの例を解説する。

　プロトン密度GREシーケンスの例を図5-4Aに示す。このシーケンスは撮像が速いため使用されることが多く，横緩和に起因する信号減衰が少なくなるように，励起パルス後すぐに画像データが収集される。またTRが非常に長いため，励起された磁化は次の励起パルスの前に完全に回復している。プロトン密度強調画像の例を図5-4Bに示す。

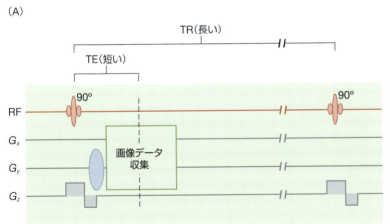
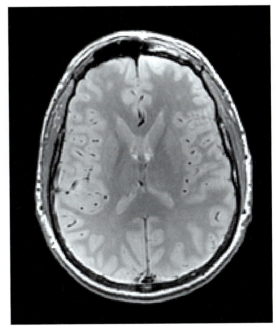

図5-4 プロトン密度画像で使用されるパルスシーケンス　プロトン密度画像の主な撮像要件は，GREシーケンス(A)で使用されるような，非常に短いTEと非常に長いTRである。得られる画像(B)は，高密度部位(例えば，脳室内の脳脊髄液)で高信号，灰白質で中等度信号，低密度領域(例えば，空気や白質)で低信号となる。本図以降で用いるパルスシーケンス図では，RFは頭部コイルから送信される信号，G_x・G_y・G_zはそれぞれの主軸方向に沿った傾斜磁場の強度を表す。〔(B)はTodd Harshbarger(デューク大学，脳イメージング・解析センター)のご厚意による〕

最も強い信号を生成するものは脳脊髄液であり，脳室に明瞭に認められる（画像の中央）。信号強度は灰白質，白質と順に低くなり，空気の信号が最も弱い。これらの信号強度は，相対的な組織密度と一致している。脳内で組織密度が最も高い，すなわちプロトンが最も多い領域は，脳室のような液体で満たされた領域である。細胞体とそれを支える血管系で構成されている灰白質は，液体で満たされた領域よりも相対的に密度が低く，脳全体に軸索を投射することが主体の白質は，灰白質よりもさらに低い。

　プロトン密度画像は，脳内の解剖学的構造を決定するための高分解能の基準画像として使用できるので，fMRI研究では重要なことが多い。加えて，それぞれの信号強度は，含まれている組織の種類に応じて脳の異なる部位（例えば，灰白質に対して白質）を標識するアルゴリズムを改善するために用いることができる。このような**セグメンテーション**（segmentation）は，疾患や老化の研究のように，局所的な損傷や萎縮がその機能的特性を変えることを理解するうえでしばしば重要となる。組織のセグメンテーションが容易になるように，プロトン密度画像はT_1またはT_2強調画像（後述）と同じスライス位置で解剖情報を補うものとして撮像されることが多い。

セグメンテーション
画像を構成要素（灰白質や白質などの内部組織，あるいはブロードマン領野などの局所解剖学的構造）に分ける処理。

T_1コントラスト

　プロトン密度画像は多くの用途があるが，原子核の緩和特性の違いを強調する他のコントラストもよく利用されている。脳の解剖画像として最もよく使用されるのはT_1を強調したコントラストであり，優れた灰白質・白質間のコントラストをもつことがその理由である。画像内ボクセルの相対的な信号強度が組織のT_1値に依存している場合，**T_1強調**（T_1-weighted）または**T_1依存**（T_1-dependent）と呼ばれる。**図5-5**にT_1コントラストを生成するのに必要なTR・TE値の例を示す。非常に短いTRでは縦磁化が十分に回復する時間がなくなり，どの組織からもMR信号は記録されない。逆に，非常に長いTRでは，灰白質・白質のいずれでもすべての縦磁化が回復する。したがって，非常に短いもしくは長いTRのいずれにおいても，縦磁化の量は2つの組織間で類似してくる。しかし，中等度のTRでは組織間に明確な違いが生じる（図5-5A）。T_1値が小さい

T_1強調（T_1依存）
組織の相対的なT_1値に関する情報を示す画像。T_1画像としても知られている。

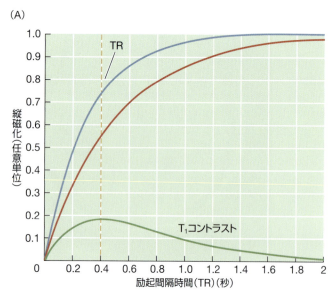
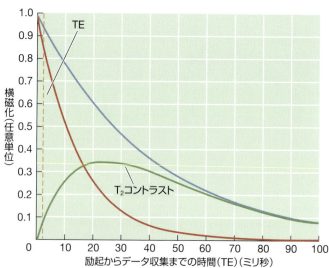

図5-5 T_1コントラストでのTR・TEの選択　中等度のTR（A）と短いTE（B）（縦破線）を用いることで，2つの組織（赤色と青色の実線）の間のT_2コントラストの差を最小限に抑えながら，T_1コントラストの差を最大にできる。この組み合わせによりT_1コントラストが得られる。緑色の実線は，TR（A）とTE（B）を変化させた場合の組織間のコントラストの差分を示している。

組織はより早く回復し，より大きなMR信号強度を示す。T_1値が異なるいずれの2つの組織間においても，それらを最大限に区別できる最適なTR値が存在する。また，純粋なT_1コントラストを得るには，T_2コントラストが最小限になるような非常に短いTEを設定する必要がある。TE値がT_2値よりもはるかに小さい場合には，式5-4のe^{-TE/T_2}は1にほぼ等しくなる(図5-5B)。この場合，式5-5は以下のように簡略化できる。

$$C_{AB} = M_{0A}(1-e^{-TR/T_{1A}}) - M_{0B}(1-e^{-TR/T_{1B}}) \tag{5-6}$$

この式から，この場合の組織Aと組織Bのコントラストの差(C_{AB})はTRに依存するが，TEには依存しないことがわかる。撮像領域内のスピン数で縦磁化の総和が決まるため，組織のプロトン密度は常にコントラストに関与していることに注意が必要である。

まとめると，T_1コントラストを反映した画像を形成するには，中程度のTRと短いTEを設定したパルスシーケンスを用いて画像データを収集する必要がある。どのようなパルスシーケンスでもプロトン密度コントラストが得られるのと同様に，中程度のTRと短いTEを満たすパルスシーケンス(例えば，GRE法，SE法)であればどのようなものでもT_1コントラストが得られる。実際，GRE法とSE法のどちらのシーケンスも広く使用されている。GREパルスシーケンスの例はすでに示したので，図5-6AにはSEパルスシーケンスの例を示す。その特徴は，最初に90度励起パルスをかけたすぐ後に180度リフォーカスパルスを照射することである。リフォーカスパルスはT_2効果による位相分散を補正し，データ収集時にすべてのスピンの位相がほぼそろうようにする。T_1強調画像では，短いT_1値を有する白質および骨髄が最も高信号で，灰白質が中等度の信号強度を示す。水はT_1値が非常に長いために縦磁化がほとんど回復せず，脳脊髄液の信号強度は空気と区別できないほど低い(図5-6B)。

T_1コントラストを高めるために，一般的な90度パルスではなく縦磁化を180度反転

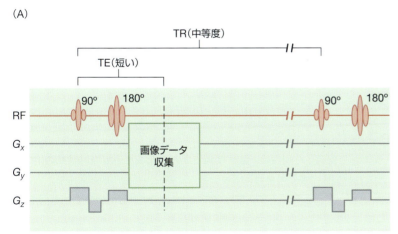

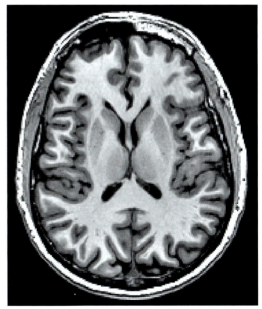

図5-6 T_1強調画像で使用されるパルスシーケンス T_1強調画像の主な撮像要件は短いTEと中等度のTRである。この撮像法では，GREシーケンスとSEシーケンスの両方が使用できる。ここではSEシーケンスの例を示す(A)。得られる画像(B)は，T_1が短い領域(例えば，白質や骨髄)で高信号，灰白質で中等度信号，T_1が長い領域(例えば，脳脊髄液)で低信号となる。

図5-7 T_1コントラストを増強するための反転回復(IR)法

(A)典型的なGREシーケンスとSEシーケンスの前に180度反転パルスを挿入することにより，巨視的磁化を負に反転させると，巨視的磁化のダイナミックレンジが2倍となり，組織間でのT_1回復の相対的な差が大きくなる。(B)通常の条件(赤色の曲線)よりも反転パルスを加えた条件(青色の曲線)で，同じ2つの組織間でもT_1コントラストがより大きくなる。緑色と紫色の曲線は，それぞれ赤色と青色の曲線の差分を示す。反転回復シーケンスでは，特定の組織からの巨視的磁化がゼロと交差するTR(矢印)で画像データを収集することで，その組織からのMR信号を消去することができる。

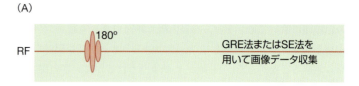
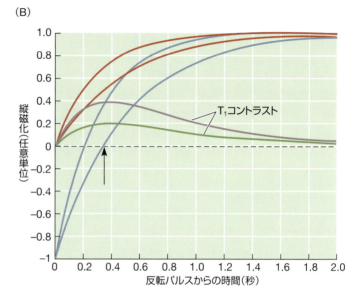

反転回復(IR)法
通常のパルスシーケンスの前に180度反転パルスを加えることでT_1コントラストを高める手法。

するパルスを使用する**反転回復**(inversion recovery：IR)法と呼ばれる方法が使われることも多い(**図5-7**A)。反転パルスが縦磁化を負の状態に反転することで，信号のダイナミックレンジを2倍にできる。IR法の利点を理解するために，図5-7Bを考えてみよう。赤色の曲線が2つの異なる組織からのMR信号に対するTRの効果を示している。IRパルスを導入すると，信号が回復する幅は2倍になり(青色の曲線)，これにより組織間で測定できる最大のT_1差が大きくなる。さらに，IR法は選択的に特定の組織信号を除去する際にも有用である。例えば，脳脊髄液の縦磁化がゼロであるTR(「ゼロ交差」，図5-7Bの矢印)でデータを収集することにより，すべてのボクセルで脳脊髄液からの信号をゼロにできる。脳脊髄液の信号を抑制すれば，灰白質や白質といった他の組織をより明確に評価できるようになる。

T_2コントラスト

T_2コントラストを強調した画像は，液体で満たされた領域を最も高信号に描出するものであり，これは臨床で多くの場合に重要である。多くの腫瘍や動静脈奇形，その他の病的状態は，T_2コントラストにより最も明瞭に描出される。高分解能のT_2強調画像は，単独もしくはプロトン密度画像やT_1強調画像(組織セグメンテーションアルゴリズムを適用したもの)と合わせて，解剖学的構造の基準画像としてfMRI研究に使用される。そのため，一般的な臨床プロトコルでは，T_1およびT_2強調画像の両方が撮像される。

T_2強調(T_2-weighted)または**T_2依存**(T_2-dependent)画像における信号低下量は，励起からデータ収集までの時間(TE)に依存する。任意のどの2つの組織間においても，T_2コントラストを最大化できるTRおよびTEの最適な組み合わせが存在する(**図5-8**)。画像データが励起直後に収集された場合，TEは非常に短いために横磁化の低下はほとんどなく，T_2コントラストが消失する。TEが長すぎる場合は，ほぼすべての横磁化が減衰して，画像からT_2コントラストは失われる(そして信号は存在しない)。中等度の

T_2強調(T_2依存)
組織の相対的なT_2値に関する情報を示す画像。T_2画像としても知られている。

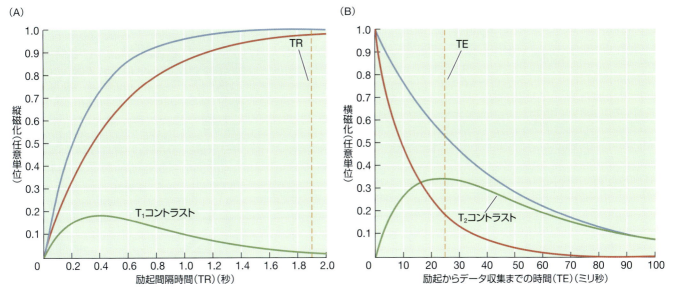

図5-8 T_2コントラストでのTR・TEの選択 長いTR（A）と中等度のTE（B）（縦破線）を用いることで，2つの組織（赤色と青色の実線）の間のT_1コントラストの差を最小限に抑えながら，T_2コントラストの差を最大にできる。緑色の実線は，TR（A）とTE（B）を変化させた場合の組織間のコントラストの差分を示している。

TEを設定することで，横磁化の差を最大にできる（図5-8B）。

T_2コントラストのみを得るには，縦緩和がほぼ完了してT_1のコントラストが最小となるように，非常に長いTRを設定する必要がある（図5-8A）。TRがT_1よりもはるかに大きな場合には，式5-4のe^{-TR/T_1}がゼロに近づくため消去できる。結果，コントラストを表す式が完全にT_2強調となり，TEに大きく依存することになる。

$$C_{AB} = M_{0A}e^{-TE/T_{2A}} - M_{0B}e^{-TE/T_{2B}} \quad (5\text{-}7)$$

まとめると，T_2コントラストを強調した画像を形成するには，長いTRおよび中等度のTEを設定したパルスシーケンスを用いて画像データを収集しなければならない。

プロトン密度強調画像やT_1強調画像とは異なり，T_2強調画像はSEシーケンスによってのみ形成できるが，それはSEシーケンスのみが磁場の不均一性に依存しない真のスピン-スピン緩和を実現するからである。典型的なパルスシーケンスを**図5-9A**に示す。得られる脳画像は，脳脊髄液や脳室など液体で満たされた領域が最も高信号であり，灰白質は中程度，そして白質は最も低信号となる（図5-9B）。これらの信号強度は，これら領域の相対的なT_2値に相当する。第4章で解説したように，T_2値はスピン-スピン相互作用に依存するため，均一な組織は他の領域よりも長いT_2緩和時間を有する傾向がある。例えば，脳脊髄液は水分量が多いためT_2値が最も高く，灰白質は血液供給が豊富なため中等度のT_2値をもち，白質のT_2値が最も低い（表5-1）。

Thought Question

プロトン密度画像とT_2強調画像は，同じパルスシーケンス内で撮像されることが多い。これは，パルスシーケンスのどのような特徴により可能となるか？

180度パルスはスピン間で生じる位相分散を逆転するので，SE法では静磁場の不均一性（T_2^*効果に寄与する部分）の影響はほとんど受けない。図5-9Cに示すように，磁

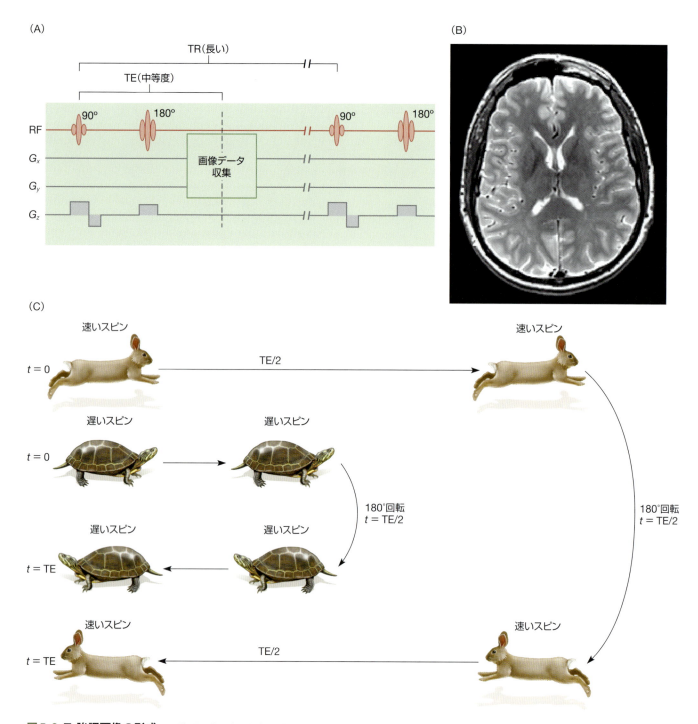

図5-9 T₂強調画像の形成 T₂強調画像の主な撮像要件は中等度のTEと長いTRである。(A)この撮像法では，SEシーケンス(すなわち，180度リフォーカスパルスを用いる)しか使用できない。得られる画像(B)は，T₂が長い領域(例えば，側脳室の脳脊髄液)で高信号，T₂が短い領域(例えば，白質)で低信号となる。(C) 180度リフォーカスパルスによる位相コヒーレンスの回復をアナロジーを用いて示す。(ウサギで表される)早い歳差運動を有するスピンと(カメで表される)遅い歳差運動を有するスピンが存在するため，励起後に時間とともに位相コヒーレンスは失われる。180度リフォーカスパルスがTE/2の時点で照射されると，歳差運動の方向が反転し，ちょうどTEの時点で，すべてのスピンがもとの位相に戻る(ウサギとカメがスタート地点に戻る)。

場強度の差により，あるスピンが速い歳差運動をする一方で他のスピンは遅い歳差運動をするために，時間の経過とともに位相コヒーレンス（一致度）が失われていく。励起パルスとTEのちょうど中間の時点に180度パルスを導入することで，スピン間の相対位相差を逆転させることができる。そのため，より速い歳差運動をするスピンはよりゆっくり歳差運動するスピンを後ろから追いかけ，ちょうどTEの時点で追いつく。このように，SE法は大きな血管周囲に生じる磁場不均一性の影響をなくし，こうした血管からの影響を最小限に抑える。他にもSE法には前頭葉腹側部や側頭葉下外側部にみられるような，空気–組織境界付近に生じる磁場の不均一性に起因する**磁化率アーチファクト**（susceptibility artifact）を抑えるといった利点がある。

T_2^* コントラスト

第3章で説明した横緩和の2つの原因を思い出してほしい。1つは固有のスピン–スピン相互作用（T_2緩和），もう1つはスピン歳差運動のコヒーレンス低下を引き起こす外部磁場の不均一性である。横磁化減衰に対するこの2つの要因の複合的な効果は，時定数T_2^*で表される。T_2緩和とT_2^*緩和は関係しており，T_2はT_2^*よりも常に大きく，T_2減衰速度はT_2^*減衰速度よりも常に遅い。定量的には，T_2とT_2^*の関係は磁場不均一性に起因する位相分散の影響をT_2'とすると，$1/T_2^* = (1/T_2) + (1/T_2')$で与えられる。**$T_2^*$強調**（$T_2^*$-weighted）または**$T_2^*$依存**（$T_2^*$-dependent）画像は，活動するニューロンの代謝要求に応じて変化するデオキシヘモグロビンの存在量を反映する（詳細は第7章を参照）。ゆえにT_2^*強調画像は，ほぼすべてのfMRI研究で用いられるコントラストの基礎である。静脈血中にはデオキシヘモグロビンが高濃度に存在するため，T_2^*コントラストは脳の静脈系を画像化（すなわち静脈画像）するために使用できる（図5-10）。

T_2コントラストと同様に，T_2^*コントラストは長いTRと中程度のTEを設定したパルスシーケンスによって撮像される（図5-11）。さらにエコー信号を生成するためには，傾斜磁場（つまりGREパルスシーケンス）を使用しなければならないが，これは，SEパルスシーケンスでは180度リフォーカスパルスにより磁場不均一性の影響が取り除かれるためである。ここでは，中程度のTEを使うことでプロトンが歳差運動により位相を分散させるのに十分な時間を与え，画像が単にプロトン密度のみではなく，局所磁場の不均一性を反映するようにしている。このため，T_2^*コントラストでは，デオキシヘモグロビンの存在といった磁場均一性を低下させる要因に関する情報が得られる。そのため，GREパルスシーケンスは過去20年間fMRIの主力であり続けた。それに対して，SEパルスシーケンスはT_2^*コントラストに対する感度が低いため，BOLDコントラストを用いたfMRIではあまり使用されていない。

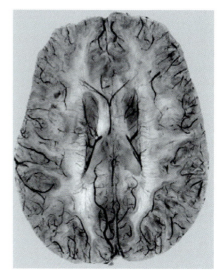

図5-10 T_2^*強調画像の静脈画像への応用 この画像は，ある軸位断面内に存在する大小の静脈（低信号）の分布を示す。静脈画像は，局所での磁化率（T_2^*）緩和効果による位相の乱れを利用して静脈系をマッピングする。〔Chunlei Liu（デューク大学，脳イメージング・解析センター）のご厚意による〕

磁化率アーチファクト
空気と組織が隣接している境界で磁場が不均一であることにより生じるT_2^*強調画像での信号消失。

T_2^*強調（T_2^*依存）
組織の相対的なT_2^*値に関する情報を示す画像。T_2^*強調画像はBOLDコントラストfMRIで広く使用されている。

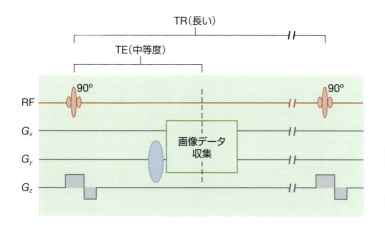

図5-11 T_2^*強調画像で使用されるパルスシーケンス
T_2強調画像と同様に，T_2^*強調画像の主な撮像要件は中等度のTEと長いTRである。SE法で使用されるリフォーカスパルスはT_2^*効果のもととなる磁場不均一性の効果を取り除くため，GREシーケンスが最も広く使用されている。

化学シフトコントラスト

BOLD fMRIで使用されるT_2^*コントラストでは神経活動の間接的な測定ができるのみであるため，より直接的な測定法（他の代謝変化の評価も含む）への関心が寄せられてきた。MR信号を用いて組織内における特定の化学物質濃度を画像化できることが長く知られており，神経画像では，脳機能・エネルギー・代謝の調節に重要な役割を果しているN-アセチルアスパラギン酸（NAA），クレアチン，グルタミン酸/グルタミン，γ-アミノ酪酸（GABA）といった重要な脳内化学物質が利用される。これらの物質を測定するために使用される重要な技術は，**化学シフトイメージング**（chemical shift imaging）と呼ばれている。プロトンは周囲の電子から分子により異なるシールド効果を受けるため，共鳴周波数は分子により若干異なる。例えば，NAAと水のプロトンの共鳴周波数は約2 ppm（parts per million）異なり，これは典型的な3Tスキャナでは約250 Hzの差に相当する。化学シフトは，異なる分子中のプロトンの共鳴周波数の差を反映している。周波数ごとにMR信号の大きさを定量するとともに，空間エンコードによりそれらの空間的位置を明らかにすることで，関心のある個々の化学物質濃度を表すマップを作成できる（図5-12）。実際の化学シフトイメージングで使用されるパルスシーケンス（図5-13）では，第4章で説明した通常の撮像に必要な空間エンコードに加えて，励起ごとに数百から数千のデータ点を収集しなくてはならない。このように，高

化学シフトイメージング
含まれているプロトンのわずかな共鳴周波数の違いに基づいて，特定の化学物質濃度を測定するための手法。

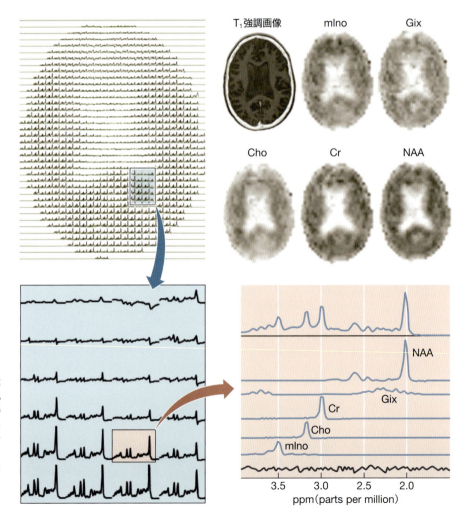

図5-12 化学シフト画像（右上）とスペクトル 脳全体のそれぞれのボクセルでのMRスペクトルを示す。これにより異なる脳内化学物質や神経伝達物質を区別して，それらの濃度を計測できる。Cho：コリン，Cr：クレアチンとクレアチンリン酸，Glx：グルタミン酸とグルタミン，mIno：ミオイノシトール，NAA：N-アセチルアスパラギン酸。〔画像はBrian Soher（デューク大学，脳イメージング・解析センター）のご厚意による〕

分解能の化学シフト画像の撮像には非常に時間がかかるため，通常はfMRI研究に組み込まれることはない。

Thought Question
なぜ通常の撮像で使用される周波数エンコードと位相エンコードは化学シフトイメージングでは使用できないのか？

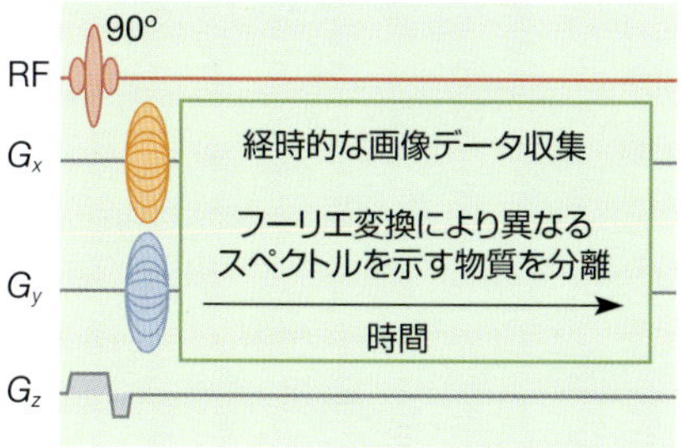

図5-13 化学シフト画像で使用されるパルスシーケンス 化学シフト画像では，周波数および位相エンコード傾斜磁場を順次適用する代わりに，G_xおよびG_yの両方に沿って同時に位相エンコード傾斜磁場を用い空間的位置を明らかにする。スペクトル周波数変化(つまり，化学物質の局所濃度に起因するプロトンの共鳴周波数の変化)を検出するため，データ収集時間内に，長時間にわたり多数の点でデータを収集する。

動的コントラスト

ヒトの体は本質的に止まっていることはない。例えば，血管系の大きな動脈では水分子が1m/秒で流れており，白質では水は軸索に沿って移動するなど，細胞内および細胞間を拡散する。このような動きを反映するパルスシーケンスは，構造と機能の両方を含む，脳に関する重要な情報を提供する。構造を捉える技術としては，脳血管系を描出するMRアンギオグラフィ(例えば，fMRIのBOLDコントラストを生じる血管を特定する目的で使用される)と，白質路を描出する拡散テンソル画像(例えば，脳領域間の結合を理解するのに使用される)がその代表である。機能を捉える技術としては，経時的な水分子の動きをマッピングする拡散強調画像や，毛細血管の血流をマッピングする灌流強調画像などがある。本章では，これらの技術を含めて動的コントラストとして解説する。

磁気共鳴アンギオグラフィ

磁気共鳴アンギオグラフィ(magnetic resonance angiography：MRA)は，血管構造の画像を作成できる非侵襲的MRIである(図5-14)。古典的なアンギオグラフィでは，刺入されたカテーテルから造影剤を血管内に注入し，造影剤のある条件とない条件で撮像したX線画像の差分画像(すなわち血管画像)により血管系をマッピングする。この造影法により良好な血管画像が得られるが，それは造影剤の注入と電離放射線への曝露の両方が避けられない非常に侵襲的な手法である。MRAは電離放射線を必要としない

磁気共鳴アンギオグラフィ(MRA)
MRIを用いた血管系の画像形成法。

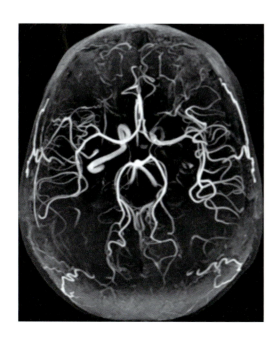

図5-14 磁気共鳴アンギオグラフィ(MRA)の画像
(GE Healthcareのご厚意による)

め，非侵襲的に血管を描出可能であり，心疾患，脳卒中，血管疾患などの多くの疾患において，病変の検出・診断・治療に活用できる。MRAはまた，fMRI研究の結果に影響を与えうる主要な血管を同定することで研究を補完する。こうした血管が同定された場合には，そこから生じるデータを分析から除去することで毛細血管床の活動を選択的に撮像できる。

MRAには，外因性または内因性のいずれかのコントラストを用いる。臨床現場では，血管信号を増強させるために外因性コントラストである造影剤を使用することがある。典型的な造影MRAでは，ガドリニウムを使用した造影剤を患者の血管に少量〔あるいは**ボーラス**(bolus)〕注入する。ガドリニウム自体はMR画像では見えないが，その近傍にある血液のT_1緩和時間を大幅に短縮するため，短いTR（3～7ミリ秒）とTE（1～3ミリ秒）を設定したパルスシーケンスにより血管（の中あるいは近傍の水）が高信号に描出される。短いTRは静止組織からの信号を抑制してガドリニウムで造影された血液を高信号で捉え，短いTEはT_2減衰を最小限に抑える。ボーラス注入後の造影剤が血管系の異なる構造を通過するタイミングで撮像することで，動脈もしくは静脈のネットワークの情報が得られる。

通常，研究のためのMRAでは，非侵襲的な内因性コントラストが用いられる。内因性コントラストによるMRAには2つの主要な方法がある。最も一般的なのは，血液の移動に基づいて信号を生成する**タイムオブフライトMRA**〔time-of-flight (TOF) MRA〕である。TOF法の基本原理は，スピンの飽和である。同一の撮像面に励起パルスや傾斜磁場パルスを繰り返して頻回に照射することで，その平面内の信号を抑制する。スピンが撮像面内から動かない灰白質や白質といった組織から得られるMR信号は弱く，TOF画像上で非常に暗く見える。しかし，血管では常に平面外から新しいスピンが流入しており，これらのスピンは励起パルスや傾斜磁場パルスが照射されていないため，抑制されていない通常のMR信号強度を示す。典型的にはTOF画像は軸位断（脳に対して水平）で撮像され，観察しやすいように他断面に再構成される。

TOF信号は，スライスに流入する血液量に比例する（図5-15）。TRごとにまったく新しい血液がスライスの血管内に流入すると，TOF信号は最大となる。血流が弱いか存在しない場合には，TOF信号は大幅に減弱する。すなわち，TOF MRAは血流に依存する撮像法である。そのため，TOF画像のTRとスライス厚は，予測される血流に基づいて選択する必要がある。

TOF MRA撮像を行うには，特別なパルスシーケンスが必要である（図5-16）。前述したように，撮像面はRF励起パルスや傾斜磁場による飽和パルスにより事前に信号を減弱されている。飽和されていない新たな血液が流入する短い時間の後で，GRE法により信号を取得することによって，新たに流入した血液信号のみから信号が得られる。

ボーラス
ある系に投与され，その系全体に経時的に広がる物質の量。

タイムオブフライト(TOF)MRA
撮像面内のスピンからの信号を抑制して，流入するスピンをもつボクセル（すなわち，血管を含むもの）が高い信号を有するようにコントラストを生成するMRA撮像法。

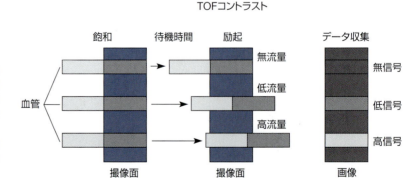

図5-15 TOF MRAにおける信号生成機序 この撮像法では，左の紺色のバーが示すように，励起パルスを繰り返し照射することで撮像面内のスピンからのMR信号が飽和される。その後少し間をあけると，流れのあるボクセル（例えば，血管）では新たなスピンが流入するのに対して，流れのないボクセル（例えば，白質）では流入しない。励起とデータ収集により記録されるMR信号量は，待機時間中に新たなスピンが最も流入したボクセルで最大となる。

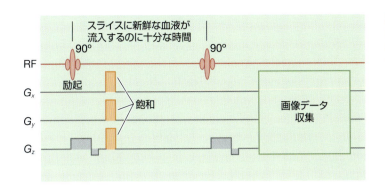

図5-16 TOF MRAで使用されるパルスシーケンス この撮像法では，最初にスライス内の信号を飽和させ，その後の待機時間でスライスに流入した血液を標準的なGREシーケンスで撮像する。

　2つ目の方法は，血管と周囲組織との間に歳差運動で生じる位相差を傾斜磁場により測定する**速度エンコード位相コントラストMRA**〔velocity-encoded phase contrast（VENC-PC）MRA〕である。測定される位相差の量は，動いているスピンの相対速度と適用される傾斜磁場の強度および時間に依存する。すなわち，急速に移動するスピンはより速く歳差運動を行い，ほぼ同じ位置にとどまるスピンに対して歳差運動による位相差が増大する。直交する3方向それぞれの位相差を測定することにより，三次元のフローマップを作成できる。典型的なVENC-PC MRAでは，強い傾斜磁場を加えた画像と，傾斜磁場を加えない，もしくは反対方向の傾斜磁場を加えた2つの画像を撮像する。それら画像間の差は，各ボクセルでの位相差の大きさを示しており，各ボクセルの輝度は流速に比例する。静止したスピンを有するボクセルは，画像間で位相差がないため信号がゼロになるのに対して，急速に移動するスピンのあるボクセルは大きな位相差が生じて高信号となる。撮像スライス内に最初に存在していた血液の動きを対象とするため，VENC-PC法はTOF法とは異なりTRやスライス厚に影響されない。

　しかし，VENC-PC法は相対位相に依存しているため，使用する傾斜磁場の強度および時間に影響される。VENCが20 cm/秒の流速で180度の位相変化となるように設定されている場合を考えてみよう。大きな動脈などで40 cm/秒と非常に速い流速を有する場合には，結果として生じる位相角の変化は360度になる。幾何学の基本であるが，360度は0度と区別できないので，このような流れの速い動脈はまったく流れていないように見えてしまう。この問題は速度の折り返しアーチファクトとして知られており，適切なVENCパラメータを選択することの重要性を示している。上記の例のように，傾斜磁場が強すぎると流れの速い血管を識別できなくなる一方で，傾斜磁場が弱すぎると流れの遅い血管を識別できなくなる。傾斜磁場強度の選択が異なる血管で予測される血流速度に一致した場合には，こうした異なる血管系を選択的に画像化できる。

　VENC-PCを用いてMRA撮像を行うには，図5-17に示すようなパルスシーケンス

速度エンコード位相コントラスト（VENC-PC）MRA
血管の流速を測定できるように，血流に相関する位相差を生じさせるために傾斜磁場を使用するMRA撮像法。

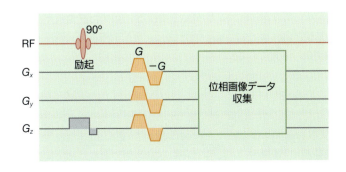

図5-17 VENC-PC MRAで使用されるパルスシーケンス この撮像法では，スピンの位相変化を生じさせるために，空間傾斜磁場を使用する。2つの画像（例えば，傾斜磁場を加えた画像と加えない画像）間の位相差の大きさにより，各ボクセル内のスピンの速度がわかる。

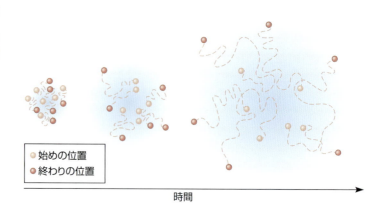

図5-18 拡散 気体または液体の分子は時間とともに媒体内を自由に移動する。この運動は拡散として知られている。ここでは，等方性(すなわち，すべての方向で均等)に拡散できる媒体内に存在する分子がランダムな経路で移動する様子を示す。時間の経過とともに，分子が移動した距離の総和が増大する。

が必要である。VENC傾斜磁場は，励起パルスの照射と位相画像の取得の間で適用される。VENCは双極性であるため，静的な組織には影響を与えない点に注意が必要である。このパルスシーケンスは，VENC傾斜磁場を使用して1回，傾斜磁場を使用せずに(もしくは逆方向の傾斜磁場を使用して)1回，の2回繰り返されることで流れを反映する位相コントラストが生成できる。

拡散強調コントラスト

絶対零度以上のあらゆる温度において，分子は熱力学的効果を受けてランダムに移動している。熱力学的効果による分子の運動は**拡散**(diffusion)として知られている(図5-18)。気体や液体では，染料が水の中を広がったり，焼きたてのパンの香りが家の中を漂ったりするときのように，分子は比較的自由に移動することができる。しかし，固体では分子の動きが制限されており，拡散は非常に遅い。人体には水分子が多く存在しているため，MRIを用いて拡散強調画像が撮像できる。細胞環境が異なれば水分子の動きも異なるため，拡散強調MRIによりこうした水分子の可動性に基づいたコントラストが得られる。

磁場が完全に均一であった場合には，水分子は位置によらず常に同じ磁場中に存在するため拡散の効果がほぼ認められない。しかし，静磁場が不均一である場合や，外部から加えられた傾斜磁場により不均一となった場合，水分子は拡散により異なる磁場を受けることになる。その結果，位相のコヒーレンスが失われMR信号が低下する。静磁場の不均一(すなわちT_2^*効果)による位相コヒーレンスの低下とは異なり，この信号低下はSEパルスシーケンスの180度リフォーカスパルスで回復することはできない。それは拡散がランダムな現象であるためである。SE法のリフォーカスパルスを用いても，個々の分子が移動した経路をもとに戻せないため，拡散で失われた信号は回復できない。

拡散強調(diffusion weighting)では，拡散の方向と程度を定量化できるように制御された傾斜磁場が適用される。拡散強調傾斜磁場は，一般的なT_2緩和よりも大きくMR信号を減衰させる。拡散が全方向に同一，すなわち**等方性**(isotropic)を有すると仮定すると(図5-19A)，拡散強調による信号低下効果(A)は，(拡散強調傾斜磁場の強度が一定と仮定して)指数関数で与えられる。

$$A = e^{-\int_0^T D[\gamma G(t)t]^2 dt} \tag{5-8}$$

ここでDは**見かけの拡散係数**(apparent diffusion coefficient：ADC)(すなわち拡散係数の実測値)，Gは拡散強調傾斜磁場の強度，Tはその印加時間である。拡散強調の

拡散
媒体内における分子のランダムな動き。

拡散強調
傾斜磁場の適用により生じる，振幅や拡散方向に依存するMR信号変化。

等方性
すべての方向に同様の特性を有すること。

見かけの拡散係数(ADC)
拡散の等方性を仮定した拡散の定量値。

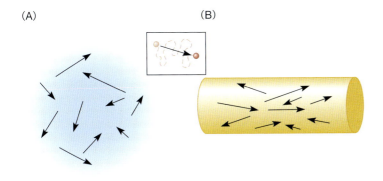

図5-19 **等方性拡散と異方性拡散** (A)拡散に制限がない場合,分子はすべての方向に均等に拡散する(等方性拡散)。(B)細長い神経軸索内のように拡散に制限がある場合は,1つの軸に沿って拡散する(異方性拡散)。中央上部の挿入図に示すように,ここでのベクトル表現は分子のランダムウォーク経路を簡略化したものであることに注意してほしい。

度合を示す**b値**(b factor)は次式で定義される。

$$b = \int_0^T [\gamma G(t)t]^2 dt \tag{5-9}$$

式5-9を式5-8に代入すると次式のように簡略化できる。

$$A = e^{-bD} \tag{5-10}$$

この式には拡散方向に関する情報はなく,ボクセル内の平均拡散を定量化したものである。しかし,脳内の水分子は全方向に均等に拡散することはない。体内の水のほとんどは,長い軸索突起や細い血管壁などのような多様な構造を有する組織の内部に含まれている。不均一な,すなわち**異方性**(anisotropic)の拡散(図5-19B)とは,組織内などで水分子が特定の方向へ拡散しやすい状態を表す。その場合,分子の移動はあらゆる方向に均等な球体に似たものにはならず,拡散が最も速い方向が長軸となる楕円体に類似したものとなる。拡散楕円体は,数学的には3つの主軸方向のベクトル場の集合体である,三次元**テンソル**(tensor)として記述される(Box 5-1)。

ADCに基づいて信号を低下させる拡散強調の特徴は,fMRIにおいて,検出された脳信号の発生源を理解するうえで非常に有用である。**図5-20**は賦活中の脳におけるADCの空間分布を示している。高いADC値をもつ大きな血管は脳の表層領域に分布しているのに対して,低いADC値をもつ小さな血管は脳の深部領域に位置している。

灌流強調コントラスト

ヒトの脳は代謝のために酸素を必要とする。酸素を安定して供給するために,ヘモグロビン分子が血流を介して脳の全域に酸素を運んでいる。血液を送達することにより組織に酸素を供給することは灌流と呼ばれており,この過程を測定する撮像法は**灌流MRI** (perfusion MRI)として知られている。灌流は組織を通過する血液の単位時間あたりの量として表され,ヒトの脳においては,灰白質の灌流が約60 mL/100 g/分,白質の灌流が約20 mL/100 g/分である。臨床的な理由のために大血管の特性の測定に使用されることが多いMRA撮像法とは異なり,灌流MRIは毛細血管や他の小血管内の血流を描出する画像を撮像するために使用されることが最も多い。

灌流MRIでは,外因性または内因性のいずれのコントラストも使用できる。外因性コントラスト法では,血管内にとどまりながらもその中を自由に移動できる造影剤を使用する。各ボクセルにおけるMR信号の減衰速度は,局所に存在する造影剤の量^{訳注1)}に比例するため,信号変化は灌流量に比例し,相対的な脳血流や相対的な脳血液量,平均

---

b値
パルスシーケンス内で適用される拡散強調の度合い。

異方性
異なる方向で異なる特性を有すること。異方性拡散として論じられることが多く,分子が1つの軸方向には拡散しやすいが,他方向にはそうではないことを指す。

テンソル
3つの主軸によって記述されるベクトル場の集合。

灌流MRI
組織を灌流する血流の情報が得られるMRI撮像法。

訳注1) 正確には,造影剤の量の対数値。

Box 5-1 拡散テンソル画像

方向成分ごとにボクセル内の水の相対的な拡散を定量化する**拡散テンソル画像**（diffusion tensor imaging：DTI）は，拡散強調画像の中でも特に重要なものである。例えば，主に神経線維で構成されている白質は強い拡散異方性を示し，水分子の拡散は線維の走行に沿う方向で最も速く，線維を横切る方向には最も遅い。**異方性比率**（fractional anisotropy：FA）は，水の拡散の等方性もしくは異方性をボクセルごとに計算したスカラー量である。FA値は次式から計算され，0～1の値をとる。

$$FA = \frac{\sqrt{(D_x - D_y)^2 + (D_y - D_z)^2 + (D_z - D_x)^2}}{\sqrt{2(D_x^2 + D_y^2 + D_z^2)}}$$

ここで，D_x, D_y, D_zは拡散テンソルの3つの主軸に沿った拡散率を表す。

FA値が最大値である1に近ければ，ボクセル内のほぼすべての水分子が同じ主軸方向に拡散していることを示し，最小値である0に近ければ，水分子がすべての方向に等しく拡散することを示す。したがって，FA値からボクセル内の組織の組成に関する重要な情報が得られる。特に，重篤な白質病変で特徴づけられる，多発性硬化症や血管性認知症のような神経疾患では，FA値が低下しているボクセルを軸索損傷部位として同定できる。

異なる方向（つまり，拡散テンソル軸）に沿った拡散係数を決めるには，パルスシーケンス内で傾斜磁場を制御して適用する必要がある。つまり，MR信号を保持するために，時間によって偏ることのない傾斜磁場が必要となる。これを達成するために，SEシーケンス（図1A）では，リフォーカスパルスの前後で傾斜磁場が適用され，GREシーケンス（図1B）では，連続する正および負の傾斜磁場が適用される。理想的な等方性の媒体では，どの軸に傾斜磁場を適用してもADC値を測定できる。

Thought Question
SEシーケンスでは同符号の傾斜磁場が使われるのに対して，GREシーケンスでは逆符号の傾斜磁場が使われるのはなぜか？

しかし，脳には拡散を制限する多くの組織があるため，拡散テンソルを定量化するには，拡散強調傾斜磁場を多くの方向に適用しなくてはならない。実際には，任意のテンソルの測定には空間座標と角度の6つの自由度を考慮しなくてはならず，少なくとも6つの異なる方向が必要である。新しいDTIシーケンスでは，15，32，もしくはそれ以上の方向に拡散強調傾斜磁場を適用したデータが収集される。

トラクトグラフィ（tractography）は，DTIの高度な応用例である。推定された拡散テンソルに基づいて決められた拡散楕円体の最長の軸（つまり，最も拡散しやすい方向）は，機能的に関連する脳領域間をつなぐ神経線維の追跡に使用できる（図2A）。長軸の方向に途切れることなくつないでいくと，詳細な神経線維画

拡散テンソル画像（DTI）
水分子の拡散の強度と方向についての情報をもつ一連の画像。異方性比率（FA）マップをつくるために使われることが多い。

異方性比率（FA）
拡散する分子の異方性の尺度。FA値1は特定の一方向へ拡散が起こることを示しており，FA値0は拡散がすべての方向に一様であることを示している。

トラクトグラフィ
離れた脳領域間を連結する白質路の同定と測定を行う手法。多くの場合，拡散テンソル画像を用いる。

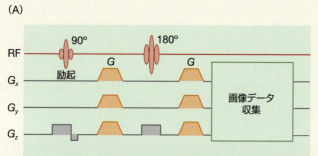 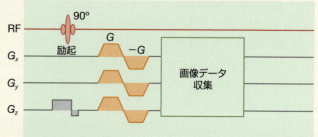

図1 拡散強調画像で使用されるパルスシーケンス ここでは，拡散強調SE法（A）と拡散強調GRE法（B）で使用されるパルスシーケンスを示す。SEシーケンスでは，同符号の2つの傾斜磁場の間にリフォーカスパルスを照射するのに対して，GREシーケンスでは，逆符号の傾斜磁場を使用する。

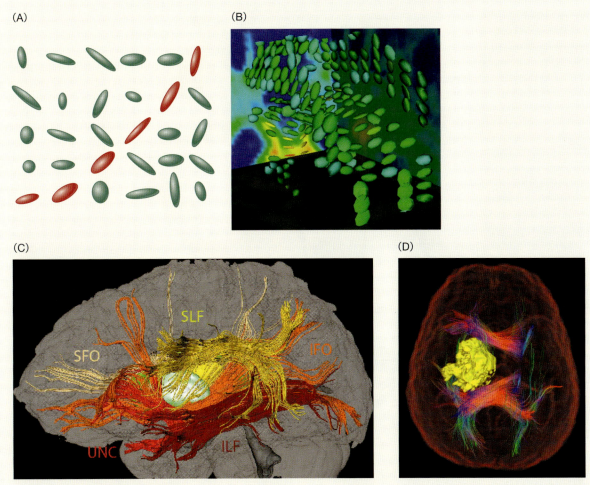

図2 ボクセル内の水分子の相対的運動を測定できる拡散テンソル画像(DTI)を使用した線維追跡 (A)各ボクセルの拡散速度を楕円体で表す。等方性の拡散は球体、主軸方向の拡散はその方向を長軸とする細長い楕円体で表される。例えば，ここで示す5×6のボクセルにおいて，ボクセルをまたいでつながっている拡散方向をみつけるアルゴリズムを用いることで，このデータから白質路を再構成できる。隣接ボクセルを通過する拡散方向を追跡することで，赤色で表示される楕円体のつながった曲線が得られる。(B)三次元の拡散テンソルを楕円体で表す。これを用いて線維追跡マップを作成する。(C)主要な線維のDTIトラクトグラフィ画像。ここでは，上縦束(SLF)，上前頭後頭路(SFO)，下前頭後頭路(IFO)，鉤状束(UNC)，下縦束(ILF)を示す。(D)拡散スペクトル画像。交差する線維路の詳細な分岐を明らかにできる。健側の白質の正常なパターンと大きな脳腫瘍(黄色)による異常なパターンを対比して示す。〔(B)はGuido Gerig (ユタ大学)，(C)は森進(ジョンズホプキンス大学医学部)，(D)はIsaac Tseng (国立台湾大学病院)のご厚意による〕

像と，構造のつながりを示すマップが作成できる(図2B)。図2Cに主要な線維路の高分解能画像の一例を示す。角度分解能がより高い拡散強調を利用した高度な撮像技術を用いると，白質路が交差するような複雑な領域でも，複数のテンソルを明らかにして線維を追跡できる。例えば，詳細な白質構造を解明するためには，図2Dに示すような拡散スペクトル画像が用いられる。この画像では，大きな脳腫瘍による脳梁の膝部と膨大部の異常なパターンが示されている。

fMRI研究では，DTIは様々な賦活領域間の結合性を決定し，機能的連絡路内の潜在的な階層を推定するために役立つ可能性がある。DTIはこれまでに，主として記憶と視覚機能の研究に活用されてきた(図3)。DTIトラクトグラフィの発展はまだ初期段階にあり，新しい技術が開発されることでfMRI研究にDTIを応用できる範囲が広がり，白質の連結(と体積)が定量的に評価できるようになるだろう。

Box 5-1 拡散テンソル画像

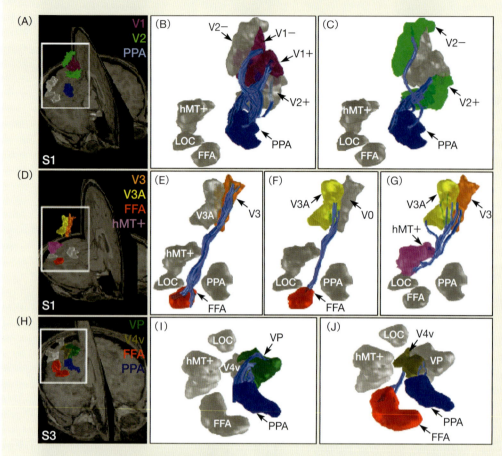

図3 BOLD fMRIでの賦活領域を活用したDTIトラクトグラフィ 左の列は，ヒト視覚系の中心領域の三次元表現であり，fMRIによりすべての領域でその機能が同定されている。これらの領域の一部は，線の境界とその位置（V1，V2）や，形・色・動きなどのより複雑な特性（V3，V3A/VP，V4v，V5/hMT+）の処理を担っている。また，特定の物体の処理を選択的に行う領域（FFA：顔，PPA：場所）もある。DTIで測定されたこれらの領域をつなぐ線維路の例を青線で示す。(Kim et al., 2006より)

動脈スピンラベリング法（ASL）
血流を測定する灌流画像法の1つ。励起パルスでスピンをあらかじめ標識しておき，標識されたスピンが撮像面に流入した際にデータを収集する。

連続動脈スピンラベリング法（CASL）
第2の送信コイルを使用することで上流に位置する動脈内のスピンを標識し，連続して画像を形成する灌流画像法。

通過時間といった様々な灌流特性を表す画像を取得できる。その名のとおり，相対的な脳血流と相対的な脳血液量は，それぞれボクセル内にどれほど多くの血液が流入するか，およびどれほどの血液が保持されているかを示している。平均通過時間は，血液がボクセルをどれほど速く通過するかを示しており，血流が遅延している脳領域を明らかにできる。外因性造影剤を使用すると強い信号変化が得られるが，侵襲性があるために研究での使用は限られる。

内因性コントラストを使用した灌流画像は非侵襲的であるため，fMRI研究に使用されている。血中の水分子が目的の組織に到達する前に，RFパルスを上手く使って水分子のプロトンを磁気的に標識（タグづけ）することでコントラストが生成される。この方法は**動脈スピンラベリング法**（arterial spin labeling：ASL）として知られており，連続型とパルス型の2つの方法がある。**連続動脈スピンラベリング法**（continuous arterial spin labeling：CASL）では，頸動脈など上流側の血中にあるスピンを飽和させる

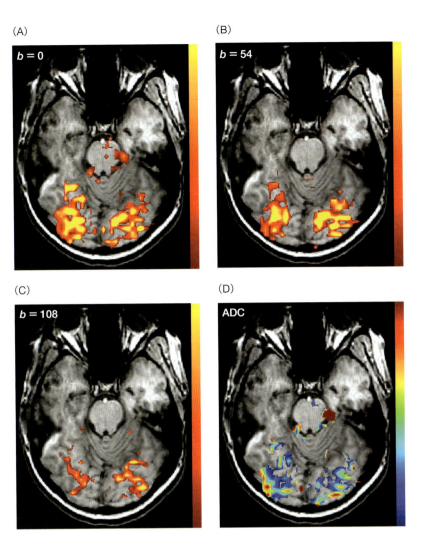

図5-20 異なるb値で撮像されたBOLDマップとそこから計算されるADCマップ 被験者がブロックデザインで提示された物体を見ている際に、4Tスキャナにより、拡散の強調度合が異なる値(b値)でBOLDコントラストを測定した。(A)は拡散強調なし(b値が0秒/mm^2)でのBOLDマップであり、ほとんどのfMRI研究で測定されている通常のBOLDコントラストに相当する。拡散強調が増加して、b値が54秒/mm^2(B)と108秒/mm^2(C)になると、大きな血管からの信号が除かれて、有意な賦活領域が縮小する。3つの異なるb値のデータは、静的なADCコントラストを示す単一のマップに組み合わせることができる(D)。(A〜C)のカラーバーは、t検定での3.6〜8.0(以上)の統計量を反映している。(D)のカラーバーは、0.4〜4.0×10^{-3} mm^2/秒のADC値を表す。したがって、ADCマップでは、赤色はスピンの移動が大きな(大血管がある)ボクセルを示し、青色はスピンの移動が小さな(毛細血管が多い)ボクセルを示している。

ために、標識用のコイルなどの装置を追加して撮像することが多い(図5-21A)$^{訳注2)}$。こうして標識された血液が脳に移動して、撮像スライスに流入した際に脳画像を撮像する。次に標識用のコイルをオフにして、標識された血液のない状態で同じ場所の画像を撮像する。血流がない背景組織は標識の有無によらずほとんど同じであるため、この2枚の画像の差分は血流のみを反映する。CASLの欠点は、流入血液を標識する第2の送信コイルが必要なことである。

もう1つの方法は**パルス動脈スピンラベリング法**(pulsed arterial spin labeling:PASL)と呼ばれ、**標識面**(labeling plane)での血液の標識と**撮像面**(imaging plane)でのMR信号変化の計測の両方を1つのコイルで行う撮像法である(図5-21B,C)。広範囲にラベリングパルスが短時間照射された後、少し間をあけて画像データを収集する。PASLでは、標識された血中の水が撮像時に撮像面に流入するように、標識面と撮像面との距離を考慮して遅延時間を設定する必要がある。

使用するASLの種類によらず、標識された血液だけが縦磁化を変化させる。そのため、ブロッホ方程式(式4-1)のT_1の項を変更することで、内因性の灌流信号を定量的に記述することができる。血流効果を説明できるように、$f(\mathbf{M}'(t) - \mathbf{M}_0)$を導入すると次式が得られる。

訳注2) 最近は必ずしも別の標識コイルを必要としない。

パルス動脈スピンラベリング法(PASL)
ある断面内でのスピンの標識と他の断面でのMR信号の記録の両方を、1つのコイルを用いて短い遅延時間の間隔で行う灌流画像法。

標識面
灌流画像法で、最初に標識パルスが適用される平面。

撮像面
灌流画像法で、MR信号が記録される平面。

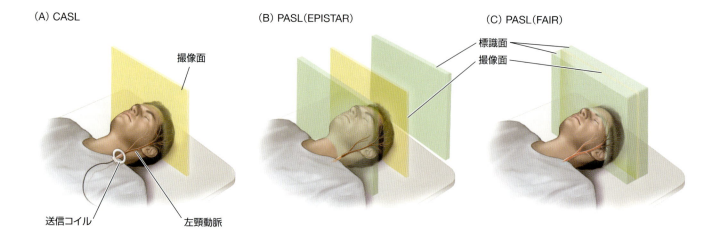

図5-21 灌流強調画像の機序 (A) CASLは，送信コイルを使用して標的とする脳領域に流入する動脈の上流でスピンを飽和させる。そして，スピンを飽和させて形成した画像と飽和させずに形成した画像を比較することで，撮像面への流入を測定できる。(B,C) PASLには，主にEPISTAR（定常状態で反転回復を交互に行うエコープラナー法により撮像するもの）とFAIR（流れを反映する反転回復を交互に行い撮像するもの）の2種類がある。(B) EPISTARでは，撮像面から上下に等距離にある2つの標識面（流入血管を含む下面と，それを含まない脳外にある上面）を交互に標識する。(C) FAIRでは，脳全体と撮像面だけとを交互に標識する。いずれのPASLでも，2つの画像間の信号差は，撮像面への血液流入によるものである。

$$\frac{d\mathbf{M}(t)}{dt} = \frac{\mathbf{M}_0 - \mathbf{M}_z(t)}{T_{1app}} + f[\mathbf{M}'(t) - \mathbf{M}_0] \quad (5\text{-}11)$$

この式において，fは血流をmL/g/秒の単位で表したものであり，T_{1app}は血流の存在下での見かけのT_1値である。T_{1app}は$1/T_{1app} = 1/T_1 + f/\lambda$として算出できる。ここで$\lambda$は血液脳分配係数であり，標準化された時間間隔での血管系と脳の間における物質の移動を記述するものである。水のλ値は通常約0.9 mL/gである。血液が反転パルスで標識されているため，その磁化を表す$\mathbf{M}'(t)$は$-\mathbf{M}_0$で与えられ，2つの条件間の差は次式で表される。

$$\frac{d\mathbf{M}(t)^{label}}{dt} - \frac{d\mathbf{M}(t)^{control}}{dt} = -\frac{\mathbf{M}(t)^{label} - \mathbf{M}(t)^{control}}{T_{1app}} + f(-2\mathbf{M}_0) \quad (5\text{-}12)$$

したがって，最終的な灌流画像で残る信号は次式のようになる。

$$\mathbf{M}(t)^{label} - \mathbf{M}(t)^{control} = -2T_{1app} \frac{f\mathbf{M}_0}{\lambda} \quad (5\text{-}13)$$

この式は，脳内で測定された灌流信号と血流との関係を定義するものである。

CASLでは，血液を標識するために第2の送信コイルを使用するので，撮像には標準的なSE法とGRE法のいずれのパルスシーケンスも使用できる。2つの画像間の信号差を最大にするとともに，T_2もしくはT_2^*緩和効果による信号減衰を最小にするするためには，エコー時間（TE）を可能な限り短く設定する必要がある。

PASLでは，血液を標識するために専用のパルスシーケンスを使用する。その手法の1つは，定常状態で反転回復を交互に行うエコープラナー法を用いて撮像するために，EPISTAR（echo-planar imaging at steady state with alternating inversion recovery）と呼ばれている（図5-21B）。EPISTARでは，標識面を撮像面の上下に設定して，交互に反転パルスを使用する（パルスシーケンス図は**図5-22**Aに示す）。奇数番目の撮像では，標識面は撮像面の下側（すなわち上流）に相当する頸部に設定されている。偶数番目

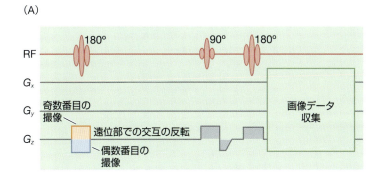

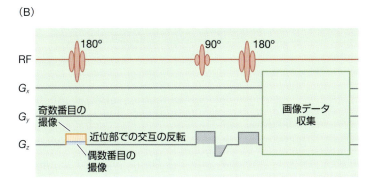

図5-22 **PASLで使用されるパルスシーケンス** EPISTAR (A)とFAIR (B)の典型的なパルスシーケンス図を示す。どちらの撮像法でも，z方向傾斜磁場（G_z）は異なる面を交互に標識する必要がある。

の撮像では，標識面は撮像面の上側(すなわち下流)に，上記と等距離に設定されており，それが脳外の範囲まで及んだとしても問題にはならない。この設定は，反転パルスが奇数番目と偶数番目の両方で撮像されるスピン系(つまり撮像面)に対して，同一の影響を及ぼす条件を確保するために必要となる。

　EPISTARでは方向が限定され，標識面から撮像面に流入するスピンのみを反映する。それに対してFAIR (flow-sensitive alternating inversion recovery)と呼ばれる別の種類のPASLでは，流入方向に選択性はない。奇数番目の撮像では脳全体が標識されるが，偶数番目の撮像では撮像面のみが標識される(その概念図は図5-21C，パルスシーケンス図は図5-22Bに示す)。奇数番目と偶数番目の撮像の違いは，脳の他の領域から撮像面に流入してくるスピンを反映するのみで，血流の方向には影響を受けない。しかし，撮像面内の血流は標識の有無で同様であるため，画像には現れない。なぜなら，撮像面では，反転パルスは偶数番目と奇数番目の両方の撮像で存在しており，その効果は同じになるからである。

　前項で説明した拡散強調画像と同様に，灌流強調画像も脳機能画像として使用でき，標準的なBOLD法を補完する情報が得られる(**図5-23**)。

画像データ収集法

　これまでは，コントラストが生じる機序を説明し，それに関連するパルスシーケンス図を示してきた。しかし，これらの図のほとんどは不完全なものであった。というのも，図中には「画像データ収集」という表記だけで簡略化していたからである。本項では，「k空間充填」として知られる画像データ収集の過程を説明し，撮像過程の記述を完全なものにする。

　k空間全体にわたって必要となるすべてのデータ点を収集するための方法は数多くあり，研究者は自身の目的に合わせて選択できる。1回の実験中に脳の大きさや形といっ

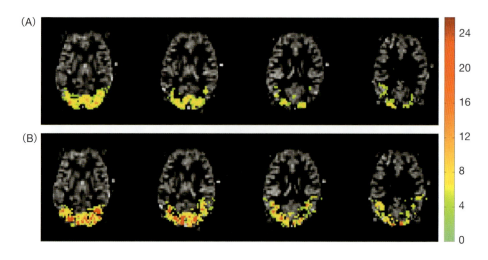

図5-23 視覚刺激中の脳血流とBOLDコントラストの比較 (A) PASLで得られた脳血流の賦活マップ。(B) 同じセッションで得られたBOLDの賦活マップ。脳血流の上昇は一般にBOLDコントラストと似ているが、大静脈(例えば、矢状静脈洞)の影響を受けにくいため、信号変化のもととなる神経活動の空間的局在性を向上させる可能性がある。右側のカラーバーは、信号ノイズ比を示す。すべての賦活($p<0.05$、多重比較補正後)は背景の脳血流マップ上に重ねて表示されている。[Thomas Liu (カリフォルニア大学サンディエゴ校)のご厚意による]

た構造のパラメータがほとんど変化しないため、脳の解剖画像では撮像速度よりもコントラストが重要となる。解剖画像の撮像の際には、得られるコントラストをより重視して、標準的なk空間充填法を使用する(例えば、励起ごとにk空間の1行のデータ点を収集する)。しかし脳機能を理解するには、対象となる生理的変化と同じ早さで、非常に高速に画像を撮像する必要がある。したがって、迅速に(できればシングルショットで)k空間を充填しなければならない。そのために、短時間で非常に多くの画像を撮像できる高速パルスシーケンスが開発されている。最先端のシーケンスでは、50ミリ秒未満で1枚分の画像データを収集でき、毎秒20以上のスライス撮像が可能である。

本項では、今日のfMRI研究で広く使われている高速撮像法に焦点をあてて説明する。典型的なfMRI実験では、BOLD変化を最も鋭敏に捉えるT_2^*コントラストを反映するGRE法を応用した手法が使用されている。拡散を測定する(例えば、拡散テンソル画像)実験では、T_2は常にT_2^*より長いために、信号ノイズ比がより良好なSE法をもとにした撮像法が使用されることが多い。現在、実質的にほぼすべてのfMRI研究において、迅速なデータ収集を実現するエコープラナー法またはスパイラル法が使われているのは、これらの手法はともに1回の励起で全k空間を充填することができるからである。

エコープラナー(EPI)法

最初のヒトMR画像は、ボクセルごとに撮像され、多くの労力と時間が必要であった。図1-12Bの画像は約4時間かけて撮像されたもので、ボクセルあたり約2分とナマケモノのように遅いペースで収集された。最新のパルスシーケンスなら1秒あたり20スライス以上を容易に撮像でき、最初のMRI撮像よりもほぼ10万倍速い収集が可能である。高速MRI撮像法の開発は、1970年代にノッティンガム大学でPeter Mansfieldらが行った研究に遡る。その当時の画像データ収集法は、1行ごとにk空間を充填するもので、あまり分解能が高くないにもかかわらず多数の励起が必要であった。1976年にMansfieldは、**エコープラナー法**(echo-planar imaging:EPI)として知られる、1回の励起後に傾斜磁場を高速で切り替えることで全k空間データを収集する新しい方法を提案し、この功績により2003年にノーベル医学生理学賞を受賞した。

EPIパルスシーケンスの基本は、Mansfieldによって提唱されて以来ほとんど変わっていない(図5-24A)。1回の励起パルスに続いて全k空間データを収集するためには、T_2^*またはT_2の減衰が大きくなる前に収集することが重要となる。しかし、実用的な空間分解能を達成するには、比較的大きなk空間をサンプリングしなければならず時間が

エコープラナー(EPI)法
送信コイルからの1回の励起パルスに続いて空間傾斜磁場を急激に変えることにより、1枚の二次元画像の形成に必要な全データを収集する撮像法。

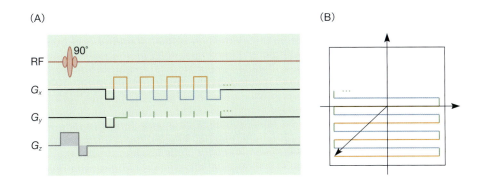

図5-24 EPIで使用されるパルスシーケンス EPIのパルスシーケンス図(A)とそのk空間軌道(B)を示す。k空間軌道上の黒色の斜め矢印は、k空間の左下に移動するために使用される最初の負のG_xおよびG_yの傾斜磁場を表す。その後の傾斜磁場の変化はパルスシーケンス図とそのk空間表現間で簡単に比較できるように、色を分けて示している。傾斜磁場の方向は、k空間を往復するように、経時的に急速に変化していることに注意してほしい。

かかる。これらの制約を満たすためには、k空間を非常に早く充填しなければならず、非常に強力な傾斜磁場システムが必要となる。初期のMRIスキャナでは、発生可能な磁場強度とその可変速度が非常に限られていた。1980年代初頭には高い静磁場のMRIスキャナが利用できるようになったが、高度な傾斜磁場技術が普及したのは1980年代後半から1990年代初頭にかけてのことであった。傾斜磁場技術の発達により、EPI法はfMRIにおいて最も一般的に使用される高速撮像法となった。EPI法を実用に足るものにするためには、約2.5 G/cmの傾斜磁場で十分であるが、現在では最大5 G/cmの傾斜磁場を発生できるより強力な全身用スキャナがある。強力な傾斜磁場を使うことで、1枚のスライス撮像時間を20ミリ秒未満に短縮できる。

EPI法では通常とは異なるパターンでk空間が充填される。すなわち、k空間のデータラインが交互に逆方向に収集される。このようにジグザグなデータ収集には、傾斜磁場ごとにk空間上で90度回転を繰り返さなくてはならないため、傾斜磁場装置に大きな負荷がかかる。さらにこの収集パターンでは、k空間のある行から次の行へ移行する間のデータ(すなわち、図5-24Bの縦線)は画像形成過程には使用されていないため、非効率的でもある。さらに、EPI法で収集された生データは、フーリエ変換により再構成される前にジグザグ軌道で収集された影響を除去するために並べ替えられ、整理されなくてはならない。この過程を行わなければ、重大なアーチファクトが生じる可能性がある(図5-25)。

最も多く認められるEPIアーチファクトは、画像データの収集に使用される静磁場もしくは傾斜磁場の不完全性に起因する。限局した、もしくはより広範な静磁場の不均一性は、それぞれ信号損失と空間的な画像のゆがみをもたらしうる(第4章参照)。

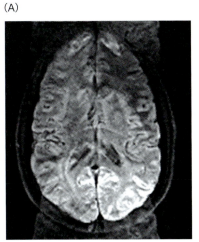
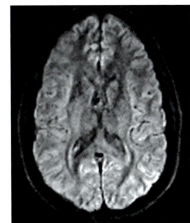

図5-25 k空間データの位置ずれによるEPI画像でのアーチファクト (A) EPI法で得られる生のk空間データから往復軌道により1行おきに生じる影響が除去されていない場合は、ナイキストゴーストとして知られる、撮像視野の半分だけシフトした顕著なゴーストアーチファクトが認められることがある。(B)その影響を補正したヒトの脳画像を示す。〔Nan-Kuei Chen(デューク大学、脳イメージング・解析センター)のご厚意による〕

図5-26 磁化率アーチファクトによるEPI画像での信号損失　副鼻腔に近い前頭葉腹側部(A)や外耳道に近い側頭葉下外側部(B)といった,空気と組織の境界付近の磁化率に大きな差がある部位では,強い磁場不均一により大きな信号損失(矢印)が生じる。〔Nan-Kuei Chen(デューク大学,脳イメージング・解析センター)のご厚意による〕

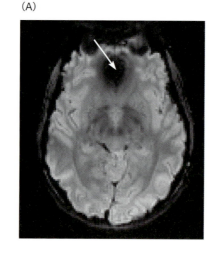
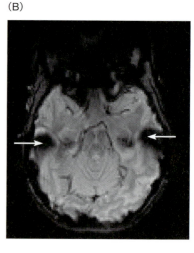

訳注3) ほかに乳突蜂巣も原因となる。

図5-26は,脳の最も低い部分の軸位断(すなわち水平断)での典型的なEPI画像である。MR信号の大幅な損失は,前頭葉腹側部や側頭葉下外側部とその近傍に認められるが,それは磁化率アーチファクトによるものである。このアーチファクトは脳と空気で満たされた空洞との境界における磁場不均一性により生じる。前頭葉腹側部における信号損失は,そのすぐ下に位置する鼻腔や口腔に起因し,側頭葉下外側部の信号損失はその下にある耳道[訳注3]に起因している。

　EPI画像には空間的なゆがみがあるが,これは各励起後にk空間データを収集する時間が長いためである。解剖画像では,データ収集間隔が短く,撮像面内の小さな磁場変動によりピクセル以下のゆがみが生じるのみである。しかし,読み取り時間が長いEPI画像では,数ピクセルに及ぶ明瞭なゆがみが生じうる。サンプリングレートの低下とデータ収集に使用される傾斜磁場強度の低下の両方により生じる空間的なゆがみは,読み取り時間が長いとより増強されやすくなる。断面内のある方向(例えば,xまたはy方向)に沿った磁場の変化は,本来は円形のファントム画像(図5-27A)に,剪断歪や延伸といった変形を引き起こす(図5-27B,C)。しかし,幾何学的ゆがみが単一方向に生じることはまれであり,むしろ傾斜磁場は複雑な形で変化することが多く,画像にもより複雑な変形をきたす。さらに,z方向(すなわち,スライス選択方向)での小さな磁場変動はオフレゾナンス励起や大きな信号損失を引き起こす(図5-27D)。

スパイラル法

　EPI法は高速な画像撮像が可能であるが,その速さはMRIスキャナの傾斜磁場装置

図5-27 軽度な磁場変動によるEPI画像への影響　(A)通常のEPI画像。EPI画像は小さな傾斜磁場強度の変動により一方向にゆむことがある。磁場変動がスライス選択軸と直交するx軸(B)もしくはy軸(C)に沿っている場合,k空間軌道(緑色)によって予測されるように,画像を一様に延伸または剪断変形する。磁場変動がスライス選択方向であるz軸(D)に沿っている場合は,励起がオフレゾナンス(共鳴周波数からずれること)となり,MR信号強度が低下する。

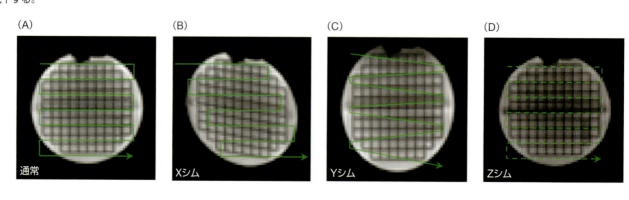

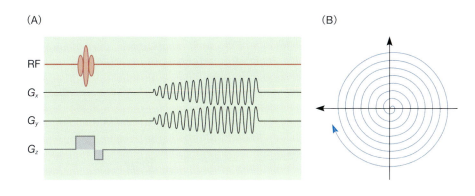

図5-28 **スパイラル法で使用されるパルスシーケンス** スパイラル法のパルスシーケンスは，正弦波状に変化する傾斜磁場(A)を使用して，k空間にらせん軌道(B)を生成する。

の物理的な限界に制約される。**スパイラル法**(spiral imaging)と呼ばれる新たな高速撮像シーケンスでは，EPI法とは大きく異なるk空間データの収集軌道が使用される。スパイラルシーケンスでは，正弦波状に変化する傾斜磁場(図5-28A)を使用して，典型的には中央から回転しながら周辺部へと広がるらせん状の軌道でk空間データを収集する(図5-28B)。EPIシーケンスと比較して，スパイラルシーケンスでは傾斜磁場システムへの負荷と画像データ収集の時間を減らすことができる。さらに，らせん状の軌道に沿って収集されたすべての点が最終的な画像再構成に活用されるため，データ収集効率もよいという利点がある。スパイラル法の欠点は，収集されるデータ点が格子点上にないため，k空間データをフーリエ変換するのに，それらを格子点へと補間する必要があることである。そのため，データ処理にかかる時間が長くなるが，スパイラル法はデータ収集効率を(しばしば大きく)向上させるため，大きな問題とはならない。

スパイラル法
正弦波状に変化する傾斜磁場を使用して，k空間データをらせん軌道で収集する高速撮像法。

Thought Question

エコー時間(TE)は励起からk空間中心のデータ収集までの間隔として定義されている。EPIシーケンスとスパイラルシーケンスでは，データ収集期間内におけるTEの場所にどのような違いがあるか？

図5-29に示すように，スパイラル画像もEPI画像と同様，静磁場が不均一な場所で信号損失が生じる。EPI法よりもスパイラル法でのデータ収集がk空間を充填するより効率的な手法であるとしても，従来の解剖画像と比較すれば依然としてかなり長い時間を要し，そのため画像の空間的なゆがみが生じやすい。しかし，その種類はEPI法でみ

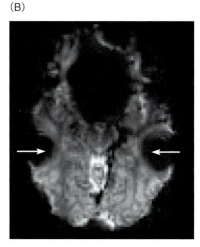

図5-29 **磁化率アーチファクトによるスパイラル画像での信号損失** 副鼻腔に近い前頭葉腹側部(A)や外耳道に近い側頭葉下部(B)といった，空気と組織の境界付近の磁化率に大きな差がある部位では，強い磁場不均一により大きな信号損失(矢印)が生じる(図5-26と比較)。〔Nan-Kuei Chen(デューク大学,脳イメージング・解析センター)のご厚意による〕

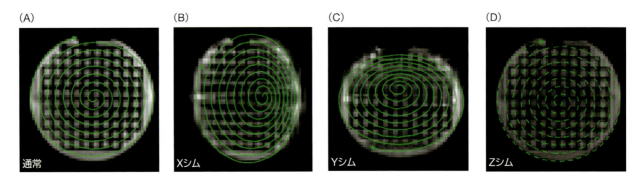

図5-30 軽度な磁場変動によるスパイラル画像への影響 (A)通常のスパイラル画像。スパイラル画像は，小さな傾斜磁場強度の変動により一方向にゆがむことがあるが，そのパターンはEPI画像(図5-27)とは異なる。磁場変動がスライス選択軸と直交するx軸(B)もしくはy軸(C)に沿っている場合，k空間軌道(緑色)によって予測されるように，画像はそれぞれx方向もしくはy方向に圧縮される。磁場変動がスライス選択方向であるz軸(D)に沿っている場合は，EPI画像と同様にMR信号強度が低下する。

られるものとはまったく異なっている。スパイラル法は格子点に従わないk空間サンプリング方式のため，EPI画像でみられる規則的なゆがみのパターンは，スパイラル画像では認められない(図5-30)。例えば，EPI画像では，xまたはy方向への線形の磁場変化により画像全体に剪断歪や延伸といった変形が生じるが，スパイラル画像では，同じ線形の磁場変化であっても，ゆがみのないスパイラル画像(図5-30A)と比較して一方向への非対称な圧縮が生じる。スパイラル法では，x座標とy座標とは回転対称であり，x座標に沿った磁場変化に起因するアーチファクト(図5-30B)は，y座標に沿った磁場変化に起因するアーチファクト(図5-30C)を単純に−90度回転させたものになる。他に問題となりうることとしては，らせん軌道に沿ったデータ収集により画像がぼける可能性があることである。さらに，EPI画像と同様にスパイラル画像もz方向に沿った磁場不均一性の影響を受け，大きな信号損失が起こりうる(図5-30D)。

EPI画像とスパイラル画像での信号回復とゆがみ補正

前述したように，BOLD fMRIの主な欠点は，そのシーケンス(EPI法またはスパイラル法)にかかわらず磁場の不均一性に対して脆弱な点である。副鼻腔や耳道の空気や骨は近傍の脳組織と大きく異なる磁化率を有しているため，大きな磁場不均一が生じて，アーチファクトにつながる。具体的には，GRE法ではEPI画像でもスパイラル画像でも大きな信号損失が生じ，SE法では大きな空間的ゆがみが生じる。fMRI実験で広く使用されているGRE法では，脳の腹側領域におけるfMRI信号を計測できないため，この領域に関心をもつfMRI研究者は常に悩まされてきた。この問題にはどのように対処すればよいであろうか？

MR信号の損失を防ぐには，空気と組織との境界における磁場不均一性を補正する効果的な手段をみつける必要がある。それには3種類の方法があり，いずれも磁場のシミングが関与する(シミングについては第2章を参照)。有効な選択肢の1つに，多くの場合ループ状の電気回路を使用したアクティブな局所シムを追加することで，磁場の不均一性を補正する方法がある(図5-31)。しかし，局所シムコイルを使用するには，ただでさえ狭いMRIスキャナボア内の患者がいる空間にコイルを追加挿入する必要がある。別の選択肢としては，パルスシーケンスを変更して，z方向(すなわち頭尾方向)に本来の磁場不均一性を補正する傾斜磁場を組み込むという方法がある。この方法は，既存のスキャナ内のハードウェアを利用するものであるため，被験者に影響を与えることなく良好に信号を回復させることができる(図5-32)。

MR信号を生成するために180度リフォーカスパルスを使用するSEシーケンスでは，磁場不均一性が画質に及ぼす影響は比較的小さく，信号損失ははるかに少なくなる。しかし，空間エンコードには傾斜磁場が使用されるため，依然として不均一な磁場によりボクセルがシフトし画像に大きな空間的なゆがみが生じる。このような空間的位置のず

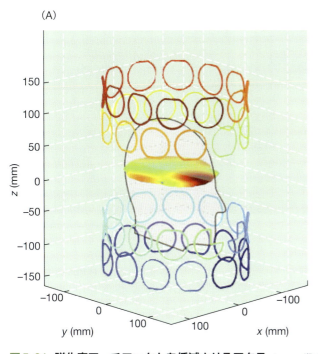
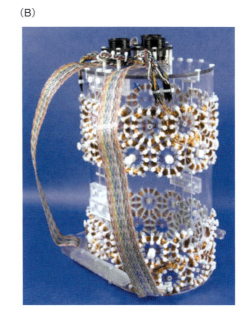

図5-31 磁化率アーチファクトを低減させるアクティブな局所シム(磁場補正) (A)関心領域(例えば,ヒトの頭)の外側に配列された電磁コイルは,主磁場の不均一性を相殺する補正磁場を生成できる。(B)実際に使用されている48要素の局所シムコイルを示す。(Juchem et al. (2011). *J. Magn. Reson.*, 212(2): 280-288より許可を得て転載)

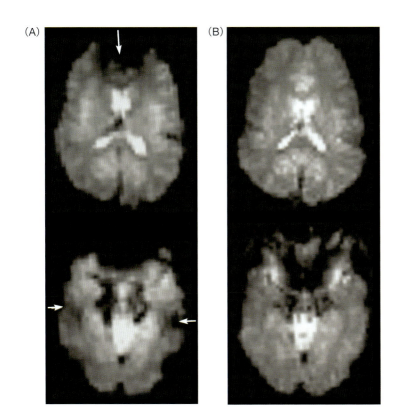

図5-32 磁化率アーチファクトを低減するためのz方向傾斜磁場を補正するパルスシーケンス (A) GRE EPI法で撮像された2枚の代表的な軸位断像を示す。磁化率アーチファクトにより前頭葉腹側部や側頭葉下外側部で典型的な信号損失パターン(矢印)が認められる。(B)シングルショットの磁化率補正シーケンスで撮像した同じスライス位置の画像を示す。磁化率アーチファクトの領域では,(A)よりもはるかに強い信号があり,詳細な解剖学的構造が明瞭に認められる。これらの画像は,4.0Tスキャナを用いて同じ被験者で撮像された。

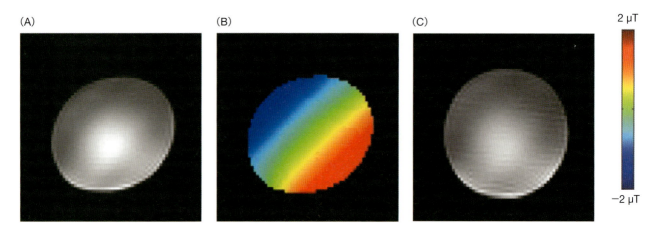

図5-33 磁場マップを使用した画像のゆがみ補正 磁場不均一により(A)のようなゆがみが生じることが多い。磁場マップ(B)を記録することで，画像のゆがみを最小限にして幾何学的形状を復元する補正アルゴリズムを適用できる(C)。

れを補正する重要な方法の1つは，磁場マップ（フィールドマップ）を使用することである。このマップは，少し異なるTEで撮像された2つの画像から計算され，画像からゆがみを除去するために使用できる（図5-33）。

パラレルイメージング

磁場強度をより強めることがMRI技術を前進させるエンジンであるとすれば，多数のコイル配列を活用した**パラレルイメージング**（parallel imaging）[訳注4]あるいは**マルチチャネルイメージング**（multi-channel imaging）の開発は，高オクタン価燃料の提供に相当する。最新のMRIスキャナでは，少なくとも8個（多くの場合32個）の独立した受信チャネルから得られるデータを組み合わせることで，高速かつ高分解能の画像形成が可能になっている。1つの大きなボリュームコイルの代わりに複数の小さな表面コイルを使用することは，信号ノイズ比を上昇させるだけではなく，ほかにも2つの大きな利点がある。1つは，撮像時間を延長することなく空間分解能を向上できることであり，もう1つはデータ読み取り時間を短縮して撮像速度を向上させ，空間的なゆがみを最小化できることである。

パラレルイメージングでは，配列された複数の受信コイルからデータを集めることで，空間分解能を高めることができる。ここでは，4つのコイルからなるスキャナを例に説明する。撮像に際して，すべてのチャネルが最終画像で使用するよりも低いサンプリング密度でk空間データを収集する（図5-34A）と，撮像視野は小さくなり，互いに大きく重なる4つの画像が形成される（図5-34B）。その画像内の各ボクセルには，重なり合う4つの脳画像からの信号が含まれている。この重なりを解消するアルゴリズムは簡単である。これら4つの画像の任意のボクセルにおける信号強度（I_1〜I_4）は，各位置（j）における各コイル（i）の感度（S_{ij}）（図5-34C）と実際の信号値（ρ_1〜ρ_4）を組み合わせたものを反映している。したがって，次式で表される。

$$I_1 = S_{11}\rho_1 + S_{12}\rho_2 + S_{13}\rho_3 + S_{14}\rho_4$$
$$I_2 = S_{21}\rho_1 + S_{22}\rho_2 + S_{23}\rho_3 + S_{24}\rho_4$$
$$I_3 = S_{31}\rho_1 + S_{32}\rho_2 + S_{33}\rho_3 + S_{34}\rho_4$$
$$I_4 = S_{41}\rho_1 + S_{42}\rho_2 + S_{43}\rho_3 + S_{44}\rho_4$$

ファントム画像もしくは同一被験者における各コイルの感度マップを組み込むことによって，位置（j）におけるコイル（i）の感度（S_{ij}）を測定できる。形成した画像から信号強

パラレルイメージング（マルチチャネルイメージング）
1つの励起パルスによるデータを収集するのに複数の受信チャネルを用いる手法。

訳注4）並列に配置された複数のコイルの感度特性を活用した撮像法であり，広くはマルチチャネルイメージングと呼ばれる。

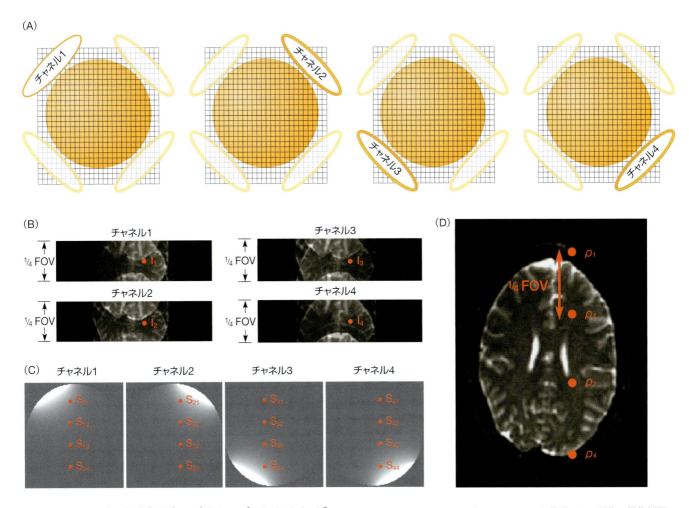

図5-34 重なり合う撮像視野(FOV)をもつパラレルイメージング(マルチチャネルイメージング) サンプル全体からデータ収集を行うために4個の受信コイルが使用されている場合(A)，それぞれから得られる画像(B)には重なり合う部分があり，その信号強度はコイルの空間的な感度分布の差によって決まる．4枚の画像内のそれぞれの点($I_1 〜 I_4$)は，等間隔で離れたサンプル内のそれぞれのボクセルからの情報($\rho_1 〜 \rho_4$)を含んでいる．これらの画像はおのおの，再構成したい画像の撮像視野の1/4である．(C)磁場マップは，それぞれのコイルの空間的な感度分布を決定するために各位置(j)における各コイル(i)の感度(S_{ij})を測定することで得られる．この情報は，画像再構成の過程で，空間分解能が改善された最終展開画像(D)を形成するために使用される．

度($I_1 〜 I_4$)を知ることができ，すべてのS_{ij}値も感度マップから特定できるため，実際のボクセルの信号値について解くと，高い空間分解能を有する最終展開画像が得られる(図5-34D)．

コイルの数とマトリックスサイズとの関係は，以下のようにより一般的に表現できる．受信コイル数をM，各コイルのサンプリング点の数をP，最終的な再構成画像で必要なボクセルの数をn^2とすると，$M \times P > n^2$を満たすのに十分な数のコイルを使用する必要がある．したがって，二次元撮像においてM個のコイルが使用された場合，マトリックスサイズを最大で$\sqrt{M}$倍に増加させることができる．これはSodicksonの研究やPruessmannらの研究で実験的に実証されている．

空間分解能を向上させるだけでなく，マルチチャネルからデータを収集することによっても信号ノイズ比を上昇させることができる．複数のコイルが脳の同じ領域を撮像する場合には，個々のチャネルからの画像を積み重ねることで信号を増大させることができる．

パラレルイメージングは，空間分解能や撮像範囲の広さを犠牲にすることなく時間分

訳注5）近年は複数のスライスを同時に励起して，それらをコイル感度を活用して分離するマルチバンド法（第12章参照）も利用されはじめている。

演習問題や参照サイトなどのリソースについては次のURLを参照（英文のみ）
sites.sinauer.com/fmri3e

解能を向上させることができる。これは直感的に正しいとわかるが，それは完全な画像を再構成する際に，重複するコイルを使用すればより少ないデータ（k空間におけるより低いサンプリング密度）で済むからである。一般に，P個のサンプリング点それぞれに対してM個の受信コイルが存在する場合，冗長性の要件を満たすためには，画像内のボクセルより多くのサンプルが存在しなければならない（$M \times P > n^2$）。したがって，時間分解能は使用される受信コイルの数に比例して，最大でM倍まで向上する。この改善は画像収集時間のみにみられ，巨視的磁化の回復や血流動態応答により生じた遅延には影響しない。こうしたことから，少なくともBOLD fMRIでは，時間分解能の向上によって必ずしも機能分解能が向上するわけではないことがわかる。コイルの増加が空間分解能と時間分解能に与える影響が異なることにも注意が必要である。空間分解能は二乗の単位（mm^2）で測定されるので，コイル数の平方根に比例して向上する。一方で，時間分解能は線形単位（秒）で計測されるので，コイル数に比例して向上する[訳注5]。

まとめ

脳のMRIで使用できるコントラストは次の2種類に大別される。静的コントラストは原子核の数や種類を特徴づけるのに対して，動的コントラストは関心領域内を原子核がどのように移動するかを特徴づける。各コントラストは，生物組織に自然発生する特性に依存した内因性機序，もしくは磁場を大きくゆがませる化合物の注入が典型的な外因性機序のいずれかにより生じる。すべてのコントラスト生成機序には，対応するパルスシーケンスがあり，MR信号を取得するために使用される傾斜磁場の変化とRFパルスを記述している。与えられたパルスシーケンスのパラメータを変化させることによって，特定のコントラストを反映する画像を撮像できる。よく使用される静的コントラストとしては，プロトン密度，T_1強調，T_2強調，T_2^*強調コントラストがある。fMRI研究では，通常これらの静的コントラストは，詳細な解剖学的構造の情報を与える高分解能画像を撮像するために使用される。注目すべきは，T_2^*強調がBOLDコントラストの基盤となっていることであり，これによりヒトの脳内で生じる機能的変化を高時間分解能で研究することが可能となる。動的コントラストには，MRアンギオグラフィ，拡散強調画像，灌流強調画像などが含まれる。特に拡散強調画像と灌流強調画像により，fMRIで得られる脳の生理学に関する情報を補完する情報が得られる。fMRIパルスシーケンスにおいて，GRE法は最もよく使われるものであり，EPIとスパイラル法の両方の撮像法が使用されている。

(訳：岡田 知久)

重要文献

Buxton, R. (2001). *Introduction to Functional Magnetic Resonance Imaging: Principles and Techniques*. Cambridge University Press, Cambridge, U.K.
　↑灌流画像に関する詳細な議論を含めたMRIの多くの事項に関する詳しいレビュー。

Haacke, E.M., Brown, R.W., Thompson, M.R., and Venkatesan, R. (1999). *Magnetic Resonance Imaging: Physical Principles and Sequence Design*. John Wiley & Sons, New York.
　↑MRIの理論的な原理についての包括的な百科事典。

Slichter, C.P. (1996). *Principles of Magnetic Resonance*, 3rd edition. Springer-Verlag, New York.
　↑MRIの物理原理を数学的に詳細に示した本。

参考文献

Arlart, I.P., Bongartz, G.M., and Marchal, G. (eds.) (1995). *Magnetic Resonance Angiography*. Springer-Verlag, New York.

Brown, T.R., Kincaid, B.M., and Ugurbil, K. (1982). NMR chemical shift imaging in three dimensions. *Proc. Natl. Acad. Sci. U.S.A.*, 79 (11): 3523–3526.

Feynman, R.P., Leighton, R.B., and Sands, M. (1964). *Lectures on Physics*, Vol. II. Addison-Wesley, New York.

Hsu, J.J. and Glover, G.H. (2005). Mitigation of susceptibility-induced signal loss in neuroimaging using localized shim coils. *Magn. Reson. Med.*, 53: 243–248.

Juchem, C., Green, D., and de Graaf, R.A. (2013). Multi-coil magnetic field modeling. *J. Magn. Reson.*, 236: 95–104.

Kim, M., Ducros, M., Carlson, T., Ronen, I., He, S., Ugurbil, K., and Kim, D.S. (2006). Anatomical correlates of the functional organization in the human occipitotemporal cortex. *Magn. Reson. Imaging*, 24: 583–590.

Le Bihan, D. (ed.) (1995). *Diffusion and Perfusion Magnetic Resonance Imaging: Application to Functional MRI*. Raven Press, New York.

Luh, W.M., Wong, E.C., Bandettini, P.A., Ward, B.D., and Hyde, J.S. (2000). Comparison of simultaneously measured perfusion and BOLD signal increases during brain activation with T_1-based tissue identification. *Magn. Reson. Med.*, 44: 137–143.

Mansfield, P., and Maudsley, A. (1976). Line scan proton spin imaging in biological structures by NMR. *Phys. Med. Bio.*, 21: 847–852.

Moonen, C.T.W., and Bandettini, P.A. (eds.) (1999). *Functional Magnetic Resonance Imaging*. Springer-Verlag, New York.

Pruessmann, K.P., Weiger, M., Scheidegger, M.B., and Boesiger, P. (1999). SENSE: Sensitivity encoding for fast MRI. *Magn. Reson. Med.*, 42: 952–962.

Sodickson, D.K., and Manning, W.J. (1997). Simultaneous acquisition of spatial harmonics (SMASH): Fast imaging with radiofrequency coil arrays. *Magn. Reson. Med.*, 38: 591–603.

Song, A.W., Wong, E.C., Tan, S.G., and Hyde, J.S. (1996). Diffusion weighted fMRI at 1.5T. *Magn. Reson. Med.*, 35: 155–158.

Wilson, J.L., Jenkinson, M., and Jezzard, P. (2003). Protocol to determine the optimal intraoral passive shim for minimisation of susceptibility artifact in human inferior frontal cortex. *NeuroImage*, 19: 1802–1811.

第6章

神経活動から血流動態へ

　これまでの章では，脳の詳細な構造画像を作り出すために磁気共鳴の原理をどのように利用するかを説明してきた．また，電磁パルスや傾斜磁場の用い方を変えることによって，構成要素である脳組織の生物物理学的な特性（プロトン密度など）を表すコントラストをもったMR画像を形成できることもみてきた．MRIを**機能的**MRI（fMRI）に発展させるためには，さらなる段階が必要となる．具体的には，脳での情報処理によって変化する物理量で，脳機能のマーカとして用いることができる測定可能な**生物物理学的特性**（biophysical property）をみつけださなければならない．

　情報処理は脳の主細胞である**ニューロン**（neuron）の集合体の協調的な活動に依存する．ニューロンは他のたくさんのニューロンから伝えられたシグナルを統合し，その情報を他のニューロンへ伝える．神経活動が心理学的構成概念とどのように対応するかは必ずしも単純でないにもかかわらず，心的過程や心理状態はニューロン集合の動的な活動として現れるとされる．実際，fMRIや他の神経科学的手法を用いた研究では，同じ現象を心理的に解釈することとニューロンに基づいて解釈することの間に複雑な対応関係があることが示されている．

　ニューロン内で処理された情報の統合と伝達は，ニューロン表面の膜を通る荷電粒子〔**イオン**（ion）〕の移動によって行われる．このイオンの移動は電場や磁場の変動を発生させるため，その変動を定量化することで，神経活動の変化を捉えることができる．最近の電気生理学的手法には，様々な空間スケールでこれらの電磁場を測定できるものがある．例えば，脳の単一ニューロンの活動は，微小電極をニューロン内あるいは近傍に留置することや，膜を通過するイオン電流に関連した電位変動を測定することで捉えることができる．しかしながら，単一ニューロンと同じスケールで脳全体の画像を得るためには，多数の微小電極を脳全体に密集させて留置しなければならない．ヒトにおいてこの手法は実用的ではなく，また倫理的にも問題となる．神経活動に伴う電磁場は，**脳波**（electroencephalography：EEG）や**脳磁図**（magnetoencephalography：MEG）といった非侵襲で頭蓋外にセンサを設置する測定法によって計測することが可能である．これらの測定法はヒトにおいて簡便で非侵襲的に計測できるが，多くの制約，特に空間分解能（すなわち，特定の脳領域におけるニューロンの活動と電磁場の測定値を関係づける性能）が低いという問題がある．

　これまでの章で，プロトンの磁気モーメントを利用して脳の構造画像を作り出すとい

生物物理学的特性
内的過程（例えば情報処理）に反応して測定可能な変化を示す生理的パラメータの生物学的特性（例えば血流）．

ニューロン
神経系の基本的な情報処理を行っている細胞．ニューロンにはいくつかの種類があるが，どのニューロンも電気シグナルを発生させ伝えるという点では共通している．

イオン
電荷を運ぶ原子あるいは分子．

脳波（EEG）
脳電位の計測のこと．通常は頭皮表面に置かれた電極により測定される．

脳磁図（MEG）
ニューロンの電気活動によって生じた微細な磁場変化を計測する非侵襲的な機能神経画像．高い空間・時間分解能を有する．

うMRI撮像原理を学んできた。そのため，fMRIがニューロンの電気活動に関連した磁場を検出していると考えた読者もいるかもしれない。そういった考え方は魅力的ではあるが，実際にはニューロンから発生した磁場はあまりにも弱く，少なくとも現時点ではMRIで検出できない。だとすると，fMRIはどのように神経活動を画像化するのだろうか？　これに簡潔に答えるとするなら，「神経活動そのものは画像化しない」である。その代わりに，**fMRIは神経活動に伴う生理的変化を画像化しているのである。**

　細胞活性に大きく関連している重要な生理的変化の1つは，血流である。激しい運動に伴って骨格筋の血流が増加することはよく知られている。ある筋肉に限局した運動を行うと，血流が増加した筋肉は暖かくなり，紅潮するといった局所的な変化が観察される。これと同様の変化が脳でも起こっている。1890年にRoyとSherringtonは，イヌの大脳半球の体積変化を測定できる装置を用いて，脳への血流について研究を行った。彼らは，短時間の坐骨神経(体性感覚野の神経を興奮させる末梢神経)刺激の後，イヌの脳の膨張を確認し(図6-1)，これが脳血流増加によるものであると推測した。この研究の結果は，以下のように結論づけられている。

> 「これらの結果から，脳組織の特定の領域への血液供給はその領域の機能的活動の基盤となる化学変化に伴って変動するという自動調節能の存在が示唆される。脳の機能局在論(脳は領域ごとに異なった機能を担っている)の存在を支持する明らかな証拠があることを念頭に置くと，脳局所での機能的活動の変化に一致するようにその領域への血液供給の変化が起こるという自動調節能を有しているように思える(105頁)」

　RoyとSherringtonによって提唱された刺激に伴う脳血流の増加は，現代では**機能的充血**(functional hyperemia)と呼ばれている。この機能的充血の生理的役割は何であろうか？　おそらく脳血流の増加は，身体末梢の血流と同様，脳での温度調節に重要であり，血管系は神経活動によって産生される毒素や老廃物を細胞外環境から除去している。また，彼らは別の役割，すなわち機能的充血は脳組織の代謝的(彼らの表現では**栄養的**)な要求を満たしている，という説を提唱している。この説は，次の2つの事実

機能的充血
感覚・運動・認知行動に反応して生じる局所血流の増加。

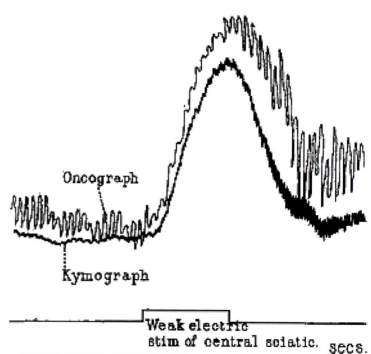

図6-1　RoyとSherrington(1890)の体積記録器(oncograph)のデータ　イヌの坐骨神経に電気刺激を与えると，皮質の一部において刺激に反応した膨張が記録された。横軸は坐骨神経刺激の時系列を表す。動態記録図(カイモグラフ)のデータは動脈圧を表す。この結果からRoyとSherringtonは，刺激に伴う脳血流の増加は神経を介する感覚情報伝達の処理を行う脳領域へのエネルギー供給のために生じたと結論した。(Roy and Sherrington, 1890より)

からより直感的に理解できる。

- **脳組織は代謝が高い**（筋肉よりも高い）。平均的な成人男性の脳の重量は約3ポンド（1.36 kg）であり，体重150ポンド（68 kg）であれば約2%である。しかし，脳は体全体の酸素供給量の約20%を消費し，グルコース使用量は体全体の20〜25%を占める。脳は酸素とグルコースから0.25 kcal/分のエネルギーを産生する。1日当たりで計算すると，360 kcalのエネルギーを必要とし，これは基礎代謝量の約20%に相当する。
- **脳はエネルギーを蓄えられない**。筋肉はグルコースをグリコーゲンとして蓄えることができるが，脳はグリコーゲンを蓄えておくことがほとんどできず，他の栄養素はまったく蓄えておくことができない。そのため，脳では血管系から血液を介して細胞の呼吸や代謝に必要となる酸素とグルコースが絶えず運ばれる必要がある。例えば，血液循環が完全に停止したとすると，10秒（酸素が脳に残っていられる時間）たらずのうちに失神してしまう。数分（約4分）でも脳に酸素が供給されないと，回復不能な脳障害や脳死に陥ってしまう。

　脳のエネルギー要求を満たすため，脳局所の神経情報処理に伴うエネルギー要求に応じて血流を増加させる効果的なシステムが発達してきた。脳の血流と代謝は安静時や定常状態が長く続いた後にはよく一致するが，神経活動に伴う血流・グルコース代謝量・酸素消費量の増加は，短い時間においては分けて考えることができる（後述）。

　機能的充血は，血管系からの酸素供給量を増加させる。血中の酸素はヘモグロビン分子に結合している。ヘモグロビン分子はヘムタンパクと酸素分子との結合の有無によって磁性が変わる。すなわち，酸素と結合したヘモグロビンは弱い**反磁性**（diamagnetic）を示し，磁場に与える影響は小さいが，結合していない脱酸化ヘモグロビンは**常磁性**（paramagnetic）を示し，密な磁力線を有する小さい棒磁石のようにふるまう。常磁性の特性はある種のMR画像のコントラストに影響するため，この脱酸化ヘモグロビンが局所に集中して起こる変化を計測することで，**血液酸素化レベル依存性コントラスト**〔blood-oxygenation-level dependent (BOLD) contrast〕に基づいて局所の脳機能が測定できる。このBOLDコントラストについては，第7章でより詳細に解説する。

　このような神経活動と血管反応の関連性について考えると，多くの重要な疑問が生じてくる。この関連性はどれほど強いものなのだろうか？　血流変化の空間的な分布は，神経活動の範囲をどの程度反映しているのだろうか？　血管あるいは**血流動態**（hemo-dynamic）の反応の相対的なタイミングは，異なった機能的ネットワークを構成するニューロンの集合体における神経活動をどのくらい反映しているのだろうか？　そしておそらく最も重要なこととして，BOLD信号（およびそれが表す機能的充血）は神経活動とどの程度相関しているのであろうか？　これらの疑問を解明することは，fMRIの方法論をよく理解して使用できる研究者であるため，またfMRIで得られた結果を正しく解釈できる研究者であるために，非常に重要である。

中枢神経系の情報処理

　本章では，神経活動，エネルギー消費，脳の代謝と血流の関係について説明する。まずは，脳での情報処理の基礎であるニューロン・支持細胞・情報トランザクション（一連の情報処理の単位）の本質と，それに必要な代謝について述べる。

反磁性
磁場に対して反対に作用する物質の特性（局所の磁場強度を弱める）。

常磁性
磁力線を密にさせる物質の特性（局所の磁場強度を強める）。強磁性体よりも磁束密度は低い。

血液酸素化レベル依存性（BOLD）コントラスト
T_2^*強調画像上のデオキシヘモグロビン量に応じた信号の差。

血流動態
血流あるいは血液の特性の変化に関係すること。

ニューロン

ニューロンは中枢神経系の情報処理の最小単位である。最近の立体解析学的なエビデンスによると，成人男性の脳内には平均して約860億個(80億個ほど前後するが)のニューロンが存在するとされる。860億のニューロンのうち約160億は，脳の外側表面に広がる細胞体を薄く覆っている**大脳皮質**(cerebral cortex)あるいは**新皮質**(neocortex)に存在しており，約690億個は運動やその他の機能の制御に重要な**小脳**(cerebellum)に存在する。小脳は大脳半球の下にある後頭蓋窩の中に位置している(神経解剖学の重要な概念を示したBox 6-3の図2を参照)。小脳の大きさは脳全体の10％しかないが，ニューロンが高密度(脳全体の約80％)で存在している。

ニューロンには様々な種類があるが，そのすべてが電気シグナルを発生させたり伝達したりできる。他のほとんどの体細胞と同じように，ニューロンの**細胞体**(soma)には，細胞質，ゴルジ体やミトコンドリアのような細胞器官，DNAを含む核が存在する(図6-2A)。しかし，体細胞とは異なり，典型的なニューロンの細胞体はそれぞれ様々な数や空間的な分布をもち，多枝に分岐した**樹状突起**(dendrite)と呼ばれる原形質突起を有している。また，大部分のニューロンは，広範囲に分枝を伸ばす1本の**軸索**(axon)と呼ばれる原形質突起も有している。神経活動は，統合性であるか伝達性であるかによって単純に分類すると，理解しやすい。**統合活動**(integrative activity)は，あるニュー

大脳皮質(新皮質)
Box 6-3参照。

小脳
Box 6-3参照。

細胞体
細胞の体部。細胞質，細胞核，細胞器官を含む。

樹状突起
他の細胞からシグナルを受け取る神経突起。一般的に1つのニューロンは多くの樹状突起をもち，主に統合機能を担っている。

軸索
主に伝達機能を担う神経突起。細胞体からシナプスへ活動電位を伝達する。一般的に1つのニューロンは1つの軸索をもっている。非常に長く伸びたり，多枝に分岐するものもある。

統合活動
他のニューロンから樹状突起や細胞体を介して伝えられた情報を集積すること。

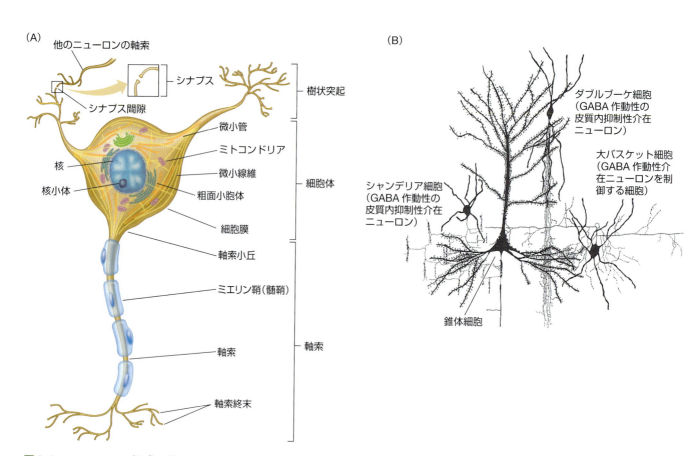

図6-2 ニューロンの編成と構造 (A)本図に示すように，ニューロンは基本的に3つの部分に分けられる。樹状突起は，他のニューロンからシナプスと呼ばれる小さな間隙を経由して送られてきた信号を統合する。細胞体には，ニューロンの代謝特性と構造を決める核や細胞器官が含まれている。ニューロンの膜電位の変化は，活動電位の形で軸索を伝わっていき他のニューロンにシグナルを送る。(B)ニューロンは，DeFilepeとFariñas (1992)が描いた本図のように，その形の多様性が明らかにされている。中央にある大きなニューロンが錐体細胞で，大脳皮質の主な出力細胞である。その他の小さなニューロンは皮質内処理を促進するいくつかの介在ニューロンである。

ロンがそれと結合している樹状突起や細胞体を介して他のニューロンから受けた入力を集めてまとめるというものであり，**伝達活動**(transmissive activity)は，ニューロンの統合活動の結果を，軸索を経由して他のニューロンへ伝えるというものである。

ヒトの大脳皮質は，ニューロンの密度や種類といった構成要素の違いによって6つの層に分けられる(Box 6-3の図3を参照)。この皮質構造内で，入力と出力は異なる層で処理される傾向があり，また神経系の処理はコラム(柱の意味)と呼ばれる縦方向に組織化された構成単位の中で行われていると考えられている。大脳皮質内の代表的なニューロンの1つが，**錐体細胞**(pyramidal cell)である(名前はその細胞体の形態に由来する)(図6-2B)。典型的な錐体細胞は，棘で覆われた長い樹状突起と，長い距離を伝達できる大きな軸索を有している。錐体細胞の軸索は，皮質領域からの主要な出力の大部分を伝達する。例えば，運動野の第Ⅴ層にある錐体細胞の軸索は，皮質表面から脊髄まで伸びる皮質脊髄路を形成している。皮質層に存在し，皮質内の処理を行っているニューロンは，**介在ニューロン**(interneuron)と呼ばれている。錐体細胞からの出力は他のニューロンを興奮させるが，介在ニューロンからの出力は興奮と抑制の両方に働くことができる(後述)。

グリア

ニューロンと同様に，**グリア細胞**(glial cell)あるいは**グリア**(glia)もまた中枢神経系の重要な細胞の構成要素である。グリア細胞の数は，かつてはニューロンをはるかに超えると考えられていたが，現在では，ニューロンとグリア細胞の比はおよそ1:1であるといわれている。脳に多く存在するグリア細胞は，ミクログリア(小膠細胞)，オリゴデンドロサイト(乏突起膠細胞)，アストロサイト(星状膠細胞)である。ミクログリアは脳の免疫系の一部を担っており，貪食作用を有する。オリゴデンドロサイトはニューロンの軸索の周囲を覆い，情報伝達を高速にする髄鞘を形成している。

アストロサイト(astrocyte)はグリア細胞の中で最も多く存在し，神経活動と血管反応の連関を仲介するという重要な役割を担っている。アストロサイトという名称は，細胞体から複数伸びている原形質突起が星型の形態を示すことに由来している(図6-3)。これらの突起は血管に接しており，皮質内の細動脈や毛細血管表面の大部分を覆っている(後述)。隣接したアストロサイト同士は，それぞれの細胞膜が接しているわずかな空間領域に存在するギャップ結合を介してつながっており，小さな分子やイオンは細胞外に出ることなく，1つのアストロサイトから別のアストロサイトにギャップ結合を通って直接移動できる。したがって，ギャップ結合でつながっているすべてのアストロサイト間で，分子を介した情報伝達が可能である。最近では，アストロサイトがシナプス伝達や新たなシナプス形成に重要な役割を担っているという報告もある(後述)。

神経細胞膜とイオンチャネル

ニューロンの統合と伝達は細胞膜の性質に依存する。細胞膜は，細胞外環境とニューロンの内部を分離する脂質二重層で構成されており，その重要な役割はニューロン内外の化学物質の流れを制限することである。物質が自由拡散できる場合，物質は濃度が高いところから低いところに拡散し，その拡散は化学物質の**濃度勾配**(concentration gradient)が平衡に達するまで続く。細胞膜は自由拡散を阻害するが，ナトリウムイオン(Na^+)，塩化物イオン(Cl^-)，カリウムイオン(K^+)，カルシウムイオン(Ca^{2+})などは，細孔を形成するタンパク質である**イオンチャネル**(ion channel)を通って拡散することができる(図6-4A)。イオンには，電子を1個以上受け取って負の電荷を帯びた陰イオンと，電子を1個以上放出して正の電荷を帯びた陽イオンが存在する。イオンチャネル

伝達活動
1つのニューロンから別のニューロンへの統合活動の結果を伝えていくこと。一般的に信号は軸索を経由する。

錐体細胞
大脳皮質に多いニューロン。このニューロンはピラミッド型の細胞体をもち，棘で覆われた樹状突起を広範に伸ばし，分岐のある長い(数センチ)軸索が特徴的である。

介在ニューロン
別のニューロンと部分的につながっているニューロン。介在ニューロンは局所の脳回路内で情報伝達を行うが，遠位の皮質領域に投射することはない。

グリア細胞(グリア)
ニューロンの活動を補助する脳細胞。主体的に情報伝達にはかかわらない。

アストロサイト
細胞外環境を調節するグリア細胞の一種。脳内に最も多く存在するグリア細胞である。

濃度勾配
空間内にある物質の密度の差。物質は濃度が高い領域から低い領域に，濃度勾配に沿って移動する。

イオンチャネル
ある条件において特定のイオンを通過させる細胞膜にある細孔。

図6-3 アストロサイト（緑）と血管（赤）の免疫染色画像 アストロサイト足突起と呼ばれる原形質突起が血管に接している。〔画像はG. LunaとP. Keeleyが撮影したものであり，S.A. Fisher（カリフォルニア大学サンタバーバラ校）のご厚意により掲載〕

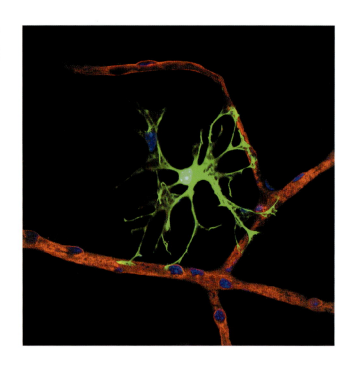

は選択的で，特定のイオンはイオンチャネルを通過できるが，それ以外のものは通過できない。またイオンチャネルは，分子シグナルに反応して開閉するゲート構造を有している。このゲート構造は，次のようなカテゴリに分類できる。

- 多くのイオンチャネルは受容体タンパク質に結合する特定の「メッセンジャー分子」の働きに応じて開いたり閉じたりする。チャネル自身の外側に受容体が存在していることもある。これらの**リガンド依存性イオンチャネル**(ligand-gated ion channel)は，神経伝達物質のようなリガンドが受容体に結合することで開口する。代謝型受容体と呼ばれる別の種類の受容体はニューロン表面の膜上にある。神経伝達物質がこれらの受容体に結合すると，細胞内のセカンドメッセンジャーが活性化され，イオンチャネルを開口させたり別の分子機構を作動させたりする生化学的なカスケードを細胞内に引き起こす。

- **電位依存性イオンチャネル**(voltage-gated ion channel)は，セカンドメッセンジャーやリガンドの結合に反応するのではなく，膜電位がある閾値に達すると開口する。

- 多くの受容体は，**リガンド依存性と電位依存性の両方**の性質をもっている。例えば，NMDA（N-メチル-D-アスパラギン酸）受容体はグルタミン酸によって活性化する。しかし，膜の一部が脱分極した際に放出されたマグネシウムイオン（Mg^{2+}）によってブロックされている。電位の変化によってMg^{2+}がはずれると，Na^+とCa^{2+}の細胞内への流入が可能となる。

開口したチャネルは濃度勾配を下げるように受動的にイオンを透過させるが，細胞膜はイオンの濃度勾配と**逆向き**にイオンを輸送する**（イオン）ポンプ**(pump)も有しており，これによりイオンの分布を不均一な状態に戻す（図6-4B）。最も重要なポンプの1つが**ナトリウム-カリウムポンプ**(sodium-potassium pump)であり，3個のNa^+を細胞外に汲み出し，2個のK^+を細胞内に取り込む。イオンチャネルの選択的透過性と連動して，ナトリウム-カリウムポンプやその他のトランスポーターが機能することによって，静止状態のニューロンでは細胞内にK^+がより高濃度で存在し，細胞外にNa^+，

リガンド依存性イオンチャネル
化学的シグナル（リガンド）に反応して開閉を行うイオンチャネル。リガンドは一般的には神経伝達物質であることが多い。

電位依存性イオンチャネル
膜電位の変化に応じて開閉するイオンチャネル。

（イオン）ポンプ
細胞膜を通して濃度勾配に逆行してイオンを移動させる輸送系。

ナトリウム-カリウムポンプ
3個のナトリウムイオンを細胞内から汲み出し，2個のカリウムイオンを細胞内に取り込む輸送系。

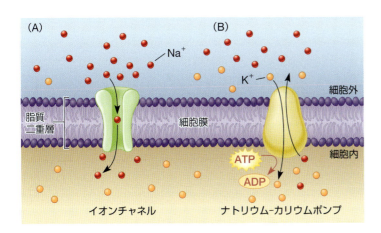

図6-4 イオンチャネルとイオンポンプ (A)イオンチャネルは，濃度勾配に従って特定のイオンを細胞膜を越えて拡散させる。イオンチャネルは特定の分子が結合した場合や膜電位が閾値に達した場合に開く。(B)イオンポンプは，エネルギー源として主にアデノシン三リン酸（ATP）を用い，イオンを濃度勾配に逆らって細胞膜を越えて輸送する。ここでは，カリウムイオン（K^+）が細胞内に取り込まれ，ナトリウムイオン（Na^+）が細胞外に放出される様子を示す。

Ca^{2+}，Cl^- がより高濃度で存在している。細胞膜の透過性の一時的な変化は，濃度勾配を小さくし平衡状態に導く機構によってイオンの細胞内への流入あるいは細胞外への流出を引き起こす。

　濃度勾配を小さくする方向に働くチャネルによる物質の拡散は，熱由来の運動エネルギーのみを必要とする。一方で，ポンプを機能させるためには細胞由来のエネルギー源が必要となる。例えば，ナトリウム-カリウムポンプの1回の作動には，アデノシン三リン酸（ATP）1分子のエネルギーが必要となる。このときATPはアデノシン二リン酸（ADP）に変換される（ATPについては「脳代謝」の項で詳細に述べる）。ここで，貯水槽の底にある穴からパイプを通って水が下向きに流れ出る給水塔を例に考えてみよう。重力勾配を濃度勾配と考え，貯水槽の底の穴をイオンチャネルの開口と考えると，チャネルとポンプの関係がわかりやすい。水は重力勾配により，その他の外力なしに穴を通ってパイプを流れ落ちる。しかし，水を逆方向に移動させることはこの状況では不可能であり，重力に逆らってポンプを作動させなければならず，そのためにポンプを動かすエネルギーが必要である。

　この水を用いたアナロジーは，イオンチャネルを理解するうえで有益ではあるが，不十分である。イオンは電荷をもっているため，イオンの不均一な分布は細胞膜の内外での静的な電位差を作り出す。すなわち，ニューロンは電気的に分極しているということになる。ニューロンの細胞内の電位は細胞外に対して$-40～-70\,mV$である。この負の静的な電位は，ニューロン内のタンパク質の陰イオンに由来するものであるが，これらのタンパク質は大きすぎるためにイオンチャネルを通って細胞を出ることができない。そのため，細胞膜を通したイオンの移動は，化学的勾配と電気的勾配の両方によって調節される。細胞膜を通過するイオンの移動とその結果生じる**膜電位**（membrane potential）の変化が，シナプス伝達を引き起こす主体である。

シナプス：ニューロン間の情報伝達

　1つのニューロンでの定型的な情報処理は，別のニューロンからのシナプスを介した入力に始まり，樹状突起や細胞体で何百または何千もの別のニューロンからの情報を受け取って集約し，長い軸索に沿って膜電位の変化を利用して情報伝達することに終わる。ニューロン間の情報伝達は，「有線伝達」と「拡散性伝達」に分類される。**有線伝達**（wired transmission）とはいうが実際のワイヤを用いるわけではなく，**シナプス**（synapse）と呼ばれる特殊な接合部を介して情報が伝達される。1つのニューロンから伸びる軸索突起が厚くなっている末端部（シナプス前終末）は，別のニューロンの樹状突起や細胞体の

膜電位
イオン勾配により細胞膜表面の内側と外側で生じる電位差。

有線伝達
1つのニューロンから近傍にあるニューロンへのシナプス間隙を介する情報伝達。シナプス伝達と同義に使われることが多い。

シナプス
シナプス前ニューロンの軸索突起と，その近傍に存在するシナプス後ニューロンの樹状突起あるいは細胞体との接合部。

シナプス間隙
シナプス前膜とシナプス後膜の間に存在する間隙。

神経伝達物質
シナプス前ニューロンから放出される化学物質。シナプス間隙を通ってシナプス後ニューロンの受容体に作用する。

拡散性伝達
神経伝達物質のような情報伝達シグナル分子のシナプス前細胞から細胞間隙への移動のこと。その分子は比較的長い距離の移動が可能であり，効果も持続する。

三者間シナプス
シナプス前軸索とシナプス後樹状突起と，それらを覆い調節するアストロサイトから構成されるシナプス。

グルタミン酸
脳内で最も一般的な興奮性神経伝達物質。

脱分極
正電荷が細胞内に流入することによる，静止電位が上昇するような細胞膜電位の変化。

興奮性シナプス後電位（EPSP）
シナプス後膜の脱分極。

シナプス可塑性
機能的活性の結果に伴ってシナプスの強度を変化させることができる能力。

シナプス後膜と近接して存在しており，これらがシナプスを形成している（図6-5）。錐体細胞や他の多くのニューロンでは，樹状突起のシナプス後膜は樹状突起棘にある。シナプス前膜とシナプス後膜は一般的に**シナプス間隙**（synaptic cleft）という小さな空間で分けられており，その間隙では**神経伝達物質**（neurotransmitter）と呼ばれる化学メッセンジャーがシナプス前終末から放出され，シナプス後膜に作用する。多くはないが，電気シナプスというシナプス前膜とシナプス後膜が物理的に接したシナプスも存在し，化学メッセンジャーなしに電気的なシグナル伝達が可能である。1つのニューロンには，その樹状突起や細胞体に数百から数千のシナプスが存在する。したがって，ヒトの脳には，100～150兆個のシナプスが存在していることになる。

シナプス前膜とシナプス後膜が近接していない場合，**拡散性伝達**（volume transmission）が起こる。シナプス前膜から放出された化学物質は細胞外間隙を拡散し，放出された位置から離れたところにあるニューロンに作用することがある。これは典型的なホルモン性の伝達と似ている。有線伝達は速くミリ秒単位で生じるが，拡散性伝達は遅く，数秒あるいは数分も持続する修飾作用をもつと考えられる。拡散性伝達では，他のニューロンだけでなく，グリア細胞や血管に影響を与えることもある。

図6-5に，2つのニューロン間での情報交換の概念を示す。次に，これを拡張して3つの構成要素から形成されるシナプス，すなわち**三者間シナプス**（tripartite synapse）について考えてみよう（図6-6）。三者間シナプスとは，軸索終末のシナプス前膜と，その情報を受け取る樹状突起や細胞体のシナプス後膜に加えて，ニューロンと結合しシナプスの周囲を取り囲むアストロサイトの突起も含めた概念である。1つのアストロサイトは100万ものシナプスを内包し，また多くの血管と接することができ，ニューロンと血管の相互作用に影響を与えられる位置に存在している。

次項では，脳で最も多い神経伝達物質であり，90%のシナプスで放出される**グルタミン酸**（glutamate）も含めて三者間シナプスについて説明する。

シナプス電位と活動電位

シグナルが軸索からシナプスへ伝わる際，シナプス前終末では膜電位が低くなり，Ca^{2+}に選択的な電位依存性イオンチャネルが開口する（図6-6）。Ca^{2+}がシナプス前終末に流入すると，液体で満たされたグルタミン酸分子を数多く含む小さな嚢（小胞と呼ばれる）がシナプス前膜に移動し，シナプス間隙にグルタミン酸を放出する。このグルタミン酸はシナプス間隙を拡散し，シナプス後膜にある数種のグルタミン酸受容体と結合する。これによりイオンチャネルが開口し，Na^+が濃度勾配に沿ってシナプス後膜から標的ニューロンへと流入する。Na^+の流入によってイオンチャネル付近の膜内外での電位差は小さくなり，この局所でのシナプス後膜の**脱分極**（depolarization）は，**興奮性シナプス後電位**（excitatory postsynaptic potential：EPSP）と呼ばれている。そのため，グルタミン酸は興奮性の神経伝達物質として知られている。NMDAチャネルは，膜電位が閾値に達したときCa^{2+}も細胞内に流入させ，膜の脱分極を引き起こす。そして，シナプス後ニューロンに入ったCa^{2+}はセカンドメッセンジャーとして働き，後のシグナルに対するシナプス後膜の反応を変化させる細胞内の分子装置として作用する。したがって，NMDAチャネルは**シナプス可塑性**（synaptic plasticity）に関して重要な役割を担っている。

アストロサイトはシナプスに対して重要な役割をもっている（図6-6B）。Na^+がシナプス後ニューロンに入ると，K^+が放出され細胞外の空間に蓄積する。付近のアストロサイトは，過剰なK^+を吸収し，それをギャップ結合を介して隣接するアストロサイトに輸送する。シナプス前ニューロンから放出されたグルタミン酸も同様に，アストロサ

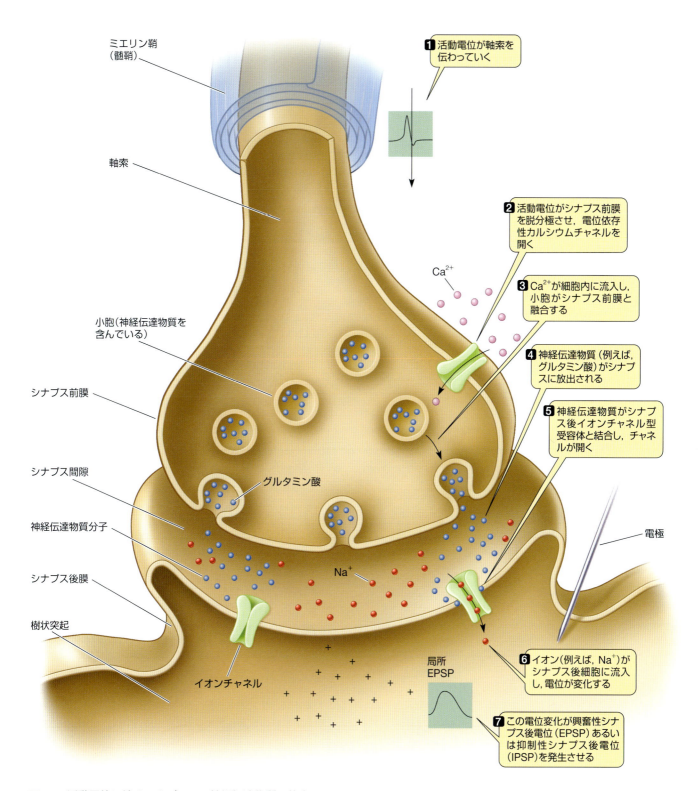

図6-5 活動電位に続くシナプスでの神経伝達物質の放出

図 6-6　三者間シナプス　(A)三者間シナプスの電子顕微鏡写真。興奮性神経伝達物質であるグルタミン酸を含む小胞で満たされたニューロンのシナプス前軸索を緑色，シナプス後樹状突起棘を黄色，シナプス後肥厚部を暗褐色，アストロサイトを青色で示す。ここでは，アストロサイトがシナプスを覆っている。(B)三者間シナプスの概略図。シナプス環境を調節するアストロサイトの3つの機能を示す。1つは，シナプス活動の結果として放出され細胞外に蓄積したカリウムイオン(K^+)濃度の調節である。もう1つは，グルタミン酸(Glu)からグルタミン(Gln)への再循環である。アストロサイトのトランスポーターは，シナプス前軸索(緑色)から放出されたグルタミン酸(緑色の丸)を取り込む。グルタミン酸はアストロサイト内でグルタミンに変換されてシナプス前軸索に戻る。ここで戻ってきたグルタミンは，グルタミン酸に再度変換される。グルタミン酸は，代謝型グルタミン酸受容体を通して，アストロサイトを直接刺激することもできる。活性化したグルタミン酸受容体は，アストロサイト内のカルシウムイオン(Ca^{2+})濃度を上昇させ，結合しているアストロサイト間にカルシウム波を伝播させることで，局所血流の調節を担っている(Eroglu and Barres, 2010より)。

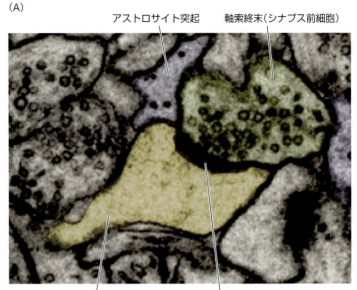

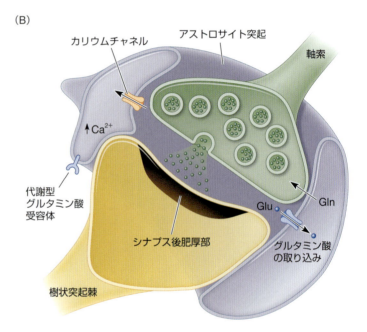

興奮毒性
グルタミン酸や他の物質の過剰な蓄積によるニューロンの傷害や細胞死。

γ-アミノ酪酸(GABA)
最も重要な抑制性神経伝達物質の1つ。

イトの膜表面にある興奮性アミノ酸トランスポーターによって能動的に細胞外間隙から取り込まれる。グルタミン酸による過剰刺激はニューロンに傷害を与え，これを**興奮毒性**(excitotoxicity)と呼ぶ。また，グルタミン酸-グルタミン循環を通して，アストロサイトはグルタミン酸を，ニューロンを刺激しないグルタミンに変換し，グルタミンはシナプス前ニューロンに戻され，ここでグルタミン酸に再変換される。さらにグルタミン酸はアストロサイトの膜表面の代謝型グルタミン酸受容体を直接刺激する。これについては，後述の「神経血管単位」の項で改めて説明する。

神経伝達物質は必ずしもシナプス後膜を興奮させたり，脱分極させるわけではない。**γ-アミノ酪酸**(γ-aminobutyric acid：GABA)のような神経伝達物質は，クロライドチャネルやカリウムチャネルを開口させる受容体に作用する。負電荷を帯びたCl^-のニューロンへの流入と，正電荷を帯びたK^+のニューロン外への流出は，開口されたチャ

ネルの付近の静止電位をさらに低くする。この局所でのシナプス後膜の**過分極**（hyperpolarization）は，**抑制性シナプス後電位**（inhibitory postsynaptic potential：IPSP）と呼ばれている。そのため，GABAは抑制性の神経伝達物質として知られている。GABAは抑制性介在ニューロンから放出される。この介在ニューロンと血流調節との関連については，本章の後半で論じる。

　1つのEPSPやIPSPは一過性の反応である。ニューロン膜での変化は，神経伝達物質の遷移，イオンチャネルの閉口，イオンポンプの活性化の後すぐに平衡状態に戻る。しかし，1つのニューロンは数千ものシナプスを有しているので，樹状突起や細胞体を通してEPSPやIPSPが連続して起こる。これらの電位は，複雑な様式で標的ニューロンの膜電位に作用する。この作用は主に受動的な過程で行われ，標的ニューロンに達するまでの間にそれぞれのシナプス後電位は減衰しながら伝えられるので，正味の作用は，シナプス間の距離，樹状突起を伝わる間の減衰の程度，シナプス後電位の相対的なタイミング，樹状突起の空間的な分枝構造などによって決まる。さらに，膜電位が，樹状突起に沿って伝わる電位依存性イオンチャネルの開口カスケードを引き起こす閾値電位に達した際には，能動的な自己伝播電位（樹状突起スパイク）が生じる。

　受動的に伝えられるか能動的に伝播するかにかかわらず，樹状突起の電位は**軸索小丘**（axon hillock）と呼ばれる細胞体から軸索が伸びる部分の分極に影響する。軸索小丘で分極（脱分極性シグナルと過分極性シグナルの差）が閾値を超えると，多数の電位依存性ナトリウムチャネルが開き，細胞内にNa$^+$が流入する。この大きな脱分極が樹状突起スパイクのような過程を介して軸索を伝わっていく。つまり，ある領域でのNa$^+$の流入は，膜を脱分極させ，その周辺領域の電位依存性イオンチャネルを開口させ，これが軸索全体で繰り返し生じることで伝わっていく。**活動電位**（action potential）として知られている脱分極波は，軸索を自己伝播的に伝わっていくものであり，最初に樹状突起や細胞体で生じたEPSPやIPSPに依存しない。このような過程を通して，神経インパルスはシナプス前膜と他のニューロンがシナプスを形成している軸索終末に到達する。その後，神経の情報処理を行うシナプス樹状突起・軸索のサイクルが再び始まる。

　本項では，ニューロンの統合活動と伝達活動を組み合わせた情報処理について述べた。統合とは本質的に，それぞれ異なるニューロンから入力されるシナプスで発生したEPSPとIPSPの時空間パターン全体において行われるアナログ計算である。その計算結果が出力されるかどうかは，ニューロンの活動電位によって決まる。注目すべきは，EPSPのみが活動電位が生じる可能性を高めることである。それに対して，過分極性のIPSPは膜電位をより負の方向へ変化させ，活動電位を生じにくくする。軸索小丘が先行するIPSPによって過分極されると，正常な静止電位であれば十分に脱分極を生じさせることができるようなEPSPであっても，脱分極を引き起こすことができなくなる。

　ここで重要な点は，情報処理には**エネルギー**が必要なことである。例えば，活動電位によるNa$^+$の流入はニューロン局所での膜電位の変化を引き起こす。そのため，正電荷を帯びたK$^+$の細胞内への再入は電位勾配によって妨げられる。そこで，膜電位を静止電位に戻すために，ナトリウム-カリウムポンプが3つのNa$^+$を細胞内から汲み出し，2つのK$^+$を細胞内に取り込む。ニューロンが次の情報処理を行えるようにするためには，このポンプに動力を与えるエネルギーを供給する必要がある。同様に，グルタミン酸の輸送時やシナプス前ニューロンにグルタミン酸供給を補うためのグルタミン酸循環には，アストロサイト周辺でエネルギーを消費する。次項では，ニューロンやアストロサイトのエネルギー要求について，ニューロンでの情報処理に注目して解説する。

過分極
負電荷が細胞内に流入することによる，静止電位が低下するような細胞膜電位の変化。

抑制性シナプス後電位（IPSP）
シナプス後膜の過分極。

軸索小丘
軸索の基部に位置するニューロンの細胞体の一部。電位を変化させて活動電位を発生させる。

活動電位
ニューロンの軸索を伝わる脱分極の自己拡散波。

脳代謝：ニューロンのエネルギー消費

神経科学者，心理学者，臨床医は，fMRIを使って脳の情報処理に伴う神経活動の変化の局在を知りたいと思うであろう。そのためには，エネルギー消費や代謝について理解することが重要になってくる。局所の脳活動は主に酸素とグルコースの供給のために外部からのエネルギー源を必要とする。これは，1890年のRoyとSherringtonの研究でも支持されており，彼らはこのエネルギー要求を脳組織の栄養要求（nutritional needs）と名づけた。神経活動の増加は，血流増加（機能的充血）と関連している。fMRI信号は，酸素結合の変化と関連したヘモグロビンの磁性に依存する。したがって，fMRI信号を脳の情報処理の指標として捉えたい場合，代謝と神経活動の関係について理解する必要がある。

Thought Question

脳に神経活動を維持することのできる多量のエネルギーが蓄えられていたと仮定する。これまでの知識をもとに，このような場合fMRIは実現可能だろうか？

アデノシン三リン酸（ATP）

ヒトの細胞に存在している主なエネルギーは，**アデノシン三リン酸**（adenosine triphosphate：ATP）である。ATPは3つのリン酸基をもつヌクレオチドで，加水分解によってATPの3つ目のリン酸基がはずれたときにエネルギーを放出する。生体組織において，ATPはグルコース，脂質，ケトン体，タンパク質などを含む多くの基質から産生される。グルコースは，グリコーゲンの形で体に蓄えられる。アストロサイトはわずかなグリコーゲンしか蓄えられないが，脳機能を維持するためには血管系を介してグルコースや酸素を脳に連続的に供給する必要がある。正常な環境下では，脳は動脈中の約90 mg/dLのグルコースのうち約10％しか取り出すことができない。ヒトの血中グルコース含有量が30 mg/dL以下に低下すると，昏睡状態に陥る。

グルコースからのATP産生には，大きくわけて，解糖，トリカルボン酸（TCA）回路，電子伝達系の3段階がある（図6-7）。グルコーストランスポーターは毛細血管から間質腔を通ってアストロサイトとニューロンにグルコースを運ぶ。脳細胞の細胞質で，グルコースは**解糖**（glycolysis）によって分解される。この過程で，6炭素からなるグルコース分子は一連の異化反応を受けて2つの3炭素の糖に分解される。解糖では2つのATPを消費して4つのATPを産生する。したがって，1つのグルコース分子から2つのATP分子が産生されることになる。その後の反応は，十分な酸素が存在する場合（有酸素条件）と存在しない場合（無酸素条件）とで変わってくる。

酸素が存在する場合，**好気的解糖**（aerobic glycolysis）の最終生成物はピルビン酸で，それは**トリカルボン酸（TCA）回路**（tricarboxylic acid cycle）（クエン酸回路やクレブス回路などとも呼ばれる）として知られる反応に進む。TCA回路では，血中のヘモグロビンから取り込まれた酸素によりピルビン酸が酸化され，**電子伝達系**（electron transport chain）と呼ばれる細胞のミトコンドリア内にあるタンパク質複合体が，エネルギーを放出する一連の化合物を介して電子を運び，ATPシンターゼという合成酵素を利用して34分子のATPが作り出される。解糖では1つのグルコース分子から2つのATPしか生産されないが，酸素が加わることで1つのグルコース分子から合計36分子のATPが生産される。

酸素が十分に存在せず，解糖が無酸素条件下で行われる場合〔**嫌気的解糖**（anaerobic

アデノシン三リン酸（ATP）
3つのリン酸基をもつヌクレオチド。生体内の細胞の主なエネルギー源である。

解糖
グルコースをATP産生のための化合物に分解する過程。

好気的解糖
解糖系，TCA回路，電子伝達系を含む，酸素が存在する環境下でグルコースを分解する過程。結果として36分子のATPが産生される。

トリカルボン酸（TCA）回路
好気的解糖の第2段階。ピルビン酸の酸化にかかわる。クエン酸回路やクレブス回路としても知られる。

電子伝達系
好気的解糖の第3段階。34分子のATPが産生される。

嫌気的解糖
酸素を必要としない，グルコースから乳酸への変換。

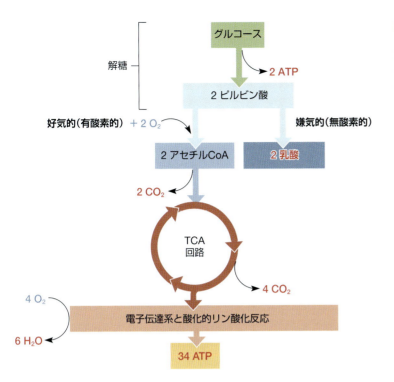

図6-7 嫌気的解糖と好気的解糖 嫌気的解糖では，グルコースは急速に乳酸に変換され，2分子のATPが産生される。酸素が存在する場合，トリカルボン酸(TCA)回路や電子伝達系といった好気的過程を介して，さらに34分子のATPが産生される。

glycolysis)〕，ピルビン酸はTCA回路にも電子伝達系にも入らない。その代わりに，乳酸デヒドロゲナーゼによって最終生成物の乳酸に変換される。激しい運動時に肺からの酸素供給が不十分になると，筋肉に乳酸が蓄積し，筋肉の火照りや疲労を引き起こす[訳注1]。乳酸は血管系によって筋肉から除去される。解糖は相対的にATPの生成源として効率が悪いが，反応は非常に速く，その速度はピルビン酸がTCA回路や電子伝達系を通って酸化されATPを産生する速度の100倍である。したがって，エネルギーが急速に必要となったときには，ATPの生成源として解糖は有用である。また，いくつかの細胞は乳酸をピルビン酸に戻すことができ，このピルビン酸は上記の回路を介して酸化されさらにATPを産生する。例えば，心臓の組織は乳酸をエネルギーとして使用できる。最近の研究では，ニューロンも乳酸を酸化できると報告されている。

訳注1）乳酸が疲労物質であることはすでに否定されている。むしろエネルギー基質とされる。

脳のエネルギー収支

1977年にLouis Sokoloffらは，脳のエネルギー利用についての先駆的研究を報告した。覚醒下および麻酔下のラットに放射性物質で標識したグルコースを注入し，**オートラジオグラフィ**(autoradiography)を用いて組織での蓄積量を計測することで，脳領域ごとのグルコース消費量を測定した。この研究では，グルコース利用は灰白質の領域ごとに異なり，最も多い下丘と最も少ない扁桃体で3倍の違いがあった。また，グルコース利用は麻酔下のラットでも著明に減少していた。その後のサルを対象にした研究においても，灰白質で同様の変化が認められた。これらの結果は，処理する情報の違いによって脳のエネルギー利用が異なることを示唆している。

オートラジオグラフィ
組織に放射性物質を注入し，その後組織をX線感受性フィルムに投影する撮像法。

Sokoloffらの研究を含む多くの研究をもとにして，David Attwellらは，ラットの脳細胞がそれぞれの情報処理過程で消費するエネルギー量をATPを単位にして計算した。ATPによって供給されるエネルギーは，「ハウスキーピング[訳注2]」に関する機能(例えば，タンパク質合成，膜の維持，軸索内輸送)と「情報処理」に関する機能の両方を含む，脳の様々な生理的機能を支えている。エネルギーの大部分は，情報処理〔特にEPSP，

訳注2）細胞内で恒常的に発現または機能していること。

IPSP，活動電位に続く膜を通過する電位（すなわち，イオンの膜内外での分布）の回復〕に利用されている。正常な脳の灰白質は30〜50 μmol/g/分のATPを消費するが，昏睡状態にある脳では10 μmol/g/分のATPしか消費しない。そのため，ニューロンの情報処理を構成している統合活動と伝達活動によって消費されるエネルギーは，灰白質のエネルギー消費の約75％を占める。

2012年にAttwellらは，シナプス効率に関する新たなデータを報告した。大脳皮質でのシグナル伝達を介さないハウスキーピングの過程は，全エネルギー収支の約25％を占める。グルタミン酸シナプス後受容体の活性化に続くNa^+とCa^{2+}の膜内外の濃度回復の過程は，全エネルギー収支の37.5％を消費し，シナプス前神経伝達物質の放出とその再循環の過程は，6.8％を消費する。活動電位の通過によって生じる膜の濃度勾配の回復には16％が消費され，静止電位の維持には15％が消費される（図6-8）。同様の計算が小脳皮質のエネルギー消費に対しても適用された。小脳皮質では，静止電位を維持するために必要なエネルギー量は大脳皮質よりも多く，シナプス後電位の回復に必要なエネルギー量は比較的少ない。

大脳皮質および小脳皮質で最もエネルギーを必要とする過程の1つは，膜の濃度勾配の維持と回復である。そのエネルギーの多くは，ナトリウム-カリウムポンプの作動に使用される。さらに，グルタミン酸が最も主要な脳の興奮性神経伝達物質であるため，統合と伝達に関連するエネルギー収支の大部分はグルタミン酸と関連している。IPSPに必要なエネルギー量の合計は，おそらくEPSPよりも小さい。これは，(1) Cl^-はNa^+よりも電気化学的勾配が小さいことと，(2) 脳内の興奮性シナプス数は抑制性シナプス数よりも桁違いに多いこと，という2つが関係していると考えられる。

AttwellとLaughlinの霊長類を対象とした研究の結果から，霊長類の脳のニューロンの密度が疎で，ニューロンあたりのシナプス数が多いことが，シナプス後膜をはさんだ濃度勾配の回復に費やされるエネルギー収支の割合をいっそう大きくしていることを示唆している。このため，ニューロンの統合活動と伝達活動の代謝的な要求が，ヒトの脳のエネルギー要求の大部分であると考えられる。次項では，脳血管系がどのように活動することでこれらの莫大なエネルギー要求を満たしているかについて概観する。

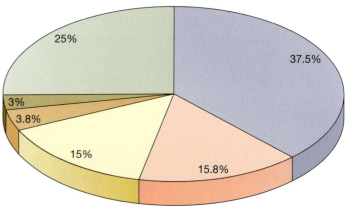

図6-8 げっ歯類の脳におけるエネルギー収支 脳のエネルギー消費の大部分は，活動電位とシナプス後電位の発生に続く濃度勾配の回復が占めている。ヒト脳のデータは存在しないが，ヒトとげっ歯類の脳構造の違いを考えると，シナプス後電位に続く濃度勾配の回復に必要なエネルギーの割合はヒトのほうがはるかに大きいことが予想される。このデータから，脳へ供給されたエネルギーは主にニューロンでのシグナル統合と伝達のために利用されることが示唆される。（Howarth et al., 2012より）

脳血管系

　本章の初めに，特定の脳機能に伴う神経活動の変化によって局所脳血流が増加するという，英国の生理学者 Roy と Sherrington の説について述べた。これは，ほぼ同時期に行われたイタリアの生理学者 Angelo Mosso の研究で検証された。Mosso は脳と四肢の相対的な血液量の測定法を開発した人物であり，思考が脳血流を増加させるかどうかに興味をもっていた。彼の初期の研究から，脳への血流は睡眠中に減少し，覚醒中に増加することが示された。この結果は，脳が非活動時よりも活動時に多くの血液供給を必要とすることと一致している。Mosso はこれを確かめるために独創的な装置を開発し（図6-9），William James の著書『心理学原理（Principles of Psychology）』（1890）には次のように記されている。

> 「頭側あるいは足側のいずれかが重くなるとその方向に傾くよう精密にバランスが保たれた台の上に被験者を横たわらせたところ，被験者が感情的あるいは知的な活動を行うと，血液再分配の結果により頭側が下がった（98頁）」

　そのような結果が仮に確認できたのであれば，血管の変化と認知機能の関係についての強力な証拠となるだろうが，報告された結果はほぼ確実に誇張されている。台を傾けるためには，局所の**血流**ではなく脳全体の**血液量**が十分に増加する必要があるが，代謝要求に応じて局所の血流と血液量が変化しているときでさえ，脳全体の血液量は経時的に比較的一定である。これを水力学のアナロジーを用いて考えてみよう。パイプが水で満たされていれば，水の流れが速くても遅くても，重さは基本的に同じである。とはいっても，脳局所の機能的変化によって血流が変化するという考えには注目すべきである。James の『心理学原理』でのこの問題（特に血流による因果関係と相関関係の違い）についての記述は，意欲的な読者には是非とも読んでいただきたい。次項では，ニューロンの機能的活動が血流を変化させ，代謝産物の局所濃度を変化させるという考え方を理解す

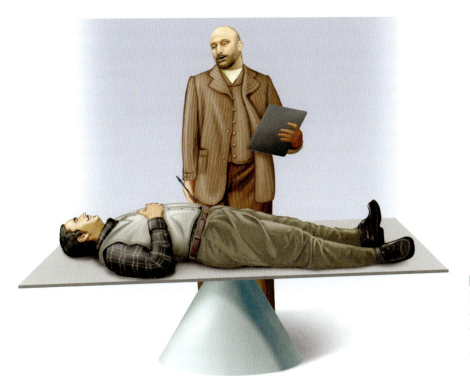

図6-9　19世紀後半に Angelo Mosso が用いた原始的な脳計測装置　Mosso は，思考が脳血流を増加させるという理論を立て，血流の増加に伴う重さの変化を測定できるバランス装置を開発した。中心に支点のある大きな台の上に被験者を横たわらせ，重さが変化すると台が傾くという仕組みである。

図6-10 ヒト大脳への血液供給 ヒト大脳へ血液を供給する血管の脳表面におけるパターンは非常に複雑である。赤色の血管は中大脳動脈の分枝、黄色の血管は前大脳動脈の分枝、青色の血管は後大脳動脈の分枝である。静脈は黒色で示している。（Duvernoy et al., 1981より）

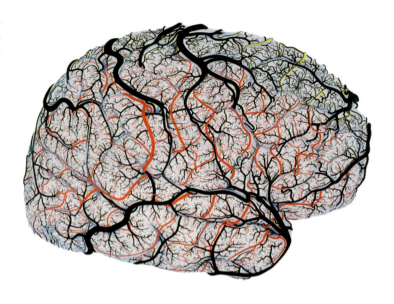

動脈
酸素を含む血液を心臓から全身に運ぶ、大きく、壁の厚い血管。

血管トーヌス
血流に対する血管抵抗の程度（訳注：正確には、血管の緊張度の程度）。

細動脈
小さな動脈（訳注：動脈から毛細血管に至る間の微小動脈）。

毛細血管
血液から組織への酸素とグルコースの放出および組織中の不要な二酸化炭素の除去が行われる、小さく壁の薄い血管。

るために、血流と脳機能の関係について説明する。

動脈，毛細血管，静脈

ニューロンやグリアで必要とされるエネルギーには、解糖や酸素代謝により産生されたATPが利用される。それらの代謝活動を促進する酸素やグルコースは血管系を通って運ばれる（図6-10）。ヒトの成人の脳では、組織100 gあたり1分間に約54 mLの血流量がある。平均的な1,400 gの脳全体では約800 mL/分の血流量があり、これはヒトの体全体の15～20％の血流に相当する。

肺は酸素の供給源であり、酸素は血液によって運ばれる。酸素は肺胞から微小血管の中の赤血球に拡散し、ここでヘモグロビンと結合する。それぞれのヘモグロビンに対して4つの酸素分子が結合でき、それぞれの赤血球の中にはおよそ2.8億個のヘモグロビン分子が存在している。酸素を豊富に含んだ血液は肺から心臓へ流れて左心房に入り、左心室を経て、大動脈を通って送り出される。大動脈は厚い血管壁をもったいくつかの大きな**動脈**（artery）に分岐し、心臓からの血液を運ぶ。動脈壁は内皮細胞の内層からできていて、血管平滑筋の層に覆われている。血管平滑筋の収縮や弛緩は**血管トーヌス**（vascular tone）を変化させる。これによって血管径が規定され、その血管径が血流に対する抵抗を変化させる。それぞれの動脈は、より小さな動脈、さらに小さな**細動脈**（arteriole）に分岐し、最終的に毛細血管に至る。これら血管の分岐に伴う血管径の変化は顕著である。ヒトの成人の大動脈の直径は約25 mmで、一般的な動脈の直径は4～10 mm、細動脈の直径は10～50 µm（0.01～0.05mm）である。したがって、最も大きい動脈の直径は、最も小さい細動脈の約2,500倍にもなる。

酸素の拡散は微小な前毛細血管細動脈でも生じるが、酸素とグルコースの血液からの取り込みと不要な二酸化炭素の除去は主に**毛細血管**（capillary）の表面で起こる。毛細血管の血管壁は薄く、赤血球の直径が約7.5 µm（7.5×10^{-3} mm）であるのに対して、毛細血管の直径は5～10 µm（$5 \sim 10 \times 10^{-3}$ mm）である。これはつまり、赤血球は毛細血管の最も細いところを通過する際に変形しているということである。小さい毛細血管ほど、数は多く密度は高い（図6-11）。ヒト脳の毛細血管間の平均距離は58 µm（0.058 mm）とされており、1つの皮質ニューロンあたり10 µm（0.01 mm）分の毛細血管が存在していることになる。この事実と錐体細胞の大きさが約20 µm（0.02 mm）であることをもとに考えると、錐体細胞は最も近い毛細血管から平均して細胞1～2個分

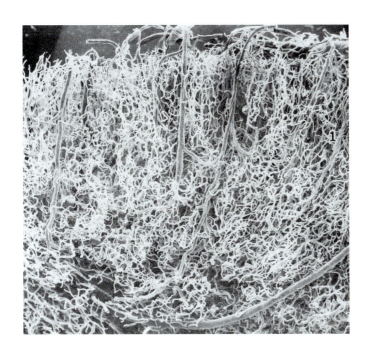

図6-11 **毛細血管の構造** この電子顕微鏡写真から，皮質内の毛細血管床の密度がわかる。（Duvernoy, Delon, and Vannson, 1981）

の距離しか離れていないことがわかる。生体内の毛細血管を一直線に並べたとすると，その長さは100,000 kmになり，表面積の合計は800〜1,000 m^2になる。身体のある部位における毛細血管の密度は，その部位での細胞代謝の大まかな指標となる。例えば，ネコの脳では，細胞体で構成される灰白質は主に軸索突起と樹状突起で構成される白質と比べ毛細血管の密度が2倍である。

動脈とは異なり，毛細血管は内皮細胞の内層の周囲に平滑筋をもたない。しかし，毛細血管は断続的に**周皮細胞**（pericyte）によって包まれている。周皮細胞は収縮性のタンパク質を含んでいて，血流を制御する役割があると考えられている。周皮細胞については本章の後半で詳細に説明する。

周皮細胞
毛細血管の内皮細胞周囲を覆っている収縮性のある細胞。血管を収縮させ，局所の血流に影響を与える。

Thought Question

fMRIの多くの手法は，血流動態活動を毛細血管レベルに局在化しようとするためのものである。なぜこれが脳機能研究において好ましいのか？

酸素が取り込まれた後に不要な二酸化炭素と結合したデオキシヘモグロビンは，毛細血管から，細動脈よりも小さい**細静脈**（venule）に運ばれる。細静脈は最終的に，酸素が欠乏した血液を大静脈から心臓に戻す，より大きな**静脈**（vein）にまとめられる。脱酸素化された血液は，肺を通る際に不要な二酸化炭素を放出し，酸素とヘモグロビンを結合させて再度循環していく。静脈も血管平滑筋に覆われているが，動脈よりはずっと少ない。

細静脈
小さな静脈（訳注：毛細血管から静脈に至る間の微小静脈）。

静脈
体から心臓へ血液を運ぶ血管。静脈血（肺静脈を除く）は部分的に脱酸素化されている。

ヒト脳の動脈および静脈の解剖学的構造

脳への血液は，(1)左右の内頸動脈，(2)椎骨動脈／脳底動脈，という2つの主要な動脈系によって供給されている（図6-12）。心臓に近い大動脈弓は左右の総頸動脈に分岐し，頸部を上行して，それぞれが外頸動脈と内頸動脈に分かれる。外頸動脈は頭部表面や顔面に血液を供給する一方，内頸動脈は頭蓋底部にある破裂孔という穴を通って頭蓋内に入り，脳に血液を供給する。

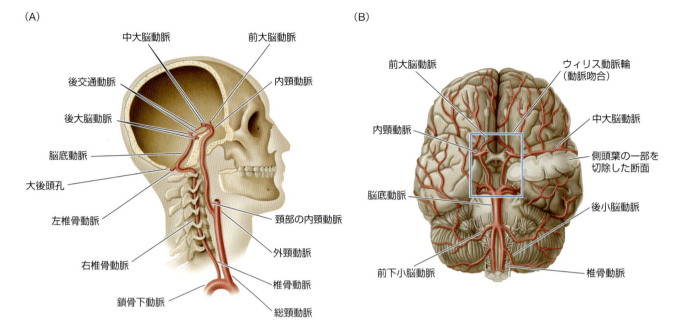

図6-12 ヒト脳の動脈系 ヒト脳を灌流する動脈分布の矢状断面(A)と脳基底部の腹側面(B)を示す。(B)の四角で囲った領域は，脳底動脈と内頸動脈が吻合してウィリス動脈輪を形成している様子を示す。

吻合
血管の分枝が相互に再結合すること。

ウィリス動脈輪
頭蓋円蓋部の底部における脳底動脈と頸動脈の間の相互接続。

洞
(1)主に脳から血液を排出する役割をもつ，脳を覆う髄膜から形成された長い静脈路。(2)頭蓋内にある空気が充満している空洞。

　大動脈弓は左右の鎖骨下動脈にも分岐し，それぞれ左右の椎骨動脈に分かれて，脊髄の前方表面に沿って走行し，大後頭孔を通って脳に入る。椎骨動脈は，脳幹，延髄，脊髄に血液を供給する下行性の動脈を分枝する。左右の椎骨動脈は橋の高さで合流して1本の脳底動脈となり，橋と小脳を灌流する分枝を伸ばす。

　脳底動脈は左右の内頸動脈と相互に接続して〔吻合(anastomosis)を形成し〕，**ウィリス動脈輪**(circle of Willis)を形成する。ウィリス動脈輪は，1664年にこの血管構造を最初に発見した英国人内科医のThomas Willisにちなんで名づけられた。この動脈輪は頭蓋円蓋部の底部にあり，脳幹を囲んでいる(図6-12B)。両方の動脈系から血液が供給されており，それらは左右の前・中・後大脳動脈に分岐する(図6-13A,B)。これら3つの大脳動脈はそれぞれ，脳の決まった領域を灌流する。前大脳動脈は主に脳の内側面と尾状核の頭部を灌流し，中大脳動脈は大脳皮質の外側部と上部ならびに大脳基底核の残りの部分を灌流し，後大脳動脈は後部側頭皮質と後頭皮質を灌流する。このように灌流領域が決まっていることは，神経学では重要な意味をもつ。すなわち，特定の動脈における脳卒中では，大脳皮質の特定の領域が傷害され，特定の認知機能が障害される。

　脳循環の静脈還流(図6-13C,D)は，左右の頸静脈による。頸静脈は頸静脈孔を通って頭蓋底部を出て，鎖骨下静脈と合流し，最終的に上大静脈になり，再酸素化のため肺へ血液を送り出す心臓の右心房・右心室へと進んでいく。血液は脳から静脈洞を介して頸静脈へと流れ込む。静脈洞(sinus)は，脳を覆っている髄膜によって形成されている長い静脈路である。上矢状静脈洞は，2つの半球の境界である脳の正中線に沿って走行している。皮質表面の大静脈は上矢状静脈洞に流れ込み，脳の後側に向かって血液が運ばれる。下矢状静脈洞は，上矢状静脈洞と同様に正中線の経路を走行するが，脳の正中線上のより深部にある大脳鎌(硬膜の一部)を通って血液を運ぶ。下矢状静脈洞は直静脈洞につながっている。直静脈洞は小脳の上方を走行し，脳の後側で上矢状静脈洞と合流して横静脈洞を形成する。横静脈洞は左右の脳の基底部を取り囲んでおり，最終的には左右の内頸静脈へと至る。

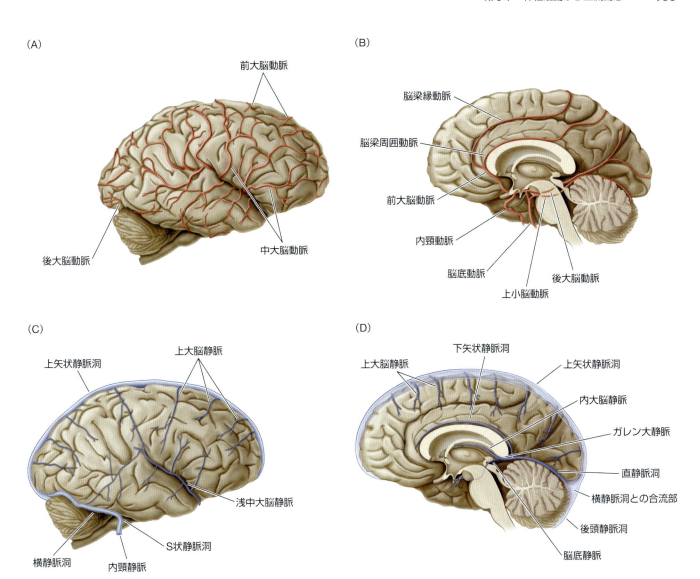

図6-13 脳血管の動脈(赤色)と静脈(青色)の構成 ヒト脳の主な動脈系の外側面(A)と内側面(B)。静脈洞と静脈系を介した血液排出の外側面(C)と内側面(D)。

微小循環

　大脳皮質と小脳皮質への血液供給は，皮質表面を走行する髄膜動脈による(図6-14)。髄膜動脈は伝達動脈(conducting artery)と分配動脈(distributing artery)に分類できる。伝達動脈は軟膜の表面に沿って長い距離を走行し，直径は約700 μm (0.7 mm)である(直径が4〜5 mmの内頸動脈や脳底動脈よりはるかに小さい)。大脳皮質では，伝達動脈の多くは脳回に近接する脳溝に沿って走行しているが，脳回を直接横断しているものもある。分配動脈は直径が約150〜200 μm (0.15〜0.2 mm)の短く微小な動脈であり，その多くは伝達動脈から分岐している。大きな動脈から分岐した分配動脈で血管収縮が生じるという報告が多くあり，このことから血流を調節する括約筋の存在が示唆される。分配動脈は皮質表面で直径が50〜70 μm (0.05〜0.07 mm)のより細い前皮質動脈[訳注3]になるまで繰り返し分岐する。これらの吻合(分枝と再結合)は，いくつかの研究で確認されている。1本の分配動脈は皮質表面のおよそ3.5 mm × 2 mmの領域に血液を供給する一方，1本の前皮質動脈は皮質表面のおよそ1 mm × 1 mmの領域に血液を供給する。それぞれの前皮質動脈は直径30〜40 μm (0.03〜0.04 mm)のより微小な皮質内の細動脈に分岐していく。これらの細動脈は脳実質に入る際，皮質表面に対して直角に進入していく。

訳注3) この用語は，動脈と細動脈の中間のサイズをもち，脳実質に分け入る細動脈に分岐するレベルの血管を指して用いられている。

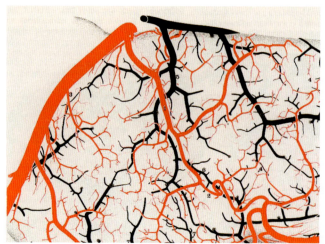
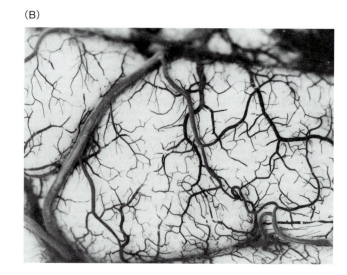

図6-14 ヒト脳における微小循環
(A)ヒト脳の内側眼窩回の動脈(赤)と静脈(黒)の分布。(B)同部位の写真。(Duvernoy et al., 1986より)

脳血管系の独創的な研究の1つとして，Duvernoyらによる皮質内や前毛細血管の細動脈の分布に関する報告がある。微小な細動脈の大部分は，灰白質のより深い層で血管径が徐々に太くなるような血管をつくっている。血管分布の密度は皮質層で均一ではなく，血管分布の密度が高い領域はニューロンの細胞体が最も密集している場所で観察される（図6-15）。いくつかの皮質内血管は，噴水や枝つき燭台に似た形で，より表面に近い層に向かって密に分岐する。最も太い血管径をもつ皮質内細動脈は，皮質を通って白質のより深いところまでまっすぐ穿通しているようにみえる。白質での血管分布は，灰白質よりもかなり疎である。

血流量

神経活動は，血管径や血管を流れる血液の速度を変化させることによって，血流量（単位時間あたりに移動した血液量）の変化を引き起こす。また血流量は，多くの物理的要因や生理的要因（血圧，血管径，赤血球の密度，血中の酸素および二酸化炭素の量，年齢，健康状態，個々の活動レベルなど）によって血管系内で大きく変化する。大動脈の最大血流速度は900 mm/秒を超える。経頭蓋ドプラ(TCD)で測定すると，脳底動脈と内頸動脈の平均血流速度はおよそ400 mm/秒であった。より小さい動脈や細動脈の血流速度はさらに遅く10～250 mm/秒であり，毛細血管では1 mm/秒以下である。細静脈に集まった血液や大きな静脈を流れる血液の流速は10～250 mm/秒まで戻るが，これは動脈系よりも遅い。

他の要因が一定であるとすると，血流量は血管の両端の圧力差を血管抵抗で割ったものに比例する。その結果，血流は血管半径の四乗に比例する（ポアズイユの式）ので，血管径がわずかに変化しただけでも，血管抵抗と血流量は大きく変化することになる。例えば，血管径が倍になると血流量は16倍になる。大きな動脈では心臓の拍動に伴い血流も拍動しており，また血流速度は収縮時に最も速く，拡張時に最も遅い，というように激しく変化している。軟膜表面の微小な動脈は高い血管抵抗を有しており，血流を阻害する。このような**抵抗血管**(resistance vessel)は，心臓からの拍動性の拍出を毛細血管での一定の流速に変換するのに役立っている。仮に血管抵抗がなく，高い血圧が毛細血管まで持続したとすると，血漿は薄い毛細血管壁を通って押し出され，相当量の血液が失われて障害が生じる。したがって，微小な抵抗血管は毛細血管床を流れる血流の調

抵抗血管
毛細血管床を通る血流を制御する細動脈。

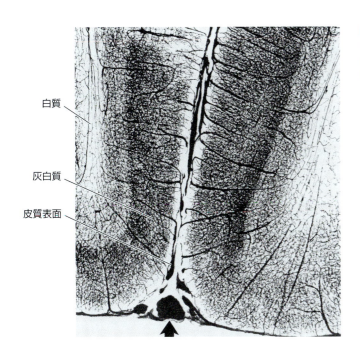

図6-15 皮質層における血管分布 鳥距溝の皮質層における血管分布を示す。皮質層への穿通動脈は、皮質表面に対して垂直に伸びている。血管分枝の密度は皮質層ごとに変化しており、最も密度が高い部分は細胞密度も最も高い。皮質層下の白質深部は血管密度が最も低い。矢印は上矢状静脈洞を示す。(Duvernoy et al., 1981より)

節に重要な要素である。

血流量の調節

一般に、脳血流の調節は大きく2つのレベルに分けて考えることができる。1つは中枢自動調節能(central autoregulation)で、血圧は誰でも1日を通して大きく変動しているにもかかわらず、脳内では一定の灌流を維持するための調節機構を指す。例えば、長時間座ったりしゃがんだりしていた後に急に立ちあがったとき、めまいや立ちくらみを感じるのは一時的に中枢自動調節能が機能不全になるためである。もう1つは機能的充血で、局所の神経活動の増加に伴って血流が増加する機構である。

RoyとSherringtonは神経活動の増加に伴う脳血管の変化を直接観察したわけではなく、脳の膨張を測定しただけである。その後の脳血管の直接観察によって、彼らの推論は実証された。例えば、1988年にNgaiらは、ラットの坐骨神経に低強度の体性感覚刺激を与え、その際の軟膜血管構造を頭蓋骨を切開した部分から観察した。刺激を20秒間与え血管径と血流の時間変化を測定したところ、血管径は刺激開始後に急激に拡大し、5.5秒でピークに達した。血管径は、ベースライン時には平均33 μmであったが、ピーク時には約44 μmまで増加した(約33%増加)。早期にピークに達した後、血管径は刺激終了までベースライン時の約10%増加の状態まで収縮し、一定値を保った。血流の測定値も、ほぼ同様の時間変化を示した(図6-16)。このように、感覚刺激によって軟膜動脈は拡張し、血流量は増加した。誘発電位の計測によって神経活動の局在を調べると、その解剖学的領域に血管拡張反応がはっきりと現れた。また同じ分配動脈から分岐しているが別の体性感覚野領域を灌流している他の細動脈では、拡張はみられなかった(図6-17)。

この研究では、皮質表面の軟膜動脈の血流のみが観察されたが、局所血流量の調節は、レベルの異なる複数の血管系による調整を必要とする。酸素とグルコースは、主に毛細血管壁を通って活性化ニューロンとそれに関連するアストロサイトに運ばれる。毛細血管における局所変化だけでは、血流の調節は十分ではない。活性化ニューロンよりも上流で距離も離れた前毛細血管細動脈によっても血流は影響を受け、またより血管抵抗の

中枢自動調節能
血圧の大きな日内変動にもかかわらず、脳内で一定の灌流を維持するための自動調節機構。

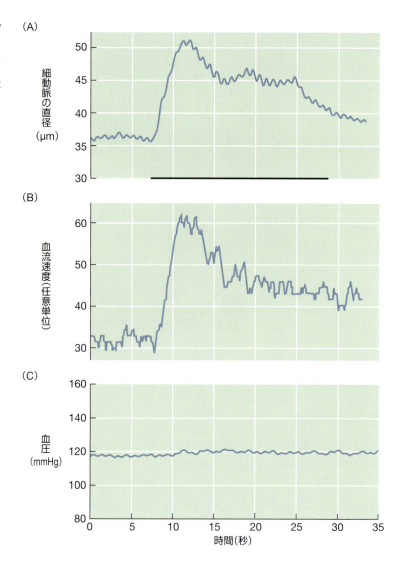

図6-16 感覚刺激と局所血流変化の関係 ラットの坐骨神経を刺激した〔(A)の下の水平線は刺激時間を示す〕場合の，体性感覚野の血管拡張(A)と血流速度(B)の時間変化を示す。神経刺激により血管径と血流の両方が増加した。しかし，これらの機能的な血管変化に伴う平均動脈圧(C)の変化は認めなかった。(Ngai et al., 1988より)

高い細動脈は軟膜表面に存在している。そのため，神経活動により引き起こされる局所血流の変化と上流の調節機構との間の調整も必要である。二光子顕微鏡のような最新の技術により，微小血管系や異なる皮質層における血流が測定できるようになった。また，酸素感受性電極により酸素の組織蓄積が直接測定できるようになり，光イメージング技術によりピークの異なるスペクトルを用いて，オキシヘモグロビンとデオキシヘモグロビンの相対変化を測定できるようになった。このような技術の恩恵もあって局所脳血流の調節に関する研究が過去10年間急増し，調節のいくつかのレベルにおいて妥当性のある機構が同定されてきた。これについては，次項で説明する。

血流のフィードバック制御とフィードフォワード制御

RoyとSherringtonの独創的な研究では，血流がニューロンの代謝副産物により制御されることが提唱されている。この**フィードバック**モデルでは，細胞外間隙に拡散して近くの血管に作用する物質が活性化ニューロンから放出されると，血流に特別な機能的変化が始まる。これらの**血管作動性物質**(vasoactive substance)は血管を拡張させ，血管径の拡大は血管抵抗を減らすため，血流は増加する。血流の局所制御を行う物質として，いくつかの候補が同定されている。例えば，シナプス活動の結果として細胞外間

血管作動性物質
血管径を変化させる物質。

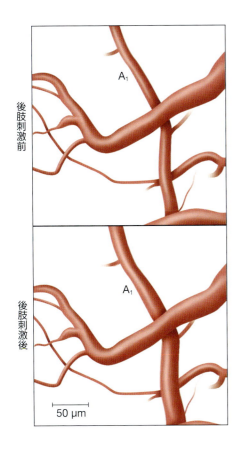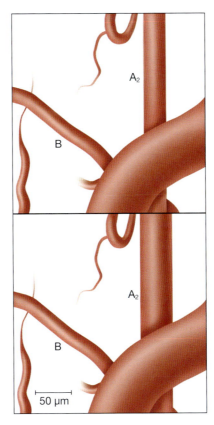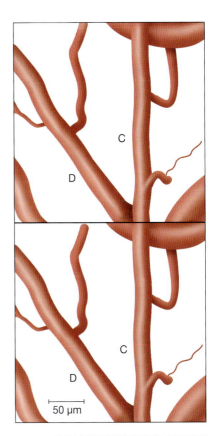

図6-17 坐骨神経(後肢)刺激後の細動脈径の変化 刺激によりラットの後肢に対応する皮質領域を灌流する細動脈(A_1, A_2)径が増加する。付近の血管(B)や前肢領域を灌流する細動脈(C, D)の径は増加しない。(Ngai et al., 1988より)

隙に流入するK$^+$，ATPの脱リン酸化中に生成され代謝活性が高いと濃度が上昇するアデノシン，嫌気的解糖の副産物である乳酸，などである。実際，多くの分子が血管作動性であり，血管の拡張作用または収縮作用が実験で示されている。しかしながら，RoyとSherringtonの仮説を検証するためには，これらの物質あるいは他の血管作動性物質が健常な脳でも血流を制御していることを示さなければならない。

　1980年代後半までには，RoyとSherringtonによって提唱されたフィードバックモデルには修正が必要であると示唆されていた。K$^+$やシナプス活動の他の副産物により生じる血管拡張は遅すぎるため，より迅速な開始過程が必要となる神経血管カップリングを担う物質とするには疑問が残る。その代わりの**フィードフォワード**モデルとして，ニューロンが細動脈などの血管特性に直接影響を与えて血流を制御しているという説が提唱された。より大きな皮質動脈はニューロン由来の結合した突起によって囲まれていることは古くから知られており，このことが血流の一部はニューロンによって直接制御されると考えられる理由の1つである。例えば，脳表の動脈は末梢神経節からの外因性投射を受け，この投射は血管を包み込む平滑筋を囲んでいる。実験により，この投射によって神経伝達物質が放出され，血管を拡張または収縮させることが示された。脳動脈におけるこのような神経支配は，おそらく中枢自動調節の役割を担っているが，これほど上流の血流制御が局所のニューロンでの機能的充血と関連しているかどうかは疑わしい。

　末梢神経と感覚神経節からの動脈に対する神経支配は皮質表面で終了し，皮質内の細動脈や毛細血管間の脳実質には伸びていない。しかし，皮質内血管における豊富で直接的・間接的な**内因性**の神経支配が同定されている(**図6-18**)。例えば，神経伝達物質の**アセチルコリン**(acetylcholine：ACh)による前脳基底部での細胞群の刺激は，血流の広範な変化を引き起こす。この刺激は，脳表にある上流の軟膜動脈ではなく，灰白質内

アセチルコリン(ACh)
中枢および末梢神経系全体や神経筋接合部で利用される重要な神経伝達物質。脳内において，前脳基底部における特定の細胞群からのACh投射は血流の広範な変化を促進しうる。

の皮質内血管を拡張させる．さらに，前脳基底部の細胞体に順行性トレーサーを注入した研究から，それらの終末が皮質内細動脈に近接していることが明らかにされた．これらの結果から，前脳基底部のニューロンが直接的（皮質内血管への投射を介して）および間接的（皮質内血管に投射するGABA介在ニューロンを介して）に皮質内の血流に影響しうる2つの機序が示唆される．広範囲の皮質投射を有する皮質下の他の細胞体も血管の拡張や収縮に影響を与えることが知られている．その領域（および関連する神経伝達物質）としては，青斑核（ノルアドレナリン），縫線核（セロトニン），腹側被蓋野（ドパミ

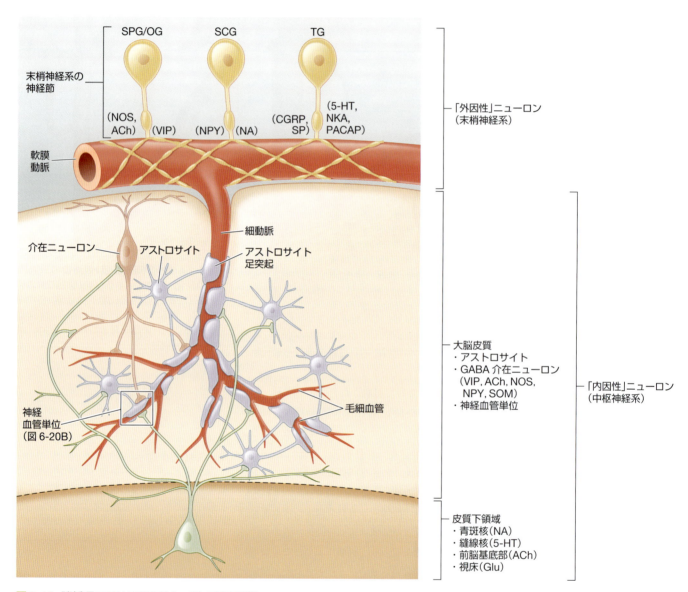

図6-18 脳循環における異なるレベルの神経制御 内因性神経支配と外因性神経支配とでは大きな違いがある．外因性神経支配は，末梢神経系の神経節に由来する神経によってなされ，交感神経（収縮）入力と副交感神経（拡張）入力の両者がかかわっている．その起始部となる神経節には，三叉神経節（TG），翼口蓋神経節（SPG），耳神経節（OG），上頚神経節（SCG）がある．これらの神経は皮質表面上の軟膜動脈を支配し，種々の神経伝達物質（詳細は最後にまとめて示す）を介して血管を収縮または拡張させる．外因性神経支配は，中枢自動調節能に重要な役割を果たしており，脳に一定の血流を維持するように働く．一方，内因性神経支配は脳実質内に生じ，その部分の神経制御は局所介在ニューロンや皮質下ニューロン群よりなされている．その皮質下ニューロン群としては，青斑核〔ノルアドレナリン（NA）〕，縫線核〔セロトニン（5-HT）〕，前脳基底部〔アセチルコリン（ACh）〕などが含まれ，これらが脳の主要な神経調節システムを構成している．Ach：アセチルコリン，CGRP：カルシトニン遺伝子関連ペプチド，GABA：γ-アミノ酪酸，Glu：グルタミン酸，NA：ノルアドレナリン，NKA：ニューロキニンA，NOS：一酸化窒素合成酵素，NPY：神経ペプチドY，PACAP：下垂体アデニル酸シクラーゼ活性化ポリペプチド，SOM：ソマトスタチン，SP：サブスタンスP，VIP：血管作動性腸管ポリペプチド，5-HT：セロトニン．（Cipolla, 2009より）

ン)が挙げられる。アセチルコリン，ドパミン，セロトニン，ノルアドレナリンなどによる神経調節が脳血流量(cerebral blood flow：CBF)に影響を与えるという事実から，前脳基底部，腹側被蓋野，脳幹のニューロンの集合が，広範囲にわたる脳血流を制御し，酸素とグルコースの運搬にかかわっていると考えることが可能となる。

　まずは，ノルアドレナリン(noradrenaline：NA)の例をより詳細に考えてみよう。大脳皮質の大半のNAは，脳幹の神経核(nucleus)(両側にある小さな2つの細胞群)のニューロンに由来する。この2つの神経核は青斑核(locus coeruleus：LC)と呼ばれており，青く染まったように見えることから名づけられた。ヒトにおいて，LCは半球あたり約30,000～40,000個の比較的少ないニューロンで構成されているが，大脳皮質全体に対し広範に無髄軸索を伸ばしている。LC由来のNA (LC-NA)は，注意や覚醒を含む多くの心的過程を担っている。LC-NA求心性神経終末は，大脳皮質のアストロサイトや血管に密接して存在していることが示されており，その伝達様式としては拡散性伝達が考えられる。実際，皮質内細動脈および毛細血管の周囲に巻きついたアストロサイト突起は，多くのNA神経終末の標的となっている可能性がある。LCの刺激によって皮質のアストロサイト(図6-6)でカルシウム波が生み出され，NAアンタゴニストがこのカルシウム波を消失させることが示されている。これらの結果は，NAの入力が，局所神経活動とは独立して，アストロサイトに直接影響を与えることを示唆している。したがって，アストロサイトは，CBFにおけるLC-NA増加の最終共通因子であると考えられるが，血液脳関門の透過性に影響を与えたり，アストロサイトの代謝過程を刺激したりするような，NA入力による他の機能が存在する可能性もある。

　神経伝達物質のドパミン(dopamine)も血流に影響を及ぼす。ドパミンは，線条体および大脳皮質に広範に投射する中脳の小さなニューロン群により産生され，運動動作の促進や報酬系の処理に関連していることが古くから知られている。最近では，ドパミン神経終末は小さな皮質内細動脈や毛細血管レベルでみいだされており，毛細血管の収縮や拡張に関与することで局所血流に影響を与える周皮細胞にも隣接している(図6-19)。

ノルアドレナリン(NA)
中枢および末梢神経系で広範囲に利用される神経伝達物質。脳内では，脳幹の青斑核からのNA投射が注意や覚醒を含む多くの心的過程で重要な役割を果たしている。ノルエピネフリン(NE)としても知られる。

神経核
Box 6-3参照。

ドパミン
黒質および腹側被蓋野の細胞内で産生され，線条体および皮質(特に前頭葉)に広く投射する重要な神経伝達物質。

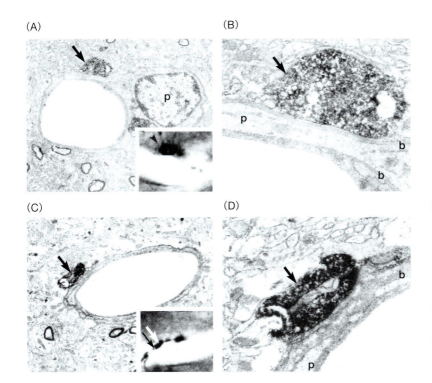

図6-19　ドパミン作動性ニューロンによる毛細血管の直接支配の証拠　(A)毛細血管に隣接する大きなドパミン神経終末(矢印)の電子顕微鏡写真。挿入図は同じ空間的位置の断面の光学顕微鏡写真である。神経終末は空間的に広範囲にわたりこの毛細血管に沿って存在する。(B)同じドパミン神経終末の拡大図。神経終末と血管の基底層(b)は，隣接する周皮細胞(p)，つまり収縮特性を有する細胞からの突起のみによって隔てられている。(C)毛細血管に隣接する連なった3つの神経終末の電子顕微鏡写真と光学顕微鏡写真(挿入図)。(D)同じドパミン神経終末の拡大図。神経終末の1つと毛細血管の基底層が接触して並んでいる。(Krimer et al., 1998より)

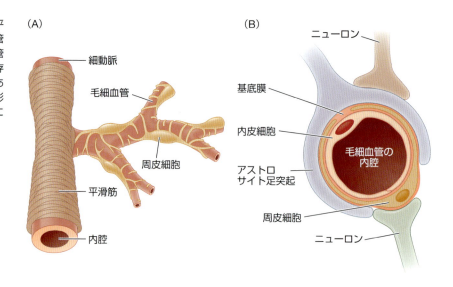

図6-20 血管と神経血管単位 (A)細動脈は平滑筋に囲まれており，はるかに径の小さい毛細血管は周皮細胞に断続的に囲まれている。(B)神経血管単位とは，微小血管の周囲で周皮細胞に近接して存在する神経突起とアストロサイト足突起のことである。血管トーヌスは，神経突起を介する直接的な影響，またはアストロサイトを介する間接的な影響によって調節される。(Hamilton et al., 2010より)

神経血管単位
血流を制御するために局所微小血管に影響する，アストロサイトおよびニューロンからなる機能単位。

ドパミン放出によって誘発される血管作動性変化の時間経過は，刺激後4～5秒をピークとするBOLDコントラストfMRI信号の変化より遅い。しかし，このデータから，中脳の小細胞群からの内因性投射が局所神経活動と**独立して**血流に影響し，数分にわたって維持される長時間のMR信号変化をもたらすという興味深い可能性がみえてくる。この知見の妥当性が証明されれば，脳のエネルギー分布は，活性化ニューロンの即時的な代謝要求によってのみ駆動されるわけではなく，おそらく後の要求を予測したり，刺激に対する応答を調節するために，より戦略的に調整されていると考えられるであろう。

神経血管単位

局所神経活動は局所血流に強く影響を与える。前述の三者間シナプスの概念は，細動脈，毛細血管，内皮細胞，周皮細胞のような微小血管系の要素も含めた**神経血管単位**（neurovascular unit）の概念にまで拡張することができる（**図6-20**）。アストロサイトはシナプスを覆う原形質突起のほか，皮質内の細動脈や毛細血管を覆う他の突起も伸ばしている。アストロサイトは，細胞外間隙でのK^+とグルタミン酸の両者の増加に応答することで，局所シナプス活動を感知する。また，代謝型グルタミン酸受容体を有しているため，直接グルタミン酸刺激を受けてアストロサイト内の細胞内カルシウム放出を誘発し，細胞全体および（ギャップ結合を通じて）隣接するアストロサイトにカルシウム波を伝播する。前毛細血管細動脈に終わるアストロサイト足突起に到達したカルシウム波は，血管作動性物質の産生を促す。そして，この物質がアストロサイト足突起から拡散し，前毛細血管細動脈と軟膜動脈の平滑筋に作用して血管拡張を引き起こす。

周皮細胞

カルシウム波は，周皮細胞や内皮細胞で覆われた毛細血管の表面の大部分を覆うアストロサイト突起にも到達する（図6-20B）。スライス標本を用いて*in vitro*で行われた研究により，神経伝達物質の種類に応じて周皮細胞が毛細血管径を調節し，毛細血管が収縮するか拡張するかはCa^{2+}濃度に依存することが示された。また，乳酸が周皮細胞に調節された毛細血管径に双方向性の効果を有することも示された。ここで，乳酸はグルコースの嫌気的解糖の最終生成物であることを思い出してほしい。乳酸は低酸素条件下では毛細血管を拡張させ，高酸素条件下では収縮させる。したがって，局所ニューロン

によるエネルギー要求のシグナルを送り，エネルギー供給が十分であるときに収縮を通じて血液を短絡させていると考えられる。この研究結果は，1つの毛細血管の1つの分枝がエネルギーを供給するニューロンは比較的少ないため，局所レベルにおいては特定の分子の有無によって血流が制御されることを示している。

　毛細血管は，機能的充血時に拡張する。例えば，健康なラットの脳で体性感覚刺激に対する毛細血管および細動脈の応答を二光子顕微鏡を用いて観察した研究では，毛細血管の11％の拡張，血管通過時間の20％の減少，赤血球速度の33％の増加が認められた。毛細血管の拡張では，局所血液量の総変化の約18％を占めた。しかし，周皮細胞が毛細血管の収縮拡張を調節していることを in vivo で証明した研究はほとんどない。スライス標本や培養は上流の血管制御機構の情報がないため，周皮細胞による毛細血管の拡張と収縮の調節が健康な脳における機能的充血に寄与する程度については議論がある。このような in vitro 研究を検証するため，健康なマウスの脳内微小血管系を二光子顕微鏡を用いて可視化する研究が行われ，血管作動性物質の直接投与により周皮細胞および毛細血管が収縮することが明らかにされた。しかし，生理的刺激による毛細血管の拡張は，毛細血管上の周皮細胞の場所に依存せず生じた。その理由として，拡張した細動脈からの血圧上昇に受動的に応答して毛細血管が拡張すると結論づけられた。

　毛細血管の11％の拡張は有意であるが，これによる血流量の増加は複数の赤血球を一度に通過させることによるものではなく，抵抗を減らすことによるものである。また，個々の毛細血管の表面積（活性化ニューロンに酸素とグルコースを輸送できる領域）も増加させる。毛細血管の拡張によって起こりうる他の結果としては，毛細血管床内の流速の規則化である。個々の毛細血管の流速は非常に不均一であり，非常に速いものから非常に遅いものまである。血流量の増加により流速が増加すると，その速度分布はより均一となる。したがって，毛細血管床は血流量の増加に応答して，全体的な流速と血液量を増加させると考えられる。

　これらの研究から，機能的充血の間に毛細血管が拡張し，血流を増加させることが実証された。しかし，血流はどの場所で制御されているのだろうか？　それは，単に血圧上昇に受動的に応答した毛細血管の拡張に伴って前毛細管細動脈も拡張したことによるのだろうか？　あるいは，毛細血管自体でより微細な制御機構が働いたためであろうか？　そして，本書で注目しているfMRIに関して考えるとき，なぜそれが重要なのであろうか？　血流に基づく神経活動のいかなる計測法においても，その極限空間分解能がまだわかっていないため，これらの疑問に回答することは非常に重要である。最も局所レベルの血流制御が前毛細血管細動脈レベルで起こるとすると，ニューロンの活性化を精度よく観察するためには，血流に基づく計測法では難しく，1つの細動脈によって供給されるニューロンの空間的配置および数を観察するほうが適している。fMRIは血流による酸素運搬を利用しているため，この制約がfMRIの極限分解能に影響するであろう。

　しかしながら，ニューロンは細動脈よりも毛細血管にはるかに近い（約10倍）ので，毛細血管のほうが神経活動の変化に急速に応答するために有利な位置にあると指摘されている。周皮細胞による毛細血管系の分岐部の収縮は，上流の細動脈の拡張によって引き起こされる血流量増加に対する毛細血管床の応答を誘発し，活性化していないニューロンへ供給する毛細血管の流量を減少させるのに役立つと考えられている。この仮説と一致して，毛細血管の伸びる方向に沿って存在する周皮細胞と，分岐部の毛細血管を取り囲む周皮細胞とは異なることが示されており，後者のみが，毛細血管を収縮させると考えられる。

　細静脈および静脈での血流増加の効果は，あまり理解されていない。多くの研究では，

低炭酸ガス血症(血中 CO_2 濃度が低い)や高炭酸ガス血症(血中 CO_2 濃度が高い)のような生理学的操作や薬物の静注などの薬理学的操作に反応して，細動脈と細静脈の両者が相対的に拡張することが示されている。ただし，一般に細静脈の拡張は細動脈よりもはるかに小さい。例えば，高炭酸ガス血症では，細動脈径は50%増加し直径で通常10〜30 μm (0.01〜0.03 mm) となるが，同等の径の細静脈ではわずか10%の増加にすぎない。

一酸化窒素(NO)

血流を調節する分子として特に有望なものは**一酸化窒素**(nitric oxide：NO)であり，これは，錐体細胞，介在ニューロン，アストロサイト，内皮細胞で産生され急速に拡散する可溶性ガスである。原則的に，NOは K^+ のような活性化副産物やカルシウム波の伝播よりも迅速に効果を発揮する。K^+ やカルシウム波は作用の発現が遅すぎる(2秒以上かかる)ため，CBFの急速な初期増加を説明できない。活性化錐体細胞から介在ニューロンへのグルタミン酸作動性シナプス入力は，NMDA受容体を活性化してNO放出をもたらすと考えられている。このNO放出性介在ニューロンから伸びる原形質突起は小さな細動脈の表面と接着しており，NOは細動脈を取り巻く平滑筋細胞を弛緩させて血管拡張を引き起こす。NO放出性介在ニューロンはまた，前脳基底部や他の部位における細胞群からの入力も受けるかもしれない。

血液の制御におけるNOの因果的役割についての根拠は，ラットの体性感覚野に機能的充血を惹起するため前肢に電気刺激を与えた研究に基づく。NOの阻害はあらゆる有意な血流増加を抑制するが，血流のベースラインレベルには影響を与えないため，NOが機能的充血に重要な調節的役割を果たしていることが示唆される。さらに，NO阻害は神経活動後の血管系の動的反応を変化させる。通常の条件下では，電気刺激によって局所血液量は急激に増加し，刺激を与えている間持続した。しかし，NOを阻害すると，刺激開始時の急激な血液量の増加は生じなかったが，持続的な血液量の増加が観察された。

これらの結果は，異なる機構が異なる時間間隔で血流を制御することを示唆している。また，活性化ニューロンによるNO放出は血流の非常に急速な初期増加に重要な役割を果たしている一方，(カルシウム媒介性アストロサイト応答のような)他の機序が持続血流応答に対する役割を担っていることも示唆される。**Box 6-1**では，CBF制御における局所的な血管拡張と広範囲の血管収縮のプッシュ/プルバランスを示した最近の研究を紹介し，様々な段階での血流制御をまとめてより詳細に説明する。

血管伝導性応答

神経活動の局所変化は，血管系のより遠い部分における血流も変化させる。隣接するアストロサイト間のギャップ結合や内皮細胞間のギャップ結合は，血流増加に対し局所的に生成されたシグナルを上流に伝達して前皮質細動脈や軟膜動脈に影響を与える，**血管伝導性応答**(vascular conducted response)の機構を有している。このような応答は，神経活動指標としての血流動態変化に関する空間的特異性に限界を与える。例えば，ラット小脳の平行線維に対する電気刺激は局所的に神経を刺激し，活性化ニューロンに血液供給する細動脈を最大26%まで拡張させる。しかし，活性化部位上流のより大きな細動脈も，程度は小さいものの約8%拡張する。にもかかわらず，電場電位は約2〜3 mm離れたこれらのより大きな細動脈近傍では記録されなかった(**図6-21**)。この結果から，Iadecolaらは，局所神経活動の上流にある血管で血流が増加することがあり，神経活動が増加している領域を越えて血流動態の変化が生じると結論した。この研究

一酸化窒素(NO)
錐体細胞，介在ニューロン，アストロサイト，内皮細胞で産生され急速に拡散する可溶性ガス。おそらく血流に対し分子調節因子として働く。

血管伝導性応答
神経活動や血流変化への受動的応答に依存しない，小血管における拡張や収縮の急速な伝導。

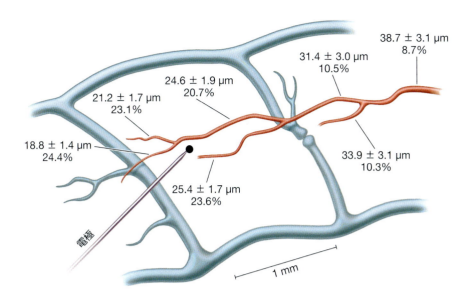

図6-21 活性化ニューロンからの距離に応じた細動脈拡張の変化 平行線維刺激(黒点の部位でニューロンの電場電位活動が記録された)時のラット小脳表面の血管径の変化を計測した。本図は，より大きな流出静脈の上を通る細動脈(中央部)と，その細動脈の各分枝における平均直径(±標準誤差)および刺激に伴う直径の変化率(%)を示す。予想されるように，最大の拡張は神経刺激部位のきわめて近くで生じた。しかし，刺激部位から2〜3 mm上流の血管(本図の右側)も，付近で電場電位活動が誘発されなかったにもかかわらず緩やかな拡張を示した。(Iadecola et al., 1997より)

は，機能神経画像を用いて測定した血流動態応答の分布が，最終的には微小血管の血液供給における局所構造によって決定されることを支持している。

Thought Question

Iadecolaらの結果は，なぜ血流動態変化に基づく神経画像技術の空間分解能に制限を加えるのであろうか？

血流，代謝，神経活動のカップリング

前述のように，Sokoloffらは，オートラジオグラフィを用いて安静時のラットとサルの脳グルコース代謝率(CMR_{glu})を測定し，CMR_{glu}は皮質および皮質下領域ごとに大きく異なることを明らかにした。最近の研究では，安静時のCMR_{glu}とCBF間のカップリングの変化は機能的因果関係を有する可能性が示されている。ヒトのPET (Box 6-2)を用いた研究では，血流とグルコース利用量が一致しているかどうかによらず，CBF-CMR_{glu}カップリングは脳領域ごとに異なり，高灌流(CMR_{glu}よりCBFが大きい)の領域と低灌流(CMR_{glu}よりCBFが小さい)の領域が示された。扁桃体，基底核，視床，帯状皮質などの高灌流領域は，予期しない重要な環境事象を検出したりそれに応答したりする場合のように，迅速な活動に必要と考えられる。一方，低灌流領域は，外側前頭葉や頭頂葉の大部分などのように，複雑な認知に関連する皮質領域と考えられる。これらの結果から，代謝と血流の間の局所カップリングに影響を与える機能を有する領域の存在が示唆されるが，これについてはさらなる研究が必要である。

酸素–グルコース指数(OGI)

他の研究では，脳領域ごとのCBF-CMR_{glu}カップリングの差に加えて，CBF-CMR_{glu}-脳酸素代謝率(CMR_{O_2})の間の，活性化に関連した脱カップリングが明らかにされた。好気的条件(酸化的代謝)下で，グルコースと酸素の全体的な消費量は次式で表される。

$$C_6H_{12}O_6 + 6O_2 = 6CO_2 + 6H_2O \tag{6-1}$$

Box 6-1　血流動態バランス：プッシュ/プルバランスと盗血

　これまでに，血流の制御は3つのレベルで行われることについて説明した。1つは代謝性制御であり，ニューロンの活性化副産物は局所血管を拡張させる。もう1つは神経血管制御であり，ニューロンおよび周囲のアストロサイトは，隣接する血管のトーヌスを調節する。最後の1つは外因性および内因性制御であり，血管から離れた細胞体が担っている。これらの制御レベルは，異なる時間スケールにおいて異なる空間スケールで機能するが，どのように統合されるのであろうか？

　青斑核のニューロン群による脳血流量（CBF）の内因性制御が，局所ニューロンおよびCBFのフィードバック制御と相互作用する様式を示した研究がある。2012年にBekarらは，青斑核由来のノルアドレナリン（LC-NA）の機能的役割とそのCBF調節機構を解明するために，ラットのin vivo研究を行った（図1）。ラットの前肢または後肢を電気的に刺激した際の，関連する体性感覚野における軟膜動脈および穿通動脈のCBFを二光子顕微鏡を用いて観察した。また，体性感覚野のLC-NA調節の影響を薬物を用いて操作した。LCニューロンに特異的な神経毒（DSP-4）で前処理した動物群では，LC-NAが85%減少した（図1B上段）。アチパメゾールという薬物で前処理した別の動物群では，LC-NAが30%増加した（図1B下段）。薬物未処理の動物群を対照とした。対照群に後肢の電気刺激を与えると，後肢に対応する体性感覚野領域に機能的充血が誘発され（図1B中段），刺激していない前肢に対応する体性感覚野領域を含む周辺領域はそれに一致する局所CBFの低下が生じた。DSP-4で処理され，皮質へのLC-NA入力が枯渇した群では，後肢刺激により非常に大きな機能的充血が長時間にわたって誘発され，周辺領域のCBFは増加した。逆に，皮質へのLC-NA入力が増強された群では，後肢刺激による機能的充血は局所かつ短時間であり，周辺領域のCBFは大幅に低下した。

　この結果を受けて，Bekarらは，LC-NAが体性感覚野を灌流する軟膜細動脈と穿通細動脈を収縮させるが，この血管収縮が電気刺激により誘発される後肢領域の局所的な血管拡張によって打ち消されると結論づけた。LC-NAによる広範囲の血管収縮と局所の血管拡張との相互作用によって，CBFが後肢領域の活性化ニューロンに局在し，機能的充血の空間的特異性が高まる。これはまた，機能的充血の時間に制約を与え，LC-NAによる調節が存在する場合は機能的充血の持続時間と刺激の持続時間が

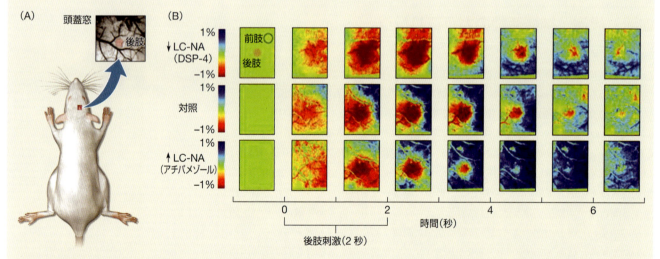

図1　青斑核ノルアドレナリン（LC-NA）入力の血液分布への影響　（A）動物の前処理の概略図。ラットに薄い頭蓋窓を開け，後肢の電気刺激に応答した総ヘモグロビン信号の光イメージングを行った。（B）総ヘモグロビン信号（血液量の代替指標）の時間変化を，1秒間隔で連続して8枚の画像を撮像することにより観察した。すべての画像を，刺激前に撮像された最初の画像に対して標準化した。負の反射率（赤色）は血液量の増加を表す。皮質における刺激された後肢表現領域と刺激されなかった前肢表現領域を，左上の画像に示す。中段はLC-NA入力に対する薬物処理を行わない対照群，上段は薬物（DSP-4という神経毒）を用いてLC-NAを枯渇させた群，下段は薬物（アチパメゾール）を用いてLC-NA入力を増強させた群での結果を示す。LC-NA枯渇群では，刺激された後肢領域と刺激されなかった前肢領域の両者において広範に血液量が増加した。対照群では，刺激された後肢領域の血液量は増加したが，刺激されなかった前肢領域近傍の血液量は減少した。LC-NA増強群では，後肢領域の血液量がより限定的に増加した。血液量の時間経過もLC-NA入力による影響を受けたことにも注目してほしい。つまり，LC-NA増強は，血流応答の持続時間を短縮し，刺激の持続時間との一致も強くなった。一方，LC-NA低下は，血流応答の持続時間をより長くした。（Bekar et al., 2012より）

よりよく一致した。このような広範囲の血管収縮と局所的な血管拡張のプッシュ/プルバランスは，酸素要求の血液分布を最適化する。Bekarらが指摘したように，このバランスは高価な資源（酸素）の利用を制限するものであり，これがなければ灌流している周辺領域に酸素を拡散し浪費させることになる。このようなCBFの再分配は，しばしば盗血（vascular steal）と呼ばれる。なぜなら1つの領域からの血流が他の領域，すなわちより活動的な領域に方向転換されるからである。

盗血
ある領域の血流増加が近接領域の血流低下の代償で現れるという概念。

　1つのグルコース分子（$C_6H_{12}O_6$）の代謝には，6つの酸素分子を必要とし，6つの二酸化炭素と6つの水分子が生成される。このように，脳に入ったすべてのグルコースが酸化的（好気的）に代謝される場合，酸素-グルコース指数（OGI）は6：1という理想的な値となる。安静時（覚醒しているが課題も外部刺激もない）の脳では，OGIは約5.5：1となる。このことから，安静時の脳内グルコース代謝の大半が酸化による一方，少ないながらも有意な量のグルコースは非酸化的（嫌気的）に代謝されることが示唆されている。しかし，局所神経活動中に消費される酸素とグルコースの割合は異なることがあり，この事実は今日まで続く多くの論争を生み出してきた。

　1986年代半ばに，FoxとRaichleは，安静時および視覚刺激時や体性感覚刺激時におけるCBF，CMR_{glu}，CMR_{O_2}をPETを用いて計測し，影響力のある一連の結果を報告した。被験者に長時間の視覚刺激を与えると，機能的充血が観測された。具体的には，視覚野におけるCBFが50％増加し，CMR_{glu}が51％増加した。この結果は，動物を対象としたSokoloffのオートラジオグラフィの所見と一致していた。しかし，CMR_{O_2}はわずか5％の増加にすぎなかった。このようなCBFとCMR_{O_2}の不一致が局所における酸素量過剰を引き起こし，BOLDコントラスト（第7章参照）に不可欠な生理的条件となる。しかし，なぜ酸素代謝とグルコース代謝が同調していないのかということはまだ解明されていない。

　FoxとRaichleの報告から数年の間に発表された論文では，CMR_{O_2}とCMR_{glu}の脱カップリングや，機能的充血時のOGIの程度について見解に不一致がみられたが，この知見の根本を否定するものではなかった。例えば，2010年にLinやFoxらは，4，8，16 Hzのいずれかで点滅するチェッカーボードによる視覚刺激をヒト被験者に提示する研究を行った。刺激頻度を高くすると惹起される神経活動も多くなることが想定されたが，CBFとCMR_{O_2}は負の相関関係にあることがPETではなく磁気共鳴技術で測定された。CMR_{O_2}は4 Hzでピークに達し，8 Hzで急激に減少し，16 Hzでさらに減少した。対照的に，CBFは4 Hzから8 Hzにすると急激に増加した。刺激頻度を高くするとCBFは増加するが，CMR_{O_2}は減少することから，このCBF増加は神経活動の増加に必要ではないのかもしれない。血流増加による酸素供給とCMR_{O_2}を指標とする酸素代謝の間のミスマッチ（脱カップリング）は，機能的充血がニューロンの栄養要求を満たすために必要であるというRoyとSherringtonの説に異議を唱えるものである。

CBF，CMR_{O_2}，CMR_{glu}の脱カップリング

　FoxとRaichleは最初に，刺激中に取り込まれて増加したグルコースの大部分は酸化されず，嫌気的解糖を通して非酸化的に代謝されるという仮説を立てた。前述のように，嫌気的解糖は相対的に非効率的であり，1つのグルコース分子につき2つのATP分子し

Box 6-2　PET研究

ポジトロンエミッション断層撮影法 (positron emission tomography：PET)は，機能画像の強力な撮像法である。PET研究を始める際には，サイクロトロンと呼ばれる粒子加速器を使用して，関心のある生体内経路に入る分子に結合する放射性同位元素，すなわちトレーサーを生成する。例えば，フッ素の放射性同位元素である^{18}Fをグルコースと結合させて，フルオロ-2-デオキシ-D-グルコース(FDG)を生成する。このようにフッ素をトレーサーとして用いても，FDGは通常のグルコース代謝経路に入ることができる。したがって，静脈にFDGをボーラス投与し，それを検出することで，FDGが細胞内に取り込まれた場所を決定できる。

放射性同位元素が崩壊する際，陽電子(電子の反物質)が放出される。放出された陽電子は近くの電子と衝突すると(図1A)，どちらも消滅して反対方向に進む2本のγ線を生成する。その後，2本のγ線は被験者の頭部を輪状に囲むシンチレーション結晶の正反対の方向にほぼ同時に衝突する(図1B)。そして，頭部周囲のすべての結晶に衝突した回数とタイミングをコンピュータアルゴリズムを用いて評価し，γ線の経路を逆方向に遡ってその起源を特定する。この方法により，脳内の放射性同位元素の分布を決定することで，それぞれの脳領域で感覚・運動・認知活動によって惹起されるグルコース取り込みの変化を測定できる(図1C)。PETでは，酸素の放射性同位元素である^{15}Oを用いて酸素代謝や血流を観察することや，同様の方法でいくつかの神経伝達物質を標識することもできる。例えば，^{18}Fをドパミンに結合させると，ヒトにおけるドパミンの脳内分布を研究できる。

PETスキャンは，脳代謝を比較的直接かつ容易に解釈できる手段であり，長年にわたりヒト機能神経画像の主力であった。しかし，PETは高エネルギーのγ線，すなわち電離放射線(ionizing radiation)(化学結合を切断する性質をもつことから名づけられた)を利用しているため，ヒトを対象にした研究への適用には問題が生じる。ヒト研究における放射線被曝には制限があり，被験者はわずか数回のスキャンにしか参加できない。PETには他の欠点もある。PETの空間分解能は，陽電子が，標識された分子から電子と衝突するまでに移動する距離によって制約を受ける。この距離は使用される同位元素によって決まってい

> **ポジトロンエミッション断層撮影法(PET)**
> 注入された放射性物質の動きに基づいて画像を形成する機能神経画像。
>
> **電離放射線**
> 化学結合を破壊するのに十分なエネルギーをもつ電磁放射線。

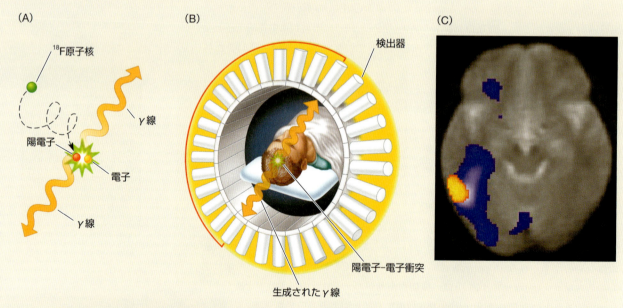

図1　ポジトロンエミッション断層撮影法(PET)　1990年代半ばまで，PETは最も一般的な機能神経画像であった。血管に注入された放射性トレーサーが減衰すると，陽電子を放出して短い距離を移動し電子と衝突する(A)。この衝突が，正反対の方向に移動する一対の放出γ線を生成する。PETスキャナ(B)は，これらγ線のほぼ同時に起こる衝突を記録する一連の同時検出器からなる。PETでは，使用するトレーサーに応じて血流や酸素消費といった脳代謝の側面を特異的に検出できる。PETスキャンの出力は，長時間にわたる検出の間に，各ボクセルで測定された事象の回数を示している。(C)その回数を統計マップに変換し，(主にMRIによる)解剖画像上に重ね合わせて解析する。〔(C)はDavid Madden (デューク大学)のご厚意による〕

る．例えば，^{18}Fから放出された陽電子は電子に衝突する前に約2.6 mm移動する．この位置はγ線が生成される位置であり，目的の分子が存在する位置ではないことを思い出してほしい．しかし，PETの時間分解能の悪さは，これ以上に制約となる．十分な信号ノイズ比を有する画像を形成するためには，多くの放射量を検出しなければならず，長時間のデータ収集が必要となる．例えば，^{15}Oを利用した血流画像のデータ収集には90秒かかり，^{18}Fを利用したグルコース代謝画像の収集には30～40分かかる．これらの収集時間がPETの時間分解能に大きな制約を与えるため，PETが利用可能な実験デザインには制限がある．

PETと比較して，MRIにはいくつかの利点がある．MRIは電離放射線を伴わないので，被験者は放射線被曝の累積健康リスクなく繰り返し研究に参加できる．また，高い信号ノイズ比を有する画像を1秒未満で収集でき，空間分解能は主にサンプルの動きや信号ノイズ比により制限されるものの，測定技術に固有の不確実性による影響を受けない．さらに，fMRIは，複雑な実験の1つの相に特有の過程を識別するため，また機能的結合性の変化を理解するため，あるいは試行ごとの成分にデータを分類するために，事象関連デザインが利用可能である．

しかし，fMRIがこのように優れているからといって，PETが現代の神経科学研究において妥当性がないという誤った思考に陥らないでほしい．PETには前述のような注意点があるものの，グルコースや酸素の消費を直接的に画像化できるという利点がある．それに対してBOLD fMRIは，代謝過程の直接的な情報ではなく，その間接的な相関を測定している．さらに，1つの代謝産物または神経伝達物質に特異的な画像を形成できるのはPETのみである．したがって，PETはいまだに脳生理学や脳機能に関する多くの重要な疑問を解明するための有効な技術である．

か産生できない．そのため増加したグルコースから生成されるエネルギーは比較的少ないが，このATPはすぐに利用でき，ニューロンの急激な活性化に対応するために必要な過程であると考えられていた．この嫌気的代謝仮説を裏づけるように，乳酸産生はCBFと強く相関していた．しかしながら，Linらが化学量論的関係を利用してATP産生を計算したところ，ATP産生（乳酸生産ではない）がCMR_{O_2}と強く相関し，刺激中には好気的代謝経路と嫌気的代謝経路の両者を介してATPが生成される一方，ニューロンのエネルギー要求は好気的代謝経路を介して満たされることが示された．

これらおよび同様の結果の1つの解釈として，1994年にPellerinとMagistrettiが最初に提唱したアストロサイト-ニューロン乳酸シャトル（astrocyte-neuron lactate shuttle：ANLS）モデルがある．まず，血漿グルコースが局所の血管を覆うアストロサイト足突起のグルコーストランスポーターを介してアストロサイトに入り，そのグルコースが嫌気的解糖によって急速に代謝され2つのATPが産生される．このATPはニューロンのエネルギー源として利用されるのではなく，グルタミン酸トランスポーターおよびグルタミン酸からグルタミンへの変換のためのエネルギーとして利用される．このグルコースの解糖により，2つの乳酸が産生され細胞外間隙に輸送される．これは，MRスペクトロスコピー研究の知見と一致する．その乳酸の一部は，ニューロンに取り込まれて酸化的代謝を受けエネルギーとして利用される．アストロサイトは嫌気的代謝と好気的代謝の両者にかかわり，シナプスを覆うアストロサイトの突起にはミトコンドリアがなく酸化的代謝に関与できないのに対して，アストロサイトの細胞体にはミトコンドリアが存在し酸化的代謝が起こることが見いだされている．アストロサイトはこのような独特の構造を有しているため，部分的に嫌気的代謝に頼らざるを得なくなっているのであろう．

嫌気的解糖の増加によらないCBF，CMR_{O_2}，CMR_{glu}の脱カップリングを説明する別のモデルが，1997年にBuxtonとFrankによって提唱された．このモデルでは，機能的充血時のCBF増加が血液からの酸素取り込み率を低下させており，この非効率的

な取り込みを補うために酸素の輸送を増加する必要があるとされた。しかし，このモデルに取り入れられていたいくつかの仮定は，その後の検証で正しくないことが示されたため，このモデルは失墜した。

　光イメージング研究は，1つの皮質領域に存在する異なる分子を同定できるため，血流と代謝の脱カップリングについての知見ももたらす。MalonekとGrinvaldの研究により，特定方向の線状格子の画像を麻酔下のネコに提示すると，視覚野における空間的に分離された小さなニューロン群が刺激されることが明らかにされた。ニューロンの活性化に応じてデオキシヘモグロビンが局所的に短時間増加したが，これはより広い範囲に及ぶ酸素を豊富に含む血液の灌流によって速やかに置き換えられた。この研究では，皮質への血流および酸素供給は比較的広い空間で制御されており，代謝要求とは不一致であると結論づけられている。MalonekとGrinvaldの言葉を借りると，酸素を豊富に含む血液の供給過剰は，「1輪の渇いた花のために庭全体に散水する」ことに類似している。

　これらの研究から，FoxとRaichleが報告した脱カップリングは，嫌気的解糖の増加によるのではなく，代謝要求を有する領域以外の組織に酸素を豊富に含む血液が過剰に灌流されることに起因することが示唆される。しかしながら，CMR_{glu}はこの実験では測定されなかったため，OGIの空間パターンが神経活動のパターンに一致したかどうかは不明である。他の研究（Box 6-1）では，非常に広範な空間に及ぶ酸素を豊富に含む血液の灌流が周辺組織で認められていないことにも注意が必要である。しかし，特定の麻酔薬の使用によるLC-NA入力の消失は，血管収縮ではなく，広範囲の血管拡張につながる血管トーヌスの低下をもたらしうる。

Thought Question

神経活動の近傍に留まらない広い大きな領域で血流が増加する場合，fMRIではどのような影響が表れるであろうか？

　より最近の研究では，ANLSモデルに反する結果も報告されている。例えば，ニューロン群の頑強な応答を誘発するために海馬スライスを刺激すると，スライス直下の溶液中の酸素濃度が大きく低下することが観察された。これは，誘発された神経活動のエネルギー必要量が酸化的代謝によって満たされることを示唆している。また，シナプス電位と活動電位を薬物によって阻害すると，酸素濃度が67%減少した。これは，ニューロンの統合活動と伝達活動の阻害は酸素濃度低下の原因となることを示唆している。最後に，薬物を用いて乳酸の生産を阻害すると，オキサミド酸の非特異的な影響の結果としてニューロンの応答に変化が生じる一方，神経活動のための酸素消費が持続した。これは，ニューロンが酸化の基質として乳酸を使用するという，ANLSモデルに特徴的な経路を介さずに，酸化的代謝経路を介して代謝要求が満たされることを示唆している。

機能的充血の再考

　ではここで，本章の最初の疑問に戻って考えてみよう。なぜ局所の血流は刺激に応答して一過性に安静時ベースラインを超えて増加するのであろうか？　すなわち，機能的充血が満たす細胞の要求とは何であろうか？　驚くべきことだと思うが，最初に仮説が立てられ実験されてから約125年たった今となっても，この疑問に対する明確な答えは見いだされていない。

　RoyとSherringtonの最初の予想は，機能的充血が代謝反応であるというものであった。すなわち，刺激により活性化されたニューロンの栄養要求に応えるために局所の血

流増加が誘発される。この予想と一致して，神経情報処理のための伝達活動と統合活動では，産生されたエネルギーの大部分が消費される。安静時ベースライン以上に局所神経活動を増加させるために，グルコースと酸素の供給増加とさらなるATPが必要であるという仮説が立つのである。しかし，神経血管応答はこの仮説と一致しない。血流が増加すると酸素の供給も大幅に増加するにもかかわらず，CMR_{O_2}は相対的に小さく増加するのみである。代わりに最近の研究では，活性化ニューロンのエネルギー要求の変化が，機能的充血時に供給される追加の酸素を必要とすることなく，酸化的代謝によって満たされることが示されている。であるならば，機能的充血の機能は何であろうか？

2010年にLeithnerらはこの疑問に答えるために，ラット前肢の電気刺激に反応した血液量，CMR_{O_2}，デオキシヘモグロビン，神経活動の変化と，刺激によって誘発される機能的充血を薬物により阻害した場合のこれらの変化を観察した。神経活動は，皮質の前肢表現領域におけるニューロンの電気誘発反応を測定することで記録された。対照条件では，前肢刺激は，頑健なCBFの50％の増加，CBVの20％の増加，CMR_{O_2}の10％の増加，デオキシヘモグロビンの15％の減少を誘発した。薬物を用いて血管拡張を阻害すると，CBFが平均67％（最大85％）減少した。しかし，刺激誘発による機能的充血をこのように大きく減少させたにもかかわらず，CMR_{O_2}には目立った変化はなく，前肢表現領域内の神経活動も変化しなかった。この結果は，神経活動を維持するためには，機能的充血によってCMR_{O_2}の割合を維持する必要がなく，またCBFを増加させずとも十分な酸素供給があることを示している。同様の結果に基づき，Attwellらは，CBFが主に神経伝達物質を介するフィードフォワード機構によって調節されており，（1890年にRoyとSherringtonが提唱したような）エネルギー要求によって駆動される負のフィードバックループによって調節されていないと述べた。Leithnerらは，この結果に新しい解釈を加え，酸素の供給過剰は安全機構として働いていると考えた。すなわち，大規模なCBF応答は犠牲も大きいが，低酸素症に対して保護的に働いており，これがなければ神経機能障害や死に至ることもある。またLeithnerらは，このデータから，機能的充血は生理的システムの代表である約3の安全域を与えることを算出した。

他の研究者らも，Leitherらと同様の結論を導いた。前肢の電気刺激時および安静時におけるラット体性感覚野の酸素分圧（p_{O_2}）を測定した実験では，酸素分圧がその領域に血液供給する細動脈周囲で勾配状に変化することが示された。安静時のp_{O_2}は，細動脈の灌流領域であるが細動脈から最も離れた組織では，細動脈に近い組織と比べてはるかに低かった。機能的充血時の酸素の過剰供給が，最も遠い組織にこの勾配を越えて十分な酸素を供給するために必要であると結論づけた。言い換えると，このように過剰にもみえる酸素供給で**実際**に過剰になっているのは，その細動脈の近位の組織のみであり，より遠位の組織へは，低酸素症を回避するためにこのような酸素供給が必要であった。これと同様の結果は複数の研究グループで示されており，CBFとCMR_{O_2}の脱カップリングは組織内のp_{O_2}低下を防ぐために必要であると示唆される。

では，fMRIを理解するうえで，なぜ機能的充血を知っておく必要があるのだろうか？Leithnerらは，対照動物において，刺激に応答して機能的充血が生じている間はデオキシヘモグロビン濃度が約15％低下していることを指摘した。本章の最初で少し触れ，第7章で詳しく説明するように，この刺激誘発性の局所的なデオキシヘモグロビン濃度の低下がBOLDコントラストfMRIで測定される生理的変化である。一方で，機能的充血を薬物を用いて阻害すると，刺激に応答したデオキシヘモグロビン濃度の目立った増減は認められなかった。この結果は，BOLDコントラスト信号が機能的充血に決定的に依存していることを明確に示している。

Box 6-3 神経解剖学入門

本書全体を通して，神経解剖学的構造を頻繁に参照し，神経解剖学的用語を頻繁に使用している。結局のところ，本書の目的は脳機能の画像化であり，ヒトの神経解剖学の詳細は本書の範囲外であるが，ここでは本書を十分に理解するうえで必要な神経解剖学の概要を簡潔に説明する。

脳と脊髄は，まとめて中枢神経系（central nervous system：CNS）である。CNSにおける解剖学的構造の相対的な位置を記述するため，特別な（そしてときには混乱のもととなる）用語がある。CNSを，尾骨付近の一番下の脊髄から頭蓋骨に向かって垂直に伸び，その後鼻に向かって90度折れ曲がった長い円柱であると考えてみよう。尾側（caudal）（ラテン語で「尾」を意味する）は，この折れ曲がった軸の尾あるいは後肢の方向を指す。吻側（rostral）（ラテン語で「くちばし」を意味する）は，この軸の鼻の方向を指す（図1）。背側（dorsal）〔ラテン語では"dorsum"（「サメの背びれ」を意味する）〕は，垂直方向の軸の後部を指し，腹側（ventral）〔ラテン語では"ventrum"（「腹」を意味する）〕は，垂直軸の前部を指す。したがって，胸は背中に対して腹側で，背中は胸に対して背側である。脳では，このCNSの軸は90度折れ曲がり，上部が背側，下部が腹側となる。したがって，脳の頭頂部は脳の底部に対して背側で，脳の底部は脳の頭頂部に対して腹側である。また，脳の正中線に向かう方向は内側（medial）で，脳の端に向かう方向は外側（lateral）である。

CNSは，多くの細胞要素で構成されている。CNSの主要な情報処理細胞はニューロンと呼ばれ，樹状突起や軸索などの原形質突起と細胞体を有する（152ページ参照）。主として，細胞体からなるCNS内の領域は灰白質と呼ばれ，多くの軸索の束からなる領域は白質と呼ばれる。白質という名称は，多くのニューロンの軸索を包み活動電位の伝播を高速化させる脂肪の鞘であるミエリン（myelin）の色に由来している。ミエリン鞘は，オリゴデンドロサイト（oligodendrocyte）と呼ばれるグリア細胞の1種から形成される。CNS内の別のグリア細胞であるアストロサイトも重要である（153ページ参照）。

本文でも述べたように，CNSの情報処理細胞であるニューロンは，その種類に応じて様々な大きさ，形状，典型的な結合性のパターンを有する。代表的なニューロンには2種類あり，1つは三角形の細胞体にちなんで命名された錐体細胞，もう1つはより球形の細胞体を有する星細胞である（図6-2B）。錐体細胞は脳内の長い距離を伝達できる大きな軸索を有し，星細胞は主に局所的な情報処理を担っていると考えられている。

脳の表面

脳や脊髄の外表面は，3つの髄膜に覆われている。最も外側を覆っているのは，非常に厚く強靭な硬膜（dura）である。中間層はくも膜（arachnoid）と呼ばれ，クモの巣のように見えることから名づけられた。最も内側の層は軟膜（pia）であり，脳の輪郭に密接する繊細な膜である。本文で説明したように，軟膜には血管が高度に発達しており，脳の外表面を覆う薄い細胞層である皮質（cortex）に血液を供給する小動脈に分岐する血管が数多く存在する。くも膜と軟膜の間は，脳および脊髄を浸す無色の液体である脳脊髄液（cerebrospinal fluid：CSF）で満たされている。CSFは脳室（ventricle）へ陥入した軟膜から形成される脈絡叢で産生される。脳室はCSFで満たされた脳内の空洞である。CSFは，2つの側脳室から正中の第3脳室を介して脳幹（次項参照）領域の第4脳室に流れた後，脳槽に至り，そこから上方に流れて大脳表面を浸し，下方に流れて脊髄を浸す。そして最終的に，硬膜の層の間にある脳の静脈排出系の一部，上矢状静脈洞内の血管系に吸収される。CSFは，特に頭蓋骨か

中枢神経系（CNS）
脳と脊髄。

尾側
脳の後部方向。

吻側
脳の前部方向。

背側
体幹の背部（脊椎）方向，あるいは脳の上部方向。

腹側
体幹の前部（腹部）方向，あるいは脳の底部方向。

内側
脳の中心方向。

外側
脳の側部方向。

ミエリン
軸索周囲に鞘を形成する脂肪性物質。活動電位の伝達を高速化する働きを有する。

オリゴデンドロサイト
軸索周囲のミエリン鞘を構成するグリア細胞の一種。

硬膜
脳を覆う最外側の膜。この名称は，その厚さと強靭性に由来する。

くも膜
脳を覆う髄膜の中間にある膜。この名称は，そのクモの巣状の外観に由来する。

軟膜
脳を覆う最内側の膜。脳の外表に密着している。

皮質
脳の外側表面を覆っている細胞の薄い層。

脳脊髄液（CSF）
脳と脊髄を取り囲むように存在し，脳室を満たす無色の液体。

脳室
液体で満たされた脳内の空洞。

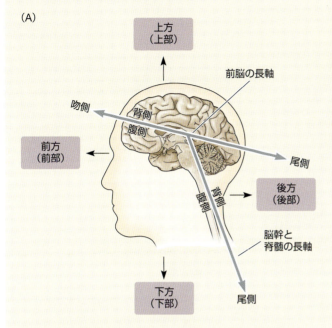
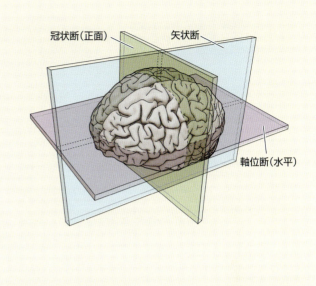

図1 ヒト神経系の軸と面 (A)中枢神経系の長軸の弯曲は，ヒトが直立姿勢をとるようになった進化とともに生じ，脳幹の長軸と前脳の長軸とが一定の角度をもつようになった。「前方」，「後方」，「上方」，「下方」という用語は，垂直方向に真っ直ぐな体幹の長軸を基準にしている。「吻側」，「尾側」という用語は，特に脳の軸を基準にしている。「背側」，「腹側」という用語は，長軸に対しては後部と前部，脳の軸に対しては頭の上部と下部を基準にしている。(B)神経画像で使用される主要な断面。

ら脳を保護する流体のクッションの役割を果たす。また，CSFはCNSの細胞外環境を一定に維持したり，代謝による老廃物を除去するのにも役立つ。

脳の主要領域

図2Aは，脳を二等分（正中線に沿って切断）した頭部のMR画像である。任意の平行面における脳断面は**矢状断**（sagittal）と呼ばれ，特に正中線での断面は**正中矢状断**（midsagittal）と呼ばれる。この断面では，頭部や頭蓋骨内の脳の位置がよく理解でき，また，CNSを主要領域に分類して説明する最初のステップとして利用しやすい。ヒトの脳は，胚発生の間に規定されるいくつかの主要領域を有している。これらの脳領域を接続しているのは広範に伸びた白質路である（図2B）。

図1に示すように，CNSの最尾側面は脊髄であり，脊髄は大後頭孔（その位置を示していないが，脊髄を指す線のちょうど上にある）と呼ばれる頭蓋底部の開口部を通って脳に入る。脊髄は身体全体の感覚器から体性感覚情報を脳へ伝達する上行性感覚線維路と，脳から筋肉へ制御情報を送信する下行性運動線維路からなる。大後頭孔のすぐ吻側は**延髄**（medulla oblongata）と呼ばれる脊髄に続く領域である。延髄はいくつかの主要な脳神経の細胞体を含み，呼吸・循環・植物性機能の制御に関与している。多くの教科書で，延髄は髄脳（myelencephalon）（ギリシア語で"enkephalos"は「頭内」あるいは「脳内」を意味する）とも呼ばれ，脳の発達に関する5つの主要な領域の1つである。

橋（pons）は，延髄のちょうど吻側にある隆起した構造物である。延髄と同様に，橋は多くの上行性感覚線維路と下行性運動線維路が縦走する主要経路の1つである。また，顔や目の筋肉を支配する脳神経の細胞体も存在する。

小脳（cerebellum）は，歩行・姿勢・運動学習・複雑な認知機能の調節に重要な大きな構造物であり，橋のすぐ後方に位置し，厚い線維束を介して橋と密接に結合している。小脳は，テントと呼ばれる強靭な膜によって他の脳領域から分離された後頭蓋窩（頭蓋骨の一部）の中に位置する。橋と小脳はともに後脳から分化

矢状断
（MRIの任意のy-z平面に沿った）脳の側面像。

正中矢状断
y-z面の正中線に沿った矢状断。

延髄
基本的な生理機能の制御に重要な，脳の基部にある脊髄延長上の構造物。

橋
脳幹の一部。運動神経と感覚神経を中継する。

小脳
運動機能に重要な役割を果たす脳の尾側基部にある大きな皮質構造物。

Box 6-3 神経解剖学入門

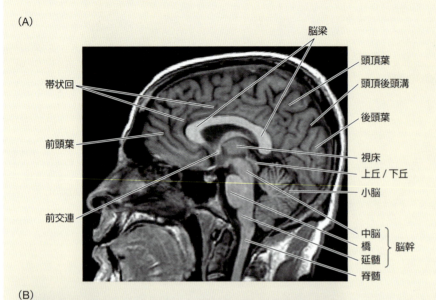

菱脳	脳の最尾側領域。延髄，橋，小脳が含まれる。
中脳	橋の吻側にある脳の構造物。多くの重要な神経核が含まれる。
神経核	解剖学的にはっきりと同定できる脳内のニューロンの集まり。通常ある特定の機能を担っている。
脳幹	中脳，橋，延髄。
間脳	中脳のちょうど吻側にあり，視床下部と視床を含む脳領域。
視床下部	体温，摂食，飲水の調節を含む恒常性機能を支える脳神経核の集合領域。
視床	知覚や認知といった様々な処理を中継するのに重要な多くの神経核で構成される構造物。視床の神経核は大脳皮質の多くの領域と相互に強く結合している。

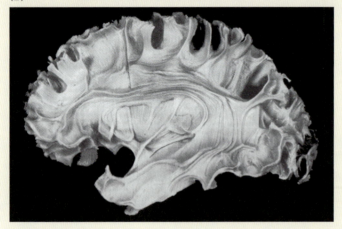

図2 ヒト脳の矢状断 （A）主要な脳領域を示したヒト頭部MRIの正中矢状断像。（B）ヒト大脳皮質における白質路の矢状断を描画したもの。〔（B）はLudwig and Klionger, 1956より〕

し，後脳と延髄は**菱脳**（hindbrain）から分化する。

中脳（midbrainまたはmesencephalon）は，橋の吻側に位置する。中脳には2つの主要な脳神経の起源があり，また，赤核と黒質を含むいくつかの重要な細胞群，すなわち**神経核**（nucleus）が存在する。黒質は，脳内のドパミンの主要な産生源であり，黒質細胞の減少は老化に伴う深刻な苦しみを引き起こすパーキンソン病を生じさせる。それは振戦や運動制御の進行性の悪化をきたす。上丘と下丘は中脳の後面に位置する一対の構造物（図2Aの中脳背面にある小さな隆起）である。上丘は視覚系の一部であり，下丘は聴覚系の一部である。

中脳，橋，延髄は，睡眠，覚醒，意識レベルの調節に重要な上行性網様体を構成するニューロン群を含んでいる。多くの神経解剖学者は，中脳・橋・延髄をまとめて**脳幹**（brain stem）と呼んでいる。脳幹は，花を支える茎のように，より吻側の脳を支えているように見える。

視床下部と視床は，中脳の吻側に位置し，これらと視床上部，松果体が合わさって**間脳**（diencephalon）を構成する。**視床下部**（hypothalamus）は，体温・飲水行動・空腹感の制御などの自律神経機能および体性機能に関与する神経核の集合体である。また，内分泌機能の調節，特に下垂体の制御に重要な役割をもつ。**視床**（thalamus）は，正中で結合した一対の構造物であり，「中継核」とも呼ばれる多数の神経核からなる。これらの神経核は，感覚情報や運動情報および他の脳領域からの情報を受け取り，その統合や処理を行って特定の皮質領域に情報を投射する。例えば，視床の外側膝状核は，眼からの視覚情報を受け取り，処理した後に脳の視覚野に情報を投射する。聴覚情報は内側膝状核で，体性感覚情報は後外側腹側核において，同様の処理が行われる。腹外側核は小脳から運動情報を受け取り，運動野に投射する。他の視床核は，運動や感覚に関与しないその他の脳領域からの情報を統合すると考えられている（例えば，背内側核は，扁桃体，視床下部，他の視床核から情報を受け取り，その情

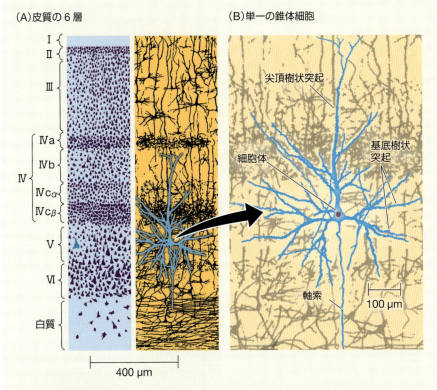

図3 新皮質の構造 (A) 6層構造の新皮質における細胞体の相対密度(左)と，ニューロンおよびその層内・層間の投射の例(右)を示す。いくつかの脳領域内では，6層のうちの1つ以上の層を副層に分割できる場合もあり，ここでは第IV層の例を示す。(B)皮質層のニューロンから1つの錐体細胞を取り出して拡大した図。

終脳（前脳）
ヒト脳の最大かつ最も進化的に高度な領域。大脳皮質や重要な皮質下構造（海馬，扁桃体，基底核など）を含む大脳半球からなる。

基底核
尾状核，被殻，淡蒼球を含む前脳の神経核の集まり。

大脳（大脳半球）
左右の半球からなる哺乳動物の脳で最大かつ最吻側にある構造物。

脳回
大脳皮質の表面にある隆起（隆線）。

脳溝
大脳皮質の表面にある溝（谷）。

大脳皮質（新皮質）
大脳半球の外側表面を覆っている細胞の薄い層。大脳皮質は層構造をもち，皮質コラムあるいは皮質層と呼ばれる。

皮質層（皮質薄層）
ニューロンの種類，密度，サイズ，形状の違いによって区別される新皮質の灰白質にある6つの細胞層。

細胞構築
細胞構造に基づいて物理的に区別可能な領域に分けられた脳の構成。

報を前頭葉に投射する）。

終脳(telencephalon)あるいは前脳(forebrain)は，間脳の吻側に位置する。終脳は脳の中で最も大きく，最も複雑かつ最も高度に進化した領域であり，大脳皮質半球（大脳），海馬のような古い層構造物，扁桃体や基底核(basal ganglia)（尾状核，被殻，淡蒼球からなる）のような大きな皮質下神経核を含む。

大脳皮質：細胞構築

大脳(cerebrum)の左右半球は，ヒト脳の最大かつ最も吻側の領域である。ヒトの感覚情報処理の多くは大脳皮質（すなわち，脳回(gyrus)や脳溝(sulcus)で起伏をもつように折りたたまれたひとつなぎの細胞群）で行われる。脳回は，中に折りたたまれた溝（脳溝）によって分離された皮質の隆起部分である。シート状に展開配置された場合，平均的なヒト大脳皮質の表面積は2,500 cm²である。進化上，最も新しい皮質領域は大脳皮質(cerebral cortex)，あるいは新皮質(neocortex)と呼ばれ，約5 mmの厚さで，6つの皮質層(cortical layer)あるいは皮質薄層(cortical lamina)からなる（図3）。第I層は，軟膜表面に最も近く，ニューロンはあまり存在せず，主として軸索と樹状突起から構成される。第II, III層は，主として錐体細胞から構成され，第II層の細胞は，第III層の細胞よりも細胞体が小さい。第IV層は相対的に錐体細胞が少ないが，星細胞が密に集まっている。第IV層は他の皮質領域からの投射を受け，皮質の一次入力層と考えられる。また，第IV層は，皮質内処理層を構成すると思われる第I, II, III層に主として投射するとみられる。第V, VI層は，他の脳領域へ軸索を投射する多くの錐体細胞を含み，新皮質の出力層と考えられる。一般的なボクセルサイズが数mm程度であることを考えると，ほとんどのfMRI研究ではこれらの層が区別されていないが，電気生理学的な単一細胞記録のような他の技術では区別できることに注意してほしい（fMRIを皮質層を区別するために用いた数少ない魅力的な研究については，第8章を参照）。

皮質厚，集合密度，構成細胞の組成や大きさは，皮質層および皮質のそれぞれの領域によって異なる。解剖学者らは，構造に基づいて機能を区別できるようにするため，細胞構築(cytoarchitecture)におけるこれらの違いに基づいた詳細なマップを開発してきた。1909年にKorbinian Brodmannによって公開された有名な細胞構築マップは，大脳皮質

Box 6-3　神経解剖学入門

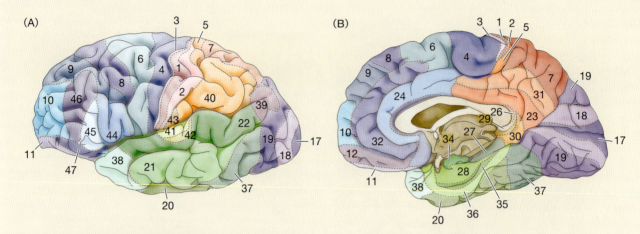

図4　Brodmann (1909) の細胞構築マップ　(A)左半球の表面図。(B)正中矢状断。各番号は、ニューロンの特性や構成によって区別された皮質領域（ブロードマン領野）を指している。左側の青色の領域は前頭葉、中心の赤/オレンジ/黄色の領域は頭頂葉、右側の紫色の領域は後頭葉、下方の緑色の領域は側頭葉である。中脳と脳梁は正中矢状断の茶色の領域である。

を47の異なる領域に分割したものである（図4）。これらの領域、すなわち**ブロードマン領野**（Brodmann area）は、今日においても、fMRIやPETによって測定された脳賦活領域を表現するために多くの研究で用いられる。どの非侵襲的な神経科学的手法も脳の細胞構築を直接測定することはできないが、個々人の脳には、それを空間的に変形させ、ブロードマン領野が示された共通するアトラス空間（例えば、TalairachとTournouxのアトラス）にあわせることができるほどの類似性が存在している。

脳葉

皮質はつながっているが、一般的な脳にはいくつかの深い裂け目が存在し、その裂け目により脳は4つの主要な葉（前頭葉、頭頂葉、側頭葉、後頭葉）に細分化される。各葉の名称はそれを覆う頭蓋骨に由来する。5番目の葉、すなわち島は、側頭葉前部と前頭葉下部に隠されている。神経解剖学者によっては、帯状皮質、海馬、扁桃体などの正中にある構造物で構成される辺縁葉を脳葉に含める者もいる。大脳半球やそれを構成する脳葉および神経核は構造が対になっている。左右の半球はほぼ同じ形状に見えるが、左右間にはわずかに解剖学的な違いが存在し、これが言語や空間的能力のような左右差のある機能の基盤を形成していると考えられる。

前頭葉、頭頂葉、後頭葉、側頭葉の位置は、図5と図6に示す。中心前回と中心後回は、前頭葉と頭頂葉を分離する深い裂け目である**中心溝**（central sulcus）によって分離される。中心溝の前方の脳回（中心前回）はしばしば一次運動野と呼ばれる。その内側から外側に向かって、身体の体性局在表現（ホムンクルス）があり、下肢は正中付近、手は中間、口や舌は最外側近辺で表現される。中心前回の電気刺激は、その領域が表現する四肢の不随意な運動を引き起こす。中心溝の後方の脳回（中心後回）は身体の感覚表現を担っており、その表現部位の並びは運動表現とほぼ同様である。中心後回の電気刺激は、特定の身体部位にヒリヒリするような感覚を引き起こす。

側頭葉（temporal lobe）は、深い**シルヴィウス溝**（Sylvian fissure）によって前頭葉と頭頂葉から分離される。外側側頭葉の一部は、聴覚処理と視覚処理に重要な役割を果たしており、左半球の側頭葉は特に言語処理に重要である。脳の後端にある**後頭葉**（occipital lobe）は、視覚処理の主要領域であり、頭頂後頭溝（図6）によって**頭頂葉**（parietal lobe）と分離されている。頭頂葉には様々な機能があるが、特に空間処理に重要な役割を果たしている。

前頭葉（frontal lobe）は大きく、多く

ブロードマン領野
Korbinian Brodmannによる影響力ある細胞構築学に基づく脳の区分。

中心溝
脳の前頭葉と頭頂葉を分離する深い裂。

側頭葉
大脳の腹側面にある葉。聴覚および視覚処理、言語、記憶などの多くの機能に重要である。

シルヴィウス溝
前頭葉と頭頂葉と側頭葉を分離する深い脳溝。

後頭葉
脳の最後部の葉。主に視覚処理と関連する。

頭頂葉
大脳の後背部の葉。空間処理や認知処理、またその他の多くの機能に重要である。

前頭葉
大脳の最前部の葉。遂行機能、運動制御、記憶、および他の多くの機能に重要である。

第6章 神経活動から血流動態へ 187

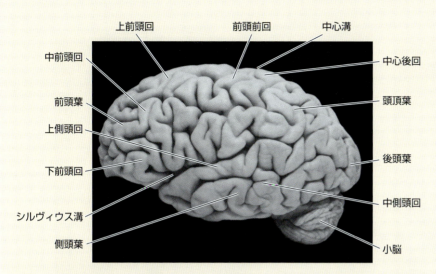

図5 血管を除去したヒト脳の左半球の表面図〔S. Mark WilliamsとDale Purves（デューク大学医療センター）のご厚意による〕

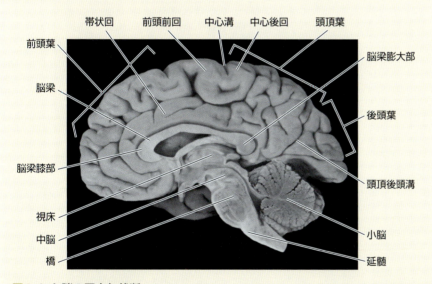

図6 ヒト脳の正中矢状断〔S. Mark WilliamsとDale Purves（デューク大学医療センター）のご厚意による〕

島
シルヴィウス溝前部の奥に隠れた「島(island)」の皮質で、感情処理、化学感覚に重要である。

脳梁
大脳半球間の主要な結合部位である大きな白質束。前部は膝部、後部は膨大部として知られる。

軸位断
（MRIのx-y平面に沿った）脳の水平像。

冠状断
（MRIのx-z平面に沿った）脳の正面像。

の機能を有する。前頭葉の背外側部は推論や意思決定などの遂行機能を含む複雑な認知処理に重要である。ブローカ野は一般的に左前頭葉内にあり、言語の生成を司る。前頭葉のより腹内側部は感情の処理に関与すると考えられている。**島**(insula)（図8A）は、シルヴィウス溝の前部と下前頭葉の奥深くに隠れている。島には、味覚や嗅覚などの化学感覚に重要である。また、恐怖や痛みの評価、危険な状況の回避などを含む広範な感情の処理にも重要な役割を果たしている。

脳梁(corpus callosum)（図6）は、脳の半球を結ぶ大きな白質束である。脳梁の最前部は膝部と呼ばれ、後部の肥厚部は膨大部と呼ばれる。

図7は、脳の腹側表面を2通りの方法で示したものである。図7Aの写真には小脳がついているが、表面の血管は除去されている。図7Bの模式図では小脳が省略され、側頭葉の腹側表面上の脳回と脳溝まで描かれている。側頭葉下部の多くの領域は、複雑な物体の知覚を含む高次視覚処理に重要な役割を果たしている。隣接する海馬（図示していない）に沿った、嗅内皮質および海馬傍回はまとめて内側側頭葉と呼ばれ、記憶処理を支えている。

脳の軸位断および冠状断表示

図8は、fMRI研究でよく使用される直交方向の2つの脳スライスを示す。図8Aは、背側-腹側面のスライスを撮像した**軸位断**(axial)の画像であり、上方が吻側、下方が尾側である。図8Bは、吻側-尾側面のスライスを撮像した**冠状断**(coronal)の画像であり、上方が背側、下方が腹側である（図1B）。冠状断、矢状断ともに、脳の正中は図の正中にある。皮質の灰白質薄層と深部白質路は、視覚的にはっきりと分かれている。深い脳溝にある皮質と脳回の皮質が連続していることも明らかである。図8Aを見ると、島が側頭葉と前頭葉の外表面に隠れた皮質の島(island)であることがわかる。基底核（尾状核と被殻）も示されており、この領域は学習に関連する多くの認知過程と運動制御に重要である。

図8Bでは、脳の中心近傍に側脳室が

Box 6-3　神経解剖学入門

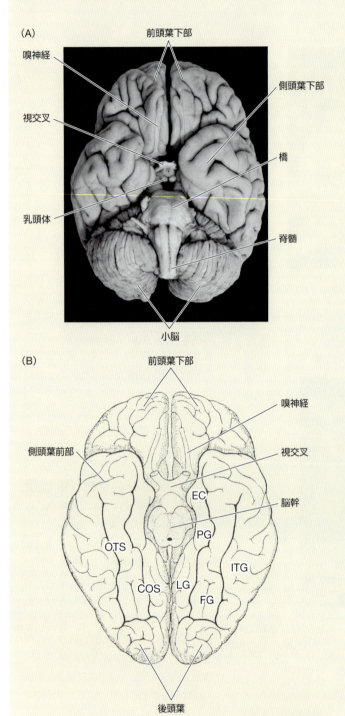

図7　ヒト脳の腹側面　(A)小脳と脳幹を含めた腹側表面の写真。(B)脳回を識別できるように小脳を除去した模式図。COS：側副溝，EC：嗅内皮質，PG：海馬傍回，LG：舌状回，FG：紡錘状回，ITG：下側頭回，OTS：後頭側頭溝。〔S. Mark Williams と Dale Purves（デューク大学医療センター）のご厚意による〕

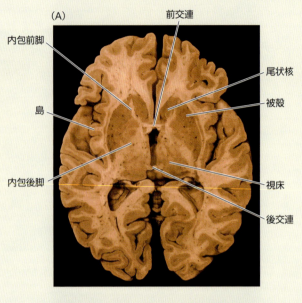

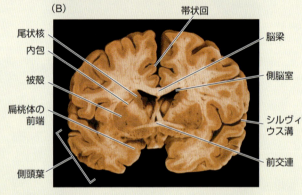

図8　前交連レベルでのヒト脳のスライス　(A)軸位断。(B)冠状断。〔S. Mark Williams と Dale Purves（デューク大学医療センター）のご厚意による〕

明瞭にみえる。辺縁葉の重要な構成要素であり，感情の処理を支える扁桃体の前端も示されている。また，半球間の白質路に注目してほしい。脳梁は最大の半球間結合を形成しており，2番目に大きい半球間結合を形成している前交連とともに半球間の情報伝達においても重要な役割を担っている。

まとめ

　ヒト脳の情報処理における基本要素はニューロンである。ニューロンは情報の統合と伝達という2つの主要な役割を果たしており，これらは細胞膜電位と神経伝達物質放出の変化を介して調節される。統合活動と伝達活動自体は外部エネルギー源を必要としないが，これらの活動に続くイオン濃度勾配の回復にはエネルギー供給が必要である。活性化ニューロンに供給される一次エネルギー物質はグルコースと酸素であり，ともにATP合成に重要である。これらの物質は，血管系を介して供給される。血管系の主な構成要素は，動脈，毛細血管，静脈であり，それぞれ異なる空間スケールで存在する。神経活動に応じた血管系内の変化は，神経活動部位から離れた脳領域で発生することがあり，この変化はニューロンから細胞外間隙に放出された血流制御物質や，ニューロンあるいは近傍のアストロサイトからの直接的な影響が部分的に関与していると考えられている。これらそれぞれの制御機序は異なる時間経過を有している。ニューロンは，軟膜動脈，細動脈，毛細血管内の血流を直接変化させうるが，この作用がfMRIでの計測結果に影響するかどうかは明らかでない。神経活動に対する血管応答の主要な結果として，オキシヘモグロビンの動脈供給が生じ，そこから酸素が毛細血管内に取り込まれる。デオキシヘモグロビンの局所濃度の変化はfMRIの基盤となっている。血流と脳代謝は安静時には十分にカップリングしているが，刺激によって局所血流が増加する（機能的充血と呼ばれる現象）と，刺激中のグルコースと酸素の代謝率はすべての脳代謝が酸化的であると仮定した理論値から乖離してしまう。機能的充血時のこの脱カップリングの原因についてはいまだに議論があるが，ニューロンの直接的な代謝要求とは関連がなさそうであり，組織の低酸素症を防ぐための安全率を反映していると考えられている。

（訳：大石　直也，鈴木　崇士）

演習問題や参照サイトなどのリソースについては次のURLを参照（英文のみ）

sites.sinauer.com/fmri3e

重要文献

*Cipolla, M.J. (2009). *The Cerebral Circulation. Integrated Systems Physiology: From Molecule to Function*. Morgan and Claypool Life Sciences, San Rafael, CA.
　↑脳循環の制御におけるニューロンとアストロサイトの役割に関する現在の知見を包括的かつわかりやすく総括した本。

Drake, C.T., and Iadecola, C. (2007). The role of neuronal signaling in controlling cerebral blood flow. *Brain and Language*, 102: 141–152.
　↑機能的充血の機序やfMRIとの関係についてのレビュー。

*Duvernoy, H.M., Delon, S., and Vannson, J.L. (1981). Cortical blood vessels of the human brain. *Brain Res. Bull.*, 7: 519–579.
　↑ヒト脳への血液供給を徹底的に調べた論文。多くのすばらしく詳細な写真を交えながら説明されている。

*Howarth, C., Gleeson, P., and Attwell, D. (2012). Updated energy budgets for neural computation in the neocortex and cerebellum. *J. Cereb. Blood Flow Metab.*, 32: 1222–1232.
　↑脳のエネルギー利用についての包括的なレビュー。ニューロンの情報処理のために利用されるエネルギーがどのように機能神経画像と関係しているのかということも示している。

Itoh, Y., and Suzuki, N. (2012). Control of brain capillary blood flow. *J. Cereb. Blood Flow Metab.*, 32: 1167–1176.
　↑脳血流制御に関する最新の知見のレビュー。毛細血管血流の局所制御とその上流の細動脈での制御を結びつける統合モデルも示されている。

*James, W. (1890). *The Principles of Psychology*. Dover, New York.
　↑鋭い実験感覚と卓越した内省を統合した科学者が記した最高傑作。非常に古い本ではあるが，その

概要はいまだに様々な研究分野に対して有用な洞察を与えている。特に脳生理学の章を強く推薦する。

Purves, D., Augustine, G., Fitzpatrick, D., Hall, W.C., LaMantia, A., and White, L.E. (eds. 2011). *Neuroscience*. 5th edition. Sinauer Associates, Sunderland, MA.

↑神経解剖学，神経シグナルとその統合，膜チャネル，トランスポーターを含む神経科学のあらゆる側面を豊富な図解を交えて詳細に説明した教科書。

*Roy, C.S., and Sherrington, C.S. (1890). On the regulation of the blood-supply of the brain. *J. Physiol.*, 11 (1–2): 85–108.

↑脳血管系について包括的かつ魅力的に記述した論文。最終ページで，血流の機能的な意味に関する推論が記されている。

*この分野の重要文献であるとともに本章で引用した文献。

参考文献

Ances, B.M., Leontiev, O., Perthen, J.E., Liang, C., Lansing, A.E., and Buxton, R.B. (2008). Regional differences in the coupling of cerebral blood flow and oxygen metabolism changes in response to activation: Implications for BOLD-fMRI. *Neuroimage*, 39: 1510–1521.

Attwell, D., Buchan, A.M., Charpak, S., Lauritzen, M., Macvicar, B.A., and Newman, E.A. (2010). Glial and neuronal control of brain blood flow. *Nature*, 468: 232–243.

Attwell, D., and Gibb, A. (2005). Neuroenergetics and the kinetic design of excitatory synapses. *Nat. Rev. Neurosci.*, 6: 841–849.

Attwell, D., and Iadecola, C. (2002). The neural basis of functional brain imaging signals. *Trends Neurosci.*, 25: 621–625.

Attwell, D., and Laughlin, S.B. (2001). An energy budget for signaling in the grey matter of the brain. *J. Cereb. Blood Flow Metab.*, 21: 1133–1145.

Azevedo, F.A., Carvalho, L.R., Grinberg, L.T., Farfel, J.M., Ferretti, R.E., Leite, R.E., Jacob Filho, W., Lent, R., and Herculano-Houzel, S. (2009). Equal numbers of neuronal and nonneuronal cells make the human brain an isometrically scaled-up primate brain. *J. Comp. Neurol.*, 513: 532–541.

Bekar, L.K., He, W., and Nedergaard, M. (2008). Locus coeruleus alpha-adrenergic-mediated activation of cortical astrocytes in vivo. *Cereb. Cortex*, 18: 2789–2795.

Bekar, L.K., Wei, H.S., and Nedergaard, M. (2012). The locus coeruleus-norepinephrine network optimizes coupling of cerebral blood volume with oxygen demand. *J. Cereb. Blood Flow Metab.*, 32: 2135–2145.

Branston, N.M. (1995). Neurogenic control of the cerebral circulation. *Cerebrovasc. Brain Metab. Rev.*, 7: 338–349.

Brodmann, K. (1909). *Vergleichende Lokalisationslehre der Grosshirnrinde in ihren Prinzipien dargestellt auf Grund des Zellenbaues*. Barth, Leipzig.

Buxton, R.B. (2010). Interpreting oxygenation-based neuroimaging signals: The importance and the challenge of understanding brain oxygen metabolism. *Front. Neuroenergetics*, 2: 8.

Buxton, R.B. (2012). Dynamic models of BOLD contrast. *Neuroimage*, 62: 953–961.

Buxton, R.B., and Frank, L.R. (1997). A model for the coupling between cerebral blood flow and oxygen metabolism during neural stimulation. *J. Cereb. Blood Flow Metab.*, 17: 64–72.

DeFelipe, J. and Fariñas, I. (1992). The pyramidal neuron of the cerebral cortex: Morphological and chemical characteristics of the synaptic inputs. *Prog. Neurobiol.*, 39: 563–607.

Devor, A., Sakadzic, S., Saisan, P.A., Yaseen, M.A., Roussakis, E., Srinivasan, V.J., Vinogradov, S.A., Rosen, B.R., Buxton, R.B., Dale, A.M., and Boas, D.A. (2011). "Overshoot" of O2 is required to maintain baseline tissue oxygenation at locations distal to blood vessels. *J. Neurosci.*, 31: 13676–13681.

Duchemin, S., Boily, M., Sadekova, N., and Girouard, H. (2012). The complex contribution of NOS interneurons in the physiology of cerebrovascular regulation. *Front. Neural Circuits*, 6: 51.

Duelli, R., and Kuschinsky, W. (1993). Changes in brain capillary diameter during hypocapnia and hypercapnia. *J. Cereb. Blood Flow Metab.*, 13: 1025–1028.

Duvernoy, H.M., Delon, S., and Vannson, J.L. (1981). Cortical blood vessels of the human brain. *Brain Res. Bull.*, 7: 519–579.

Eroglu, C., and Barres, B.A. (2010). Regulation of synaptic connectivity by glia. *Nature*, 468: 223–231.

Fernández-Klett, F., Offenhauser, N., Dirnagl, U., Priller, J., and Lindauer, U. (2010). Pericytes in capillaries are contractile in vivo, but arterioles mediate functional hyperemia in the mouse brain. *Proc. Natl. Acad. Sci. U.S.A.*, 107: 22290–22295.

Foote, S.L., Bloom, F.E., and Aston-Jones, G. (1983). Nucleus locus ceruleus: New evidence of anatomical and physiological specificity. *Physiol. Rev.*, 63: 844–914.

Fox, P.T., and Raichle, M.E. (1986). Focal physiological uncoupling of cerebral blood flow and oxidative metabolism during somatosensory stimulation in human subjects. *Proc. Natl. Acad. Sci. U.S.A.*, 83: 1140–1144.

Friedland, R.P., and Iadecola, C. (1991). A centennial reexamination of "On the regulation of the blood-supply of the brain." *Neurology*, 41: 10–14.

Hall, C.N., Klein-Flügge, M.C., Howarth, C., and Attwell, D. (2012). Oxidative phosphorylation, not glycolysis, powers presynaptic and postsynaptic mechanisms underlying brain information processing. *J. Neurosci.*, 32: 8940–8951.

Hamel, E. (2004). Cholinergic modulation of the cortical microvascular bed. Prog. *Brain Res.*, 145: 171–178.

Hamel, E. (2006). Perivascular nerves and the regulation of cerebrovascular tone. *J. Appl. Physiol.*, 100: 1059–1064.

Hamilton, N.B., Attwell, D., and Hall, C.N. (2010). Pericyte-mediated regulation of capillary diameter: A component of neurovascular coupling in health and disease. *Front. Neuroenergetics*, 2: 5.

Hertz, L., Peng, L., and Dienel, G.A. (2007). Energy metabolism in astrocytes: High rate of oxidative metabolism and spatiotemporal dependence on glycolysis/glycogenolysis. *J. Cereb. Blood Flow Metab.*, 27: 219–249.

Hyder, F., Rothman, D.L., and Shulman, R.G. (2002). Total neuroenergetics support localized brain activity: Implications for the interpretation of fMRI. *Proc. Natl. Acad. Sci. U.S.A.*, 99: 10771–10776.

Iadecola, C. (1998). Neurogenic control of the cerebral microcirculation: Is dopamine minding the store? *Nat. Neurosci.*, 1: 263–265.

Iadecola, C. (2002). Intrinsic signals and functional brain mapping: Caution, blood vessels at work. *Cereb. Cortex*, 12: 223–224.

Iadecola, C., Yang, G., Ebner, T.J., and Chen, G. (1997). Local and propagated vascular responses evoked by focal synaptic activity in cerebellar cortex. *J. Neurophysiol.*, 78: 651–659.

Krimer, L.S., Muly, E.C., Williams, G.V., and Goldman-Rakic, P.S. (1998). Dopaminergic regulation of cerebral cortical microcirculation. *Nat. Neurosci.*, 1: 286–289.

Lauritzen, M. (2005). Reading vascular changes in brain imaging: Is dendritic calcium the key? *Nat. Rev. Neurosci.*, 6: 77–85.

Lee, S.P., Duong, T.Q., Yang, G., Iadecola, C., and Kim, S.G. (2001). Relative changes of cerebral arterial and venous blood volumes during increased cerebral blood flow: Implications for BOLD fMRI. *Magn. Reson. Med.*, 45: 791–800.

Leithner, C., and Royl, G. (2014). The oxygen paradox of neurovascular coupling. *J. Cereb. Blood Flow Metab.*, 34: 19–29.

Leithner, C., Royl, G., Offenhauser, N., Füchtemeier, M., Kohl-Bareis, M., Villringer, A., Dirnagl, U., and Lindauer, U. (2010). Pharmacological uncoupling of activation induced increases in CBF and . *J. Cereb. Blood Flow Metab.*, 30: 311–322.

Lin, A.L., Fox, P.T., Hardies, J., Duong, T.Q., and Gao, J.H. (2010). Nonlinear coupling between cerebral blood flow, oxygen consumption, and ATP production in human visual cortex. *Proc. Natl. Acad. Sci. U.S.A.*, 107: 8446–8451.

Lou, H.C., Edvinsson, L., and MacKenzie, E.T. (1987). The concept of coupling blood flow to brain function: Revision required? *Ann. Neurol.*, 22: 289–297.

Ludwig, E., and Klingler, J. (1956). *Atlas cerebri humani: Der innere Bau des Gehirns dargestellt auf Grund makroskopischer Präparate. The inner structure of the brain demonstrated on the basis of macroscopical preparations.* Little, Brown and Co., Boston, MA.

Magistretti, P.J., Pellerin, L., Rothman, D.L., and Shulman, R.G. (1999). Energy on demand. *Science*, 283: 496–497.

Malonek, D., and Grinvald, A. (1996). Interactions between electrical activity and cortical microcirculation revealed by imaging spectroscopy: Implications for functional brain mapping. *Science*, 272: 551–554.

Mchedlishvili, G., and Kuridze, N. (1984). The modular organization of the pial arterial system in phylogeny. *J. Cereb. Blood Flow Metab.*, 4: 391–396.

Menon, R.S., and Goodyear, B.G. (1999). Submillimeter functional localization in human striate cortex using BOLD contrast at 4 Tesla: Implications for the vascular point-spread function. *Magn. Reson. Med.*, 41: 230–235.

Metea, M.R., and Newman, E.A. (2006). Glial cells dilate and constrict blood vessels: A mechanism of neurovascular coupling. *J. Neurosci.*, 26: 2862–2870.

Mulligan, S.J., and MacVicar, B.A. (2004). Calcium transients in astrocyte endfeet cause cerebrovascular constrictions. *Nature*, 431: 195–199.

Ngai, A.C., Ko, K.R., Morii, S., and Winn, H.R. (1988). Effect of sciatic nerve stimulation on pial arterioles in rats. *Am. J. Physiol.*, 254: H133–H139.

Ngai, A.C., Meno, J.R., and Winn, H.R. (1995). Simultaneous measurements of pial arteriolar diameter and laser-Doppler flow during somatosensory stimulation. *J. Cereb. Blood Flow*

Metab., 15: 124–127.

Nonaka, H., Akima, M., Nagayama, T., Hatori, T., Zhang, Z., and Ihara, F. (2003). Microvasculature of the human cerebral meninges. *Neuropathology*, 23: 129–135.

Pellerin, L., and Magistretti, P.J. (1994). Glutamate uptake into astrocytes stimulates aerobic glycolysis: A mechanism coupling neuronal activity to glucose utilization. *Proc. Natl. Acad. Sci. U.S.A.*, 91: 10625–10629.

Prichard, J., Rothman, D., Novotny, E., Petroff, O., Kuwabara, T., Avison, M., Howseman, A., Hanstock, C., and Shulman, R. (1991). Lactate rise detected by 1H NMR in human visual cortex during physiologic stimulation. *Proc. Natl. Acad. Sci. U.S.A.*, 88: 5829–5831.

Raichle, M.E., and Gusnard, D.A. (2002). Appraising the brain's energy budget. *Proc. Natl. Acad. Sci. U.S.A.*, 99: 10237–10239.

Roy, C.S., and Sherrington, C.S. (1890). On the regulation of the blood-supply of the brain. *J. Physiol.*, 11(1–2): 85–158.

Segebarth, C., Belle, V., Delon, C., Massarelli, R., Decety, J., Le Bas, J.F., Décorps, M., and Benabid, A.L. (1994). Functional MRI of the human brain: Predominance of signals from extracerebral veins. *Neuroreport*, 5: 813–816.

Sibson, N.R., Dhankhar, A., Mason, G.F., Rothman, D.L., Behar, K.L., and Shulman, R.G. (1998). Stoichiometric coupling of brain glucose metabolism and glutamatergic neuronal activity. *Proc. Natl. Acad. Sci. U.S.A.*, 95: 316–321.

Sokoloff, L., Reivich, M., Kennedy, C., Rosiers, M.H.D., Patlak, C.S., Pettigrew, K.D.E.A., Sakurada, O., and Shinohara, M. (1977). The [14c] deoxyglucose method for the measurement of local cerebral glucose utilization: Theory, procedure, and normal values in the conscious and anesthetized albino rat1. *J. Neurochem.*, 28: 897–916.

Stefanovic, B., Hutchinson, E., Yakovleva, V., Schram, V., Russell, J.T., Belluscio, L., Koretsky, A.P., and Silva, A.C. (2008). Functional reactivity of cerebral capillaries. *J. Cereb. Blood Flow Metab.*, 28: 961–972.

Stefanovic, B., Schwindt, W., Hoehn, M., and Silva, A.C. (2007). Functional uncoupling of hemodynamic from neuronal response by inhibition of neuronal nitric oxide synthase. *J. Cereb. Blood Flow Metab.*, 27: 741–754.

Takano, T., Tian, G.F., Peng, W., Lou, N., Libionka, W., Han, X., and Nedergaard, M. (2006). Astrocyte-mediated control of cerebral blood flow. *Nat. Neurosci.*, 9: 260–267.

Talairach, J., and Tournoux, P. (1988). *Co-planar stereotaxic atlas of the human brain: 3-dimensional proportional system: an approach to cerebral imaging*. Thieme Medical Publishers, New York.

Vafaee, M.S., and Gjedde, A. (2000). Model of blood-brain transfer of oxygen explains nonlinear flow-metabolism coupling during stimulation of visual cortex. *J. Cereb. Blood Flow Metab.*, 20: 747–754.

Villringer, A., Them, A., Lindauer, U., Einhäupl, K., and Dirnagl, U. (1994). Capillary perfusion of the rat brain cortex: An in vivo confocal microscopy study. *Circ. Res.*, 75: 55–62.

Yamanishi, S., Katsumura, K., Kobayashi, T., and Puro, D.G. (2006). Extracellular lactate as a dynamic vasoactive signal in the rat retinal microvasculature. *Am. J. Physiol. Heart Circ. Physiol.*, 290: H925–H934.

Yang, G., Zhang, Y., Ross, M.E., and Iadecola, C. (2003). Attenuation of activity-induced increases in cerebellar blood flow in mice lacking neuronal nitric oxide synthase. *Am. J. Physiol. Heart Circ. Physiol.*, 285: H298–H304.

第7章

BOLD fMRI：起源と特性

　第6章では，**機能的充血**(functional hyperemia)，すなわち，感覚・運動・認知処理に関連した局所神経活動により生じる局所血流の増加について説明した。そこでは，この機能的充血について一般的かつ排他的でない2つの仮説の根拠を検討した。1つは後のエネルギー要求に応じた代謝物の運搬に基づく仮説(代謝仮説)で，もう1つは神経制御に基づく仮説(神経原性仮説)である。代謝仮説では，活性化した脳組織への酸素とグルコース(細胞の呼吸と代謝のために最も重要な物質)の血流増加を介した運搬に重きをおく。一方，神経原性仮説では，神経による血流の戦略的な制御や，代謝要求と酸素・グルコース供給との間の乖離に重きをおく。機能的充血を十分に説明するためには，おそらく異なる時間軸で作用している，代謝仮説と神経原性仮説の双方の要素を組み合わせて考えなければならないであろう。

　2つの仮説はどちらも，機能的充血が生じている間に，なぜ脳組織が消費するよりも多く酸素が運搬されるのかを説明しようとするものである。この単純かつ驚くべき事実は，低酸素状態に対する保護的な安全機能(血液供給する血管から最も遠くに位置するニューロンへ十分な酸素拡散を確保するための余剰)を反映しているのかもしれないし，別の要素を反映しているのかもしれない。機序がどうであれ，この事実は，血流，酸素運搬，酸素消費の変化が，それを引き起こす神経活動のマーカとなることを意味する。しかし，このような血流動態の変化とMRIで計測される信号とをどのように結びつければよいか，という重要な疑問は残されたままである。

　本章では，**血液酸素化レベル依存性コントラスト**〔blood-oxygenation-level dependent (BOLD) contrast〕を説明することを通して，この疑問に答えていく。最初に，BOLD信号の特徴をより詳細に述べる。つまり，血液の磁気特性の理解がどのようにBOLD信号の発見につながったか，そして，それがfMRIの発展をどのように促進し，典型的なfMRIが確立されるに至ったか，について述べる。次いで，BOLD fMRIの空間的特性と時間的特性について考察する。最近の研究では，皮質内における特定の細胞層での活動マッピングや，活動領域間での情報伝達の方向決定などにもfMRIが有用であることが示されている。これらの発展は，スキャナ装置の進歩と新たなfMRI解析法の開発によって導かれた。それでもやはり，fMRIから得られる結果は，もととなる神経活動とBOLD信号の時間的・空間的な一致性に限界がある。fMRIを利用する研究者はその能力と限界の両方を理解しておくべきである。

機能的充血
感覚・運動・認知行動に反応して生じる局所血流の増加。

血液酸素化レベル依存性(BOLD)コントラスト
T_2^*強調画像上のデオキシヘモグロビン量に応じた信号の差。

BOLD fMRIの歴史

1936年，米国人化学者Linus Pauling（ノーベル賞受賞者）とその指導を受けるCharles Coryellは，ヘモグロビンの分子構造の研究中に，注目に値する思いがけない（fMRI研究に重要な）特徴を発見した。それは，ヘモグロビン分子が磁気特性をもち，その特性は酸素と結合しているかどうかによって異なる，という特徴である。**オキシヘモグロビン（酸素化ヘモグロビン）**（oxygenated hemoglobin：Hb）は**反磁性**（diamagnetic）で，不対電子をもたず磁気モーメントがゼロである。一方，**デオキシヘモグロビン（脱酸素化ヘモグロビン）**（deoxygenated hemoglobin：dHb）は**常磁性**（paramagnetic）で，不対電子と強力な磁気モーメントをもつ。完全に脱酸素化された血液は，完全に酸素化された血液に比べ，**磁化率**（magnetic susceptibility）が約20％高い。PaulingとCoryellは，この事実が（偉大な19世紀の物理学者Michael Faradayを含む）過去の研究者の目にとまらなかったこと，そして，それが単に過去の研究者が静脈血（オキシ・デオキシヘモグロビン双方を含む）と動脈血（オキシヘモグロビンのみ含む）を分離しなかったためであることを皮肉っぽく指摘した。

常磁性体が周囲の磁場をゆがめることで，近傍のプロトンが受ける磁力が変化して異なる周波数で歳差運動し，横磁化のより急速な減衰をもたらす（T_2^*を短縮する）。したがって，T_2^*に感受性の高い磁気共鳴（MR）パルスシーケンスを用いると，血液が高度に酸素化されている部位ではMR信号が強くなり，高度に脱酸素化されている部位ではMR信号が弱くなる。この予測は，1980年代初頭にThulbornらによって実験的に確かめられた。Thulbornらは横磁化の減衰が試験管内の血中におけるオキシヘモグロビンの割合に依存することを発見した（**図7-1**）。また，この横磁化減衰の程度は静磁場強度の二乗に比例して増加することを指摘した。磁場強度が低い（0.5 T未満）と，酸素化血液と脱酸素化血液の間の横緩和値はそれほど変わらないが，高磁場（0.5 T以上）ではその値は有意に異なる。そのため，MRIでT_2^*強調画像を撮像するためには強い静磁場が必須である。これらの結果から，原理的にはMRIを用いて血液酸素化の変化を測定できることが示された。

オキシヘモグロビン（酸素化ヘモグロビン）
酸素と結合したヘモグロビン。反磁性である。

反磁性
磁場に対して反対に作用する物質の特性（局所の磁場強度を弱める）。

デオキシヘモグロビン（脱酸素化ヘモグロビン）
酸素と結合していないヘモグロビン。常磁性である。

常磁性
磁力線を密にさせる物質の特性（局所の磁場強度を強める）。強磁性体よりも磁束密度は低い。

磁化率
ある物質が磁場内に置かれたときに起こる磁化の強さ。

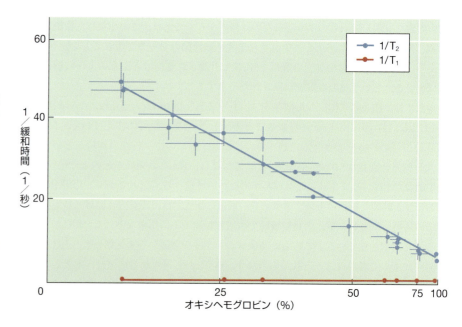

図7-1 血液の脱酸素化がMR緩和定数に及ぼす効果 血液の脱酸素化は横・縦緩和時間に異なる効果を及ぼす。横緩和時間は$1/T_2$（青丸），縦緩和時間は$1/T_1$（赤丸）で示す。x軸は脱酸素化血液の割合の二乗（訳注：この図ではオキシヘモグロビンの割合に置き換えて表されている）を表し，右側にいくほど酸素化の増加を意味する。酸素化の増加により$1/T_2$が明らかに低下する。つまり，デオキシヘモグロビンの増加に伴いT_2緩和（ここではスピン-スピン相互作用と局所磁場不均一性による位相コヒーレンスの消失）時間は短縮する（訳注：この図におけるT_2はT_2^*を意図していると考えられる）。一方，T_1緩和時間は血液酸素化の程度に影響されない。（Thulborn et al., 1982より）

BOLDコントラストの発見

1980年代後半，ベル研究所の科学研究員Seiji Ogawa（小川誠二）がMRIを用いて脳生理学を研究するための実験を行った。Ogawaらは，生理的変化を直接測定するにはMRIは不向きであると考えていた。典型的なMRIコントラストは水素の特性に依存しているが，水素は水分子として体内のあらゆるところに存在しているため，代謝反応により生じる非常に微細な濃度変化の多くは感知できない。MRIを生理的変化の測定に使うためには，代謝にかかわる何らかの過程を間接的に測定する必要がある。その可能性の1つとして血流が検討された。なぜなら，代謝過程では赤血球中のヘモグロビンを通して供給される酸素が必要になるからである。Ogawaらは，Thulbornらの初期の研究に基づき，血中の酸素の割合を操作することでT_2^*強調画像での血管の見え方が変わるという仮説を立てた。

1990年にOgawa, Lee, Nayak, Glynnは，この仮説を検証するために，麻酔下のげっ歯類を高磁場MRI（7T以上）でスキャンした。実験動物が吸入する酸素濃度を変化させることで血中の酸素を操作した。100%酸素を吸入させると，その脳のグラジエントエコー（GRE）画像では，組織間での構造的な違いのみがみられた（図7-2A）が，通常の空気（21%酸素）を吸入させると，まったく異なる特徴をもった画像が形成された。具体的には，大脳皮質全体に細く暗い線が，多くは皮質表面に垂直に写し出された（図7-2B）。さらに，酸素含有量を0%まで減らすと，この線はより顕著になった。この細い線は血管内の常磁性デオキシヘモグロビンの磁化率効果によるものと考えられた。ヘモグロビンが酸素と結合している場合は，反磁性となり周囲の磁場にほとんど影響を与えなかった。

この解釈を確かめるため，生理食塩水で満たした容器に酸素化または脱酸素化血液を入れた試験管を設置し，スピンエコー（SE）パルスシーケンスとGREパルスシーケンスを用いて画像を撮像した。第5章で説明したように，SE画像はおおむねT_2^*効果に感度が低く，GRE画像はT_2^*減衰によりゆがめられる。酸素化血液を入れた試験管は，両方の画像で黒い円を示した。これは，酸素化血液が周囲の生理食塩水よりもT_2^*値が小さいためである（図7-3A,B）。脱酸素化血液のSE画像もほぼ同様であった（図7-3C）。しかし，脱酸素化血液のGRE画像では，きわめて強い影響が現れ，試験管より広い領域で劇的な信号損失が観察された（図7-3D）。これらの結果により，脱酸素化血液がT_2^*画像におけるMR信号を減弱させることが明確に示された。

Ogawaらは，このBOLDコントラストによって脳活動の増加している領域が同定できると推測した。BOLDコントラストに影響を与える可能性のある2つの因子として，酸素消費と酸素運搬（血流によって規定される）を想定した。酸素消費がBOLDコントラストに与える影響を評価するために，Ogawa, Lee, Kay, Tankは麻酔下のラット

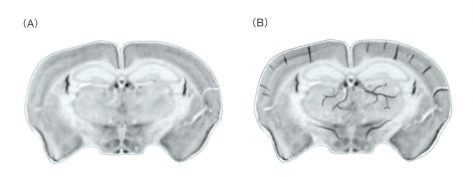

図7-2 BOLDコントラスト画像 Ogawaらは吸入される気体の組成を調整することでラットの血中酸素量を操作した。(A)ラットに100%酸素を吸入させると，T_2^*コントラスト画像において皮質表層は均一に造影された。(B)ラットに通常の空気を吸入させると，皮質内の血管に一致して線状の信号損失が認められた。この線状の信号損失はデオキシヘモグロビン量が増加している領域を示し，これがBOLDコントラストの基礎をなしている。(Ogawa et al., 1990より)

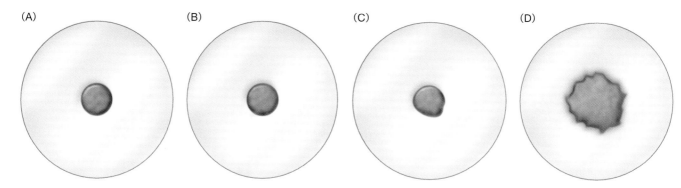

図7-3 オキシ・デオキシヘモグロビンの磁気特性 図7-2で図示した血中酸素量の変化による影響を確認するため，OgawaらはSE法とGRE法を用いて酸素化血液と脱酸素化血液の画像を比較した。酸素化血液のSE画像(A)とGRE画像(B)はともにゆがみはみられなかった。脱酸素化血液のSE画像(C)でわずかにゆがみを認めたが，試験管周囲までは広がらなかった。しかし，脱酸素化血液のGRE画像(D)では試験管周囲に非常に大きな信号損失を認めた。これは，デオキシヘモグロビンが試験管外の隣接する空間における水分子のMR信号を減弱させることを示している。(Ogawa, et al., 1990より)

が吸入する気体を操作し，T_2^*画像撮像と脳波による脳活動の測定を同時に行った。比較的強い麻酔下(3％ハロタン)では，脳活動は急速に減弱し，BOLDコントラストはほとんど得られなかった。つまり，脳構造に基づくコントラストしか得られず，脳画像中に細い線はみられなかった。しかし，弱い麻酔下(0.75％ハロタン)では，脳活動は増加し，BOLDコントラストはより大きくなって，細静脈や静脈血中のデオキシヘモグロビンの増加に一致した細い線を認めた。この結果は麻酔が血流に与えた影響では説明できず，BOLDコントラストは神経活動により生じる酸素要求に依存することを示している。

BOLDコントラストにおける血流の影響を神経活動と独立して評価するために，Ogawaらは2つの吸入条件(100％酸素条件と90％酸素・10％二酸化炭素の混合条件)を比較した。血中の二酸化炭素は大きな常磁性効果をもたないが，神経活動やそれに伴う代謝要求を変化させずに全体の血流を増加させる(例えば，矢状静脈洞の血流速度を約300％増加させる)。100％酸素条件においてはっきりBOLDコントラストが認められた一方，CO_2混合条件ではそのコントラストが消失した。この結果は，代謝要求の増加がない状況で血流増加が生じると，静脈系からデオキシヘモグロビンが洗い流され磁場をゆがめないオキシヘモグロビンだけが残り，信号減弱が生じたためと推測された。

このように，BOLDコントラストは脳領域に存在するデオキシヘモグロビンの総量に依存し，デオキシヘモグロビンの総量は酸素消費と酸素供給のバランスに依存する。さらに，酸素消費は神経活動に依存し，酸素供給は血流量に依存する。デオキシヘモグロビンが局所的に増加すると，BOLD信号は減弱する。一方，デオキシヘモグロビンが局所的に減少すると，BOLD信号は増強する。

第6章で議論したように，神経活動は血流量の増加とともに，酸素要求を上回る酸素供給をもたらす。過剰な酸素化血液が活動領域を灌流すると，活動している神経組織を栄養する毛細血管とその下流の細静脈からデオキシヘモグロビンが洗い流される。この過程は，脳神経外科医が長年観察してきた結果〔刺激によって脳領域が(オキシヘモグロビンの赤色により)ピンク色に変化する〕と一致する。すなわち，神経活動によりBOLD信号が増強されるのは，オキシヘモグロビンがMR信号を増強するからではなく，MR信号強度を減弱するデオキシヘモグロビンがオキシヘモグロビンに置き換わることによる(図7-4)。その結果，神経活動の増加はT_2^*画像での信号強度を強め，BOLD信号が正となる。しかし，血流増加の伴わない状態で酸素消費が増加し，局所のデオキシ

(A)

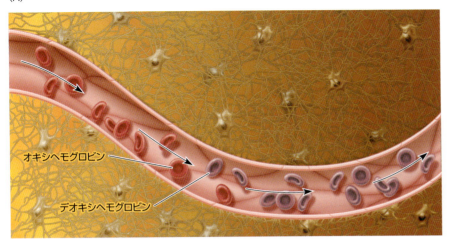

(B)

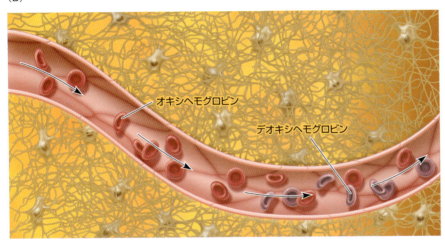

図7-4 **BOLD信号生成のまとめ** (A)通常の状況では，毛細血管床内でオキシヘモグロビンは一定の割合でデオキシヘモグロビンに変化する。(B)しかし，ニューロンが活性化すると，血流が過剰に増加してニューロンの要求よりも多くのオキシヘモグロビンが供給される。その結果，デオキシヘモグロビンは減少し，それによりT_2^*効果による信号損失も減弱するため，MR画像がより明るくなる。(Mosley and Glover, 1995より)

ヘモグロビンが蓄積すると，BOLD信号は負となる。負のBOLD信号の例の1つが，いわゆるイニシャルディップ（initial dip）である。これは，正のBOLD信号の前に観察され，血流と酸素消費に関する事象の複雑な時間経過を表している。イニシャルディップと他の負のBOLD信号に関する詳細は後述する。

Thought Question

血流は酸素とグルコースという2つの重要な栄養素を運搬する。これらは神経活動の栄養として必要である。しかし，BOLD信号に直接的な影響を与えるのは酸素運搬と酸素消費のバランスのみであるのはなぜか？

BOLD fMRIの発展

　Ogawaらの研究によって，血液酸素化の変化がMRIで測定可能であることが明らかになった。その次の段階としては，ヒト脳において異なる機能を担う領域を区別するためにBOLDコントラストを利用することであった。最初の脳機能研究では，単純な視覚課題や運動課題（点滅するチェッカーボードを見る，手を握る動作を繰り返す，など）

が用いられた。初期のfMRI研究で用いられたこのような単純な課題は，脳機構に関する新たな知見を得ることを意図したものではなく（実際，視覚野や感覚運動野の局在は19世紀末にはすでに知られていた），すでに確立した知見を再現し，fMRIの妥当性を確認するためのものであった。これら初期の研究を示す前に，第1章で述べた歴史的な議論を再度見直しておこう。それは，初期のfMRI研究は当時の文脈において考えるべきだからである。

発展に貢献した要因

　科学的発見は単独で生まれるわけではない。発見のほとんどは（しばしばアイデアの芽を花開かせるような外的で社会的な影響を含めた）様々な要因が重なって生まれる。fMRIの誕生もその例外ではなかった（図7-5）。ThulbornらがMRを用いてオキシ・デオキシヘモグロビンの実験を行う約半世紀前にはヘモグロビンの常磁性が知られており，最初のfMRI研究が発表されるまでにはThulbornらの研究からさらに10年を要した。このように発展が緩やかだったのは，脳に対する関心が低かったからではない。事実，1960年代からは電位の頭皮上での記録が行われるようになり，1980年代にはPETがますます利用されるようになった。図7-5に示すように，fMRIについて長年温められてきた構想とその後の急速な発展は，MRIの臨床応用に関連する主に2つの外的要因によって実現した。

　第1に，パルスシーケンスの設計とスキャナ装置の改良により，画像形成時間が数秒から数十ミリ秒にまで短縮した。初期のMRIは処理に時間がかかった。例えば，最初のMR画像データの収集には1ボクセルあたり2分以上要した。脳が数千個のボクセル

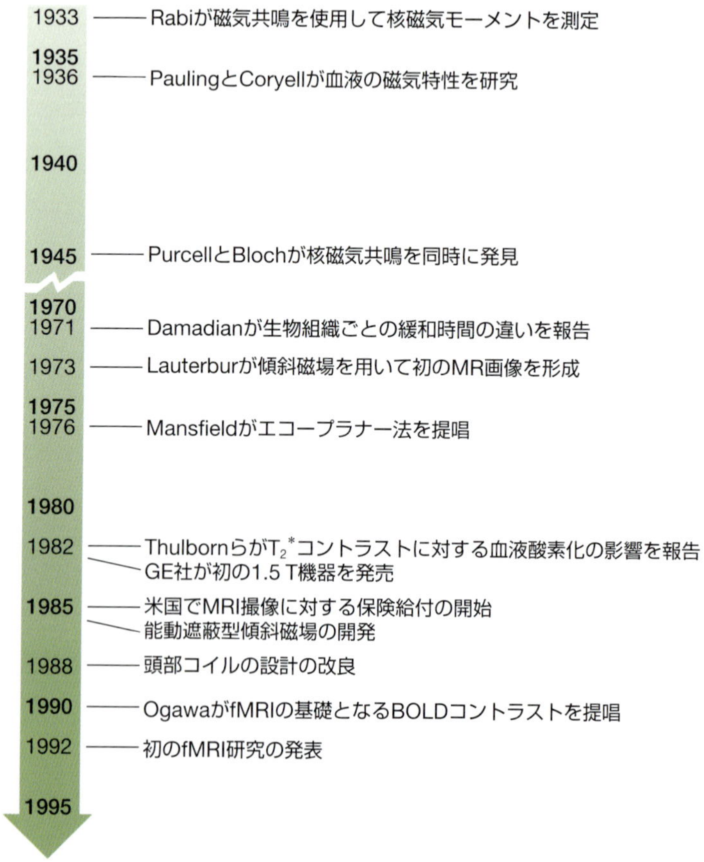

年	出来事
1933	Rabiが磁気共鳴を使用して核磁気モーメントを測定
1935–1936	PaulingとCoryellが血液の磁気特性を研究
1940	
1945	PurcellとBlochが核磁気共鳴を同時に発見
1970–1971	Damadianが生物組織ごとの緩和時間の違いを報告
1973	Lauterburが傾斜磁場を用いて初のMR画像を形成
1975–1976	Mansfieldがエコープラナー法を提唱
1980	
1982	ThulbornらがT$_2^*$コントラストに対する血液酸素化の影響を報告／GE社が初の1.5 T機器を発売
1985	米国でMRI撮像に対する保険給付の開始／能動遮蔽型傾斜磁場の開発
1988	頭部コイルの設計の改良
1990	OgawaがfMRIの基礎となるBOLDコントラストを提唱
1992	初のfMRI研究の発表
1995	

図7-5　fMRIの発展における重要な出来事

で構成される近年の画像であれば，このように遅い収集速度では1カ月で1ボリュームしか撮像できないであろう。第1章で述べたように，(主に1970年代後半のPeter Mansfieldによる) **エコープラナー法**(echo-planar imaging：EPI)の開発が，単一励起パルスによる全体の画像収集を可能とした(図7-6)。しかし，スキャナ装置の限界のため，この撮像法の実用化は遅れた。EPI法に必要な傾斜磁場の急速な変化により，スキャナ装置内部の金属部分に電流が発生し，撮像画像にアーチファクトをもたらした。この問題を解決するために，スキャナ装置の変更ではなく，EPI法ほどスキャナ装置に多大な負担をかけないfast low (flip) angle shot (FLASH)パルスシーケンスが取り入れられた。1985年頃に初めて，反対方向の外部傾斜磁場が組み込まれた実用的な能動遮蔽型傾斜磁場技術が開発され，Mansfieldらの研究が改めて注目されるようになった。外部傾斜磁場はスキャナ装置内の電流を減弱させるが，スキャナはより複雑になり，より電力を要するようになった。その後数年間で，大手医療機器メーカーは標準的なスキャナに遮蔽型傾斜磁場を積極的に組み込むようになった。1990年代初頭には，傾斜磁場を素早く変更できる技術(Turnerによる)と，傾斜磁場の線形性を高度に保つ技術(Wongらによる)が開発され，EPI法の実用化が現実的なものになった。

　fMRIの発展に貢献した第2の重要な要因は，構造的MRIの**臨床**応用が増加したことであった。1970年代に使用されていたMRIスキャナは比較的少なかったが，その多くは工業用であり，病院で用いられていたものはほとんどなかった。画像診断としては主にCTスキャナが利用され，軟部組織構造の損傷が評価されていた(図7-7)。高分解能CTスキャナは医師と患者の双方から需要があり，この最新設備を備えた病院に新たな患者が集まるとともに，高価な手法として新たな収入源となった。設備投資として概して30万ドル以上必要であったが，1980年代初頭までに世界で5,000台以上のCTスキャナが使用されていた。

　同時期に，病院はCT装置を補完するものとしてMRIの使用を検討しはじめた。これには，Raymond Damadian(第1章参照)らのパイオニア精神も影響していた。Damadianが設立したFonar CorporationやGeneral Electric，Varianなど複数の医療機器メーカーが，CTよりはるかに優れた画像分解能が見込まれる高磁場MRIスキャナを開発した。最初に臨床応用されたMRIスキャナは，1982年にGeneral Electricがデューク大学に導入した1.5 Tのスキャナである。1.5 Tは，その後の20年以上にわたって，臨床および研究目的のMRIで最も一般的な磁場強度となった。1985年には，米国の保険会社がMRIの補償を開始するほどMRIは十分に確立された手法となった。MRIスキャナの購入費用はたいてい200万ドルほどかかったが，撮像を行うことで費用の回収は可能であった。過去，CTに関して起こったように，この新たな臨床需要によりMRIスキャナの数は爆発的に増加した。例えば，最初の高磁場スキャナの導入からわずか20年後の2002年までに，世界に10,000台以上のスキャナが導入され，2012年には世界で23,000台，米国単独でも11,000台近くが導入されている。ほとんどのスキャナは通常業務時間内に患者の診断のために利用されたが，多くの施設では，夜間または週末に脳機能研究のためにスキャナを利用することができた。これらの研究は，医療機器メーカーが提供したものをさらに改良した，傾斜磁場挿入コイルのような追加ハードウェアの利用によりさらに発展した。このように，最初のfMRI研究をもたらした進歩は，主に構造的MRIの臨床需要を満たすために起こったのである。

初期のfMRI研究

　1990年代初頭，MRIを用いた脳機能画像を最初に作り出そうと多くの研究機関が競い合っていた。外因性造影剤の利用が検討されたり(Box 7-1)，Ogawaらによって発

エコープラナー(EPI)法
送信コイルからの1回の励起パルスに続いて空間傾斜磁場を急速に変えることにより，1枚の二次元画像の形成に必要な全データを収集する撮像法。

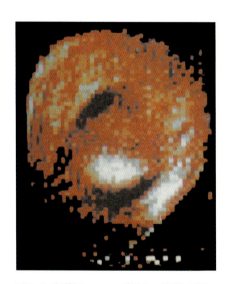

図7-6　初期のエコープラナー画像の例
ヒトの手指の断面像。生体のヒト組織を撮像した最初のエコープラナー画像である。
(Mansfield and Maudsley, 1977より)

Box 7-1　造影剤を用いた機能画像研究

BOLDコントラストはデオキシヘモグロビンの常磁性の特徴に依存する。デオキシヘモグロビンは近傍のプロトンにおける位相コヒーレンスの消失をもたらすため、これをT_2^*画像で測定できる。しかし、近傍のプロトンへのヘモグロビンの効果は小さく、BOLD信号変化は大きいものであってもわずか1%程度である。画像コントラストを増強させる別の方法として、外因性の**造影剤**(contrast agent)がある。造影剤は強い常磁性体で、血中への注射が可能であり、正常な血液脳関門は通過しないものが選ばれる。よく使われる造影剤はガドリニウムジエチレントリアミン五酢酸(Gd-DTPA)である。この最も高頻度の副作用としては軽度の頭痛と悪心があるが、多くの人々に忍容性がある。造影剤は脳腫瘍などの病変検出に特に優れるため、臨床画像の撮像において非常に重要である。正常では、Gd-DTPAのような造影剤は血流にのって拡散し、血中の水素プロトンのT_1値を減少させ、血管内での信号のみを増強させる。しかし、脳病変により血液脳関門に破綻がある場合、造影剤が血管外へ流出し周囲の組織に入り込み、T_1強調画像における信号を増強させる。

このT_1緩和効果は臨床的には重要であるものの、脳機能に関して得られる情報はない。むしろ、造影剤のもつ局所磁場均一性へ及ぼす効果が脳機能研究を可能にする。注射された造影剤は強い常磁性体であり、非常に強い磁気モーメントをもつため、血管外の組織と血管内の造影された血液は非常に不均一となる。第5章で示したように、傾斜磁場がスピンの歳差運動に異なる効果を及ぼすことにより、均一な磁場の急な変化が磁化率アーチファクトとして知られる信号損失をもたらすことを思い出してほしい。T_2^*効果に感受性の高いパルスシーケンスを用いると、造影剤の局所濃度を経時的に測定することができる。血流量と酸素消費の両方に依存するBOLDコントラストとは異なり、外因性造影剤を用いた手法は、一般に機能的活動に関連した血液量変化にのみ依存する。また、外因性造影剤は、脳を通過し、その後は血管系に拡散するため、その効果持続時間は短い。しかし、外因性造影剤はデオキシヘモグロビンよりも強い常磁性をもつため、脳を1回通過するだけで得られる信号変化はより大きなものとなる。

外因性造影剤を用いた最初のfMRI研究は、1991年にBelliveauらにより報告された(これがあらゆる形式のうちで最初のfMRI研究であった)。BelliveauらはGd-DTPAの単回**ボーラス**(bolus)注射の後、1.5TにおけるSE EPI法を用いて視覚野の賦活を測定した。被験者は、実験条件では約8Hzの頻度で点滅する視覚刺激を与えられ、対照条件では視覚刺激を与えられなかった。電気生理学的データに基づき、この刺激頻度が一次視覚野を強く賦活させることが知られていたため、造影剤の注射の後には、磁化率の増加によりMR信号は減弱すると想定した。さらに、賦活中の脳領域では局所血液量が増加するため、このMR信号の減弱の度合いはより大きくなると仮定した。この実験の結果、図1に示すように、造影剤の一次視覚野の通過に関連した一過性のMR信号の減弱がみられた。Gd-DTPAの投与から信号減弱が生じるまで約8～10秒の遅れがあった。この遅れは、造影剤が前腕皮静脈(注射部位)から心臓を通過し一次視覚野まで到達するのに要した時間を反映している。視覚野での信号強度の低下は実験/対照条件ともにみられたものの、暗闇よりも点滅の際の低下のほうが大きく、低下の開始時間も早かった(図2)。この結果から、血液量は鳥距皮質で増加し、そのニューロンは視覚と関連すると結論づけられた。

外因性造影剤の検出力は、それらがもたらす大きな信号変化による。この初期の実験においても、造影剤の注射により得られた信号変化は約30%であった。一方で、実験条件と対照条件との違いに

> **造影剤**
> 画像コントラストを増加させるために体内に注射する物質。
>
> **ボーラス**
> ある系に投与され、その系全体に経時的に広がる物質の量。

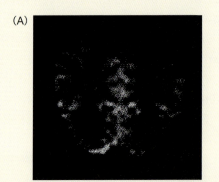 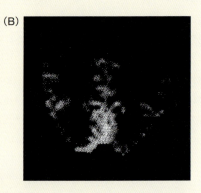

図1　外因性造影剤を用いたfMRI画像　MRIを用いてヒト脳の機能マッピングを行った最初の画像(軸位断像)である。被験者はGd-DTPA造影剤の注射を受け、暗闇または点滅光環境に置かれた。暗闇条件(A)よりも、点滅条件(B)で脳血液量の有意な増加がみられた(視覚野は画像下部)。

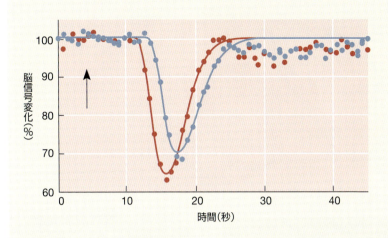

図2　造影剤注射（黒矢印）後の視覚刺激条件（赤丸）と暗闇条件（青丸）での視覚野における造影剤の推移　造影剤の磁化率効果により両条件でMR信号が大幅に低下したが，視覚刺激条件でより早く，より大きな低下がみられた。（Belliveau et al., 1991より）

よる信号変化は5％程度であった。このような変化の程度を正しく評価するには，BOLD fMRIで得られる，より小さな信号変化と比較する必要があるだろう。さらに，図2で示した明らかな差は，1人の被験者における実験条件と対照条件の計2回の試行結果を表しているが，最近の一般的なBOLD研究では，多数の被験者に対して各条件が複数回試行された結果をまとめたものが必要とされる。

外因性造影剤は検出力は大きいが，fMRI研究ではほとんど使われていない。その問題の1つは，信号変化の時系列に現れる。造影剤の移動に時間がかかるため，脳活動のタイミングを正確に測定することが困難である。また，単回投与で測定できる信号変化は1つの試行につき1回である。Belliveauaらのように2種類の条件を用いた実験を行いたければ，2回の注射が必要となる。概して，試行条件が増えると注射回数が増える。このため，内因性BOLDコントラストを用いて解析が可能な研究では，外因性造影剤は使われない。そのような研究には，正確さや応答時間に基づき多くの試行を分類する研究，高速事象関連デザインの研究，一連の刺激に対する脳の反応を評価する研究，複雑な変数を扱う研究などがある。また，被験者が静脈注射を要する研究への参加を好まない場合もある。そのため，多くの研究者が特に動物実験でのfMRIに適用できる造影剤（第12章参照）を開発することに尽力しているが，現在のほぼすべてのfMRI研究では内因性BOLDコントラストが用いられている。

見された新たな内因性BOLDコントラストが検討され，1992年には5つの研究が発表された。最初の研究はKwongらによるもので，1.5 TにおけるGRE EPIパルスシーケンスで視覚野の賦活が調べられた。Kwongらは，60秒間の視覚刺激（例えば，LEDの点滅）と60秒のベースラインの暗闇を繰り返すことで視覚野の賦活を引き起こし，刺激の開始時における鳥距溝周囲にMR信号の（10秒間に3％程度の）急激な増加を確認した（図7-8）。この賦活増加は視覚刺激の間維持され，刺激が消えるとベースラインに戻った。現在の標準的なMRIと比べると時空間分解能は低いが，この研究はBOLD fMRI研究の最初の例となった。

視覚野におけるこの知見は，その後数ヵ月以内に発表されたOgawaら，Frahmら，Blamireらによる3つの研究によって確認された。Ogawaらは長時間（100秒）の視覚刺激によって生じるfMRIのGRE信号の変化を評価した。Kwongの研究とは異なり，Ogawaらは有効な時間分解能（すなわちTR）が約10秒という制限のあるパルスシーケンス法を用いて，高磁場（4 T）スキャナでデータ収集を行った。また，BOLD信号がエコー時間（TE）に依存しないT_1ではなくT_2^*に依存することを示すため，TEを操作した。TEを40ミリ秒にしたとき，刺激によりBOLD信号強度の変化が生じたが，8ミリ秒と

図7-7 コンピュータ断層撮像法（CT）

(A) CTは，可動性のX線照射装置を用いて組織の三次元画像を作成する技術である。(B) CT画像では，灰白質，白質，脳脊髄液といった脳組織の違いを区別できるが，旧来のX線撮像と同様，分解能やコントラストに限界がある。(C)それと比較し，構造MR画像は多くの組織間のコントラストを描出できる。

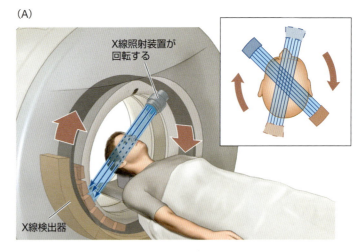

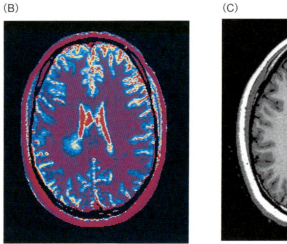

いう超短時間のTEでは刺激に関連した効果は消失した（TRについては本章の後半を参照）。

　初期に行われたfMRI研究の多くでは長い刺激時間が適用されていたが，Blamireらは2.1 TのSE EPIパルスシーケンスを用いて，刺激時間の異なる視覚刺激に対する反応を調べた。その結果，Kwongらの知見と同様に，長い視覚刺激（10〜90秒）は視覚野において長時間続く大きな信号増加（約10％）を生み出すことを確認したが，特筆すべきは，より短い刺激時間での結果であった。具体的には，最も短い刺激（2秒）であっても，視覚野での有意な信号変化が引き起こされた（図7-9）。また，刺激提示とMR信号変化の間に，短時間だが測定可能な遅延があることに気づいた。一次視覚野において最初に観察されるfMRI変化は，平均すると刺激開始の約3.5秒後に生じた。Blamireらの研究は，単一の刺激で生じるBOLDの血流動態応答によるMR信号の経時的変化，すなわち**時系列**（time course）を初めて示したものである。

　視覚刺激を用いた他の初期fMRI研究とは異なり，BandettiniらはGRE運動課題（被験者が親指を他の指で触るのを長いブロックの間繰り返す課題）によるMR信号変化を報告した。この課題における信号変化を1.5 TにおけるGRE EPI法を用いて記録したところ，一次運動野における有意な賦活が示された。

時系列
一連のfMRI画像におけるMR信号の変化。

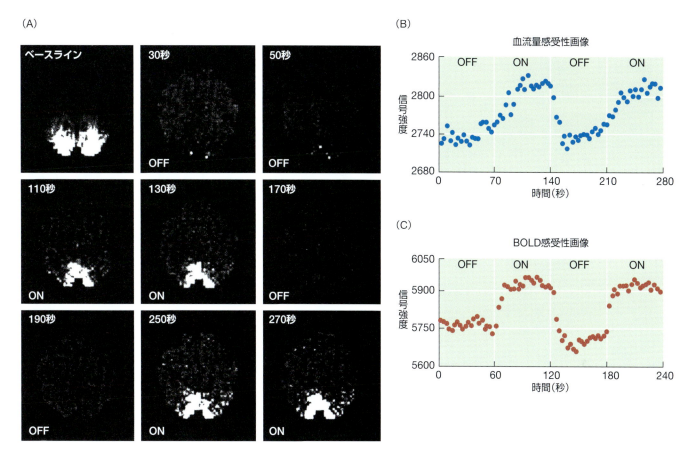

図7-8 BOLD fMRIをヒト脳機能マッピングに最初に使用した例 この研究では，2種類のコントラストに鋭敏な撮像法でfMRIデータが得られた。1つは血流変化に鋭敏なSE反転回復画像，もう1つはBOLDコントラストに鋭敏なGRE画像が用いられた。(A)血流変化に鋭敏な反転回復パルスシーケンスで賦活した領域。これにより，視覚刺激のない期間(OFF)と比較して視覚刺激のある期間(ON)では，後頭葉(画像の下方)が変化していることが明らかになった。(B,C)各撮像法を用いて測定された賦活の時系列。当時のPET研究にならって，長時間のブロックデザインが使用されている。(Kwong et al., 1992より)

Thought Question

短時間の刺激に対するBOLD賦活が測定可能であると観察されたことはなぜ重要であったのか？ fMRIを用いた実験においてそのような観察は何を意味するか？

　初期の研究と現在のfMRI研究との比較から学べることは多くある。一見したところ，手順と装置は非常に似ている。上記の研究で使われた磁場強度(1.5, 2.1, 4.0 T)は現在使われているMRIスキャナと同等である。スパイラル法のような新しいパルスシーケンスも脚光を浴びてきているが，EPIパルスシーケンスも依然一般的に使われている。しかし，上記の研究と最近の研究には微妙な違いが存在する。初期スキャナの傾斜磁場コイルは，急速には変化させられない弱い傾斜磁場しか生み出すことができなかったため，データ収集の速度が制限されていた(つまり，初期の研究では，比較的長いTRを用いても1枚程度のスライスからしかデータを収集できなかった)。一方，現在の主流は1秒間に20枚以上のスライス取得が可能であり，第12章で述べるような高度な撮像法を用いると，高い空間分解能で1秒間に50枚以上取得して全脳の画像を形成できる。

　より重要な点はデータ解析法の違いである。初期の研究では，第8章で紹介するような頭部の動きや生理的変化を補正する前処理が行われていない(Blamireらは，脳の辺縁のボクセルにおいて信号強度の全体的な動揺がみられることを発見し，それは心周期

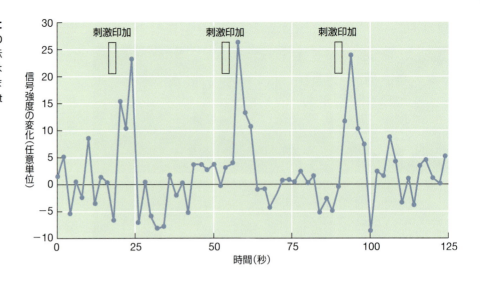

図7-9 単一事象の提示に関連したBOLD賦活の変化 単一事象によりBOLD反応が増加することを初めて証明した例を示す。事象関連デザインは最近のfMRI研究では幅広く用いられているが，1990年代後半まではあまり浸透していなかった。(Blamire et al., 1992より)

に一致した脳の拍動性の動きによるものと考えた)。また，初期の研究では，第10章で紹介するような一般線形モデルに基づく新しい統計的手法も用いられていない。代わりに，単純な解析を用い，課題条件で対照条件よりも関心領域における脳活動が大きくなるかを評価している。この手法は非常に単純な視覚課題や運動課題を評価するには十分な検出力をもっていたが，より複雑な実験に対してはより複雑な解析法が必要となる。それでもなお，現代のfMRI研究の基本的要素は初期の研究に遡って考えることができる。したがって初期の研究は，将来のfMRIの可能性を暗示し，以後の研究の場を整えたといえる。

BOLDの血流動態応答

神経活動により引き起こされるMR信号の変化は，**血流動態応答**(hemodynamic response)として知られている(**図7-10**)。しかし，血流動態応答**そのもの**である言うとやや語弊がある。なぜなら血流動態応答の形態は，刺激の特性や，おそらくはもととなる神経活動によって変化するためである。このことから，神経活動が増加すると血流動態応答の振幅が増加し，神経活動の時間が延長すると血流動態応答の横幅が広がるように思われる。しかし，神経活動とfMRI賦活の動態は異なっているため，両者の正確な関係を決めることは複雑となる。皮質の神経応答は感覚刺激後数十ミリ秒以内に起こるが，血流動態変化が最初に観察できるのは刺激の1〜2秒後である。このように，血流動態応答はそれを引き起こす神経活動に遅れて生じるといわれている。本書の以降の章では，血流動態応答波形の様々な側面について頻繁に言及していく。そのため，ここではまずいくつかの用語を定義しておく。

BOLD fMRIは簡潔に定義すると，単位ボクセルあたりのデオキシヘモグロビンの総量変化を経時的に測定する手法であることを思い出してほしい。しかし，デオキシヘモグロビン量は神経活動により消費された酸素量だけでなく，(より重要なこととして)血流量や血液量の変化に依存し，これらが合わさってBOLD血流動態応答を形成する(**図7-11**)。BOLD反応を一連のフェーズとしてまとめてよいだろう。後述するように，いくつかの研究で，ボクセル内のデオキシヘモグロビン量の一時的な増加による1〜2秒間の負のBOLD反応〔**イニシャルディップ**(initial dip)〕が報告されている。短い潜時の後，神経活動がベースラインから増加することにより，酸素化血液の流入が増加する。

血流動態応答
局所神経活動に続いて生じるT_2^*画像におけるMR信号の変化。血流動態応答はボクセル内のデオキシヘモグロビン量の減少により生じる。

イニシャルディップ
神経活動の開始直後に生じる短時間のMR信号の減弱。血流動態応答の主たる正の構成要素の前に生じる。イニシャルディップは過剰な代償反応の前に生じる初期の酸素摂取に基づく可能性がある。

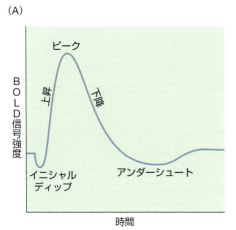
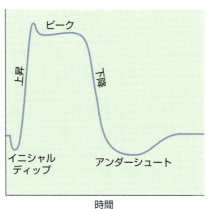

図7-10 BOLD血流動態応答の略図
短時間の単一事象(A)および連続した複数の事象(B)によって生じる血流動態応答の代表的な波形を示す。

その際，消費される酸素よりも多くの酸素が供給されるため，ボクセル内のデオキシヘモグロビン量が減少する。BOLD fMRIを用いてボクセルの賦活を測定すると，神経活動の開始から約2秒後に信号強度がベースラインを超え，短時間刺激であれば約5秒後に最大値を示す。この最大値は血流動態応答の**ピーク**(peak)として知られている。神経活動が長ければ，ピークも同様に延長しプラトーとなる場合がある。これはピークよりもやや低い振幅で維持される（典型例は図7-10B）。

神経活動が終わるとBOLD信号強度はベースラインよりも落ちこみ，しばらくその状態が続く。この作用は刺激後の**アンダーシュート**(undershoot)として知られ，生物物理学的効果と代謝的効果によって生じる。Buxtonらが発展させた初期の有力な生物物理学モデルに**バルーンモデル**(balloon model)があり，これは神経活動により血液流出量よりも多い血液流入が生じると想定して作成されたモデルである。その結果，静脈系がバルーンのようにふくらみ血液量が増加する。その後，神経活動が停止すると，血

ピーク
血流動態応答の最大振幅。典型的には短時間の事象の約4〜6秒後に生じる。

アンダーシュート
血流量減少と血液量増加により生じるベースラインを下回るほどのMR信号の減弱。

バルーンモデル
神経活動に関連する血液量と血流量の変化の相互作用を表すモデル。

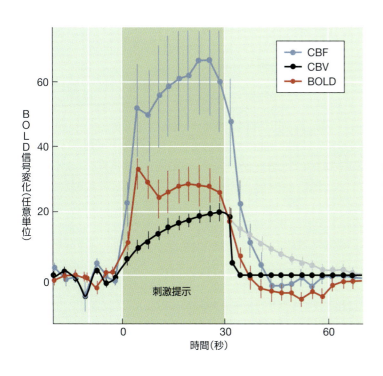

図7-11 神経活動後の脳血流量(CBF)と脳血液量(CBV)の相対的変化 ラットの前肢を30秒間刺激した際のCBFとCBVの変化を測定した結果を示す。刺激が終わると，CBFは速やかにベースラインまで戻る。一方，CBVは刺激終了後ゆっくりと刺激前の値へ戻るという報告もある（灰色の線）。かつてはCBFに比べCBV（灰色の線）が大きいため，デオキシヘモグロビン総量が増加し，これによりBOLD信号の刺激後アンダーシュートが起こると想定されてきた。しかし，造影剤を用いてCBVを測定した最近の研究で，CBVは速やかに刺激前の値に戻ることが示された（黒色の線）。これらの研究により，負のBOLD信号のアンダーシュートは酸素消費の増加など他の要因により生じることが示された。(Mandeville et al., 1999より。Dechent et al., 2011にて修正が加えられた)

流量は血液量に比べて急速に減少する。血液量は増加したままであるが血流量はベースラインに戻るため，より多くのデオキシヘモグロビンが存在することになり，fMRI信号全体をベースライン以下まで押し下げる。血液量がゆっくりと通常のレベルまで戻るにつれ，fMRI信号もベースラインまで上昇し，アンダーシュートが終わる。

しかし，血液量に鋭敏な造影剤を用いた研究により，刺激後に脳血液量は増加しないことが示されている。つまり，バルーンモデルの重要な特徴は実験的に支持されていない。最近，van Zijlらは競合するモデルのエビデンスをレビューし，刺激後に酸素代謝が持続すると，デオキシヘモグロビンが増加しこれがアンダーシュートの重要な要因になると結論づけた。2008年のHarshbargerとSongによる研究でも同様の結論が導かれた。その研究では，一次視覚野のいくつかの領域で視覚刺激後にアンダーシュートが認められたが，高次の視覚領域ではアンダーシュートが認められなかった。これら2つの領域の脈管構造は似ているため，この結果は2つの領域の代謝要求の違いによってアンダーシュートの有無が決まることを示唆している。しかし，van Zijlらも言及しているが，酸素代謝が持続するという仮説を直接実験で示した証拠はほとんどない。この仮説を最も支持する動物実験のデータとしては，刺激後アンダーシュートと同じ時系列で，刺激後の酸素分圧の持続的な低下を示したものがある。

血流動態応答の例を**図7-12**Aに示す。これは，単一ボクセルから得られたMR信号の時系列を示したものである。この実験では，被験者はチェッカーボードが短時間光ると両手を握るよう指示されていた。刺激と刺激の間には血流動態応答がベースラインに戻るだけの十分に長い間隔があけられている。図7-12Bの各折れ線は，1つのボクセルにおける21秒間の**エポック**（epoch）（刺激の3秒前から18秒後まで）のMR信号変化を表している。経時的に反応にばらつきがあることが一目瞭然である。非常に強い反応であっても，ノイズが血流動態応答の振幅と同程度に生じるため，それぞれの刺激提示により生じた真の反応を同定するのは困難である（この問題の詳細については第8章を参照）。しかし，引き起こされた多くの反応から得られたデータを組み合わせると，図7-10Aと似たパターンが現れる。

イニシャルディップ

これまでの説明で，神経活動が正のBOLD信号の増加を引き起こすことを強調してきた。しかし前述のように，この正の変化の前に，より小さな負のBOLD信号（イニシャルディップ）が起こることが実験によって示されている。光スペクトロスコピーを用いた複数の動物実験で，活性化しているニューロンと空間的によく一致した部位で（少なくとも初期には）デオキシヘモグロビンが急速に増加することが示されている。1995年にMenonらは，同様の現象をfMRIの血流動態応答で観察しようと試みた。10秒間光が点灯する視覚刺激を提示し，その間のデータを高磁場（4 T）かつ高頻度（TR：100ミリ秒）のエコープラナー法を用いて収集した。また，視覚野での検出力を上げるために局所表面コイルが用いられた。その結果，賦活ボクセルにおいて，正の血流動態応答の半分以下の振幅をもったイニシャルディップが観察された（**図7-13**）。そのボクセルは鳥距溝に沿った灰白質に位置し，一次視覚野に一致した。一方で，その後に正の信号を示した賦活領域はより広範な領域にみられ，周囲の静脈や白質にも広がっていた。

イニシャルディップのみられる部位の特異性を示すために，より特異性の高い脳活動パターンを引き起こす実験デザインを用いた研究がある。2001年にDuongらは，麻酔下のネコの一次視覚野におけるBOLD反応を高磁場（4.7 Tと9.4 T）fMRIを用いて調べた。特に**方位選択性コラム**（orientation column）に注目した。方位選択性コラムは小さく垂直に組織されたニューロンの集合体であり，線のような特定方向の刺激に選択

エポック
大きな時系列画像データから抽出された部分的な画像データ。通常は関心事象の前後の時間区分に対応している。

方位選択性コラム
視覚野において垂直に組織されたニューロンの集合体。線のような特定の方向の刺激に選択的に反応する。

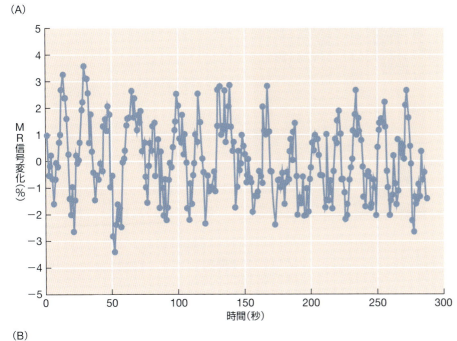

図7-12 BOLD血流動態応答の例
(A)被験者が16～18秒ごとに2秒間自分の手を握る課題を行った際の，運動野における1つのボクセルから得られたfMRI時系列．刺激後に明確な反応が得られ信号ノイズ比が非常に高い課題を設定したにもかかわらず，刺激ごとの血流動態応答の振幅と形に大きなばらつきがみられる．(B)(A)のもととなった個々の事象でのデータ．血流動態応答は，手を握った5～6秒後にピークとなる全体的に似た様式を示すが，刺激ごとのばらつきが大きいことに注意が必要である．色づけした線は，ランダムに選ばれた3回の試行を示している．

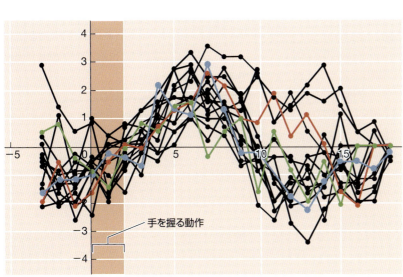

的に反応する．Duongらは，例えば45度と135度のような直交する刺激によって方位選択性コラムが異なる賦活を示すと予想し，約150 μm²という非常に高い空間分解能でデータ収集を行うことで，個々の方位選択性コラムを同定した．また，ある方向に反応してイニシャルディップを起こすボクセルは，それに直交する刺激に対してはイニシャルディップを示さなかったことから，イニシャルディップは高い空間的特異性を示すことを発見した．しかし，それに続いてみられる正のBOLD反応は，ほとんどのボクセルで両方の刺激に対して引き起こされるため，そのコラムを越えて広がる不鮮明な反応を示した．そして，BOLD反応の空間的特異性は最初の2秒間で最も高く，時間経過とともに低下することを明らかにした．この結果から，イニシャルディップは近傍の毛細血管内の酸素化血液の減少を反映する一方，正のBOLD反応は周囲の静脈還流系への酸素化血液の過剰供給を反映することが示唆された．

これら興味深い結果があるものの，イニシャルディップは意見の分かれるテーマであ

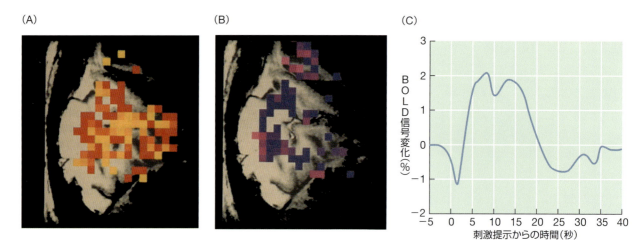

図7-13 BOLD信号のイニシャルディップの空間的特異性
(A)鳥距溝周囲(一次視覚野)の矢状断像。視覚刺激後に有意な正の血流動態応答を示した鳥距溝周囲のすべてのボクセルを表示している。(B)視覚刺激後早期に有意な負の反応(イニシャルディップ)を示したボクセルは比較的少ない。このことは,イニシャルディップがより高い空間的特異性をもつことを示唆している。(C)早期に負の反応を生じたすべてのボクセルの平均BOLD血流動態応答を示す。(Menon et al., 1995より)

る。というのも,麻酔下動物を用いよく条件統制された数十の研究を含め,イニシャルディップの存在を示す多くの報告がある一方で,大部分のfMRI研究ではイニシャルディップが報告されていないからである(詳細な議論はAncesによる2004年のレビューを参照)。イニシャルディップがほとんど観察されない理由は何であろうか? 可能性のある要因の1つは,イニシャルディップの振幅が磁場強度にきれいに比例する点である。1.5 Tで測定した場合,イニシャルディップの振幅は正の反応の12%しかなく,これは4.0 Tで測定したときのわずか1/3である。この結果は,イニシャルディップが微小血管に起源をもつという考えと一致する。なぜなら,小血管から記録された信号は大血管から記録された信号よりも,磁場強度にきれいに比例するからである。また,別の要因としては,広い空間領域または長い時間のデータを平均化すると,比較的小さなイニシャルディップが見えにくくなるということも考えられる。

2010年にTianらが発表した洗練された研究では,この点がはっきり示されている。Tianらは,ラットの体性感覚野の6つの皮質層それぞれにおいて,BOLD信号が生じるタイミングでのイニシャルディップの空間分布を調べた。ラットの前肢を電気刺激し,その際の微小血管における血管拡張を,二光子顕微鏡を用いて125〜200ミリ秒の間隔で観察した。また,7Tのスキャナを用いて実効サンプリングレート200ミリ秒で撮像を行い,各皮質層でBOLD信号を取得した(TRは1秒であったが,データ収集は刺激開始から200ミリ秒間隔となるよう調整された)。その結果,穿通細動脈内で血管拡張の空間勾配が認められ,血管拡張が上流の皮質表面と下流の局所毛細血管床へ伝わることが明らかになった。BOLD信号の開始潜時は最深部の皮質層で最も短く,刺激開始後最も早く血管拡張を示した。特筆すべきは,この深部層で計測された正のBOLD信号には,測定可能なイニシャルディップが先行しなかったことである(図7-14)。一方,最も表層の皮質では血管拡張が最も遅く,深部層よりも1秒近く遅れていた。そして,第Ⅰ層ではより長いピーク潜時の正のBOLD信号と,測定可能な負のイニシャルディップが認められた。血管拡張の遅れが最大であった層におけるイニシャルディップが最も大きかったことから,Tianらは,この結果はイニシャルディップが血流動態応答の前に生じる酸素消費の増加を反映する,という元来の仮説を支持するものであると結論づけた。

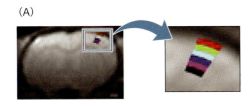
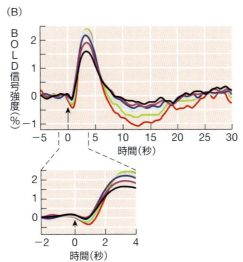

図7-14 ラットの前肢刺激に対する体性感覚野の皮質層から得られたBOLD fMRI (A)刺激により誘発された神経活動の中心部の冠状断像。拡大図は皮質厚200 μmごとに色分けし，最も表層の第Ⅰ層を赤色で示している。(B)(A)で示した各層のBOLD信号の時系列。矢印はイニシャルディップを示す。挿入図は，刺激開始の2秒前から4秒後までの拡大図である。第Ⅰ層は，刺激開始後に最も遅れて血管拡張が生じ，イニシャルディップが最大である。(Tian et al., 2010より)

　2012年にGoenseらは，麻酔下のサルに視覚刺激を提示し，正と負のBOLD信号には皮質層ごとに特異的なパターンがあることを明らかにした。Tianらと同様，Goenseらも負のBOLD信号が表層の皮質でよりはっきりしていることを確認した。また，このような層構造のBOLD信号を検出できる高分解能をもつfMRI研究によって，フィードフォワード・フィードバック抑制や神経興奮の過程に関連する皮質層回路の分類が可能になるかもしれないと述べ，これら信号が注意などの心的過程によってどのような影響を受けるかについて論じた。

　近年，主に麻酔下動物における高分解能画像研究により，イニシャルディップに関する証拠は蓄積してきている。依然として当初の酸素消費仮説が最も論理的な解釈ではあるが，イニシャルディップの機序を理解するためには，様々な課題における様々な脳領域の観察が必要である。例えば，一過性の血流低下や血液量増加によってもBOLD信号は減弱するだろう。事実，これまで述べたように，一過性の負のBOLD信号の機序は刺激や課題に関連する層回路ごとに違う可能性がある。また，神経活動とBOLD信号の特異的な関係についてのさらなる知見が必要である。2007年のLiとFreemanによる実験で示されたように，イニシャルディップの基盤となるデオキシヘモグロビンの増加は，神経活動の持続時間と線形・非線形の関連を示す可能性があり，これは正のBOLD反応の期間とは関連がないかもしれない。最後に，ヒトにおけるfMRI研究でイニシャルディップに関する良質な証拠が示されてきたが，これほど複雑な心理学的構成要素の神経基盤に焦点をあてたヒトのfMRI研究への影響はほとんどなかった。なぜなら，その大半は正の血流動態応答に関する解析を重視していたためである。おそらく時空間分解能の改善(後述)とヒト研究での高磁場撮像の利用拡大が進めば，この視点も注目されるようになるだろう。

　ここまでの議論は，大きな正のBOLD信号と一過性の負のBOLD信号に注目してきた。この一過性の負のBOLD信号には，正のBOLD信号より前に起こる場合(イニシャルディップ)と，後に起こる場合(刺激後アンダーシュート)がある。しかし，ある課題遂行中のある脳領域において，大きな負のBOLD信号が顕著となることもある。この持続性の負のBOLD信号に対する神経血管基盤とそれに付随して起こりうる機能的変化についてはBox 7-2で論じる。

Box 7-2　持続性の負のBOLD信号

　本文で述べたように，正のBOLD信号は神経活動の増加に伴う局所のデオキシヘモグロビン量の減少を反映している（より詳細にいうと，血流量増加によるオキシヘモグロビンの過剰な流入を反映している）。では，負のBOLD信号についてどのように考えればよいだろうか？本文ですでに負のBOLD信号の一例を紹介したが，それは正のBOLD信号の前に生じる短時間の負の信号低下で，血流量の増加に先立ち，ニューロンの活性化によりデオキシヘモグロビンが一時的に蓄積することで生じると理解されている。しかし，ある脳領域では正のBOLD信号が起こらない場合でも持続性の負のBOLD信号が生じる。これについてはどう考えればよいだろうか？その信号から神経活動の基盤や心理状態との関連について何がわかるだろうか？これらの質問に対する答えはいまだ完全には解明されていないが，負のBOLD信号は異なる課題における異なる神経状態を表しているのではないかという複雑な仮説が立てられている。

　BOLD信号に関する多数の生理学研究で扱われてきた脳領域の1つが，体性感覚野である。体性感覚野は，体性感覚ごとに高度に局在化しており，動物実験において侵襲的検査が施行しやすい。2007年にDevorらは，一連の高分解能研究でラットの体性感覚野における正と負のBOLD信号の神経と血管における基盤を調べた。この研究では，fMRIは用いられなかったが，以下のようなインパクトのある電気生理学的手法と画像技術が用いられた。例えば，（BOLD信号の基礎をなす）オキシ・デオキシヘモグロビンを測定するスペクトロスコピー画像，神経活動を測定する電位感受性色素や電極アレイ，動脈の拡張と収縮を測定する二光子顕微鏡などである。その結果，刺激の対側の体性感覚野内において，ラットの前肢に対応する小さな脳領域のニューロンが，前肢への電気刺激よって脱分極（興奮）することが明らかとなった。また，この領域では主に細動脈の拡張と血中酸素量の増加が認められた。この所見はニューロンの興奮が正のBOLD反応を引き起こすという基本的な解釈と一致する。しかし，興奮したニューロンの周囲では，ニューロンの過分極（抑制）が観察された。この抑制がみられた領域では，オキシヘモグロビンの減少と細動脈の収縮を認めた。Devorらは，この結果を以下のように結論づけることで，こうしたオキシ・デオキシヘモグロビンの光イメージングにおける結果をBOLD fMRIにもあてはめることができると推定した。「正・負のBOLD fMRI信号はそれぞれ機能的興奮・抑制として解釈できる可能性がある。また，血管収縮が負のBOLD信号の基礎にある。さらに，ニューロンの興奮・抑制によって放出された血管作動性物質により，神経血管性のシグナル伝達経路が活性化され，結果的に血管拡張・収縮を引き起こす。」

　一次体性感覚野を研究することの実際的な利点の1つは，一次体性感覚野が厳密な対側組織をもつことである。つまり，身体の片側からの求心性入力が対側へと交差し対側の脳の体性感覚領域や大脳半球を興奮させる。刺激を受けた身体領域と同側の一次体性感覚野や大脳半球はこの身体領域から直接の投射を受けない。しかし，対側の体性感覚野からは脳梁を通じて間接的な投射を受ける。ヒトのfMRI研究から得られた興味深い知見は，体性感覚刺激が対側の一次体性感覚野に正のBOLD反応を引き起こすだけでなく，同側の体性感覚野での持続的な負のBOLD反応も引き起こすことである。では，どのような神経血管性イベントがこの負のBOLD効果の基礎をなしているのだろうか？

　続いて2008年に発表されたDevorらの研究では，対側と同側の体性感覚野のグルコース消費を測定する手法としてPETが追加された。上記の先行研究と同様，前肢の刺激により対側の体性感覚野の一部でオキシヘモグロビンの増加と細動脈の拡張が生じた。また，ヒトのfMRI論文と同様，前肢の刺激により同側の体性感覚野でのデオキシヘモグロビンも増加した。この血中酸素量の低下は細動脈の収縮に伴っていた（図1）。この結果は，負のBOLD信号がデオキシヘモグロビンの増加と血流量の減少に関連する，という先行研究の結論に一致する。しかし，2007年の研究では血中酸素量と血流量が減少した部位の周囲のニューロンで過分極がみられた一方，2008年の研究では同側の体性感覚野における相同部位でニューロン発火の上昇とグルコース消費の増加がみられた。この違いは何を意味するのだろうか？

　2008年の研究では，グルコース消費と神経活動が増加する一方，血流量と血中酸素量が減少したとされ，これは負のBOLD効果についての代謝面からの単純な説明とは確かに一致しない。しかし，同側の体性感覚野におけるニューロン発火の増加の本質は何だろうか？ニューロン発火の増加はニューロンの抑制とどのように結びつけることができるだろうか？ 2008年の研究で，Devorらは，同側と対側の体性感覚野を結ぶ脳梁を通る軸索が，同側の皮質における抑制性GABA介在ニューロンを活性化すると述べた。これら抑制性介在ニューロンは血管作動性物質を放出し血流量を減少させる。抑制性介在ニューロンの活性化を増加させるにはグルコースを要するが，この介在ニューロンの活性化のため，同側の皮質領域が「機能的」に抑制される。しかし，同側の体性感覚野における血流量および血中酸素量の減少が機能的な影響を与えるという証拠はあるだろうか？ Devorらの研究ではこの問題に

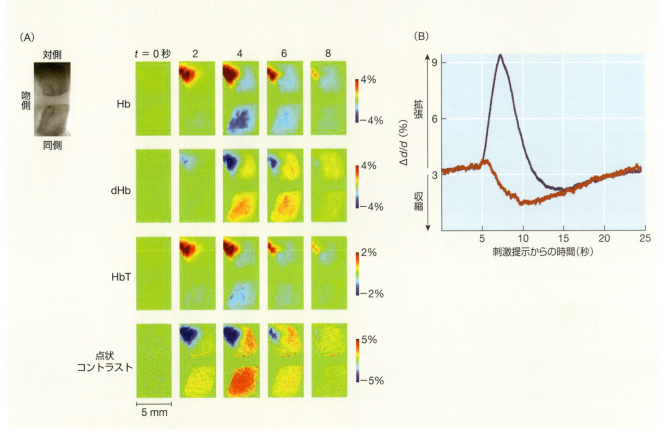

図1 ラットの対側と同側の体性感覚野の光イメージング
(A)左上の脳画像と同じ領域のカラーマップを示す。縦の列は，オキシヘモグロビン(Hb)，デオキシヘモグロビン(dHb)，総ヘモグロビン(HbT)，血流量(点状コントラスト)の光信号(信号変化率)を表す。横の行は，刺激開始から経過した秒数を表す。点状コントラスト画像(点状コントラストの低下は血流量増加を意味する)から，同側体性感覚野への血流量減少は明らかである。一方，対側体性感覚野への血流量は局所的な増加とその周囲の低下を示す。血流量増加と同様のパターンでオキシヘモグロビンは増加し，血流量が減少する領域でデオキシヘモグロビンは増加する。(B)対側(青)と同側(赤)の体性感覚野での細動脈の拡張(上方向)と収縮(下方向)を示す。対側体性感覚野では，大きな拡張の後に小さな収縮が生じる。同側体性感覚野では，短時間の小さな拡張の後に持続性の収縮が起こる。(Devor et al., 2008より)

ついて取りあげていないが，最近の2本のヒトfMRI研究での主題となっている。

2008年にKastrupらは，fMRIと行動実験を用いて，同側の体性感覚野で観測される負のBOLD信号の機能的関連を調べた。手の母指球領域を支配する主要な運動感覚神経である右の正中神経を，1秒間に40回の頻度で30秒間電気刺激した。30秒の安静期間をはさみ，刺激と安静の交互のパターンを6回繰り返し，そのそれぞれでfMRI撮像を行った。右の正中神経刺激により対側(左大脳半球)の一次体性感覚野で正のBOLD反応が生じ，同側(右大脳半球)の体性感覚野で負の持続性BOLD反応が生じた(図2)。そしてKastrupらは，スキャナ外で心理物理学的実験を行った。実験では，fMRI研究で用いたものと同様の手順(右正中神経刺激と安静の交互のブロック)を用い，左示指への電気刺激を検出する閾値を決定した。その結果，右正中神経刺激時は安静時と比較して，左示指刺激を検出する閾値が上昇した。また，fMRI研究で同側の負のBOLD信号が最大であった被験者は，心理物理学的実験における検出閾値の上昇も最大であった。さらに，追加のfMRI研究で，右正中神経刺激で負のBOLD反応を示した右一次体性感覚野の領域において，左示指刺激により正のBOLD反応が引き起こされることが示された。これらの結果から，右正中神経刺激で生じた負のBOLD賦活は同側(右)の一次体性感覚野の機能的抑制を表し，これが左示指への電気刺激を検出する閾値を上昇させると結論づけられた。

2012年にSchäferらは，一次体性感覚野の体部位局在を利用して，Kastrupらの結果を確認し，さらに発展させた。先行研究と同様，撮像とは別にスキャナ外で心理物理学的実験を行い，左示指または左母趾に与えた電気刺激の検出閾値

Box 7-2　持続性の負のBOLD信号

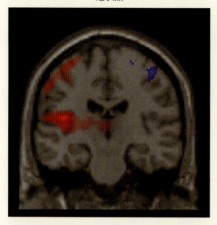
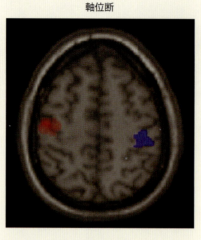

冠状断　　　　　　　　軸位断

図2　体性感覚野の賦活とデアクチベーション　^{15}Oで標識した水分子を用いてPETで計測した相対的な局所脳血流量とBOLD信号を，冠状断(左)と軸位断(右)の解剖学的テンプレート画像上に重ねて示した。赤色はBOLD信号と血流量が増加した領域を示す。この領域は対側半球の一次および二次体性感覚野に一致していた。青色は血流量の減少と負のBOLD信号を示した領域であり，同側の一次体性感覚野に限局していた。(Schäfer et al., 2012より)

を測定した。右正中神経の刺激と同期して，(同側の負のBOLD信号を認めた領域に対応する)左示指の検出閾値は上昇した。しかし，左母趾に対応する脳領域は左示指より内側にあり，同側の負のBOLD信号を認める領域内ではないため，左母趾の検出閾値には変化がなかった。したがって，閾値検出に表れる変化は，強い正中神経刺激により身体の右側への選択的注意が変化することによっては説明できないと考えられる。Schäferらは，fMRIに加えPETを用いて局所脳血流量(rCBF)の測定も行った。正のBOLD反応が測定された対側(左)半球でrCBFは増加したが，負のBOLD反応が測定された同側(右)半球ではrCBFは減少した。この結果は，2008年にDevorらがラットの同側体性感覚野で測定した血管収縮の結果と一致する。

ここで概説した研究は，少なくともある状況下においては，負の持続性のBOLD信号が行動変化を伴う機能的神経抑制を表すことを示唆している。しかし，このような単純な関係がBOLD信号の極性と神経活動の間で常に成り立つかどうかは不明である。2012年のLauritzenらのレビューでは，神経活動，脳酸素代謝率(CMR_{O_2})，正または負のBOLD信号を引き起こすCBFの関係について異なる説明がなされている。そこでは，CMR_{O_2}はATPの代謝(エネルギー産生)によって制御されるが，刺激誘発性のCBF増加(機能的充血)はCa^{2+}の影響を受ける神経・血管系機序により制御されると強調されている。この制御機構の違いこそが，刺激により増加したCMR_{O_2}とCBFの間でときに観察される乖離を説明し，そして正または負のどちらのBOLD信号が観察されるかを決定している。

BOLDコントラストの神経基盤

これまで，BOLD信号の複雑でいくぶん逆説的な生物物理学的側面や，脳組織による酸素消費と血流により調整される酸素供給のバランスの直接的関係，そして正および負のBOLD信号を構成すると思われる様々な神経血管事象について議論してきた。その際，様々な神経事象をまとめて，脳活動と同等のものとして表現してきた。

しかし，神経活動には様々な形態がある。第6章で紹介したように，統合活動はニューロンの樹状突起に沿った膜電位の変化を反映する一方，伝達活動は軸索に沿った脱分極の自己伝播から生じる活動電位を反映する。活動電位の発生は樹状突起の**シナプス後電位**(postsynaptic potential：PSP)の時空間的な統合に依存しているので，神経活動の統合的側面と伝達的側面はよく相関し，神経活動はどのような測定指標でも同様に表現できると思われるかもしれないが，実際はそうではない。樹状突起の空間的配置によって，たとえ同じ数および大きさの**興奮性シナプス後電位**(excitatory postsynaptic potential：EPSP)と**抑制性シナプス後電位**(inhibitory postsynaptic potential：IPSP)

シナプス後電位(PSP)
シナプス活動に起因するすべての興奮性・抑制性シナプス後電位。

興奮性シナプス後電位(EPSP)
シナプス後膜の脱分極。

抑制性シナプス後電位(IPSP)
シナプス後膜の過分極。

が生じたとしても，活動電位が発生することもあれば発生しないこともある。例えば，IPSPがニューロンの引き金帯，すなわち軸索小丘に近い場合は，IPSPが樹状突起のより遠位に位置する場合よりも活動電位が発生しにくい。しかし，どちらの場合でも，樹状突起における全体としての統合活動は同じになり，同じ代謝コストがかかる。実際に，活動電位が発生したかどうかにかかわらず，樹状突起に沿ったEPSPおよびIPSPにより妨げられた膜電位の回復にニューロンのエネルギーの大半が消費される。

　神経活動は様々な方法で記録できるが，それぞれの方法で，神経活動のどの側面を反映するかについてのバイアスがある。第13章では，電気生理学的手法の詳細について論じる。本章では，このようなバイアスを理解することを通して，なぜ神経活動のうちBOLDと高い相関を示すものもあれば，そうでないものもあるのかを説明する。単一ニューロンの近くに置かれた微小電極によって，そのニューロンの個別の活動電位を記録することができる〔**単一ユニット記録**(single-unit recording)と呼ばれる〕。また一方で，それよりわずかに大きな電極を用いて，より大きなニューロン群からの活動電位を記録（マルチユニット記録）することもできる。シナプス後電位は同じ電極から記録することができるが，活動電位より低周波数の活動として現れる。他の樹状突起や隣接するニューロンからのシナプス後電位は，互いに強めあったり弱めあったりしながら，細胞外間隙に1つの電場勾配をつくる。したがって，これら細胞外シナプス後電位や電場電位の記録は，電場の空間的な分布に依存する。またこれは，多数のニューロン間のシナプス後電位の時間的な同期による影響も受ける。つまり，時間的に同期したシナプス後電位は増幅されるし，同期していないシナプス後電位は増幅されない。強く同期したシナプス後電位は正弦波振動となって現れ，特に刺激によって位相同期を生じさせた場合には，誘発電位として現れる。微小電極は少数のニューロン群からの局所電場電位(local field potential：LFP)を記録する一方，頭皮電極は多数のニューロン群からの局所電場電位を記録し，これが脳波と呼ばれる。局所電場電位と脳波は，しばしば α 帯域(8～12 Hz)や γ 帯域(約30～100 Hz)といった異なる周波数帯域における活動の量，すなわちパワーとして表現される。

　神経活動とBOLDの関係を調べた初期研究において，動きのコヒーレンスを変化させた視覚刺激と，ヒト脳皮質の動きに感受性のある領域から得られたBOLD信号の数学的関係が，マカクザルが同じ視覚刺激を見たときの単一ユニット(スパイク)の反応を記録した既存データと比較された。ヒトのBOLD反応は，サルから得られたスパイクのデータと同様の変化を示し，局所的なニューロン群からの活動電位の間接的な指標として利用できることが示唆された。

　この結論に対して，一次視覚野のfMRIと電気生理学的データを同時に記録したLogothetisらの2001年の画期的な研究で疑問が呈された。Logothetisらは，麻酔下のサルが回転するチェッカーボードを見ている間，GRE EPI法を用い4.7 Tのスキャナにて撮像した。同時に単一ユニット活動(single-unit activity：SUA)とマルチユニット活動(multiple-unit activity：MUA)および局所電場電位が記録された。その結果を**図7-15**に示す。SUAとMUAは刺激の開始と同時に一過性の活動を示したが，持続的な活動は示さなかった。一方，局所電場電位は一過性の活動も持続的な活動も示した。MUAからでもBOLD信号変化をある程度は予測できる情報が得られたが，局所電場電位の活動(シナプス後電位と細胞体での統合活動の両者を含む)からは，より正確にBOLD信号変化を予測できた。さらに，2008年にGoenseとLogothetisは，覚醒したサルに単純な視覚刺激を見せた際にも同様の結果が得られることを報告した。測定された血流動態応答は，局所電場電位の持続的変化に対応していたが，SUAとMUAの一過性変化には対応していなかった。

単一ユニット記録
1つのニューロンの電気生理学的活動(活動電位など)のデータを収集したもの。

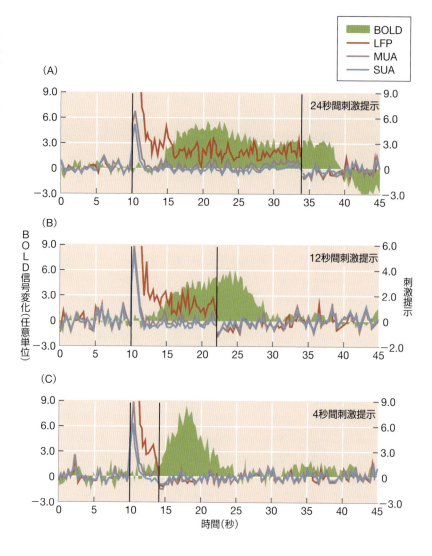

図7-15 BOLD賦活と神経活動の間の関係

サルに視覚刺激を提示し，その際の電気生理とfMRIデータを同時に記録した。視覚刺激によって惹起されたBOLD賦活の時系列を緑色のヒストグラムで，マルチユニット活動（MUA）の時系列を紫色の線で，単一ユニット活動（SUA）を青色の線で，局所電場電位（LFP）を赤色の線で示した。視覚刺激の持続時間（黒色の垂直線で区切られた範囲）を，24秒(A)，12秒(B)，4秒(C)と変化させた。注目すべきは，BOLD賦活と局所電場電位活動は刺激提示の間続いているが，単一ユニット活動とマルチユニット活動は速やかにベースラインへ戻ることである。この結果は，局所電場電位を生み出すシナプス後活動が，BOLD反応の主要因子であることを示唆している。（Logothetis et al., 2001より）

　それでも，局所電場電位がBOLDコントラストのすべてを説明するわけではない。Lauritzenらは，シナプス電位とスパイク活動に対する血流と酸素消費の関係を調べるために一連の研究を行った。そのほとんどの研究では，高度に組織化された神経構造を有したラットの小脳が用いられた。小脳の主ニューロン（プルキンエ細胞）の出力系と入力系は空間的に離れており，大脳皮質の複雑なループよりも単純なフィードフォワード機構をもつ，特徴のはっきりした回路が存在する。この小脳モデルでは，薬物を局所投与することにより神経スパイクとシナプス電位を独立に増強させたり抑制させたりできるため，薬理学研究にも適している。最後に，興奮性シナプス入力に反応して活動電位が発火することに加えて，プルキンエ細胞は興奮性シナプス入力を必要としない内的機構に基づいた自発的なペースメーカ活動電位も産生する。この研究のレビューは章末の参考文献を参照してほしい。これらの研究を総括すると，血流動態応答は単一の神経活動を反映しているわけではないこと，主ニューロンと抑制性介在ニューロンの両方が解析対象の神経回路ごとに決まるバランスで関与すること，それゆえ神経活動という観点からは，正あるいは負のBOLD信号の唯一無二の説明はありえないということがわかる。

　Lauritzenらはいくつかの研究で，薬物を用いてGABAを阻害することによりプルキンエ細胞の出力を脱抑制させ，プルキンエ細胞の発火を2倍から3倍増加させた。し

かしながら，この発火頻度の劇的な変化は血流を増加させず，代わりに脳酸素代謝率 (CMR_{O_2}) を上昇させ，負の BOLD 信号を誘発すると予測される状況となった。求心性入力 (登上線維を介して) を刺激するとプルキンエ細胞の興奮性シナプス活動が生じるため，この刺激の増大に強く反応して血流は**増加**する。Lauritzen らは，この血流の結果から BOLD 信号を解釈し，主ニューロンのスパイク活動は BOLD 信号を惹起するのに十分でも必要でもなく，興奮性シナプス活動に依存すると結論づけた。酸素代謝についてのその後の研究では，刺激の頻度を変化させたり薬物処理を行うことで，プルキンエ細胞のシナプス性興奮が系統的に変化することが示された。刺激頻度を上げると，局所の酸素分圧，CMR_{O_2}，血流が増加した。CMR_{O_2} とシナプス興奮の強度との間に強い線形の相関が認められ，シナプス興奮の増強が CMR_{O_2} の増加につながらないような閾値は存在しなかった。しかしながら，シナプス入力が抑制され，プルキンエ細胞のペースメーカスパイクのみが起こるような場合でも，CMR_{O_2} は増加した。それゆえ，スパイク活動の増加がない状態でのシナプス活動は CMR_{O_2} を増加させるし，またシナプス活動のない状態でのスパイク活動も CMR_{O_2} を増加させるようである。これらの異なった事象が正の BOLD 信号を引き起こすのか，負の BOLD 信号を引き起こすのかは，同時に起こる酸素消費と酸素供給のバランスを変える血流の変化に依存する。

　最近の研究では，BOLD 信号と局所電場電位活動の周波数構成との関係に焦点があてられている。局所電場電位活動の周波数構成は，多くのニューロン間におけるシナプス後電位の時間的な同期を反映していることを思い返してほしい。頭皮電極からの記録では，脳波の周波数スペクトルを帯域ごとに分けることがよく行われている。例えば，α 帯域は内省的な思考で増加し，困難な外的作業によって減少する。一方，γ 帯域は局所神経処理との関係で最近非常に注目されている。2005 年に Niessing らは，内因性光イメージングを用いてネコの視覚野におけるデオキシヘモグロビンを測定し，神経スパイク (MUA) および異なる周波数帯域の局所電場電位活動との関係を調べた。最も低い周波数帯域 (δ, θ, α) の局所電場電位信号は最も低い光信号と関連し，最も高い γ 帯域の局所電場電位信号は最も高い光信号と関連していた。Niessing らは，ニューロン発火の同期性 (つまり，その皮質領域内の時間パターン) が皮質における酸素利用の重要な決定要因であり，それゆえ BOLD 信号の重要な決定要因でもあることを強調している。2012 年に Magri らも，麻酔下のサルでこの知見をおおむね追認した。この研究では，BOLD 信号の時系列，MUA，自発的な局所電場電位活動から得られた周波数帯域の相互情報量が調べられた。α, β, γ 帯域の局所電場電位についての情報からは，MUA よりも BOLD 信号についての情報が多く得られた。また，γ 帯域は BOLD と最も多くの情報を共有し (図 7-16)，BOLD 信号の増強と減弱の両方が，γ 出力の増加と減少に強く関連していた。

　技術上の制約，特に電極記録には侵襲性が伴うため，ヒト被験者の頭蓋内神経データと BOLD fMRI のデータが直接比較された研究はほとんどなく，両者を同時に測定した研究はない。2005 年の Mukamel らの研究はこの数少ない例外であり，映画の一場面を見たり聞いたりしている間の，電極が埋め込まれた患者の単一ユニット記録と神経疾患のない健常被験者の fMRI データが収集された (この方法論については第 11 章を参照)。電極記録では，一次聴覚野の局所電場電位や発火率の経時的な変化が測定された (聴覚刺激が複雑であったために，発火率と局所電場電位は強く相関し，BOLD 反応への個別の寄与を分離することはできなかった)。そして，Mukamel らは神経活動を標準的な血流動態応答関数によって畳み込み，BOLD の予測時系列を得て，健常者の fMRI データ解析で独立変数として用いた。その結果得られた活動マップから一次聴覚野に局在する活動が明らかにされ，これは患者群の電気生理学的活動の局在とちょうど

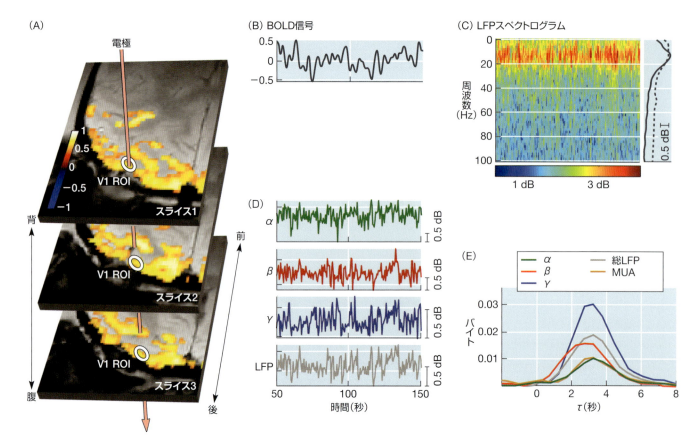

図7-16 局所電場電位(LFP)の周波数構成とBOLD信号との関係 (A)高コントラストの回転するチェッカーボードを両眼に提示された場合に引き起こされるBOLD賦活マップを解剖画像上に重ね合わせた。薄赤色の矢印は局所電場電位の測定に使われるマルチチャネル電極のおおよその位置を示す。白色の円は，一次視覚野(V1)に位置する関心領域(ROI)を示しており，その関心領域からのBOLD信号をそれぞれのスライスから抽出した。(B)この関心領域からの100秒間の自発的なBOLD信号の時系列。(C)(B)に示したBOLD信号と同時に記録したV1の局所電場電位の周波数構成(スペクトログラム)。右図の実線はこの100秒間の平均スペクトルを表す。スペクトルは0〜20 Hzの間にピークを示す。点線はすべてのセッションから得られたすべてのデータを用いて計算された平均スペクトルを表す。(D) α，β，γ 帯域における自発的局所電場電位出力と，総局所電場電位出力の時系列。(E)それぞれの周波数帯域における局所電場電位出力とBOLD信号の相互情報，ならびに，BOLD信号とマルチユニット活動(MUA)〔(A)と同じセッション〕の相互情報。α 帯域(8〜12 Hz)，β 帯域(18〜30 Hz)，γ 帯域(40〜100 Hz)の局所電場電位出力，総局所電場電位出力(0〜100 Hz)，マルチユニット活動(900〜3,000 Hzの電気生理学的信号として計算)を示す。(Magri et al., 2012より転用)

一致した。

他の例として，2012年にEngellらは，電極を埋め込まれた患者群と神経疾患のない健常なfMRI被験者群に対して，チェッカーボード刺激を異なる時間幅で提示した。そして，後頭皮質，中側頭野(MTまたはV5)におおよそ相当する外側視覚野，紡錘状回の中心に位置する腹側後頭側頭皮質において頭蓋内記録を行った結果，特定の領域における頭蓋内脳波スペクトルの γ 帯域とBOLD信号との間に強い相関がみられた。他の重要な所見として，同じ頭蓋内電極から得られた位相同期誘発電位については，この脳領域間で相関がみられなかった。

これまで議論されてきたBOLDコントラストと神経活動の間の複雑な関係や，神経活動とBOLDの間に唯一無二の関係がないというLauritzenらの所見を考えると，BOLDは神経活動の統合的側面を反映していることを示唆する証拠は数多くあることがわかる。この結果を踏まえて，AttwellとLaughlinによる脳のエネルギー収支に関する第6章の議論を思い起こしてほしい。統合活動の代謝コストは神経活動の中で最大であり，活動電位の発火を反映する領域の出力よりもかなり大きい。Attwellと

Laughlinは，霊長類における単一ニューロンあたりのシナプス数の多さを考慮に入れて，下等動物と比べ脳のエネルギーの多くの部分が，シナプス後濃度勾配の回復に使用されるという仮説を立てた。このため，統合活動はその部位の現在および将来の代謝要求を最も予測する因子となる。しかし，シナプス後活動は特定の脳領域への入力もかなりの程度反映しているということは強調されるべきであり，その程度は局所情報処理のみならず，脳内のあらゆる部位での計算処理に依存する。

　神経活動とBOLD fMRIの間の明確な関連を示すデータが存在するにもかかわらず，いくつかの重要な課題が依然として残っている。BOLD反応は時間分解能が低いため，ある領域内でのフィードフォワード処理とフィードバック処理が分離できない。BOLD信号が実際に入力関連活動に最も鋭敏である場合には，複雑で持続的なフィードバック処理が，初回の情報処理よりもBOLD信号に寄与するであろう。さらには，興奮性および抑制性シナプス後活動もBOLD信号に寄与する。原則として，強いBOLD信号はこの2種類の活動のバランスが比較的とれた領域で観察されるため，その領域の出力（および思考や行動への影響）は変わらない。最後に，情報処理量が代謝要求に相関しないという状況がありうる。例えば，ある領域（例えば，前頭前皮質）のBOLD賦活が，複雑な認知課題（例えば，ワーキングメモリの情報維持）により引き起こされ，さらにその活動量が課題の成績と正の相関を示したとしよう。その場合，前頭前皮質の関与が確認できれば，その人のワーキングメモリは良好であると結論づけられる。しかし，もしその反対の関係，つまり低活動を示した人が最も成績がよいという関係が観察されたらどうすべきだろうか？　本章を通して説明したことを考えると，最初は，そのような状況は起こりえないと思うかもしれないが，この可能性を支持する多くの根拠がある。例えば，脳領域内の活動は課題の練習によって減少するが，課題の成績は練習によって向上する傾向にある。このような効果に対する1つの説得力のある仮説として，同じ処理を行う場合，脳は必要とされる計算をより効率的に，より少ないニューロンで行えるというものがある。BOLD fMRIと，様々な脳領域における神経活動・情報処理の形態・被験者集団の特性との関係を明確にするためには，これまでに得られた結果を敷衍するような研究が必要となってくる。

fMRIの空間分解能

　fMRI研究の**空間分解能**(spatial resolution)，すなわち空間的に近接した部位の違いを区別する能力は様々な要因に依存する。1つの直接的な要因として，ボクセルサイズがある。ボクセルとは，撮像視野，マトリックスサイズ，スライス厚の3つの撮像パラメータによって規定される三次元の四角柱である。撮像視野とは，スライス内の画像処理量を意味し，通常cmの単位で表記される。マトリックスサイズとは，そのスライス内のそれぞれの次元にどれだけのボクセルが得られるかを意味する。多くの研究では，64×64や256×256といった両軸対称のマトリックスサイズを用いることで，画像再構成に高速フーリエ変換アルゴリズムを適用できるようにしている。つまり，24×24 cmの撮像視野と64×64のマトリックスサイズの場合，スライスのボクセルサイズは3.75×3.75 mmになる。スライス厚は第3の次元を表しており，一般的に平面内のボクセルサイズ以上になる（例えば，5 mm）。スライス厚が平面内の分解能と等しい場合，ボクセルは立方体となり，空間分解能は**等方性**(isotropic)であるといえる。

　研究で使用するボクセルサイズはその目的に合わせて決めてよい。最近まで，全脳を扱う研究では，典型的には各方向4 mm程度の比較的大きいボクセルが使用され，視覚野などの単一領域を扱う研究では，$1～2\,mm^3$あるいはそれ以下のボクセルが使用され

空間分解能
画像（もしくはマップ）の異なる空間的位置における変化を識別する能力。

等方性
すべての方向に同様の特性を有すること。

ていた。しかしながら，（パラレルイメージングやマルチバンド法などの）撮像法の進歩に伴い，2mm³ほどのボクセルサイズで全脳データを収集できるようになってきた。解剖画像をより小さなボクセルサイズ（平面内1×1mmなど）で撮像し，機能画像データをこの高分解能解剖画像の上に重ねて表示するという手法もよく使われる。fMRIデータの実際の空間分解能は，それが表示されている画像の分解能には影響を受けないことに注意すべきである。

空間分解能の向上がfMRI研究に有益であることは明らかである。特定の脳領域内におけるボクセルの数が増えるほど，隣接した機能領域間の境界を区別する能力は向上する。では，どのようなボクセルサイズでもMRIデータが収集できるとしても，常に最小のサイズが用いられるわけではないのはなぜだろうか？　その理由は，小さなボクセルを用いると，信号ノイズ比の低下と撮像時間の延長というfMRIで重要となる2つの課題が生じるからである。

第1に，BOLD信号の変動はボクセル内の脱酸化ヘモグロビンの総量に依存する。それゆえ，均質なボクセルを半割するとBOLD信号も半分になり，信号ノイズ比の低下につながる。一次運動野や視覚野などの脳領域は，指の屈曲や点滅する視覚刺激によってきわめて大きな反応が生じるため，ボクセルが小さいことによる信号強度の低下は問題にはならない。しかし，前頭葉などの脳領域では，複雑な認知課題により生じる神経活動は非常に小さいので，大きなボクセルを用いることによりノイズ存在下での活動検出力を向上させることができる。信号ノイズ比の概念については第8章で詳述する。

第2に，ボクセルサイズが減少すると，一定の脳容積を撮像するのにかかる時間は増加する。スライス撮像速度はスキャナやパルスシーケンスによって異なるが，平面内の分解能を上げると撮像時間は2〜4倍になる〔撮像時間の延長は多くのスライスを同時に取得するパラレルイメージング（第12章参照）によって改善する〕。スライス厚方向の分解能を上げると，撮像時間は分解能に正確に比例して延長する。スライス厚を半分にすると，同じ容積を得るのに2倍のスライスおよび2倍の撮像時間が必要となる。4×4×4mmの分解能では1秒あたり20スライス撮像できるが，1×1×1mmの分解能では1秒あたり1スライスしか撮像できないスキャナを考えてみよう。大脳の垂直長は約110mmなので，4mmの分解能では，脳の大部分に相当する27枚のスライスが1.5秒以内に得られるが，1mmの分解能では，同じ容積を得るのに110スライスが必要で，約2分かかる。

この例は極端ではあるが，本章や第12章で紹介する特別な撮像技術なしには，全脳の機能画像における空間分解能を上げることが難しいのを示している。そして，理論的には可能であっても，高分解能画像を得るためにデータ収集時間を長くすると，**T_2^*ブラーリング**（T_2^* blurring）が生じうる。第4章で述べたように，データ収集（k空間充填）には時間がかかるということを思い出してほしい。典型的な64×64の画像では数十ミリ秒で撮像できたとしても，高分解能画像ではずっと長くなる。この収集の間，スピンには持続的なT_2^*減衰が起っている。それゆえ，撮像する組織のT_2^*値に比べて撮像時間が長ければ，実質的には撮像時間の経過につれて収集されるk空間配置の信号がなくなり，ぼやけたBOLD画像となる。

逆に，大きすぎるボクセルを用いることも検出力の低下につながる。すべてのfMRI研究，特に比較的大きなボクセルを用いる研究は，**部分容積効果**（partial volume effect）の問題がつきまとう。最も小さなボクセルでも複数の組織にまたがっていて，それぞれの組織がそのボクセルの総MR信号に異なった影響を与える。**図7-17**では4×4×5mmの1つのボクセルに含まれるものの例を示す。脳の典型的なボクセルの大部分はニューロン（およびその突起である軸索など）やグリアで構成され，血管が占め

T_2^*ブラーリング
特定の時間内に有意なT_2^*減衰が起こるのに十分なデータ収集時間を確保したことによって生じるT_2^*画像のゆがみ。

部分容積効果
1つのボクセル内に複数の異なる細胞組織や機能領域からの信号が含まれることによって生じる相互作用。

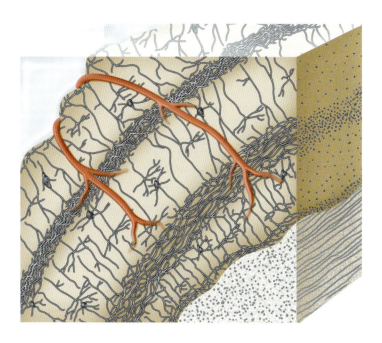

図7-17 部分容積効果 1つのボクセルには，灰白質，白質，脳脊髄液，血管など多くの異なった種類の組織が含まれる。そのボクセルから記録されるMR信号は様々な種類の組織からの信号の総計である。それゆえ，25%を脳脊髄液（低信号），50%を灰白質（中等度の信号），25%を白質（高信号）が占めるボクセルのT_1画像では，MR信号はその3組織すべてからの記録であり，その平均の値をとる。

る領域は3%しかない。そのボクセルは数百万のニューロンや数十億のシナプスを含み，これらのすべてが代謝要求を構成し，それゆえ，そのボクセルからの総BOLD信号に関与する。これについてのより詳しい議論や計算については，2008年のLogothetisらの論文を参照してほしい。関心のある活性化ニューロンや局所毛細血管床だけでなく，測定したい活動に関与しない脳組織も含まれるかもしれない。例えば，脳の端のボクセルは灰白質・白質・脳脊髄液を含む。灰白質のみがBOLD信号に関与するが，他の組織の水素原子もノイズの原因となるかもしれない。したがって，課題によって賦活する灰白質のみを含むようにボクセルを小さくすると，ノイズが減少し，BOLD信号が増強する可能性がある。

　2000年代の初期から，典型的なfMRI研究における空間分解能は変わっておらず，平面内のボクセルサイズは3.25～3.75 mm，スライス厚は3.5～5 mmである。しかし現在，この状況が劇的に変わりつつある。スキャナ装置は改良されて，2，3あるいはそれ以上のスライスが同時に撮像できるパラレルイメージングパルスシーケンスが開発された。こうした新しいシーケンスの詳細な説明は第12章に譲るが，これらは多くの研究機関に採用されつつある。驚くべきことに，これらの手法では，等方性の2 mm^3のボクセルで全脳撮像を行うのに1～2秒しかかからない。パラレルイメージングの開発が進むにつれ，fMRI研究で高分解能画像が標準的に適用されるようになってくるであろう。

血管系の空間的特異性

　fMRIの機能分解能はボクセルサイズのみで決まるわけではない。前述のように，機能分解能は神経活動とそれに伴う血管反応が一致する程度にも依存する。しかし，この文脈では，BOLD信号は神経活動の間接的な指標にしかならず，神経活動における酸素供給と酸素消費のバランスを示すだけである。また，BOLD信号は，ボクセル内のデオキシヘモグロビン量の直接的な指標である。デオキシヘモグロビン分子は常磁性なので，周りの組織に波及する磁場勾配を血管内で形成する。BOLD信号の主要な機序は，水分子内のスピンの位相分散で，スピンがこれらの磁場勾配中を拡散する際の位相分散である。血管そのものの中に存在するスピンは，BOLD信号の血管内成分を構成し，

周囲の組織(つまり脳実質)に存在するスピンは，BOLD信号の血管外成分を構成する。GRE法を用いる典型的なfMRI実験においては，BOLD信号は血管内および血管外の信号源の両方を反映する。

血管系の様々な要素は，どのようにBOLD効果に関与しているのだろうか？　これらの信号源はいずれも，活性化ニューロンに隣接した，あるいはそれを灌流する毛細血管から発生する。第6章で述べたように，錐体細胞は最も近い毛細血管から平均してたった1〜2個の細胞分くらいしか離れていない。それゆえ，デオキシヘモグロビンの血管外位相分散効果は，活性化ニューロン(ヘモグロビンが酸素を輸送し，その結果常磁性体となる)の非常に近くで生じていると結論づけるのが合理的である。したがって，イニシャルディップに代表されるような一時的な負のBOLD信号は，理論的には毛細血管間距離(おそらく数十から数百 μm)の分解能で測定できる。血流の増加に依存する正のBOLD信号の空間分解能は，血流が制御されるレベルに依存するであろう。第6章で論じたように，血流が個々の毛細血管レベルで制御される(優れた空間分解能)のか，多数の毛細血管を支配する細動脈レベルで制御される(低い空間分解能)のかは，いまだにわかっていない。さらに複雑なことに，ほとんどの酸素は壁の薄い毛細血管を通過して脳組織へ供給されるが，小さな細動脈や細静脈でも脳への酸素供給があり，デオキシヘモグロビンの位相分散効果の源となりうることが示されている。

脳皮質は原則的に，垂直に配置されたコラムによって構成される。そのコラム内で入力と出力が層別化され，その層内での主ニューロンと介在ニューロンの皮質内処理が脳機能の基盤を形成している。実際，視覚野などの脳領域では，眼優位性コラム，方位選択性コラム，色や動きに関与する他のモジュールなどといった，より高次のモジュールとしてこの構造をみることができる。これらモジュールのいくつかは，代謝に関連するシトクロムオキシダーゼの組織染色によって発見され，穿通細動脈やその分枝の毛細血管，流出静脈の灌流領域がこれら機能的神経血管単位と関連しているという興味深い特性が明らかにされた。もしこれが事実ならば，BOLD信号の空間的広がりと脳内の機能処理単位が対応していることが予測され，この対応がBOLD撮像の価値と力を大きく高めるであろう。

実際，シトクロムオキシダーゼ染色と血管長密度の間の(弱い)関係を指摘した研究はいくつかある。一方で，2013年にBlinderらは，マウス体性感覚野における血流と穿通細動脈との関係について研究し，マウスの体性感覚野には垂直に配置された皮質コラム(「ヒゲバレル」)があり，それらが1本1本のヒゲと関連していることを明らかにした。また，皮質表面下の血管には横方向に強い結合性があり，毛細血管の灌流領域と皮質コラム境界の間には相関関係がないことを発見し，「皮質コラムと毛細血管の灌流にモジュール性はない」ため，機能的神経血管単位に根拠はないと結論づけた。しかし，このように相関がないにもかかわらず，酸素消費は穿通細動脈の位置ではなく，コラムの位置と強い関連をもつことが光イメージングによって明らかになった。つまり，微小血管と神経機能構造との関連はないが，血管構造ではなく機能構造によって酸素消費が変化するということになる。

しかし，BOLD信号はヘモグロビンが結合した酸素分子を供給する空間内に限られているわけではない。前述のように，酸素を多く含んだ血液の流れは神経活動に反応して劇的に増加するが，使用される酸素分子の割合は低い。ヘモグロビンを多く含んだ残りの血液は静脈系に入りデオキシヘモグロビンを置換し，活性化ニューロン下流のBOLD信号を増加させる。この効果は，1994年にFrahmらが提起した「脳か静脈か？」という疑問につながり，現在でもfMRI研究のきわめて重要な問題とされている。上矢状静脈洞に顕著な賦活を報告した研究者たちが指摘したように，これまで報告されてき

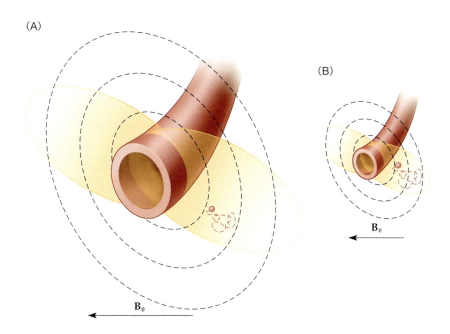

図7-18 大血管と小血管での血管外スピンに対する効果の違い 血管内のデオキシヘモグロビンによってつくられる傾斜磁場は血管径に依存する。(A)大血管では，傾斜磁場は空間内をゆっくりと変化するため，拡散する血管外スピンは比較的一定した磁場を通過することになる。SE法は位相コヒーレンスの消失を回復させることによって，大血管の信号を取り除くことができる。(B)小血管では，傾斜磁場が水分子の拡散距離よりも空間内で急激に変化するため，血管外スピンは様々な磁場を通過しながら拡散していく。位相コヒーレンスの消失はSE法では回復できないため，SE法はBOLD信号の小血管の血管外成分に感受性をもつ。

た賦活領域の多くは，局所の神経活動ではなく，静脈還流の結果であるかもしれない。大きな還流静脈に関連した**大血管効果**(large-vessel effect)は，高い機能分解能を要する研究の妥当性を損なう可能性もあるので，視覚野の眼優位性コラムや方位選択性コラムなど神経構成の細部に注目した研究では，大血管効果を抑制したり取り除くような戦略がとられている(後述)。

　大血管効果の存在を示唆する特徴がいくつかある。最も単純なものは，信号変化の大きさである。静脈は毛細血管よりも容量が大きいため，BOLD信号変化も大きくなる可能性がある。ランダムに走行する毛細血管とは異なり，大血管はボクセル内で特定の方向性があるため，MR信号相の規則的な変化も大血管効果の存在を示唆している(この問題を解決するための方法は，2002年のMenonらの論文を参照)。還流静脈を含むボクセルは，異なる機能を有するニューロン群の(共通する)下流に位置するので機能的特異性が低い。最後に，高磁場でときに観察されるイニシャルディップは毛細血管における酸素抽出を反映しており，活性化ニューロンから離れた大血管を含むボクセルでは認められないと考えられている。

　撮像技術が進歩したことにより，大血管由来のBOLD信号を最小化することが可能となった。これらの技術は，血管径の大小による磁気特性の違いや，血管外スピンと血管内スピンの拡散特性の違いを利用している。大血管のデオキシヘモグロビンよって形成される磁場は，周囲の組織や流体に広がっていくにつれゆっくりと変化する(**図7-18**A)。それゆえ，近傍の血管外で拡散している水分子内のスピンは，比較的小さな磁場変化を受けながら移動している。実際に，大血管内のデオキシヘモグロビンは，BOLD fMRIの撮像時間として典型的な数十ミリ秒内では，一定の不均一な磁場パターンをもつと見積もることができる。**スピンエコー法**〔spin-echo (SE) imaging〕(第5章参照)は，位相コヒーレンスの消失を回復させることによって，大血管の血管外成分に由来するBOLD信号を取り除くことができる。しかし，小血管に関してはまったく異なった結果となる(図7-18B)。小血管では，近接した水分子の拡散距離よりも急な傾斜磁場が周囲の実質に形成されている。これらの磁場不均一性に伴う位相コヒーレンスの消失は，180度パルスによっても完全には補正することができないため，SE法は小血管の血管外成分に由来するBOLD信号への感受性を保つことになる。

大血管効果
神経学的な関心領域からは離れているが機能的に活動している領域を還流する静脈の信号変化。

スピンエコー(SE)法
MRIで主に使用される2種類のパルスシーケンスの1つ。データ収集時に測定されるMR信号変化を生成するために，第2の180度電磁パルスを使用する。

拡散強調
傾斜磁場の適用により生じる，振幅や拡散方向に依存するMR信号変化。

　拡散する血管内水分子内のスピンもまた，大血管と小血管の両方において局所傾斜磁場よりも拡散距離が長いために，動的で不均一な磁場を通過することになる。そのためSEパルスシーケンスは血管内BOLD信号への感受性をもち，この影響を取り除くためには他の方法が必要となる。これらの血管内スピンは血流内に存在し，（特に大血管内においては）高い流動性をもつため，動きに注目した**拡散強調**（diffusion weighting）（第5章参照）の手法を用いることで，大血管の血管内成分を選択的に抑制できる。さらに，SEパルスシーケンスと拡散強調パルスシーケンスを同時に用いると，大血管からの信号を取り除きつつ機能的解析のために最も重要な小血管からの信号を保持することができる。

　しかし，この方法も万能とはいいがたい。なぜなら，この方法によってBOLDの感受性が大きく低下するからである。このため，大血管効果を抑制するためにリフォーカスパルスを使用するのは，実際には，全体としての信号増加が機能的変化への感受性低下に勝るような高磁場の場合に限られる。

どれくらいの空間分解能が必要か？

　実験に適切な空間分解能はその目的によって変わる。前頭葉損傷による知能検査への影響を神経学的に調べる場合には，5 cm以上の病巣を調べることになる。頭頂葉内の第IV層のニューロンの発火を電気生理学的に記録する場合には，関心領域の数百 μm内に微小電極の先端を固定する必要がある。ヒト脳の構造は，大規模の解剖学的レベルから小規模の微生物学的レベルまで7桁以上のスケール差がある（**表7-1**，図1-8も参照）。fMRIの空間分解能はこれらの両極の中間であり，fMRIはmm単位からcm単位の空間範囲を調べるのに最も適している。脳機能の多くの側面はこの空間範囲で変化する。1909年にBrodmannによって規定されたような，細胞構築により分けられる脳領域は，一般的に数cmの大きさである。視覚路の全長は数cmであり，視覚野内の個別の機能領域は数mmから数cmあるいはそれ以上の幅をもつ。尾状核，被殻，視床といった皮質下核は多数のfMRIボクセルを含んでいるが，水平方向の皮質層や垂直方向の皮質コラム〔**眼優位性**（ocular dominance）のコラムを**図7-19**に示す〕など多くの脳構造はずっと小さく，fMRIを用いて機能的に明らかにするのは（不可能ではないにしろ）難しい。

　これまでデータ収集法の違いによる空間分解能への影響について議論してきたが，実験解析の選択もまた重要である。一般的な前処理では，様々な幅のボクセルに対し三次元ガウシアンフィルタを用いてfMRIデータの**空間平滑化**（spatial smoothing）が行われるため，空間分解能が明らかに低下する（第8章参照）。典型的な平滑化パラメータは，有効なボクセルサイズを6×6×6 mm以上に増幅させる。そのようなボクセルは4 mm四方のボクセルの3倍以上，2 mm四方のボクセルの27倍もの容積であるということに注意してほしい。平滑化によって空間分解能は低下するが，統計的検定や被験者間比較の妥当性を改善できる。他の解析段階でも，よりわずかではあるが空間分解能が低下することがある。例えば，動きの補正アルゴリズムは機能画像を共通の画像に空間的に変換するものであり，これは補間および平滑化を必要とする。被験者データを共通の定位空間へ変換するアルゴリズムである**標準化**（normalization）は，個人の解剖学的構造を定位のテンプレートへ合わせることが難しいため，さらに空間分解能が低下する。また，多くの被験者からのデータを統合する際には，被験者間の機能的差異に関連する空間的不鮮明さが生じる。解剖学に基づいた**関心領域解析**〔region-of-interest（ROI）analysis〕を使用すると，基本的な空間単位を，1つのボクセルから多くのボクセルを含む領域へと変化させることになるため，空間分解能が大きく低下する。しかし，選択

表7-1　ヒト脳の空間スケール

構造	スケール(mm)
脳	100
脳回	10
眼優位性コラム	1
ニューロン	0.01
シナプス	0.001
イオンチャネル	0.00001

眼優位性
視覚野のあるニューロンが一方の眼に提示された刺激よりももう一方の眼に提示された刺激に反応する程度。

空間平滑化
統計解析の妥当性を向上させ，機能的信号ノイズ比を最大化するために，空間分解能を犠牲にして隣接するボクセルのfMRIデータをぼかすこと。

標準化
個々の被験者におけるMRIデータを，標準的な画像の空間的特性に合わせるため変換すること。標準的な画像は，多くの人から得られた脳画像を平均化してつくられる。

関心領域（ROI）解析
脳領域の機能的特性に関する仮説を評価すること。この解析では，あらかじめ定義された脳の解剖学的構造区分（すなわち，あらかじめ設定されたボクセル群の集合）を反映する領域が選ばれることが多い。

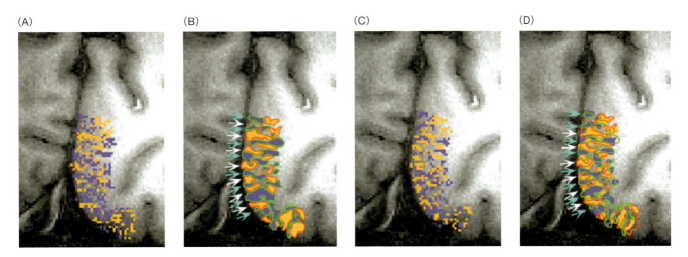

図7-19 視覚野における眼優位性コラム 一次視覚野のニューロンは，片眼からの情報に鋭敏な非常に小さなコラム（1 mm以下）によって構成される。同一被験者が2つのfMRIセッション(A,C)に参加し，左右それぞれの眼からの刺激に対する各視覚野のボクセルの相対的な感受性をマッピングした。最初のセッションで示された眼優位性コラム(B)は，2番目のセッションで示された眼優位性コラム(D)と概ね一致することに注目してほしい(Cheng et al., 2001より)。

した領域が脳内の機能的区分へ正確に一致するのであれば，多くの類似したボクセルを平均することでデータの機能分解能は劇的によくなるであろう。例えば，被殻は運動準備・間隔時間調整，学習，その他認知機能にかかわる基底核内の比較的小さな構造物であり，周囲白質との間には明確な解剖学的境界が存在するため，被殻の全体を含む関心領域を作成するのは容易である。この関心領域解析では，機能的に異なる小区域（例えば，内側と外側）を特定することはできないが，被殻全体としての変化の検出力は高くなる。一般論として，解析は空間分解能を犠牲にして機能分解能を上昇させるためのものである。

fMRIの時間分解能

多くの実験課題で，正確〔高い**時間分解能**(temporal resolution)〕に脳活動のタイミングを測定することは重要である。神経科学技術の種類によって事象のタイミングを評価する能力は大きく異なる（図1-8参照）。脳内の微小電位を記録することで1つのニューロンの発火を同定し，ミリ秒単位での脳活動を明らかにできる。しかし，この記録はヒト以外の動物かごくまれにヒトでの脳神経外科手術に関連した特別な検査の際に利用されるのみである。脳損傷研究，薬物操作，そしてPETのような画像検査でさえ，脳活動のタイミングに関する情報はほとんど得られない。fMRIでは，数秒単位の別々の事象を区別できる，中程度の時間分解能を有する。空間分解の基本的なサンプリング単位がボクセルであるように，時間分解能の基本的なサンプリング単位は繰り返し時間(repetition time：TR)である。実験によってTRは非常に短時間(500ミリ秒)から非常に長時間(3,000ミリ秒)まで様々であり，特別な実験ではより極端な値が用いられることもある。TRの長さは実験の時間分解能の一因ではあるが，それだけが要因というわけではない。

fMRIのBOLD効果における血流動態応答は，たとえ神経活動の時間が1秒未満と非常に短くても，10秒以上を一区切りとして起こり収束する。したがって，fMRIデータを収集するときは，神経活動のスナップ写真を撮像しているのではなく，血管系のよりゆっくりとした変化に基づいてその活動を評価している。TRを短くしてfMRIでの血

時間分解能
時間に沿った信号（もしくはマップ）の変化を識別する能力。

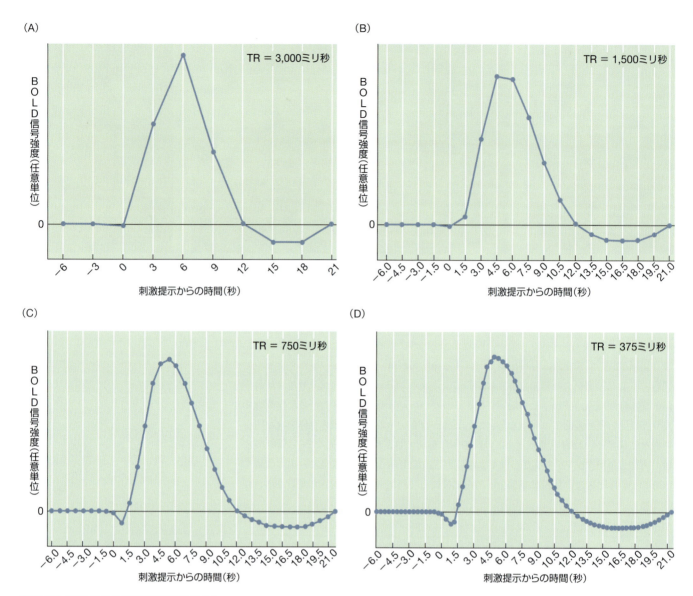

図7-20 測定された血流動態応答のサンプリングレート(TR)の効果 それぞれの図は、異なるサンプリングレートで測定された理想的な血流動態応答を示す。

流動態応答データをよりよい時間分解能で収集することは、これら血管変化の評価だけでなく、より正確な神経活動の推定につながる。

　実験の目的によって適した時間分解能が存在するため、時間分解能を理解することは重要である。被験者が視覚刺激を見たときにすぐ手を握るという単純な事象関連デザインを例に考えてみよう。手の動きによって脳のある領域が賦活するかどうかを決定(検知)するためには、比較的ゆっくりとしたサンプリングレートで十分である。3,000ミリ秒のTRでは、刺激前のベースラインと比べて血流動態応答を容易に検出できるが、その正確な形を推定することは困難である(図7-20A)。1,500ミリ秒のTRでは、血流動態応答の波形とタイミングをよりよく推定できるようになるが、測定される振幅は変わらない(図7-20B)。TRを750ミリ秒や375ミリ秒まで短くするとより頻回にデータが集められるが、測定される血流動態応答には目立った変化は起こらない(図7-20 C,D)。

Thought Question
長い間隔のブロックデザインでは，重要な賦活を検知するために必要な時間分解能はどのように変化するか？ 必要とされるTRは，事象関連デザインより長くなるか，もしくは短くなるか？

サンプリングレートを劇的に増加させても時間分解能にほとんど影響がないことは，直感に反しているように思える．しかしながら，追加のサンプルがどのように血流動態応答の評価を変化させるかを考えてみよう．3秒のTRの場合，サンプリングの間の時点（1.5秒や4.5秒など）について何がわかるであろうか？ それらは直接的には測定できないが，合理的に予見すると，これらの時点での血流動態応答の振幅は，記録された2つのサンプルにおける振幅の中間であろう．差し当たり，中間点での値が2つの隣りあったサンプルの平均で与えられるような単純な線形補間を考えればよい．TRが2秒を超えると，線形補間を行っても中間点で記録されるであろう値をうまく推測できない．しかし，TRが1.5秒以下であれば，血流動態応答が再現可能な形状をもつため，単純な線形補間でも中間値を正確に再現できる．BOLDコントラストの基礎を形成する血流と酸素抽出の変化は，ゆっくりとした生理学的過程の結果として起こる．これらの過程が100ミリ秒のように短い時間間隔内で大幅に変わるような場合に限り，サンプリングレートを増加させることが重要となる．ここで留意すべき点は，この例は事象関連デザインの結果を示しており，その条件下では血流動態応答は約10〜15秒にわたって生じるものであるということである．一方，長い間隔のブロックデザインであれば，血流動態応答の変化は非常に緩徐となるため，より長いTRでも十分である．まとめると，fMRIの時間分解能は，TRと血管系による制約の両方により決定される．多くの実験課題では，TRは1〜2秒で十分である．

さらに，非常に短いTRを使うことによる問題がいくつかある．第3章で，MRパルスシーケンスの1つのパラメータとして**フリップ角**(flip angle)があることを説明した．フリップ角は，励起パルスによって縦方向の巨視的磁化を横方向へ傾けた角度を表している．MR信号の強度は，磁化ベクトルの横方向へ投影された成分に比例するため，フリップ角が大きいとMR信号も大きくなる．TRの長い（2秒以上）典型的なGRE法では，最大のMR信号の回復を計測するためにはフリップ角を90度に設定するが，より短いTRでは，励起の繰り返しの間に磁化が定常状態に達するよう小さなフリップ角を用いる必要がある．そうすると，励起に伴う横磁化の振幅が減少し，より小さい信号が計測される．また，TRを短くすると，空間撮像範囲が減少する．あるパルスシーケンスのもとで24スライス/秒で撮像できるスキャナでは，500ミリ秒のTRでは12スライスだけの撮像となり，1,500ミリ秒のTRでは36スライス（全脳）を撮像できる．

時間分解能は，**インターリーブ刺激提示法**(interleaved stimulus presentation)を使用すると改善する．インターリーブ刺激提示法とは，試行ごとにTRの異なる時点で実験刺激を提示する手法である．この手法をインターリーブスライス収集（特定のTRでのスライス励起の順番についてのもの）と混同すべきでない．1つの単純な例を考えてみよう．3秒のTRで，TRの開始時に実験刺激を提示し，3，6，9秒の時点で血流動態応答を測定する実験を行う．3度の刺激提示があるインターリーブデザインでは，TRの開始時，TRの1秒後，TRの2秒後のいずれかで刺激が提示される．例えば，実験の1/3では通常通りに，他の1/3では1，4，7秒後に，残りの1/3では2，5，8秒後にデータを集める．これらの3つのデータセットを合わせると，1秒の時間分解能で血流動態応答を推測したことになる．そのため，インターリーブ刺激提示法は，空間撮像範囲の

フリップ角
巨視的磁化が励起により倒れる角度．

インターリーブ刺激提示法
繰り返し時間(TR)内の異なる時点（例えば，TRの開始時，1/4，1/2，3/4の時点）で関心事象を提示すること．条件ごとの試行数は減少するが実効サンプリングレートを増加できる．

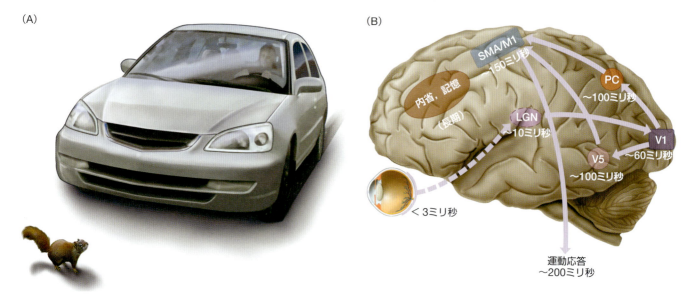

図7-21 心的事象のタイミング (A)道路の障害物を避けるために進路を変更するような単純な運動反応をするとき，多数の異なる脳領域が次第に賦活する。しかしながら，賦活のタイミングはこれらの脳領域で大きく異なる。(B)基本的な感覚処理を担う脳領域〔例えば，外側膝状体(LGN)，一次視覚野(V1)，運動感受性野(V5)，頭頂皮質(PC)，運動野(SMA/M1)〕では，刺激提示から約100ミリ秒の間に神経活動が生じる。一方でより複雑な認知機能を担う脳領域(すなわち，前頭前皮質)では，賦活は数十秒続く。

制限や信号振幅の減少なしに時間分解能を改善でき，多くの研究で魅力的な選択肢となっている。インターリーブ刺激提示法の一例として，前述のTianらの研究がある。この研究でのTRは1秒であったが，血流動態応答を200ミリ秒の実効サンプリングレートで検知することができた。しかしながら，その主な欠点として，それぞれサンプリング点での試行数が減少するため，推測される血流動態応答の正確性が低下するという問題がある。そのため，時間分解能と，それに相反する関係にある空間撮像範囲，空間分解能，実験精度とのバランスを常に考えなければならない。

空間分解能と同じように，パラレルイメージング(第12章参照)は時間分解能を劇的に改善する。例えば，脳全体は1秒のTRと2.5 mm^{3}のボクセルサイズで撮像可能であるが，脳の一部分からより短いTRでも撮像できる。前述の理由のために，血流動態応答の形態を推測することに関しては，時間分解能を改善しても大きな利益は得られないかもしれない。しかし，異なる脳領域間におけるBOLD時系列の相関を求める機能的結合性の解析，特に新たな統計的モデルによって領域間の賦活の順序を調べる直接的な結合性評価においては，高時間分解能が有用となるだろう。これらの方法については第11章で述べる。

どれくらいの時間分解能が必要か？

心的過程のタイミングの研究に対してfMRIを適切に使用するためには，事象が起きる時間尺度がそれぞれ異なることを理解しておく必要がある。車に乗っており，道路の障害物を避けるために素早く進路を変更しなければならない場面を想像してみよう(**図7-21**)。障害物を見てから1ミリ秒くらいで網膜の光受容体が神経伝達物質を放出しはじめ，その後の数ミリ秒でこれらの神経伝達物質が近傍の双極ニューロンを活性化し，視床の外側膝状核に投射する網膜の神経節細胞(他の一部の投影先も同様)に活動電位を引き起こす。視床を介して一次視覚野に視覚情報が伝達されるには数十ミリ秒かかり，その約100ミリ秒後に神経活動の重要な変化が二次視覚野で検知される。しかしながら，

ハンドルを動かす前の**応答時間**(reaction time)の下限は約200ミリ秒である(参考までに，オリンピックのトラック競技で，スターターピストルの号砲後100ミリ秒以内にスタート板を離れた走者は失格になる．なぜなら，刺激に応答する時間として100ミリ秒は十分ではないからである)．約500ミリ秒までには，障害物を認識できるようになり，意図しない突然の出来事に対する応答が始まる．また，似た記憶の想起のようなさらに複雑な過程には数秒かかり，感情や生理的な状態の変化は数分から数時間続くこともある．さらには，運転パターンの学習などにより，数日，数カ月，もしくは永遠に続くような長期的な変化がみられる場合もあるだろう．

　単純な刺激によって，このように数ミリ秒から数日にわたる8桁以上の時間単位の幅広い変化が脳に生じる．この幅は非常に広いが，ほとんどの心理学的実験では，fMRIの時間幅に合う数秒程度で起こる認知過程を対象とする．例えば，遂行過程，長期記憶，意思決定の研究では，典型的には数秒ごとに刺激提示が行われる．一方，ワーキングメモリの実験では，被験者はある記憶刺激を約10秒間維持しておかなければならない．非常に小さい，もしくは非常に大きい時間幅の研究でfMRIを使用することはより困難となる．ほとんどの条件で，fMRIの時間分解能における下限の概算値は数百ミリ秒である．例えば，より高次の視覚領域から一次視覚野に向かうリエントリー回路がよく知られている．視覚刺激は一次視覚野のfMRI賦活を増加させるが，それは初期の神経活動だけでなく，その数百ミリ秒後に起こる他の脳領域からのフィードバックによって生じている可能性もあることに注意してほしい．

Thought Question
fMRIを用いた脳のフィードバック回路の研究はどのようにデザインすべきか？

　原則としてfMRI研究の長さに制限はないが，非常に長時間の研究は実践的な要因のために現実的ではない．被験者が数分間1つの課題を行い，次のランで別の課題をするというように，ラン間で実験内容を変えることはよくある．この手法は，刺激学習と記憶想起を分けて行う記憶研究のように，様々な実験課題で必要となる．その使用にあたっては，頭の動きや，ラン間やラン中の体系的な信号変化を起こしうる装置のゆれなどの問題を常に監視しておかなければならない．長期記憶の記銘や想起の実験のように，1～2時間以上かかる場合は多数の撮像セッションが必要となる．異なる撮像セッションのデータ比較では，追加して考慮すべき様々な問題が生じる．例えば，課題時の頭部の位置，疲労具合，練習効果のために違いが生じるかもしれない．ほとんどのfMRI研究ではこのような適用時間に関する下限と上限があるが，注意深い撮像パラメータの選択と的確な実験デザインの設計により，これらの問題を克服できる．

　血流動態応答のタイミングと振幅との関係は，fMRI賦活のモデル化においてきわめて重要である．血管系による制約のため，振幅の大きな反応は小さな反応よりも遅くピークに達すると考える人がいるかもしれない．一方，振幅の大きな反応はより大きな神経活動を反映したものであるため，代謝要求が大きくなり，それに伴う酸素供給とピーク到達も早くなると考える人もいるだろう．いずれの主張も妥当であるように思われるが，両方とも正しくない．ある刺激と脳領域におけるfMRIの血流動態応答の振幅は，応答のピークまでの潜時と開始までの潜時(すなわち，ベースラインからの初期上昇が起こるまでの時間)のいずれもと独立している(**図7-22**)．すなわち，2秒の音楽ビデオクリップを提示して聴覚野でのfMRIの血流動態応答を測定する場合，その振幅とタイミングに被験者間相関は認められない．ただし，いくつかの異なる持続時間の刺激に対するある脳領域の賦活について測定する場合，長時間の刺激提示は短時間の刺激提示よ

応答時間
提示された刺激に対する運動応答を起こすために必要な時間．複数の反応からどれかを選択する場合に用いられる｢反応時間(response time)｣とは異なることに注意．

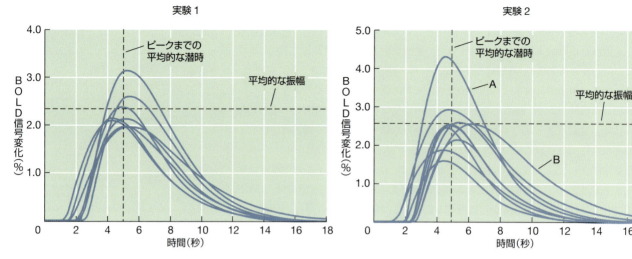

図7-22 事象関連fMRIの血流動態応答のタイミングと振幅
このタイミングと振幅に相関関係はない。短期間の視覚刺激に対する視覚野の血流動態応答を測定する2つの実験が行われた。両方の実験において，被験者を問わず，応答の振幅とそのピークまでの時間に相関関係は認められなかった。実験2で，最大の応答を示した被験者（A）のピークまでの潜時は比較的短い一方，潜時の長い被験者（B）のピークの振幅は平均的であった。（Miezin et al., 2000より）

りも振幅が大きくピークまでの潜時もより長くなる。また，聴覚野の賦活を他の脳領域（例えば，視覚野）の賦活と比較する場合，この2つの脳領域で振幅と潜時の両方が異なるかもしれない。これらの違いは，刺激持続時間や脳領域に応じたニューロンの処理過程の違い，もしくは血流動態応答そのものの違いを反映したものと考えられる。まとめると，外部の要因がfMRIの血流動態応答の振幅と応答におけるタイミングのどちらにも同様に影響している可能性は否定できないが，片方の変化がもう片方の変化を引き起こしているわけではないようである。

刺激持続時間とタイミングの影響

　刺激ごとの間隔が数秒から数十秒の場合，fMRIの血流動態応答の持続時間から神経活動の持続時間を合理的に推定できる。1997年のRichterらの研究がこのよい例である。Richterらは，複雑な形状の物体を心的回転した際の頭頂葉上部の役割を調べた。数十年に及ぶ認知心理学の研究により，2つの似たような物体が同一であるかどうかを判断するために必要な時間は，その物体の回転角度に依存することが示されていた。したがって，45度回転したペアと比較して90度回転したペアでは，2倍の反応時間がかかる。そして，頭頂葉上部は心的回転を含めた空間情報処理に重要であるので，全体を回転するのに必要な時間に一致して頭頂葉上部の賦活時間が長くなるという仮説が立てられた。この仮説を検証するために，Richterらは16回の試行それぞれで異なる角度で回転した物体を提示し，頭頂葉上部のBOLD反応の持続時間を測定した。その結果，それぞれの試行で，BOLD反応の持続時間は被験者の反応時間とよく相関していたことがわかった（図7-23）。また，BOLD反応の開始は試行ごとに異なることはなかった。このことから，神経活動は心的回転の過程の開始時に始まり，心的回転の終了時に終わることが示唆される。

　しかしながら，**刺激**や**行為**の持続時間は必ずしも**神経活動**の持続時間とは一致していないことを認識すべきである。親しい人の顔の写真を5秒間見る課題を例に考えてみよう。一次視覚野のニューロンは，はじめの約100ミリ秒間に大きな反応を示し，それから活性化が著しく低下する。側頭葉下部の顔に鋭敏な脳領域のニューロンは，刺激開始

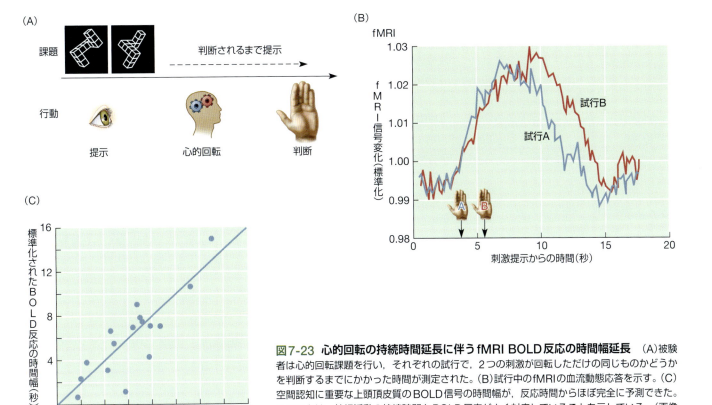

図7-23 心的回転の持続時間延長に伴うfMRI BOLD反応の時間幅延長 (A)被験者は心的回転課題を行い，それぞれの試行で，2つの刺激が回転しただけの同じものかどうかを判断するまでにかかった時間が測定された。(B)試行中のfMRIの血流動態応答を示す。(C)空間認知に重要な上頭頂皮質のBOLD信号の時間幅が，反応時間からほぼ完全に予測できた。このことは，神経活動の持続時間とBOLD反応がよく対応していることを示している。（画像はMenon and Kim, 1999より。データはRichter et al., 1997より）

時から活性化し，他の脳領域からのフィードバックのためにその後5秒間持続する。前頭葉と頭頂葉には，顔の刺激が消えた後でも見たものを思い起こしているときに活性化するニューロンがある。これらの理由から，必ずしも刺激持続時間でなく，推定されるニューロン活動に基づいてfMRIの解析モデルを立てる人もいる。

　この最後の点は，ある刺激の処理へのかかわり方に応じて，その脳領域における神経活動の持続時間が異なることを意味している。この現象のよい例として2012年のVagharchakianらの研究がある。Vagharchakianらは，（時間的に）圧縮された音声言語を脳がどのように処理しているかを調べるために，異なる聴覚刺激を提示した。我々は圧縮された音声に慣れており，実際，ほとんどのスマートフォンに，話し手の声の音程を保ったまま発語間の無音部分を取り除きポッドキャストや他の音声メディアの再生速度を上げる機能が実装されている。しかしながら，音声言語があまりにも多くの要因で圧縮される場合，明瞭さがなくなり理解できなくなる。Vagharchakianらは，もともとは1分あたり256単語のペースで話される音声言語を20，40，60，80，100％に圧縮した。被験者は，もとのペースの60〜100％の速度では容易に理解できたが，40％ではほとんどの被験者で困難であった。そして，20％の速度（1分あたり約1,300単語）では，被験者には了解不能であった。

　同じくらいの長さのブロックにおいて，これらの異なる速度で読まれた文章を聞いたときのfMRI反応は，ヘシュル回（一次聴覚野）とそれに隣接する聴覚野の領域において線形の関係を示した。具体的には，連続する単語の間隔が短くなると，これら脳領域のBOLD賦活が直線的に減少した。しかし，左半球のシルヴィウス溝周囲皮質と下前頭回のfMRIの反応は，まったく線形性を示さなかった。これらの脳領域では，了解可能なもとの40〜100％の速度（40％は困難であるが）で文章が読まれたときに，fMRI反応

が確認されたが，了解不能な20%の速度で読まれたときには，fMRIの信号は劇的に低下した。これらの言語領域では，異なる速度で1つの単語を視覚的に提示されたときにも，同様の非線形な結果が認められた。このことから，これらの言語領域は，感覚領域とは異なり，ある一定の速度において活動し，言語理解のボトルネックとなっていることが示唆される。

fMRIのBOLD信号に基づいて神経活動の絶対的なタイミングを決定することは困難である。一方，神経活動の相対的なタイミングは，かなりの精度で同定が可能である。1998年のMenonらによる洗練された研究で，高磁場（4.0 T）と高時間分解能（TR：100ミリ秒）のfMRIを用いた2つの実験から，この相対的なタイミングが明らかにされている。最初の実験では，左右の半視野（hemifield）に分けられたチェッカーボードの視覚刺激がそれぞれ2秒間提示された。左の半視野への刺激を，右の半視野への刺激から125〜1,000ミリ秒遅れて，もしくは同時に提示し，左右の大脳半球の視覚野間での血流動態応答の潜時の違いを測定した結果，刺激提示の遅れと潜時がほぼ完全に一致することが明らかにされた。

半視野
視覚表示領域の半分。通常，固視点に対して左半分もしくは右半分を表す。

Thought Question

血流動態応答は神経活動に数秒遅れるが，fMRIを用いて数百ミリ秒のタイミングの違いを同定するにはどうずればよいだろうか？

運動の応答時間の課題によって同様の結果を示した別の研究がある。この実験のそれぞれの試行では，被験者はまず，画面中央の十字の固視点を6秒間見て，画面が明るい黄色に光ればジョイスティックを使って提示された目標に向けてできるだけ速くカーソルを動かす。正しくカーソルを動かした1秒後に画面が灰色に戻ると，ジョイスティックを中心に戻す。その際の，一次視覚野（V1），一次運動野（M1），補足運動野（SMA）の3つの皮質領域における賦活のタイミングを観察したところ，V1はSMAより平均して約200ミリ秒前に賦活し，その約30ミリ秒後にM1が賦活した。これらの違いは応答時間の影響を特に顕著に受けていた。すなわち，応答時間は約200〜300ミリ秒の幅で被験者間にばらつきがあり，V1とSMAの賦活タイミングの違いは応答時間の違いに比例していた。このことから，この領域間の経路は運動準備過程が被験者間で異なることに関連していると考えられる（図7-24A）。一方，SMAとM1の賦活の遅れは応答時間にかかわらず一定であり，この脳領域間の経路はより基本的な反応-遂行機能を支えている。電気生理学研究では，V1とM1の間で潜時の差は100ミリ秒ほどであることが典型的であるが，fMRIではこれよりも大きな差が観察された。この相違は，fMRIデータに基づいて，脳領域間でニューロンの活性化のタイミングを比較するときについてまわる問題であり，fMRIでは血管特性の違いも賦活タイミングに寄与することによる。しかしながら，この結果は，Menonらの結果に疑問を投げかけるものではない。なぜなら，Menonらは，脳領域間でのタイミングの違いが応答時間に依存することを示しているからである。認知神経科学の分野では，このような結果は，応答時間（神経心理学研究で最も頻繁に測定される）のような行動のばらつきから，脳領域間の機能と結合性についての重要な情報が得られることを示している。このテーマについては，第11章で改めて焦点をあてる。

1つの脳領域内では，わずかなタイミングの違いを正確に評価したとしても，あらゆる血管特性のタイミングは条件間で同等である。2000年にMiezinらは，巧みな視覚運動課題を用いてこの相対的なタイミングについて調べた。まず，高速事象関連デザインでチェッカーボードの刺激を提示した。それぞれの刺激は1.5秒間提示され，刺激の間

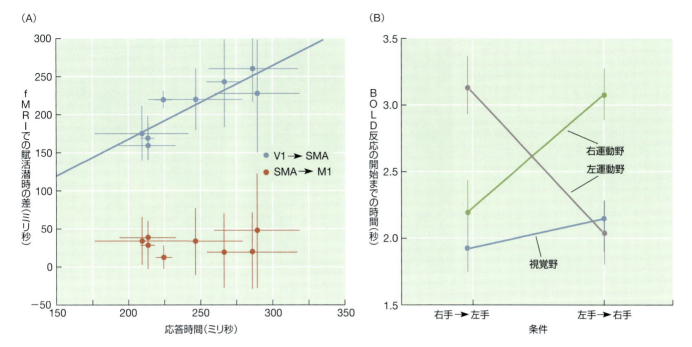

図7-24 fMRIを用いた脳領域の相対的な賦活タイミングの同定 (A)視覚的な合図の提示後に，被験者はジョイスティックを使用してディスプレイ上の目標の四角形に向けてカーソルを動かす．異なる脳領域のfMRI信号の相対的な潜時を測定し，課題時の被験者の応答時間との関数として表す．一次視覚野(V1)と補足運動野(SMA)のBOLD賦活潜時の差は応答時間に伴っておよそ直線的に増加したが，補足運動野と一次運動野(M1)の潜時の差は，応答時間に伴った変化が認められなかった．この結果は，応答速度に影響する過程は，SMA-M1間の経路ではなく，V1-SMA間の経路で起こることを示している．(B)似たようなアプローチの実験で，被験者は1.5秒の持続時間の刺激が現れたときに片手でボタンを押し，その刺激が消えたときにもう片方の手で別のボタンを押した．視覚野の賦活は運動応答の順番に影響されなかったが，運動野の賦活は運動応答の順番に影響された．〔(A)はMenon et al., 1998より．(B)はMiezin et al., 2000より〕

隔は平均して5秒であるが，**ジッタリング**(jittering)という手法を用いてランダムに変化させた．被験者は，刺激が現れたときに片手でボタンを押し，刺激が消えたときにもう片方の手で別のボタンを押すという課題を行った．前半の試行では最初に右手を使い，後半では最初に左手を使うように指示された．その結果，刺激の停止と同時に使用する手に連動する運動野のBOLD反応は，刺激の開始と連動する運動野の反応と比較して，約0.75〜1.0秒早く変化することが明らかとなった(図7-24B)．この変化は，反射的な準備機能のような刺激時間よりもわずかに早い．なぜなら，被験者は刺激が消えるタイミングを知っていて，ボタンを押す準備をしているからである．その後の解析で，このような実験デザインを使用すると，100ミリ秒程度のわずかなタイミングの違いでも確実に検知できることが示された．

まとめると，適切な課題条件下では，fMRIは脳領域間の潜時の小さな違いを測定できる(図7-25)．この違いは，神経活動のタイミングと血流動態応答の様式を反映しているかもしれない．神経活動に特異的な推測を行うためには，一方の心的過程を一定に保ちながら，もう一方の心的過程を選択的に操作し，測定しなければならない．例えば，Menonらの研究のように，低次の知覚機能は反応時間と独立しているが，意思決定の過程は反応時間に比例しているような場合がある．同じ脳領域内で比較する場合は，血流動態応答と神経活動との関係の違いによる影響を受けないため，脳領域内のタイミングの非常に小さな違いでも同定できる．

ジッタリング
連続する刺激事象の時間間隔を，ある範囲内でランダムに変動させること．

図7-25 **視覚野領域のピークまでのBOLD潜時のマップ** 500ミリ秒の視覚刺激が提示され，有意なBOLD賦活が生じたボクセルにおけるピークまでの潜時が測定された。ここでは，2人の被験者のデータをそれぞれ(A,B)と(C,D)に示す。各色は，1つのボクセルでのピークまでの潜時を示しており，血流動態応答が早いボクセルを青色，中間の早さのボクセルを赤色，最も遅いボクセルを黄色で示す。鳥距皮質に近いボクセルでは，ピークまでの潜時が最も短く(A,C)，紡錘状回に近いボクセルでは最も長い(B,D)。(Huettel et al., 2001より)

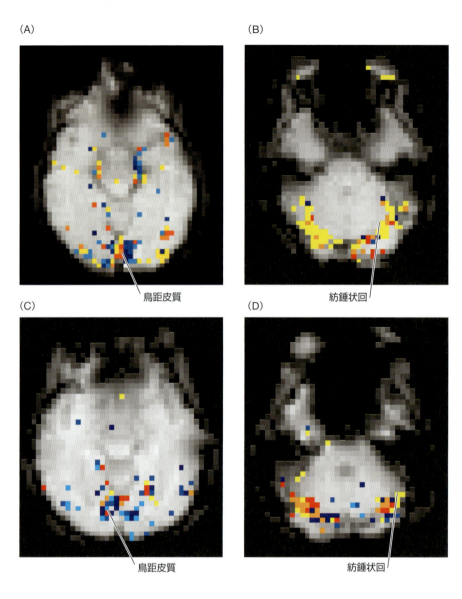

血流動態応答の線形性

ここまでは，単一の独立した刺激に対しての血流動態応答の特性について考えてきた。しかし，ほとんどの実験では多数の刺激が連続して提示される。このような場合には，何が起こるのであろうか？ 他の刺激提示とは独立して，毎回の刺激で同じ血流動態応答が誘導される場合(**図7-26**A)，刺激が十分に近接して与えられると，MR信号の総変化は血流動態応答の重なり合いとなり，個々の反応の合計に相当する(図7-26B)。この**線形システム**(linear system)とその特性については，次項で議論する。また，ある刺激に対する血流動態応答が他の刺激に対する血流動態応答に影響を与える場合(図7-26C)に，刺激が短い間隔で与えられると，重なり合った反応が2つの個々の血流動態応答の合計以下になることがある(図7-26D)。刺激の間隔に応じて血流動態応答の振幅が減少することは，BOLDの**不応性効果**(refractory effect)として知られている。不応性効果がある場合，実験解析の効果を減少させる可能性があり，線形モデルとして考えると，近接した刺激への血流動態応答を過大評価してしまう。そのため，fMRIの血流動態応答の線形性を肯定・否定する根拠について考慮することは重要である。

線形システム
スケーリングと重ね合わせの原理に従うシステム。

不応性効果
先行する反応の特徴に基づいて，反応の振幅とタイミングが変化すること。

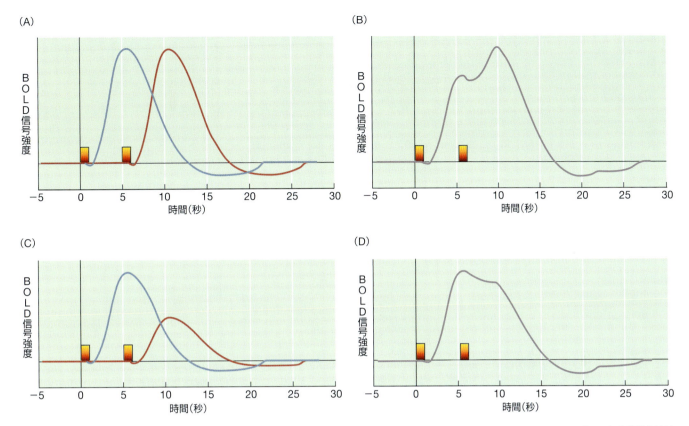

図7-26 血流動態応答の線形性と非線形性 毎回の刺激で同じfMRIの血流動態応答が引き起こされる場合(A)，2つの刺激から組み合わされた血流動態応答は，2つの個別の応答を線形に合成したものになる(B)。一方，刺激が素早く連続的に提示され，2番目の血流動態応答が減少する場合(C)，組み合わされた血流動態応答の振幅は個別の線形の合成よりも減少する(D)。

線形システムの特性

　fMRI信号計測のための基本的な流れを図7-27に示す。この流れでは，刺激の提示によって，特定の脳領域内で神経活動が誘導される。この神経活動では，血管系を介した酸素供給が必要となるため，その脳領域に血流変化と体積変化を引き起こす(前述)。この血液酸素化の上昇に関連した磁化率の低下は，fMRIを用いてBOLDコントラストとして測定できる。これを線形システムにあてはめて公式化するためには，神経活動を短時間の入力，すなわち**インパルス**(impulse)として考える。血流動態システムでは，インパルスの出力は，MR信号として測定される。一定のインパルスに対して，血流動態システムは常に同じように応答すると予測される。この予測に基づいて，線形システムの2つの基本的な原理(スケーリングと重ね合わせ)について考えていく。

　スケーリング(scaling)の原理は，線形システムの出力がその入力の振幅に比例する

インパルス
システムへの単一の入力。インパルスは非常に短時間のものと想定されている。

スケーリング
システムの出力の大きさは，システムの入力に必ず比例しているという線形システムの原理。

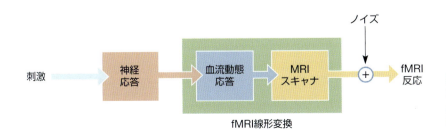

図7-27 fMRIの線形システムの流れ Boyntonらは，fMRIの血流動態応答が付加的なガウスノイズと混成した神経入力の線形変換であるかどうかを研究した。(Boynton et al., 1996より)

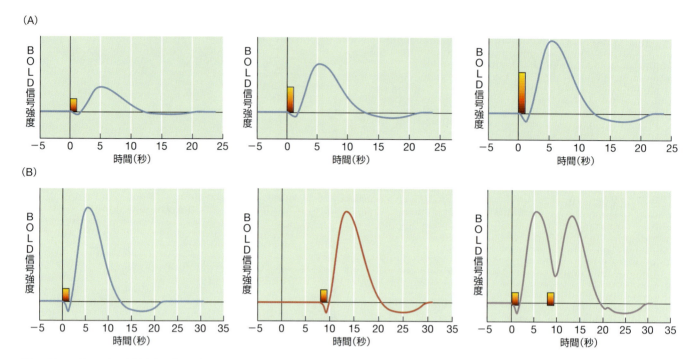

図7-28 スケーリングと重ね合わせ (A)スケーリングの原理は、線形システムの出力がその入力の振幅に比例するというものである。fMRIに関していえば、血流動態応答の振幅が神経活動の程度を反映していることを意味する。(B)重ね合わせの原理は、2つ以上の入力に伴う線形システムの出力が個々の入力の反応の総和に等しいというものである。

重ね合わせ
一群の入力に対する全体的な反応は、個々の入力に対する反応の総和に等しいという線形システムの原理。

というものである（図7-28A）。すなわち、入力が2倍になれば、出力も同じように2倍になり、入力が半分になれば、出力も半分になる。この原理に基づくと、fMRIデータでは、血流動態応答の振幅の変化は、神経活動の相対的な振幅の変化に似ていることが予測される。なぜ、この原理が重要なのであろうか？　fMRIの目的が、血流動態応答の振幅の変化から推測される神経活動の変化を解明することであるのを思い出してほしい。スケーリングの原理が適用できる場合、課題条件と対照条件を比較する研究で、課題条件での関心領域の賦活が対照条件の2倍であると、神経活動も2倍であると推測される。一方、血流動態応答の振幅が神経活動の振幅とは独立する場合には、このような推論は不可能である。

　スケーリングの原理は賦活の振幅についてのものであるが、**重ね合わせ**（superposition）の原理は賦活のタイミングについてのものである（図7-28B）。簡単に述べると、重ね合わせは、2つ以上の事象に対する全体的な反応が個々の反応の総和に等しいことを意味する。例えば、1つの事象が1つの血流動態応答を生み出す場合、連続して提示される2つの事象からは、2つの個々の反応を足し合わせたものに等しい反応が生じる。重ね合わせの重要性を理解するために、非常に単純な実験を考えてみよう。言語刺激の短期記憶に関連する脳賦活を研究するために、ある単語を提示した2秒後に別の単語を提示し、2つの単語が同じかどうかを判断する課題を行ったとする。2つの刺激は両方とも単語であるので、同じ脳領域の多くの部分が賦活される。また、2つの刺激が短い間隔で提示されるので、その血流動態応答は重なり合うことになる。この場合、特定の脳領域が最初の単語や2番目の単語、もしくはその両方に反応して賦活したかどうかを判断するためには、どうすればよいだろうか？　その応答が重ね合わせであると推測することで、それぞれの条件で予想される血流動態応答の総和のモデルを作成できる。例えば、特定の脳領域が2番目ではなく、最初の単語に反応して賦活する場合、血流動態

応答は早期に立ちあがり，約5秒でピークに達する。一方，2番目の単語時のみに反応して賦活する場合，その立ちあがりは2秒遅れることになる。また，両方の単語に反応して賦活する場合，その中間となり，ピークの振幅より大きくなる。重ね合わせを考えずに，あるいは重ね合わせによる偏位を修正せずに，複雑なデザインの解析を行うことはかなり困難となるであろう。

粗い線形性の証拠

　1996年にBoyntonらは，fMRIのBOLD反応の線形性を最初に報告した。3〜24秒の視覚刺激を与え，刺激持続時間が一次視覚野の賦活に与える影響を1.5 TにおけるGRE EPIシーケンスを用いて観察した。視覚刺激は，チェッカーボード上を高い周波数(8 Hz)で点滅しながら右側から左側へ動いていくように提示された。チェッカーボード上の暗い四角と明るい四角のコントラストは課題ごとに操作された。Boyntonらは，血流動態応答が線形システムとして振る舞うのであれば，刺激の間隔とコントラストはBOLD信号とは独立して付加的な効果をもつという仮説を立てた。この研究では，刺激の持続時間にかかわらず，賦活の振幅は視覚コントラストが強いと大きくなるが，その血流動態応答の基本的な形は同じであることが示され，スケーリングの原理と一致した。また，重ね合わせの原理をBOLDデータにも適用できるかどうかを検証するために，より長い刺激への反応が複数のより短い刺激の合計から予測できるかどうかが調べられた。その結果，ほとんどの刺激持続時間で線形の重ね合わせが示され，24秒の刺激への反応は，2つの12秒の刺激への連続した反応，もしくは4つの6秒の刺激への反応の総和に近い値となった。しかしこれには例外もあり，3秒の刺激への反応を重ね合わせてより長い刺激への反応を推測する場合には過大評価となった。この差は，ニューロンの順応効果(刺激の最初の数秒はニューロンの活性化が低下すること)によるものである。まとめると，これらの結果は，数秒から数十秒の刺激持続時間においては血流動態応答が線形性を示すことの強い証拠になっている。

　1997年にDaleとBucknerは，Boyntonらの結果をもとに，刺激持続時間の長さではなく，個々の刺激事象に対する血流動態応答の線形性を調べた。それぞれの刺激をニューロンが完全に回復するほど十分な間隔をあけて提示することで，ニューロンの順応効果を無視できると考えた。このような条件下で完全な線形性が観察されるかどうかを検証するために，2秒もしくは5秒の刺激間隔で，1，2，もしくは3つの刺激を提示する試行を行った。2番目の刺激に対する血流動態応答は，2つの刺激を提示する試行での応答から1つの刺激を提示する試行での応答を引くことで決定した。3番目の刺激に対する血流動態応答も同様で，3つの刺激応答から2つの刺激応答を引くことで決定した。重ね合わせの原理がfMRIのBOLDデータにもあてはまるならば，すべての応答は，どのタイミングで起こるかにかかわらず同じ振幅と形態をもつ。2番目と3番目の応答は，特に5秒間隔の実験の場合には，1番目の応答と概ね似ていた(図7-29)。このDaleとBucknerの研究は，fMRIのBOLD反応の線形性を支持するのもであり，fMRI研究に典型的な間隔(例えば，数秒)で繰り返し刺激が提示されると，BOLD反応はこのような「粗い線形性」をもって増加すると結論づけられた。

　「それぞれの試行で，比較的短い間隔で刺激が別々に提示された場合であっても，それによって惹起された血流動態応答は区別できる」という発見は，fMRI研究のデザインと解析に大きな影響を及ぼした。このことは，血流動態応答の振幅を減らすことなしに個々の試行の間隔を短く設定できるため，提示できる刺激の数が増え，それゆえ実験の解析力が高まると解釈された。しかしながら，DaleとBucknerは，間隔の短い研究では重大な限界があることにも言及している。最も重要な限界は，短い間隔においては

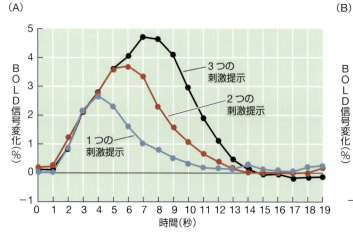
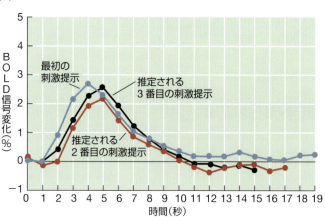

図7-29 個々の刺激事象に対する血流動態応答の線形性
(A)短い時間間隔で1，2，もしくは3つの同じ視覚刺激を提示し，それにより引き起こされた血流動態応答を測定した。ここでは，2秒間隔の提示による結果を示す。全体の血流動態応答は，1つの試行での刺激の数が増えるにつれ一定の様式で増加した。(B)2つの刺激提示に対する応答から1つの刺激提示に対する応答を引くことで，また3つの刺激に対する応答から2つの刺激に対する応答を引くことで，それぞれ2番目，3番目の刺激に対する応答を推定した。これらは1番目の刺激に対する応答と全般的に似ており，このことは，BOLD反応が粗い線形性に則っていることを示唆している。（Dale and Buckner, 1997より）

非線形性
2つ以上の事象に対する組み合わさった反応が，個別の事象に対する独立した反応の合計に等しくないという特性。

不応期
後に続く刺激への反応が減少する期間。BOLD fMRIでは，多くの種類の刺激に対する不応期は6秒ほどである。

線形性からの偏位が生じることである。2秒間隔で刺激を与える際のデータ（図7-29B）を詳細に調べると，1つの試行における2番目，3番目の刺激に対する応答は，1番目の刺激応答と比較して，振幅が減少し潜時が増加していた。最も理想的な場合には，このような非線形性（nonlinearity）は実験の検出力を低下させるのみで，それ以外の影響はほんどない。一方，最も悪い場合には，非線形性が強くなるために実験刺激の間隔を非常に短く（1秒など）は設定できなくなる。2005年にWagerらが報告したように，fMRI解析モデルに非線形性を組み込むと，その感度を劇的に高めることになる。

線形性の課題

fMRIの血流動態応答の非線形性に関して引き続き行われた研究において，後の刺激による血流動態応答が小さくなる期間に，刺激に対する不応期（refractory period）があるかどうかが検証された。上記の結果に基づいた最初の仮説は，刺激間隔が6秒未満ではfMRIの血流動態応答は非線形であるが，6秒以上では線形になるというものであった。その理由としては，6秒の刺激持続時間では重ね合わせの原理を適用できるが3秒では適用できず，また，2秒よりも5秒の刺激間隔でスケーリングの原理をよりよく適用できたからである。不応期の検証は，ブロックデザインと事象関連デザインの両方を用いて行われた。ブロックデザイン（例えば，1996年のBoyntonらの研究）では刺激持続時間について検討され，事象関連デザイン（例えば，1997年のDaleとBucknerらの研究）では刺激間隔について検討された。これらの研究では，不応性効果のタイミングや，不応性効果が被験者によって，または脳領域によって異なるかどうかについても検討された。

ブロックデザイン研究では，短い刺激持続時間の後に実質的な不応性効果が存在するかどうかが検証された。1998年にRobsonらは，100ミリ秒から25.5秒の持続時間で刺激を与え，長時間の聴覚刺激への反応が複数の短時間の刺激を足し合わせることで予測できるかどうかを検証した。Boyntonらの先行研究では，重ね合わせは，6秒以上の刺激では確認されたが，6秒未満の刺激では確認されなかった。さらに，刺激持続時間が短くなるほど，重ね合わせによる偏位も大きくなった。視覚刺激に対しても，1988

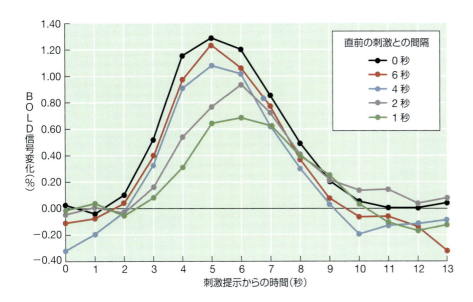

図7-30 短い刺激間隔での血流動態応答の非線形性 それぞれの試行で，視覚刺激が1回，もしくは短い間隔で2回提示された。単一の刺激では，安定した血流動態応答（黒線）が引き起こされた。短い刺激間隔（例えば，1〜2秒）では，血流動態応答の振幅は減少し，潜時は増加した。これらの変化は，血流動態応答の不応性効果の存在を反映している。（Huettel and McCarthy, 2000より）

年のVazquezとNollの研究で同様の結果が報告されており，4秒未満の短い刺激では有意に非線形であった。事象関連デザインも不応期の概念を支持している。2000年にHuettelとMcCarthyは，短時間のチェッカーボードの視覚刺激を1回，もしくは1〜6秒の間隔で2回提示した（図7-30）。一次視覚野では，1秒間隔で提示された2番目の刺激への反応は，1つの刺激反応の場合と比較して40％以上減少し，約1秒遅れた。6秒間隔では，2番目の刺激への血流動態応答の振幅と潜時が，通常に近い値であった。振幅と潜時の変化に関するこの知見は，DaleとBucknerの初期の研究だけでなく，計算刺激に対する血流動態応答の研究とも一致していた。

現在では，BOLD信号の不応性効果の存在が多くの研究で示されている。その結果として，個人間や脳領域間での不応性効果の違いを評価する研究が注目されるようになった。最初の群間比較の一例として，若年成人と健常高齢者の比較研究がある。加齢に伴う脳の多くの構造変化や血流障害などを考慮すると，高齢者のほうが不応性効果が大きいと予測された。この予測は妥当であるように思われるが，間違いであることが判明した。不応性効果の振幅は，血流動態応答そのものの振幅と同様，高齢者でも若年成人でも大差はなかった。他の研究では，特定の患者集団において，非線形性が神経疾患や精神疾患の診断につながるかどうかが検証された。例えば，統合失調症の患者は，電気生理学検査で感覚の順応化に異常がみられる。神経疾患のない健常な成人では，刺激が素早く連続的に2回提示されたときに，電気生理学的な反応は有意に低下する（感覚ゲーティング）が，統合失調症の成人ではこの低下が非常に小さい。現在，感覚ゲーティングについてのfMRI研究は多くあるが，この効果がBOLD反応にも重要であるかどうかはまだ解明されていない。例えば，2003年のBarchらの研究では，統合失調症患者において，5秒の刺激間隔でのBOLD反応は正常な線形性をもつことが示された。患者間の違いについての重要な知見を得るためには，電気生理学とfMRIデータを組み合わせたさらなる研究が必要とされる。

脳領域ごとにその不応性効果が異なることは多くの研究で示されている。一次感覚野や運動野は，他の脳領域よりも不応性効果が小さい（すなわち，より線形）と考えられている。2001年にBirnらは，被験者が異なる持続時間で自分の指を叩いている間のM1とSMAの脳活動を測定した。M1の血流動態応答は，約4秒未満の短い刺激に対しては重ね合わせからの偏位がみられたが，持続時間に応じてその振幅が増加した。しかし，

運動の計画にかかわるSMAでは，刺激持続時間にかかわらず振幅は同様であった。2004年にHuettelらは，視覚刺激でも似たような関係を発見した。一次視覚野の賦活は視覚刺激持続時間に応じて変化したが，動きに感受性がある領域(V5)の賦活は刺激持続時間とは独立していた。しかし，脳領域間の不応性効果の比較は，神経活動の違いによっても影響を受ける。上記の研究の両方で，二次脳領域(SMAとV5)は刺激の開始時に一過性に賦活するが，一次脳領域は刺激提示の間は持続して賦活することが示された。

fMRI順応

不応性効果はしばしばfMRI研究の障害として考えられるが，実験を巧みにデザインすることで，脳機能の理解を促進するものにもなる。その概念は，**順応**(adaptation)の生理学研究に基づく。ラットを大きな騒音に繰り返し曝露したり，幼児に鮮やかな赤い風船を繰り返し見せたりというように，同じ刺激を繰り返し提示すると，その刺激への反応は時間とともに減少していく。繰り返し刺激が提示されるにつれて，ラットは騒音にひるまないようになり，幼児は風船に飽きてくる。繰り返し提示されることにより刺激への反応が減少した場合，被験者はその刺激に順応したといえる。刺激を少し変えることで，被験者が順応していた刺激の様相を知ることができる。例えば，赤い風船を赤い消防車に変えても幼児が興味を示さない場合は，幼児は赤色に順応したといえる。一方，消防車に興味を示した場合は，幼児は風船の何らかの特性(例えば，丸い形)に順応したといえる。視覚系の多くのニューロンは，視覚刺激の形・色・動きの方向などの1つの特性に対して選択的に発火する。しかし，繰り返し刺激提示されると，ニューロンの発火頻度は劇的に低下する。

fMRIの不応性効果を考慮に入れたうえで，**fMRI順応**(fMRI-adaptation)として知られる手法を利用し，同様の原理を実験デザインに適用できる(図7-31)。まず，特定の脳領域の賦活を引き起こす刺激を提示し，その後短い間隔をあけていくつかの異なる様式で他の刺激を提示する。関心のある脳領域内に新しい刺激に対して異なる反応を示すニューロンが存在すれば，fMRI賦活は増加するであろう。しかしながら，その脳領域内のニューロンが古い刺激と新しい刺激を区別できなければ，fMRI賦活は不応性効果のために低レベルとなるであろう。例えば，二次視覚野(一次視覚野ではない)の不応性効果は，格子の線の方向に依存する。また，顔に鋭敏な脳皮質領域の不応性効果は，別人の1組の顔よりも，同一人物の1組の顔に対する効果のほうが大きい。動きに感受性がある領域(V5)の不応性効果は，動きの方向に依存している。

これらの知見により，これらの脳領域におけるBOLD効果の機能的特異性が明らかになってきた。一方で，より複雑な処理過程におけるfMRI順応も研究されている。2001年に発表された一連の明解な研究で，Grill-SpectorとMalachは，外側後頭葉と後部紡錘状回を含む外側後頭複合体のニューロンが高次の物体特性の変化に鋭敏であることを確認した。そのうちの1つの研究では，10秒のブロック内で繰り返し同じ顔が提示され，「まったく同一の顔」による賦活と，いくつかの特性(画面上での顔の位置，視点，照明，顔の大きさ，別人)を変えた顔による賦活が比較された。各ブロックで変更される特性は1つのみである。この脳領域では，別々に提示されたどのような顔に対しても概ね同じ賦活が観察された。したがって，ブロック内で異なる賦活は，提示される刺激のいくつかの特徴に関連する不応性効果を示唆する。例えば，紡錘状回の賦活は，完全に別人の顔刺激の反復提示と比較して，同一人物・大きさが異なる・位置が異なる顔刺激の反復提示の場合に大きく減少した。対照的に，照明の方向や視点の変化では，順応からの回復を認めた。この結果から，紡錘状回は，大きさや位置が異なる顔には同一性

順応
刺激が繰り返し提示された後の同じ刺激に対する反応の変化。

fMRI順応
いくつかの点で特性が異なる刺激セットを連続して提示した際に，刺激に対するBOLD信号が減少すること。このことは，(fMRIでの測定では)研究対象の脳領域が変化している刺激特性に対して感受性がないことを示している。

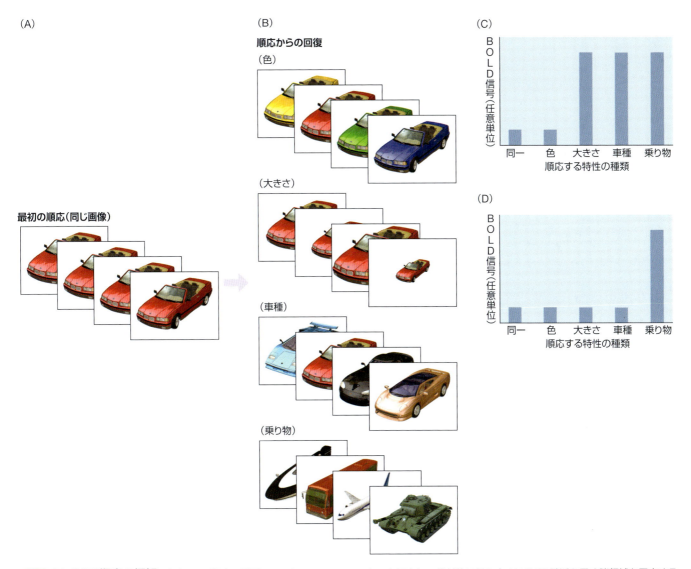

図7-31 fMRI順応の概観 (A) fMRI順応の試験の1つに、ここで示す視覚認知課題がある。まず、被験者は一連の同一の物体を見る。すると、低次元の物体特性から高次元の処理過程に至るまで、視覚路全体のニューロンが順応していく。(B) 順応からの回復があるかどうかを評価するために、順応した物体とはいくつかの特性が異なる物体を続けて提示する。ここでは、単純な物理的特性(色、大きさ)や、複雑な分類上の特性(車種、別の乗り物)を変えて提示した例を示す。それぞれの刺激セットごとに、相対的に最も大きいfMRI賦活を示す脳領域を同定することで、その脳領域のニューロンに感受性の高い特性を決定できる。(C) 色以外の刺激の物理的変化に鋭敏なニューロンが存在する脳領域における、仮説上のBOLD反応。(D) すべての乗り物には一般化されないが、複雑な物体(車)の分類をコードするニューロンが存在する脳領域における、仮説上のBOLD反応。

を認識できるが、照明や視点が異なる顔は新しい刺激と認識することが証明された。

　fMRI順応を用いたアプローチの強みは、その柔軟性にある。原則として、ある脳領域に賦活を起こす刺激特性は、順応効果を評価するために利用できる。例えば、2007年に別々に発表されたPiazzaらの研究とCohen Kadoshらの研究では、後部頭頂皮質での数字処理を調べるためにfMRI順応が用いられた。どちらの研究も、複数の操作を行うことで、後部頭頂皮質のボクセルが数をコードしており、その数が算用数字・単語・水玉模様など、どのような方法で提示されたかにかかわらず賦活することを明らかにした。具体的には、「4」という数字の後に「four」という単語が提示されれば、反応が低下した(少なくとも頭頂皮質のいくつかの領域では、算用数字と数を表す単語が別々にコードされていることを示す証拠もあることに注意してほしい)。さらに順応からの回復の

反復抑制
刺激が繰り返されるとき，血流動態応答の振幅が減少すること。

反復強化
刺激が繰り返されるとき，血流動態応答の振幅が増加すること。

演習問題や参照サイトなどのリソースについては次のURLを参照（英文のみ）
sites.sinauer.com/fmri3e

程度は，連続して提示された数の差に依存していた。順応している数からの差が小さい（例えば，17から20）ときと比較して，大きい（17から39）ときに，より大きな反応が認められた。

　fMRI順応が広範囲に適用されている研究分野の1つが記憶であることは，驚くことではない。実際，同じ刺激を繰り返し提示した際に血流動態応答が減少していくような場合，初期の提示が神経系に何らかの痕跡を残しており，記憶過程が影響を受けていることの明らかな証拠となる。初期の刺激提示と，その後の同一刺激の繰り返しによって引き起こされる血流動態応答の「抑制」の程度の関係性を強固に示す研究がある。この**反復抑制**（repetition suppression）を，刺激に対する記憶の程度を潜在的あるいは顕在的に表す尺度として関連づけた研究が数多くある。反復抑制を使用した一例として，2009年のVossらの研究がある。Vossらは，大量のデータセットから得られたデータを用いて，内側側頭葉の下部領域における，繰り返し提示された単語に対する反復抑制を測定した。嗅周皮質に強い反復抑制が認められ，さらに左嗅周皮質での反復抑制の程度によってその後に行われる意味プライミング課題の成績を予測できた。生物・無生物を判断する課題において，反復抑制が強いほどプライミング効果も強かった。ただし，すべての脳領域が反復刺激に対して反復抑制を示すわけではない。**反復強化**（repetition enhancement）もいくつかの脳領域で観察されており，その代表例として2013年のVanniniらの記憶研究がある。内側側頭葉のいくつかの領域は繰り返し提示される顔と名前の組み合わせに対して反復抑制を示すが，後部内側の皮質では血流動態応答が増加した。これらの結果から，適切に記憶するためには，賦活される脳領域と抑制される脳領域が協調して機能する必要があることが示唆される。

　fMRI順応が適用される他の研究分野には，視覚処理と運動処理の共通性，単語処理の特性，他の感覚や知覚の特性などがあるが，これらの研究には限界が存在する。例えば，標的とする脳領域に投射する他の脳領域のニューロンでの順応によっても，標的領域の順応は影響を受ける。fMRI順応の能力と限界についての概説は，Krekelbergらの2006年のレビューとGrill-Spectorらの2006年のレビューの最後の章を参照してほしい。

まとめ

　ほぼすべてのfMRI研究は，血液酸素化レベル依存性（BOLD）コントラストとして知られる内因性因子の測定に依存している。脳機能のマーカとして血液の特性を使用するという考え方には，100年以上の歴史がある。初期の研究は，デオキシヘモグロビンが常磁性体であり，近接する組織のT_2^*の特性を変化させることを発見した。BOLDコントラストの実現可能性を実証する重要な研究は，Ogawaらにより試験管と動物モデルの両方で行われた。これらの結果は，MRIスキャナの普及および高速パルスシーケンスの発展と連動して，1990年代初頭のfMRI成長の土台をつくった。短い神経活動に対するBOLD反応（すなわち血流動態応答）は，短い開始の遅れ，数秒後のピークへの上昇，ベースラインへの回復，長引くアンダーシュートから成り立っている。いくつかの研究では，血流の著明な増加の前に酸素の取り込みが生じるため，BOLD信号のイニシャルディップの存在が報告されている。しかし，これは必ずみられるものではない。いくつかの脳領域では，持続する負のBOLD信号が認められ，これは機能的抑制と関連づけられている。しかしながら，神経活動とBOLD信号の関係は複雑である。いくつかの動物実験では，活動電位，すなわち神経スパイクとBOLDとの関係よりも局所電

場電位とBOLDとの関係のほうが強いことが示されている．fMRI研究の空間分解能は，異なる機能的特性を有する近接した脳領域を分離する能力を規定するものである．空間分解能はより小さいボクセルを使用してデータを集めることで向上するが，これにはBOLD信号の減少を伴う．また，空間分解能は血管系の構造および反応特性による制限を受ける．fMRIの時間分解能は，測定される血流動態応答の変化から神経活動のタイミングを推定する能力を規定するものである．時間分解能は繰り返し時間(TR)を短くすることで向上するが，時間に関する精度は血流動態応答が遅いことによる制限を受ける．fMRI血流動態応答の非線形性は，単一の空間的位置における神経活動の時間的動態を反映している．同じ脳領域が6秒未満の間隔で短時間に連続して2回賦活した場合，2番目の事象に対する血流動態応答は，1番目の事象に対する血流動態応答よりも振幅が減少する．不応性効果はほとんどの研究で解析を困難にするが，それを巧みに利用すると，1つの脳領域内での機能的順応を研究できる．

(訳：並木 千尋，杉原 玄一，吉原 雄二郎，竹村 有由，齊藤 菜穂)

重要文献

Bandettini, P.A. (ed., 2012). 20 years of fMRI. *NeuroImage*, 62: 575–1324.
　↑fMRIのすべてのこと(撮像技術，生理学，解析，将来展望など)を記すために109個の論文をまとめたもの．fMRIに関して議論がある問題(イニシャルディップや刺激後アンダーシュートなど)も簡潔にまとめられている．fMRIのそれぞれの分野の創始者の個人史も興味深く描かれている．

*Grill-Spector, K., Henson, R., and Martin, A. (2006). Repetition and the brain: Neural models of stimulus-specific effects. *Trends Cogn. Sci.*, 10: 14–23.
　↑認知神経科学における反復抑制のレビュー．反復抑制の神経機序についての考察も含まれる．

*Krekelberg, B., Boynton, G.M., and van Wezel, R.J. (2006). Adaptation: From single cells to BOLD signals. *Trends Neurosci.*, 29: 250–256.
　↑脳機能を推測するためにfMRI信号の不応性効果をどのように用いるべきかを示したレビュー．

*Kwong, K.K., Belliveau, J.W., Chesler, D.A., Goldberg, I.E., Weisskoff, R.M., Poncelet, B.P., Kennedy, D.N., Hoppel, B.E., Cohen, M.S., and Turner, R. (1992). Dynamic magnetic resonance imaging of human brain activity during primary sensory stimulation. *Proc. Natl. Acad. Sci. U.S.A.*, 89: 5675–5679.
　↑BOLDを利用した最初のfMRI研究．

*Lauritzen, M., Mathiesen, C., Schaefer, K., and Thomsen, K.J. (2012). Neuronal inhibition and excitation, and the dichotomic control of brain hemodynamic and oxygen responses. *NeuroImage*, 62: 1040–1050.
　↑正または負のBOLD信号を引き起こす可能性のある神経活動についての簡潔なレビュー．

*Logothetis, N.K. (2008). What we can do and what we cannot do with fMRI. *Nature*, 453: 869–878.
　↑fMRIの生物学的基盤とその能力や限界についての包括的かつ魅力的な概説．

*Ogawa S., Lee T.M., Kay A.R., and Tank D.W. (1990). Brain magnetic resonance imaging with contrast dependent on blood oxygenation. *Proc. Natl. Acad. Sci. U.S.A.*, 87 (24): 9868–9872.
　↑ラットを用いて，高磁場環境で血液酸素化がT_2^*コントラストに与える影響を最初に示した論文．

*Pauling, L., and Coryell, C.D. (1936). The magnetic properties and structure of hemoglobin, oxygenated hemoglobin, and carbonmonoxygenated hemoglobin. *Proc. Natl. Acad. Sci. U.S.A.*, 22: 210–236.
　↑ノーベル賞受賞者が，ヘモグロビンの基礎的な化学的特性と物理特性を記したフリーアクセスの論文．

*この分野の重要文献であるとともに本章で引用した文献．

参考文献

Ances, B.M. (2004). Coupling of changes in cerebral blood flow with neural activity: What must initially dip must come back up. *J. Cereb. Blood Flow Metab.*, 24: 1–6.

Ances, B.M., Leontiev, O., Perthen, J.E., Liang, C., Lansing, A.E., and Buxton, R.B. (2008). Regional differences in the coupling of cerebral blood flow and oxygen metabolism changes in response to activation: Implications for BOLD-fMRI. *NeuroImage*, 39: 1510–1521.

Attwell, D., and Laughlin, S.B. (2001). An energy budget for signaling in the grey matter of the brain. *J. Cereb. Blood Flow Metab.*, 21: 1133–1145.

Bandettini, P.A., Wong, E.C., Hinks, R.S., Tikofsky, R.S., and Hyde, J.S. (1992). Time course EPI of human brain function during task activation. *Magn. Reson. Med.*, 25: 390–397.

Barch, D.M., Mathews, J.R., Buckner, R.L., Maccotta, L., Csernansky, J.G., and Snyder, A.Z. (2003). Hemodynamic responses in visual, motor, and somatosensory cortices in schizophrenia. *NeuroImage*, 20: 1884–1893.

Belliveau, J.W., Kennedy, D.N., McKinstry, R.C., Buchbinder, B.R., Weisskoff, R.M., Cohen, M.S., Vevea, J.M., Brady, T.J., and Rosen, B.R. (1991). Functional mapping of the human visual cortex by magnetic resonance imaging. *Science*, 254 (5032): 716–719.

Birn, R.M., Saad, Z.S., and Bandettini, P.A. (2001). Spatial heterogeneity of the nonlinear dynamics in the FMRI BOLD response. *NeuroImage*, 14: 817–826.

Blamire, A.M., Ogawa, S., Ugurbil, K., Rothman, D., McCarthy, G., Ellermann, J.M., Hyder, F., Rattner, Z., and Shulman, R.G. (1992). Dynamic mapping of the human visual cortex by high-speed magnetic resonance imaging. *Proc. Natl. Acad. Sci. U.S.A.*, 89: 11069–11073.

Blinder, P., Tsai, P.S., Kaufhold, J.P., Knutsen, P.M., Suhl, H., and Kleinfeld, D. (2013). The cortical angiome: an interconnected vascular network with noncolumnar patterns of blood flow. *Nat. Neurosci.*, 16: 889–897.

Boynton, G.M., Engel, S.A., Glover, G.H., and Heeger, D.J. (1996). Linear systems analysis of functional magnetic resonance imaging in human V1. *J. Neurosci.*, 16: 4207–4221.

Buxton, R.B., Wong, E.C., and Frank, L.R. (1998). Dynamics of blood flow and oxygenation changes during brain activation: The balloon model. *Magn. Reson. Med.*, 39: 855–864.

Cheng, K., Waggoner, R.A., and Tanaka, K. (2001). Human ocular dominance columns as revealed by high-field functional magnetic resonance imaging. *Neuron*, 32: 359–374.

Cohen Kadosh, R., Cohen Kadosh, K., Kaas, A., Henik, A., and Goebel, R. (2007). Notation-dependent and -independent representations of numbers in the parietal lobes. *Neuron*, 53: 307–314.

Dale, A.M., and Buckner, R.L. (1997). Selective averaging of rapidly presented individual trials using fMRI. *Hum. Brain Mapp.*, 5: 329–340.

Dechent, P., Schütze, G., Helms, G., Merboldt, K.D., and Frahm, J. (2011). Basal cerebral blood volume during the poststimulation undershoot in BOLD MRI of the human brain. *J. Cereb. Blood Flow Metab.*, 31: 82–89.

D'Esposito, M., Zarahn, E., Aguirre, G.K., and Rypma, B. (1999). The effect of normal aging on the coupling of neural activity to the bold hemodynamic response. *NeuroImage*, 10: 6–14.

Devor, A., and 16 others. (2008). Stimulus-induced changes in blood flow and 2-deoxyglucose uptake dissociate in ipsilateral somatosensory cortex. *J. Neurosci.*, 28: 14347–14357.

Devor, A., Tian, P., Nishimura, N., Teng, I.C., Hillman, E.M., Narayanan, S.N., Ulbert, I., Boas, D.A., Kleinfeld, D., and Dale, A.M. (2007). Suppressed neuronal activity and concurrent arteriolar vasoconstriction may explain negative blood oxygenation level-dependent signal. *J. Neurosci.*, 27: 4452–4459.

Duong, T.Q., Kim, D.S., Uğurbil, K., and Kim, S.G. (2001). Localized cerebral blood flow response at submillimeter columnar resolution. *Proc. Natl. Acad. Sci. U.S.A.*, 98: 10904–10909.

Engell, A.D., Huettel, S., and McCarthy, G. (2012). The fMRI BOLD signal tracks electrophysiological spectral perturbations, not event-related potentials. *NeuroImage*, 59: 2600–2606.

Fox, P.T., and Raichle, M.E. (1986). Focal physiological uncoupling of cerebral blood flow and oxidative metabolism during somatosensory stimulation in human subjects. *Proc. Natl. Acad. Sci. U.S.A.*, 83: 1140–1144.

Fox, P.T., Raichle, M.E., Mintun, M.A., and Dence, C. (1988). Nonoxidative glucose consumption during focal physiologic neural activity. *Science*, 241 (4864): 462–464.

Frahm, J., Bruhn, H., Merboldt, K.D., and Hänicke, W. (1992). Dynamic MR imaging of human brain oxygenation during rest and photic stimulation. *J. Magn. Reson. Imaging*, 2: 501–505.

Frahm, J., Merboldt, K.D., Hänicke, W., Kleinschmidt, A., and Boecker, H. (1994). Brain or vein—oxygenation or flow? On signal physiology in functional MRI of human brain activation. *NMR Biomed.*, 7: 45–53.

Gjedde, A., Marrett, S., and Vafaee, M. (2002). Oxidative and nonoxidative metabolism of excited neurons and astrocytes. *J. Cereb. Blood Flow Metab.*, 22: 1–14.

Goense, J., Merkle, H., and Logothetis, N.K. (2012). High-resolution fMRI reveals laminar differences in neurovascular coupling between positive and negative BOLD responses. *Neuron*, 76: 629–639.

Goense, J.B., and Logothetis, N.K. (2008). Neurophysiology of the BOLD fMRI signal in awake monkeys. *Curr. Biol.*, 18: 631–640.

Grill-Spector, K., and Malach, R. (2001). fMR-adaptation: A tool for studying the functional properties of human cortical neurons. *Acta Psychol. (Amst.)*, 107 (1–3): 293–321.

Harel, N., Lee, S.P., Nagaoka, T., Kim, D.S., and Kim, S.G. (2002). Origin of negative blood oxygenation level-dependent fMRI signals. *J. Cereb. Blood Flow Metab.*, 22: 908–17.

Harshbarger, T.B., and Song, A.W. (2008). Differentiating sensitivity of post-stimulus undershoot under diffusion weighting: Implication of vascular and neuronal hierarchy. *PLoS ONE*, 3: e2914.

Huettel, S.A., and McCarthy, G. (2000). Evidence for a refractory period in the hemodynamic response to visual stimuli as measured by MRI. *NeuroImage*, 11: 547–553.

Huettel, S.A., Obembe, J., Song, A., and Woldorff, M. (2004). The BOLD fMRI refractory effect is specific to stimulus attributes: Evidence from a visual motion paradigm. *NeuroImage*, 21: 402–408.

Huettel, S.A., Singerman, J.D., and McCarthy, G. (2001). The effects of aging upon the hemodynamic response measured by functional MRI. *NeuroImage*, 13: 161–175.

Hyder, F., Rothman, D.L., and Shulman, R.G. (2002). Total neuroenergetics support localized brain activity: Implications for the interpretation of fMRI. *Proc. Natl. Acad. Sci. U.S.A.*, 99: 10771–10776.

Jones, M., Berwick, J., Johnston, D., and Mayhew, J. (2001). Concurrent optical imaging spectroscopy and laser-Doppler flowmetry: The relationship between blood flow, oxygenation, and volume in rodent barrel cortex. *NeuroImage*, 13: 1002–1015.

Kastrup, A., Baudewig, J., Schnaudigel, S., Huonker, R., Becker, L., Sohns, J.M., Dechent, P., Klingner, C., and Witte, O.W. (2008). Behavioral correlates of negative BOLD signal changes in the primary somatosensory cortex. *NeuroImage*, 41: 1364–1371.

Kim, S.G., and Ogawa, S. (2002). Insights into new techniques for high resolution functional MRI. *Curr. Opin. Neurobiol.*, 12: 607–615.

Li, B., and Freeman, R.D. (2007). High-resolution neurometabolic coupling in the lateral geniculate nucleus. *J. Neurosci.*, 27: 10223–10229.

Logothetis, N.K. (2008). What we can do and what we cannot do with fMRI. *Nature*, 453 (7197): 869–878.

Logothetis, N.K., Pauls, J., Augath, M., Trinath, T., and Oeltermann, A. (2001). Neurophysiological investigation of the basis of the fMRI signal. *Nature*, 412 (6843): 150–157.

Lu, H., Golay, X., Pekar, J.J., and Van Zijl, P.C. (2004). Sustained poststimulus elevation in cerebral oxygen utilization after vascular recovery. *J. Cereb. Blood Flow Metab.*, 24: 764–770.

Magri, C., Schridde, U., Murayama, Y., Panzeri, S., and Logothetis, N.K. (2012). The amplitude and timing of the BOLD signal reflects the relationship between local field potential power at different frequencies. *J. Neurosci.*, 32: 1395–1407.

Malonek, D., and Grinvald, A. (1996). Interactions between electrical activity and cortical microcirculation revealed by imaging spectroscopy: Implications for functional brain mapping. *Science*, 272 (5261): 551–554.

Mandeville, J.B., Marota, J.J., Ayata, C., Moskowitz, M.A., Weisskoff, R.M., and Rosen, B.R. (1999). MRI measurement of the temporal evolution of relative CMRO (2) during rat forepaw stimulation. *Magn. Reson. Med.*, 42: 944–951.

Mandeville, J.B., Marota, J.J., Kosofsky, B.E., Keltner, J.R., Weissleder, R., Rosen, B.R., and Weisskoff, R.M. (1998). Dynamic functional imaging of relative cerebral blood volume during rat forepaw stimulation. *Magn. Reson. Med.*, 39: 615–624.

Mansfield, P., and Maudsley, A.A. (1977). Medical imaging by NMR. *Br. J. Radiol.*, 50 (591): 188–194.

Menon, R.S. (2002). Postacquisition suppression of large-vessel BOLD signals in high-resolution fMRI. *Magn. Reson. Med.*, 47: 1–9.

Menon, R.S., and Kim, S.G. (1999). Spatial and temporal limits in cognitive neuroimaging with fMRI. *Trends Cogn. Sci.*, 3: 207–216.

Menon, R.S., Luknowsky, D.C., and Gati, J.S. (1998). Mental chronometry using latency-resolved functional MRI. *Proc. Natl. Acad. Sci. U.S.A.*, 95: 10902–10907.

Menon, R.S., Ogawa, S., Hu, X., Strupp, J.P., Anderson, P., and Uğurbil, K. (1995). BOLD based functional MRI at 4 Tesla includes a capillary bed contribution: Echo-planar imaging correlates with previous optical imaging using intrinsic signals. *Magn. Reson. Med.*, 33: 453–459.

Miezin, F.M., Maccotta, L., Ollinger, J.M., Petersen, S.E., and Buckner, R.L. (2000). Characterizing the hemodynamic response: Effects of presentation rate, sampling procedure, and the possibility of ordering brain activity based on relative timing. *NeuroImage*, 11: 735–759.

Moseley, M.E., and Glover, G.H. (1995). Functional MR imaging: Capabilities and limitations. *Neuroimaging Clin. N. Am.*, 5: 161–191.

Mukamel, R., Gelbard, H., Arieli, A., Hasson, U., Fried, I., and Malach, R. (2005). Coupling between neuronal firing, field potentials, and FMRI in human auditory cortex. *Science*,

309 (5736) : 951–954.

Niessing, J., Ebisch, B., Schmidt, K.E., Niessing, M., Singer, W., and Galuske, R.A. (2005). Hemodynamic signals correlate tightly with synchronized gamma oscillations. *Science*, 309 (5736) : 948–951.

Ogawa, S., Lee, T.M., Nayak, A.S., and Glynn, P. (1990). Oxygenation-sensitive contrast in magnetic resonance image of rodent brain at high magnetic fields. *Magn. Reson. Med.*, 14: 68–78.

Ogawa, S., Tank, D.W., Menon, R., Ellermann, J.M., Kim, S.G., Merkle, H., and Ugurbil, K. (1992). Intrinsic signal changes accompanying sensory stimulation: Functional brain mapping with magnetic resonance imaging. *Proc. Natl. Acad. Sci. U.S.A.*, 89: 5951–5955.

Parri, R., and Crunelli, V.(2003). An astrocyte bridge from synapse to blood flow. *Nat. Neurosci.*, 6: 5–6.

Piazza, M., Pinel, P., Le Bihan, D., and Dehaene, S. (2007). A magnitude code common to numerosities and number symbols in human intraparietal cortex. *Neuron*, 53: 293–305.

Rees, G., Friston, K., and Koch, C. (2000). A direct quantitative relationship between the functional properties of human and macaque V5. *Nat. Neurosci.*, 3: 716–723.

Richter, W., Ugurbil, K., Georgopoulos, A., and Kim, S.G. (1997). Time-resolved fMRI of mental rotation. *Neuroreport*, 8: 3697–3702.

Robson, M.D., Dorosz, J.L., and Gore, J.C. (1998). Measurements of the temporal fMRI response of the human auditory cortex to trains of tones. *NeuroImage*, 7: 185–198.

Schäfer, K., Blankenburg, F., Kupers, R., Grüner, J.M., Law, I., Lauritzen, M., and Larsson, H.B. (2012). Negative BOLD signal changes in ipsilateral primary somatosensory cortex are associated with perfusion decreases and behavioral evidence for functional inhibition. *NeuroImage*, 59: 3119–3127.

Silva, A.C., Lee, S.P., Iadecola, C., and Kim, S.G. (2000). Early temporal characteristics of cerebral blood flow and deoxyhemoglobin changes during somatosensory stimulation. *J. Cereb. Blood Flow Metab.*, 20: 201–206.

Smith, A.J., Blumenfeld, H., Behar, K.L., Rothman, D.L., Shulman, R.G., and Hyder, F. (2002). Cerebral energetics and spiking frequency: The neurophysiological basis of fMRI. *Proc. Natl. Acad. Sci. U.S.A.*, 99: 10765–10770.

Sokoloff, L., Reivich, M., Kennedy, C., Rosiers, M.H.D., Patlak, C.S., Pettigrew, K.D.E.A., Sakurada, O., and Shinohara, M. (1977). The [14C] deoxyglucose method for the measurement of local cerebral glucose utilization. Theory, procedure, and normal values in the conscious and anaesthetized rat. *J. Neurochem.*, 28: 897–916.

Thomsen, K., Offenhauser, N., and Lauritzen, M. (2004). Principal neuron spiking: Neither necessary nor sufficient for cerebral blood flow in rat cerebellum. *J. Physiol.*, 560: 181–189.

Thomsen, K., Piilgaard, H., Gjedde, A., Bonvento, G., and Lauritzen, M. (2009). Principal cell spiking, postsynaptic excitation, and oxygen consumption in the rat cerebellar cortex. *J. Neurophysiol.*, 102: 1503–1512.

Thulborn, K.R., Waterton, J.C., Matthews, P.M., and Radda, G.K. (1982). Oxygenation dependence of the transverse relaxation time of water protons in whole blood at high field. *Biochim. Biophys. Acta*, 714: 265–270.

Tian, P., and 16 others. (2010). Cortical depth-specific microvascular dilation underlies laminar differences in blood oxygenation level-dependent functional MRI signal. *Proc. Natl. Acad. Sci. U.S.A.*, 107: 15246–15251.

Turner, R. (1988). Minimum inductance coils. *J. Physics E: Scientific Instruments*, 21: 948.

Vagharchakian, L., Dehaene-Lambertz, G., Pallier, C., and Dehaene, S. (2012). A temporal bottleneck in the language comprehension network. *J. Neurosci.*, 32: 9089–9102.

Vannini, P., Hedden, T., Sullivan, C., and Sperling, R.A. (2013). Differential functional response in the posteromedial cortices and hippocampus to stimulus repetition during successful memory encoding. *Hum. Brain Mapp.*, 34: 1568–1578.

Vanzetta, I., and Grinvald, A. (1999). Increased cortical oxidative metabolism due to sensory stimulation: Implications for functional brain imaging. *Science*, 286 (5444): 1555–1558.

van Zijl, P.C., Hua, J., and Lu, H. (2012). The BOLD post-stimulus undershoot, one of the most debated issues in fMRI. *NeuroImage*, 62: 1092–1102.

Vazquez, A.L., and Noll, D.C. (1998). Nonlinear aspects of the BOLD response in functional MRI. *NeuroImage*, 7: 108–118.

Voss, J.L., Hauner, K.K., and Paller, K.A. (2009). Establishing a relationship between activity reduction in human perirhinal cortex and priming. *Hippocampus*, 19: 773–778.

Wager, T.D., Vazquez, A., Hernandez, L., and Noll, D.C. (2005). Accounting for nonlinear BOLD effects in fMRI: Parameter estimates and a model for prediction in rapid event-related studies. *NeuroImage*, 25: 206–218.

Wong, E.C., Jesmanowicz, A., and Hyde, J.S. (1991). Coil optimization for MRI by conjugate gradient descent. *Magn. Reson. Med.*, 21: 39–48.

Yacoub, E., and Hu, X. (2001). Detection of the early decrease in fMRI signal in the motor area. *Magn. Reson. Med.*, 45: 184–190.

第8章

信号，ノイズ，fMRIデータの前処理

　fMRI研究では，小さくても意味のある脳機能の変化が，大きなノイズの中に埋もれている。たとえ最もよい条件であった場合でも，fMRI信号の変化がどれだけ小さいかを理解するために，**図8-1**に示した2つの脳画像について考えてみよう。これらは同じ被験者が手を強く握るという課題をしている最中のT_2^*強調画像である。この課題は確実に大きな<u>血液酸素化レベル依存性コントラスト</u>〔blood-oxygenation-level dependent (BOLD) contrast〕を生じる信頼性の高い課題の1つである。図8-1Aは安静時の画像で，図8-1BはBOLD血流動態応答が最大値を示した時点での画像である。一次運動野におけるボクセルの信号強度は5%程度変化しているのだが，2つの画像を素直に見ると，どちらもほとんど同じに見える（図8-1C, D）。図8-1Eは信号強度の時間変化を示す。この見た目と実際のデータとの乖離は，fMRIのデータを解析する際に起こる最初の大きな問題を示している。つまり，**測定されるBOLD信号の変化は，MR信号全体の強度に比べると非常に小さいのである。**

　絶対的な数値で表すのであれば，小さな変化を測定することは特別難しいことではない。温度計を使えばわずかな温度のゆらぎを正確に測定できるし，ストップウォッチを使えば数ミリ秒の違いを測定でき，それらには重要な意味がある。例えば，体温が絶対温度で1%（約3℃）上昇すれば致命的な結果をもたらしうる。しかし，ここでfMRIデータを解析する際の2つ目の大きな問題がある。つまり，**実験で得られるBOLD信号の変化は，同じ画像内あるいは撮像された画像全体における時間的・空間的な変動と比べると非常に小さいのである。**図8-1Dは2つの画像間の信号強度の違いを表したもので，特に脳の外側や脳の周囲に大きな違いがみられることがわかる。こうした画像だけでは，信号強度の増加が実験課題によって生じた意味のあるものか課題に関係ないものかを区別することは不可能だろう。

　本章では，fMRIデータにおいてBOLD信号を隠してしまうようなノイズの発生源について述べる。ノイズの例としては，MRIスキャナの温度や被験者の体温のゆらぎがあり，これらは記録した信号に変化を引き起こす。これは問題の1つではあるものの，こうした温度変化はきわめてランダムで，実験課題とは無関係であることが多い。より大きな問題となるのは，頭の動きや心拍および呼吸の変化などの生理的影響である。これは実験課題と相関することもあり，例えば，被験者が興奮したり覚醒したりするような視覚刺激を用いると，刺激を提示するたびに被験者がわずかに頭を動かしてしまうと

血液酸素化レベル依存性（BOLD）コントラスト
T_2^*強調画像上のデオキシヘモグロビン量に応じた信号の差。

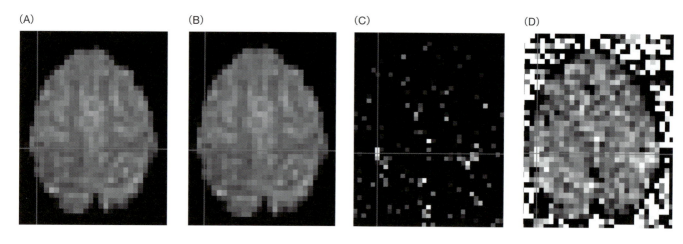

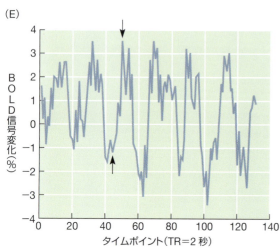

図 8-1 fMRIでの賦活の時間変化 (A)被験者が何もしていない状態のBOLD画像〔(E)の45番目のタイムポイント〕。(B)被験者が両手を強く握っている状態のBOLD画像〔(E)の50番目のタイムポイント〕。(A)と(B)のスライス画像はどちらも一次運動野の手に対応する領域を含むが、ほとんど同じに見える。(C) (A)と(B)の画像の差分を示した画像。(D) (A)と(B)の画像間の信号変化の割合(%)を示した画像。＋5％の変化を白色、－5％の変化を黒色で表す。(E) (A)〜(D)の画像上の十字線が示すボクセルにおけるBOLD信号の時間変化。矢印は(A)と(B)の画像のタイムポイントを表す。

前処理
fMRIデータ解析において、画像再構成と統計解析の間に行われる計算処理。実験課題に関連しないデータ内の変動を減らすためと、統計解析のための準備として行われる。

信号
ある数量の意味のある変化。fMRIで重要な信号には、T_2^*強調画像におけるBOLD反応に関連した強度変化が含まれる。

ノイズ
ある数量における意味のない変化。fMRIの研究では数多くのノイズ発生源があり、いくつかのノイズは研究の目的によっては信号にもなる。

いうこともある。たとえこれらの問題を取り除いたとしても、方略の影響、練習効果、疲労効果に関連した脳領域の反応がノイズになるかもしれない。これだけ多くのノイズ源が存在することを考えると、我々が有意な効果をみつけられるので不思議にすら思えてくる。

BOLD信号にどうしても含まれるノイズの影響を最小限にするために、fMRI研究のほぼすべてで**前処理**(preprocessing)が組み込まれている。これは頭の動きなど特定のノイズの埋め合わせをする方法で、実験デザインとは関係なくほぼすべてのfMRIデータに同じような手法で行われるため、データ解析の他の局面とは別物とみなされている。fMRIデータに含まれるノイズの原因と対処法を理解することは、データの質を向上させるだけでなく、得られた結果から妥当な推論をするために重要である。

信号とノイズの理解

以下のようなアナロジーを考えてみよう。あなたはパーティで友人と会話をしている。そのときあなたには、友人の話だけでなく他の人たちの会話やBGM、エアコンの動作音などいろいろな音が聞こえている。あなたが友人の話をどれだけ理解できるかは、友人の声の大きさだけでなくその他の音の大きさにも依存している。このアナロジーでは、友人の声が**信号**(signal)で、友人の声を聞くのに邪魔になるその他の音が**ノイズ**(noise)である。ここで、信号とノイズはあなたの興味によって決まることに注意

してほしい．もし，近くの人の話を盗み聞きしたいと思ったら，あなたは友人の話を聞くのを止めるだろう．そうすると，別の会話が今度は信号となり，友人の言葉はノイズになる．しかし，エアコンの動作音などが信号になることはまずないだろう．

　このアナロジーはfMRIについてもあてはまる．実験において刺激を提示するとき，あなたが友人の話を聞こうとするように，我々は脳からの反応を測定しようとしている．しかし，どちらの状況でも，検出したい信号には多くの関連のないノイズが混じっている．そのようなとき，信号の強度を上げるかノイズの強度を下げる，つまり**信号ノイズ比**（signal-to-noise ratio：SNR）を向上させることで信号の検出感度を高めることができる．fMRI研究で何を信号とするかは我々の興味によって決まる（次項参照）．それと，上記のパーティでの状況のようにノイズの発生源は複数あり，それぞれの時間的・空間的な性質は異なっている．こうした理由から，**SNR**も状況によって異なる意味をもつ．こうしたことがもたらす混乱を減らすために，まずは重要な語句を丁寧に定義することから始めよう（Box 8-1）．

信号とノイズの定義

　fMRI実験では，1つの物理量だけが測定されることを思い出してほしい．すなわち，受信コイルにおける電流[訳注1]の大きさである．したがって，まずこれがMR信号として定義される．これは励起パルスによって生じる巨視的磁化の変化（信号）と，測定される物体とMRIスキャナの熱エネルギーによるゆらぎ（ノイズ）を反映している．熱ノイズは画像全体に分布しているので，測定される物体における信号強度（信号）を，それ以外の場所における信号強度（ノイズ）で割り算することで，**生の信号ノイズ比**（raw signal-to-noise ratio）を求めることができる．生のSNRはスキャナの性能評価に用いることができ，例えば，MRIを購入する際やスキャナの品質を経時的にモニタリングする際の指標となる．MRIをつくる際には，より効率のよい受信コイルやパルスシーケンスを使ったり，スキャナ外部からのノイズを防ぐために防護壁をつくったりすることで，この生のSNRを最大にしようとする．

　生のSNRはスキャナの品質を評価するのに役立つが，MRIやfMRIにとってはより重要な他の測定値がある．研究の目的は脳構造や脳機能のマップをつくることなので，そのためには脳とそれ以外との違いだけでなく，脳領域間の違いを区別する必要がある．そのために，**コントラストノイズ比**（contrast-to-noise ratio：CNR）という指標がある．CNRには2つの重要な性質がある．1つは，CNRが常に画像内における比較と関係していることで，第1章で述べたように，MR画像の**コントラスト**（contrast）は，ある物理的特性に対する感受性を表すものである．例えば，T_1コントラストに感受性が高い画像では，T_1値が小さいボクセル（例えば，白質）は明るく，T_1値が大きいボクセル（例えば，灰白質や脳脊髄液）は暗く見える．したがって，T_1強調のパルスシーケンスは（CNRが高い）白質と灰白質をはっきりと区別できるが，（CNRが低い）空気と脳脊髄液との区別は難しい．もう1つは，CNRが強度の絶対値の差を共通するばらつきで割り算して得られたものに依存していることである．例えば，白質と灰白質の間のCNRが高いということは，片方の組織（例えば，T_1強調画像での白質）のボクセルがより高信号を示すというだけでなく，それぞれの組織内での信号が比較的安定していることも意味する（例として図1-5参照）．

　しかし，多くのfMRI実験ではCNRはそれほど重要視されていない．CNRは機能画像を構造画像にうまくあてはめられるか確認するのに役立つが，CNRがBOLD信号の時間変化に影響を与えることはない．一般的に，T_2^*強調画像では組織間のコントラストが低くなり（図8-1A,B），組織間の境目をみつけるのはかなり難しい．CNRの代わり

信号ノイズ比（SNR）
データ内の他の変動源に対する信号の相対的な強さ．

訳注1）正確には，受信コイルが計測するのは電圧値であり電流値ではない．

生の信号ノイズ比（生のSNR）
脳などの撮像対象から生じる信号と，撮像対象外から生じるノイズの比率．

コントラストノイズ比（CNR）
異なる量間の強度差をそれら測定時の変動で割ったもの．

コントラスト
(1)ある撮像法で測定される異なる量間の強度差．(2)測定される物理量（例えば，T_1コントラスト）．(3)研究仮説を検証するために行われる，2つ以上の実験条件により誘発された活動の統計的比較．

Box 8-1　MRI 用語の定義

ここから先の章では，fMRIと他の神経科学技術との関係を踏まえて，BOLD fMRIの実験デザイン，解析，そして結果の解釈に焦点をあてる。そのために，後の章でも繰り返し出てくる重要な概念について紹介しておく。

データ収集

機能的(functional)MRIと構造的(structural)MRIとの違いは，単純にコントラストの感受性の違いにとどまらない。構造的MRIの目的は異なる組織を区別することである。得られた構造画像は1枚1枚が組織を写しだすスナップショットとなっており，コントラストノイズ比(CNR)が十分に高ければ，脳構造をマッピングするのに1枚の画像で十分である。一方，fMRIの目的は実験操作と経時的な脳生理的変化を関連づけることである。1枚の画像からは脳活動について何の情報も得られない。経時的変化をみることではじめて，実験操作の効果があったかどうかを推測することができる。そのため，fMRIデータは時系列(time series)で収集され，例えば，刺激提示によって賦活が増加(あるいは減少)したボクセルなど，実験課題に関連した変化を調べることができる。画像内のノイズを最小限にしようとする構造的MRIとは異なり，fMRIでは連続する画像間のノイズを減らすことが重要である。fMRI解析では，課題に関連しない要因により生じる信号のゆらぎを無視しながら，課題に関連して生じる小さなBOLD信号の変化を検出しようとする。

fMRIのデータは階層的につくられる(図1)。fMRIでは，1つの実験で20人以上の被験者(subject)(参加者ともいう)を測定することが多い。被験者の数は実験デザインの検出力や期待されるBOLD信号変化の大きさによって決まり，複雑な認知課題，異なる被験者群の比較，個人差の研究などでは，大きなサンプルサイズが必要である。一方，単純な知覚課題では比較的少数のサンプルで十分である。通常，1人の被験者は1～2時間のセッション(session)に一度だけ参加する。しかし，記憶や薬の影響を調べるような実験では，数日あるいは数週間ごとに複数のセッションに参加することもある。1つのセッションは構造的MRIと1つあるいは複数のfMRIのラン(run)からなり，1つのランの時間は実験によって数分から数十分と幅がある。1つのセッションを複数のランに分けることで，被験者の疲労が減り，課題における決まりごとをより守るようになり，問題を同定して修復する機会を得る，などの利点がある。

それぞれのランにおいて，機能画像はボリューム(volume)の時系列として収集される。TRが1.5秒であれば，10分のランで400枚の画

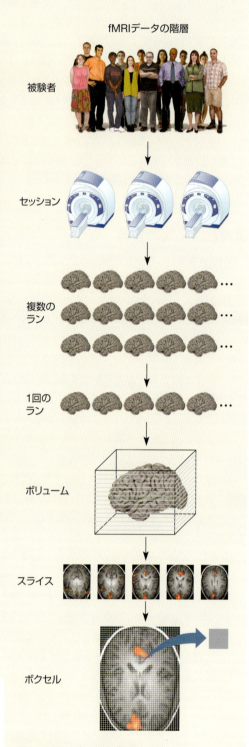

図1 fMRIデータの構成

時系列
一定の時間ごとに形成されたfMRI画像を集めたもの。

被験者
実験に参加した人。雑誌や業界によっては，自発的な参加であることを強調するために，「参加者(participant)」という用語を使うこともある。

セッション
被験者が実験のためにMRIスキャナの中に入る回数を表す単位。fMRIでは，1回のセッションで機能と構造の両方のスキャンを行うのが一般的である。

ラン
実験課題を休憩なしで行う回数を表す単位。fMRIでは，一般的に5～10分とされる。同様に課題提示中に収集された機能画像のセットの数を表すこともある。

ボリューム
脳全体の(三次元)画像。複数のスライスとボクセルからなる。

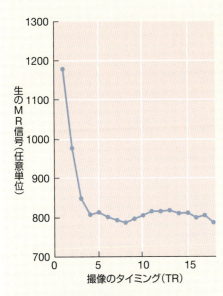

図2 MR信号の時間変化 MR信号は縦磁化が定常状態に達する前に高い値を示す。本図は，ランの最初20枚の画像から1つのボクセルにおける賦活の時間変化を取り出したものを示す。このように賦活の増加が生じることから，fMRIではランの最初数枚の画像データは保存されずに捨てられることが多い。定常状態での信号は平坦にみえるが，ここでも4％ほどの変動が存在することに注意してほしい。そして，この変動はBOLD反応よりもかなり大きい。

像が収集され，実験全体ではその数倍の画像が得られる。ただし，各ランの最初では巨視的磁化が安定状態に達していないので，最初の数枚の画像におけるMR信号は全体的に高い（図2）。そのため，各ランの最初の数枚はデータ解析に含めないことが多い。各ボリュームは複数枚のスライス（slice）からなり，脳全体を撮るためには一般的に30枚以上のスライスが必要である。各スライスはTR内の異なる時間帯に撮像されるが，1枚のスライスではすべてのデータが同じ時間に収集される。スライスは数千個のボクセル（voxel）からなるが，MRIデータを再構成する際に使うフーリエ変換のために，ボクセルの数は$2^n \times 2^n$（例えば，64×64，128×128）とされることが多い。fMRI実験で得られるデータは，ボクセル数（$x \times y$）とスライス枚数（z）とタイムポイントを掛けあわせた四次元行列（例えば，64×64×25×1,200）からなる。

実験デザインと解析

fMRI実験でよく使われる基本的な実験デザインには，ブロックデザイン（blocked design）と事象関連デザイン（event-related design）の2つがある。ブロックデザインでは複数の条件が交互に提示される（第1章で紹介したKwongらの研究を参照）。MRIを使った初期の研究では，ブロックデザインが多く使われた。1つのブロックは10〜30秒のことが多く，1つのランの中で異なる種類のブロックが何度も交互に提示される。一方，事象関連デザインでは，刺激が個々の事象，すなわち試行（trial）として提示される。このデザインを初めて使ったのはBlamireら（1992）である。刺激の間隔が十分（例えば，10秒以上）にあいていれば，血流動態応答はその間にベースラインまで減少するが，事象同士が時間的に近い場合には，それぞれの血流動態応答を区別するために特別な解析が必要となる。これら2つのデザインのほかに，両方のデザインの特徴を組み合わせた混合デザイン（mixed design）もある。実験の目的が課題の際に賦活する脳領域の検出（detection）であれば，一般的に検出力が高いのはブロックデザインである。一方，実験の目的が脳領域の賦活における時間変化の推定（estimation）であれば，一般的に推定効率が高いのは事象関連デザイン，特に刺激提示の間隔が短いデザインである。このような実験デザインに関する詳細は第9章で述べる。

fMRIデータ解析において，ボクセルワイズ解析（voxel-wise analysis）と関心領域解析（region-of-interest (ROI) analysis）を使い分けることは重要である。ボクセルワイズ解析では，帰無仮説をボクセルごとに評価する。ほとんどのfMRI研究ではボクセルワイズ解析が行われており，多くの統計ソフトウェアで簡単に行える。反対に，関心領域解析では脳をいくつかの領域に分けて，それぞれの領域について有意性を解析する。関心領域解析を使うことで，空間的特異性を犠牲にするが特定の脳領域の機能に関する疑問を明らかにできる。fMRIデータ解析の中心となる概念については第10章で紹介する。

スライス
撮像ボリューム内の1つのスラブ。スライスの厚さは，傾斜磁場の強度とそれを選択するのに使用される電磁パルスの帯域幅によって決定される。

ボクセル
三次元体積の最小構成要素。

ブロックデザイン
異なる実験条件を別々のブロックに分ける実験デザイン。分けることでそれぞれの条件を長く提示できる。

事象関連デザイン
短時間の事象を個別に提示する実験デザイン。事象を提示するタイミングや順番はランダム化されることもある。

試行
実験操作が行われる事例の回数を表す単位。

混合デザイン
ブロックデザインと事象関連デザインの両方の特徴を含む実験デザイン。

検出
あるボクセルの賦活が実験操作によって変化するかどうかを調べること。

推定
実験操作に対するボクセルの賦活パターンの時間変化を測定すること。

ボクセルワイズ解析
個々のボクセル（もしくはボクセルの小集合）の機能的特性に関する仮説を統計的に検証すること。しばしば脳全体で行われる。

関心領域（ROI）解析
脳領域の機能的特性に関する仮説を評価すること。この解析では，あらかじめ定義された脳の解剖学的構造区分（すなわち，あらかじめ設定されたボクセル群の集合）を反映する領域が選ばれることが多い。

機能的信号ノイズ比（機能的SNR）
脳機能の変化によって生じた信号強度と，それ以外のすべてのノイズによって生じたデータのばらつきの比率。動的CNRや機能的CNRとも呼ばれる。

にfMRI研究で重要な指標は，**機能的信号ノイズ比**（functional signal-to-noise ratio）である。これは動的CNR（dynamic CNR）や機能的CNR（functional CNR）と呼ばれることもある。ここでは，実験操作によって生じた異なる状態の脳におけるBOLD反応の違いを「信号」と呼び，同じような状態の脳におけるBOLD反応のばらつきを「ノイズ」と呼ぶことにする。まとめると，CNRは異なる脳組織の違いをどれだけみることができるかを反映し，機能的SNRは実験条件間の違いをどれだけみることができるかを反映しているのである。本書のこれ以降では，脳活動における意味のある変化を検出するというfMRI実験の役割に的を絞って議論していくことにする。「SNR」という用語は「機能的SNR」と同じ意味で用い，受信コイルで直接測定された信号とノイズについて述べるときには「生のSNR」という用語を用いる。そして，「CNR」という用語は，解剖画像におけるコントラスト感受性について述べるときに用いる。

機能的信号ノイズ比（SNR）

fMRI実験で測定される機能的SNRは，課題のある場合とない場合におけるBOLD信号強度の違いによって決まる。図8-2に示すように，手を握る運動課題やチェッカーボードの点滅を見るような視覚課題によってBOLD信号は大きく（1%以上）変化する。しかし，手を握る頻度が低かったり，チェッカーボードの白黒がはっきりしていなかったり，点滅の頻度が低かったりすると，BOLD信号の変化は劇的に小さくなる。さらに，信号の大きさは測定する領域によって異なる。多くの実験課題は，例えば，認知処理と運動処理にかかわる領域やワーキングメモリと意思決定にかかわる領域など，複数の脳領域で賦活を引き起こす。大まかにいえば，課題に関連して得られる信号の大きさは一次運動野や体性感覚野で最も大きく，一般的に高次認知処理に関連する領域ではそれより小さい。

Thought Question
複雑な認知処理過程にかかわる領域よりも，一次運動野や体性感覚野のほうがBOLD反応が大きいのはなぜだろうか？

2つの条件を比較する実験において，条件間でみられる信号の差（「コントラスト」とも呼ばれる）は，それぞれの条件とベースラインとの差よりも小さいことがほとんどである（図8-3）。例えば，単独で提示される顔刺激を観察する実験の場合，何も提示されないベースラインと比べて物体認知にかかわる側頭葉の紡錘状回の賦活は約1.1%増加する。一方，道具のような異なる画像を見る場合には，紡錘状回の賦活はそれより弱くなる。例えば，六角レンチの画像によって信号がベースラインより0.8%増加したとすると，顔画像で生じる賦活との違い（条件間の「コントラスト」と呼ばれ，多くのfMRI研究で注目されるのはこの差である）は，たった0.3%しかない。そして条件間の差が小さいほど，それを検出するための機能的SNRは小さくなる。

機能的SNR〔すなわち**検出力**（statistical power）〕を向上させるには2つの方法がある。1つの方法は，信号を大きくすることである。例えば，より強い磁場をつくることができたり，より効率的なパラレルイメージングができる高性能のスキャナを使うことで，機能的SNRとともに構造画像の質を向上できる。しかし，スキャナを高性能にすることで余計なコストが生じたり，画像の質に関して予期しないトレードオフが生じたりすることもある。例えば，高磁場スキャナでは，空気を含む層と脳領域との境目で信号損失が大きくなる（スキャンにかける時間を長くして収集するデータの数を増やすことも機能的SNRを向上させるが，セッション時間が延長し，時間的なコストが高くな

検出力
実験操作による影響を検出する確率。

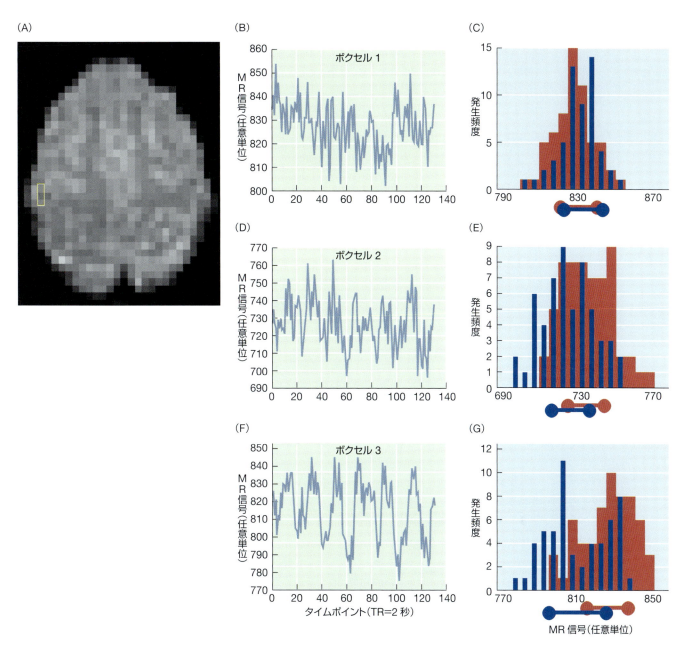

図8-2 機能的SNRの増加による影響 (A)手を握る課題をブロックデザインで行っている最中の画像。黄色い枠で囲まれた領域は運動野に隣接した3つのボクセルを表す。(B)黄色い枠で囲まれた3つのボクセルのうち，1番上のボクセルにおけるMR信号の大きさの時間的な推移。このボクセルの賦活は課題とほとんど関連性がみられない（SNRが低い）。(C)(B)で示したボクセルにおける課題時（赤色）と安静時（青色）での賦活分布を，信号強度とその発生頻度を用いて示したヒストグラム。このボクセルではほぼ重なり合っていることがわかる。(D)3つのボクセルのうち真ん中のボクセルにおけるMR信号の大きさの時間的な推移。このボクセルは中程度のSNRを示した。(E)信号強度とその頻度のヒストグラムから，課題時と安静時での賦活がかなりの部分で重なり合っているのがわかる。(F)3つのボクセルのうち1番下のボクセルにおける信号の時間的な推移。このボクセルは高いSNRを示している。(G)ヒストグラムでは，課題時と安静時で重なりが少ない。各ヒストグラムの下に描かれた赤線と青線は，それぞれのヒストグラムにおける平均値±1×標準偏差の範囲を表している。(G)のように2つの平均値の差が標準偏差と比べて十分に大きければ，有意な賦活の違いをみつけることができる。

る）。

　もう1つの方法は，ノイズを減らすことである。ノイズを減らすのに最も重要な要因は，よい実験デザインを組むことである（第9章参照）。これにより，解析ソフトウェアを使って課題に関連した信号と無関連なノイズを区別できるようになる。また，データ解析の前に補正アルゴリズムを適用すること（前処理など）で，fMRIデータにおけるノ

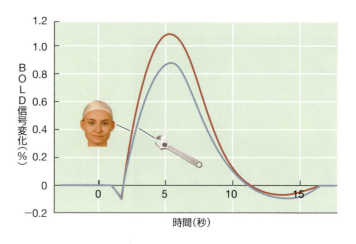

図8-3 **fMRIを用いた相対的な賦活の測定** fMRIの信号変化は，0か1かということはほとんどなく，多くは変化の程度が問題となる。ここでは，被験者に顔刺激（赤線）と物体（レンチ）刺激（青線）を見たときの，脳の顔感受性領域における仮想上の反応推移を示す。それぞれの刺激に対する反応は刺激間の差よりも大きい。これら2つの条件間の差はコントラストと呼ばれる。

イズのいくつかを取り除くことができる。本章のこれ以降では，これら2つの方法（信号を大きくすることとノイズを減らすこと）について述べていく。

fMRIデータにおける磁場強度の影響

MRIスキャンでは，巨視的磁化の量は静磁場の強度と関連する（第3章参照）。しかし，fMRIで測定する信号は巨視的磁化だけに依存するわけではないことを思い出してほしい。巨視的磁化は横断面に倒すことによって測定できるようになるので，T_1緩和やT_2緩和，パルスシーケンスのパラメータ，灌流や拡散などの動きに関連したコントラスト，磁化率効果などがかかわってくる（これらはすべて第4，5章で紹介した）。これらの要因は高磁場の利点を減じ，BOLD fMRIにおいて重要な影響をもたらす。

磁場強度と生の信号ノイズ比（SNR）

BOLD信号を増強するためには，スキャナの磁場を強くすればよい。磁場を強くすることで，エネルギーの低い状態と高い状態の差が大きくなる。これによって，より多くのスピンが静磁場の向きに配向し，巨視的磁化が大きくなる。磁場強度とMR信号の理論的な関係は単純で，静磁場が強くなるほど，生の信号は二次関数的（磁場強度の二乗に比例）に増加する。したがって，現在普及しているような3Tのスキャナは，1990年代後半によく使われていた1.5Tのスキャナの約4倍の生の信号を測定することができる。一方で，温度変化によるノイズ（熱ノイズ）は磁場強度と線形に比例して増加する。そのため，3Tのスキャナは1.5Tのスキャナよりも2倍のノイズを測定することになる。信号の増加分をノイズの増加分で割ると，生のSNRは磁場強度と線形に比例して増加することがわかる。第1章で述べたように，1977年にDamadianらによって初めて用いられた身体全体を測定できるMRIスキャナ〔"Indomitable"（不屈）と名づけられた〕は，磁場強度が0.05Tしかなかった。これは現在の3Tスキャナと比べて，生の信号の理論的な大きさが1/3,600であり，生のSNRは1/60しかないのである。

磁場強度が強くなるにつれてfMRIのBOLD信号と機能的SNRが大きくなることは，実際の研究で証明されている。1993年のTurnerらの研究では，1.5Tと4Tのスキャナを用いて視覚野の賦活が比較された。30秒ごとに光の点滅を繰り返す単純な課題を用いて，視覚野で惹起されたMR信号が磁場強度とほぼ線形に大きくなることが示された（図8-4）。現在では，複数の磁場強度（特に1.5Tと3T）で並行して収集されたfMRIデータが多くあり，一般的に信号強度は磁場強度に伴って大きくなるという結果が得られて

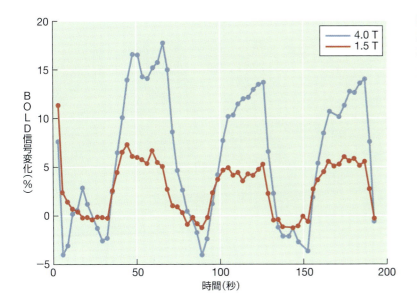

図8-4 fMRIでの磁場強度の影響に関する初期の研究結果 Turnerらは，4Tと1.5Tのスキャナを用いて視覚野での賦活の変化を測定した。磁場強度が大きいスキャナを用いたほうが，約2〜3倍強い信号を測定できた。ただし，ここで示すような大きな信号変化は，最近の研究ではみられないことに注意してほしい。

いるが，両者の関係は線形にはならないことが多い（例えば，磁場強度を2倍にすると信号強度は1.5倍になるようである）。また，後で詳しく述べるが，磁場強度の増加は生理的な変動に影響を与え，高磁場であることの利点を減じることになる。多くの場合，fMRIにおける新型スキャナの利点は，高い磁場強度ではなく，細かい傾斜磁場を使ったパラレルイメージングができることにある（第5章参照）。

磁場強度と賦活の空間分布

磁場強度が高くなると，賦活の空間分布に2種類の影響がみられるようになる。1つは空間的特異性の向上で，第1章で紹介した**機能分解能**（functional resolution）の概念に関係している。fMRI研究において関心のある現象の多くは空間的なスケールが小さいので，より小さいボクセルサイズが得られる高磁場でのスキャンのほうがそれを検出しやすくなる。Yacoubらは7Tのスキャナを使い，低磁場スキャナを用いた先行研究で報告されている**眼優位性コラム**（ocular dominance column）を反映した賦活の空間分布を同定することを試みた（図8-5）。空間的特異性に関する別の興味深い例としては，Ressらによる**皮質層**（cortical layer）に関する研究がある。Ressらは3Tのスキャナを用い，1 mm^{3}以下の小さなボクセルサイズで収集したデータから，灰白質における皮質層のボクセルはその層ごとにBOLD信号強度が異なることをみつけた。信号変化が最も大きかったのは白質と灰白質の境界から約3 mmの場所であった。このような新たな発見がなされた要因の1つとして，**部分容積効果**（partial volume effect）を最小にするにはボクセルサイズを小さくするのが非常に効果的であることが挙げられる（図7-17参照）。小さなボクセルが実験課題に反応して活性化した神経組織を含んでいる場合は，同じ神経組織が大きなボクセルに含まれている場合よりも大きなBOLD信号の変化を引き起こす。このため，ボクセルサイズを小さくすれば賦活するボクセルからのBOLD信号変化は大きくなるのである。

空間的特異性が向上することで，より細い血管で生じる信号変化への感受性が高くなる。磁場強度が増加するにつれて血液のT$_2^*$値は低下するので，高磁場の環境下では，血管由来の成分（特に太い血管からの影響）は減少する。逆に，太い血管周囲に存在するスピンから生じる血管外由来の信号は磁場強度と線形に比例して大きくなる。一方，細い血管周囲のスピンからの信号は磁場強度の二乗に比例して大きくなる。したがって，

機能分解能
測定された生理的変化を背景にある心的過程や行動と結びつける能力。

眼優位性コラム
一次視覚野にあるコラム状の細胞の集合体。左右の眼から別々の入力を受けている。「眼優位性」とは，左右どちらの眼からの入力が優位かを示す程度のこと。

皮質層（皮質薄層）
ニューロンの種類，密度，サイズ，形状の違いによって区別される新皮質の灰白質にある6つの細胞層。

部分容積効果
1つのボクセル内に複数の異なる細胞組織や機能領域からの信号が含まれることによって生じる相互作用。

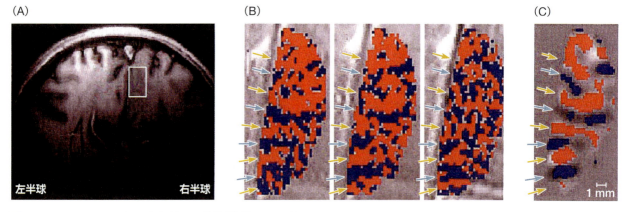

図8-5 7TのfMRIスキャナを用いて眼優位性コラムを測定した結果 それぞれの眼からの入力は，一次視覚野において小さい（1 mm以下）コラムの中に交互に表現されている。（A）Yacoubらは，眼優位性のパターンをより確実に検出するため，一次視覚野の小さい範囲（白色の枠）だけを対象とするように，大脳縦裂に沿った薄いスライスを選択した。（B）3回のセッションそれぞれで，左目への刺激によく反応したボクセル（青色）と右目への刺激によく反応したボクセル（赤色）を示す。（C）3回のセッションを合わせて統計的に有意な賦活がみられたボクセルを示す。本図は測定における頑健性をよく示している。（Yacoub et al., 2007 より）

磁場強度が高くなるほど，BOLD反応に含まれる細い血管外由来の成分は太い血管外由来の成分よりも早く増加する。これらの異なるBOLD信号の成分に磁場が及ぼす影響については図8-6に示す。この図から，磁場が極端に高ければ，BOLD信号のほとんどが細い血管外由来の成分によってもたらされることが読み取れる。

関心のある脳領域の周辺には細い血管が走っていることが多く，したがって高磁場のほうがBOLD反応はより空間特異的に生じる。2001年にKrugerらは，視覚課題と運動課題を組み合わせた課題を行っている最中のボクセルの機能的SNRに対する磁場強度（1.5Tと3T）の影響を調べた。1.5Tと比較して3Tでは全体的な機能的SNRの増加がみられ，太い血管に対応する領域での機能的SNRは約1.8倍，細い血管に対応する灰白質領域の機能的SNRは2.2倍に増加した。この結果から，高磁場環境において細い血管周囲での信号特異性がより高まる傾向が示された。しかし，全体的なBOLD反応における割合は低いものの，太い血管外由来の成分も存在すること（図8-6），そしてその成分によって空間的特異性が低くなることに注意してほしい。

機能的SNRが増加することの2つ目の結果として，賦活領域の**空間的広がり**（spatial extent）（すなわち，ある領域内の賦活ボクセルの数）の増加が挙げられる。1999年にYangらは，1.5Tと4Tのスキャナを用いて，被験者が指でタッピングをしている最中のBOLD反応をブロックデザインで測定した。最適な**繰り返し時間**（repetition time：TR）と**エコー時間**（echo time：TE）で測定したところ，感覚運動野において賦活がみられたボクセルの数は高磁場（4T）のほうが70％以上も多かった。Krugerらの研究でも空間的広がりは磁場強度と関連がみられ，1.5Tと比べて3Tのほうが視覚野と運動野で40％以上も多くのボクセルに賦活がみられた。これらの研究では単純な視覚課題や運動課題が用いられているが，2003年にKrasnowらは，知覚，記憶，感情的な処理などを含む複雑な課題における磁場強度の影響を調べた。1.5Tと3Tのスキャナにおける賦活の違いを比較したところ，賦活がみられたボクセルは磁場強度に伴って増えていた。ある認知課題では複数の脳領域で35％〜83％の増加が観察され，磁場強度が増加することで脳全体での検出力も向上することが示唆された。

これら2種類の結果は矛盾していると思うかもしれない。一体どうすれば空間的**特異性**と空間的**広がり**の両方を同時に手に入れられるのであろうか？ しかし，実際には矛盾は存在しない。空間的特異性の向上は異なる血管成分に対する重みづけの変化によっ

空間的広がり
賦活を示すクラスタ内で賦活しているボクセルの数（すなわち，賦活領域の範囲）。

繰り返し時間（TR）
励起パルスの照射間隔。通常，秒単位で表される。

エコー時間（TE）
励起パルスの照射からデータ収集（k空間中心からのデータ収集と定義される）までの時間。通常，ミリ秒単位で表される。

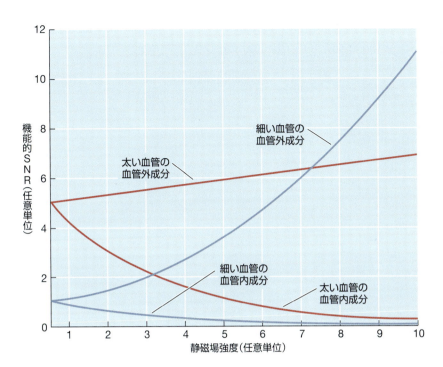

図8-6 機能的SNRに対して血管の特徴と磁場強度が与える影響 磁場が強くなるほど，機能的SNRにおける血管内成分の影響は無視できるほどに減少し，血管外成分だけが残るようになる。機能的SNRに対しては，太い血管よりも細い血管の血管外成分のほうが急激に増加することから，fMRIのBOLD反応は高磁場環境ほど細い血管における信号変化に特異的になることが示唆される。

てもたらされる。太い血管外成分は磁場強度に伴って増加するが，細い血管外成分はそれよりも速く増加する。一方，空間的広がりの増加は機能的SNRの増加によるもので，これはあるボクセルの賦活が実験仮説と合うかどうかを推定する精度を高くする。このように機能的SNRを増加させることで，次の2つのことができるようになる。1つは，同じ統計的閾値でもより多くの賦活ボクセルを同定できるようになる。もう1つは，統計的閾値をより厳しく設定する余裕が生まれ，同程度の広がりをもった賦活がみられたとしても，どのボクセルが賦活しているかをより正確に求められるようになる。

Thought Question
図8-6で示す効果は，fMRIのイニシャルディップに関する研究(第7章参照)についてどのような予測をもたらすか？

高磁場MRIの課題

MRIでは，磁場が強くなるとスピン系の性質も変わってくることを忘れてはいけない。例えば，fMRIで測定される信号に影響を与える緩和パラメータT_1とT_2^*も磁場強度に応じて変化する。T_1は磁場強度とともに大きくなる(1.5Tから3Tになると約30%増大する)が，これにより短いTRにおける信号回復の効率が低下する。一方，磁場が強くなるとT_2^*は小さくなるが，これによりデータ収集に使える時間が短くなる。2007年のPetersらによる詳細な計測では，1.5Tと比べて3Tと7Tでは灰白質のT_2^*値がそれぞれ22%と60%小さくなった。

より重要なのは，磁場均一性を乱す**磁化率アーチファクト**(susceptibility artifact)である。磁場強度が増加するほどBOLDの磁化率効果も高くなるが，同時に空気を含む層と脳領域との境目における信号の損失も大きくなる(図8-7)。これは空気を含む洞(sinus)に隣接する前頭葉腹側部と側頭葉に多くみられる。磁化率の乱れによる信号損失を部分的に補正できる特殊なパルスシーケンスや設備(第5章参照)がなければ，これ

磁化率アーチファクト
空気と組織が隣接している境界で磁場が不均一であることにより生じるT_2強調画像での信号損失。

洞
(1)頭蓋内にある空気が充満している空洞。(2)主に脳から脳液を排出する役割をもつ，脳を覆う髄膜から形成された長い静脈路。

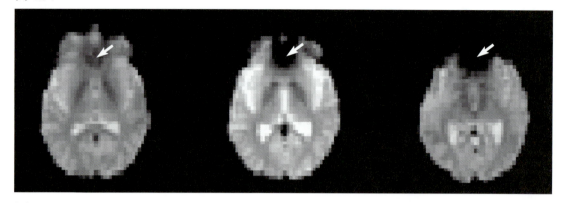
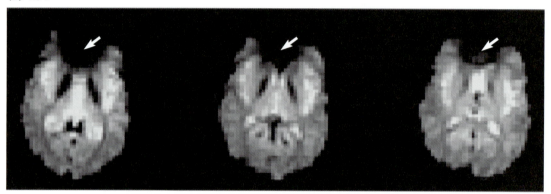

図8-7 高磁場による磁化率アーチファクトの増大
グラジエントエコー法で撮像した画像では，磁場強度にかかわらず脳領域と空気を含む層の境目で磁化率アーチファクトが生じ，磁場が強いほどその影響は大きくなる。3人の被験者をそれぞれ1.5Tのスキャナ(A)と4Tのスキャナ(B)で撮像したものを示す。すべての画像において，前頭葉腹側部で信号の損失（矢印）が生じているのがわかる。損失が生じた範囲は4Tの画像のほうが大きいことに注意してほしい。

らの領域を高磁場で撮像することは難しい。また，磁場の不均一性は形のゆがみも引き起こす。これが起こると特殊な装置やソフトウェアによる補正が必要になる。

fMRI研究での標準的な静磁場強度は3Tであるが，より弱い1.5Tやより強い7Tが導入されている施設も多くある。磁場強度はfMRIスキャナの品質を定める最も顕著な特徴であるが，それ以外の多くの要因もスキャナの品質に影響することを覚えておいてほしい。

fMRIにおけるノイズの発生源

ある磁場強度において，全体の信号は主に巨視的磁化によって決まる。この巨視的磁化は原子核の数と緩和特性を反映している。しかし，ノイズの発生源は数が多く複雑であり，時間的にも空間的にもばらつきがある。ノイズ発生源のいくつかは，1つのランにおける**パワースペクトル**(power spectrum)分布（図8-8）で示されるような規則的なゆらぎがみられる。パワースペクトル分布はフーリエ変換を用いて求められ，データの時系列においてどの周波数が存在するかを表している。この分布でピークがみられるようであれば，そのボクセルで呼吸や心拍，あるいはBOLD信号による強度の規則的なゆらぎが生じていると考えることができる。fMRIで生じるノイズの空間分布を図8-9に示す。この画像の最も目立つ特徴は，脳の解剖学的な構造が復元されているところで

パワースペクトル
信号に存在する各周波数帯域要素の強さをグラフ化したもの。信号（強度の経時的変化）をフーリエ変換することで得られる。

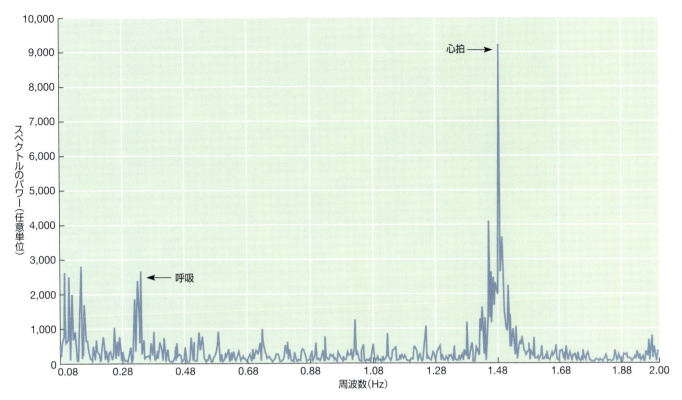

図8-8　1回のランにおける，あるボクセルのパワースペクトル
課題は1秒間の視覚刺激提示と9秒間の安静を繰り返す事象関連デザインで行われた。y軸は各周波数帯域でのパワーを表す。すなわち，BOLDの全体的な時間変化に対して，ある頻度での規則的な賦活パターンがどれくらい影響を与えるかを表す。本図で顕著に見える2つのピークは呼吸と心拍の周波数によるものである。それぞれのピークの正確さは，測定中に生理機能をモニタリングすることで確かめられている。こうした高周波帯域での変化を検出するために，スライスを撮像するときのTRを250ミリ秒にした。低周波帯域については，パワーがとても大きく図に示したような効果をわかりにくくしてしまうので図から除いた。課題周波数である0.1 Hzの周辺に小さなピークを認める。

あり，脳内のほうが脳外よりもきわめてばらつきが大きいことがわかる。もしノイズが全体に均一分布していれば，画像は均一に灰色一色になっているだろう。

　fMRIでみられる時間的・空間的なノイズの主な原因として以下の5つが挙げられる。

- 被験者内部またはスキャナの電気部品から生じる温度に由来する熱ノイズ
- スキャナの機械部分の不完全さに由来するシステムノイズ
- 被験者の頭の動きや，呼吸・心拍などの生理的過程に由来するノイズ
- 課題とは無関連の脳内処理過程に関する神経活動の変動に由来するノイズ
- 認知方略や行動課題成績のばらつきに由来するノイズ

これらの原因について，以下の項で論じる。

熱ノイズ

　解剖学的MRIでもfMRIでも，**熱ノイズ**（thermal noise）（内因性ノイズとも呼ばれる）の影響を受ける。熱ノイズは，被験者やスキャナ本体における熱による電子の運動を反映している。この発生源を理解するために，第2章で紹介したMRIデータ収集のための装置を思い出してもらいたい。励起パルスが発生すると，脳からはラジオ周波数（RF）帯域の信号が生じ，それは受信コイルによって検出される。その後，この信号は電流となってコンダクタ・抵抗・アンプなどが備わった電気機器の内部を通る。これらの機器の中では自由電子が原子と衝突し，エネルギーの交換が起こっている。システム

熱ノイズ
サンプルやスキャナ内部の電子が温度変化によって運動することで生じるMR信号強度の時間的・空間的なゆらぎ。

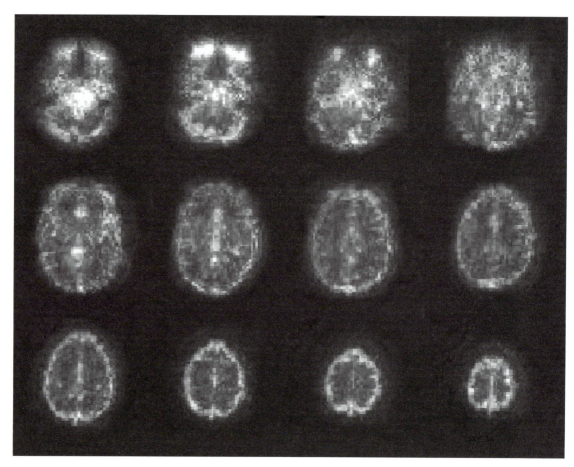

図8-9 脳全体でのノイズ分布 被験者が運動課題と視覚課題を同時に行っているときの1回のランにおける各ボクセルの賦活の標準偏差を示す。標準偏差が大きい（ノイズが多い）ボクセルは白色で，標準偏差が小さいボクセルは黒色で表す。標準偏差が画像全体で一定ではなく，特に脳の端で標準偏差が大きくなっている。

の温度が高いほどこの衝突は頻繁に起こり，電流にひずみが生じていく。熱ノイズは磁場強度に応じて線形に増加する。つまり，1.5 Tに比べて3 Tでは2倍になる。

MR信号に対して温度が与える影響は時間によってランダムに変化し，空間的な特徴はみられない。言い換えれば，あるボクセルに生じる熱ノイズはそのボクセルの位置とは無関係である。しかし，熱ノイズの**影響**はボクセルの信号強度に依存する。脳内でとても強い信号を出す（画像では明るく見える）ボクセルについて考えてみよう。画像収集中に生じる熱ノイズの大きさの時間変化は，測定された信号に足されるかあるいは引かれる形で正規分布をとる。今度は，脳外の空気に対応するボクセルについて考えてみよう。このボクセルにおける生の信号の大きさは無視できるほど小さい（画像では暗く見える）。このボクセルでは，熱ノイズは加算的な影響しか生まない。結果として，ゼロから正の方向に傾きをもつ分布となる（つまり，正規分布ではなくレイリー分布をとる）。

システムノイズ

fMRI信号に変動をもたらす2つ目の要因は**システムノイズ**（system noise）であり，一般的には装置が稼働する際のずれやばらつきにより生じる。システムノイズに共通する原因として，不完全なシミング（均一度調整）により生じる静磁場の不均一性，傾斜磁場の非線形性や不安定性，RFコイルのオフレゾナンスの影響が挙げられる。特に重要

システムノイズ
スキャナの機能が不完全なために生じるMR信号強度の空間的・時間的なゆらぎ。

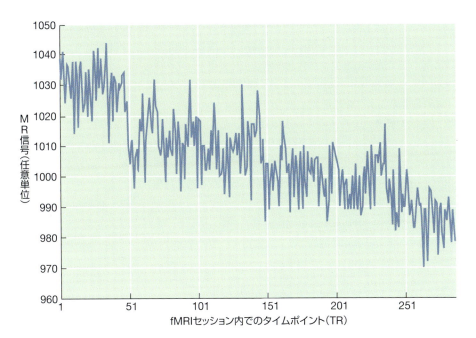

図8-10 スキャナドリフト MR信号の低周波帯域の変化はドリフトによるものであることが知られている。1回のランにおいて信号がほぼ線形に減少しているのがわかる（1.5秒のTRで撮像された）。

なシステムノイズは**スキャナドリフト**(scanner drift)である（図8-10）。ドリフトの発生源はいくつか存在するが，主な原因は静磁場強度のわずかな変化に伴う水素原子の共鳴周波数の変化である。静磁場は超伝導電流によって駆動されるが，その強度は1日に数十万分の1単位でゆっくりと変化する。これは磁場強度や共鳴周波数で表せば，0.005Gあるいは数Hz程度の変化であるが，この変化によって，全体あるいは局所の信号強度に時間的な変化が生じる。同様に，傾斜磁場コイルの不安定性により，測定される画像の形や位置は時間によって変わってしまう（第4章参照）。

RFコイルは，複数種のシステムノイズの原因となる。励起パルスの周波数がサンプル（脳）の共鳴周波数と合っていなければ，励起が不十分になって強度にばらつきが生じ，MR信号が変動してしまう。これとは別に，相互インダクタンスを介してサンプルとつながっている受信コイルによっても問題が起こりうる。これは，脳における電流や電圧の分布の変化によって，受信コイルにおける電流や電圧に変化がもたらされてしまうことを意味する。したがって，脳内のノイズは受信コイルの感受性を低くしてしまう。この問題を最小化するために，脳と受信コイルのインピーダンスが整合される。これは，撮像対象（例えば被験者の脳）が受信コイルとの最適な相互連関を達成するための重要な要因を得る過程として行われる。

システムノイズのいくつかの側面は，MRIを設置している施設の責任下にある。なぜなら，システムノイズはスキャナを使うすべての研究者に影響を与えるからである。スキャナ装置を可能な限り安定させることと，外部からのRF信号がスキャナ室に入らないようにすることでセッション内およびセッション間のデータの整合性を向上させることができる。すべての研究者は，所属するMRI施設における品質保証上の手続きについて理解しておくべきである。それによって，問題を問題として認識できるようになり，またスキャナ管理者に適切なフィードバックを与えることができる。

被験者の動きによるノイズと生理的ノイズ

ここまでは，スキャナ装置の性質によって生じる熱ノイズとシステムノイズについて述べてきた。例えば，不活性の物体（液体で満たされたプラスチックボールなど）をス

スキャナドリフト
時間経過に伴って起こるボクセル信号強度の緩やかな変動。

生理的ノイズ
人体の生理的活動に由来するMR信号強度の時間的・空間的ゆらぎ。生理的ノイズの発生源として、動作、呼吸、心拍、代謝活動などがある。

折り返し
最も高い周波数帯域を解明するには不十分な頻度で信号を取得すること。信号取得頻度よりも高い周波数帯域のエネルギーはより低い周波数帯域にひずみとして現れるので、測定された信号はゆがむ。

キャンする場合でも、かなりの熱ノイズやシステムノイズが生じる。しかしヒトの脳は不活性ではなく、呼吸や心拍のたびに筋肉は収縮し、血液は動脈や静脈を通って拍動している。また、ニューロンの代謝要求によって化学反応が生じる。こうした活動は結果として、被験者の動きに由来するノイズや**生理的ノイズ**(physiological noise)によるfMRI信号の変動をもたらす。

被験者の動きによるノイズはfMRIを用いた研究でよくみられ、非常に大きな悪影響をもたらす。実験中、被験者は頭をずらしたり、肩・腕・足などを動かして楽な姿勢になろうとしたり、緊張のためにつばを飲んだりすることもあるだろう。最もうまくいった場合には、データの前処理の段階で頭のわずかな動きは部分的に補正することができる。しかし最悪の場合には、大きな動きによってデータが完全に解釈不可能になる。さらに、小さな動きは心臓や肺の周期的な活動でも生じる。これらの活動は、頭の動きなどに比べるとより速く周期的であり、また別の問題を生じることになる。サンプリングレートが十分に速ければ、前処理において心臓や肺の活動による動きの影響を明らかにし、それを最小化することは可能かもしれない。しかし多くのfMRI研究では、心拍に伴う動きは速すぎるので、それを抽出することは(TR＞500ミリ秒では)事実上できず、またTRが十分に長い(TR＞2,500ミリ秒)場合には、呼吸による動きも抽出することができないだろう。こうした状況では、これら動きの発生源に関連した信号変化が生じてしまう。しかし、**折り返し**(aliasing)として知られる現象のために、これらの変化はMR画像が撮像された時系列すべてに分布するので、信号の変化をみつけたり補正したりすることは難しいだろう。また、呼吸も磁場をゆがめてしまうのでfMRI信号に変動が生まれる。被験者が呼吸をするたびに、肺が拡張することで磁化率に「影」をつくり、磁場強度と磁場均一性に影響を与え、脳外を含む画像全体の信号の大きさを変えてしまう。

fMRIにおける動きの影響の多くは、画像データ収集の際に生じるものではない。収集時の被験者の動きは生のSNRを低下させることになるが、第5章で述べたように、典型的なfMRIのパルスシーケンス(例えば、スパイラル法、スピンエコー法、グラジエントエコー法)では、TEが30〜40ミリ秒と非常に短く、この時間幅で被験者の動きが生じることはほとんどない。被験者の動きに関しては、画像の時系列間における変動が問題であり、これは機能的SNRに大きな影響を与える。例えば、脳の端に位置するボクセルが測定の最初は灰白質を含んでいたが、被験者が動いたために、最後には脳脊髄液を含むようになったとする。被験者の動きが完全にランダムであれば、動きの結果生じるSNRの低下はデータを増やすことで改善できる。しかし、被験者の動きはランダムではなく、実験課題に関連する(例えば、反応ボタンを押すときに息を止める)ことが多い。また、動きによって生じる変化は空間的な相関(隣接するボクセルは同じように動くため)と時間的な相関(動きにはある程度の時間がかかるため)をもたらす。

その他の生理的ノイズの発生源には、血流の速さ、血液量、酸素代謝などが挙げられる。2001年にKrugerとGloverは、生理的ノイズを横緩和速度に関連した要素(σ_B)と心拍や呼吸による動きに関連した要素(σ_{NB})に区別して、その空間分布を調べた。σ_B(例えば、BOLD信号そのもの)は磁化率に関連した信号変化によって生じるので、その強さはTEによって決まる。一方、σ_{NB}はTEとは無関係である。KrugerとGloverは、これら2つの要素の空間分布が異なることを発見した(図8-11)。σ_Bは白質よりも灰白質に広く分布していたが、σ_{NB}は脳全体に均等に分布しており、さらにσ_Bはσ_{NB}の2倍程度大きかった。また、1.5Tスキャナでは生理的ノイズがノイズ全体の約40%を占めていたのに対して、3Tスキャナではノイズ全体の52%以上であった。

これらの結果は、特に高磁場のfMRIを用いた研究における予期せぬばらつきの主な

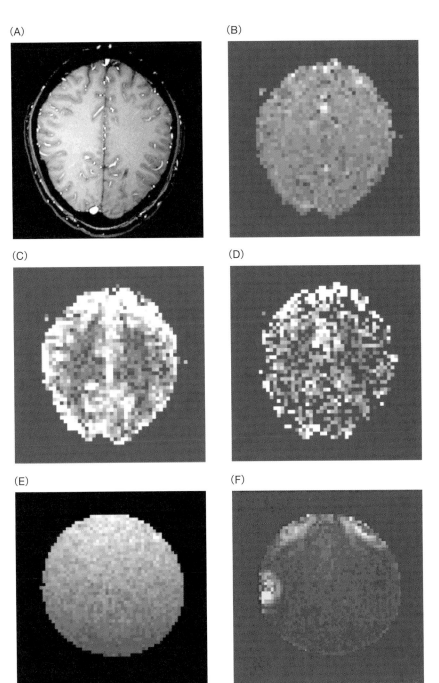

図8-11 **生理的ノイズの分布** (A〜D) 1人の同じ被験者からの画像。(A)脳構造を示す画像。(B)すべてのノイズを示す画像。(C)血流および代謝の変化に伴う生理的ノイズを示す画像。(D)呼吸・心拍・頭の動きによるノイズを示す画像。(C)でのノイズは灰白質に集中している一方、(D)でのノイズは脳の端を除いて比較的均一である。(E,F)比較として撮像された、液体で満たされたボール(ファントム)からの画像。(E)ファントムでのすべてのノイズを示す画像。(F)ファントムでの生理的ノイズを示す画像。(E)でのノイズはファントム全体に均等分布しており、また(F)でのノイズはほとんど無視できるレベルである。(Kruger and Glover, 2001より)

原因が熱ノイズやシステムノイズではなく、生理的ノイズであることを示唆している。理論的には、熱ノイズは磁場強度と線形に比例して増加する一方、生理的ノイズは磁場強度の二乗に比例して増加するといわれている。したがって、磁場が1.5Tから3Tに上昇すれば、熱ノイズの大きさは2倍になり、生の信号と生理的ノイズは4倍になる。こうした関係から、非常に高い磁場では生理的ノイズが優勢となるだろう。したがって、磁場が強くなることによる機能的SNRの向上は線形増加よりも小さくなると考えられる(図8-12)。このことは、Triantafyllouらによる最近のデータによって支持されている。この実験では、7Tにおける生理的ノイズと熱ノイズの比が2:1を超えた。この結果は、高磁場における生理的ノイズの増加によって機能的SNRの漸近的な上限が決ま

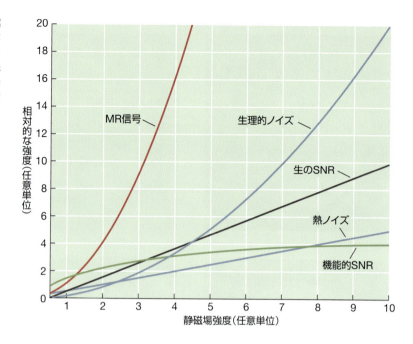

図8-12 静磁場と信号およびノイズの関係 MR信号は磁場強度の二乗に比例して増加する一方，熱ノイズは磁場強度と線形に比例して増加する。したがって，これら2つの要素の割合として表される生のSNRは磁場強度と線形に比例して増加する。一方，生理的ノイズは磁場強度の二乗に比例するので，高磁場における機能的SNR（生理的ノイズと熱ノイズの両方に依存する）は漸近線を描くと考えられる。ここでは，磁場強度が任意単位となっており，この漸近線を超えるような磁場強度はまだ実現されていない。

り，信号の増大を妨げることを示唆している。この研究では，ボクセルサイズを小さくするとこの影響が弱まり，磁場強度を増加させても機能的SNRの向上がみられたことに注意してほしい。したがって，高磁場のfMRIは，非常に高い空間分解能が要求されるような研究において最も有益であるのかもしれない。

課題とは無関係な神経活動によるノイズ

　本章の最初に挙げた騒がしいパーティでの会話の例では，周囲の人たちの会話によって友人の声が聞こえにくくなってしまうことを述べた。しかし，これまで論じてきたノイズとは異なり，周囲で話されている言葉の中にはあなたの興味を引くような信号が含まれていることもある。同様に，fMRIの実験中には様々な認知処理が生じているが，そのほとんどは実験者に予測できない。

　例えば，ブラシで親指を刺激すると脳のどこが賦活するかを調べるfMRI実験を考えてみよう。被験者の脳が課題に関連した刺激を受けると同時に，被験者はスキャナの音を聞き，スキャナの中を見渡していろいろな視覚刺激を受け取るだろう。また，被験者は何かを思い出したり，実験後にある会合について考えたりすることもあるだろう。これらすべての刺激は，内的か外的かにかかわらず神経処理過程を活性化し，BOLDコントラストに影響を与える代謝要求を招く。興味の対象とする刺激に関係のない処理過程はノイズとみなされるが，別の実験デザインではそれが脳機能について重要な情報を与えてくれることもある。この実験は，興味の対象とする課題関連の反応が，高度に活動する脳内で絶えず決まって繰り返される神経処理過程に伴うBOLD信号変化とともに生じていることを表している。

課題成績における行動的・認知的なばらつき

　fMRIデータにみられるもう1つのノイズ発生源は，実験課題成績の被験者間のばらつきである（血流動態応答を含む個人差によるノイズについては**Box 8-2**で述べる）。一般的に，課題が複雑になるほど被験者内の時間的なばらつきや被験者間のばらつきが大きくなる。多くの場合，課題成績は反応までの時間で測定される。これは**応答時間**

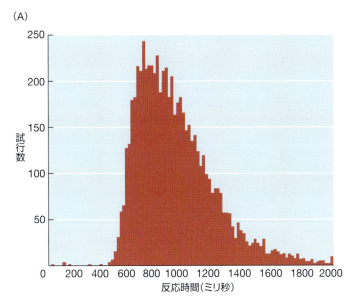
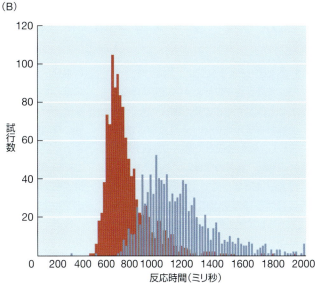

図8-13 被験者の反応時間のばらつき fMRI実験での標的検出課題における反応時間の分布のヒストグラムを示す。入力刺激は毎回ほぼ同じだが，被験者の反応は試行ごとに異なることがわかる。(A)複数の被験者から収集した約1万回の試行における反応時間の分布。分布は正の方向に大きくゆがんでおり，最も早い反応時間は400ミリ秒付近，最頻値は800ミリ秒付近にある。(B)2人の被験者における反応時間の分布。2人は同じ課題を行ったにもかかわらず，反応時間の分布は大きく異なっている。

(reaction time)あるいは**反応時間**(response time)と呼ばれ，実験課題に依存する。課題が単純な刺激の検出であれば，行動レベルでの指標は応答時間と呼ばれ，一般的に約数百ミリ秒である。しかし，例えば前に提示された刺激を覚えているかを判断するような課題では反応時間と呼ばれる。こうした判断(反応時間)はより多くの認知処理を伴うため，単純な刺激の検出(応答時間)よりも時間がかかる。実験によるが，判断にかかる時間は短くて300ミリ秒程度，長くて数秒以上である。どのような実験でも，反応時間には**被験者間変動性**(intersubject variability)と**被験者内変動性**(intrasubject variability)が含まれている(**図8-13**)。何らかの判断を行う課題における反応時間のばらつきは，BOLD信号が生じる強さとタイミングに重要な影響を与えるようである。例えば，第7章で紹介したMenonらの実験(図7-24A参照)やRichterらの実験(図7-23参照)をみるとよい。こうした問題に対処するために，多くのfMRI研究では，結果の解析の際に反応時間やその他の行動指標を共変量として利用している。

課題成績は反応の正答率からも求めることができる。しかし，多くの場合，正答率は反応時間と関連しており，ゆっくり反応すれば正答率も上がる。これは**速さと正確さのトレードオフ**(speed-accuracy trade-off)として知られる。顔写真を見て，その顔が表す感情を答えるという実験に参加した場合，特に複雑な感情を表す顔であれば，できるだけ素早く答えようとすると間違いが多くなるだろう。反対に，じっくりとそれぞれの顔について考えれば，正答率は高くなるが反応時間は遅くなる。こうしたトレードオフが存在するので，被験者の行動を律するためには一方の要因を強調するのが合理的である。「間違わないように気をつけながらできるだけ素早く反応してください」といったような被験者への教示と，間違った場合にフィードバックを行うことで，被験者間での間違い方のばらつきを減らすことができる。また，反応の特徴が重要である(例えば，正しく思い出せた刺激と忘れた刺激を分類する)場合には，正答率について強調すべきである。反応までの時間が無制限だと興味の対象とする過程が変化してしまう場合には，反応の速さについて強調すべきである。例えば，注意に関する実験では，被験者が反応

応答時間
提示された刺激に対する運動応答を起こすために必要な時間。複数の反応からどれかを選択する場合に用いられる「反応時間(response time)」とは異なることに注意。

反応時間
複数の反応からどれかを選択をするのに必要な時間。刺激に対して特定の1つの応答する場合に用いられる「応答時間(reaction time)」とは異なることに注意。

被験者間変動性
被験者間でのfMRIデータのばらつき。被験者内のばらつきに加えて被験者間の課題成績や生理学的な違いを含む。

被験者内変動性
被験者内でのfMRIデータのばらつき。熱ノイズ，システムノイズ，生理的ノイズや課題遂行に関して生じる脳の活動パターンのばらつきなどを含む。

速さと正確さのトレードオフ
実験課題において，反応速度を向上させるために反応の正確さを犠牲にしなければならないこと，あるいはその反対の現象。

Box 8-2　セッション間や被験者間での血流動態応答のばらつき

　多くのfMRI研究では，測定された信号は被験者間で似たような時空間分布を示すと仮定することで，実験全体に1つの解析モデルを適用することができる。しかし，被験者ごとに局所の血管分布や神経活動，皮質の小領域における機能的な構成は異なるので，fMRIの血流動態応答は被験者ごとに異なる可能性がある。もし被験者間で血流動態応答に大きなばらつきがあるとすれば，ある被験者（例えば，5秒で血流動態応答が最大値に達する被験者）に適用した解析モデルは他の被験者（同じく7秒で最大値に達する被験者）には適切でなく，脳機能について誤った結論に達してしまうかもしれない。fMRIデータにおける被験者間のばらつきについての研究はすでに10年以上行われているが，いまだにその原因の解明にはほど遠い。実験上の制約によって被験者間のばらつきに関する不当な結論がどのように導かれるかについては，章末の参考文献で紹介するSavoyの2005年の論文を参照してほしい。

　被験者間のばらつきの度合いとその意味についてのよい例がHandwerkerらの2004年の研究（Aguirreらの研究に基づく）に示されている。この研究では，被験者が予期できないタイミングでモニタ上に点滅する白黒のチェッカーボードを出現させ，被験者はそれに対してボタンを押すとともにボードが出現した位置に視線を動かすという課題を行った。そして，この課題の際の，視覚野，運動野，前頭眼野（眼球運動の制御に重要な領域）における血流動態応答が比較された。同一被験者内では，それぞれの領域における反応の立ちあがり，形状，最大値に達するまでの時間が類似していたが，被験者間では大きな違いがみられた。例えば，刺激後3〜4秒で最大値に達する者もいた一方で，6〜7秒かかる者もいた（図1）。Handwerkerらはこの結果を用いて，被験者間のばらつきがどのように解析に影響を与えるかを求めるためシミュレーションを行った。その結果，血流動態応

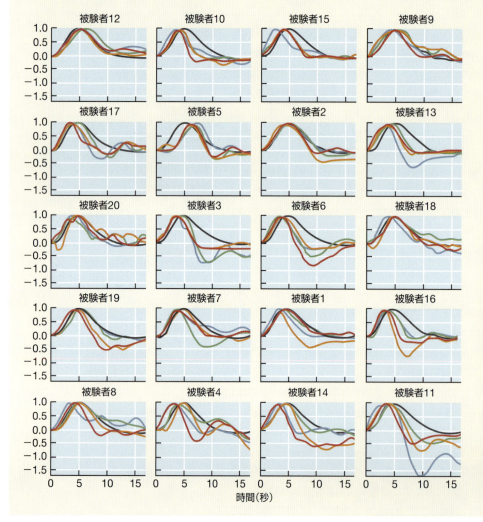

図1　BOLD血流動態応答の被験者内での一貫性と被験者間でのばらつき　fMRIの血流動態応答の再現性についてはいくつかの実験が行われてきたが，ここでは，予期できない刺激に対して視線を向けボタンを押すという課題における4つの脳領域での血流動態応答を示す。本図は，BOLD反応が領域間で一致する程度に基づき，各被験者を左上（最も一致している）から右下（最も一致していない）まで並べた。すべての反応は最大値が1.0になるように標準化されている。平均的な血流動態応答（黒線）に比べて反応の最大値に到達するのが早い被験者や遅い被験者がいるものの，同一被験者内では反応のタイミングが領域間で比較的一致していることはわかる。(Handwerker et al., 2004より)

答関数の選び方（例えば，標準的なデータと個人のデータのどちらから求めるか）では賦活領域の検出に大きな違いはみられなかったが，関数をうまくあてはめられなかった場合には，計算された賦活の大きさが著しく減少した。このことから，賦活強度の被験者間分布から結論を出すような研究では，被験者ごとに求めた関数を用いたほうがよいと結論づけられた。特に，ある処理の被験者内での効果をみるときなど，個人差に関心があるような場合には，この手法が重要となるであろう。

多くの研究において，時間的なばらつきには次のような3つの側面があることが示されている。同じ課題でも被験者によって血流動態応答に違いがみられること，この違いをもたらす原因の1つが課題成績の違いであること，そして血流動態応答の形状やタイミングにおけるそれ以外の影響は被験者の脳内のどの領域でも比較的同じようにみられることである。Handwerkerらは，被験者個人の血流動態から求めた関数のほうが，多くの被験者から求めた平均的な血流動態応答関数よりも解析の精度を向上させることを報告した。しかし，単純な運動課題や視覚課題でさえ被験者間のばらつきがみられるので，どの課題をもとにして関数を作成するかは重要な問題である。1つの興味深い手法として，息を止める課題を用いて血流動態応答を計算するというものがある。この手法は，息を止めることで血流内の二酸化炭素濃度が上昇し，BOLD信号が大きく上昇することを利用している。

ここまでの議論では，fMRIデータの時間的なばらつきに注目してきたが，空間的なばらつきも考慮すべき問題であ

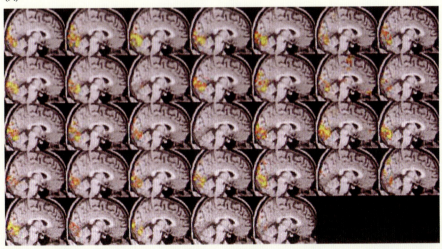

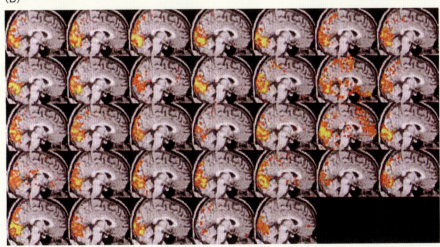

図2 セッション間でのfMRI賦活の再現性 被験者は33回のセッションを行い，それぞれのセッションで単純な運動・視覚・認知課題を行った。実験の手順はすべてのセッションでまったく同じであり，被験者への説明についても，文章を読みあげるだけのまったく同じ方法を用いた。(A)最初に行った解析の結果。通常用いられる統計的閾値を利用した結果からは，セッションによって異なる賦活パターンがみられた。本図は33回の視覚課題における賦活パターンを示しており，それぞれのセッションは$p < 0.05$を閾値とし，さらに全脳におけるクラスタレベルでの多重比較補正を行った。(B)同じ著者らによって行われた再解析の結果。統計的な閾値を33%に緩和すると，賦活パターンはセッション間でかなり類似することが示された。この結果から，セッション間でみられた賦活パターンの違いが，閾値の基準を厳しく設定したことにより生じたものであることがわかる。(Smith et al., 2005より。もとのデータはMcGonigle et al., 2000より)

Box 8-2 セッション間や被験者間での血流動態応答のばらつき

る。セッション間で賦活パターンはどの程度違うものだろうか？　文中で述べたように，複雑な認知課題を行うときに被験者によって使う方略が異なることが賦活の違いに影響を与えるかもしれない。実際，そういった個人差は多くのfMRI研究で重要な要因である。しかし，単純な課題を同一被験者が繰り返し行うような場合は，方略の違いはそれほど大きな影響を与えないはずである。

2000年にMcGonigleらは，1人の被験者に対して33回のセッションを行った。それぞれのセッションには指のタッピング課題，視覚刺激を見るだけの課題，ランダムに数字を思い浮かべる課題という3つのブロックデザインの課題が含まれ，すべて同じ実験室環境（部屋の明るさや環境音など）において同じ実験者が同じ説明をするという条件で行われた。実際のところ，被験者たちはセッションごとに「これは前にやった」という同じ印象を抱いたと報告されている。実験データを標準的な統計閾値で検定したところ，視覚刺激を見るだけの課題においても異なる賦活パターンがみられた（図2A）。いくつかのセッションでは視覚野を含む鳥距溝に大きな賦活がみられたが，別のセッションではどのボクセルにもまったく賦活がみられなかった。こうした結果の自然な解釈は，たとえ賦活の再現性が期待できるような条件でも，賦活の空間的なパターンはセッションごとに異なるということである。

この結果は，2005年にSmithらにより再検討され，2つの重要な結論が得られた。1つ目は，セッション間のばらつきとセッション内のばらつきは同じ程度であり，これは統計ソフトウェアや解析法にかかわらず一定であった。もしセッション間のばらつきが大きいのであれば，同じ被験者を繰り返し測定するような実験（例えば，課題や処置の前後を比較する実験）において問題が生じてしまうだろう。2つ目は，セッション間の見かけ上のばらつきの大きさは統計的な閾値を決める際のノイズ（アーチファクト）によって大きく影響を受けるということである。多少ゆるい閾値を用いれば，賦活パターンはセッション間で類似してくるように見える（図2B）。重要なのは，図2AとBに示した賦活パターンは同じデータをもとにしているということである。これらの図の違いは，脳のどの領域が色づけされどの領域がされていないかということだけである。この新しい発見を踏まえて，McGonigleらはfMRIデータにおけるセッション間の再現性が高い場合があることを報告した。まとめると，同一被験者でも有意な時間的・空間的なばらつきを示すことはあるが，そのばらつきの多くは同じ原因（システムノイズ，生理的ノイズ，課題に対する方略の違い）から生じるのである。

するのに長い時間をかけると注意が行動に与える影響が変わってしまうおそれがあるため，反応の速さを強調すべきである。

Thought Question

若者と高齢者のような異なる群間を比較するfMRI研究では，課題成績の違いはどのような影響を与えるだろうか？

課題への取り組み方（課題方略）の変化も課題によって生じるばらつきの原因である。多くの認知課題では，課題を遂行するための方略が複数ある。ある判断を下すとき，被験者によっては特定のヒューリスティック（例えば，最もなじみのある選択肢を選ぶ）を使う一方，他の被験者はより分析的な方法（例えば，すべての選択肢の損得を比較する）を使うかもしれない。こうした方略についての被験者間の違いはfMRI賦活パターンの違いから同定できるだろう（この考えを支持する証拠として，複数のfMRI研究において脳活動の個人差とともに個人内での脳活動の一貫性が報告されている）。fMRI実験を計画する際には，被験者が課題を行うためにとりうる方略について考える必要がある。そして，複数の方略がある場合は，それぞれの被験者がいつそれらの方略を使うのか（また同一被験者がどのタイミングで使うのか）を何らかの形で知るための手段も必要である。被験者がどのようにして課題に取り組むのか把握するために，まずは研究者自身が被験者となって予備実験を行うべきである。

被験者に訓練を行うことは，予期しない行動のばらつきを減らすことにつながる。また，わかりやすく説明すると被験者の課題への理解が向上し，スキャナに入る前に課題の練習をさせると入ってからの成績が安定する。事前の，あるいは解剖学的なスキャンを行っている間のこうした練習セッションによって，典型的に実験開始直後にみられる学習効果や方略の変化による影響を最小化することができる。

前処理

　これまでの章で述べてきたように，fMRIデータは経時的に繰り返し測定されたボクセルの三次元行列とみなすことができる。例えば，1回の実験で64×64×30個のボクセルについて1.5秒ごとに20分間測定すれば，1つのボクセルにつき800個のタイムポイント（時点）が得られる。こうしたデータの素直な解析法は，それぞれのボクセルにおける生の時間変化を抽出して，それらを統計的手法を使って仮説と比較するというものである。実際にこの方法がfMRIデータ解析の基礎であるが，ここにはいくつかの仮定が隠れている（第10章参照）。特に，ここではそれぞれのボクセルが脳内の特定の場所と対応しており，そこから一定の頻度でデータが抽出されるという仮定が置かれている。この仮定は一見もっともらしくみえるが，前述のようなノイズ発生源によって常に欠陥がある。

　ここでは，前処理と呼ばれる一連の計算手法について論じる。前処理は，実験デザインにかかわらずほぼすべての実験で，画像再構成と統計解析の間に同様の手法で行われる（例えば，言語に関するブロックデザインを用いた研究と，記憶に関する事象関連デザインを用いた研究で，同じ一連の前処理が行われる）。前処理の主な目的は，データから関心のないばらつきを取り除くことと，統計解析のためにデータを準備することの2つである。前処理が正しく行われれば，fMRI実験の機能分解能はかなり向上することになる。

品質保証

　前処理がもつ**品質保証**（quality assurance）の評価という側面は，重要だがあまり注目されていない。最もよく整備されたスキャナでも，データの品質に関する問題は起こりうる。ある被験者のデータが大きなシステムノイズやデータ収集における何らかの問題によって質の悪いものになってしまった場合，そのデータは解析から取り除かなければならず，科学的・経済的な損失を被ることになる。さらに厄介なのは，見えない質の問題である。自動化された統計ソフトウェアの普及によって，個人のデータをみることなく前処理や解析を行い，さらにグループでの解析を行うことができるようになった。データの質の評価を行わなければ，予期せぬ問題が実験の最終結果の中にまで広がり，ひどい結果をもたらすかもしれない。

　品質保証について第1のルールは単純で，自分のデータをよく観察しなさい，ということである。一般的なノイズの多くは，生の画像でも顕著にみえる。実験データを見るための効果的な方法は，画像をボリュームごとに連続して提示し，実験ラン全体を動画として見ることである。人間の視覚は連続して提示される画像の変化を検出する能力が高いので，動画にすると多くの問題が見えてくるだろう。例えば，高周波ノイズは反復パターンとして画像に現れ，頭の動きは突然の位置移動（rapid jerk）によりみつけられる。fMRIデータを目で見てチェックすることは，すぐに使える統計ソフトウェアがたくさんある現在では古臭く思えるかもしれない。こうした統計ソフトウェアはfMRIデータ解析に著しい発展をもたらしたが，統計ソフトウェアを使うことで研究者たちは

品質保証
実験の解析に悪影響を与えるようなfMRIデータにおける問題をみつけるために行われる一連の検査。

図8-14 MR画像によくみられるノイズ

品質保証の評価を行う重要な目的は，MRIデータの質を下げてしまう画像ノイズをみつけだすことである。(A)接地が不十分である電気配線によって生じた高周波成分の漏出はk空間上に「白いピクセル」をもたらし，再構成画像に白黒パターンが生じる。(B)局所的な磁場特性のばらつきによって，周辺部に比べて中心部が明るくなるといった，画像全体に及ぶ強度のばらつきが生じる。

(A)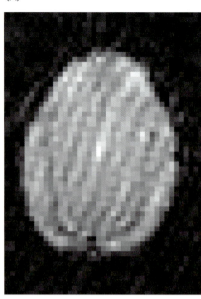

(B)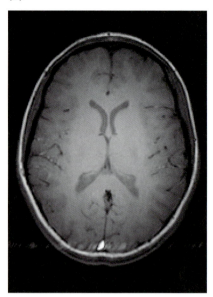

生のデータから遠ざけられ，そこに隠れているかもしれない問題が見えなくなってしまうのである。

　fMRIデータを目で見てチェックすること(図8-14)は，どのような品質保証の手順においても習慣的に行われるべきであるが，それだけでは不十分で，得られたfMRIデータの質を評価するための統計的検定も行うべきである。これは例えば，画像における信号の平均強度や生のSNR，画像の信号強度を時間方向における標準偏差で割り算をしたもの(機能的SNRに近い値を示す)などを含む。独立成分分析のようなデータ駆動型解析(第11章参照)も，ノイズやその他の望ましくないデータのばらつきを同定するのに利用できる。いくつかの統計ソフトウェアや多くの研究施設において，標準化された品質評価の手順が開発されており，そのうちのいくつかは自動化され，fMRIのセッション中にほぼ同時に処理を行うことが可能である。

　ファントム(phantom)と呼ばれる物体を用いたスキャンは，厳密にいえば前処理の一部ではないが，品質を確認するために重要である。ファントムは均質の液体を入れたボールや円筒形の物体で，(脳構造を模した)内部構造をもつものもある(図8-15)。同じパルスシーケンスで同じファントムを毎日測定すると，常に同じデータが得られるはずであり，これを利用してスキャナ環境の変化を調べることができる。研究施設では，スキャナの機械にかかわる問題を可能な限り明らかにするために，定期的にファントムのスキャンを行うべきである。

　最後に，ここまでデータ収集時における品質保証について強調してきたが，品質保証の考え方はfMRI研究のすべての段階に広げるべきである。問題や失敗は，データ収集から前処理，そして最後の解析や論文にするために結果をまとめるときなど，どの段階でも起こりうる。品質保証の工程なくしては，データ品質における問題が実験結果の質を損ない，研究者を失望させることになるだろう。

スライス取得時間の補正

　fMRIデータのほとんどは，第4章で述べた形式のパルスシーケンスによって収集される。ラジオ波による励起を用いてスライスを選択した後，スライス全体のデータを(エ

ファントム
MRI装置を検査するために用いられる物体。多くのファントムは特性がよくわかっている液体やジェルで満たされており，スキャナ装置の問題を簡単に同定することができる。

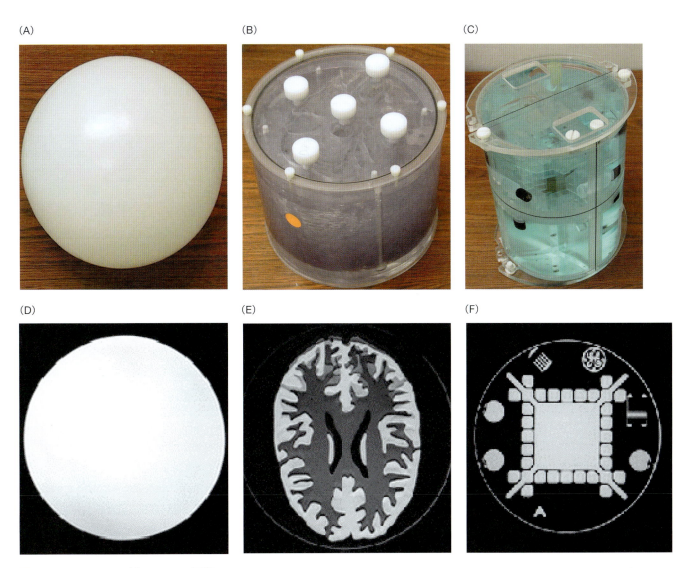

図8-15 ファントムの例とそのMR画像 ファントムはMRIスキャナを検査するために用いられる。その中身は液体やジェルで満たされており、均質に保たれている(A)か、その中に構造物をもつ(B,C)。(D〜F)はそれぞれ(A〜C)のファントムをMRIで撮像した画像を示す。〔(A〜C)はGeneral Electricのご厚意による〕

コープラナー法やスパイラル法を用いて)同時に収集する。脳全体からデータを収集するためには、スキャナにもよるが一般的には1.5〜3秒のTRで30枚のスライスを撮像する。ほぼすべてのfMRIスキャンにおいて、スライスの撮像はTR内の均等な間隔で行われる。スライス取得法には、1枚目から最後のスライスまで順番にとる上行性(ascending)と、最後のスライスから1枚目まで逆順にとる下行性(descending)がある〔**上行性/下行性スライス収集**(ascending/descending slice acquisition)と呼ばれ、例えば、1-2-3-4-5-6-7-8-9-10-11-12の順で連続したスライスを取得する〕。また、現在のfMRI研究では、1枚おきに撮像する**インターリーブスライス収集**(interleaved slice acquisition)を使うことが多い。この方法では、最初に奇数枚目のスライスをとり、その後偶数枚目のスライスをとる。例えば、撮像ボリュームに12枚のスライスがある場合、脳の1番下を1枚目として頭の頂点の12枚目までを1-3-5-7-9-11-2-4-6-8-10-12の順で撮像する。これにより、複数スライスにまたがった励起現象を避けることができるが、この方法の問題点の1つは、隣接する脳領域がTR内の異なる時間帯に撮像され

上行性/下行性スライス収集
画像ボリュームの端から端まで続けてスライスを撮像するような、連続的なデータ収集方法。

インターリーブスライス収集
データを1つおきに収集する方法。まず奇数番号のスライスを取得した後に偶数番号のスライスを取得する。これによって隣接するスライスへの励起パルスの影響を最小化できる。

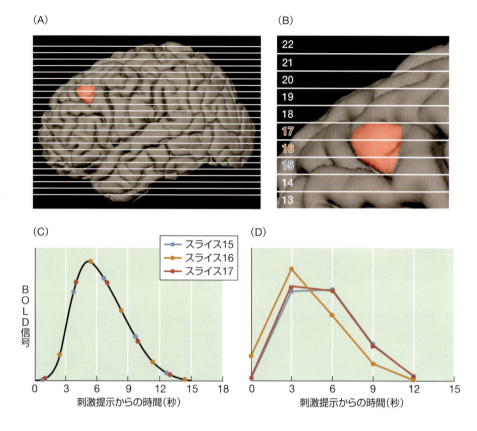

図8-16 スライスの撮像時間が血流動態応答に与える影響 (A)赤色で示された領域が刺激提示によって均一に賦活されたと仮定する。(B)この領域はインターリーブスライス収集(最初に奇数番号のスライスを撮像し、続いて偶数番号のスライスを撮像する手法)で撮像されたボリュームにおける15〜17枚目のスライスにまたがっている。撮像は3秒のTRで行われ、この領域は異なるタイミングで撮像されているので、スライスごとに血流動態応答の時系列は異なっている。(C)各スライスの画像が収集された時間ごとのBOLD信号強度を示す。(D)各スライスで得られたBOLD信号強度の時間変化を示す。この領域の賦活はどのスライスでも同じであるにもかかわらず、16枚目(3枚のうち1番最後に収集された)のスライスにおける血流動態応答は、他の2枚よりも早く最大値に到達しているように見える。

ることである(図8-16)。つまり、今の例で12枚のスライスを3秒のTRで撮像するとき、1枚目のスライスが撮像されるのを0秒として、2枚目のスライスが撮像されるのは1.5秒後になる。そのため、これらの2つの領域で撮像された同一のBOLD信号は、1枚目よりも2枚目のほうがより早い段階に生じたようにみえる。これは(特に事象関連デザインにおいて)解析時に問題を生じるので、補正する必要がある。

Thought Question

ほとんどのfMRIパルスシーケンスにおいて、スライスはTR内の均等な時間間隔で撮像される。なぜ多くの研究者たちはすべてのスライスをTRの始まりに補正し、データ収集が行われない時間帯をつくろうとするのだろうか？ (ヒント:第2章を参考にして、スライスが収集されるときに被験者が何を体験しているかを考えてみよう)

スライス撮像のタイミングにおける不一致を補正する方法の1つは、前処理の段階で**時間補間**(temporal interpolation)を行うことである。この方法は、時間的に隣接するスライスのデータを使って、ある特定の時間(TRの最初か中間)におけるMR信号の強度をすべてのスライスについて計算するものである。sinc関数を用いた補間法は、fMRIのデータにおけるノイズに関連したばらつきをよく説明できるためよく用いられている(sinc関数については第4章を参照)。しかし、この補間というやり方は、本質的に不完全であることを強調しておかなければならない。欠落した情報を補うためのどんな方法も、実験データのばらつき、特に課題と関係ないばらつきによって不完全なものになってしまう。

別の方法としては、スライスごとに解析モデルをつくるというものがあり、これは実質的にスライス取得時間の補正を前処理の段階からデータ解析の段階へと移すことを意

時間補間
隣接する時間帯で得られたデータから、実際には測定されていない時間のデータの値を推定する方法。

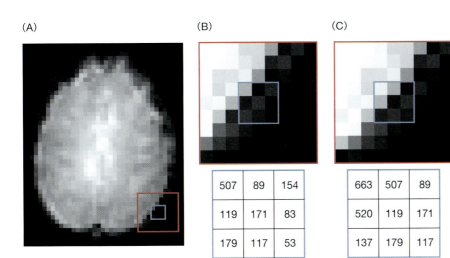

図 8-17 頭の動きによって fMRI データに現れる影響　(A) 頭が大きく動くことによって，脳の周囲など組織の境目で大きな強度変化が生じる。(B,C) 頭の動きによってボクセルの信号強度に生じる影響を示す。(B) 頭が動く前の拡大図。(C) 頭がボクセル 1 つ分だけ右に動いた後の拡大図。青色の枠で囲んだ領域のボクセルにおける強度を数値で表したものを，それぞれの拡大図の下に示す。頭が動いただけで信号強度が 5 倍以上変化したボクセルがあることに注目してほしい。それに比べて，実際の脳活動による変化はたった 1～2% である。

味している。基本的に，解析ソフトウェアは取得したスライスごとに脳活動（BOLD 血流動態応答が畳み込まれた）のタイミングを計算する。この処理は，明示的（スライスごとに異なるモデルをつくる）に行われたり，またモデルにスライス間のタイミングのずれを組み込むことができるように，新たな変数（時間微分）を加えることで暗黙のうちに行われたりする。特定の脳領域を対象とした実験であれば後者の方法が望ましいかもしれないが，事後解析（例えば，複数のスライスにまたがった領域における賦活の平均時系列を抽出するなど）が難しくなることもある。

頭の動きの概要

おそらく fMRI 実験にとって最も大きな問題は頭の動きである。ほんのわずかな頭の動きによってデータが意味のないものになってしまうことを，**図 8-17** で確かめてみよう。図 8-17B で，隣り合うボクセル間に大きな強度差があることを注意して見てほしい。ここで被験者がほとんどわからないくらいわずかに，5 mm（ボクセルの幅と同じ）だけ右に動いたとしよう。たったこれだけの動きでも，図 8-17C に示したようにデータは劇的な影響を受ける。スキャナは頭の位置ではなく絶対的な空間座標に基づいて画像を収集するので，頭の動きによって大きく異なる 2 種類の組織（灰白質と脳室など）からの信号を含んでしまうボクセルが生じ，そのボクセルで取得された生の信号は見かけ上とても大きな変化が生じたことになる。これがデータ解析の際に補正されなければ，この頭の動きによって疑似的な賦活がもたらされる。この賦活は，脳の輪郭に沿って輪のような形のパターンを示すことが多い（**図 8-18**）。

頭の動きは大きなものから小さなものまで様々な問題を引き起こす。頭の動きによって，形成した画像の端にデータ欠損が起こることもある。ほとんどの fMRI 撮像法では，実際の脳よりも大きな範囲，例えば 20～24 cm ほどの撮像視野を用いているため，撮像面におさまる範囲の動きであれば脳が画像の外に出ることはない。しかし，頭の動きが撮像面を越えると，脳の一部（例えば，前頭葉上部や頭頂葉）は画像からはみ出してしまい，その分のデータは失われることになる。そのため，こうした動きを補正できるように，実際の脳の大きさよりも余分にスライスを撮像することが多い。頭の動きは，別の種類のノイズと相互作用して，複雑で取り除くのが難しいパターンの不要な信号を生むこともある。さらに，Power らによる最近の研究では，頭の動きが機能的結合性に特に大きな影響を与えることが示されており，誤った結論を導いてしまう可能性が指摘されている（これについては第 11 章で詳細に検討する）。

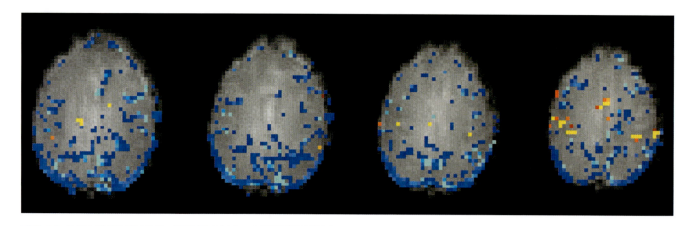

図8-18 fMRI解析において，頭の動きによって脳組織の境目に生じる影響 動きの影響によって生じる信号の強度変化は脳の輪郭において最も大きくなるので，脳の周囲に特徴的な輪のような偽の賦活がみられることが多い。本図は，図8-1と同じ運動課題での解析から得られた4枚の軸位断像である。ここでは，ある刺激提示と同じタイミングで頭がボクセル2つ分前方に動き，その後4秒間そのまま止まっている例を示す。この動きによって脳の輪郭に信号強度の大きな変化が生じた。例えば，頭の動きによって後頭部のボクセルの信号強度が低くなり，賦活が大きく低下した（カラーマップ上で青色から白色で表す）ことになる。そして，このような頭の動きの影響によって，実際に運動課題で生じた運動野における賦活（カラーマップ上で黄色から赤色で表す）の増加を小さく見せてしまう。

頭の動きにはいくつかの特徴的な形があり，その例を図8-19に示す。多くのfMRI実験では，被験者の疲労を減らすためおよびデータ収集における機械面での制約から，複数のランに分けて撮像することが多い。ランとランの間の休息時には，ほとんどの被験者はリラックスしたり実験者と会話したりするが，これによって頭が大きく動いてしまうことがよくある。異なる実験条件が複数のランで別々に行われるような場合（記憶の研究における記銘と想起など）には，頭の動きは条件間で異なる影響を示すことになる。またランの最中にも，被験者の頭が非常に小さく動くこともある。さらに，実験が進むに従って（特に1時間以上休憩なしに行う場合）多くの被験者は疲れが徐々に増してくるので，疲労も問題となってくる。実験で用いる刺激自体も頭の動きを引き起こすかもしれない。多くの実験課題では，被験者にジョイスティックを動かす，あるいはボタンを押すなどの運動を要求するが，この運動も頭の動きの誘因になる。MRI実験の被験者をしたことがある人なら誰でも，瞬間的に眠気を催し，次の刺激提示に驚いたという経験があるだろう。刺激提示によって生じる動きの影響は本物の脳活動と区別しにくいので，解析や前処理が難しくなってしまう。ランの最中に生じる動きとランの間に生じる動きの空間的特徴は異なるので，別々に補正されることもある。

頭の動きは本質的に空間上の問題であるが，賦活のタイミングにも影響を与えることがある。撮像面をまたぐ（多くのfMRI実験ではz方向の）動きによって脳の励起パターンが変化してしまう。グラジエントエコーEPIのような機能的パルスシーケンスを思い出してみよう。この手法では，1つの励起パルスは1回に1つのスライスを対象としている。しかし，1つのボリュームを撮像している最中に頭が動いたとすると，いくつかのスライスは励起パルスを逃してしまう一方で，他のスライスは複数の励起パルスを受けることになる。パルスを逃したスライスでは減衰したT_1がより大きく回復し，複数のパルスを受けたスライスは減衰したT_1の回復が小さくなる。これにより，それぞれのスライスで記録されるBOLD信号の相対的な量が変わってしまう。さらに，インターリーブスライス収集では，頭の動きによって賦活のタイミングが1秒以上変わってしまう可能性がある。

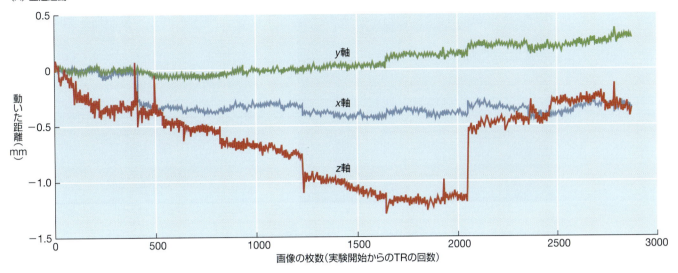

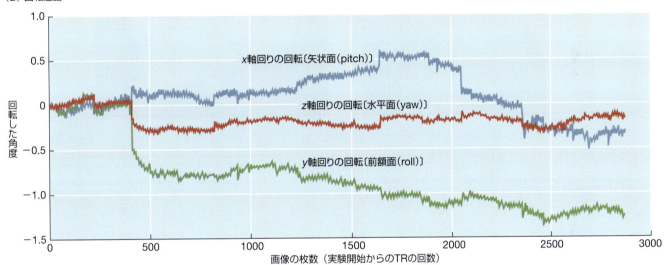

図8-19 セッション内における頭の動き 1つのfMRIセッションにおける左右上下への並進運動(A)と回転運動(B)の大きさを示す。慣例的に，並進運動では，左右方向をx軸，前後方向をy軸，上下方向(スライス取得の方向)をz軸で表す。同じように回転運動では，x軸回りの回転を矢状面(pitch)，y軸回りの回転を前額面(roll)，z軸回りの回転を水平面(yaw)で表す。この実験は7回のランで構成され，それぞれのランは1,500ミリ秒のTRで410枚の画像が撮像されている。各ランの間に生じる動きは，垂直(z軸)方向への大きな変化として現れる。例えば，2,050枚目周辺の画像でみられる垂直方向の変化〔(A)の赤線〕は，上方向への大きな動きを表している。しかし，本文で述べたように，これらの動きはそれぞれの時間帯における動きの大きさを計算したもので，頭の動き以外の要因も影響している可能性があることには注意が必要である。

頭の動きの予防

　頭の動きは，他の多くの問題と同様に，補正よりも予防のほうが簡単である。多くの研究室では頭部固定装置が使われる(**図8-20**)。最も簡単で効果的なのはバイトバーである(図8-20A,B)。その名のとおり，バイトバーはスキャン装置に取りつけられた歯型を被験者に噛ませることで，被験者の頭を固定するというものである。顎が固定されるので，頭の動きはかなり制限される。しかし，被験者によってはこのバイトバーを好まず，実験を途中で止めたり参加しなくなったりする可能性が増えてしまう。別の方法として，成形可能なプラスチックやメッシュを用いて被験者の頭部周囲を覆うマスクをつ

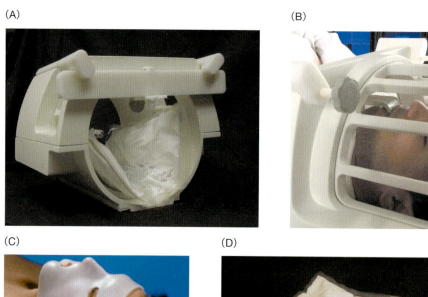
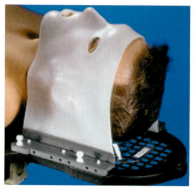
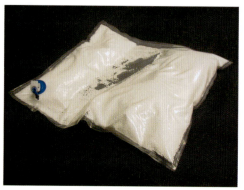

図8-20 頭部固定装置 頭の大きな動きが生じるとfMRIデータが使用に耐えないものになってしまうので，頭を固定するための装置がいくつか開発されている。(A) 2つの頭部固定装置が取りつけられた頭部コイル。コイルの上部にはバイトバー，下部にはバキュームパックが取りつけられている。(B) バイトバーを使うときには，被験者の歯型に合わせたマウスピースを使うことで頭の動きを効果的に抑えることができる。(C) 被験者の顔の形に合わせた熱成形プラスチックのマスクとそれを固定する装置。(D) 柔らかい材質のビーズが詰まったバキュームパック。内部の空気を抜くことで，被験者の頭の形に合った形状のままパックを固めることができる。〔(C)はMed-Tecより〕

くる方法もあり（図8-20C），これはバイトバーよりも我慢しやすい。プラスチックマスクは歯をくいしばる必要がなく，個人の顔つきに合わせたマスクをつくることが可能であるが，個々のマスクをつくるのに時間がかかってしまう（特にスキャンの前に温めたり冷やしたりする作業が必要になる熱可塑性のマスクの場合）。また，強く固定されてしまうので人によっては閉所恐怖を感じることがあるという欠点もある。被験者へのこうした影響のために，現在のfMRI実験でバイトバーやマスクが使われることは少ない。

バキュームパック方式は，被験者にとっての快適さを向上させるとともに動きを抑えることを可能にした（図8-20D）。このバキュームパックは弾力のあるプラスチックケースに柔らかいビーズを詰めたものである。被験者の頭がくる位置にパックが置いてあり，頭をのせるとパックは被験者の頭の形に合うようにつぶれる。そして，パック内の空気を抜くことでビーズ間の隙間がなくなりパックは固くなる。その結果，頭の輪郭に沿った形のパックができあがる。これであれば顔の前に何もないので，閉所恐怖が生じる可能性は低くなる。実際，このパックが頭を支え首の筋肉をリラックスさせられるので，このバキュームパック方式を好む被験者が多い。バキュームパックやそれに類似した製品は，頭の固定と快適さとの合理的な妥協案といえる。

頭の動きを防ぐために固定装置は必要不可欠であるが，最も重要なのは被験者がどれ

(A)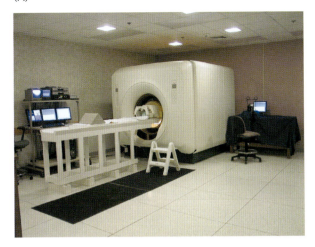
(B)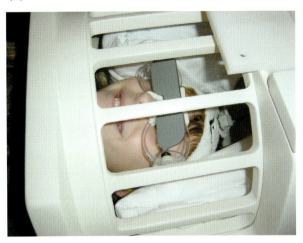

図8-21 頭の動きを予防するためのモックスキャナの利用
MRIシミュレーターやモックスキャナ(A)で被験者をMRIに慣れさせることで，頭の動きや被験者に由来する問題を大きく軽減できる。(B)頭の動きを検出する装置を前頭部につけた10代女性の被験者。彼女が頭を閾値以上に動かした場合には，ミラーグラスを通して見ている映像が止まる仕組みになっている。

だけ指示に従ってくれるかということである。被験者は不快と感じるようになれば，セッションを中止させたり痛みを減らすために動いたりする。被験者にとっての快適性と実験への興味を最大限高くするよう働きかけることで，動きによるノイズを抑えたきれいなデータを得るチャンスが増える。そのためには，実験者は常に被験者に声をかけるべきである。例えば，「調子はどうですか？」程度であっても，ランが終わるごとに声をかけることで被験者の不安やそれに伴う動きを防ぐことができるだろう。被験者の頭にテープを巻くだけでも頭の動きを減らすことができる。テープをひと巻きするだけでは動きを抑えることはできないが，被験者の頭が動くとテープの張りが変わるので，被験者に頭が動いたのを気づかせることができる。

また，頭の動きは訓練によって抑えることもできる。多くの研究では，被験者は事前にMRIシミュレータや使われなくなったスキャナ〔**モックスキャナ**(mock scanner)〕（図8-21A）を用いた訓練を受ける。シミュレータには，より本物に近づけるためにスキャンの音を流せるものや，頭の位置をモニタリングできるものもある。こうした訓練をすることで本物のスキャナでも被験者がリラックスしやすくなり，スキャン中を快適に過ごせるようになる。訓練中でも拘束されることに我慢できなかったり頭を動かしてしまう被験者は，その後の実験を辞退してもらうことも可能だろう。

頭の動きの補正

実験中に頭が動いてしまった場合，いくつかの画像には誤った位置で脳が撮像されることになる。このような場合に脳が常に同じ位置になるよう画像を調整することが，動きの補正をすることの目標である。2つの画像の空間的な調整をするときの一般的な方法は**位置合わせ**(coregistration)と呼ばれる。動きの補正を行うためには，補正したい一連の画像を1つの**参照(基準)ボリューム**(reference volume)に対して合わせればよい。脳の大きさや形は変化しないので，変換する際には**剛体変換**(rigid-body transformation)が用いられることが多い。この変換では，2つの物体の大きさと形は同一であると仮定され，3種類の**並進**(translation)（画像全体をx, y, z方向に動かす）と3種類の**回転**(rotation)（画像全体をx-y, x-z, y-z平面で回転させる）の組み合わせによっ

モックスキャナ
本物のMRIスキャナを真似てつくられた装置。多くの場合はスキャナ本体や被験者が寝るためのベッド，そしてスキャン中の音まで再現されている。

位置合わせ
2つの画像の位置を合わせること。

参照(基準)ボリューム
あるボリューム（三次元画像）の位置合わせをする際に基準とするボリュームのこと。

剛体変換
サイズや形状を変えずに空間的な情報の変換を行う方法。並進と回転に関してそれぞれ3種類のパラメータがある。

並進
空間上の軸に沿って動くこと（回転は含まれない）。

回転
空間上の軸に沿って回ること（並進は含まれない）。

目的関数
対象の比較を行うときに，残差を決定するための量。

相互情報量
MRIに関していえば，ある画像に関して別の画像情報から与えられる情報の量。

訳注2）fMRIデータ解析において機能画像間に生じたずれを補正し位置を合わせること。

空間補間
近傍にあるデータから，実際にはそこに存在しない画像データを推定する方法。

て正確に重ね合わせることができる。磁場が不均一なためにスキャナ内での位置によって画像の縮尺が変わってしまう可能性はあるが，fMRI研究において剛体変換で補正ができると一般的に受け入れられている。

　どのくらい頭が動いたのかを見積もるために，例えば，あるセッションの1枚目を参照ボリュームにして，それと重なり合う最適な並進と回転のパラメータを求めるという方法がある。2枚の画像がどれだけうまく重なり合うかを求める計算式は類似性指標（similarity measure）あるいは**目的関数**（cost function）と呼ばれる。参照ボリュームと補正画像が完全に一致するような理想的な場合，ボクセル間の差はゼロになる。目的関数はこれらの画像におけるボクセル間の差の絶対値を合計したものとなる。ボクセル間の差が大きいほど問題となるので，大きな動きに対してより重みづけするような別の目的関数（差の二乗の総和など）もある。この関数は動きに対してより高い感受性を示すだけでなく，課題に関連して生じた大きなBOLD反応も変化させる。また，**相互情報量**（mutual information）などの目的関数は，課題に関連して生じるノイズへの感受性がそれほど高くない。この相互情報量は大ざっぱにいえば相関の一種であり，参照ボリュームのボクセルにおける反応の大きさを用いて他の画像のボクセルにおける反応をどれだけ正確に予測できるかを評価するものである。分散の二乗和をとる手法とは異なり，相互情報量は位置合わせをした画像における反応強度が一致するという仮定を置く必要がない。動きの補正は，画像内のゆがみの影響を抑えるために平滑化した後の画像で行われることもある。

　どの目的関数を選ぶかにかかわらず，位置合わせの目標は目的関数が最小となるような変換方法をみつけることである。実験で得られた数百枚以上に及ぶ画像の1つ1つにおいて，考えられるすべての頭の動きを比較するのは計算機の性能的に実現不可能である。そこで計算コストを減らすために，リアラインメント[訳注2]のアルゴリズムでは最初に大まかな計算を行い，その後より正確な微調整を繰り返すという方法が用いられる。こうした方法はすべての可能な組み合わせを計算するよりも早くできるが，実際の動きに最も対応した大域的最小解（global minimum）ではなく，目的関数の局所的最小解（local minimum）を求めてしまう可能性がある。

　リアラインメントのパラメータが決定すれば，次の段階は頭の動きがなかった場合に得られるであろう値を計算するために，もとのデータを再収集することである。この処理は**空間補間**（spatial interpolation）と呼ばれ，先に紹介した時間補間と似ている。しかし，時間補間が時間という一次元だけを考慮していたのに対して，空間補間では空間の三次元を考慮する必要がある。単純な3軸上の補間では，それぞれの補間点は隣接する点の重みづけ平均であると仮定して計算されるが，うまくデータ収集されたきれいな画像に対しては，より複雑なsinc関数を用いるほうが適している。しかし，画像の空間周波数が限られていない場合（例えば，重要な空間周波数帯域が画像には現れていない場合など）にこの関数を用いると，データにゆがみが生じるかもしれない。

　多くの場合，位置合わせのアルゴリズムを用いて前処理の段階で頭の動きを補正したり，独立成分分析などを使ってデータから動きに関連した成分を取り除いたりすることにより，動きに関連する影響を取り除くことができる。また，計算によって求めた動きのパラメータを回帰子とすることで，解析モデルにおける誤差量（説明されないばらつき）を減らすことができる。特に事象関連デザインにおいては，これにより関心ある効果の検出力が向上する。しかし，すでに述べたように，頭の動きは実験課題と関連していることがあるため，解析モデルに動きのパラメータを組み込むと課題関連の反応も取り除いてしまう可能性がある。

　動きの補正に関する新しい手法としては，時間軸上のある1点における回帰子を解析

のための統計モデルに組み込むというものがある。例えば，あるランの100回目のTRで生じたつばを飲み込む動きを補正したいという場合，100回目のTRだけを1として他のすべてのタイムポイントを0とする新しい回帰子を組み込む。この回帰子によって，100回目のTRでの影響は解析時に取り除かれることになる（この方法は，時間軸上の1点だけでなく，動きが生じた周辺の時間帯に広げて適用することもできるが，解析に使えるデータの数がその分少なくなってしまう）。

　動きの補正はfMRIの前処理に組み込まれるのが標準となってきており，現在ではほぼすべてのfMRIを用いた論文で使われている。fMRIの解析に使われるすべてのソフトウェアにこの補正が入っている。しかし，ソフトウェアによって使うアルゴリズムが異なっており，それらの優劣を比較した結果は（シミュレーションでも実際のデータでも）はっきりしない。大ざっぱにいえば，すべての有名なソフトウェアは動きの補正に関して信頼できる性能をもち，BOLD反応の大きさや特異性を大きく向上させてくれる。しかし，どの方法が1番よいというものではなく，どのソフトウェアもfMRIデータの質を向上させるために頑強で効率的な方法を提供してくれる。逆にいうと，将来的に発展する可能性はまだ残っているといえる。現在研究されている手法の1つに，動きのパラメータを用いてボクセルの賦活の時間変化を計算し，そこから予測されるBOLD信号との差を補正するというものがある。

ゆがみの補正

　第5章で学んだように，機能画像は信号強度や幾何学的なゆがみの影響を受けるので，高分解能の構造画像と単純に重ね合わせることができない。こうしたゆがみが生じる原因の1つは，磁場の不均一性である。画像の幾何学的なゆがみは静磁場の不均一性によって生じるが，不均一性がひどい場合には信号の損失も生じる。励起時の磁場不均一性（すなわち，励起や受信が空間的に一様でなくなる）は，画像内の強度にゆがみを生じさせる。得られた画像に機能的神経解剖を正しく反映させるために，特殊な撮像法やゆがみを補正する計算法が用いられることが多い。

　静磁場の不均一性を予防するために，磁場のシミングが行われる。**シムコイル**(shimming coil)（第2章参照）を用いて，一次，二次，さらにはより高次の傾斜磁場を調整することにより，ほとんどの磁場のゆがみは解消され，均一な磁場をつくることができるようになる。しかし，シミングによって最適化できなかった場合，特に高磁場の状況では，大きなゆがみを生むような不均一性が残ることがある（図8-22）。別の方法として，静磁場の分布をみるために**磁場マッピング**(magnetic field mapping)が用いられることもある。主磁場の空間分布を示す**磁場マップ（フィールドマップ）**(field map)は，エコー時間を少しずらして撮像された2つの信号位相の画像によってつくられる。この2つの画像にみられる違いは，ある位置における磁場強度に比例する。もし磁場が完全に均一であれば，エコー時間をずらして撮像した画像での位相差はすべてのボクセルで等しく，その差の画像はすべて均一な灰色になる。磁場マップはファントムでもヒト脳でも求めることができ，幾何学的なゆがみを取り除くための画像再構成の手順に組み込むことが可能である。

シムコイル
静磁場の不均一性を補うための電磁コイル。

磁場マッピング
空間的に異なる地点での磁場強度に関する情報を収集する方法。

磁場マップ（フィールドマップ）
磁場強度の空間分布を示す画像。

Thought Question
エコー時間をずらして撮像した位相画像によって局所の磁場強度を求めることができるのはなぜか？

　励起された磁場における不均一性を防ぐための一般的な方法は，受信コイルと送信コ

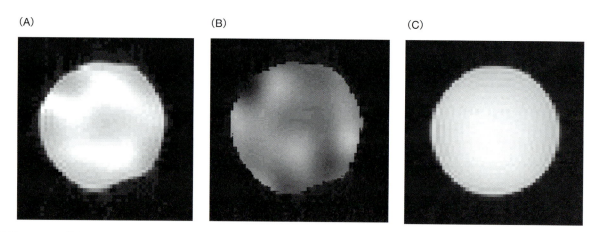

図 8-22 機能画像における幾何学的なゆがみの補正 (A)球状のファントムを撮像した画像において，明らかなゆがみがみられる。(B)ゆがみを補正するために，磁場強度のマップを作成する。(C)磁場強度マップを用いることで，ゆがみを補正した画像をつくることができる。

イルを均質につくることである。実際に，こうしたコイルをつくるための物理的原理(詳細は第2，3章を参照)はよくわかっているものの，最もうまくつくられたボリュームコイルでも空間上で強度のばらつきが生じてしまう。最近のMRIスキャナでは，高い感受性をもつ表面コイルを複数並べてMR信号の記録を行うが，これは設計上場所によって大きな強度差をもたらしてしまう。したがって，昔よりも空間的な強度のばらつきは大きな問題となっている。そのため，励起磁場についての情報を知ることは，それに基づいて強度補正のアルゴリズムを後から適用するために有用である。磁場マップをつくるためには，均質で大きな物体(水が詰まったファントムなど)で撮像された画像が用いられる。ファントムの画像におけるそれぞれのボクセルでは，記録される信号は(例えば，プロトン密度画像では水素原子核の)スピンの数とそこで励起された磁場の強度によって決まる。ファントム内部は均質なのでスピンの数はどこでもほぼ一定である。したがって，画像に生じる強度差は励起磁場の強度の空間分布によるものである。

最近の新しい手法では，たとえ使用者が静磁場や励起磁場がどれだけ不完全か知らなくても強度のばらつきを補正できるようになっている。こうした手法は磁場マップが使えないような場合(昔にとった画像など)にとても有効である。優れた手法の1つに，**バイアス磁場推定**(bias field estimation)を用いてゆがんだ画像そのものから強度のばらつきの空間分布マップを計算するというものがある。ゆがんだ画像は，実際のデータ(例えば，実際のプロトンの数，実際の血液酸素化の変化)とバイアス磁場によるゆがみの両方が反映されているので，ノイズの特性と信号の平滑度に関する仮定を置いてバイアス磁場を計算する必要がある。これにより，最も起こりそうなパターンのゆがみを決定し実際のデータを推定することができる。バイアス磁場補正の例を図8-23に示す。一般的な方法では，全体と局所の信号勾配のマップをつくるためにマルコフ確率場モデルとそれに関連した期待値最大化アルゴリズムが用いられている。これらの手法の詳細な説明は本書の目的からはずれているが，興味のある読者は章末の参考文献で紹介するGuillemaudとBradyの1997年の論文を読むことをおすすめする。

バイアス磁場の推定と補正は画像の均一性に依存した解析の質を向上させる。例えば，**セグメンテーション**(segmentation)アルゴリズムをより正確にするためには，異なる組織は脳のどこでも同じような値をもっている必要がある。バイアス磁場の違いが大きい場合は，場所によって灰白質と白質のコントラストが変わってくる。こうした偏りを推定し補正することによって，強度値を脳全体で標準化することができ，セグメンテーションの精度を上げることができる。

バイアス磁場推定
収集した画像における強度のばらつきから磁場の不均一性を計算する方法。

セグメンテーション
画像を構成要素(灰白質や白質などの内部組織，あるいはブロードマン領野などの局所解剖学的構造)に分ける処理。

(A) 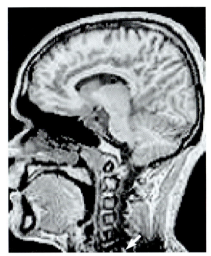 (B) 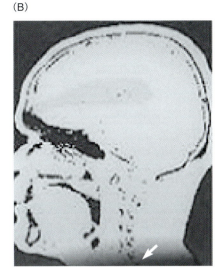 (C)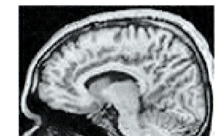

図8-23 バイアス磁場の推定と補正
(A)構造画像の下部(矢印)にMR信号の減衰がみられる。(B)この減衰を補正するために，磁場の相対的な強度を計算する。(C)補正係数をもとの画像に適用することで，信号の減衰した部位が補正される。

機能画像と構造画像の位置合わせと標準化

　ここまで述べてきた時間的・空間的な補正は，それぞれのボクセルが特定の1つの脳領域から一定の時間間隔で収集されたデータを含んでいることを保証するものである。1人の被験者から得られた機能的データを解析するのには，こうした補正で十分である。しかし，多くの実験では，脳活動と基盤となる神経解剖との対応関係を知ることが目的である。不運にも，ほとんどの機能画像は分解能が低く，解剖学的な違いがほとんどわからない。また，前述のように，機能画像は幾何学的および強度のゆがみがある。こうした問題のため，機能画像は，同じ被験者の高分解能でコントラストの高い構造画像に位置合わせのアルゴリズムを用いて重ねられることが多い。

　しかし，位置合わせによってある被験者の脳活動における局在性をうまく示すことができたとしても，同じ研究あるいは別の研究での他の被験者たちの結果と比較するときの問題が残っている。被験者によって脳の大きさ，形，向きなどにばらつきがあり，脳溝や脳回の構造も異なる。被験者間比較を簡単にするために，それぞれの被験者の脳画像を，標準的な個人脳を参考として同じ大きさと形に変換することができる。この処理を**標準化**(normalization)と呼ぶ。位置合わせと標準化はほとんどのfMRI研究において重要な前処理の手順であり，特に解剖学的な関心領域の解析ではなく，ボクセルベースの解析を行うときに重要である。

標準化
個々の被験者におけるMRIデータを，標準的な画像の空間的特性に合わせるため変換すること。標準的な画像は，多くの人から得られた脳画像を平均化してつくられる。

機能画像と構造画像の位置合わせ

　機能画像と構造画像の違いは大きい。機能画像は一般的に区別しにくい不鮮明な塊として見え，唯一脳室と灰白質の輪郭が識別できる程度である(図8-24A)。それに比べると高分解能の構造画像は明らかに細かく，脳溝や脳回がはっきりと見え，白質と灰白質の境界も明瞭である(図8-24B)。この細かさにはいくつかの利点がある。機能画像から解剖学的な境界をみつけることはほぼ不可能であるが(たとえシルヴィウス溝でも難しい)，構造画像では簡単にみつけられる。構造画像ではかなり明瞭に脳の大きさや形，溝のパターンなどがわかるので，機能画像を標準化する際にも構造画像の情報を利用するほうが有利である。前述のように，(機能画像と構造画像のような)2種類の画像を重ね合わせる処理を位置合わせと呼ぶ。

図8-24 機能画像と構造画像の比較

機能画像（A）と構造画像（B）の特性は大きく異なる。構造画像ではよく見えている特徴であっても、分解能やコントラストが低い同じスライスでの機能画像では視認するのが難しい（あるいはまったく見えない）。

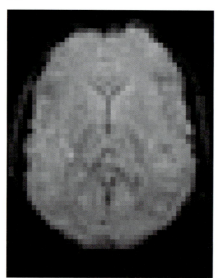
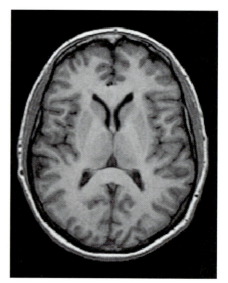

　機能画像と構造画像は同じセッション中に同じスキャナで撮像されることが多いので、これらの画像の位置合わせは必要ないように思えるかもしれない。しかし、機能画像と構造画像で別々のスライスが必要となることや、被験者が両者の撮像間に動いてしまい、それぞれの画像は脳の異なる場所を撮ったものになることも多い。位置合わせは目的関数を最小化する剛体変換を含む場合もあるが、機能画像と構造画像でコントラストがしばしば異なる（ときには逆の場合もある）ので、ある種の目的関数（差の二乗の総和など）は使うことができない。例えば、相互情報量に基づいた目的関数であればこの問題を回避できる。また、機能画像を撮像するパルスシーケンスにも幾何学的なゆがみを生じるものがある。例えば、エコープラナー法では、同じ被験者を同じセッションで撮像しても高分解能の構造画像に比べて機能画像は一方向だけに伸長する。これは6つのパラメータからなる剛体変換では補正できない。もしすべてのボクセルが同様に1つの方向に伸長するのであれば、9つのパラメータを用いた線形変換を使うことができる。この変換では、x, y, z軸上のずれを解決するために新たな3つのパラメータが加わることになる。ゆがみがさらに複雑であれば、より複雑なアルゴリズムが必要になる。

空間的標準化

　ヒト脳の形状はかなり多様である。成人の脳の平均的な大きさは1,300 cm^{3}であるが、1,100〜1,500 cm^{3}までの幅がある（図8-25）。したがって、被験者間でみられる脳全体の大きさの違いは30％以上になりうる。しかし、この差は総体重と比べると小さい（成人での総体重の違いは2〜3倍にもなる）。またヒト脳の形にも個人差があり、他者と比べて長くて薄い脳をもつ人も存在し、こうした違いの程度は脳領域によっても異なる。脳溝や脳回の構造も個人差が大きく、よく目印として使われる脳領域（一次視覚野を分ける鳥距溝など）でも、その位置や向きが大きく異なる。

　下地になる解剖学的な形が違うために比較すべき画像の形が異なることを除けば、標準化は位置合わせと同じ手法といえる。標準化の目的は数学的に伸ばしたり縮めたりすることで形の違いを補正し、すべての脳を同じ形にすることである。ある人の顔を徐々に別の人の顔に変形させていく手法をモーフィングと呼ぶが、そのプログラムを見たことがある人であれば、標準化という考え方はよく理解できるだろう。ほとんどのfMRI

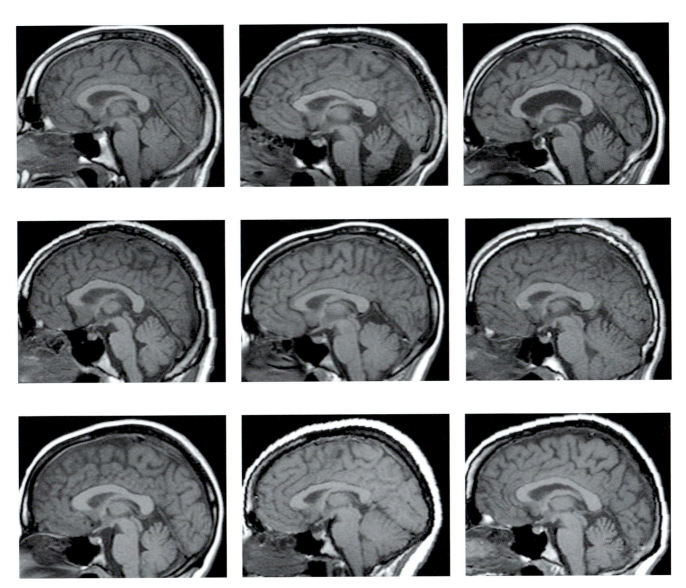

図8-25 ヒト成人の脳の形状と大きさの個人差 個々の画像は神経学的に健常な成人の脳を正中線で切ったものである。それぞれの画像で，脳全体の大きさ，高さや横幅，内部組織の構成などに大きなばらつきがあることがわかる。このばらつきが，被験者間で賦活領域を比較する際に大きな問題になってくる。

データ解析ソフトウェアには，このようにデータを標準化するモジュールが含まれている。こうしたプログラムはほぼ自動化されているが，標準化の段階で生じたエラーは後の解析に大きく影響するので，必ず標準化後の画像をチェックすべきである。

データを標準化することで，個人ごとのデータをまとめることができるようになる。さらに，異なる種類の研究でも同じ方法で標準化すれば，それぞれの研究で賦活がみられた脳領域を比較できる。こうした理由から，多くの雑誌では共通の標準化手順や**定位座標系**(stereotaxic space)での座標に合わせて実験データを報告することが奨励されている。

fMRIデータの報告でよく用いられる定位座標系には2種類がある。1つ目は，フランスの内科医Jean Talairachらによってつくられた**タライラッハ座標系**(Talairach space)で，これはある60歳女性の脳をもとにした単純な座標系である。系の原点は前交連の中心にあり，ここと後交連を結ぶ水平面をx-y平面と定義している(図8-26)。

定位座標系
三次元の座標を用いた(脳の)正確な表示法。

タライラッハ座標系
fMRIデータを標準化する際によく用いられる座標系。この座標系はある人間の死後脳を計測した結果に基づいており，TalairachとTournouxによって脳マップとして出版されている。

図8-26 fMRIデータでよく用いられる座標系 最もよく用いられる軸は，左右方向をx軸，前後方向をy軸，上下方向をz軸とするもので，前交連と後交連を結ぶ平面を基準とする。x軸とy軸でつくる平面に対してz軸は直交している。

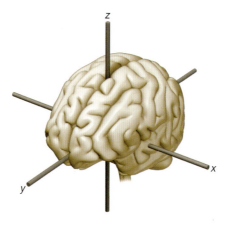

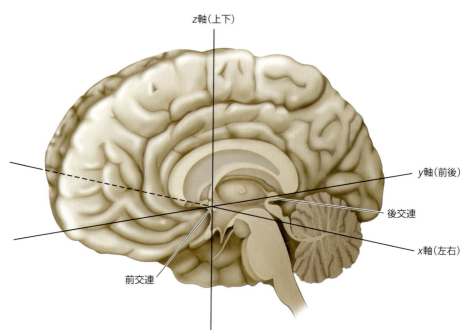

MNI座標系
fMRIデータの標準化に一般的に使用される座標系。100人以上の個人のMRI構造画像を平均して作成された。

　この座標系に基づいた標準化は神経科学にとって非常に重要である一方，1人の脳に基づいてつくられていることから多くの問題が生じた。2つ目の座標系は，多くの個人脳をもとにして確率空間(probabilistic space)をつくるという試みから生まれた。この座標系は数百人に及ぶ個人のMR画像からモントリオール神経学研究所(Montreal Neurological Institute：MNI)でつくられた。**MNI座標系**(MNI space)におけるテンプレートは，Talairachらによる座標系での目印に合うよう調整された。つまり軸と大まかな比率は大体一致しているが，重要な構造上の違いがある(MNI座標系のほうが少し大きく，特に側頭葉で最も大きな違いがある)。ほとんどの標準化アルゴリズムはこうした確率空間上のテンプレートに基づいている。

　脳をテンプレートに合わせるために，標準化アルゴリズムによって脳全体の大きさと大まかな特徴を決める。アルゴリズムによっては，目印となる脳部位(主要な脳溝など)の同定が必要となる。これは多くの場合自動的に行われるが，手動で入力するものもある。また，脳表に基づく標準化を推奨する研究者もおり，この手法では，大脳皮質(複雑な形状に折りたたまれた5mm以下の薄いシート状の大きな組織)が広げられ，風船状にふくらんだ形になっている。この手法は，特に機能的SNRが高い場合に，脳での

実際の距離(volume space)は近いが神経間の距離(neural space)は遠い脳領域の賦活(例えば，脳溝をはさんで両側にあるボクセルでみられた賦活)を分離するのに便利である。

たとえ標準化アルゴリズムによって2つの脳画像を同じ定位座標系に変換できたとしても，これらの脳でまったく同じボクセルに賦活が生じていることを意味するわけではない。標準化は脳の大まかな形態的特徴に基づいていることを思い出してほしい。この特徴は脳領域間の機能的な境目を表しているのではない。脳機能を予測するためのよりよい指標は領域ごとの**細胞構築**(cytoarchitecture)である。通常これはMR画像では見ることができない。脳溝や脳回が個人ごとに大きく違うように，細胞構築により区別される部位の境目も個人差が大きい。こうしたヒトの脳細胞の構成における個人差については，章末の参考文献で紹介するRajkowskaとGoldman-Rakicの1995年の論文を参照してほしい。

細胞構築
細胞構造に基づいて物理的に区別可能な領域に分けられた脳の構成。

標準化をすることで，被験者集団における複雑な仮説の検証ができるようになり，検出力も向上する。しかし，機能神経画像における標準化のよい点ばかりを誇張すべきではなく，注意すべき点もいくつかある。脳の特徴に個人差があるために，標準化には理論的な制約が存在する。ほぼすべての標準化手法は，fMRI実験における標準的な被験者(若くて健康な大学生くらいの年齢の人間)からのデータに基づいているが，他の特徴をもつ被験者集団では脳の特性が異なる。例えば，高齢者の脳は萎縮しており，脳室や脳溝の拡大がみられる。また，子どもの脳は未成熟な領域(前頭皮質など)があるので形状が異なり，軸索のミエリン化も未発達なため脳画像のコントラスト特性も異なるだろう。男女の脳も細かい点では異なる。したがって，異なる被験者集団の結果を標準化すれば，集団間の重要な違いを見逃すことになるかもしれない。

また，脳の特徴における個人差は標準化において技術的な制約となる。被験者が患者である場合には，疾患に関連した局所の特異的な病態がみられる。例えば，脳腫瘍の患者では，他の脳領域は見かけ上正常であるが，腫瘍のある部位には大きなゆがみがみられる。多くの標準化手法はテンプレートと個人脳の違いを最小化するものであるので，異常な特徴があれば，それによって脳の形を一致させる際の精度が低下してしまうかもしれない。典型的でない被験者集団を対象とした標準化の手法も開発されてはいるが，いまだ発展の余地がある。標準化という手法は，それ自体の性質から個人間で共通である点を強調し，固有の特徴を目立たなくするものである。わずかだが意味のある個人ごとの機能的神経解剖学の違いは，おそらく標準化の過程で失われてしまう。個人差を対象とする研究であれば，標準化の代替案，例えば個人ごとの関心領域解析なども考慮すべきであろう。

時間フィルタと空間フィルタ

フィルタ(filter)は，様々な要素からなる信号に存在する様々な周波数帯域を除いたり残したりするために用いられる。フィルタは，あるボクセルにおける信号強度の時系列のような一次元のデータだけでなく，BOLDコントラスト画像での隣接するボクセルのような二次元や三次元の空間データにも適用できる。神経画像では，フィルタは関心のある信号を残してノイズによるものとみられるデータのばらつきを取り除くために用いられる。例えば，最も単純な種類の時間フィルタを使うことによって，特定の被験者やセッションで特異的に生じたばらつきを消すために，個々のデータから平均的な信号を取り除くことができる。より複雑なフィルタを使えば，生理的ノイズを取り除いて機能的SNRを向上させることもできる。さらに，データの次元を減らすことにより，

フィルタ
fMRIに関していえば，データの時間・空間周波数要素を除くためのアルゴリズム。

統計解析における多重比較の問題を減らすことができる。本項では，fMRIの前処理におけるこうしたフィルタの使い方について探っていく。

時間フィルタ

時間フィルタを使うことで，機能的SNRが高くなりfMRIデータの質が向上する。時間フィルタがどのように働くのかを述べるために，信号の周波数スペクトルについてもう1度説明しよう。まずは，ある1つのボクセルの時間的な振る舞いを表す一連のデータについて考えてみよう。このデータを周波数領域に対してフーリエ変換する。信号に含まれる周波数帯域はサンプリングレートに依存し，これはfMRIデータではTRによって決まる。求められる最大周波数，すなわち**ナイキスト周波数**（Nyquist frequency）はサンプリングレートの半分であり，例えば，0.5 Hz（TR：2,000 ミリ秒）でサンプリングすれば，データの中に0.25 Hz以上の周波数帯域は含まれない。その代わり，こうした周波数が折り返しアーチファクトとなって他の周波数帯域にゆがみを生じさせる。このナイキスト周波数による制限のため，関心ある現象の周波数帯域の2倍の周波数でサンプリングをしなければならない。

Thought Question

ここまでに学んだことに基づいて，高い時間分解能（短いTR）で画像を収集することの問題点にはどのようなものがあるか？

図8-27に示した例では，**課題周波数**（task frequency）である0.025 Hz付近のパワーがとても大きくなっている。2つのグラフはまったく同じデータであるが，時間と周波数という別の次元で表している。解析においては，課題に関連した周波数帯域におけるデータの変化について情報を残す一方で，課題に関連しない他の周波数帯域におけるデータの変化を最小限にしたい。つまり，他の周波数帯域からのノイズを減らしたいのである。仮に，被験者の呼吸が平均して4秒ごと（0.25 Hz）であることが生理学的測定からわかっているとしよう（例として図8-8を参照）。呼吸に関心はないので，データから呼吸の影響を除きたいが，そのためにはどうすればよいだろうか？ 呼吸の影響を除くためには，0.25 Hz付近の周波数帯域の影響を除く一方で他の周波数帯域には影響しない時間フィルタを置けばよい。これはバンドストップ（帯域阻止）フィルタと呼ばれ，ある周波数帯域だけを除く。ローパス（低域通過）フィルタは低周波には何もせず高周波を取り除き，ハイパス（高域通過）フィルタは反対に低周波だけを取り除く。

どのフィルタを使うかは，どのような種類の変動を抑えたいかによって決まる。fMRI実験中の心拍数はだいたい1.0～1.5 Hzである一方，呼吸は少し遅くて約0.2～0.3 Hzである。比較のために示すと，12秒間の刺激と安静を繰り返すブロックデザインの課題は約0.04 Hzになる。したがって，0.2 Hz以上の周波数帯域を除くローパスフィルタを使えば，課題関連の影響を残したまま生理的ノイズの影響を除くことができる。しかし，刺激提示の間隔が短い（例えば数秒ごと）事象関連デザインの実験では，課題と呼吸の周波数が近くなり，これらをフィルタで分けることはとても難しくなる。スキャナドリフトによって生じる低周波変動もfMRI実験ではみられる。多くの場合，実験ランの数分間では信号強度の絶対値の変動が直線的になる。こうしたとてもゆっくりとした変動は，特に長い間隔を空けるブロックデザインの実験において非常に大きな問題となる。データに対してハイパスフィルタを用いれば，スキャナドリフトのような変動を除くことはできる。重要なのは，課題，生理的な影響，ドリフトのいずれも単一の周波数帯域だけに現れるものではないということである。例えば，サンプリングレートが低

ナイキスト周波数
離散的に収集されたサンプルで確認できる最も高い周波数帯域。サンプリングレートの半分と定義されている。

課題周波数
実験課題が被験者に提示される頻度。

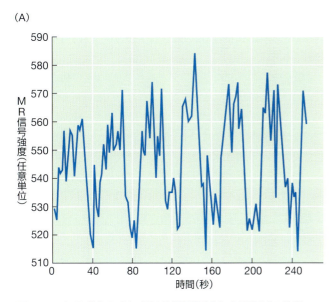
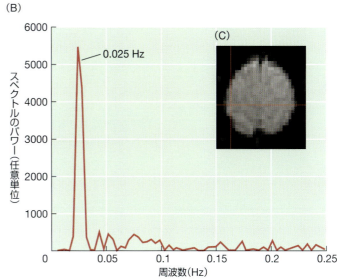

図8-27 あるボクセルにおける時間領域と空間領域の比較
生のMR信号強度の時系列(A)とパワースペクトル(B)を運動野のボクセル(C)で測定した。この課題では，被験者は手を強く握る状態と安静にする状態を20秒ごとに繰り返した。(B)パワースペクトルでは，課題周波数(運動と安静で40秒＝0.025 Hz)における顕著なパワーの増加が認められる。(パワースペクトルを計算する前に，時系列は平均がゼロになるように正規化してあることに注意してほしい)

ければ，心拍のような高周波帯域の要素が折り返しアーチファクトとなり，低周波側，おそらく課題関連の周波数帯域付近に現れる。こうした要素のすべてが複数の周波数帯域にまたがって存在しているため，時間フィルタを使う場合には注意が必要である。

　fMRI解析で時間についてもう1つ考慮しなければならないことは，時間的な自己相関の存在である。つまり，すべてのfMRIデータにおいて，過去のある時点でのBOLD信号の大きさによって未来の信号の大きさを予測できるのである。もし自己相関の問題が解決できなければ，fMRI解析に用いる統計モデルの妥当性が低下してしまう。この自己相関の影響を小さくするために，解析ソフトウェアには，BOLD信号において過去のデータから予測される部分を取り除く**事前白色化**(prewhitening)アルゴリズムが組み込まれている。これがうまく機能すれば，解析に用いられる残りの信号がホワイトノイズになり，過去の時点とは関連のないデータになる。これによって課題関連の信号変化の検出力は著しく向上する。事前白色化はfMRIデータにきわめて有用であるが，その有効性は自己相関の程度をどれくらい正確に計算できるかによって決まる。この計算を行う方法がいくつか提案されている。また別の方法として，データに自己相関を導入する**事前着色化**(precoloring)というものがある。事前着色化は一般的に事前白色化よりも効果が低いものの，時間的な自己相関がうまく計算できないような場合に有効である。

空間フィルタ

　多くのfMRIデータ解析において，空間周波数の高周波成分を減らして画像の「平滑化」を行うために低域通過の空間周波数フィルタが用いられる。最も一般的な**空間平滑化**(spatial smoothing)の方法は，ガウシアンフィルタをかけることである。ガウシアンフィルタは正規分布(ベル型)の形をしており，これを画像にかけることで，それぞれのボクセルがもつ信号の大きさを隣接するボクセルに散らすことができる。フィルタの幅はその効果が届く範囲を表し，狭いフィルタでは周辺の数ボクセルにしか影響しない

事前白色化
時間変動を含むデータにおいて自己相関を除くためにフィルタを適用すること。MRIに関していえば，データ解析の前に課題に関連のないノイズを取り除くために行われる。

事前着色化
時間変動を含むデータを自己相関するような形にすることで，時間変動が既知の統計的特性をもつようにする方法。fMRIデータ解析では，事前白色化ほどは用いられていない。

空間平滑化
統計解析の妥当性を向上させ，機能的信号ノイズ比を最大化するために，空間分解能を犠牲にして隣接するボクセルのfMRIデータをぼかすこと。

整合フィルタ
関心のある信号と同じ周波数のフィルタ。これを使うことで，信号ノイズ比を最大にすることができる。

が，広いフィルタでは多くのボクセルにデータを散らすことができる。fMRIにおける空間フィルタの幅は，一般的に半値幅(full-width-half-maximum：FWHM)が用いられ，ミリメートル単位で表される。

　空間フィルタをかけたfMRIデータの有利な点とは何だろうか？　1番の利点は**整合フィルタ**(matched filter)における法則から理解できる。これは，関心のある信号と同じ周波数でフィルタをかけるとSNRが最大になるというもので，前述の時間的なデータにおけるバンドストップフィルタの概念と似ている。fMRI画像において関心のある信号の幅とは，文字どおり賦活がみられる領域の広さとして解釈できる。fMRIデータに空間的な相関が一切なく，あるボクセルの賦活が隣接するボクセルの賦活に基づいているかどうかを予測できないのであれば，空間フィルタをかけるとSNRを下げることになる。しかし，すべてのfMRIデータには，隣接する脳領域との機能的な類似性や血管系の動きによるぶれのために，空間的な相関が存在する。大脳皮質の厚さは5mmほどであり，たとえ1つの皮質コラムだけが賦活しても，それは複数のボクセルにまたがって現れる。被験者間の比較をする際にも空間的な相関が生じる。脳の大きさや形，そして機能的な構成には個人差があるので，賦活領域を示すボクセルがまったく同じ位置にくることはほとんどない。多くの被験者のデータを合わせると，賦活の範囲がボクセルをまたがって広がることになる。予想されるデータの空間的な相関に合わせたフィルタを用いることで，空間分解能の損失を最小限に抑えつつ，SNRを高めることが可能である。磁場強度が大きくなるほど，空間平滑化が重要になってくる。本章で先に述べたように，3T以上のような高磁場での主なノイズ発生源は熱ではなく生理的なものである。また，7Tのスキャナを用いて行われた研究からは，高磁場のMRIで撮像してから画像を平滑化するほうが，最初から低磁場で撮像するよりも機能的SNRを高めることが示されている。

脳実質抽出
前処理の1つで，画像の中から骨や頭皮などの必要でない部分を取り除き，脳実質だけを残すアルゴリズム。

多重比較の問題
検定の回数が増えるほど偽陽性(第一種過誤)の回数が増えるという問題。ボクセルベースで行うfMRI解析では数千回の検定を行うことになるので，これが特に大きな影響を与える。

　空間フィルタを用いる2つ目の利点は，統計解析を行う際の妥当性が高まることである。fMRIのデータ解析では，膨大な数の検定が行われる。一般的な機能画像では10万個を超えるボクセルがあるが，fMRI解析ソフトウェアには画像内の無関係な部分(空気や頭皮，頭蓋骨など)を自動的に取り除く**脳実質抽出**(brain extraction)の処理が含まれており，これを使うことで解析に不要な領域(例えば，空気，頭皮，骨)を除去し，脳内の約3万個のボクセルを残すことができる。そして，それぞれのボクセルにみられる違いが有意かどうか評価されるが，医学や心理学の分野でよく用いられる5%の有意水準を適用した場合，偶然有意になるボクセルは1,000個を超えてしまう。これは**多重比較の問題**(multiple comparison problem)と呼ばれ，第10章で詳しく議論する。しかし，データが空間的な相関を示すのであれば，平滑化することではるかに少ない数の極大値だけが有意な賦活を示すようになるかもしれない(図8-28)。このようにないものをあるとしてしまう偽陽性率に対する影響だけでなく，平滑化によってパラメータに含まれる誤差の分布がより正規分布に近づくので，統計解析の妥当性が向上することになる。あるボクセルで得られた統計量などのパラメータは，真の値と誤差が混ざったものと考えることができる。多くの一般的な検定では，測定における誤差は正規分布を示すという仮定が置かれる。個々のサンプルの特性にかかわらず，サンプルの数が増えるほどその平均値の分布は正規分布に近づくので(中心極限定理によって)，平滑化によってデータの正規性を増すことができる。さらに，fMRIのデータ解析でよく用いられる確率場理論(第10章参照)を正しく適用するためには，平滑化された(空間的な区切れが少ない)データが重要である。このように，平滑化はfMRIデータ解析によい影響をもたらすが，最近の新しい統計解析の手法(例えば，FSLの"threshold-free cluster enhancement")には，平滑化を必要としないものもある。

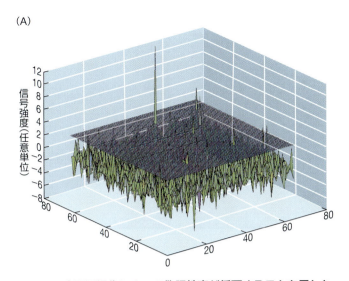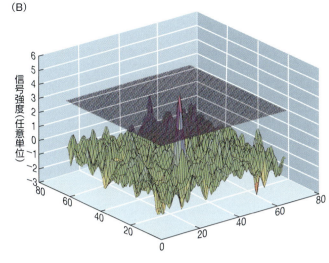

図8-28 空間平滑化によって偽陽性率が低下することを示したシミュレーション ランダムに生成されたデータセットの64×64個のそれぞれのボクセルにおける信号強度を示す。このシミュレーションには,賦活を示す4×3個のボクセルを加えた。(A)このデータセットには4,000を超えるボクセルが含まれており,多くのボクセルが有意性の閾値($\alpha=0.01$)を超えている。(B)空間平滑化によって隣接するボクセル同士を平均化すると,ボクセル集団が有意性の閾値を超える可能性が低下する。つまり,平滑化を行った後には賦活を示すボクセル集団だけが閾値を超えることになる(平滑化の前後でz軸の目盛が異なることに注意せよ)。

　こうした空間フィルタの利点は,特に機能的SNRが低い脳領域において役に立つ。Parrishらは,ある振幅でのBOLD信号の変化を検出するためにどれほどのSNRが必要か,また空間フィルタによってどれだけ検出力が変わるかを調べるためにシミュレーションを行った。まず,後頭葉と頭頂葉の境目に血管奇形がみられる患者から得られたfMRIの時系列データについて解析した。そして,6mmのガウシアンフィルタをかけてから再度解析したところ,フィルタをかけたことで顕著な検出力の増加がみられた。フィルタなしのデータでは血管異常が生じている周辺部と前頭葉下部において機能的SNRの低下が認められたが,フィルタをかけるとほぼ脳全域からの反応を検出することができた。しかし,空間フィルタによってSNRは上昇するが,その分だけ空間分解能は低くなるということには注意すべきである。

　空間フィルタの大きな欠点は,賦活領域の範囲と空間フィルタの大きさの不一致によって生じる。フィルタが大きすぎると,意味のある賦活も閾値以下まで小さくなってしまう。これは,数ボクセルしか賦活していないような小さな脳領域を対象とする場合に大きな問題となる。また,大きすぎるフィルタによって,賦活領域の位置が変わることもある。この影響についての面白い例が,報酬系についてメタ解析を行った研究で示されている(図8-29)。この研究では,平滑化のサイズが比較的大きい(7mm以上)場合と小さい(6mm以下)場合で賦活領域に違いがみられることがわかった。フィルタが小さすぎるとSNRに対する影響も小さくなり,空間分解能も低くなる。一般的なfMRIでのフィルタの半値幅は約4〜10mm(2〜3ボクセル)であるが,データのノイズ量に応じて増減させることもある。空間平滑化はボクセルベースの解析には効果的であるが,関心領域解析(第10章参照)ではほとんど意味がないことを強調しておく。関心領域解析では,その後の解析のために明確な境界をもつ機能領域を設定する。この領域の輪郭には意味があるので,平滑化によってそれをぼかしてしまうと,望まない変動をデータに加えることになってしまうのである。

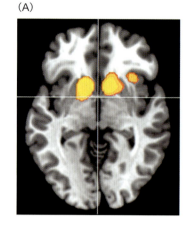
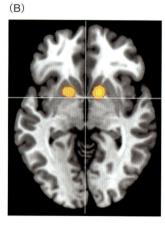

図8-29 空間平滑化のサイズによって賦活領域の位置が受ける影響 報酬として金銭を与えられる早押しゲームを用いて被験者に金銭への期待を生じさせる，金銭的誘因遅延課題を使用した23のfMRI実験のメタ解析を行った。その解析には，関心のあるコントラスト（金銭的報酬を期待する条件 v.s. 対照条件など）において，それぞれのボクセルが賦活する統計的な確率を求める活性化尤度推定法（ALE）が用いられた。(A)比較的小さな(6 mm以下)平滑化を行った研究では，側坐核を含む腹側線条体前部に賦活がみられた。(B)大きな(7 mm以上)平滑化を行った研究では，より後部の賦活がみられた。これはおそらく，線条体の後部により多くの灰白質が存在するためと思われる。統計的に賦活を示しているとみなすことができる領域を黄色で表す。(Sacchet and Knutson, 2013より)。

演習問題や参照サイトなどのリソースについては次のURLを参照（英文のみ）
sites.sinauer.com/fmri3e

まとめ

　fMRI解析の中核は，課題に関連した小さな変動（信号）を，それよりも大きな課題と関連のない変動（ノイズ）の中から検出するという点である。ここでは，生の信号ノイズ比（SNR），コントラストノイズ比（CNR），そして機能的SNRという3つの要素が重要である。生のSNRは熱ノイズと比べて信号がどの程度大きいかを示し，CNRは1つの組織内でのばらつきと比べて関心ある2つの組織間でのばらつきがどの程度大きいかを示す。機能的SNRは実験によって生じた信号変化を検出する能力のことで，fMRIの様々な面において重要である。生のSNRが磁場強度に応じて線形に変化するのに対して，機能的SNRはノイズのために変化量は線形よりも少ない。熱ノイズやスキャナ本体の機械的な変動はすべてのfMRI画像に影響を与え，特に高磁場では生理的な変動がより重要になってくる。

　課題に関連しないばらつきを抑える手法は前処理として知られる。最初に品質保証を行うことはデータの問題を防いだりみつけたりするために重要である。時間的・空間的な前処理はスライス取得タイミングのずれやボクセル位置のずれによるばらつきを補正するためのものである。そして，最も油断ならないのが頭の動きである。これを予防あるいは補正できなければ，データにかなりのゆがみが含まれてしまう。静磁場やRFコイルの不均一性によって生じる空間的な誤差は，結果として生じるゆがんだ磁場をマッピングすることで補正できる。脳活動の局在性を向上させるためには，機能画像と構造画像の位置合わせや標準化といった手法で画像変換を行うのがよいだろう。位置合わせでは，機能画像と高分解能の構造画像を重ね合わせることで，被験者内で賦活している脳領域を特定することが可能である。標準化では，被験者の脳を標準的な定位座標系へ数学的手法を用いて移動させることで，個々の研究で被験者間の比較ができるだけでなく，共通座標系を用いてデータを報告することにより複数の研究間での比較も可能になる。また，時間フィルタと空間フィルタをうまく使えば，機能分解能を向上させることができる。時間フィルタにより生理的過程から生じるノイズやスキャナドリフトなどを取り除くことができ，空間フィルタにより機能的SNRを高め，見かけ上のノイズを減らし，被験者間の比較の統計的妥当性が向上する。しかし，こうしたフィルタは使い方を間違えると，データの品質を大きく低下させてしまうであろう。

（訳：小野 健太郎）

重要文献

*Power, J.D., Barnes, K.A., Snyder, A.Z., Schlaggar, B.L., and Petersen, S.E. (2012). Spurious but systematic correlations in functional connectivity MRI networks arise from subject motion. *NeuroImage*, 59, 2142–2154.

↑発表されたデータを再解析することで，機能的結合性を求める際に頭の動きがどれだけ影響を与えるか，またそうした頭の動きについての解釈を誤ると脳機能に対して誤った結論に達してしまうことを示した論文。

*Ress, D., Glover, G.H., Liu, J., and Wandell, B. (2007). Laminar profiles of functional activity in the human brain. *NeuroImage*, 34: 74–84.

↑脳表からの深さ，つまりニューロンの構成する層ごとにBOLD反応に違いがあることを示した論文。

*Satterthwaite, T.D., Elliott, M.A., Gerraty, R.T., Ruparel, K., Loughead, J., Calkins, M.E., Eickhoff, S.B., Hakonarson, H., Gur, R.C., Gur, R.E., and Wolf, D.H. (2013). An improved framework for confound regression and filtering for control of motion artifact in the preprocessing of resting-state functional connectivity data. *NeuroImage*, 64: 240–256.

↑fMRIデータに対する頭の動きの影響と，それを改善する手法の有効性について解析したすばらしい論文。

*Smith, S.M., Beckmann, C.F., Ramnani, N., Woolrich, M.W., Bannister, P.R., Jenkinson, M., Matthews, P.M., and McGonigle, D.J. (2005). Variability in fMRI: A re-examination of inter-session differences. *Hum. Brain Mapp.*, 24: 248–257.

↑過去に行われたfMRI実験を再解析し，被験者内および被験者間のばらつきの相対的な大きさを明らかにした興味深い論文。

* Talairach, J., and Tournoux, P. (1988). *Co-Planar Stereotaxic Atlas of the Human Brain*. Thieme, New York.

↑ヒトの脳構造と脳機能の資料として際立った影響力をもつアトラス。

*この分野の重要文献であるとともに本章で引用した文献。

参考文献

Aguirre, G.K., Zarahn, E., and D'Esposito, M. (1998). The variability of human, BOLD hemodynamic responses. *NeuroImage*, 8: 360–369.

Ashburner, J., and Friston, K. (1997). Multimodal image coregistration and partitioning: A unified framework. *NeuroImage*, 6 (3): 209–217.

Blamire, A.M., Ogawa, S., Ugurbil, K., Rothman, D., McCarthy, G., Ellermann, J.M., Hyder, F., Rattner, Z., and Shulman, R.G. (1992). Dynamic mapping of the human visual cortex by high-speed magnetic resonance imaging. *Proc. Natl. Acad. Sci. U.S.A.*, 89 (22): 11069–11073.

Bodurka, J., Ye, F., Petridou, N., Murphy, K., and Bandettini, P.A. (2007). Mapping the MRI voxel volume in which thermal noise matches physiological noise: Implications for fMRI. *NeuroImage*, 34: 542–549.

Buxton, R.B. (2009). *Introduction to Functional Magnetic Resonance Imaging: Principles and Techniques*, 2nd Ed. Cambridge University Press, New York.

Chau, W., and McIntosh, A.R. (2005). The Talairach coordinate of a point in the MNI space: How to interpret it. *NeuroImage*, 25: 408–416.

Edelstein, W.A., Glover, G.H., Hardy, C.J., and Redington, R.W. (1986). The intrinsic signal-to-noise ratio in NMR imaging. *Magn. Reson. Med.*, 3: 604–618.

Freire, L., and Mangin, J.F. (2001). Motion correction algorithms may create spurious brain activations in the absence of subject motion. *NeuroImage*, 14: 709–722.

Gati, J.S., Menon, R.S., Ugurbil, K., and Rutt, B.K. (1997). Experimental determination of the BOLD field strength dependence in vessels and tissue. *Magn. Reson. Med.*, 38: 296–302.

Guillemaud, R., and Brady, M. (1997). Estimating the bias field of MR images. *IEEE Trans. Med. Imaging*, 16 (3): 238–251.

Handwerker, D.A., Ollinger, J.M., and D'Esposito, M. (2004). Variation of BOLD hemodynamic responses across subjects and brain regions and their effects on statistical analyses. *NeuroImage*, 21: 1639–1651.

Hu, X., Le, T.H., Parrish, T., and Erhard, P. (1995). Retrospective estimation and correction of physiological fluctuation in functional MRI. *Magn. Reson. Med.*, 34: 201–212.

Johnstone, T., Ores Walsh, K.S., Greischar, L.L., Alexander, A.L., Fox, A.S., Davidson, R.J., and

Oakes, T.R. (2006). Motion correction and the use of motion covariates in multiple-subject fMRI analysis. *Hum. Brain Mapp.*, 27: 779–788.

Krasnow, B., Tamm, L., Greicius, M.D., Yang, T.T., Glover, G.H., Reiss, A.L., and Menon, V. (2003). Comparison of fMRI activation at 3 and 1.5 T during perceptual, cognitive, and affective processing. *NeuroImage*, 18: 813–826.

Kruger, G., and Glover, G.H. (2001). Physiological noise in oxygenation-sensitive magnetic resonance imaging. *Magn. Reson. Med.*, 46: 631–637.

Kruger, G., Kastrup, A., and Glover, G.H. (2001). Neuroimaging at 1.5 T and 3.0 T: Comparison of oxygenation-sensitive magnetic resonance imaging. *Magn. Reson. Med.*, 45: 595–604.

Kwong, K.K., and 12 others. (1992). Dynamic magnetic resonance imaging of human brain activity during primary sensory stimulation. *Proc. Natl. Acad. Sci. U.S.A.*, 89 (12): 5675–5679.

McGonigle, D.J., Howseman, A.M., Athwal, B.S., Friston, K.J., Frackowiak, R.S., and Holmes, A.P. (2000). Variability in fMRI: An examination of intersession differences. *NeuroImage*, 11: 708–734.

Miller, M.B., Van Horn, J.D., Wolford, G.L., Handy, T.C., Valsangkar-Smyth, M., Inati, S., Grafton, S., and Gazzaniga, M.S. (2002). Extensive individual differences in brain activations associated with episodic retrieval are reliable over time. *J. Cogn Neurosci.*, 14: 1200–1214.

Oakes, T.R., Johnstone, T., Ores Walsh, K.S., Greischar, L.L., Alexander, A.L., Fox, A.S., and Davidson, R.J. (2005). Comparison of fMRI motion correction software tools. *NeuroImage*, 28: 529–543.

Ogawa, S., Kim, S.-G., Ugurbil, K., and Menon, R.S. (1998). On the characteristics of fMRI in the brain. *Ann. Rev. Biophys. Biomol. Struct.*, 27: 447–474.

Ogawa, S., Menon, R.S., Tank, D.W., Kim, S.-G., Merkle, H., Ellerman, J.M., and Ugurbil, K. (1993). Functional brain mapping by blood oxygenation level-dependent contrast magnetic resonance imaging. A comparison of signal characteristics with a biophysical model. *Biophys. J.*, 64: 803–812.

Parrish, T.B., Gitelman, D.R., LaBar, K.S., and Mesulam, M.M. (2000). Impact of signal-to-noise on functional MRI. *Magn. Reson. Med.*, 44: 925–932.

Peters, A.M., Brookes, M.J., Hoogenraad, F.G., Gowland, P.A., Francis, S.T., Morris, P.G., and Bowtell, R. (2007). T2* measurements in human brain at 1.5, 3 and 7 T.*J. Magn. Reson. Imaging*, 25: 748–753.

Raj, D., Anderson, A.W., and Gore, J.C. (2001). Respiratory effects in human functional magnetic resonance imaging due to bulk susceptibility changes. *Phys. Med. Biol.*, 46: 3331–3340.

Rajkowska, G., and Goldman-Rakic, P.S. (1995). Cytoarchitectonic definition of prefrontal areas in the normal human cortex: II. Variability in locations of areas 9 and 46 and relationship to the Talairach Coordinate System. *Cereb. Cortex*, 5: 323–337.

Saad, Z.S., Ropella, K.M., DeYoe, E.A., and Bandettini, P.A. (2003). The spatial extent of the BOLD response. *NeuroImage*, 19: 132–144.

Sacchet, M.D., and Knutson, B. (2012). Spatial smoothing systematically biases the localization of reward-related brain activity. *NeuroImage*, 66C: 270–277.

Savoy, R.L. (2005). Experimental design in brain activation MRI: Cautionary tales. *Brain Res. Bull.*, 67: 361–367.

Thomason, M.E., Foland, L.C., and Glover, G.H. (2007). Calibration of BOLD fMRI using breath holding reduces group variance during a cognitive task. *Hum. Brain Mapp.*, 28: 59–68.

Triantafyllou, C., Hoge, R.D., and Wald, L.L. (2006). Effect of spatial smoothing on physiological noise in high-resolution fMRI. *NeuroImage*, 32: 551–557.

Turner, R., Jezzard, P., Wen, H., Kwong, K.K., Le Bihan, D., Zeffiro, T., and Balaban, R.S. (1993). Functional mapping of the human visual cortex at 4 and 1.5 Tesla using deoxygenation contrast EPI. *Magn. Reson. Med.*, 29: 277–279.

Yacoub, E., Shmuel, A., Logothetis, N., and Ugurbil, K. (2007). Robust detection of ocular dominance columns in humans using Hahn Spin Echo BOLD functional MRI at 7 Tesla. *NeuroImage*, 37: 1161–1177.

Yang, Y., Wen, H., Mattay, V.S., Balaban, R.S., Frank, J.A., and Duyn, J.H. (1999). Comparison of 3D BOLD functional MRI with spiral acquisition at 1.5 and 4.0 T. *NeuroImage*, 9: 446–451.

第9章

実験デザイン

あらゆる科学研究は，1つの疑問から出発する。ヒトの脳機能研究の目的は，「記憶を支えているのはどんな脳システムなのだろうか？」というように大ざっぱなこともあるし，あるいは，「前頭極と前部側頭皮質の**機能的結合性**(functional connectivity)によって，自伝的記憶の想起が調節されているのだろうか？」というように，はっきり絞りこまれていることもある。このように，研究は疑問から始まり，1つの**研究仮説**(research hypothesis)が導き出され，何らかの実験操作によって測定結果に起こる変化を記述するという流れで行われる。研究仮説は，研究での疑問と同じく，大まかで一般的なこともあるし，非常に明確に限定されていることもある。fMRI研究における大まかで一般的な仮説の例として，「抑うつ患者では，前頭皮質の賦活が低下する」というものがある。一方，より特定された仮説の例として，「nバックワーキングメモリ課題によって起こる中前頭回の賦活は，ベック抑うつ質問票(Beck Depression Inventory)における抑うつ重症度に相関して減衰する」というように，fMRIデータを他の測定データと結びつけて記述するものがある。研究仮説のきわめて重要な特徴は，その仮説が検証可能である，つまり，何らかの実験によってその仮説を反証することが論理的に可能である，という点である。より明確な仮説は検証作業がそれだけ容易となるため，情報としてより有用であるといえる。

ある仮説を検証するために，科学者は何らかの**実験**(experiment)を計画する。厳密な言い方をすれば，実験とは，自然界のある部分に対して人為的操作を加え，この操作から起こる変化を測定するというものである。このような実験の古典的な例としては，Galileoによる質量と重力加速度の関係についての検証がある。Galileoはまず，物体が落下する際にみられる加速現象は質量に依存しないと推測し，次にこの仮説を検証するため質量の異なる2つの球体を高所から落とし，この2つが同じ速さで落ちることを確かめた(**図9-1**)。この実験で，Galileoは落とした2つの球体の質量を操作し，それから両者が一定の距離を落下するのに必要な時間を測定したのである。現代のfMRI実験では，ある絵が顔なのか物品なのか，ある単語が覚えやすいかどうかなどといった感覚刺激の性質を操作し，その後脳内の信号変化を計測する。このような実験過程で行う操作と測定の方法は，一般に**実験デザイン**(experimental design)と呼ばれる。

よく計画された実験には，常にいくつかの共通する特徴がある。例えば，特定の明確な仮説を検証していること，得られたデータには他の解釈の余地がないこと，最小のコ

機能的結合性
時間軸上で共通して起こる活動の変化から推定される脳領域間の機能的な結合のパターン。領域間の直接的なつながり，あるいは(他領域を介した)間接的なつながりを反映している可能性がある。

研究仮説
万象の性質に関する命題。実験結果についての予測を生み出す。仮説が適切に立てられるためには，それが誤りであることを示しうるような実験が存在しなければならない。

実験
ある仮説に関する制御された状況下での検証。実験では，1つ以上の独立変数を操作し，1つ以上の従属変数を測定し，この測定値の統計的有意性を検定する。

実験デザイン
研究仮説に関して有効な検証を行うための実験の構成。

図9-1 基本的な実験の例 Galileoによる古典的な実験では、質量の異なる2つの物体を高所から同時に落とすと、その物体は同時に着地することが観察された。ここでの独立変数である質量は、従属変数である移動時間にはまったく影響していない。

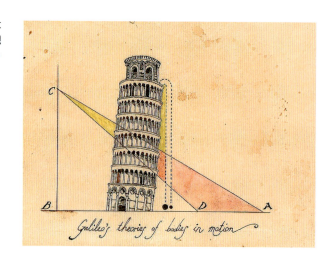

効率
研究仮説を検証するための実験デザインの検出力。非常に効率のよいデザインでは、実験操作でごく小さな効果しか得られなくても帰無仮説を棄却できる。

変数
実験において変動する数量。測定もしくは操作される。

独立変数
実験者によって意図的に操作される実験デザインの要素。従属変数の変化を起こすと仮定されている。

条件（レベル）
ある独立変数がとる、いくつかの異なる値。

従属変数
独立変数による効果を検証するために実験者が測定する数量。

ストで実験が行われていること、などが挙げられる。よい実験のためにあらかじめ周到に準備することはfMRI実験においてはとりわけ重要であるが、これは撮像そのものにかかる費用や、実験の担当者や補助員、データ収集・解析にかかわる技術者らの作業に要する時間的コストが、いずれも非常に大きいためである。もし、実験そのものに不備があって肝心の仮説に答えることができない場合、これらの金銭的・時間的投資がすべて無駄になってしまうのである。本章では、fMRI研究の実験デザインの一般的原則について論じ、最後に計画の**効率**（efficiency）について、より包括的な議論へと進むことにする。具体的な個々の実験デザインにおいては、それぞれに長所・短所がある一方で、それらを超えた共通の原則も存在する。それはつまり、自分の研究課題を効果的に検証できるのが最良の実験デザインだということである。

実験デザインの原則

　実験における基本的な要素は**変数**（variable）であり、大きく独立変数と従属変数の2つに分けられる。**独立変数**（independent variable）とは実験デザインの中で研究者が操作する変数であり、どのような独立変数を選ぶかは、検証したい仮説によって変わってくる。Galileoの実験の例では、独立変数は質量であり、その質量には2つのレベル（「軽い」と「重い」）があった。fMRI研究でも、研究内容によって種々の異なる独立変数が用いられる。例えば、視覚認知に関する研究では、被験者に見せる物体の種類（顔、道具、家など）を変えることで「刺激カテゴリ」という変数を操作する。注意に関する研究では、被験者が対象に注意を向けるかどうかを操作して、ある条件では**注意が向けられた状態**、他の条件では**注意が向けられていない状態**、となるように操作する。長期記憶に関する研究では、被験者に単語リストを覚えさせ、1週間後にMRIスキャナに入れて、その際に**覚えている**単語と前に学習していない**新しい**単語とを比較する。このような独立変数の異なる値は、**条件**（condition）あるいは**レベル**（level）などと呼ばれる。

　従属変数（dependent variable）は、実験者が測定したデータから得られる。様々な従属変数によって、仮説を支持するようなエビデンスが得られることもあれば、仮説を支持しないエビデンスが得られることもある。Galileoは2つの物体が落下する速さを比べたが、この場合の従属変数は相対時間である。ほとんどのfMRI研究では、基本的な従属変数として特定のボクセルにおけるBOLD信号の変化が用いられるが、次章以降で述べるように、他の測定値を用いることも一般的になりつつある。ここで注意して

おく必要があるのは，ある1つの仮説を評価する際に多くの異なる従属変数を使いうること，そして研究者が現実に使えるのは間接的なエビデンスを与えるような従属変数である，ということである。例えば，よくある物理教育の実験では，Galileoの実験を再現するためにストロボシステムを使って一定間隔で落下する物体の写真を撮るということが行われる。このような写真は従属変数である落下距離についての情報を与え，そこから速さを計算することができる。同じように，脳についての同じ1つの仮説を，fMRI，事象関連電位，脳磁図，損傷研究を用いて検証することができる。様々な神経科学技術によって様々な従属変数が得られ，これらが一体となって仮説を支持する収束的な証拠となる。

Thought Question

収束的な証拠という概念は，科学において重要な考え方である。複数の異なる手法で得られた実験データ(異なる従属変数)を集めることで，なぜ研究仮説を検証する能力が向上するのだろうか？

　反応時間や誤答率のような行動指標は，状況によっては従属変数としても独立変数としても扱われることがある。例えば，心理実験で注意(独立変数)によって反応時間(従属変数)が速くなるどうかを調べたい場合は，実験操作の効果を調べるために行動データを記録する。一方，誤反応によってBOLD信号に起こる影響を調べたい場合であれば，この誤反応データは操作された因子(つまり独立変数)として扱われることもある(BOLD信号が従属変数)。本書のこれ以降では，統計学と実験デザインの慣用にしたがって，独立変数は実験の様々な要素のうちで解析における条件やその他の因子として使われるものを指し，従属変数は解析されるデータの部分を指すことにする。

　実験で用いる変数は，独立変数・従属変数のいずれであっても，カテゴリ変数と連続変数に分けられる。**カテゴリ変数**(categorical variable)は，離散数値のいずれか1つの値をとる。例えば，運動野の中で手の領野をマッピングしたい場合に，被験者に左手または右手を握ってもらうような実験を組み立てたとしよう。この実験における独立変数は手であり，右か左のどちらかの値しかもたない。一方，被験者に握力を測定できるセンサを握ってもらい，運動野の賦活(独立変数)が，握力(従属変数)とともにどう変化するかを測りたい場合を考えてみよう。この実験において握力は，一定範囲内でどのような値でもとることができるため，**連続変数**(continuous variable)ということになる。

　カテゴリ変数と連続変数は，どちらもfMRI研究で広く用いられている。次項で述べるが，カテゴリ変数を使うことである処理群と対照群の間の解析が可能となる。例えば，2つの条件間のBOLD信号の差によってそれぞれで誘発された脳機能の違いを示す，というような単純な条件間の**コントラスト**(contrast)を作り出すことができる。しかし，原則としてカテゴリ変数よりも連続変数のほうがはるかに強力な検証ができ，実験課題によっては連続変数が必須となる。fMRIの標準的な解析法では連続変数をそのまま取り扱うことができるが，一部の先進的な解析法(第11章で扱われているような機械学習やパターン識別に関する統計解析など)では，カテゴリ変数を用いるほうがより扱いやすい。このため，場合によっては連続変数を一定数のカテゴリに離散化(連続データから離散データへの変換)させることがある。例えば，通常はミリ秒単位で計測される反応時間を，「速い」と「遅い」に分けるときなどがそれである。とはいえ，このような離散化は解析法において特に必要な場合を除き，一般にはあまり推奨されない。

　実験操作についても2つの種類があり，これを区別することも重要である。ほとんどのfMRI研究では**被験者内操作**(within-subjects manipulation)が行われ，これは各被

カテゴリ変数
いくつかの離散した値のうちのいずれかをとる変数。

連続変数
ある範囲内において，どのような値でもとりうる変数。

コントラスト
(1)ある撮像法で測定される異なる量間の強度差。(2)測定される物理量(例えば，T_1コントラスト)。(3)研究仮説を検証するために行われる，2つ以上の実験条件により誘発された活動の統計的比較。

被験者内操作
各被験者をすべての実験条件に参加させ行う実験操作。

被験者間操作
それぞれの被験者群に別の実験条件を割りあてる実験操作。

験者がすべての実験条件に参加し，被験者内で条件間の比較を行うというものである。しかし，ある種の研究課題では，何らかの点で異なる個人群間での比較が必要となる。例えば，男性と女性，薬物中毒者と非中毒者のように，質的に異なる被験者群の比較であったり，衝動性についての尺度のスコアのように，何らかの特性について異なる被験者群の比較の場合である。このような研究課題では，**被験者間操作**(between-subjects manipulation)が必要であり，それによって集団間や個人間での比較推定が可能となる。実際のfMRI研究では，被験者間操作を含むような実験であっても，最初の段階としては被験者内での解析が行われる。つまり，最初に必ず各被験者個人のfMRIデータで何らかの効果(例えば，覚えられた言葉と忘れた言葉で比べることで，成功した記憶の決定)についての統計解析を行い，それからこのような効果が集団や疾患の状態，人格尺度，その他の尺度によって異なるかどうかを調べる(例えば，成功した記憶に関連する脳領域は，若年者と高齢者で異なるかどうか)。

このような考え方は，fMRI研究だけでなく，どんな研究計画にもあてはまるものである。章末の参考文献で紹介するいくつかの包括的な教科書では，実験デザインの一般的原則についてさらに詳しく書かれている。

よい研究仮説の設定

あらゆる実験デザインの基盤となるのは研究仮説であり，その基本構造は「独立変数を操作することによって測定値(従属変数)に変化が起こる」というものである。独立変数を操作し従属変数が予想どおり変化するとこの仮説が証明されたことになり，逆に従属変数が変化しなければ反証されたことになる。例えば，「独立変数が**増加**すると従属変数は**減少**する」のように独立変数と従属変数が互いにどのようにかかわっているかを明確にできれば，仮説はより正確になる。仮説を提示する方法はいろいろあるが，どれであっても，原因と結果という同じ基本構造をもっている。

fMRI研究では3つの異なるレベルでの研究仮説があって，それぞれ3つの異なる問題に対応している(図9-2)。最も特異的なレベルにあるのは，脳内の**血流動態**活動に関する仮説である。この仮説では，BOLD効果自体についての問題(ただし，BOLD効果の原因についての推論はしない)を扱っている。例としては，第7章で述べたBOLD信号の不応期に関する研究がある。2つ目のレベルの仮説は，**神経**活動についての問題(神経活動そのものを生み出している過程は別として)を扱うものである。fMRIは神経活動を直接測定するものではないため，研究においては計測したBOLD信号を変換して調べる必要がある。fMRIにおける神経仮説の例としては，「上側頭溝の神経活動は，歩行する人の映像を見る際に増加する」というものが挙げられる。fMRI測定はBOLD信号によるものではあるが，実験条件の操作は特定の種類の刺激に限って行われるため，ここで行われる推論は神経活動自体にかかわっているといえる。今日のfMRI研究者は，実験で使われる刺激にとどまらず広く一般化できるような概念・理論・モデルに関心をもっていることが多いため，この種の仮説は少なくなっている。3つ目のレベルの仮説は，**心的**活動に関するものである。fMRIを用いることで，注意・記憶・知覚などといった心的過程についての問題に答えられる。fMRIを用いて研究されてきた(そして，おおむね否定された)重要な仮説の1つに，「刺激内容を記銘するのと，その内容を想起するのには，異なる大脳半球の活動がかかわっている」というものがある。ただしこの仮説は，はっきりと定義されていない非常に大まかな概念(記銘と想起)に依拠しているということには注意が必要である。これらの用語の意味について，研究者間で見解が異なることもあるだろうし，また実際に異なっている。

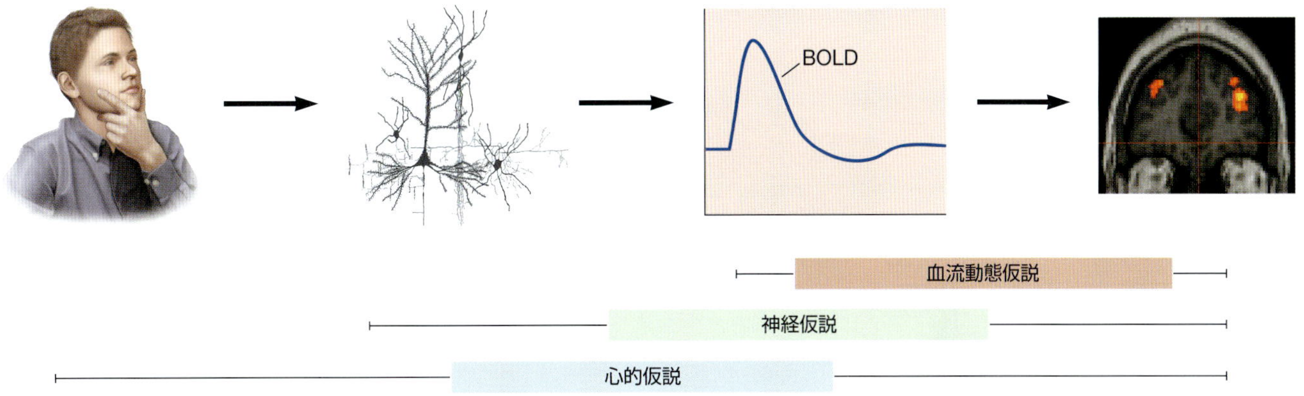

図9-2 研究仮説の構築 仮説とは，独立変数と従属変数の関係について述べたものである。fMRI実験では，3種類の研究仮説がある。最も基本的なのは血流動態応答に関する仮説で，fMRIで計測される血流動態活動について述べたものである。神経仮説はより複雑で，基礎にある神経活動がfMRIデータに対してどのような影響を及ぼすかについて述べている。最後に，心的仮説は認知機能のある側面と観察されるfMRIの結果との関連を説明するためのものである。心的仮説を立てるのは最も難しいが，脳研究に与える影響は最も大きい。

　心的仮説は，仮説の構築が最も難しいかもしれないが，その影響力はしばしば最も大きい。例えば，1982年にUngerleiderとMishkinが提案した視覚系の構成についての仮説を考えてみよう。この仮説では，視覚情報処理に2つの異なる神経経路〔すなわち，物体の物理的特徴「何(what)」を処理する腹側後頭側頭経路と空間情報「どこ(where)」を処理する背側後頭頭頂経路〕がかかわるとされる。この単純な仮説から，文字どおり何百もの神経画像研究，損傷研究，電気生理学研究が行われただけでなく，当初の仮説を拡張して前頭葉の背側部と腹側部を含む神経経路や，さらには正確にどのような物体情報や空間情報が表現されているか，という議論にまで至っている。この仮説はこれまで十分によく支持されてきたことから，1つの**理論**(theory)〔問題（ここでは視覚系）についての思考を導く一般化された概念〕の基礎を形成している。重要なことは，この影響力のある概念が，単純で検証可能な仮説から始まっていることである。心的仮説は，我々がどこまで関心対象についての概念を明確にできるかによって限定されてくる。この「何・どこ」の仮説は，空間情報と物体情報の違いに関する直感的理解に基づいている。空間情報には物体を空間的にどのように操作できるかということを含んでいるため，背側経路は「どのように(how)」の情報を表現するのであって，「どこ」の情報を表現するのではない，と考えられる場合もある。すなわち，続いて生まれてきた議論が視覚系についての新しい仮説を生み出し，研究者の間で使われる用語そのものまで変えてしまうことがある。

　仮説を検証するために，実験を設定する。「独立変数を操作すると従属変数が変化する」という仮説がある場合，実験では独立変数を変化させ，従属変数を計測するという作業を行う必要がある。最も簡単な実験を設定するには，異なる時点で起こる2つの条件を設定すればよい。この2つの条件は，**実験条件**(experimental condition)と**対照条件**(control condition)として区別され，関心のある効果においてのみ異なっている。実験条件は課題条件とも呼ばれ，対照条件は基底条件や非課題条件とも呼ばれる。第1章では，1992年にKwongらが行った最初期のBOLD fMRI実験を紹介した。その実験では，「視覚情報を変化させると視覚野のBOLD賦活が変化する」という仮説が設定された。実験条件では，被験者にLEDゴーグルを介して明るい点滅光を見せ，対照条件は暗闇とした。視覚野で計測されるBOLD信号がこれら条件間で異なっていたため，この差異は光刺激という独立変数に起因するものと解釈された。

理論 ある問題についての思考を導く構成された概念のまとまり。様々な実験仮説を立てるために使うことができる。

実験条件
研究仮説に密接に関連した刺激または課題を含む条件。課題条件とも呼ばれる。

対照条件
実験条件との比較のための基準となる条件。基底条件(baseline condition)や非課題条件(non-task condition)と呼ばれることもある。

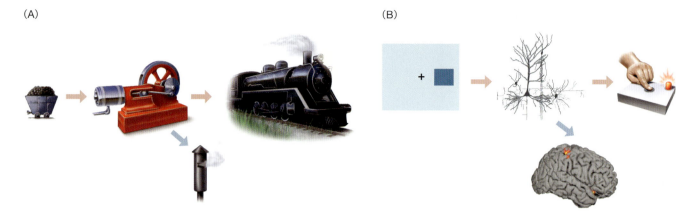

図9-3 因果連鎖と随伴現象 1つの現象は、因果連鎖の一部であることもあれば、二次的な結果(随伴現象)として起こることもある。(A) 蒸気エンジンに石炭を入れれば、機関車を動かす力が生まれる。エンジンからは同時に副産物として煙が発生し、汽笛から放出される。したがって、汽笛の音は蒸気エンジンに石炭を燃料として用いる際の随伴現象である。(B)同じ理屈で、fMRI実験において被験者がある刺激が見たときにニューロンが発火し、続いて人差し指でボタンを押すなどの行動反応を引き起こす。このニューロンは代謝のため酸素を必要とし、その酸素の供給量はfMRIで測定できる。仮にfMRIのBOLD信号がこの単純なモデルにおけるような随伴現象だとしても、神経活動の指標として使えることに変わりはない。

随伴現象
因果連鎖において二次的に出現する結果。関心対象に対して原因となるような役割をもたない。

fMRIデータは相関的か？

fMRIデータについてしばしばなされる批判の1つに、その相関性、すなわち**随伴現象**(epiphenomenon)であることが指摘されており、このことは、fMRIデータが因果関係の推論には使えず、実験仮説について厳密な検証ができないことを意味する(図9-3)。このような批判は、BOLD信号の性質に由来している。第6章で概説したように、脳機能についての現代の理論の前提には、情報処理は神経活動によって生じるという考えがある。情報処理で最も重要なのは軸索電位と樹状突起の電場電位であるが、シナプスの変化や神経伝達のような他の側面もまた大きく影響する。そのため、電極を脳に植え込んでニューロンの電気活動の変化を測定する際には、その変化は(それを引き起こす心的過程にかかわらず)情報処理の何らかの変化を反映しているという仮定に基づいている。しかしながら、血流動態応答の変化は脳内の情報処理を必ずしも反映しているわけではない。第7章で述べたように、BOLD信号のコントラストは、脳内の処理に変化がなくても二酸化炭素の吸入や息を止めるなどの生理的操作だけで引き起こされることを思い出してほしい。

BOLD信号が随伴現象である、つまり単に神経活動に相関しているだけである、とはどういうことだろうか？ すでに述べたように、厳密な仮説検証という見地からすれば、fMRIデータを使って血流動態応答に関する仮説は検証できるが、神経活動や心的過程に関する仮説を検証できるわけではない。にもかかわらず、ほとんどすべてのfMRI研究は心的過程に関する問題を取り扱っているのである。幸いなことに、このような相関性に関する批判は、過度に厳密な仮説検証の定義に基づいている。あらゆる仮説は実験操作が従属変数の変化を起こすという原則に基づいている。しかし、そのような因果の連鎖を必ずしも完全に組み立てる必要はない。例えば、薬の効果を判定するための典型的な研究について考えてみよう。その薬に効果があるかどうかを検証するためには、一方の被験者群には薬を投与し、他方の被験者群にはプラセボを投与する。投与群が対照群に比べて何らかの指標において優れている(例えば、癌の発病率が下がる、記憶課題の成績がよい)場合、この薬の効果についての仮説は支持される。この結果は、この薬が従属変数に対する直接の原因であることを意味するわけではなく、薬は他の要

因(気分など)に影響しそれが効果を生み出しているのかもしれない。また，この効果を引き起こす実験操作が他にはないということを意味するわけではない。この例から，あらゆる実験には，低い次元の物理現象に関するものを別とすれば，暗黙の因果構造があるということが容易に理解できる。

まとめると，**相関性**があるということは**無意味**と等価ではない。BOLD賦活の機序はいまだ完全に理解されているわけではないためfMRIデータについての批判ももっともではあるが，神経活動とBOLD賦活を完全に結びつけられないからといって，両者の関連を否定する根拠にはならない。簡単なアナロジーとして，線路のそばに立って列車が来るのを待っている場面を考えてみよう。遠くから列車の警笛が聞こえるが，エンジニアでもなければどうして警笛の音が発せられるのかはわからない。列車が動くために警笛が必要なのか，あるいは警笛は不要で付随的なものなのかもわからない。しかし，警笛の機序についての知識がまったくなくても，警笛が聞こえたら列車が近づいているという事実にだけは確信がもてるだろう。

警笛が列車についての信頼できる予測因子であるように，BOLD信号は神経活動についての信頼できる予測因子である。第13章ではこの問題に立ち返って，fMRIデータと他の技術で得られた情報とをどう結びつけるかについて考える。

交絡因子

ある実験において実験条件と対照条件の2つの条件しかない場合，この2つの条件は，実験操作を行った要因以外は互いに同じでなければならない。2つの条件が特定の1つの特徴においてのみ異なるなら，従属変数に起こる変化はすべてその特徴の変化に起因するものと規定することができる。この過程は，**差分**(subtraction)として知られており，実験条件の従属変数から対照条件の従属変数を引き算することで実験操作の効果を定量化できる。一方，2つの条件が複数の特徴において異なる場合，実験で得られた効果について多くの説明が可能となる。実験において，独立変数とともに変動する因子は**交絡因子**(confounding factor)と呼ばれる。おそらく実験デザインにおいて最も重要で，最も習熟が難しいのは，交絡因子を最小化するような適切な実験条件と対照条件を選ぶことである。

心的仮説に関するfMRI研究はとりわけ交絡因子の影響を受けやすく，これは研究対象とする概念がしばしば明確に定義しにくいためである。その理由を理解するため，顔知覚は側頭葉下部の紡錘状回に依存するという仮説を考えてみよう。実験条件は一見したところ自明であり，要するにヒトの顔写真を提示することである(図9-4A)。しかし，対照条件は何が適当だろうか？ 1つの選択肢としては，単純に何も提示せず，前述のKwongの研究と類似の実験デザインにすることである。その場合，実験条件では顔を提示し対照条件では顔を提示しないため，2つの条件は意図したとおり異なる独立変数をもつことになるが，両者は他の要因に関しても異なっている。この例では，交絡因子として輝度，境界(エッジ)の存在，呼称可能性(名前を呼べること)，視覚的興味，など他にも多くの要因がある。他に考えられる対照条件としては，何らかの変形を施した顔を提示し，輝度や空間周波数の構成が両条件で同じようにすることである(図9-4B)。しかし，顔の知覚は単に顔を構成する物理的特徴を処理するより多くのことを意味していて，同時に，ある映像を他の種類の物体ではなく顔として見る，ということを指してもいる。このような心理学的解釈からは，他にも可能な対照条件が考えられる。つまり，顔と同じような複雑さの物体をランダムに提示するというものである(図9-4C)。この比較によって，他の似たような物体に比べより顔に対して反応する脳領域を特定できるだろう。

差分
実験デザインにおいて，1つの独立変数に関する特性においてのみ異なると考えられる2つの条件間で行われる直接比較。

交絡因子
ある実験の中で独立変数とともに変動するが，実験デザインを変えればその独立変数から分離できるような特性。

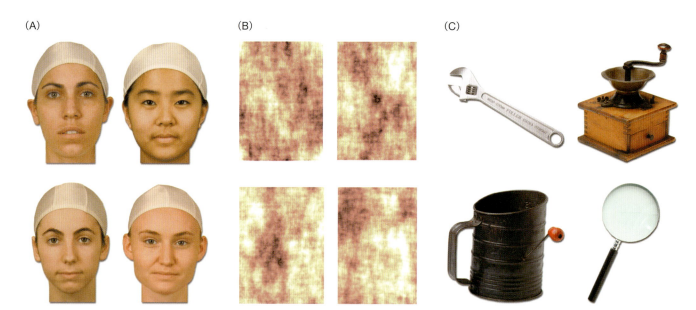

図9-4 適切な刺激の選択 顔の処理にかかわる脳領域の研究において，実験条件と対照条件で，顔に似た特徴に関して刺激を操作したいとする。(A)実験条件では顔を提示するが，対照条件としては多くの異なる選択肢が考えられる。(B)その1つとして，顔刺激に変形を加えて，低次の視覚特性だけが同質であるが，顔自体は認識できない画像を提示する。ここで示したのは，顔の画像にフーリエ変換と位相スクランブル，さらに逆フーリエ変換を施した画像で，顔と同じ空間周波数で構成されているがもはや顔の形はしていない。(C)また他の選択肢として，対照条件に単純な物体を提示することもできる。その物体には，顔と同じく視覚的に注意を引き，いくつかの部分から成り立っていて，名前で呼ぶことができるものを用いている。

fMRI研究において，よりわかりにくい交絡因子として未知の因果関係がある。しばしば呪文のように繰り返されているが，「相関は因果ではない」，つまり事象Aが事象Bと同時に起こることは，事象Aが事象Bの原因であることや，事象Bが事象Aの原因であることを意味しない。このことに注意しておかないと誤った仮説を承認してしまうことになりかねない。古典的な例として，アイスクリームの消費と暴力犯罪の関係がある。両者のいずれも夏季に最も多く，冬季に最も少なくなる。このことは，アイスクリームが暴行を引き起こすとか，その逆を意味するだろうか？　もちろんそうではない。どちらも第3の因子(気温)に影響されている。この例は単に教訓的なものと思えるだろうが，その基本的な論理は複雑なfMRI研究においても適用できる。

例えば，運動野の機能に対するアルコールの効果を調べているとしよう。被験者の目の前のコンピュータ画面上には"L"と"R"の文字のうちどちらかがランダムに提示され，被験者はそれぞれに対応する側の手を握りしめる。そして，アルコールを飲んだ被験者は水を飲んだ被験者に比べて，運動野のBOLD信号が低下していることがわかったとしよう。ここから何を結論できるだろうか？　アルコールが運動野の神経活動を低下させるという仮説は，このデータから筋が通っているように思われるが，他の解釈も考える必要がある。例えば，被験者はアルコール摂取条件でより多くの誤った反応をし，手を握るタイミングを間違ったりあるいはまったく握らなかったりということもありうる。したがって，BOLD賦活の低下は行動成績が悪いことに起因するのであって，アルコール摂取に直接起因しているわけではないと考えることもできる。アルコール摂取と行動成績のどちらの要因が反応低下を起こしたかは，この実験だけでは特定できず，本当の原因を決めるためには他の追加実験が必要になるだろう。

実験における交絡因子は，関心対象となっている独立変数と相関していない場合は最小限に抑えることができる。交絡因子を最小化する最も基本的な手法は，**ランダム化**

ランダム化
交絡因子を除くための処理。交絡因子が独立変数に対しランダムに変動するようにして，その効果を打ち消す。

(randomization)である。例えば，実験の試行の順序をランダムにすることで，（被験者の）反応への準備や刺激に対する予測，課題の切り替えなどに関連した多くの交絡因子を打ち消すことができる。BOLD血流動態応答の特徴を考慮したランダム化の方法（Box 9-2）もあり，これによって試行提示の最適な順序を決めることができる。いくつかの要因について完全にランダム化ができない場合，あるいはランダム化によって交絡因子が発生してしまう場合（例えば，被験者や事象の数が少ない場合），実験デザインの中で交絡因子の**カウンターバランス（釣り合わせ）**（counterbalacing）をとる（打ち消す）ことによって，潜在的な交絡因子がすべての条件で等しく働くようにするという手法がしばしば用いられる。例えば，実験において異なる課題内容の3つの撮像セッションを行う場合，練習や疲労の効果が問題となる。ある種の課題では，被験者は時間とともに上達し（練習効果），徐々に成績がよくなることがある。また被験者は時間とともに疲れがたまり（疲労効果），徐々に成績が悪くなることもある。こうした問題を改善するため，被験者群内で撮像セッションの順番についてカウンターバランスをとる。具体的には，ある被験者では課題を1-2-3の順で行い，他の被験者では2-3-1，あるいは3-1-2の順で行う。実験デザインにランダム化とカウンターバランスを取り入れることで，交絡因子が全条件で同じように作用する可能性を高めることができる。

交絡因子を特定するためのよい方法は，自分の実験に自らが被験者として参加することである。予想とは異なる認知方略をとった場合や，課題が簡単すぎたり難しすぎたりする場合，予想もしなかったような交絡因子がみつかることがある。可能性のある交絡因子が常にすべてみつかるわけではないが，fMRI実験にかかる時間的・金銭的コストを考えれば，よい実験デザインを探す努力をすべきである。優れた実験デザインによって，最小限の被験者と実験試行だけで関心のある問題に対して的確に答えを出すことができる。

本章で議論してきたすべての概念は，fMRI研究だけでなく科学のあらゆる分野にあてはまる。テーマ，方法，分野にかかわらず，研究では常に独立変数と従属変数の選択および仮説について考えなければならない（図9-5）。よく考えられた実験デザインは科学研究の要である。

カウンターバランス（釣り合わせ）
独立変数に対して交絡因子が等しく影響するような条件にして，その効果を打ち消すこと。通常は，条件間で（交絡因子の）値を釣り合わせることによる。

fMRI実験デザインにおける適正な基準

個々のfMRI実験デザインについて議論する前に，あらゆるfMRI研究に関係するいくつかの基準を紹介しておく。本書で繰り返し強調しているように，fMRI実験を行うこと自体は実に簡単なことであるが，検出力が低く解釈できないようなつまらないものになりがちであり，その原因は実験デザインにあることが最も多い。逆に，研究を立ちあげるときに実験デザインに注意を払っておけば成功する見込みも大きくなる。ここでは，これですべてというわけでないが，fMRI実験デザインにおける6つの基本的な原則を掲げておく。

- **関心対象となる認知過程（あるいは運動・知覚・記憶過程など）を動員すること。**この原則はあたり前のことのように思えるかもしれないが，fMRI研究ではよくある現実的な問題である。経験の浅い研究者の場合は特に，一見よくできているものの，本当に調べたい認知過程を実際には動員できないようなfMRI課題をつくってしまうことが多い。実験デザインにおいて，最初に考えなければならないのは「この課題の際に被験者はどのように振舞うだろうか？」ということである。
- **それぞれの被験者からできる限り多くのデータを収集すること。**被験者がスキャナ

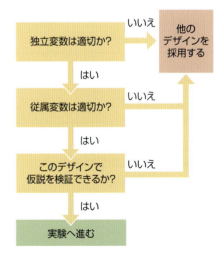

図9-5 研究を計画・評価する際に考えるべき問題 fMRIを使うかどうかに関係なく，どのような研究でもこれらの問題はきわめて重要である。

内にいる間は最も重要な実験条件のために時間をかけ，重要でない部分には時間を浪費しないようにする。実験操作によって起こる効果の大きさがわからなければ，「施行は何回必要だろうか？」という問いには答えられない。そのため，データをより多くとれば，解釈可能な結果が得られる見込みも高くなる。

- **複数の被験者のデータをまとめる必要がある場合（ほとんどのfMRI研究にあてはまる），できる限り多くの被験者からデータを収集すること**。この原則が特に重要になるのは，例えば若年者と高齢者の比較のように，被験者群間での比較を行う場合である。被験者内および被験者間でのデータのばらつきにより，結果に悪影響が及ぶことがある。
- **関心ある過程にできる限り大きな変化を長時間誘発できるように，刺激条件とそのタイミングを選択すること**。刺激の提示頻度が低い実験デザインは不十分であることが多い。多くの場合，最もよい方法は，刺激をまとめて提示し，ある過程が持続的に動員される時間とその過程が動員されない時間を含めるようにすることである。
- **関心ある過程が複数の場合，それらが互いに相関しないように実験刺激のタイミングを構成すること**。この段階では，連続する事象間の時間間隔を様々に変えることがしばしば必要となる。これは特に，事象が比較的速く起こる場合や複雑な課題の一部として起こる場合に必要となる。また，課題に多くの条件が含まれる場合，条件提示のタイミングは互いに無関係でなければならない。
- **可能であれば，fMRI賦活と関連づけられるような行動指標を測定すること**。これにより，単純に条件間で比較するのに比べ脳機能についてより明確な仮説を検証できるようになる。研究課題の性質によって，このような行動指標の測定がfMRIセッションの最中に収集されること（例えば，課題の成績）もあれば，別に行われる行動実験の一部であること（例えば，続いて行う記憶課題）や，何らかの特性についてのまったく独立した尺度（例えば，被験者間変動性）として収集されることもある。

よい実験デザインは，fMRI研究においておそらく最も重要な側面である。次項では，fMRI実験デザインにおける一般的な手法をいくつか紹介する。とはいえ，実験デザインの手法は本章だけで扱うには多すぎるため，より包括的な考察は章末の重要文献と参考文献で紹介するHenson, Liu, Poldrackら, Wagerらの優れた論文に譲ることとする。

ブロックデザイン

まずは最も古く最も簡単な実験デザインから考えてみよう。具体的には，独立変数を含んだ実験条件を，独立変数がないかもしくは低いレベルでしか存在しない対照条件と比較するのに前項で述べた差分の論理を用いる手法である。この手法は初期fMRI研究の主流であり，**ブロック**（block）と呼ばれる時間区分を用いることから，**ブロックデザイン**（blocked design）と呼ばれる。近年ではより柔軟性の高いデザインが広まってきているが，ブロックデザインがそれ自体として重要なことには変わりなく，よい実験デザインの原則を考えるための有効な入門的手法となっている。

例えば，音楽を聴くことで試験勉強が捗るかどうかを調べたいとしよう。被験者には，1つずつ読みあげられる合計20単語を聴かせる。一部の被験者では，最初の10単語を聴く間にバックグラウンドで音楽が流れ，残りの10単語では実験室内を無音に保つ。刺激提示の順番のカウンターバランスをとるため，他の被験者には最後の10単語のときに音楽を流し，最初の10単語では流さないことにする。図9-6に示すように，この

ブロック
ある条件に属する試行群を含む時間区分。

ブロックデザイン
異なる実験条件を別々のブロックに分ける実験デザイン。分けることでそれぞれの条件を長く提示できる。

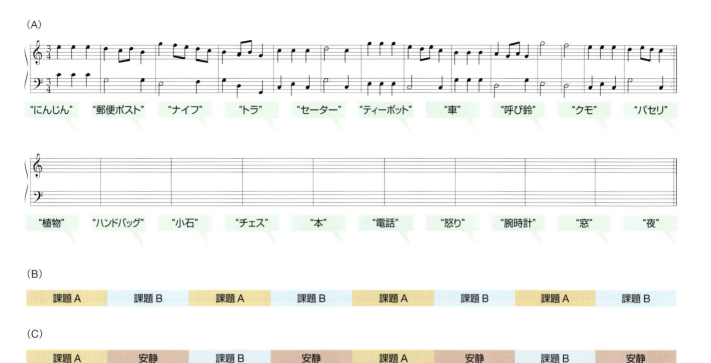

図9-6 ブロックデザインの原理 ブロックデザインのfMRI研究では，実験課題は長時間のブロック群に分割される。(A)被験者が単語を1つずつ読む簡単なブロックデザイン。各ブロックには10個の刺激を含み，最初のブロックでは音楽を聴くが，2番目のブロックでは無音で行う。各ブロックには多数の刺激が含まれるが，ブロックデザインの解析ではほとんどの場合，関心対象の認知過程はブロックの中では定常的であると仮定されている。(B)最も簡単なブロックデザインでは2つの条件が順に交代して提示され，これにより両者の間のfMRI賦活の差分を求めることができる。(C)2つの条件の間に安静条件または基底条件を導入し，双方の条件に共通する賦活を特定できるようなブロックデザインもある。

実験では各条件の試行は時間ごとにまとめられたブロックを形成する。定義上，各ブロックの中では独立変数は一定に保たれていて，ブロック間での移り変わりが独立変数のレベルの変化に対応している。この場合，音楽と無音の2つの条件があって，それらが1つの実験デザインにまとめられているということになる。fMRIに限らず，ブロックデザインの実験における解析は，異なるブロック間での従属変数の値を比較することである。例えば被験者は，音楽を聴いている間には平均で8語覚えていて，無音のときには6語覚えている，ということが起こりうる。

初期のほとんどのfMRI研究でブロックデザインが用いられた理由を知るには，実験が行われた当時の状況を考えてみる必要がある。1990年初頭には，神経活動によって起こるBOLD信号変化の大きさがわかっていなかったため，測定可能なBOLD反応を誘発できるだけの十分に大きな神経活動を引き起こせるように時間の長いブロックが採用された。さらに，それ以前のPET実験では，放射性元素を含む造影剤を注入した後の放射回数を測定するため長い課題ブロックが必要だったという事情もある(Box 6-2参照)。血流測定に^{15}Oを用いる典型的なPET実験では，造影剤が注入された後，被験者は課題の1条件を60～90秒かけて行う。続いて2回目の造影剤注入が行われ，2番目の条件を60～90秒かけて行う。初期のfMRI研究でも，ある課題での定常状態の活動と他の課題での定常状態の活動を比較するという考えに基づいて，同じようなブロックデザインがごく自然に採用されたのである。複雑な課題デザインの構築や解析についてはるかに多くのことがわかっている今日でも，このような簡単なブロックデザインはfMRIの重要な要素である。

ブロックデザインの設定

ブロックデザインを考えるとき最初に問題となるのは，関心対象になっている認知過程が長いブロックで十分に誘発できるかどうかである。実験において長い課題ブロックが必要になるのは，関心対象の過程が短時間では変動させられないときである。例えば覚醒や持続的注意について調べたい場合，被験者が課題に集中している30秒間のブロックと，集中していない30秒間のブロックを比較すればよい。注意を意図的に向けたりそらしたりするためにはある程度の時間が必要であるため，ブロックデザインを使えば被験者の課題遂行能力を向上させることができるだろう。逆に，神経活動などの研究では変化が一過性であるため，ブロックデザインを使うことができない。「nバック課題」や「オドボール課題」のような，まれにしか出ない標的刺激を検出する課題などがそのよい例である。コンピュータの画面に素早く提示される文字の系列を見ているとしよう。課題は，"X"の文字を見たときにボタンを押すというものであるが，この"X"は全体のわずか5％しか出現しない。このような逸脱刺激の"X"は，ブロックの中では何度も提示することができない（何度も提示すると，被験者が刺激を処理する方法が変わってしまうため）。そのため，ブロックデザイン以外の実験デザインが必要になる。

ある実験にブロックデザインが適している場合，次に実験条件を選んでブロックのタイミングを決める。実験条件の選択は独立変数と関係しており，交絡因子を生じることなく目的の独立変数に最大限に影響するような条件を選ぶ必要がある。一方，ブロックのタイミングは従属変数と関係しており，血流動態応答の特性に基づいてブロックの長さやブロック間で間隔をあけるかどうかを決める必要がある。各ブロックに含める条件の選択は実験の目的に密接にかかわっている。例えば，名詞と動詞で脳内の処理領域が異なるかどうかに関心があるとしよう。ごくあたり前なデザインとして，名詞と動詞の2つの条件を用意し，それぞれで単語を1つずつ提示するというものが考えられるだろう。各条件は30秒間提示し，2つの条件は実験時間内で順番に提示される。このような**交代デザイン**（alternating design）（図9-6B）は，どのボクセルが独立変数によって（つまり，条件間の変化によって）賦活変化を起こすかを決めるのには適している。しかし，このデザインでは，両方の条件で賦活するボクセルや一方の条件を単独で提示した場合の反応については何の情報も得られない。各条件への個別の反応に関する情報を得るためには，さらに**対照ブロック**（control block）が必要となる（図9-6C）。これは，被験者が何もしない（何も映されていない画面を眺めるなど）ブロックで，**無課題ブロック**（null-task block）などとも呼ばれる（ただし，Box 9-1で議論したように，無課題ブロックであっても頑強な認知処理が行われている可能性はある）。とはいえ，条件を増やせば時間もそれだけ長くかかるため，不必要に条件を加えるべきではない。したがって，どのような条件を含めるか考える際には，簡単な2条件のデザインで自分の研究課題に十分に答えを出せるかどうかを考えるところから始めるのがよい。

実験条件が決まったら，次はブロックのタイミングを考える。一般にfMRI実験では，10秒から1分くらいのブロックが用いられる（非常に短いブロックを使う場合，特にランダム順に提示する場合には，デザイン自体がブロックデザインから事象関連デザインへと変わることになる）。この長い時間的な範囲の中でのタイミングパラメータの選択はかなり自由に行うことができる。最も重要な検討課題は，ブロックの長さが実験課題に与える影響である。非常に短い，あるいは非常に長いブロックを使用できなくするような時間上の制約はあるだろうか？ 例えば，多くのワーキングメモリ実験では，被験者は時間内に変化する何項目かのセットを覚えなければならない。もしブロックが短すぎたり長すぎたりすれば，課題が難しすぎたり易しすぎたりするだろう。また多くの心

交代デザイン
2つの条件が順に交代して提示されるブロックデザイン。

対照ブロック
対照条件の試行で構成される時間区分。

無課題ブロック
被験者には課題を求めない対照ブロック。基底ブロック（baseline block）や非課題ブロック（non-task block）とも呼ばれる。

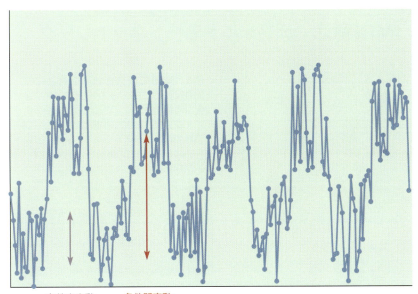

図9-7　ブロックデザインfMRIデータにおける条件内変動と条件間変動　実験デザインの目標は，実験操作によって起こるデータ変動（すなわち，条件間変動）をできるだけ大きくし，それ以外の変動（すなわち，条件内変動）をできるだけ小さくすることである。条件間変動が条件内変動より大きければ，関心対象の効果を特定できる。

理実験と同様に，疲労効果（および，それほどでないにしても練習効果）も考慮しなければならない。非常に難しい課題を長時間続けて行うのは大変で，被験者の成績は長いブロックの最初よりも最後のほうが悪くなるだろう。一般に，ブロックの長さは同じ心的過程が絶えず誘発されるように選ぶ必要がある。

　たいていの研究目的においては，すべての実験条件でブロックの長さを一定にする必要がある。交代デザインの場合の基本的な統計解析は，2条件間の差分を調べることにあったのを思い出してほしい。条件の1つが課題でもう1つがベースラインであっても，統計的比較において両者は等しく重要である。2条件間の統計的比較は，条件間の差の大きさを条件内の変動の大きさと比較することに基づく（図9-7）。fMRI時系列の標準偏差は，（例えば，1つのブロック内で）測定したタイムポイント数の平方根に比例して減少するため，標準偏差が最大となるのはあるブロックが非常に長く，他のブロックが非常に短いとき（つまり，長いブロックで変動が小さく短いブロックで変動が非常に大きくなるとき）である。一方，標準偏差が最小になるのはブロックが同じ長さのとき（例えば，両条件で中程度の変動があるとき）である。したがって，検出力を最適にするためには，交代デザインのブロックの長さを同じにすればよい。とはいえ，2つ以上の条件が用いられる場合，ブロックの長さや数を条件間で変えたほうがよいこともある。例えば，主要な目的が条件1と条件2の和に対する条件3の変化を比べることにある場合，条件3を他の条件の2倍の長さにしてもよい。こうした手法は，2つの実験ブロックと無課題ブロックを用いる実験デザインでしばしばみられる（例えば，1-3-2-3-1-3-2-3のようにブロックを設定する）。また，ブロック内の個々の事象に対する反応を調べるためにさらなる解析を行う場合（本章で後述する混合デザインのように），実験ブロックを対照ブロックより長くしてもよいだろう。

ブロックデザインの利点と欠点

　ブロックデザインは発想としては単純であるが，きわめて有効なこともある。fMRI実験の強みと弱みを考えるうえで，まずは，**検出**（detection）（どのボクセルが賦活しているかを知ること）と**推定**（estimation）（あるボクセルの賦活の時間経過を知ること）という2つの要因について考えてみよう。検出力は実験デザインによって作り出された

検出
あるボクセルの賦活が実験操作によって変化するかどうかを調べること。

推定
実験操作に対するボクセルの賦活パターンの時間変化を測定すること。

Box 9-1　ベースラインでのfMRI賦活：デフォルトモードネットワーク

ブロックデザインは，ブロックに関連したBOLD信号の変化は実験条件間の違いから生じるということを前提にしている。通常の差分による方法では，課題条件と対照条件の2つの条件を設定する。課題条件は，対照条件にあるすべての神経過程に加えて，関心対象の過程を含むようにする。1999年にBinderらが報告した初期のfMRI実験について考えてみよう。課題ブロックでは，被験者は高音(H)と低音(L)からなる刺激系列を提示され，その中に高音が2つ含まれているとき(例えば，L-L-H-L-H)にボタンを押す。対照ブロックでは，被験者は目を閉じてスキャナ内で静かに横になっていた。各ブロックは24秒間とされた。この音程課題は，対照ブロックに比べて，聴覚野・前頭前皮質・頭頂皮質・運動野をはじめ多くの領域でfMRIのBOLD賦活を起こした。これらの領域は，この課題の中で，知覚・決定・反応にかかわる領域を反映している。

また，Binderらは，課題ブロックにおいて無課題ブロックよりも賦活が低下する領域も探した。課題を遂行しているときに代謝活動が低下する領域というのは我々の直感にはそぐわないものであるが，特定の脳領域は安静時に賦活していた。これは，現在ではデフォルトモードネットワーク(default mode network)，もしくはデフォルトネットワークと呼ばれ，その後の多くのfMRI研究やPET研究でも確認された。これらの研究結果が全体として示唆しているのは，差分法の仮定に問題があるということである。例えば，ある種の認知機能は心理実験の遂行中に抑制されるため，対照条件ではその認知過程が確認できるが，課題条件では確認できないことがある。ここ数年間では，デアクティベーション(deactivation)(すなわち，血流動態活動の減少)をうまく説明することに大きな関心が集まっている。これについては，章末で紹介するBucknerの2012年の論文にまとめられている。

fMRI賦活が実験課題において低下するというのは何を意味するのだろうか？この疑問に答えるうえで重要なのは，ブロックデザインでは各条件の賦活の絶対値ではなく，2つの条件間の相対的差分についての情報しか得られないという点である。どちらの条件にも直接比較できる明確な基底条件がない場合，各条件での絶対的な賦活レベルの変化が異なるものであっても，結果として同じような相対的活動の差になってしまう可能性がある(図1)。2001年の包括的なレビューで，GusnardとRaichleは，機能神経画像において基底条件として適切な指標は酸素摂取率(oxygen extraction fraction：OEF)であると提唱した。こ

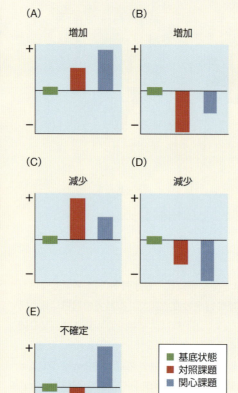

図1　fMRIで観察される信号変化の発生源　ブロックデザインで実験課題と対照課題を比較して血流動態活動の増加・減少が観察される場合，原因として複数の可能性が考えられる。まず，実験課題において活動の増加が見られる場合，2つの課題がいずれも基底条件より高い場合(A)と，いずれも基底条件より低い場合(B)が考えられる。同様に，実験課題において活動の減少が見られる場合も，両者がいずれも基底条件より高い場合(C)と，いずれも基底条件より低い場合(D)が考えられる。すなわち，(A)と(C)では両課題は基底条件に比べて正の効果があり，(B)と(D)では基底条件に比べて負の効果がある。1つの課題が基底条件より高く，もう1つの条件が基底条件より低い場合(E)であれば，両者を比較するとより大きな効果が得られることになるが，この効果と基底条件との関係は不確定なものとなる。(Gusnard and Raichle, 2001より)

デフォルトモードネットワーク
運動時や課題遂行時に賦活が減少し，安静時や内省時に賦活が増加する脳領域群。

デアクティベーション
課題期において，無課題期よりもBOLD信号が減衰すること。

酸素摂取率(OEF)
血中から取り出され利用できる酸素の割合。

の指標は脳全体でおおむね一定であると述べている(図2)。他の脳領域よりも血流量や酸素要求量が多い脳領域においても，ごく一部の例外を別にして，被験者が閉眼し安静状態にあるときのOEFは脳全体で均一である。第6章で説明したように，BOLD反応の一部としてのOEFは低下するが，これは血流量の増加による代償が上回るためである。基底状態からのOEF低下は神経活動の増加を，OEF上昇は神経活動の減少を意味する。したがって，fMRI実験で観察されるデアクティベーションは，その領域

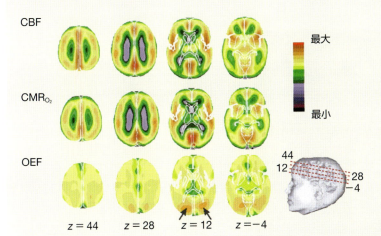

図2 脳活動の基底状態に関する指標としての酸素摂取率（OEF） GusnardとRaichleは，OEF（血中から取り出すことのできる酸素の割合）が，脳全体できわめて安定していて，脳活動の基底状態のよい指標になることを示している。本図では，19名の成人被験者で行った実験データのうちの4つの軸位断像を示す。OEFは，相対的脳血流（CBF）と脳酸素代謝率（CMR_{O_2}）の割合から得られる。他の脳領域に対してOEFが高い領域を矢印で示す。この領域は視覚野の中にあり，被験者が目を閉じていたことを反映していると考えられる。この領域の基底条件は，開眼していて通常の視覚刺激がある状態である。（Gusnard and Raichle, 2001より）

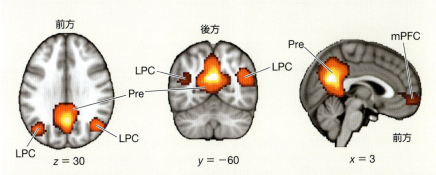

図3 デフォルトモードネットワーク fMRI研究において，一般にデフォルトモードネットワーク（またはデフォルトネットワーク）と関連する脳領域としては，外側頭頂皮質（LPC），後帯状皮質と楔前部（Pre），内側前頭前皮質（mPFC）がある。各画像の下には，断層画像の切断面の座標を示す。（Utevsky et al., 2014より）

が安静時あるいは休息時において課題遂行時よりも代謝活動が上昇していることを反映しているのかもしれない（この結論と関連する重要な問題点がMorcomとFletcherの論文に示されている）。

多くのfMRI研究を通じて，実験条件でデアクティベーション（すなわち無課題条件で賦活）を示す脳領域には非常に高い整合性がある。これらの領域には，内側前頭回に沿った内側前頭前皮質，後帯状皮質と楔前部，角回に沿った外側頭頂皮質のほか，側頭葉の一部が含まれることもある（図3）。さらに，これらの領域は高い機能的結合性を示し，1つの領域の賦活における経時的変化から，それ以外の領域の同じような変動を予測することができる。2003年にGreiciusらは，被験者がスキャナ内で横になっているだけで何も実験課題を行っていない状況（すなわち，無課題セッション）でfMRIデータを記録し，外的刺激がまったくない状況でも，後帯状皮質の賦活の変化は内側前頭前皮質と外側頭頂皮質における類似の賦活を反映していることを明らかにした。さらに，後帯状皮質の賦活は目的志向行動の制御にかかわるとされる外側前頭前皮質の諸領域における賦活と逆相関を示した。最近では，ヒト発達の諸段階を通じた，これら領域内における機能的結合性の変化が追跡されている。2008年にFairらは，小児では成人に比べて機能的結合性が弱い（特に内側前頭前皮質と内側頭頂皮質の間）ことを明らかにした。また，2007年にAndrews-Hannaらは，これらの領域間の機能的結合性が老年期にも弱くなることを報告した。特に，この機能的結合性の低下が最も顕著なのは，拡散テンソル画像（Box 5-1参照）における白質路の変性が高度な被験者であった。このことは，これらの領域間の線維連絡が正常であれば，その機能的結合性も正常であることを示している。

これらの脳領域は，特に必然性のない集まりのようにもみえるが，どんな機能を担っているのだろうか？ 1つの可能性として考えられるのは，外的刺激をモニタリングしているかもしれないということである。内側および外側頭頂皮質は，空間処理や注意にかかわると考えられてきた。しかし，神経画像研究や単一ユニット研究から，これらの領域が予期された刺激に対する注意にはかかわっておらず，視野周辺で起こる事象や予期しない事象により深くかかわっていることが示唆された。このことは，これら領域が全般的なモニタリングシステムの一部であるという考え方と合致している。しかし，腹内側前頭前皮質は，将来の行動から見込めそうな報酬の値踏みなど，一般に情動や報酬と関連がある。まとめると，この種のモニタリング過程は，「自己志向性」，「刺激に無関係」，「内面に集

Box 9-1　ベースラインでのfMRI賦活：デフォルトモードネットワーク

中する」，などの性質をもった思考であると捉えてよいかもしれない（これに関連する論文は章末で紹介する）。

自分に向かう（自己志向性）思考というものを経験するには，目を閉じて少なくとも10秒間リラックスしてみるとよい。たいていの人であれば，周りの世界から離れたような感覚がまず起こり，続いて外的刺激に対し敏感になってくるのを感じるだろう。以前には意識されなかった音に気づくだろうし，前は気づかなかった筋肉の緊張や関節の痛みを感じるようになるだろう。要するに，脳活動の基底状態とは，（本書を読むような）難しい課題によって起こる活動とは大きく異なるのである。William Jamesは，このような違いを認識して，内観について次のように述べている。「思い出したり，内省したりしようとする際，このような心の動きは，周囲に向かうのではなく，周囲から内面に向かってくるように思われ，外界からのある種の離脱のように感じられる」（1890年，300ページ）

ここでJamesは，能動的な状態と内省的な状態の間にある本質的な違いを強調している。能動的な状態は合目的的（目的志向性）であり，周囲の環境を変えたり，その中にいる自分の場所を変えることなどに向けられている。内省的な状態は自己に向かっていて（自己志向性），受動的であり，環境に関する情報を探すことに向かっている。Jamesはまた，内観の際にある種の体の動きが意識にのぼってきて，これらの動きが思考の動きとどう関わっているかについても記している。このよく考え抜かれた省察は，基底状態の脳活動に関する今日の議論を1世紀以上も先取りしており，Jamesは多くの著作でこのような先験的な洞察を提示している。安静状態あるいは基底状態とは，心的過程が存在しないということではなく，内省，夢想，自己評価，身体への注意，感情などと関連した特別な

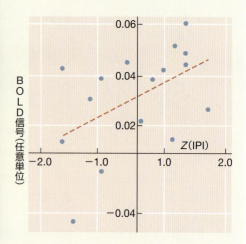

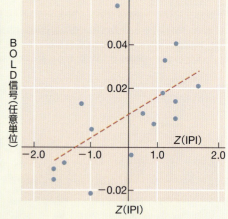

図4　無課題条件における脳活動の意味　無課題条件で見られる脳活動の増加が表すものとして，夢想や取りとめのない思いにふけるときのような「刺激と無関係な思考」が考えられる。この解釈を検証するため，Masonらは，いくつかのワーキングメモリ課題について被験者にトレーニングを行った。そして，十分に練習を行った刺激のブロックでは，集中が必要となる新しい刺激のブロックに比べて課題と関連のない考えを思い浮かべる可能性が高くなると考え，練習したブロックと新しいブロックでfMRI賦活を比較した。(A)の左側の丸印で示した領域内では，練習ブロックでより大きな賦活がみられ，内側前頭前皮質(A)と後帯状皮質(B)が含まれていた。右側の散布図では，夢想状態になりやすかった被験者（x軸：夢想の独立尺度であるImaginal Processes Inventory (IPI)のZ値）では，これらの領域のいずれにおいても，最も大きな脳活動（y軸）がみられた。この結果から，これらの領域が刺激から独立した思考において重要な役割を担っていると結論された（Mason et al., 2007より）。

過程を含んでいるのである。例えば，Masonらは，刺激と無関係な思考（夢想状態など）がデフォルトモードネットワークの活動と関連があることを示した（図4）。

fMRI実験を計画する際には，内省的な過程を考慮して実験条件と対照条件を選ぶ必要がある。対照条件において明示的な課題処理が求められていない場合，当然ながら被験者は，実験をうまくできているかどうか，夕食は何にしようか，今夜は誰に会うか，実験中に気になって

きた背中の痛みについてなど様々なことを考えるだろう。このため，安静状態や無課題状態のみを対照条件にすることは望ましくない。条件の選択においては，常に関心対象の過程にかかわる能動的課題同士で比較するようにしなければならない。例えば，提示された単語が事前に記憶したものであるかどうかを判断することが実験条件である場合，対照条件として，被験者が単語を読んでその単語が大文字か小文字かを判断するという条件を設定してもよいだろう。どちらの条件においても注意と決定の過程が含まれているため，基底状態の脳活動の部分はなく，前者の条件のみが記憶過程を動員している。このような何らかの活動状態での対照条件が実験デザインに含まれていれば，そのうえさらに無課題条件を含めることにより，比較のための基準レベル活動がわかる。その場合，観察された条件間の差分が，基底条件より高いレベルでの両条件間の差なのか，あるいは一方の条件が基底条件より高く，他方がそれより低いのか，はたまた別の状態による差を反映しているのかなどを知ることができる（図1）。fMRIデータにおいて，基底状態の処理を理解することはすべての研究者にとって重要であり，ブロックデザインを使用する場合にはとりわけ重要である。

最後に取りあげたい問題は，一部の理論家が主張しているように，広範な領域にみられるデフォルトモードネットワークの同時賦活が，意識的だが方向性のない思考などよりもっと根本的な何かを反映しているのではないかということである。特に，全身麻酔状態の患者で生じている機能的結合性や，またこのBox 9-1内で前述したような，生涯を通じて長い経過で変化する機能的結合性がこの主張の要となっている。この領域が支えている基本的な過程はいまだわかっていないが，いくつかの推測はなされている。この領域は，将来の精神活動に関する予測を形成していて，それが目下の課題が終わるとともに現れてくるのかもしれない。また，外的刺激に対する他の脳領域の感受性を引き上げ，そこで刺激に対する反応の効果を増強しているのかもしれない。あるいは，意識的な記憶のレベルであれ，学習された行動のレベルであれ，過去の事象に関する記憶表象を固定しているのかもしれない。これらの特性のどれか，あるいはさらに別の特性によって，この領域すべての機能を適確に説明できているかどうかは，今後の認知神経科学研究における重要な研究テーマであり続けるだろう。

BOLD信号全体の変動に依存しているのに対し，推定効率は刺激提示におけるランダム性に依存している。fMRIにおける基本原則の1つに，検出力のよい実験デザインが推定効率においても優れているとは限らないということがある（この問題についてはBox 9-2で改めて考察する）。

ブロックデザインは有意なfMRI賦活を検出するのに非常に優れている。この特性は，fMRIによるデータ測定を，人格尺度の点数や遺伝子マーカ，他の実験手法に由来するデータなど，他の測定法と比較する際にとりわけ重要である（図9-8）。ブロックデザインにおける検出力は，次の2つの要因のバランスで決定される。第1に，条件間のBOLD信号の差はできるだけ大きいほうがよい。ブロックの長さが異なるときにBOLD賦活の測定値がどのように変化するかを，非常に長いブロック（40秒間）から非常に短いブロック（2秒間）で行ったシミュレーション結果を図9-9に示す。ブロックが十分に長いと課題ブロックで非常に大きな反応が誘発され，無課題ブロックではこの反応がベースラインまで戻るためブロック間の差が最大となる。ブロックがおよそ10秒未満と非常に短い場合には，血流動態応答は無課題ブロックでもベースラインに戻らないため，BOLD信号の振幅は減衰するだろう。これによってデータ全体の変動幅が減少し，実験そのものの検出力も低下する。ブロックの長さを数秒程度の非常に短い時間にすると，課題条件と無課題条件でBOLD信号の差がほとんどなくなってしまうことになる。まとめると，長いブロックを用いることで条件間のBOLD信号変化を最大にすることができる。

第2に，信号ノイズ比は課題そのものの周波数で最大となるはずである（ここでいう

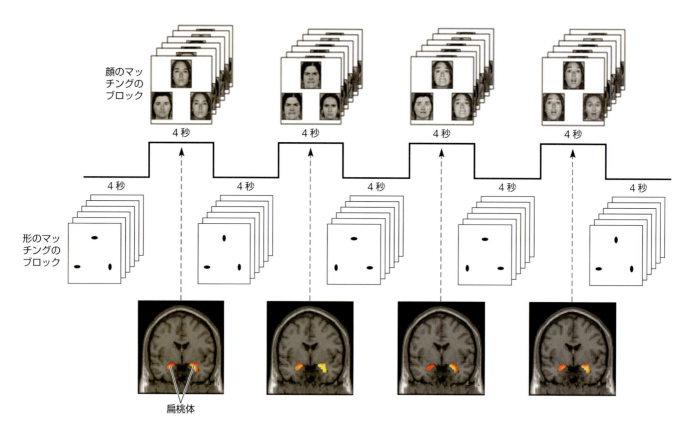

図9-8 ブロックデザインの例 神経科学者Ahmad Haririらが開発したブロックデザイン課題は，その後の多くの実験で利用され，特に扁桃体の賦活を起こすのに用いられてきた。ここに示した例では，「顔のマッチング」と「形のマッチング」が交代で提示され，被験者は画面の上部に示したものと同じものを画面の下部の2つの刺激の中から選択しボタンを押して答えるという課題が行われた。顔刺激の表情は同一ブロック内では一定だが，別のブロック間では異なる。各試行は4秒間提示され，試行の間隔は2～6秒で様々に変化するが，ブロック全体の長さは48秒と決まっている。顔のマッチングのブロックはそれぞれ，扁桃体に強い賦活を誘発する。図の下部の神経画像は，それぞれの感情での顔のマッチングブロックと，形のマッチングブロック全体とのコントラストを示す。この扁桃体の賦活は，心理学的特性・脳構造の指標・遺伝子型とも関連づけることができる（例として，章末のBogdanらの論文を参照）。(Ahs et al., 2013より)

スキャナドリフト
時間経過に伴って起こるボクセル信号強度の緩やかな変動。

課題周波数とは，単純に各課題の持続時間の合計に対する逆数である。例えば，20秒の課題ブロックと20秒の安静ブロックを交互に行う場合，課題周波数は1/40 Hzになる）。BOLD信号の時系列でノイズが最も大きくなるのは課題周波数が低いときであり，逆に課題の周波数が高いとノイズが最も小さくなる。例えば，非常に低い周波数ではスキャナ機器の問題によって大きな**スキャナドリフト**(scanner drift)が起こりうる。非常に長いブロック(180秒)をもつデザインの場合，ブロック間の信号変化が実験条件間の違いなのか，低周波ノイズから起こっているのかを判別することは困難である。ブロックを比較的短くすることで課題の周波数が高くなるため，低周波ノイズの影響を抑えることができる。

これらの要因を併せて考えれば，中間くらいの長さのブロックが課題に関連した信号を最大化し，課題に関係のないノイズを最小化する最もよい妥協点ということになる。大まかな目安としては，血流動態応答とほぼ同じブロックの長さ(10～15秒)を用いれば，課題周波数でのノイズを抑えつつ大きな信号変化が得られることになる。もっとも，ノイズの帯域によっては，6～8秒くらいのブロックでも検出力が上がることもある（章末の参考文献で紹介するMcCarthyらの1996年の論文を参照）。記憶や注意のような認知過程を調べる実験では，それらの過程が急速に起こるとは考えにくいため長いブロックが必要になる。もし実験デザイン上の制約で，非常に短いブロックを用いる必要

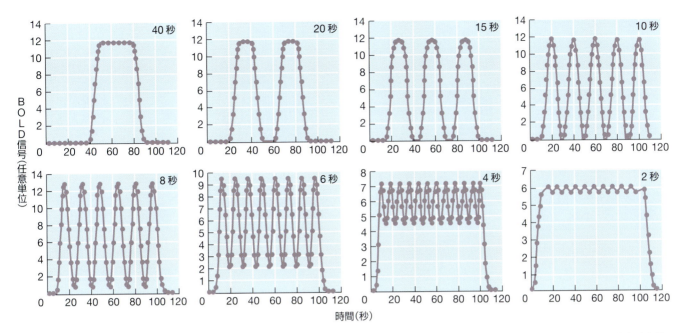

図9-9 fMRI血流動態応答（BOLD信号）におけるブロック長の影響 オン・オフで交代するブロックデザインのシミュレーション。fMRI血流動態応答は課題ブロックでのみ生じる。各ブロックの持続時間を各グラフの右上に示す。ブロックの長さがfMRI血流動態応答の長さ（およそ10秒）より短くなると，反応はベースラインまで戻らなくなる。ブロックが非常に短いときには，課題ブロックと無課題ブロックの間でfMRI信号の差はほとんどあるいはまったくなくなってしまう。6秒以下のブロック長については，y軸のスケールを小さくして表示している。

があるなら，そのようなブロックは単一事象として扱い，その順序もランダム化する必要がある。その方法については，「事象関連デザイン」の項で述べる。

　ブロックデザインは検出力において非常に優れているが，血流動態応答の形に対する感度は比較的低い。この感度の低さは，第7章で紹介した**重ね合わせ**（superposition）の考え方に戻れば理解できる。不応性効果がない場合，続けて提示された2つのまったく同じ刺激に対する血流動態応答は，おおむね個々の刺激に対する反応の総和に等しい。連続して何度も刺激を提示する場合，毎回の刺激が全体の血流動態応答に寄与する。10秒以上のブロック（すなわち，単一の刺激に対する血流動態応答より長い）の場合，ブロック内のすべてのタイムポイントが複数の刺激からの寄与を含み，かつそれぞれの寄与は血流動態応答の異なる時間相を反映している。このように，加算された血流動態応答は課題の開始時に急速に上昇し，プラトーに達して課題が終わるまで続く。

　このようなプラトーは血流動態応答のすべての時間相の影響を反映しているため，血流動態応答の個別の形態は重要な問題とはならない。図9-10の4つのグラフに示した黄色の曲線は，それぞれ異なった形をもった仮定的な血流動態応答を表している。黄色以外の曲線は，ブロック内で複数の刺激が連続して提示された場合のBOLD信号の変化を示している。どの仮定的反応でも，全体の信号の大きさ（曲線下面積）は同じである。図9-10Aに示した標準的な血流動態応答の場合を考えてみよう。各事象の持続時間を1秒，事象間の間隔を2秒として2事象から32事象まで反応ブロックの長さを変化させた場合，全体の信号強度は一定の割合でなめらかに上昇し，ブロックの長さが12秒以上のときにプラトーに達する。今度は，血流動態応答が単純な三角形であるとした場合を考えてみよう（図9-10B）。当然，この反応の形は標準的な血流動態応答の形とは大きく異なっている。しかし，ブロックが長くなるにつれ，グラフBの血流動態応答の総和はグラフAのそれにしだいに近づいていく。他のグラフでも同様の変化がみられる。血流動態応答の形に対してブロックデザインの感度が低いのは，血流動態応答が2つの

重ね合わせ
一群の入力に対する全体的な反応は，個々の入力に対する反応の総和に等しいという線形システムの原理。

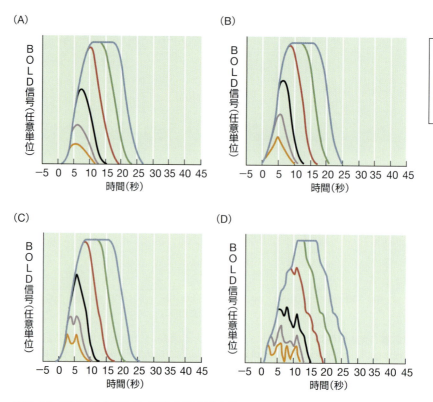

図9-10 ブロックデザインでは血流動態応答の形に対する感度は低い 各群の反応曲線は，1秒の刺激を1，2，4，8，16，32回与えるブロックを用いた場合のfMRI信号のシミュレーション結果を示している。(A)黄色で示した基本の血流動態応答は標準的な形態のものであり，ブロック内の刺激が16回以上になると血流動態応答はプラトーに達する。(B)三角波形の場合は，(A)の血流動態応答より幅が狭いため，刺激の数が少ないときは反応の形も異なるが，刺激の数が増えると(A)と似た形になる。同様の結果は，大きく異なる形の血流動態応答をもつ(C)や(D)についてもみられる。実は，(D)の血流動態応答は，(A)の各波形について，BOLD信号値を(時間軸上で)ランダムに並べ変えたものである。そのため，ブロック内に刺激がただ1つしかない場合は，BOLDのデータは標準的な血流動態応答とはまったく似つかないものになるが，多くの刺激を加算平均すれば合計された反応は(A)の反応に近づいてくる。

ピークをもつ場合(図9-10C)や，まったく不規則なピークをとる場合(図9-10D)でも同じである。また，同様の理由で，長い刺激ブロックを用いた実験デザインは血流動態応答の時間変化に対して比較的感度が低く，ブロック内における最初の刺激の立ちあがりに関連した効果を取り出すことしかできない。

　血流動態応答の形や時間変化に対して感度が低いことは，長所でもあり短所でもある。最大の長所は，実験解析がきわめて容易であるという点にある。ブロックデザインを解析する場合，どんな血流動態応答であっても，上昇・プラトー・下降の相をなめらかな僧帽形のようにモデル化できる。独立変数の効果を調べるには，課題期のBOLD信号をベースラインの信号と比較すればよい。典型的なブロックデザインの解析は，このようにブロック波形を明確にモデル化することによって行う(第10章参照)が，パワースペクトルの計算やあるいはもっと簡単な統計法(例えば，ブロック間の賦活レベルの差がt分布に従う，という仮定に基づく統計)による比較などで解析することも可能である。これらの長所と綱引きになるのは，推定効率に欠けていることである。ある実験を行って，図9-10Aのような32個の刺激による反応を測定したとしよう。この血流動態応答は図9-10Bや図9-10Cのものと同じようなデータになるため，それぞれが似ているかどうかは推定できない。実際，ノイズが大きい場合は図9-10Dのような不規則な血流動態応答ですら判別するのは難しいだろう。

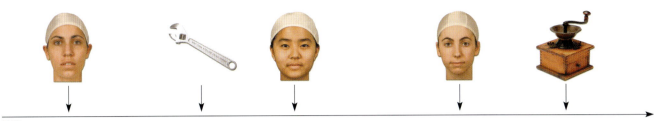

時間

図9-11 事象関連デザインの概要 事象関連デザインによるfMRI研究の基本にあるのは，個別の刺激を短時間提示すると関心事象が一過性に誘発されるという考え方である。この研究は，顔刺激による賦活と物体刺激による賦活を比較するためのもので，一連の刺激のタイミングを時間軸上の位置で示している。

Thought Question
数秒間の遅れがある仮の血流動態応答を使って図9-10を再現したとしよう。そのブロックで計測したBOLD信号の振幅と潜時はどのように変わるだろうか？

まとめると，ブロックデザインは単純にして強力である。準備が簡単であり，他者に説明することも簡単である。実験や課題の条件をうまく選べば，解析も非常に明快となる。ブロックデザインは有意な賦活を示すボクセルを検出するのに優れていて，BOLD信号の形やタイミングに関係なく，課題に伴う様々な変化を特定できる。しかし，実験条件の時間が長いためにまったく性質の異なる様々な神経活動を起こし，ある種の課題には適さなくなる。ブロックデザインはまた，賦活しているボクセルの時間経過を調べるのにも有用とはいえない。

事象関連デザイン

fMRIにおける2つ目の重要な実験デザインは，**事象関連デザイン**（event-related design）である。事象関連デザインにおいて基本的に前提とされているのは，短い光の点滅が視覚野で一過性の神経活動を起こすように，関心対象の神経活動が様々に異なる時間間隔をおいて起こるということである。ここで神経活動を起こす刺激や過程のことを，**事象（イベント）**（event）という。多くの実験では1つの試行に複数の事象が含まれていて，解析では区別して扱われる。例えば，選択的注意に関する実験では，最初に注意を向けるキューと標的のように2つの事象を含む試行を用いることがある。ほとんどの事象関連デザインでは，図9-11に示すように，異なる条件（独立変数）は異なる事象に対応している。連続する事象間の時間間隔〔**刺激間隔**（interstimulus interval）と呼ばれる〕は，実験の目的によって数秒から数十秒まで変わる。

ブロックデザインでは，課題ブロックの中で多くの刺激を連続的に提示するが，事象関連デザインでは刺激を一定の方法でランダムな順に提示し，異なる事象同士が互いに時間的にできるだけ相関していないようにする（この問題は重要であり，第10章で再び取りあげる）。事象関連デザインは，刺激を試行のブロックではなく1つずつ提示することを強調するために単一試行デザインと呼ばれることもあるが，このような呼び方をすると，その実験ではただ1つの刺激が提示されているという誤解を招きかねない。

事象関連デザインは，初期のfMRIではほとんど用いられることはなかった。ほとんどの研究は，長い時間間隔のブロックデザインであり，例外は第7章で議論した1992年のBlamireらの研究くらいであった。このほかにもごく少数の研究で，短時間の刺激に対するBOLD信号が計測されているが，試行間の加算平均や潜時の測定など事象関連デザインで行われているような詳しい解析までは含まれていない。しかし，その後数年の間に，PET研究や電気生理学研究のデザインから着想を得てfMRI研究にも事象関

事象関連デザイン
短時間の事象を個別に提示する実験デザイン。事象を提示するタイミングや順番はランダム化されることもある。

事象（イベント）
実験操作の中の1つの例。

刺激間隔
連続する刺激間の時間的な隔たり。通常は，1つの刺激の終わりから次の刺激の始まりまでの時間を指す。刺激開始間隔（stimulus-onset asynchrony：SOA）は，連続する刺激の開始点における時間間隔を意味する。

脳波
脳電位の計測のこと。通常は頭皮表面に置かれた電極により測定される。

タイムロック
関心対象の事象に対してタイミングを合わせて行う解析。通常，その事象に近接した時間帯のデータを取り出して行う。

信号加算平均
機能的信号ノイズ比を向上させるため，実験操作の性質が同一の試行データを複数集めて加算すること。

事象関連電位（ERP）
感覚・認知事象に伴って生じる脳内の微小な電気的変化。

連デザインが使われるようになってきた。1920年代のHans Bergerによって行われた最初のヒト脳における電気活動の記録以来，覚醒や注意などの状態変化に伴って**脳波**（electroencephalogram：EEG）の結果に時間相的な変化が起こることが知られていた。このような変化は，ある状態（例えば深睡眠）における脳波パターンと他の状態（例えば覚醒状態）における脳波パターンを比較することによって発見された。1950年代後半から1960年代初頭までに，特定の感覚・認知事象にかかわる信号を連続脳波の中から取り出せるか，という問題についての研究が始まった，脳波信号を刺激の立ちあがりと同期させ〔**タイムロック**（time-locking）〕，多くの試行の**信号加算平均**（signal averaging）を行うことによって，連続脳波から**事象関連電位**（event-related potential：ERP）と呼ばれる小さな電位変化を抽出することに成功した。ある種のERP，特に潜時の短い（100ミリ秒未満など）ものは，感覚処理にかかわっていた。また，認知処理にかかわるERPも観察された。例えば，予期していない刺激の出現に対して被験者が反応するとき，刺激の提示からおよそ300ミリ秒後にERPが正の方向に振れる変化が起こる（現在はP300として知られている）。このタイムロックと信号加算平均のような中心概念が，初期の事象関連fMRI研究の重要な要素だったのである。

最初の事象関連fMRI研究の1つとして，発語課題におけるブロックデザインと事象関連デザインの違いを比較したBucknerらの研究がある。その結果は有望なもので，どちらの方法でも視覚野，運動野，左前頭葉を含む同じような脳領域の賦活が特定された（図9-12A）が，賦活の大きさではブロックに対するもの（2～3％）よりも事象に対するもの（1％）のほうが小さかった。さらに，血流動態応答のタイミングを使って脳領域間のタイミングの違いを明らかにできるという可能性も示された（図9-12B,C）。1997年に行われた別の初期事象関連実験で，McCarthyらは予期していないまれな刺激の検

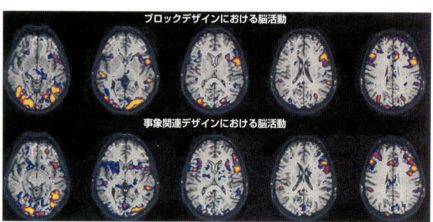

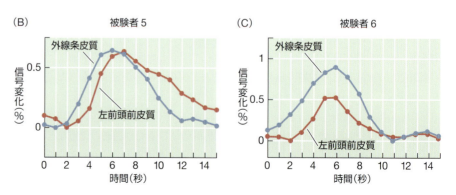

図9-12 ブロックデザインと事象関連デザインを比べた最初期の研究 被験者は，提示された語幹（例えば，"ora"）に対して，その語幹を含む単語（例えば，"orange"）を声に出して答える。(A)同じ課題をブロックデザインと事象関連デザインで比較したところ，概して同じような結果が得られたが，ブロックデザインのほうが賦活は大きかった。もう1つの興味深い発見は，事象関連デザインを使うと脳領域間の潜時の違いを明らかにできる可能性が示されたことである。(B,C)2名の被験者から得られた外線条皮質（青線）と左前頭前皮質（赤線）の2領域における反応の時間変化を示す。(B)被験者5では，前頭前皮質の反応が外線条領域の反応よりわずかに遅れているが，(C)被験者6ではこの違いは明らかではなかった。〔(A)はBuckner et al., 1996より。(B,C)はBuckner et al., 1996より〕

出にかかわる脳領域を調べた。刺激をブロックのように何度も提示すると，その刺激は予想外でもまれでもなくなってしまうため，研究自体の性質上ブロックデザインは使えない。この研究では，まれな標的の検出において背側前頭前皮質（主に右半球）と両側の外側頭頂皮質の賦活が認められた（図9-13A,B）。さらに，関心対象の事象にタイムロックしたfMRI時系列データの一部を取り出し〔このような部分のことを**エポック**（epoch）と呼び，ある条件での全エポックの加算平均を**エポック平均**（averaged epoch）と呼ぶ〕，標的に関連した血流動態応答を含むエポックを平均してプロットすると（図9-13C,D），第7章で紹介した血流動態応答のグラフとよく似た形の曲線がみられた。

事象関連デザインの原理

これら最初期の事象関連デザインの実験により，fMRIデータについて新しい考え方ができるようになった。ブロックデザインで刺激が提示された場合，発生するBOLD信号はその刺激系列に関連する定常的な神経活動を反映していると考えられていた。これに対して事象関連デザインの実験では，個々の刺激に関連して脳活動に起こる一過性の変化が測定できる。このような神経活動パターンの時間変化が実験解析において重要となってきたため，事象関連デザインの実験では，ブロックデザインに比べて時間分解能の高さが重要となる。事象関連デザインは血流動態応答の時間経過に関する推定にきわめて有用であり，特に事象を他の事象から十分離して提示する場合や，高度な解析法を使って互いに接近した事象に対する反応を分離する場合には優れた推定効率をもつ。

第7章で紹介した**線形システム**（linear system）の枠組みによれば，一連の刺激事象

エポック
大きな時系列画像データから抽出された部分的な画像データ。通常は関心事象の前後の時間区分に対応している。

エポック平均
同質の事象に対してタイムロックしたエポックを多数集めて加算平均したもの。

線形システム
スケーリングと重ね合わせの原理に従うシステム。

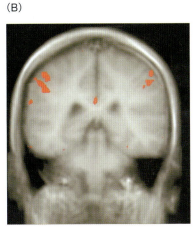
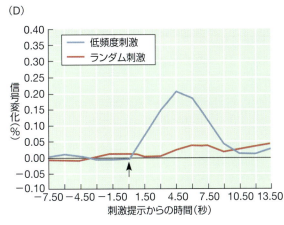

図9-13 低頻度刺激の検出に対して事象関連fMRIを用いた初期の研究 被験者は画面上の文字列を注視する。その文字列のほとんどは"O"であるが，まれに"X"（標的刺激）が提示され，その際にボタンを押して反応する。データは，前頭葉で2枚，頭頂葉で2枚の計4枚の冠状断で撮像された。標的刺激により，背外側前頭前皮質（A）と外側頭頂皮質（B）で一過性の賦活が誘発された（賦活ボクセルを赤色で示す）。これらの標的刺激による前頭前皮質（C）と頭頂皮質（D）での事象関連反応を示す。（McCarthy et al., 1997より）

インパルス
システムへの単一の入力。インパルスは非常に短時間のものと想定されている。

はインパルス (impulse) の連鎖であり，そのおのおのが1つの血流動態応答を引き起こすと考えることができる。1996年にBoyntonらによって最初に示されたように，血流動態応答の振幅とタイミングは，反応を引き起こす刺激の強度と持続時間に依存している。線形システムの仮定が有効な範囲（つまり，連続する刺激に対するBOLD信号が互いに影響し合わない）では，原理上は事象を非常に速く提示しても個々の事象に対する血流動態応答を抽出することが可能である。1997年のDaleとBucknerの研究でもこの問題が取り扱われている。この研究では，事象同士がわずか数秒ずつしか離れていないのに対して血流動態応答の上昇と下降がずっと遅い（10〜15秒）ような場合でも，事象関連デザインで信号加算平均が可能であると仮定された。ここで使われた刺激は，左右いずれかの視野で1秒間持続するチェッカーボードの点滅であった（左視野に提示された視覚刺激は右側の視覚野を賦活し，その逆もまた然りであることを思い出してほしい）。ここで重要なのは，刺激提示の順序が交互ではなくランダムにされていたことである。その理由としては，このように短い間隔で刺激を単純に交互提示すると，どんな効果であっても消えてしまい捉えられないからである（例として，図9-9を参照）。

Thought Question

もしある事象に対する神経活動がインパルスでなく，持続時間の長い（例えば，5秒間）ものであった場合，fMRIの事象関連デザインの前提は成り立たないのだろうか？ また，血流動態応答はどのように変わるだろうか？

DaleとBucknerの実験データを図9-14に示す。わずか2秒間という短い刺激間隔でも，反対側の一次視覚野で個々の試行タイプに対応した強い賦活が検出されている。実は，このような賦活は，刺激間隔が短いときのほうが長いときよりも容易に検出され

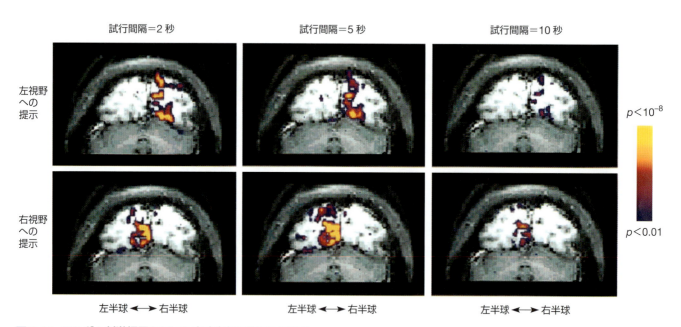

図9-14 ランダム刺激提示を用いた高速事象関連fMRI研究
様々に異なる刺激に対するfMRIの賦活は，刺激の提示順序がランダム化されている場合，非常に速い事象関連デザインでも抽出可能である。この実験では，点滅するチェッカーボード刺激を左視野または右視野にランダムに提示し，試行間の間隔は2秒，5秒，または10秒とした。本図は1人の被験者のデータであるが，刺激に対応する大脳半球（右視野提示の刺激では左視覚野）における賦活は，どの試行間隔でも観察された。右側のカラースケールは，画像上で着色した領域の有意水準を示している。興味深いのは，賦活が最も弱く空間的な範囲も最も小さいのは，試行間隔が最も長い場合で，これは試行間隔が短い場合に比べて試行回数が大幅に少ないためである。（Dale and Buckner, 1997より）

たのである。この結果は直感的には奇妙に思われるかもしれないが，実験の検出力は得られたデータ量に依存することを思い出してほしい。2秒間という短い間隔の条件では，長い条件に比べると，実験ランごとの試行数が多かった。多くの試行を速く続けて提示することで，BOLD信号全体の変動量が大きくなり，検出力もそれだけ大きくなる。この結果から，関心対象の事象がランダム順で提示される場合であれば，非常に短い刺激間隔を用いてもBOLD賦活を示す領域を検出できることが明らかとなった。

では，この研究結果から「事象関連デザインには短い刺激間隔が最適である」といえるだろうか？ 実は必ずしもそうとはいえない。なぜなら，この研究の主な目的は賦活領域の検出にあり，血流動態応答の時間経過に関する推定ではないからである。賦活の時間経過を正確に推定するために，それまでの研究者たちが使っていたのは，**周期的事象関連デザイン**(periodic event-related design)で，関心対象の事象を一定の間隔で提示するというものだった。遅い周期的デザイン(15秒以上)は概念的に非常に単純であり，解析法も明快である。個々の事象は完全な形の血流動態応答を起こすため，事象を選んで加算平均することができる。しかし，遅い周期的デザインは事象が起こる頻度が低いために非効率的である。速い周期的デザインは，前段落の論理に従えば一見効率がよいように思われるが，実際にはかえって使いにくいこともある。2000年にBandettiniとCoxは，短い持続時間(2秒)の周期的刺激提示において最適な刺激間隔を決める試みを行った。この研究では，図9-15にあるように，10〜12秒という中程度の刺激間隔において，刺激に関連するデータの変化を明らかにできたが，刺激間隔を短くしていくと個々の試行による効果はしだいに不明瞭となった。最も短い刺激間隔(2秒)では，撮像ランの最初でBOLD賦活があったが，その後はプラトーに達してしまい個々の試行についての解析はまったくできなかった。

したがって，短い間隔の周期的デザインでは，BOLD信号が最大値に達して飽和してしまうため刺激に関連した効果を特定することはできなくなり，実験自体も意味のないものになってしまう。多くの研究で現在使われている実験デザインでは，連続する刺

周期的事象関連デザイン
関心事象を一定の時間間隔で提示する事象関連デザイン。

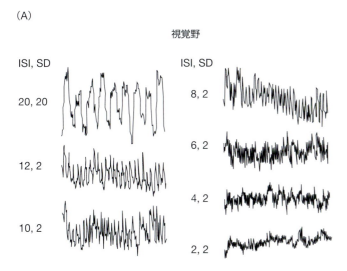
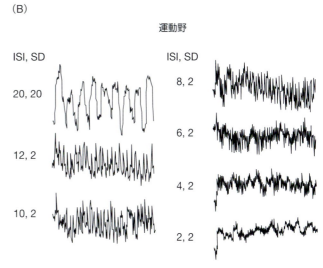

図9-15 事象関連デザインにおけるfMRI賦活に対する刺激間隔の影響 連続する事象間の間隔が短くなると，連続する血流動態応答が重なるためBOLD信号の変動幅が減少する。この例では，被験者は瞬間的に提示される視覚刺激を見ながら指タッピング課題を行い，視覚野(A)と運動野(B)の関心領域における賦活が多くの異なる実験条件下で測定された。20秒間の長い刺激間隔(ISI)で20秒間の長い刺激提示時間(SD)の場合は，ブロックデザインと類似する条件となるが，この際にはこれら2つの領域で(刺激に合わせて)交代する賦活が明瞭にみられた。しかし，事象の持続時間を2秒に短くした場合，周期的に交代する賦活がみられたのは刺激間隔が10〜12秒と長い場合だけで，間隔が短い場合にはみられなかった。(Bandettini and Cox, 2000より)

ジッタリング
連続する刺激事象の時間間隔を，ある範囲内でランダムに変動させること。

激間の間隔を小さい範囲で様々に変化させる**ジッタリング**(jittering)や，異なる事象について提示順序のランダム化が行われている。シミュレーション研究や実際のMRI研究などこれまで発表されてきた多くのデータから，最適な実験デザインには様々に異なる刺激間隔を用いるべきだとする十分なエビデンスがあり，同じ種類の事象を平均4〜6秒くらいの間隔(間隔をより長くしたり短くしてもよい)で連続して提示するのがよいとされる(この間隔は，平均すれば第7章で述べた不応性効果からほぼ完全に回復するだけの長さがある)。Box 9-2では，最適な実験デザインの基本となる考え方をさらに詳しく説明する。

　強調しておくが，ここで述べている時間上の制約は連続した**事象**の間隔に関するものであり，必ずしも連続した**刺激**の間隔にも該当するわけではない。例えば，単語と非単語の文字列という2種類の刺激を提示する実験を考えてみよう。ある脳領域が単語には反応するが非単語には反応しないということがわかっているとする。非単語を高速で連続して提示する中に単語を混ぜこんだ場合，単語はそれだけで大きな血流動態応答を起こすだろう。この脳領域では，事象として使えるのは単語だけということになる。しかし，単語にも非単語にも同じように反応するような脳領域であれば，どちらの刺激も事象として使え，BOLD信号は実験中ずっとプラトーにあるだろう。この論理は前項で紹介したMcCarthyらの研究で用いられた論理とまったく同じものであり，第7章で述べたfMRI順応のパラダイムとも類似性がある。

事象関連デザインの利点

　事象関連デザインは急速に広がり，今日ではfMRI研究のほとんどを占めるようになっている。このように汎用されているのは，ここで概説するようないくつかの利点のためであり，また，非常に複雑な実験デザインに由来する統計モデルを取り扱えるfMRI解析プログラムが広く使われるようになったこともこれに拍車をかけている。事象関連デザインを使うことで，初期のfMRI研究では不可能であった対話型のデザインやさらに複雑なデザインも取り扱うことができる(図9-16)。

　血流動態応答の形やタイミングに関する推定には，概して事象関連デザインのほうがブロックデザインよりはるかに優れている。推定は様々な研究課題において重要である。血流動態応答の正確なタイミングと波形を決めることによって，神経活動の相対的なタイミング，1つの試行の中に含まれる個々の過程，脳領域間の機能的結合性，脳領域内の持続的な賦活など様々な推定が可能となる。逆にブロックデザインでは，課題ブロックの中に事象が集中しているため単純な事象関連デザインよりも大きなBOLD信号変化を起こすことができ，検出力が優れている。しかし，より複雑な事象関連デザインを適切に扱えば，推定効率を下げることなく非常に高い検出力を保つことができ(Box 9-2)，事象関連デザインの大きな弱点を改善できる。現在のほとんどのfMRI解析ソフトウェアは，解析モデルの効率を定量的に測る方法が含まれている。デザインを確立した後すぐ(fMRIデータを集める前)に効率を検証すれば，実験デザインに潜む問題をみつけることができる。また，異なるデザインの間で効率を評価して比べることもできる。

　とはいえ，実験デザインはこのような検出と推定のどちらが相対的に重要かということだけで決まるものではない。fMRI研究の主な目的が脳機能を理解することである以上，ある特定の機能を確実に取り出す(例えば，時間的に分離するなど)ことができるように実験を計画すべきである。この点，事象関連デザインでは実験の目的によって同じ事象でも様々な解析法を適用できるため，ブロックデザインにはない柔軟性がある。例えば，画像の提示方法による知覚への影響に関心をもっていて，2種類の画像(例えば，顔と物体)を2つの角度(右に傾けた場合と，上下を反転させた場合)で，1つずつランダ

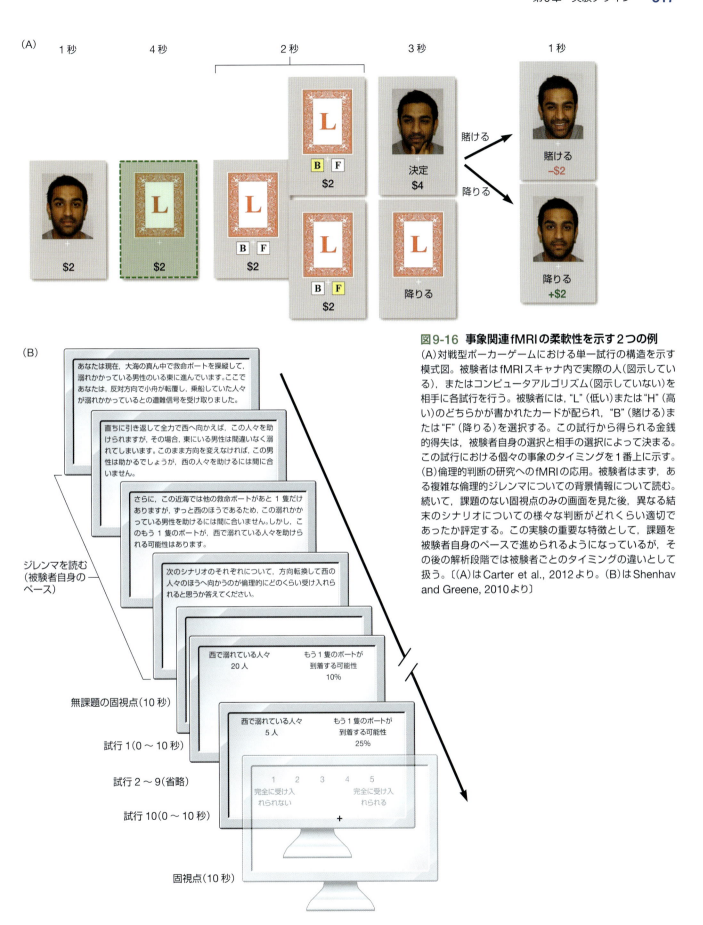

図9-16 事象関連fMRIの柔軟性を示す2つの例
(A)対戦型ポーカーゲームにおける単一試行の構造を示す模式図。被験者はfMRIスキャナ内で実際の人(図示している)，またはコンピュータアルゴリズム(図示していない)を相手に各試行を行う。被験者には，"L"(低い)または"H"(高い)のどちらかが書かれたカードが配られ，"B"(賭ける)または"F"(降りる)を選択する。この試行から得られる金銭的得失は，被験者自身の選択と相手の選択によって決まる。この試行における個々の事象のタイミングを1番上に示す。(B)倫理的判断の研究へのfMRIの応用。被験者はまず，ある複雑な倫理的ジレンマについての背景情報について読む。続いて，課題のない固視点のみの画面を見た後，異なる結末のシナリオについての様々な判断がどれくらい適切であったか評定する。この実験の重要な特徴として，課題を被験者自身のペースで進められるようになっているが，その後の解析段階では被験者ごとのタイミングの違いとして扱う。〔(A)はCarter et al., 2012より。(B)はShenhav and Greene, 2010より〕

Box 9-2　効率的な fMRI の実験デザイン

　本章を通じて強調してきたが，それぞれのデザインにはそれぞれの利点と欠点がある。fMRIを使って扱うことのできる問題は幅広い範囲に及ぶことから，完璧な実験デザインを作り出す方法は存在しないが，逆に不完全で効率が悪く，簡単にいえば駄目な実験デザインを作り出す誤った方法は無数にある。

　実験デザインの効率をよくしたり悪くしたりするものは一体何だろうか？　実験デザインの主目標は，研究者が何らかの研究仮説に答えを出せるようにすることであるのを思い出してほしい。優れた仮説においては，たいていの場合異なる条件間の差異を示すことが問題になる。デザインの効率は，この実験条件を脳の賦活レベルとして識別する能力によって決まり，効率のよいデザインでは比較的少ないfMRIデータで識別できるが，デザインの効率が悪ければ同じ結論を得るのにより多くのデータが必要になるだろう。効率の悪い実験デザインにありがちな問題は，関心対象とする過程の間に高い相関があることである。相関が生じてくるのは，複数の過程が同時に起こる場合（例えば，事象Aが起こるときは常に事象Bも起こる）や，異なる過程が非常に近いタイミングで継起する場合（例えば，直接的な注意へのキューが常に標的の100ミリ秒前に提示される）などである。関心対象の過程をうまく誘発できない場合も，（BOLD信号変化を最大限引き出せないため）デザインの効率は悪くなるだろう。これが特に問題になるのは，攻撃性・後悔・意思決定など，複雑な過程や主観的状態を調べる場合である。被験者が課題を真剣に行わない場合や，実験者が予想していないような認知処理を行ってしまう場合も，他の面ではよくできた実験デザインであっても無意味なものとなってしまう。最後に，デザインが単に研究課題に合っていないために非効率になる場合もあり，典型例としては純粋なブロックデザインを使っているのに，ブロック内の個別刺激に対する血流動態応答の形とタイミングを調べようとする場合などがある。ただし，この同じブロックデザインでも，他の研究課題に対してであればきわめて有効なこともありうる。

　2つの重要な概念，すなわち，実験の効率はその実験自体の仮説に依存していること，そして，その効率は仮説検証に必要となるデータの量によって測ることができるのを改めて強調しておく。これらの概念は，より効率のよい実験デザインをつくるための指針となる。大まかにいうと，デザインの作成にあたって，「検証すべき仮説が与えられたとき，どのように刺激を提示すれば，最大の効果を得られるだろうか？」という問題を考える必要がある。その際の重要な要因としては，（ブロックデザインであれ事象関連デザインであれ）連続する刺激間の理想的な時間間隔はどれほどか，その時間間隔は一定にするべきか変化させるべきか，刺激の提示順序をランダム化するか，そしてどのようにランダム化するか，などがある。これらの要因を順に考えていこう。話をわかりやすくするため，刺激の種類が単一のデザイン（例えば，顔刺激の提示でどのような脳活動が起こるか？）を例にして述べていくが，刺激の種類が2つ以上あるデザイン（刺激が顔と家の場合，活動はどう異なるだろうか？）については考えないこととする。しかし，以下の説明の理屈そのものはあらゆる実験デザインに対して適用できる。

　単一の刺激によって起こるfMRI賦活は，BOLD信号の上昇から下降，そしてアンダーシュートまでを考慮すれば，15秒ないしそれ以上持続する。ブロックデザインは多くの連続する刺激によって起こる賦活をひとまとめにすることで，この反応の遅さを利用している。ブロックが血流動態応答のおよその持続時間よりも短い場合では，条件間の差分を最大化することはできない。しかし長すぎるブロックにも欠点はあり，ブロックがかなり低い頻度で交代する場合，この交代の頻度における（データ上の）ノイズが大きくなる。このため，fMRI実験における最適なブロック長はだいたい20秒くらいである。ふつうに考えれば，同じような制約が事象関連デザインにもあてはまることになる。初期の研究者の多くは，連続する事象の間をおよそ20秒間と長めにとって，1つの刺激によって起こる反応が別の刺激で起こる反応と重ならないようにした。実際，事象間の間隔が一定の場合（周期的デザイン）では，血流動態応答の形全体を調べるためには15秒以上の時間間隔が必要である（図9-9，図9-15）。しかし，1999年のDaleの研究で，（同じ種類の）連続する刺激の間隔を変化させる場合には，ブロックデザインの利点はまったくなくなることが示された。例えば，刺激間隔が4秒間という一定の周期的デザインはきわめて効率が悪いが，これはBOLD信号が急速に最大値に達し，実験中は高止まりしてしまうためである。しかし，同じ刺激を刺激間隔を様々に変えて提示すれば，刺激間隔の平均が4秒であっても，有意なBOLD効果を検出する能力が（血流動態応答の形を調べる能力も）飛躍的に増大する。これに続く研究で，多くの場合最も効率のよいデザインは事象関連デザインであり，特に事象間の時間間隔が非常に短くその間隔が大きく変動する場合は効率がよいことが明らかにされている（図1）。

　刺激間隔が短く，変動する場合にfMRI実験デザインの効率がこれほど劇的に向上するのはなぜだろうか？　その答えをみつけるには，これらのデザインで起こる賦活の時間経過における特徴を考えてみればよい（ここではこの特徴の

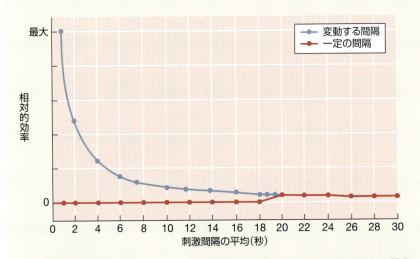

図1　事象関連デザインにおいて，刺激間隔が変動する場合と一定の場合の効率
刺激間の間隔が比較的長い場合（すなわち，血流動態応答の典型的な時間幅よりも長い場合），刺激間隔が変動しても一定であってもほとんど違いはなく，どちらも効率はあまりよくない。しかし，間隔が短い場合には，刺激間の間隔が変動するデザインにおける効率は大幅に向上する一方，一定間隔のデザイン（周期的デザイン）における効率はゼロに近づく。図9-15が示すように，一定かつ短い刺激間隔の場合，検出力はほとんどない。（Dale, 1999より）

概念のみを説明するが，その数学的基礎については章末で紹介するDaleら，Liuら，Wagerらの論文を参照）。いくつかの事象が急速に続いて起こるとき，血流動態応答の総和はほぼ最大値まで増加する。しかし，事象がしばらくの間起こらない場合，血流動態応答はほぼベースラインに戻る。したがって，賦活するボクセルの振幅は時間軸上で大きく変動する。このため，この実験デザインはこうしたボクセルの検出を含む研究仮説に対する効率が比較的よい。刺激間隔を変動させることの1つの有利な特徴は，連続するタイムポイントの間にほとんど相関がないことである。連続する事象は，すぐに続いて現れる場合もあれば，短い間隔あるいは長い間隔をあけて現れる場合もある。このように，このデザインでは1つの刺激の提示から次の刺激の提示が予想できないため，事象で起こる血流動態応答の形を調べるのに最も大きな力をもつ。したがって，連続する事象の刺激間隔を変動させることによって，非常に

よい検出効率も維持しながら，推定効率を最大化できる。もう1つ，刺激間隔を変動させることで得られる利点は，どんな事象がいつ起こるかを被験者が予測できなくすることである。これによって，予期や期待に関連した心的過程を抑えることができ，また被験者が簡単な認知方略を使って実験課題を遂行してしまうのも防ぐことができる。

ここまで，効率のよい実験デザインの重要性を強調してきたが，実際に**どうやって**よいデザインを構築するかについては明言してこなかった。ここで紹介するいくつかの手法が，これまでに発表されている研究で使われているものである。最も一般的なのはランダム化である。2つの事象が，ランダムな刺激系列の中で等しい確率で生じる場合，ときには1つの事象が何度も続けて起こることもあれば，多くの刺激が含まれる系列の中で，ある事象がまったく起こらないこともあるだろう。この結果として，刺激間隔の分布は，指数関数的に減少する分

布に近い形をとることになる。また，連続する刺激間隔のジッタリングという手法もあり，これは特に1種類の刺激を短い間隔で提示するデザインなどで必要となる。ジッタリングの際には，間隔についての何らかの分布（例えば，1〜7秒の間の整数値からなる一様分布）からランダムに選んだ値で刺激間隔を決める。さらに別の手法として，実験デザインの統計的特性を，時間軸上で変化させるというものもある。**準ランダムデザイン**（semirandom design）（図2）では，ある範囲の時間に刺激が起こる場合と起こらない場合がある。例えば，事象が500ミリ秒のチェッカーボードの点滅で，1,000ミリ秒のTRで脳を測定しているとしよう。最初の30秒のブロックでは，各TRの中に事象が含まれる確率が25％，次の60秒のブロックでは75％，そして最後の30秒では25％になるように実験を設定したとする。こうしてできるデザインは，図2Cのようなものになる。準ランダムデザインは，個々の事象で構成されてはいるが，事象が多く含まれる期間と少ししか含まれていない期間があるというという意味ではブロックデザインと似ており，このような事象の塊をつくることによってBOLD信号全体の変動が大きくなる。Liuらの研究により，前段落で述べた理論的予測と一致して，準ランダムデザインはブロックデザインと同等の検出力があると同時に，最適な推定効率もあることが明らかにされている。

ランダム化した実験デザインは，その性質上，「ランダム」である。ランダム過程は，このBoxで述べているような性質

準ランダムデザイン
実験全体を通して，ある事象が一定の時間内に起こる確率を計画的に変化させる事象関連デザイン。

Box 9-2　効率的なfMRIの実験デザイン

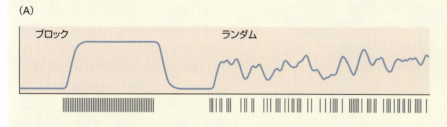

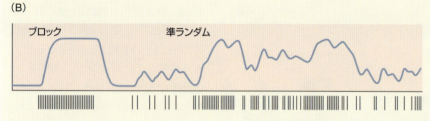

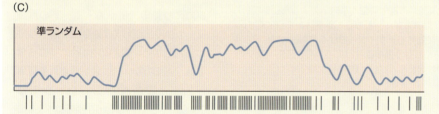

図2　各実験デザインの特徴　準ランダムデザインでは，ブロックデザインと事象関連デザインのそれぞれの特徴が融合されている。各グラフの直下の垂直線は，チェッカーボードの点滅のような単一事象のタイミングを表し，グラフの曲線は予想される血流動態応答を表す。準ランダムデザインは，事象が起こる確率が高い区分と低い区分に分けられる。その構造は大規模である一方，ランダム化の程度は小さい。ここでは，ブロック化されたエポックにランダム化された時間区分(A)と準ランダム化された時間区分(B)を加えたもの，および完全な準ランダムデザイン(C)を示す。これら3つのデザインにおける推定効率と検出力はすべて等しい。(Liu et al., 2001より)

(例えば，事象の塊をつくる，時間的相関がない)をもった系列を生み出すこともあれば，そうでないこともある。簡単な例として，「0」と「1」でラベルされた2つの刺激があり，このいずれかが起こるような試行(例えば，コイン投げ)を等間隔で10回行う実験を考えてみよう。このようなランダム過程では，(その効率は大きく異なるが)可能な系列は2^{10}通り(例えば，1010011011，1111111000，0101010101)ある。通常のfMRI実験では，数百とはいかないまでも数十の事象を含み，課題の認知的負荷によって事象間の時間間隔が大きく制限されることはほとんどない。考えられる刺激の提示順序やタイミングの組み合わせが非常に多いために，単純なランダム化によって最適に近い実験デザインが得られる見込みは非常に乏しい。多くの異なるデザインをつくり，それからランダム検索で最もよい選択肢を選ぶことで効率をかなり改善できるだろうが，これを行っても最適に近いデザインを得るのは難しく，ほとんどのfMRI研究のように複雑な実験であればなおさらである。

そこで，利用可能なデザインのパラメータを素早く評価し最も効率のよいものを決められるようなアルゴリズムの開発に力が注がれた。例えば，数学的手法を使って刺激の提示順序のカウンターバランスをとる規則を作り出し，ここから各刺激による血流動態応答を調べるのに適したデザインを導き出すという手法が考案された(章末で紹介するBuracasとBoyntonの論文およびAguirreらの論文を参照)。また特に魅力的な手法として，WagerとNicholsが開発し，近年になって他の研究者によって拡張された，遺伝学的アルゴリズムを利用するものがある。本来の生物学上の用語と同じく，遺伝学的アルゴリズムは個々のデザインの相対的な適性(デザインの効率)を計算するものであり，この適性は多くのより小さな要素(事象のタイミングなど)から構成されている。比較的よいデザインのうち，一部の側面を連結したり(すなわち一部の事象を交換する)，一部を突然変異させ(すなわちランダムに変化させる)，そこから出てくる新しいデザインで効率が検証される(図3)。最も効率の悪いデザインは捨てられるため，最適なデザインになりそうもない選択肢はそれ以上探索されない。このような過程は，十分によいデザインが得られるか，探索の制限時間に達するなど，一定の基準を満たすまで繰り返される。研究者らによるシミュレーションでは，遺伝学的アルゴリズムを使って特定の基準(例えば，十分な検出力を保持しつつ推定効率が最も高い)を満たした最適なデザインを高速で特定することができた。さらに，これらのデザインはランダム化で得られるデザインよりも，またランダム検索で得られるデザインよりも優れていた。

強調しておく必要があるが，すべての研究仮説に適した実験デザインが存在しないのと同じく，実験デザインを最適化する方法には必ず何らかの制約がある。ばらばらな視覚刺激(例えば，500ミリ秒提示されるチェッカーボード画像)を受動的に眺める課題と，複雑な倫理的ジレンマの決定を行う課題，という2つを

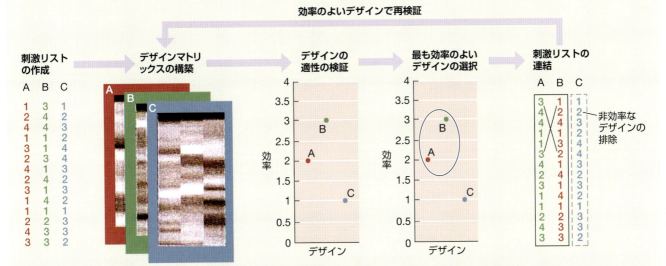

図3 遺伝学的アルゴリズムを用いた効率のよいデザインの選択 実験刺激をランダム化するだけでは最適なデザインとならない可能性があるため，最も効率の高いデザインにつながるデザインパラメータ（例えば，事象の相対的タイミング）をみつけるための方法が研究されてきた．有望な手法の1つに，遺伝学的モデルにヒントを得た技術を用いるものがある．基本的な考え方は，ランダムな刺激のリスト（ここでは刺激が4種類のデザインを示す）を最初に作り出し，これに関連した統計モデルを構築・検証し，最も効率のよいデザインを選択して，それらのデザインの要素を再構成するというものである．この手法では，いくつものデザインを連結させることにより，ランダム検索よりもはるかに速く最適に近いデザインに収束させることができる．(Wager and Nichols, 2003より)

考えてみよう．前者では最適なデザインに至るアルゴリズムでも後者では不良なデザインとなってしまう可能性があり，これは例えば，被験者が複雑なシナリオについて決定を下す際に制限時間が設定されたため焦ったことが影響したのかもしれない．fMRI実験デザインの基本原則に戻れば，最も重要なことはその実験デザインによって自分が意図した心的過程（そして，その神経活動やBOLD信号）を引き出すことができるかどうかである．

ム順に提示したとしよう．これらの刺激は，視覚刺激という意味では単一の事象として考えることができるし，顔と物体という2種類の事象としても，また4つの別々の事象としても考えることができる．

このような柔軟性が意味するのは，実験データに基づいて事象を定義してもよいということで，これは**試行分類**（trial sorting）と呼ばれることがある．この考え方は，事象関連fMRI研究における特徴の多くがそうであるように，初期の電気生理学研究に由来している．事象はしばしば，正答率や反応時間など被験者の反応によって分類される．例えば，前部帯状回などの脳領域は，被験者が誤反応をした試行において誤反応をしなかった試行よりも強く賦活する．この違いは，間違いの認識や将来の誤反応を防ぐための反応計画の調節，誤反応の原因に関する内省などといった認知過程を反映しているのかもしれない．

事象は，その長期的な効果によっても分類できる．**事後記憶**（subsequent memory）のパラダイムを用いた実験では，fMRIスキャナの中にいる被験者に多くの刺激項目（見たことのない場面の画像など）を続けて提示し，例外もあるが多くの場合，記憶とは関係のない課題（提示された場面が屋内か屋外かを判断するなど）をさせる．しばらく時間

試行分類
データ収集の後に，事象を条件として扱い分析すること．行動データに基づいて行うことが多い．

事後記憶
後に行われる試験で覚えていたかどうかに基づき，実験的な刺激を分類するfMRI解析法．この解析法を用いることで，その賦活が記銘の成功にかかわっていると考えられる脳領域を特定できる．

をあけた後，提示した刺激項目と提示していない刺激項目を用いて被験者の記憶を検査する。その後，最初に提示した刺激項目を「思い出せた項目」と「忘れた項目」とに分類し，それによって記憶のエンコードにかかわる脳領域を特定する。このような研究で最初のものは，1998年にBrewerらやWagnerらによって報告され，それ以来この方法で記憶に関与する多くの脳領域のマッピングが行われてきた。例えば，2006年のAdcockらの研究では，被験者が個々の項目を思い出す前に報酬内容（例えば，5ドルや10セント）を提示し，うまく思い出せた場合にいくらもらえるかを計算できる状態にしておいた。その結果，思い出すことのできた項目については，報酬の評価に関連する脳領域（線条体や中脳腹側被蓋野など）で賦活が増加し，これらの領域と海馬との連関も増強することが明らかになった。

　これらのような利点があるため，fMRI実験の多くで事象関連デザインが用いられてきたし，その割合はさらに増えてきている。しかし，すでに述べたように事象関連デザインは，一般に類似のブロックデザインより検出力が低く，このことは1つには血流動態応答に対して鋭敏であることに起因している。したがって，もし間違った解析モデルをつくってしまった場合，有意な賦活を見逃してしまうこともありうる。とはいえ，事象関連デザインは，広い範囲の実験課題において柔軟性と検出力の最適な組み合わせを兼ね備えている。

混合デザイン

混合デザイン
ブロックデザインと事象関連デザインの両方の特徴を含む実験デザイン。

　ブロックデザインと事象関連デザインの手法の基本的要素を合わせもったfMRI実験もある。**混合デザイン**（mixed design）においては，刺激は互いに離れた規則的なブロックの中で提示されるが，各ブロックには複数の種類の事象が含まれる。混合デザインの概要を図9-17に示す。混合デザインと他のデザインとの重要な違いは，混合デザインでは様々な時間的スケールで変動する独立変数に関する解析が可能であるという点にある。課題ブロックは20〜30秒，あるいはそれ以上のこともあり，課題に取り組む際の方略，注意，その他の認知過程で起こる持続的な変化にかかわっている。例えば，被験者があるブロックでは左視野に注意を向け，次のブロックでは右視野に向ける課題のように，それぞれのブロックごとで異なる認知過程を誘発し，ブロックに関する解析によって定常状態の過程〔**状態関連過程**（state-related process）〕を測定することがある。このデザインは，Box 9-2に示した準ランダムデザインとは概念的に異なる。混合デザインでは，複数の事象を課題ブロックとしてまとめることで被験者が特定の認知状態をとり，それを維持させていると仮定するのに対し，準ランダムデザインでは，個々の刺激がある特定の認知過程を繰り返し引き起こすと仮定している（すなわち，混合デザインにおけるようなベースラインでの認知状態が現れることはない）。したがって，混合デザインは持続的な脳活動を調べたいときに適切であるが，一過性に起こる脳活動に対しては事象関連デザインで最適な形にするのが望ましいといえる。

状態関連過程
明確に区切られた機能のモード（状態）を反映すると想定される脳内変化。ブロックデザインを用いてより容易に測定できる。

　事象関連デザインと同じく，ブロック内で高速で提示される刺激により脳内に分離可能な短期の変化が起こる。例えば，被験者にディスプレイを注視するように求め，そのディスプレイ上では左右の視野に刺激が繰り返し提示される。その際に，あるブロックでは特に左側に注意を向けるように求め，他のブロックでは右側に向けるように求める。その結果，例えば注意を向けている左側に提示された物体は注意を向けていない右側に提示された物体とは異なる脳活動の変動を起こす，というようにそれぞれの事象で異なる処理過程が引き起こされる。このように混合デザインのブロックに含まれる個々の事象は，刺激項目に結びついた過程〔**刺激関連過程**（item-related process）〕を反映してい

刺激関連過程
個別の刺激（項目）の特性によって起こると想定される脳内変化。その測定は，混合デザインよりも事象関連デザインのほうが容易である。

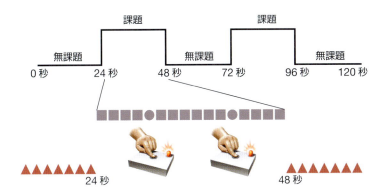

図9-17 混合デザインによるfMRI研究の例 混合デザインでは，長いブロックの中に関心事象をまとめて提示する。この例では，課題ブロックはオドボール課題を用い，被験者はまれに出現する円形の標的が現れたときのみボタンを押し，標的でない正方形には反応しない。円形の刺激のそれぞれは，刺激項目に関連した認知過程を誘発する事象である。課題ブロックは，反応の必要がない無課題ブロック（赤色の三角形）と交互に提示される。したがって，課題ブロックと無課題ブロックの差分は，状態に関連した過程を反映している。（Huettel et al., 2004より）

る。状態関連過程と刺激関連過程は，1つの課題において互いに結びついているとは限らないことに注意してほしい。例えば，左か右の視野に注意を向けるのにかかわる脳領域は，標的に反応してボタンを押すのにかかわる脳領域と同じではない。したがって，長期的な認知過程と個々の試行で動員される短期的な認知過程の両方を扱うような研究課題では，混合デザインがきわめて有効である。

Thought Question

混合デザインは，ブロックの始めや終わりに起こる一過性の過程を調べるのに使うことができる。課題ブロックの始めや終わりに起こりうる認知過程にはどのようなものがあるだろうか？

　混合デザインの有効性を示した最初の研究の1つに，2001年のDonaldsonらの研究がある。この研究では，記憶を想起しようとする際にかかわる脳領域と，想起が成功した場合にかかわる脳領域の分離が試みられた。実験は長い課題ブロック（105秒）からなり，各ブロックでは3つの異なる事象（実験前の練習セッションで学習した単語，事前に学習していない単語，単語提示なしの固視点）が計42事象含まれ，ランダム順で提示された。課題ブロックにおいては，持続性の活動上昇が前頭前皮質と島皮質にみられた一方，事象関連の活動は視覚野，視床，前頭前皮質の他の部位を含む，より多様な領域でみられた。このような混合デザインを用いることによってはじめて，課題の状態関連過程にかかわる脳領域と，刺激関連過程にかかわる脳領域を分離することができた。もう1つの例として，2006年のDosenbachらの研究では，183人の被験者に対して10種類の異なる課題を行う混合デザインが採用され，遂行課題の種類にかかわらず課題の始めに賦活が増加し課題の間は持続的に賦活する脳領域が明らかにされた。島前部と前帯状皮質の2つの領域がこの条件を満たしたが，これらの領域は同時に誤答の試行に対しても反応していた。この結果から，これらの領域が課題の開始と維持にかかわる領域であると結論づけられたが，混合デザインを用いていなければこの結論には至らなかったであろう。

　Donaldsonらが述べているように，状態に関連した賦活がブロック間で比較した場合の賦活増加に必ずしも結びついていない，という点を理解しておくことは重要である。認知状態の変化は事象に関連した活動に影響し，その結果，ブロック内の個別の事象に対する血流動態応答の振幅が増加するということが起こりうる。例えば，課題ブロックでは刺激への注意を要求し，無課題ブロックでは要求しないようなデザインを考えてみよう。注意の制御にかかわる脳領域では，課題ブロックを通じて賦活し定常状態となることがあるだろう。しかし，注意の影響を受ける側の脳領域では，状態に関連した効果

がみられず，代わりに注意なしブロックに比べて注意ありブロックでより大きな血流動態応答がみられるかもしれない。さらに，混合デザインの解析では，実験デザインの種々の異なる特性(例えば，ブロックの始まる時点と関心対象が起こる時点との違い)により，BOLD信号に種々の異なる要素が生じてくることを十分に考えておく必要がある。そしてこれら異なる要素を正しく区別できなければ，誤った結果を得ることになる。混合デザインは認知に関する多くの問題に非常に有用ではあるが，予想される活動を的確に絞った解析戦略が必要となる。

まとめ

　fMRI実験デザインにおける重要な問題には，研究仮説の創出，仮説を検証する実験条件の選択，実験条件を時間軸上で操作するための刺激の提示方法，が含まれる。1つの実験のための条件を選択する際には，交絡因子(すなわち，意図せず関心対象の独立変数とともに変動する変数)を除くことが重要である。fMRIの実験デザインには，ブロックデザイン，事象関連デザイン，混合デザイン，の3種類がある。ブロックデザインでは，各条件は長い時間(1つのブロック)にわたって持続的に提示され，それぞれの条件のブロックは交互に提示されることが多い。ブロックデザインの研究では実験課題のないベースラインを取り入れていることもあり，これによって，しばしば基底条件でより賦活する脳領域を明らかにできる。事象関連デザインでは，刺激をブロックのようなまとまりではなく1つずつ提示する。事象関連デザインはほぼあらゆる研究課題に適用できるため，実験を組み立てる際には最も柔軟性があり，fMRI研究において最も広く用いられている手法である。現代の事象関連デザインでは，連続する関心事象間の時間間隔を様々に変化させ，しかも短いものにすることで実験の検出力の最適化が図られている。混合デザインはブロックデザインの解析と事象関連デザインの解析を組み合わせ，長期の持続的な賦活と短期で一過性の賦活を区別するのに用いられる。

　どんなfMRI研究にも完全無欠の実験デザインというものは存在しない。実験をデザインする際の基本原則は，実験で扱う問題に最も合ったデザインを選ぶということである。一見よくできた事象関連デザインでも，関心対象となる認知過程を誘発できなければ意味がない。また，異なる条件を複数のブロックに分割できなければブロックデザインを使うことはできない。研究をデザインする際に考えるべき最重要の要素はきわめて単純なのである。それは，「どんなデザインなら実験操作で測定可能なBOLD賦活の差を引き出せるだろうか？」ということである。

(訳：中村　仁洋)

演習問題や参照サイトなどのリソースについては次のURLを参照(英文のみ)

sites.sinauer.com/fmri3e

重要文献

* Buckner, R.L. (2012). The serendipitous discovery of the brain's default network. *NeuroImage*, 62: 1137–1145.

　↑デフォルトモードネットワークに関する神経画像研究の歴史についてのレビュー。予想外の研究結果に最初は当惑しながら，後にこの問題に関する研究の進展にかかわった1人の研究者の視点から述べられている。

* Buckner, R.L., Bandettini, P.A., O'Craven, K.M., Savoy, R.L., Petersen, S.E., Raichle, M.E., and Rosen, B.R. (1996). Detection of cortical activation during averaged single trials of a cognitive task using functional magnetic resonance imaging. *Proc. Natl. Acad. Sci. U.S.A.*, 93: 14878–14883.

↑後に大きく発展する事象関連fMRI研究を予想した初期の論文。

* Henson, R.N. (2006). Efficient experimental design for fMRI. In *Statistical Parametric Mapping: The Analysis of Functional Brain Images* (Friston, K., Ashburner, J., Kiebel, S., Nichols, T., and Penny, W., eds.), pp. 193–210.

↑fMRI研究における適切な実験デザインの一般的原則について概説した本。

Huettel, S.A. (2012). Event-related fMRI in cognition. *NeuroImage*, 62: 1152–1156.

↑事象関連デザインの出現により、fMRIを用いたヒトの認知機能研究への関心が爆発的に広がり、推進されてきた経緯を説明した論文。

Keppel, G. (1991). *Design and Analysis: A Researcher's Handbook*. Prentice-Hall, Englewood Cliffs, NJ.

↑実験デザインについての古典的で読み易い教科書。

* Poldrack, R.A., Fletcher, P.C., Henson, R.N., Worsley, K.J., Brett, M., and Nichols, T.E. (2008). Guidelines for reporting an fMRI study. *NeuroImage*, 40: 409–414.

↑fMRIを用いた科学論文を執筆する際の、実験デザインと解析ステップについて効率よく完全に記述するための推奨事項をまとめた短いレビュー。

*この分野の重要文献であるとともに本章で引用した文献。

参考文献

Adcock, R.A., Thangavel, A., Whitfield-Gabrieli, S., Knutson, B., and Gabrieli, J.D. (2006). Reward-motivated learning: Mesolimbic activation precedes memory formation. *Neuron*, 50: 507–517.

Aguirre, G.K. (2007). Continuous carry-over designs for fMRI. *NeuroImage* 35: 1480–1494.

Ahs, F., Davis, C.F., Gorka, A.X., and Hariri, A.R. (2013). Feature-based representations of emotional facial expressions in the human amygdala. *Social, Cognitive, and Affective Neuroscience*. DOI 10.1093/scan/nst112.

Andrews-Hanna, J.R., Snyder, A.Z., Vincent, J.L., Lustig, C., Head, D., Raichle, M.E., and Buckner, R.L. (2007). Disruption of large-scale brain systems in advanced aging. *Neuron*, 56: 924–935.

Bandettini, P.A., and Cox, R.W. (2000). Event-related fMRI contrast when using constant interstimulus interval: Theory and experiment. *Magn. Reson. Med.*, 43: 540–548.

Binder, J.R., Frost, J.A., Hammeke, T.A., Bellgowan, P.S., Rao, S.M., and Cox, R.W. (1999). Conceptual processing during the conscious resting state: A functional MRI study. *J. Cogn. Neurosci.*, 11 (1): 80–95.

Birn, R.M., Cox, R.W., and Bandettini, P.A. (2002). Detection versus estimation in event-related fMRI: Choosing the optimal stimulus timing. *NeuroImage*, 15: 252–264.

Blamire, A.M., Ogawa, S., Ugurbil, K., Rothman, D., McCarthy, G., Ellermann, J.M., Hyder, F., Rattner, Z., and Shulman, R.G. (1992). Dynamic mapping of the human visual cortex by high-speed magnetic resonance imaging. *Proc. Natl. Acad. Sci. U.S.A.*, 89: 11069–11073.

Bogdan, R., Williamson, D.E., and Hariri, A.R. (2012). Mineralocorticoid receptor Iso/Val (rs5522) genotype moderates the association between previous childhood emotional neglect and amygdala reactivity. *Amer. J. Psychiatry*, 169: 515–522.

Boynton, G.M., Engel, S.A., Glover, G.H., and Heeger, D.J. (1996). Linear systems analysis of functional magnetic resonance imaging in human V1. *J. Neurosci.*, 16: 4207–4221.

Brewer, J.B., Zhao, Z., Desmond, J.E., Glover, G.H., and Gabrieli, J.D. (1998). Making memories: Brain activity that predicts how well visual experience will be remembered. *Science*, 281: 1185–1187.

Buracas, G.T., and Boynton, G.M. (2002). Efficient design of event-related fMRI experiments using M-sequences. *NeuroImage*, 16: 801–813.

Carter, R.M., Bowling, D.L., Reeck, C., and Huettel, S.A. (2012). A distinct role of the temporal-parietal junction in predicting socially guided decisions. *Science*, 337: 109–111.

Clark, V.P. (2012). A history of randomized task designs in fMRI. *NeuroImage*, 62: 1190–1194.

Dale, A.M. (1999). Optimal experimental design for event-related fMRI. *Hum. Brain Mapp.*, 8: 109–114.

Dale, A.M., and Buckner, R.L. (1997). Selective averaging of rapidly presented individual trials using fMRI. *Hum. Brain Mapp.*, 5: 329–340.

Donaldson, D.I., Petersen, S.E., Ollinger, J.M., and Buckner, R.L. (2001). Dissociating state and item components of recognition memory using fMRI. *NeuroImage*, 13: 129–142.

Dosenbach, N.U., Visscher, K.M., Palmer, E.D., Miezin, F.M., Wenger, K.K., Kang, H.C., Burgund, E.D., Grimes, A.L., Schlaggar, B.L., and Petersen, S.E. (2006). A core system for the implementation of task sets. *Neuron*, 50: 799–812.

Fair, D.A., Cohen, A.L., Dosenbach, N.U., Church, J.A., Miezin, F.M., Barch, D.M., Raichle, M.E., Petersen, S.E., and Schlaggar, B.L. (2008). The maturing architecture of the brain's default network. *Proc. Natl. Acad. Sci. U.S.A.*, 105: 4028–4032.

Greicius, M.D., Krasnow, B., Reiss, A.L., and Menon, V. (2003). Functional connectivity in the resting brain: A network analysis of the default mode hypothesis. *Proc. Natl. Acad. Sci. U.S.A.*, 100: 253–258.

Gusnard, D.A., and Raichle, M.E. (2001). Searching for a baseline: Functional imaging and the resting human brain. *Nat. Rev. Neurosci.*, 2 (10): 685–694.

Huettel, S.A., Misiurek, J., Jurkowski, A., and McCarthy, G. (2004). Dynamic and strategic aspects of executive processing. *Brain Research*, 1000: 78–84.

James, W. (1890). *The Principles of Psychology*. Dover, New York.

Kao, M.H., Mandal, A., Lazar, N., and Stufken, J. (2009). Multi-objective optimal experimental designs for event-related fMRI studies. *NeuroImage* 44: 849–856.

Kwong, K.K., Belliveau, J.W., Chesler, D.A., Goldberg, I.E., Weisskoff, R.M., Poncelet, B.P., Kennedy, D.N., Hoppel, B.E., Cohen, M.S., and Turner, R. (1992). Dynamic magnetic resonance imaging of human brain activity during primary sensory stimulation. *Proc. Natl. Acad. Sci, U.S.A.*, 89 (12): 5675–5679.

Liu, T.T. (2004). Efficiency, power, and entropy in event-related fMRI with multiple trial types: Part II: Design of experiments. *NeuroImage*, 21: 401–413.

Liu, T.T. (2012). The development of event-related fMRI designs. *NeuroImage* 62: 1157–1162.

Liu, T.T., Frank, L.R., Wong, E.C., and Buxton, R.B. (2001). Detection power, estimation efficiency, and predictability in event-related fMRI. *NeuroImage*, 13: 759–773.

Mason, M.F., Norton, M.I., Van Horn, J.D., Wegner, D.M., Grafton, S.T., and Macrae, C.N. (2007). Wandering minds: The default network and stimulus-independent thought. *Science*, 315: 393–395.

Maus, B., van Breukelen, G.J., Goebel, R., and Berger, M.P. (2012). Optimal design for nonlinear estimation of the hemodynamic response function. *Hum. Brain Mapp.*, 33: 1253–1267.

McCarthy, G., Luby, M., Gore, J., and Goldman-Rakic, P. (1997). Infrequent events transiently activate human prefrontal and parietal cortex as measured by functional MRI. *J. Neurophysiol.*, 77: 1630–1634.

Mechelli, A., Price, C.J., Henson, R.N., and Friston, K.J. (2003). Estimating efficiency a priori: A comparison of blocked and randomized designs. *NeuroImage*, 18: 798–805.

Morcom, A.M., and Fletcher, P.C. (2007). Does the brain have a baseline? Why we should be resisting a rest. *NeuroImage*, 37: 1073–1082.

Petersen, S.E., and Dubis, J.W. (2012). The mixed block/event-related design. *NeuroImage*, 62: 1177–1184.

Raichle, M.E., MacLeod, A.M., Snyder, A.Z., Powers, W.J., Gusnard, D.A., and Shulman, G.L. (2001). A default mode of brain function. *Proc. Natl. Acad. Sci. U.S.A.*, 98: 676–682.

Raichle, M.E., and Snyder, A.Z. (2007). A default mode of brain function: A brief history of an evolving idea. *NeuroImage*, 37: 1083–1090.

Shenhav, A., and Greene, J.D. (2010). Moral judgments recruit domain-general valuation mechanisms to integrate representations of probability and magnitude. *Neuron*, 67: 667–677.

Smith, S.M., Miller, K.L., Moeller, S., Xu, J., Auerbach, E.J., Woolrich, M.W., Beckmann, C.F., Jenkinson, M., Andersson, J., Glasser, M.F., Van Essen, D.C., Feinberg, D.A., Yacoub, E.S., and Ugurbil, K. (2012). Temporally independent functional modes of spontaneous brain activity. *Proc. Natl. Acad. Sci. U.S.A.*, 109: 3131–3136.

Sutton, S., Braren, M., Zubin, J., and John, E.R. (1965). Evoked-potential correlates of stimulus uncertainty. *Science*, 150: 1187–1188.

Ungerleider, L.G., and Mishkin, M. (1982). Two cortical visual systems. In *Analysis of Visual Behavior* (Ingle, D.J., Goodale, M.A., and Mansfield, R.J.W., eds.), pp. 549–586. MIT Press, Cambridge, MA.

Utevsky, A.V., Smith, D.V., and Huettel, S.A. (2014). Precuneus is a functional core of the default-mode network. *J. Neurosci.*, 34: 932–940.

Visscher, K.M., Miezin, F.M., Kelly, J.E., Buckner, R.L., Donaldson, D.I., McAvoy, M.P., Bhalodia, V.M., and Petersen, S.E. (2003). Mixed blocked/event-related designs separate transient and sustained activity in fMRI. *NeuroImage*, 19: 1694–1708.

Wager, T.D., and Nichols, T.E. (2003). Optimization of experimental design in fMRI: A general framework using a genetic algorithm. *NeuroImage*, 18: 293–309.

Wagner, A.D., Schacter, D.L., Rotte, M., Koutstaal, W., Maril, A., Dale, A.M., Rosen, B.R., and Buckner, R.L. (1998). Building memories: Remembering and forgetting of verbal experiences as predicted by brain activity. *Science*, 281: 1188–1191.

第10章

統計解析Ⅰ：基本的解析

あなたは今まさに初めてのfMRI実験で初めての被験者のデータ収集を終えたところである。慎重な検討の後，単純な2条件ブロックデザインを使うことに決めた。この実験では，課題ブロックで著名な政治家の名前（例えば，Barack ObamaやHillary Clinton）がスクリーンに映され，無課題ブロックで知らない人物の名前が提示される。被験者は提示された名前から顔を連想するだろうと考え，顔認知に重要な紡錘状回が課題条件でより大きな賦活を示すという仮説を立てた。そこで，仮説を評価するため，紡錘状回での平均の信号が著名人の名前課題ブロック中に500，知らない人名の課題ブロック中に498であることを計算した。これらの数字を眺めて，あなたは仮説に対する答えが出ていないことに気づくであろう。その平均値は数値上確かに異なっているが，果してこの違いに意味はあるのだろうか？

この例は，**記述統計学**(descriptive statistics)，すなわちデータセットの要約とはどういうことかを示したものである。あらゆる数の集合は平均値，中央値，標準偏差といった統計値を使って表せる。しかし，どんな実験であれ，単一被験者から得られたデータは万象に関する完全で的確な説明とはならず，1つの**サンプル**(sample)（実験で起こりえた多くの観察結果のうちの1つ）を表すのみである。同じ被験者でも課題への方略が異なる場合や，そもそも被験者が異なる場合は，まったく異なる結果が観察されることもあるだろう。ブロック間での数値の差異がランダムな変動に由来する場合は，たとえ同一の被験者にまったく同じ実験を2回行ったとしても，その差異が消えてしまう可能性さえもある。

研究をするうえで，ただ観察結果の**記述**をするだけではなく，その背後にある仕組み（プロセス）を**推測**することが望ましい。別のいい方をすれば，あるデータセットの中で，課題中のfMRI賦活が無課題中よりも高いといったことをただ知りたいわけではなく，単一の被験者やグループ内，すべての被験者間で条件の違いによる差異が繰り返し観察されるかどうかを評価したいのである。このような判断をするためには，**推測統計学**(inferential statistics)を使用して実験仮説の確実性を評価する必要がある。

第9章で述べたように，実験デザインは独立変数と従属変数の関係性を述べる**研究仮説**(research hypothesis)（通常H_1と表される）を検証するためのものである。多くの実験では，ただ1つの仮説を検討するために，考えうる2つの仮説が立てられる。それは，研究仮説と**帰無仮説**(null hypothesis)（H_0）である。通常，帰無仮説は操作が何の影

記述統計学
サンプルデータを要約するが，より大きな集団に関する推論は行わない統計学。

サンプル
(1)観測可能な大きな集団から抽出された観察群。(2)磁気共鳴法を使用して撮像される対象。

推測統計学
小さなサンプルから得られたデータに基づいて母集団の特性に関する推論を行う統計学。

研究仮説
万象の性質に関する命題。実験結果についての予測を生み出す。仮説が適切に立てられるためには，それが誤りであることを示しうるような実験が存在しなければならない。

帰無仮説
実験操作が実験データには影響しない命題。ほとんどの統計解析は，帰無仮説が真である可能性，つまり観察データが偶然の結果を反映している可能性を評価している。

図10-1 fMRIデータの統計マップ 通常，fMRIデータは解剖学的MR画像の上に統計マップを重ね合わせて表示される。(A)統計マップでは，賦活レベルが一定の閾値を超えたボクセルを，その有意度に応じて色づけして表示する。(B)通常，より極端な有意度(低い確率)はより明るい色で表示される。この色はある統計的検定の結果を示すもので，絶対的なデータの値ではないことには注意が必要である。

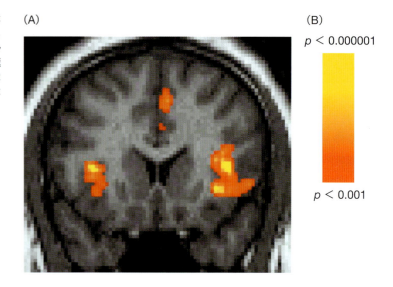

響も与えないことを述べるものである。上記の例では，帰無仮説は「知らない名前を見たときと著名人の名前を見たときを比べて，fMRIにおける紡錘状回の賦活に差は生じない」となる。よく練られた仮説は，H_1またはH_0の両方ではなくどちらか一方だけが正しくなるように設計され，すべて検証可能でなければならない。これは仮説を典型的な数学的記述で表すと理解しやすい。

$$H_1: 条件1 \neq 条件2$$
$$H_0: 条件1 = 条件2$$

帰無仮説は独立変数が従属変数に影響を与えないことを前提とするので，従属変数の観測値は2つの条件間で同様な分布になることが予測される。上記のブロックデザインの例でいえば，帰無仮説は，2つの条件で得られたデータは同じ分布(すなわち，ベースラインの活動にランダムな正規分布を示すノイズを加えた分布)から取り出されたもので，ブロック間のMR信号における差異の原因はランダムな変動によるものである，とすることができる。例えば，異なる無課題ブロックにおける平均のfMRI応答が450〜550であった場合，課題ブロックの500という値は帰無仮説に矛盾しない。しかし，無課題ブロックの標準値が497.95〜498.05であれば，課題ブロックでの値が500をとることが偶然による可能性は低い，と帰無仮説を棄却できる。観察されたデータが，実験操作によるのかまたは偶然の結果を反映するものかを評価する過程は，**有意性検定**(significance testing)として知られている。

次項では，fMRIデータの統計的評価に用いられる多くの異なるアプローチを探る。そこで紹介するすべての**仮説駆動型解析**(hypothesis-driven analysis)は，それぞれの前提条件と目標が異なるが，いくつかの特徴を共有している。第1に，統計的有意性は帰無仮説のもとで，ある結果が生じる確率で表される。fMRI論文で基本的に用いられている多くのカラーマップでは，ほぼ常にといっていいくらい，実験結果が偶然である確率が非常に低いということを，より明るく強烈な色で表している(図10-1)。第2に，その確率が**α値**(alpha value)として知られている閾値を下回るボクセルは有意として賦活マップに表示され，閾値より高いボクセルは非有意と分類され色で強調表示されない。α値とは，帰無仮説が実際には真である場合に偽であるとする**第一種過誤**(type I error)の確率を示すものである(図10-2)。fMRI解析に関していえば，第一種過誤はボ

有意性検定
帰無仮説が真であるかどうかを評価する方法。また，仮説検定(hypothesis testing)としても知られる。

仮説駆動型解析
帰無仮説の妥当性に関する統計的検定に基づいたデータの評価。

α値
統計的有意性の閾値として前もって選択された確率(例えば，0.001)。帰無仮説が正しいときにそのデータが得られるであろう確率がα値未満である場合，統計的に有意であるとみなされる。

第一種過誤
実際には真であるときに，帰無仮説を棄却すること。偽陽性(false positive)としても知られる。

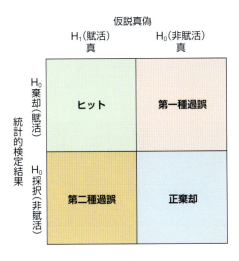

図10-2 実験過誤の種類 研究仮説を検証する場合，結果には4通りの可能性がある。実験者は，帰無仮説(H_0)が棄却されるべきときには棄却しなければならない。このような棄却はときに「ヒット」と呼ばれ，fMRIにおいては賦活ボクセルの特定に成功することを意味する。本当は真である帰無仮説を棄却してしまうものは第一種過誤として知られ，fMRIでは，本当は賦活していないボクセルを賦活していると分類することに相当する。実際には偽である帰無仮説を採択するものは第二種過誤であり，fMRIでは賦活しているボクセルを非賦活とすることである。第二種過誤はfMRIでよく起こる。最後に，実際に真である帰無仮説を採択することを「正棄却」という。

クセルが賦活していないのにしていると分類されること（すなわち，偽陽性）を意味する。fMRI研究では数千のボクセルに統計的検定を適用することになるので，適切なα値を決定することは非常に難しい。第3に，本章で概説する有意性検定の方法は一般に保守的であり，賦活していないボクセルは除外する傾向があるが，すべての賦活したボクセルを検出するわけではない。その結果として帰無仮説が棄却されるべきときに採択してしまう**第二種過誤**（type II error）（すなわち，偽陰性）の確率が高くなる。

たった1つの実験デザインをすべての研究課題に適用できないのと同様に，単一の解析法をすべての実験に使用することはできない。各実験に適切な解析法は，実験デザインや実験仮説，最小化すべき過誤の種類に依存する。したがって，本章ではfMRIデータ解析の多くの異なる手法を議論する。まず，t検定や相関分析のような単純な解析から始め，それら単純な検定も包含し広く使用される一般線形モデルへと進む。また，ボクセル数に基づいて適切なα値を選択したり，複数の被験者のデータを組み合わせるようなfMRI研究に固有の重要な問題も議論する。また，解剖領域と機能領域の特性を解明するためにきわめて有用な，関心領域解析など他のfMRIデータ解析法も説明する。そして，読者みずからが根拠をもって解析法を選択できるように，すべての解析法に対してその背後にある理論を強調する。また，特定の検定を実施するための手順とガイドラインを参照できるように，章末にいくつかの文献を紹介してある。第11章では，fMRIデータ解析に**データ駆動型解析**（data-driven analysis）を採り入れた，より高度ないくつかの技術を検討していく。

第二種過誤
実際には偽であるときに，帰無仮説を採択すること。過誤棄却（incorrect rejection）または偽陰性（false negative）としても知られる。

データ駆動型解析
データに内在する構造の評価から推論を行うこと。

基本的な統計的検定

あらゆる統計的検定のうち最も単純で最も古い手法は，図10-3に示すようなデータで用いることができる。このデータは，3秒間持続する刺激の周期的な提示に対して，簡単な手の動きによって応答するときに引き起こされる運動野でのBOLD信号変化を示す。各刺激提示の後，約10秒間続く信号増強があった。このボクセルの賦活が課題に関連したものであるかどうかは，どのようにすればわかるだろうか？　この例では，由緒ある**眼間外傷テスト**[訳注1]（interocular trauma test）を使用することができる。簡単にいえば，データをプロットしそれが強い印象を与えたなら，比較に有意差があるとするものである。プロットされたデータ（図10-3）では，刺激が提示されたときはいつも従属変数の大きな変化があるため，独立変数の効果は明らかである。fMRIデータの解

眼間外傷テスト
実験操作の効果が視覚的に明らかかどうかに基づいたデータの直感的な評価。データをプロットしたときにそれが強い印象を与える（hit you between the eyes）ようなら，そのデータは有意であるとする。

[訳注1]　"hit someone between the eyes"（驚かす，強い印象を与える）という英語のイディオムに基づいた命名。実際の外傷を意味するものではない。

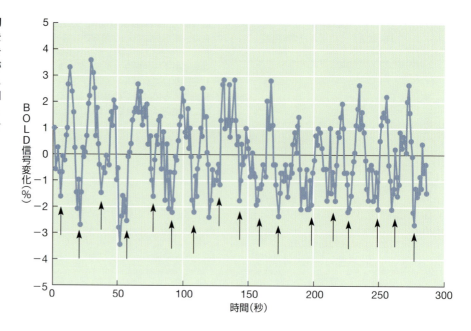

図10-3 眼間外傷テストを用いた統計的有意性の検証 一部のデータでは，データを見るだけで容易に実験操作の効果を確認できる。このボクセルにおいては，短い視覚刺激が提示されるたび（矢印），有意に賦活が増加した。これらのデータを見れば，刺激提示が結果を引き起こしていることは明らかである。しかし，ほとんどのfMRIデータはそう簡単に解析できるわけではない。

信号ノイズ比（SNR）
データ内の他の変動源に対する信号の相対的な強さ。

コントラスト
(1)ある撮像法で測定される異なる量間の強度差。(2)測定される物理量（例えば，T_1コントラスト）。(3)研究仮説を検証するために行われる，2つ以上の実験条件により誘発された活動の統計的比較。

差分
実験デザインにおいて，1つの独立変数に関する特性においてのみ異なると考えられる2つの条件間で行われる直接比較。

析がすべてこんなに単純であったらどんなによいか！ 第8章で説明したように，ほとんどのfMRI実験における**信号ノイズ比**（signal-to-noise ratio：SNR）は非常に低く，独立変数の効果を生データ上でみつけることは容易ではない。そのため，実験操作が何らかの効果をもたらすかどうかを評価するために秩序だった有意性検定を使用する必要がある。

本項では，いくつかの単純な統計解析法と，それらがfMRIデータにどのように適用できるかを説明する。しかし，わずかな例外を除いてこれらの解析法はもはやfMRI研究において一般的ではなく，次項以降で説明するより強力で柔軟な回帰的解析法に置き換わってきていることを認識しておいてほしい。それにもかかわらず，これらはfMRIデータ解析における2つの中核概念の導入としてはきわめて有用である。その概念とは，**コントラスト**（複数の実験条件間で有意に異なるBOLD信号変化があるかどうか決めること）と，**モデル構築**（実験デザインがBOLD信号の時系列に与える影響を推定すること）である。

コントラスト：実験条件の比較

まずは，fMRIデータ解析の中核となる第1の概念である，実験の**コントラスト**（contrast）について述べる。この非常に重要な用語は，2つの独立変数（または同じ独立変数の2つのレベル）により引き起こされる賦活の大きさの比較を示している。実験コントラストの概念は，第1章で解剖画像における2つの組織の構造の違いについて記述した画像コントラストの概念と大きな類似性を有する。深い意味では，fMRI解析の基本的な目標は実験操作が賦活に意味のある変化を引き起こすかどうかを評価することであり，多くの場合，それは2つの条件間のコントラストが統計的に有意であるかを決定することによって行われる。

標準的な2条件ブロックデザインでは帰無仮説は単純で，条件の違いがfMRIデータに何ら影響しないとするものである。本章の冒頭で述べたように，条件を比較するための単純な方法は，各条件におけるデータの平均値間の差異を計算することであろう（すなわち，500対498）。この比較は，第9章の**差分**（subtraction）の論理に従っている。しかし，2つの条件における賦活の平均値の差異だけでは，ほとんど情報的価値はない。

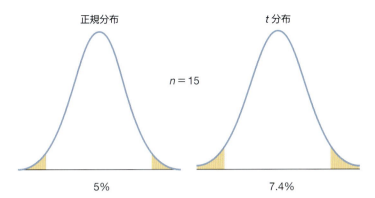

図10-4 正規分布とt分布 正規分布は，多くのランダムな過程の変動を説明するベル型曲線であり，独立した多数の事象のデータ分布である。多くの変数が正規分布をしている。t分布は大きな集団から選ばれたサンプルの平均値の分布であり，正規分布であることもないこともある。t分布は，サンプルサイズが大きくなる($n > 30$)と正規分布に似るが，自由度が少なくなると，中央付近により細くなり，末尾付近(網掛け部，パーセンテージを下に示す)に分布する値が多くなる。統計的検定において，これらの分布は通常，得られた結果が偶然によるものと考えられるかどうかを評価するために使用される。多くの場合，観測データが予想される分布から逸脱した値をとっているかどうかが調べられる。

そこで，**標準偏差**(standard deviation)など，データ変動のいくつかの指標を比較して，差異が大きいかどうかを評価する必要がある。

帰無仮説のもとでは，条件1で記録されたfMRIデータの平均値と，条件2で記録されたデータの平均値の差異は偶然によるものとされる。t分布は同じ**分布**(distribution)から引き出される2つのランダムサンプル間で期待される差異を表している(**図10-4**)。t分布の標準偏差(すなわち，平均の標準誤差)は，サンプルの標準偏差をサンプルサイズの平方根で割ったものであり，2つのサンプルは同じ平均値をもつはずなので，t分布の平均値はゼロである。t分布は正規分布に概ね似ているが，特に小さいサンプルサイズにおいては，極端な値の割合(proportion)がより高くなることに注意が必要である。しかし，サンプルサイズが非常に大きい場合には，t分布の形状は正規分布に近づく。

t検定(t-test)(式10-1, **図10-5**)を行うために，2条件のすべてのデータ点の平均値を計算し，その差を共有する**標準誤差**(standard error)(σ_{xy})で割る。

$$t = \frac{\bar{x} - \bar{y}}{\sigma_{xy}} = \frac{\bar{x} - \bar{y}}{\sqrt{\sigma_x^2 + \sigma_y^2}} \tag{10-1}$$

得られたt統計量は，**自由度**(degree of freedom：df)(制約のないデータ点の数)に基づいて，確率値に変換することができる。多くの統計的検定では，サンプル内の自由度は，(データ点の数－1)に等しくなる。例えば，20個の平均値が既知であるデータ点のサンプルでは自由度は19となる。これは，19個のデータ点と平均値がわかれば，20個目のデータ点を計算できることを意味する。t検定の確率が統計表や計算機を使用して決定されると，α値によって確率を比較できる。例えば，条件ごとに25個のタイムポイント(時点)のデータが収集され，平均値との差が7単位で，共有する標準誤差が2単位である場合を考えてみよう。計算の結果得られたt統計量は3.5($= 7/2$)であり，0.01に設定されたα値に対してこの統計量を評価する。ここで自由度48(すなわち，各群から24)を用いて計算すると，これら条件のデータが同じ分布から引き出される

標準偏差
サンプル内のデータのばらつきを表すために一般的に使われる尺度。

分布
ある条件下における変数の変化のパターン。例えば，正規分布は特徴的なベル型をとる。

t検定
スチューデントのt分布に基づいて統計的有意性を評価する検定法。通常，t検定は2組の観測値の平均が同じ分布から抽出されたものでないといえるだけ異なっているかを評価する。

標準誤差
測定値と真の値との不一致の可能性を表すのによく使われる推定値。多くの場合，データのばらつきの尺度(すなわち，標準偏差)とサンプル中のデータ数から計算される。

自由度
データセット内の独立した観察値の数。多くの統計的検定では，n個のデータに対して自由度は($n-1$)となる。

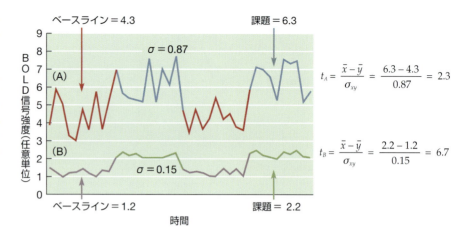

図10-5 t検定の施行 t検定は，データのばらつき（すなわち，差異の共有する標準誤差）で効果の大きさ（例えば，ブロック間の差）を比較する。ここに2つのfMRI時系列のシミュレーションを示す。プロットAでは，実験操作の効果は振幅（縦軸）2単位分であるが，ばらつきが比較的大きいのでt統計量は約2.3である。プロットBでは，操作の効果はわずか（縦軸）1単位分であるが，ばらつきがはるかに小さいのでt統計量は6.7とはるかに高く，図10-4のような分布の右末尾（網掛け部）内に十分に入るだろう。

確率は0.001未満であることがわかる。この確率は閾値としたα値よりも低いため，帰無仮説が棄却される。

　この議論はブロックデザインに焦点をあてているが，同様の論理は事象関連デザインにも適用できる。t検定の基本的な役割は，2つのサンプルの平均値間の有意差を同定することであるのを思い出してほしい。これは長いブロックと同じように，個々のタイムポイントでも行うことができる。例えば，2006年にCantlonらは，ほとんどが同数の要素と同一の形状からなる一連の視覚パターンを被験者に提示した。また，対比する試行では，異なる数の要素（例えば，16から32），または異なる形状の要素（例えば，正方形から円形の点）に変更した。そして，すべての試行の3秒前から12秒後の各タイムポイントにおいて，平均信号変化が刺激前のベースラインを超えたかどうかを各ボクセルで計算した。各ボクセルにおける血流動態応答の予想ピーク（各刺激後の4.5〜7秒）での賦活が，形状の変化に比べて要素数の変化の後で有意に大きかったかどうかを評価するためにt検定が使用された。実質的に，この手法はfMRIのBOLD信号の形状を想定しておらず，刺激提示後の信号の増減のみを検出するものである（各ボクセル内の有意度の分布が偶然の期待値と異なるかどうかを決定するために被験者間でもt検定が使用された。これについては，後述の「被験者間解析」の項で説明する）。

　しかしながら，fMRIのデータ解析がこれまで説明したように単純なことはまれである。実験条件間のあらゆる系統的な違いは，それが意味のあるBOLD賦活に関連したものであっても，スキャナドリフトや頭の動きなど関心外のアーチファクトに関連したものであっても，t検定の有意性に影響を与える可能性がある（**図10-6**）。これは課題と無課題条件のサイクル数が少ないブロックデザイン研究の場合に特に問題となる。また，t検定は条件内のすべてのタイムポイントでのデータを結合してしまうため，賦活のタイミングについての疑問に答えるには不適切である。さらに，t検定は2つの分布の平均値の差異を評価できるが，分布の変動性や形状の差異は考慮できないことにも注意が必要である。

　コントラストを設定するうえでより深い問題として，どのタイムポイントをどの実験条件に割りあてるべきかということがある（**図10-7**）。それぞれ20秒の持続時間からなる2つの条件を交代で行う標準的なブロックデザインのfMRI研究を考えてみよう。仮にこのデザインを2回繰り返し，その**繰り返し時間**（repetition time：TR）を1秒とした場合，データセット内に計80タイムポイントのfMRIデータが得られる。そのとき，どのタイムポイントを条件Aに割りあて，どれを条件Bに割りあてるべきだろうか？まず思いつく選択肢は，最初の20タイムポイントを条件Aに，次の20タイムポイント

繰り返し時間（TR）
励起パルスの照射間隔。通常，秒単位で表される。

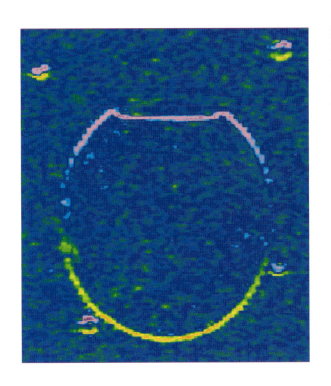

図10-6 t検定におけるスキャナドリフトの影響 本図はファントムの賦活マップであり，正に有意なボクセルを緑色から黄色の範囲に，負に有意なボクセルを青色からピンク色の範囲に示している。経時的なスキャナ中心周波数の緩やかな変化により，周波数エンコード方向（上から下）に沿ってファントムの位置がわずかに「移動した」。たとえ真の賦活がなかったとしても，画像内でのこの動きは，t検定によると有意として検出された。

を条件Bに割りあて，それを繰り返すことだろう。しかし，第7章で述べたように，fMRIのBOLD反応は神経活動から遅れている。したがって，よりよい手法は，すべてのブロックの開始を遅れさせる（例えば，約6秒）ことによって，このずれに対応することである。しかし，この手法でも不完全である。BOLD反応の変化は瞬間的ではないので，各ブロックの開始時にfMRI信号が低から高または高から低に変化する移行期間が存在することになる。BOLD反応の複雑な時間変化をよりよく一致させるためには，神経活動によって引き起こされるfMRI信号の連続的変化を考慮した解析法を採用する必要がある。次項では，このような方法のための別のブロック構築について述べる。

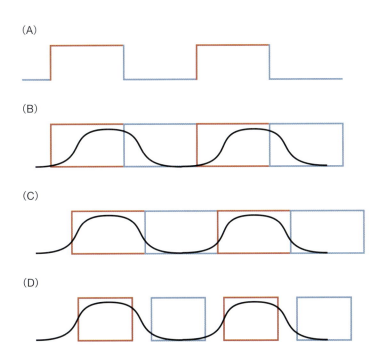

図10-7 t検定における条件にブロックデザインのタイムポイントを割りあてる （A）単純な交互のブロックデザインで，赤線は課題ブロック，青線は無課題ブロックを表す。このデザインを血流動態応答で畳み込む場合，（B）の黒線で示す賦活の時間経過を得る。血流動態応答の潜時のため，BOLD信号の予測振幅はもとの実験デザインのタイミングと完全には一致しない。（C）t検定における条件に対応するタイムポイントの遅れを導入することで，賦活の真のタイミングにより合わせることができるが，ブロック間の移行期間により解析にノイズが混入するかもしれない。（D）ブロック移行を除外すると，さらに実験条件を区別できる。

モデル構築：実験デザインからfMRI信号を予測する

第7章で説明したように，単一の個別事象は標準的なfMRI血流動態応答（約5秒かけてピークまで上昇し，その後5～10秒にわたって下降し，そこからしばらくベースライン以下で安定する）を引き起こす。1993年のBandettiniらが先駆けとなった初期のfMRI研究では，観察データがどの程度標準的な血流動態応答に一致しているか定量化する**相関分析**（correlation analysis）を利用して，fMRI時系列が神経活動を反映しているボクセルを同定している。今では，この相関の考え方は回帰分析の中核を形成している。

fMRIデータの相関分析を行うことは非常に簡単である。まず，課題関連のBOLD信号変化が含まれているであろう実験データからエポックを特定し，そのエポック間に観察されるべき血流動態応答を予測する。次に，実験データ（ここではx）と予測される血流動態応答（ここではy）の共分散（式10-2の右辺の分子）を計算する。

$$r = \frac{1}{n-1} * \frac{\sum (x-\bar{x})(y-\bar{y})}{\sigma_x \sigma_y} \tag{10-2}$$

本質的にその分子は，各観察（例えば，各タイムポイント）に対して実側値と予測値からそれぞれの平均値を除いたものを取り，その積を全タイムポイントで合計したものを表す。共分散が正であれば，実験データが大きい場合は予測データも大きくなり，実験データが小さい場合は予測データも小さくなる傾向があることを示している。一方，共分散が負の場合は実験データが小さくなると予測データが大きくなる，あるいはその逆であることを示している。

相関分析の3番目の段階は，2つのエポックの標準偏差の積（$\sigma_x \sigma_y$）で割って共分散を正規化することである。得られた**相関係数**（correlation coefficient）または**r値**（r-value）は，完全な正の相関関係を示す＋1.0から完全な負の相関関係を示す－1.0の範囲をとる。相関係数がゼロは，実験データが予測データに関連しないことを示す。前項で説明したt検定と同様に，相関係数の有意性は自由度に基づいた統計表を用いて評価できる。相関係数が同じ0.5であっても，10個のデータ点に基づくときよりも1,000個のデータ点に基づくときに有意である可能性が高い。この基本的な相関分析は，有意な賦活マップを作成するために脳内のすべてのボクセルについて繰り返される。

次に，fMRIデータ解析の中核となる第2の概念である，fMRI応答を予測する**モデル**（model）の構築について述べる。統計学用語では，モデルとは従属変数に起こりそうな結果を予測する独立変数の集合である。fMRI解析で一般的に使用される回帰分析では，各独立変数は**回帰子**（regressor）（予測変数やモデル因子としても知られる）と呼ばれている。fMRIにおける基本的な相関分析は，1つの回帰子をもつモデル，すなわち標準的な血流動態応答と同等である。相関係数の有意性に基づいて，ボクセルのデータが回帰子の予測値と一致したと判断される場合，そのボクセルは実験操作によって賦活されたと考えられる（図10-8）。

相関検定とt検定の差異を考えるとき，それらが同一のデータセットに適用された場合，同一の結果が得られるということに驚くかもしれない。t検定は，1つの条件から得られたデータが別の条件で得られたデータと異なるかどうかを評価するものであることを思い出してほしい。これとまったく同じ検定は，ボックスカー波形（課題ブロックでの予測応答が1，無課題ブロックでは応答が0）となる予測データセットと，実験データを相関させることによっても施行できる。特に，この類似性は異なる条件がy軸上の異なる値としてプロットされたグラフで表せる実験デザインでみられ，任意のサンプルデータセットと式10-1と式10-2を用いて証明できる。データの自由度が与えられれば，

相関分析
2つの変数の関係の強さを評価する統計的検定法。fMRI研究では典型的に，予想される血流動態応答と観測データとの対応関係を評価するために相関分析が行われる。

相関係数（r値）
2つの変数の相関の強さを表す指標。－1～1の実数値をとる。

モデル
従属変数を予測するための独立変数（およびこれらの変数間の関係）の集合。

回帰子
独立変数の操作やその他既知の変動源により導かれるBOLD賦活の仮定的時系列。

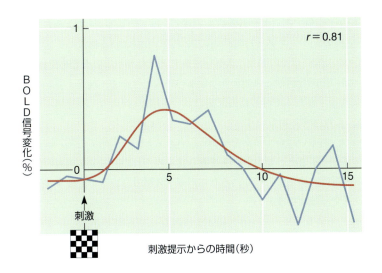

図10-8 実験データと仮定血流動態応答とを一致させる相関分析 青線は，同じ事象（例えば，点滅するチェッカーボードによる視覚刺激）を多数回繰り返して得られた結果を平均した血流動態波形を表す。赤線は仮定的なBOLD血流動態応答を表す。これら2つの時系列の相関は$r=0.81$と算出され，非常に有意な相関関係を示している。現在のfMRI研究で，このような融通の利かない相関を使用することはほとんどないが，予測波形と観測データを比較するという概念はほぼすべてのfMRI解析の基礎である。

任意のr値に対応するt値が存在する。また，両検定は信号変化を信号によらない変動で割ったものを測定しており，t検定では平均値間の差異を，相関検定ではより一般的な共変動の指標を使用していることにも注意してほしい。したがって，t検定同様，関心のある信号変化が最大でノイズが最小であるとき相関検定の効率が最も大きくなる。さらに，実験データか予測データの値が高度に非正規分布している場合，そのときの相関統計値には意味がないかもしれない。このような状況は，刺激前または刺激後ベースライン期間が非常に長いfMRI研究で起こる可能性があり，予測エポックにおけるほとんどのデータ点がゼロに近くなる。

初期のfMRI研究における相関分析の使用は，神経科学の他の分野における類似の手法，とりわけ電気生理学研究における信号加算平均の概念から生まれた。多くの事象によって引き起こされたBOLD反応を組み合わせることにより，ボクセルや領域の賦活の時系列に関する推定値を改善し，いくつかの潜在的な血流動態応答の変動源（例えば，低周波ドリフト，練習効果や疲労効果）を最小限に抑えることができる。そして，各被験者ごとの実験に基づいたデータから血流動態応答を導出することは，その応答における個人間変動を加味することにつながり，解析の精度を向上させる可能性がある。

しかし，相関分析（少なくとも単独では）はfMRI解析に大きな役割を果たしていない。相関分析が使用されなくなった背景には，その非効率性がある。例えば，式10-2では，事象が十分な時間，互いに分離されているときのように，事象が独立した血流動態応答を惹起することを想定している。このようなデザインは（第9章で説明したように）fMRI信号を変動させることにおいて最も効率が悪い。また，単純な相関では，実験条件が予測される血流動態応答を引き起こすかどうかはわかるが，条件間（またはより複雑な種類の相互作用）の違いや惹起されたBOLD信号変化の振幅に関する情報は得られない。

これまで考えてきたものよりも，より柔軟でより強力な解析の枠組みを展開するために，前項で説明した2つの概念（異なる実験条件間でのコントラストと，仮定される神経活動から生じるBOLD信号変化のモデル）を結びつける必要がある。

回帰分析

今日，fMRIデータ解析は**重回帰**(multiple regression)の枠組みで行われるのが最も一般的である。重回帰では，はじめに脳機能についてのモデルをつくり，続いて実験条

重回帰
複数の独立変数の従属変数への相対的寄与度を評価する統計的手法。

件間でコントラストの比較をする。より具体的にいうと，はじめに事象(すなわち，引き起こされる神経活動)のタイミングと持続時間に基づき，予測される血流動態応答のモデルをつくる。これには第7章で説明したスケーリングと重ね合わせの概念を用いる。このモデルには，前述の相関分析のときのような個々の事象ではなく，セッション全体の予測時系列が含まれる。また，それぞれの仮説における過程(例えば，視覚処理，記憶の想起，運動応答)に対応する複数の独立した予測因子(回帰子)と，その過程内で起こる複数の条件の両方，あるいはいずれかをモデルに含めるのが一般的である。統計ソフトウェアを用いてボクセルごとの測定データに対してそれぞれの回帰子の相対的寄与度を推定し，統計的有意性の検定を行って，それら回帰子の組み合わせを評価する。この過程については次項で詳細に扱う。

回帰の中核概念は，ある観察データ(y)の値が2つの要因で説明できるというものである。すなわち，モデルは変数の重みづけ(β_i)を伴った回帰子(x_i)とデータの残差ノイズ〔測定の誤差(ε)〕の線形結合からなる。回帰分析の基本公式は次式で与えられる。

$$y = \beta_0 + \beta_1 x_1 + \beta_2 x_2 + \cdots + \beta_n x_n + \varepsilon \tag{10-3}$$

パラメータウェイト(β_i)
ほとんどのfMRI解析では，特定のボクセル内の観察データについて異なるモデル因子の相対的寄与度を反映した量。

慣例的に，**パラメータウェイト**(parameter weight)(β_i)(それぞれの回帰子がデータ全体にどれくらい寄与しているか)は，ギリシャ文字のβで表される。β_0は実験を通して一定であるあらゆる要素の，全体としての寄与度を反映している。fMRIデータに関していえば，β_0は実験を通して一定のあらゆる要素だけでなく，各ボクセルのベースライン信号強度(パルスシーケンスパラメータを与えられたときの平均T_2^*信号)も含んでいる。回帰分析で計算されるパラメータウェイトは，口語的に「β値」あるいは「β」といわれることもある。ただし，記号の"β"とローマ字の"B"を混同しないように注意しなければならない。"B"は磁場強度(B)あるいは磁場ベクトル(**B**)を表すのに使用される。

式10-3のような回帰モデルに含まれる既知量はただ1つ，すなわち実験データ(y)のみである。回帰子(x_i)はデータに寄与するかどうかわかっていない仮説的要因である。データと特定の回帰子の組み合わせが与えられると，誤差項を最も小さくするパラメータウェイトの組み合わせを割り出すことができる。そして，それによって説明される変動量(最もモデルに合うパラメータウェイトを掛け合わせたもの)と誤差項により説明される変動量を比較することで，回帰子の統計的有意性が検証できる。この統計的手法はいくつもの従属変数を含んだデータに適用されており，**一般線形モデル**(general linear model：GLM)として知られる。

一般線形モデル(GLM)
実験データが異なるモデル因子の線形結合および非相関のノイズによって成り立っていることを仮定する統計的検定法。

データ行列
fMRI測定データの二次元表示(ボクセル×タイムポイント)。

計画行列
fMRIでの一般線形モデルの利用に関していえば，モデル因子の経時的変化を表す行列。

パラメータ行列
各ボクセルの観察データに対するそれぞれのモデルの相対的寄与度を表す行列。

誤差行列
計画行列に適合しないfMRIデータの要素を表す行列(統計モデルを適用した後にも説明されずに残る)。

一般線形モデル(GLM)の概要

fMRI実験では，一般線形モデルの単純な式(式10-3)は行列のセットに置き換えられる(図10-9)。fMRIデータ(y)はV個のボクセル×n個のタイムポイントからなる二次元の**データ行列**(data matrix)で表されるが，この一般線形モデルにはfMRIデータの空間的構造が持ち込まれていないことに注意してほしい。これはパラメータウェイトと誤差項が各ボクセルで独立に計算されているからである。その代わり，画像ボリューム内のすべてのボクセルが一次元であるかのように解析を進めることができる。**計画行列**(design matrix)は評価する線形モデルを表し，n個のタイムポイントをもつM個の回帰子からなる。表記法によっては計画行列をGと表すこともある。**パラメータ行列**(parameter matrix)はV個のボクセルとM個のパラメータウェイトからなり，それぞれの要素がそのボクセルのβ値を表す。最後に，**誤差行列**(error matrix)はボクセルご

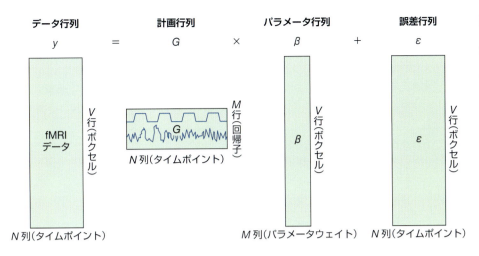

図10-9 fMRIにおける一般線形モデルの基本原理 一般線形モデルでは，説明できない誤差（ε）を最小化し，もとのデータ（y）を最もうまく説明するような計画行列（G）に対する実験パラメータ（β）のセットを求める。

との残差（residual error）を表すもので，$V \times n$の行列で表される。これら4つの行列のうち，データは実験から得られ，計画行列は実験操作の効果に関する仮説に基づいて実験者が設計し，パラメータウェイトと残差は解析中に計算される。

一般線形モデルは簡便で明快である。データを収集し計画行列を設計すれば，ただ1つの解答が得られる。すなわち，「誤差行列の値を最小にするようなパラメータ行列の値は何か？」ということがわかる。この過程を理解するために，被験者が20秒おきに手を握るという簡単な実験を考えてみよう。TRを1秒としてfMRIデータを60タイムポイント記録する。この研究では，手を握るという3回の試行に対して，運動処理に関連したボクセルで3つの明瞭な血流動態応答がみられると仮定している。その計画行列では1行に60個の値がある。最も大きな値は手を握って4〜6秒後あたりに現れ（すなわち血流動態応答のピーク），最も小さな値は手を握る直前に現れるであろう（血流動態応答の休止に引き続いて）。

この次にすることは，この理論的時系列がモデルに含まれない変動と比較して実際のデータをどのくらい説明できるかを評価することである。fMRIデータは多くのタイムポイントから構成されるため，あるボクセルの残差はすべてのタイムポイントから1つの値を導き出さなければならない。いくつもの誤差値から1つの統計量を導き出す式は**目的関数**（cost function）として知られる。一般線形モデルでの標準目的関数は，**最小二乗誤差**（least-squares error）（すべての残差平方和）である（したがって誤差が大きいとより大きな影響が現れる）。最小二乗誤差を目的関数として利用することにより少ない行列演算で一般線形モデルを解くことができる（詳細は章末の参考文献で紹介する統計学についての参考文献を参照）。この例では，V個のボクセルそれぞれに対し1つのパラメータ（β_1）からなるパラメータ行列ができるが，このパラメータからわかるのは，実験操作により引き起こされる相対的な信号振幅の推定値（そのボクセルの反応の大きさ）のみである。統計量を得るためにはパラメータの値を残差で割らなければならない。帰無仮説のもとで，この統計量はF分布と呼ばれる統計分布に従い，その有意性は利用可能な自由度の関数として評価できる（これはタイムポイントの数と回帰子の数の両方に依存する）。

一般線形モデルが前述の相関分析と重なる部分があることに気づかれただろうか？いずれも実験データが予測にどのくらい合致するかに基づいて統計的有意性を算出するためのもので，その予測が血流動態応答を伴う事象の畳み込みに基づく1つの回帰子のみを含んでいるなら，相関分析と一般線形モデルは似通った結果になる。t検定も一般

残差
モデル因子を説明した後に残るデータのばらつき。

目的関数
対象の比較を行うときに，残差を決定するための量。

最小二乗誤差
残差の二乗の和。よく使われる目的関数の1つ。

Box 10-1　ブロックデザインにより引き起こされる周期的賦活

　第9章で述べたように，ブロックデザインのfMRI課題では規則的な間隔で刺激条件が提示される。結果として，賦活したボクセルにおけるMR信号は課題ブロックで規則的に上昇し，無課題ブロックで下降する。この信号変化における周期的性質はフーリエ変換（Fourier transform）を用いて視覚化できる。フーリエ変換は時間的（あるいは空間的）に変化する信号を，異なる周波数・大きさ・位相をもった一連の正弦波の線形和として表現する（図1）。もとの信号を再び作り出すのに必要な各正弦波成分の大きさをプロットしたものをパワースペクトルと呼ぶ。したがって，パワースペクトルそれ自体が元データを別の方法で表現したものといえる。信号処理に関する用語では，fMRI時系列の生データは時間領域（time domain）にあるといい，そのデータがそれぞれのタイムポイントにおける相対的な信号強度を表していることを意味する。パワースペクトルは周波数領域（frequency domain）においても同じデータを表すことができ，それぞれの成分周波数での信号強度を示す。課題関連信号がある既知の周波数で上昇や下降を

フーリエ変換
信号（強度の時間変化）をパワースペクトルに変換するための数学的手法。

時間領域
異なる時点での強度という観点からみた信号の表現。

周波数領域
異なる周波数におけるパワーという観点からみた信号の表現。

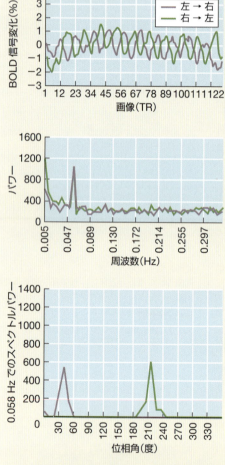
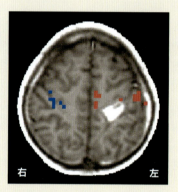
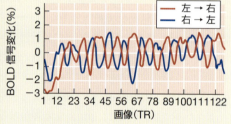
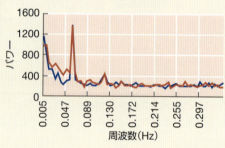
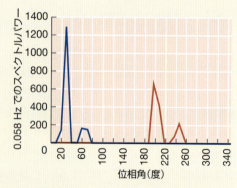

図1　BOLD信号の周波数と位相情報を計算するためのフーリエ解析の利用　左半球（真ん中の画像の右側）に動静脈奇形をもつ患者が，ブロックデザインの手を握る課題を行った。課題は左手を握るか右手を握るかのどちらかから始まる。それぞれの半球の一次運動野のデータをグラフに示す。左半球のデータを図の右側に示し，上段のグラフは生データ，中段はパワースペクトル，下段は課題周波数における位相（スペクトルのピーク）を示す。両半球ともだいたい同じ周波数にピークがあるが，位相が異なっているため，右手と左手の活動を区別することができる。

示す場合，パワースペクトルではその周波数においてピークがみられる。第8章においてデータの不必要な変動を取り除くのにフーリエ変換を用いることを述べたが，ここではその議論を拡張させ，課題に関連した変動の統計解析にフーリエ変換を用いることについて考える。

fMRIデータのフーリエ変換の出力（図8-8参照）を調べると，fMRIデータ解析におけるいくつかの主要概念がみえてくる。最も主要な概念はサンプリングレートについてのもので，fMRIにおいてはTRに反比例する。実用面では，フーリエ変換により測定できる周波数はBOLD時系列がどれくらいの頻度でサンプリングされるかに依存する。サンプリングの基本規則であるナイキストの標本化定理では，周波数を正確に測定するには，最低限その周波数の2倍の周波数でサンプリングしなければならないと述べられている。したがって，与えられたTRで記録されたn個のタイムポイントのフーリエ変換は，0 Hzから1 / (2 × TR) Hzの範囲をとる$n/2$周波数を含み，パワースペクトルのx軸に沿って示される。0 Hzにおける最初の周波数成分は信号の平均強度を表し，直流電流（direct current）（つまり定電圧電源）を表す電気用語にちなんで，しばしばDC成分と呼ばれる。fMRI時系列は通常受信コイルを通る電流量に比例する正の値をもった任意の単位で表現されるため，DC成分は一般に非常に大きい正の値となる。また，非常に安定したスキャナからのデータも含め，ほぼすべてのfMRIデータには，スキャナドリフト関連の多数の低周波パワーが存在し，そのほかにも様々な要素が混じっている（第8章参照）。その影響についてはよくわかっていないものの，血管の振動に基づくゆっくりとした生理的変化も存在する。この低周波パワーが存在するため，非常に長いブロックはfMRIにとって理想的ではない。

線形モデルに組み込むことができる。これにはブロックデザインの2条件それぞれに対応した異なる2つのレベルのみをとる1つの回帰子を用いる。フーリエ変換（Box 10-1）ですらも一般線形モデルを用いて表すことができるが，これには非常に多くの独立周波数成分を含める必要があるため計画行列は非常に複雑なものとなる。

一般線形モデルは，実験デザインによらずほとんどのfMRIデータ解析の理論的根拠となっている。主要なすべてのfMRI統計ソフトウェアには，一般線形モデルに基づいたデータ解析の実行ルーチンが備わっている（表10-1）。特定の実行ルーチンはソフトウェアごとに異なっているが，どのソフトウェアも同じ基本的アルゴリズムと前提を共有している。すなわち，生データを独立した因子の総計としてモデル化し，それぞれの因子がボクセルごとに独立しており，付加的なガウスノイズもまたボクセルごとに独立して分布している，ということである。次項ではfMRIデータ解析のモデル構築と検定にこれらの前提を適応する方法を説明する。

表10-1　fMRIデータ解析に利用できる主要な統計ソフトウェア

ソフトウェア	入手方法	ウェブサイト
AFNI (Analysis of Functional Neuroimages)	無料	afni.nimh.nih.gov/afni/
Brain Voyager	商用（有料）	www.brainvoyager.com
FreeSurfer	無料	surfer.nmr.mgh.harvard.edu/
FSL (FMRIB Software Library)	無料	www.fmrib.ox.ac.uk/fsl/
SPM (Statistical Parametric Mapping)	無料	www.fil.ion.ucl.ac.uk/spm/
VoxBo	無料	www.nitrc.org/projects/voxbo/

計画行列の設計：関心のある回帰子

fMRI研究者がデータの質を保証するために行うすべての行為（パルスシーケンスの選択，被験者への指導，前処理など）は，誤差行列（ε）の値を最小化するための努力であるということができる。同様に，fMRI実験のデザインにおける主目的は最適な計画行列（G）を作り出すことにある。なぜ計画行列はこれほどまでに重要なのだろうか？fMRI実験により得られるマップは研究者の実験仮説に対する統計的検定の結果を反映している。計画行列における仮説のモデル化が適切でなければ（すなわち，関心の対象である過程を誤ったタイムポイントに割りあてるモデルとなっていたり，データに関与する重要な因子を含んでいないモデルであれば），その統計的検定は検出力不足となり，結果は不完全であるのみならず誤った結論を導くことすらあるだろう。間違いなくすべてのfMRI実験において，MRIデータ解析における最大の課題は計画行列の作成にあるといっても過言ではない。

計画行列における回帰子は，仮説のfMRI時系列に影響する因子を表している。一般線形モデルでは，特定の仮説と関連している回帰子は**実験回帰子**（experimental regressor）と呼ばれ，これには2つの種類がある。**共変量**（covariate）は連続した範囲のあらゆる値をとることができ，その値はある既知量についての分量を表す。一方，**インディケータ**（indicator）は整数値をとり，定性的価値を表す。fMRIの計画行列において最も一般的な実験回帰子は，線形システム（図7-27参照）の畳み込みを用いて血流動態応答を予測した共変量である。つまり，実験の事象に続いて起こる神経活動の長さを同定し（怖れの表情が提示されるたび，怖れの知覚に関連した活動が1秒間起きるだろう，といったように），回帰子を作成するために神経活動を標準的血流動態応答と畳み込む。fMRI計画行列において，（少なくとも1つのセッションデータをモデル化する際には）インディケータを利用することは比較的まれである。状態間（例えば，気分のレベル）の切り替えのような離散した変化に関する仮説ですら，一般的に共変量を用いたほうがうまくモデル化できる。これは，fMRIの血流動態応答によって，考えうるあらゆる神経活動の変化を畳み込むことが必要なためである。しかし，インディケータはfMRIデータをセッション間で比較するには非常に重要で，集団内（例えば，薬剤の有無），集団間（例えば，若年者と高齢者）の比較どちらにも必要である。

計画行列のはじめの例として，第9章の最後で論じた混合デザイン（ブロックデザインと事象関連デザインの混合）について考えてみよう。混合デザインは，例えば，条件Aと条件Bという不規則に配置された2つの試行条件からなる課題ブロックと被験者が休んでいる無課題ブロックを含む。このデータを記述する計画行列には，安静条件に対する課題ブロックの回帰子が1つと，個別の試行条件を表す回帰子が2つ含まれる（**図10-10**）。図10-10のように，fMRI計画行列ではそれぞれの回帰子を独立した列で表現することが多い。各タイムポイントにおける値は明暗をつけたカラーマップで表される。黒色はそのタイムポイントで回帰子が最小値をとることを意味し，白色は最大値を

実験回帰子
特定の研究仮説に関連したモデル因子。

共変量
連続する範囲のあらゆる値をとることができる回帰子。

インディケータ
定性的な水準を示す回帰子。整数値で表される。

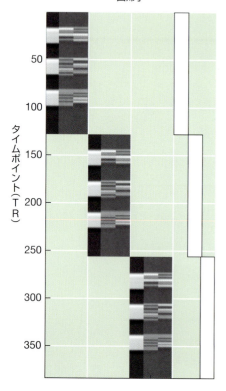

図10-10　ブロック・事象関連の混合デザインにおける一般線形モデルの計画行列
一般線形モデルを用いて実験データを説明しようとするときの回帰子のセットは計画行列として知られる。ここでは，3つの回帰子は異なった認知処理過程を表しており，3回のランのそれぞれの結果を異なる列に示す。1つ目の回帰子はブロック効果を表し，2つ目と3つ目の回帰子は2つの異なった刺激カテゴリによる事象関連効果を表している。それぞれのタイムポイントにおける回帰子の値は色の明暗を用いて表現する。黒色はそのタイムポイントで回帰子が最小値をとることを表し，白色は最大値を表す。右端の3つの列はそれぞれのランにおける平均信号変化を取り除くために含められる定数項を反映している。それぞれのランはおよそ130枚の脳画像からなる。

意味する．それぞれの回帰子は，あるボクセルがその要因と関連していた場合に，血流動態応答がどのように変化するかについての予測を表す．したがって，ブロックデザインにおける回帰子は，なだらかな移行期をはさんで低い賦活状態と高い賦活状態を交互にとることになる．事象関連の回帰子は異なる試行条件にタイムロックされた短い血流動態応答を示す．解析ソフトウェアは平均信号強度に関連した変動がどの実験条件にも割りあてられないよう，それぞれの回帰子から平均値を差し引いていることに注意してほしい．また，通常，回帰子は時間的に高い精度（例えば，ミリ秒単位）をもって血流動態応答を畳み込むことで作成され，記録データのTRにまでダウンサンプリングされる．

ここまでを読むと，計画行列の作成は直線的で簡単に思えるかもしれない．しかし，すべての計画行列が意味のある統計的検定を生み出すわけではない．最もよく起こる問題は，回帰子同士の分離が不完全であることによって生じる．複数の回帰子が互いに相関していれば〔すなわち，共線回帰子（collinear regressor）であれば〕，片方の回帰子で説明される変動がもう一方に関連した変動と混同されてしまう．理想的には，モデルに含まれるすべての回帰子は他のすべての回帰子と独立，すなわち直交（orthogonal）すべきである．直交とは，あるモデルにおいて異なる要因を表す回帰子は予想される賦活の時間変化や大きさをはっきり区別できるということを意味する（Box 10-1）．この制約は回帰子の選択に際して重要な意味をもつ．ブロックデザイン（例えば，30秒の課題と30秒のベースラインが交互に現れる）を用いる場合，課題を表す回帰子とベースラインを示す回帰子を含めることができるが，不幸にも，これら2つの回帰子は互いに完全な負の相関を示す（つまり課題での値が最大となるときベースラインでの値は最小となる）ため，実験データにおいてまったく同じ変動を説明するものとなる．別の考え方をすれば，課題ブロックに対する反応が徐々に負となるボクセルとベースラインブロックに対する反応が徐々に正となるボクセルは原則として区別できないということになる（Box 9-1参照）．両方のブロックの効果を説明するためには，図10-10の左列に示すような唯一の回帰子が必要となる．手短にいえば，回帰子が直交していればいるほど効果を同定できる可能性が高くなる（つまり，よりBOLD信号の差異が小さくて済む）．

よく練られた計画行列をつくる最もよい方法は，よい実験デザインを考えることである．効率的なfMRIデザイン（Box 9-2参照）がめざすのは，回帰子内での変動を最大化し回帰子間の相関を最小化することである．しかし，完全な直交性の保証が不可能な実験仮説もある．例えば，特定の処理における注意の効果を調べる実験では，2つの連続した刺激を素早く起こすことが必要となる場合がある．特に，1つ目に現れるキューがその直後に現れる2つ目の標的刺激のタイミングを知らせるような場合である．理想的なfMRI実験デザインでは，2つの刺激には時間的な従属関係がないほうがよい．しかし，キューが標的刺激より先に（潜在的に短い間隔で）現れることこそがこの課題の本質である．実験デザインによって2つの回帰子を適切に分離できない場合，ある回帰子を計画行列の他の1つ以上の回帰子に対して直交化（orthogonalize）させることができる（図10-11）．そうするためには，その回帰子をモデル内の他の回帰子と相関しないように解析プログラムを変更すればよい．標的刺激の効果についての研究の場合は，キュー刺激に特異的なfMRI信号の賦活を同定するために，キュー回帰子に対して標的回帰子を直交化させる．直交化は不十分な実験デザインに対する解決策ではなく，むしろある回帰子による効果を明確にするための方法と考えるべきである．

単純な差分論理（ある要因に関して異なる2つの条件の比較）にとどまらない，パラメトリック効果（parametric effect）を含めたfMRI実験の割合が高まってきている．その名のとおり，パラメトリックデザインには独立変数の複数のレベルが組み込まれている．fMRI研究でよく用いられるパラメータとしては，課題の難しさ，金銭報酬，知覚刺激

共線回帰子
互いに強く相関しているモデル因子．共線回帰子を含めると一般線形モデル解析の妥当性が低くなる．

直交
2つの変数（あるいは，ベクトル，変数のセット）が互いにまったく相関しないという特性．

直交化
2つの変数間の相関を取り除くこと．fMRIデータ解析に関していえば，ある回帰子の（他の回帰子に対する）直交化は，その回帰子を他の回帰子と相関しなくなるように変化させる．

パラメトリック効果
従属変数に規則性ある変化（例えば線形増加）を引き起こす独立変数の操作．独立変数がいくつもの水準をとるような操作が加えられる．

図10-11　回帰子の直交化　(A) 2つの回帰子は，注意を促すためのキュー（青線）とそれに続く標的刺激（赤線）に対する仮説に基づく効果を表す。2つの回帰子が強く相関しているため，回帰分析によってそれぞれに関連した独立の効果を特定するのが困難である。(B) 標的回帰子をキュー回帰子について直交化すると標的回帰子の形が変わり，標的刺激単独の影響を反映する信号部分のみがそのまま残る。直交化することで，モデル回帰子が独立でないときの結果が解釈しやすくなる。

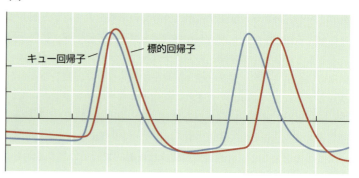

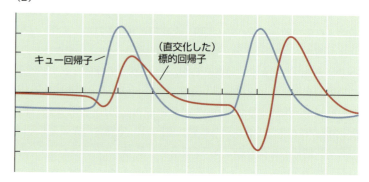

の強度などがある。パラメータは課題に組み込んだり（例えば，簡単，中等度，難しい課題ブロックを使う），被験者の行動に基づいて測定したり（例えば，各試行の反応時間）できる。計画行列でパラメトリック効果をモデル化するのには2つの方法がある。1つ目の方法は，パラメータのそれぞれのレベルに独立の回帰子を割りあてるものである（図10-12A）。この方法はパラメータのレベルの数が少なく，実験デザインによってそれらのレベルを時間的に効率よく分離できる場合に有効である。この方法には，各レベルに関連した賦活を見積もることができるという大きな利点があり，賦活の大きさについての非線形的な変化に頑健となるが，カテゴリ化されていないパラメータ（例えば，反応時間）には適切でない。2つ目の方法は，主な過程と，その過程がパラメータとしてどのように変化するか，を表した2つの回帰子を用いるものである（図10-12B）。2008年にKnutsonらは，自分がもっているものを過大評価する傾向を表す「保有効果」の脳内機構を調べた。各試行で，被験者には貰えるかもしれない商品（例えば，カメラ）とその価格（例えば，25ドル）を提示し，試行における価格設定の場面を2つの回帰子を用いて部分的にモデル化した。その回帰子とは，あらゆる試行において大きさが一定の（意思決定の過程全体に対する）主効果回帰子と，商品の価格によって大きさが変動する（相対価格に対する）パラメトリック回帰子の2つである。このようなデザインにおいては，主効果回帰子とパラメトリック回帰子がお互い直交している。

　この後者の方法では，パラメトリック効果についての回帰子は尺度化されているので，最小値は負の信号変化を反映し最大値は正の信号変化を反映する。研究に際して，関心のあるボクセルの活動が低下することを必ずしも予想しているわけではないので，これは一見直感に反するように思えるかもしれない。しかし，重回帰の目的はそれぞれの回帰子が観察データに対してどのようにかかわっているか，の同定であることを思い出してほしい。そのため，回帰子同士は非相関関係でなくてはならない。あるボクセルが最

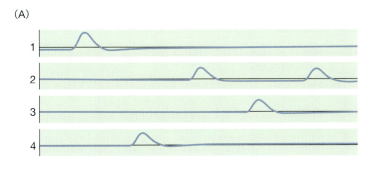

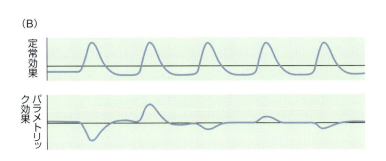

図10-12 パラメトリック解析のモデル作成 独立変数が連続値のあらゆるレベルをとりうるとき，しばしばその変数のパラメトリック変化を特定できるように計画行列を作成する。(A)そのための手法の1つとして，独立変数のそれぞれのレベルに独立した回帰子を割りあてるというものがあり，ここでは最も低い値(1)から最も高い値(4)を並べている。これに続いて作成される回帰子間のコントラストでは，この変数の影響を明らかにすることができる。(B)もう1つの手法として，2つの回帰子を用いるものがある。そのうち1つの回帰子は各試行間で定常の効果をモデル化し，もう1つの回帰子は試行間でパラメータ値に応じて変化する効果をモデル化する。

小レベルのパラメータに対しては非常に小さい賦活を示すかまったく賦活を示さず，最大レベルのパラメータに対しては最大の賦活を示した場合，試行間で共通な主効果とはまた別に，この2つの回帰子を用いたモデルはその賦活を説明することができるであろう。

計画行列の設計：ヌイサンス回帰子

関心のある回帰子に加えて，計画行列はしばしば**ヌイサンス(局外)回帰子**(nuisance regressor)を含む。これは実験要因と関連しない既知の変動に関連した付加的な回帰子である。これを理解するために，実験を行っているMRIスキャナで実験のセッション間に線形のドリフト(例えば，時間とともに生の信号強度が増加する)が起こるとわかっている場合を考えてみよう。実験に精通している研究者なら，このドリフトを説明する付加的な回帰子を計画行列に導入することができるだろう(ただし，fMRI統計ソフトウェアに組み込まれているハイパス(高域通過)フィルタを用いれば，ヌイサンス回帰子を加えなくともスキャナドリフトのようなfMRIデータに含まれる非常に緩やかな変動を効果的に取り除くことができる)。あるいは，セッション間の被験者の呼吸が測定されていれば，呼吸に関連したアーチファクトについての回帰子を計画行列に含めることができる。もちろん，実験はスキャナドリフトや被験者の呼吸について調べるために計画されたわけではないため，これらの要因は実験仮説と何の関連もない。では，なぜそれらを計画行列に含めるのだろうか？

ヌイサンス回帰子は実験解析において2つの互いに関連した目的のために用いられる。第1に，誤差項に含まれる残差変動の量を減らすためである。あるボクセルの信号強度が1回のランでドリフトにより数％変動するのであれば，そのボクセルの変動全体は関心のあるBOLD効果に比べて非常に大きなものになってしまうだろう。しかし，線形回帰子を計画行列に加えれば，ほとんどの強度のドリフトをその回帰子に割りあてることができる。第2に，既知の変動をヌイサンス因子に割りあてることは，一般線形モデルの妥当性を高めることになる。一般線形モデルは残差が独立でガウスノイズとし

ヌイサンス(局外)回帰子
実験仮説と関連しない既知のばらつきの原因と関連したモデル因子。

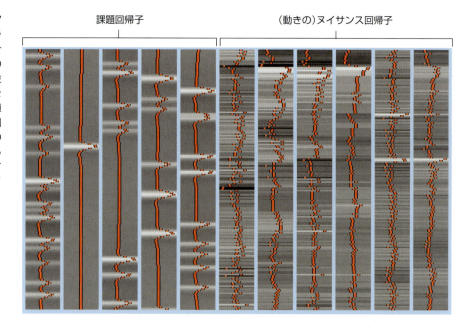

図10-13 頭の動きを説明するヌイサンス回帰子を含んだ計画行列 動きのパラメータをヌイサンス回帰子として含めると，計画行列は実験データにおける変動のより多くの部分を説明できる。通常，3方向の平行移動（並進）と3つの回転軸に対応した6つの回帰子を立てる。それぞれのタイムポイントにおける値はそのタイムポイントでの正味の平行移動や回転を表している。本図は，関心のある5つの回帰子と6つの（動きの）ヌイサンス回帰子からなる仮想の事象関連デザインを示す。明確にするために述べておくと，赤線はそれぞれのタイムポイントにおける回帰子の値を表しており，右へいくほど正の値が大きくなる。

て均等に分布すると仮定しているが，これは周期的な変動源が計画行列から除外されたときは成り立たない。したがって，関心の有無にかかわらず，BOLD信号について予測されるすべての変化を含めることは非常に重要なのである。しかし，不必要な回帰子を取り込むことは勧められない。計画行列に列を追加すると自由度が減少する。極限においては，$(n-1)$個の異なるモデル因子の組み合わせからどのようなn個のタイムポイントも完全に再現することができる。個々の回帰子の有意性は利用できる自由度の数の関数として評価されるため，回帰子の数をできる限り少なくすることが重要である。実際的には，限られた数のヌイサンス回帰子を含めると，自由度の減少によって統計的検定はより保守的になるが一般線形モデルの妥当性を高めることができる。

どのヌイサンス回帰子を計画行列に組み込むかについて統一された見解はない。最も一般的に加えられるのは頭の動きのパラメータで，通常3方向の平行移動（並進）と3つの回転軸に対応した6つの回帰子からなる。各タイムポイントにおける回帰子の値は，その方向に沿った動きあるいは軸回りの動きを蓄積したものであり，通常は-1〜$+1$の範囲に標準化される。計画行列では，動きに関連したデータの変動（例えば，刺激提示のたびに脳の辺縁に沿ってみられる賦活の増加）を課題回帰子でなくヌイサンス回帰子に割りあてるなどというように，これらパラメータに対して他の回帰子が直交化される（図10-13）。Johnstoneらは，動きのパラメータを含めたときと含めないときの結果を比較して，計画行列にこのパラメータを含めると一般的に真の賦活の検出感度を高めることができ，これは事象関連デザインの解析でより顕著であると結論した。しかし，ブロック条件では周期的な課題に関連した動きが生じうるため，動きのパラメータを含めると解析の感度が著しく低下した。前処理段階で体動の影響を取り除くべきだとして，計画行列に体動についての回帰子を含めることに反対する研究者もいる。

実験中に測定されていれば，心拍や呼吸などの生理的パラメータを回帰子に含めることもある。その周期的な特性により，これらの生理的変化はBOLD信号に規則的なゆらぎを生じさせるものであり，課題に関連した賦活を隠してしまう可能性がある。LundらおよびBirnらは，生理学的データをヌイサンス回帰子として加えることの効果を調べた。ほとんどの場合，fMRI研究の時間分解能は相対的に粗い（通常，TRは1〜2秒）ため，心拍のような速い生理的変化は十分にとらえられないことに注意してほ

しい。この問題に対応するため，両研究グループは，それぞれの生理的ノイズを1つの回帰子ではなく生理学的データの主な周波数に対応する正弦波と余弦波の回帰子の組み合わせでモデル化した（詳細は章末の参考文献で紹介するGloverらの2000年の論文を参照）。その結果，複数の独立したシミュレーションと実験で一貫して，ヌイサンス回帰子を加えると真の賦活の検出力が向上することが示された。

　ある実験セッション内における別々のランのデータをどのように解析するかは解析プログラムによって異なる。例えば，各ランを別々に処理し，一次解析としてそれぞれの基本的なコントラストをつくったうえで，複数のラン（および被験者）からのデータをより高次の解析で同時に分析するプログラムや，各被験者のすべてのランを同じ計画行列にまとめるプログラムなどがある。ランをまとめる場合は，計画行列において図10-10の右端の列で示されているような，定数をとるヌイサンス回帰子をそれぞれのランで含めるべきである。これらの回帰子はランごとの平均信号強度の差異に関連した変動を吸収する。また，この代替案として，前処理の段階ですべてのランを同じ平均信号強度に標準化するのもよい。その場合，これら回帰子は不要となる（独立したランのデータを同時に扱う方法についてのより詳しい考察は，後述の「被験者間解析」の項を参照）。

神経活動のモデル化

　ここまで，fMRI計画行列における関心のある回帰子が，実験操作に関連した脳内の血流動態応答の変化に関する予測を表すことを述べてきた。これらの回帰子をつくる最もわかりやすい方法は，各実験刺激の開始時点を特定しそれを標準的な血流動態応答に畳み込むことである。しかし，この簡単な方法でもなお誤った結果を導くことがある。被験者にある物体の写真を見せ，それに関連した過去の出来事についての詳細な記憶を想起させるという実験を考えてみよう。写真は20～30秒の間隔をあけて2秒間ずつ提示される。単純な刺激の畳み込みを行って回帰子をつくると，視覚野は賦活しているが記憶に関連した脳領域が賦活していないのに驚くことだろう。なぜこのような結果が生じるのであろうか？　あなた自身がこの実験の被験者で，スクリーン上の写真に関連した過去の出来事の詳細を思い出すよう指示されていると想像してほしい。最初に風船の写真が提示された。では，人生で風船に関連した特別な出来事を思い出してみよう。あなたが多くの人と同じなら，特定の出来事を思い出して追体験するまでに5～15秒（記憶の複雑さによってはおそらくもっと長く）かかったはずである。その記憶の想起にかかわったニューロンはそれに応じて長く賦活したはずであり，血流動態変化は20秒以上続いたであろう。すなわち，記憶に関連した賦活を検出するためには，計画行列は刺激提示のみならず神経処理にかかる時間も正確にモデル化しなければならないのである（図10-14）。

　この例は，計画行列の回帰子を考える際には，仮定した神経活動に基づくBOLD信号の時系列を予測することが重要であるのを示している。実験の計画行列をつくる前に，実験で起こる独立した脳内過程について，そのタイミングや長さも含めて慎重に考えるべきである。複数の過程が順番に引き起こされるような課題では，課題の異なる局面を抽出することが多い。このような局面は明示的なこともあるだろう。例えば，視覚的に提示された単語を遅延期間をおいて思い出させ，何の単語が提示されたかの判断を求めるキューの後にそれを答えるような場合である。結果の計画行列には各過程に対する独立した回帰子を立てる。一方で，被験者が課題において何をするか，という実験者の予測に基づいてそれぞれの局面が決められるような場合には，それらが潜在的なこともある。例えば，10秒間提示される複雑な形状を覚える課題の場合，2つの局面に区別しうる。すなわち，被験者が形状を学習する開始後の記銘局面（2秒）と，形状の特定の

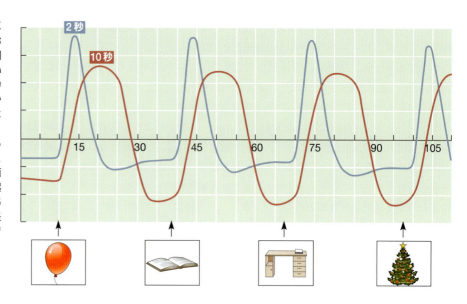

図10-14 血流動態応答の時系列予測における事象持続時間の影響 計画行列における回帰子は予測される血流動態応答の時系列を表しているため，もととなる神経活動についての研究仮説に応じて著しく変化する。30秒の間隔をおいて2秒間提示される物体の写真から想起される記憶を調べる研究を考えてみよう。もし神経活動がたったの2秒間（すなわち，刺激の持続時間）しか続かないと仮定するならば，青線で示した回帰子を使うことになる。この回帰子は視覚認知のような課題の基本的側面をみるのには適切かもしれないが，記憶の想起のようなゆっくりとした過程には不適切である。このような過程は10秒あるいはもっと長く続く持続した神経活動を引き起こし，赤線で示したような回帰子となる。

部分を覚えるために集中するリハーサル局面(8秒)である。まとめると，計画行列を用いたBOLD賦活の予測をもとに行われる統計的検定が，実験操作に関連する脳内の変化を反映しないときには，どんなfMRI統計解析も意味をなさないのである。

血流動態応答畳み込みのモデル化

　ほとんどの研究者は，fMRI解析ソフトウェアに含まれている標準的血流動態応答を利用して予想される神経活動の畳み込みを行い，計画行列を作成している。第7章（図7-10参照）で説明したように，血流動態応答は決まった型をとる。すなわち，刺激の開始から5秒後にピークに達し，ベースラインに戻ったのち12〜15秒でアンダーシュートを起こす（統計ソフトウェアによってデフォルトの血流動態応答は少しずつ異なっているが，基本的特徴はいずれも同じであることに留意してほしい）。1つの標準的な血流動態応答を使用すると解析はきわめて単純になるが，それは同時に統計モデルの制約となる。特に，標準的な応答と実験で観察された応答とでタイミングや形状が異なっている場合は問題となる。このため，計画行列の一般化の可能性を高めるための様々な方法が探求されてきた。

　すべての統計ソフトウェアでは，幅広い血流動態応答関数から1つを選ぶことができるようになっている。では，どの関数を選ぶべきなのだろうか？　最も一般的なのは，わずかなパラメータの組み合わせで表現できる数学的分布である（**図10-15**A）。γ関数とポワソン関数は，適切なパラメータが選択されれば血流動態応答の上昇と下降に大まかに一致する。2つのγ関数の組み合わせを用いている解析ソフトウェアもある。これは，初期の上昇と下降をモデル化するより早くより大きな関数と，引き続いて起こるアンダーシュートをモデル化するより遅くより小さな関数の組み合わせである。第8章で説明したように，被験者に固有の血流動態応答関数は単純な実験（例えば，運動野の賦活を引き起こす指タッピング課題）から求めることができ，その後の解析で他の脳部位に適用できる。

　選択した関数の型にかかわらず，モデル内の回帰子は観察データと常に異なっている。このような違いは神経活動のタイミングの見積もりが不完全であることや引き起こされる血流動態応答の多様性から生じうる。血流動態応答の開始におけるわずかな差異や血流動態応答の形状をモデル化するために，計画行列に**時間微分**(temporal derivative)

時間微分
モデルに加えると，血流動態応答のタイミングに関する小さなばらつきに対してモデルの頑健性が高まる回帰子。

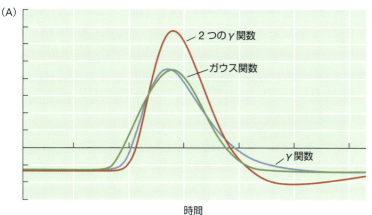

図10-15 BOLD血流動態応答の基礎となりうる関数
(A)短い持続時間で起きる1つの事象によって引き起こされる血流動態応答は，単純なガウス関数やγ関数などのいずれの関数を用いても近似できる。血流動態応答の上昇・下降・アンダーシュートを組み合わせた効果は，2つのγ関数を用いる(片方をもう一方から引く)ことでモデル化できる(赤線)。(B)他の手法として，基底関数を組み合わせるものがあり，測定された血流動態応答を説明するため一緒に加えられる一連の独立した回帰子(それぞれ重なる波形で示す)を用いる。基底関数を利用する最大の利点は，血流動態応答の形が標準的でないものであっても，ほぼあらゆる種類の反応をより柔軟にモデル化できることにある。

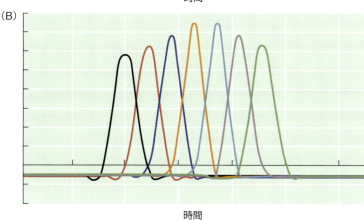

や**分散微分**(dispersion derivative)として知られる回帰子を追加する方法がある。時間微分を信号に加えると，その組み合わせはもとの信号を時間に沿ってずらしたものとなる。したがって，fMRI計画行列に時間微分を加えると，解析は回帰子のタイミングとBOLD信号の観察データとのわずかなズレに対して頑健となる。分散微分は血流動態応答の幅に関するわずかなズレを補正することができる。時間微分と分散微分のいずれか，あるいは両方を加えたとき，これらは関心のある回帰子とは独立に計算されることに留意してほしい。そうすることで自由度を減少させ回帰モデルの有意性に関する閾値を高めることになる。パラメータの大きさを計算する際，どのようにこれらの微分を利用するか(すなわち，β値を関心のある回帰子からのみ計算するかその回帰子と微分の組み合わせから計算するか)は研究者によって異なっている。また，これらの微分を必ず解析に組み込むことにしている研究室もあるがそうでない研究室もある。

よく用いられるようになってきた手法として，1つの血流動態応答関数を少数の**基底関数**(basis function)(低周波の正弦・余弦波形やγ関数など)に置き換えるというものがある。複数の基底関数の組み合わせによって幅広い血流動態応答をモデル化できるため，この方法は賦活の時系列が標準的でないボクセル(特に反応が長かったりピークが遅かったりするような場合)の検出に用いることができる。特に見込みがあるのは**有限インパルス応答**(finite impulse response：FIR)関数を用いる手法で，これは各時間単位を独立した基底関数によりモデル化するものである(図10-15B)。原理上，FIRモデリングは引き起こされる血流動態応答の形状やタイミングに依存せず，課題関連のBOLD信号変化を同定するのに用いることができる。起こるであろう血流動態応答について明確な仮説をもっていない場合，標準的な血流動態応答関数よりもFIR関数や他

分散微分
モデルに加えると，血流動態応答の時間幅に関する小さなばらつきに対してモデルの頑健性が高まる回帰子。

基底関数
線形結合により幅広い関数形式をとることができる関数。fMRI解析に関していえば，1つの血流動態応答関数を複数の基底関数に置き換えることで，計画行列の柔軟性を向上させることができる。

有限インパルス応答(FIR)
それぞれの時間単位を独立した関数(すなわち，インパルス)で取り扱う信号処理法。観察される応答関数の形状について何の仮定も置かないところが最大の利点である。

の基底関数を組み合わせて用いるのが有効なこともあるだろう。しかし，基底関数を使用すると計画行列はより複雑になり，重要な結果を検出したり解釈したりするのに困難が増える。さらに，個々の被験者で特定された結果をfMRI研究で一般的に行われるグループ解析に拡張するのが難しくなる。なぜなら，FIRの手法は被験者1人に対して1つのパラメータ推定をつくるのではなく，被験者間で異なる特性をもちうるパラメータの組み合わせをつくるからである。

最後に，fMRIにおける一般線形モデルの使用について考えるうえでしばしば混乱のもととなるのは，線形という概念そのものである。第7章で述べたように，刺激間隔が短い場合にBOLD反応は線形性の仮定に従わないことを思い出してほしい。ではその場合，一般線形モデルを用いてどのように解析できるのだろうか？ この混乱は，考えている線形性の種類を誤解していることから起こる。血流動態応答は刺激提示に対して非線形である。なぜなら，連続する2つの刺激に対して起こる組み合わさった反応は，それぞれの刺激が独立して提示されたときの反応を足し合わせたものより小さいからである。しかし，一般線形モデルにおいては，刺激提示それ自体は重要ではない。重要なのはBOLDの時系列全体であり，それはモデル化されてはいても，データ内の他の変動源に線形に加算される。したがって，BOLD信号の反復効果をモデルの妥当性を損なうことなく実験計画行列に直接組み込むことができる。これを行う1つの方法は，交互作用効果を含めることにより計画行列の列を直接調整することである。他の方法としてボルテラ核を用いるものがある。これは1998年にFristonらが報告した手法で，後に起こる刺激への影響をモデル化した列を計画行列に追加する。これらの補正をしなければ，計画行列は予測されるBOLD時系列を正確に表現できないだろう。

コントラスト（対比）

fMRIデータを解析する目的は，脳機能についての仮説を評価することである。fMRIは経時的な脳活動の変化について情報をもたらすだけで，その絶対量については何の情報も得られないので，ほとんどの研究仮説は2つの条件間での比較に基づいている。例えば，生体運動の知覚にかかわる脳領域を特定したい場合，実験では被験者が生体刺激（例えば，歩いている人）を見たときにそれとよく似た非生体刺激（例えば，ハンドルやギアのついた動く機械）を見たときと比べて賦活が増加するかどうかを調べるであろう。t検定の議論で述べたように，実験操作が賦活に有意な変化を起こすかどうかの統計的評価をコントラストと呼ぶ。

fMRI研究では，一般線形モデルを用いて回帰子の組み合わせからなる計画行列を設計し，それらの回帰子がどの程度測定したBOLD信号の変化と一致するかをみる。BOLD信号のほとんどを説明する回帰子は大きなパラメータウェイト（すなわち，大きなβ値）をもち，一方でBOLD信号のわずかしか説明できない回帰子のパラメータウェイトはゼロに近い。実験仮説を検証するためには，実験操作がパラメータウェイトを変化させたかどうかを評価する。仮説の種類によって，コントラストの形式（すなわち，どのパラメータウェイトが統計的検定に関与するか）が決まる。以下では，3種類の仮説について例を示しながら考える。

最も単純なコントラストは，1つの回帰子がBOLD信号に有意な変化を起こしたかどうかを評価するというものである。3種類の視覚刺激のランダムな提示を行う事象関連デザインを用いた実験を行うとしよう。視覚刺激としては，生体運動刺激（例えば，歩く人），非生体運動刺激（例えば，動く機械），知覚コントロール刺激（例えば，回転する図形）の3種類を用いた。それぞれの刺激は2秒間の短い動画として提示され，次の刺激との間隔は8秒とする。そして，前項で説明した方法を用いて，それぞれを独立した

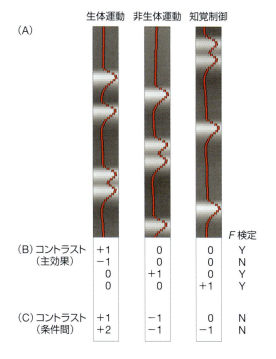

図10-16 実験コントラストの設定 (A)この仮想の例では，実験課題はランダムな順で起こる3種類の事象からなり，各事象は1回のランの間に比較的長い刺激間隔で起こる。それぞれの事象の種類と関連した仮定のBOLD時系列は，事象の開始時に短い神経活動を伴う標準的な血流動態応答関数を畳み込むことでこの計画行列にモデル化されている。(B)それぞれの事象の種類に関連した正の主効果(言い換えると，事象に対してどのボクセルの賦活が高まったか？)は，その事象の回帰子を正の値にし，他をゼロにしておくことで同定できる。負の主効果(言い換えると，賦活の減少)はその回帰子を負の値にすることで同定できる。F検定は，複数の主効果("Y"の行)を組み合わせるのに使うことができ，いずれかの条件において有意に賦活が変化しているボクセルを同定できる。(C)ほとんどのfMRI実験においてより重要なのは条件間のコントラストであり，これは複数の回帰子間の相対的な賦活の大きさを比較することで行われる。この例では，2条件間の直接のコントラスト(＋1－1 0)と，ある1つの条件と他の2条件のコントラスト(＋2－1－1)を示している。

回帰子として計画行列に組み込んだ(図10-16A)。生体運動刺激に対して賦活が増加するボクセルを特定するために，**コントラストウェイト**(contrast weight)〔図10-16Bの1番上の行では(＋1 0 0)〕を用いる。反対に，生体刺激に対して賦活が減少するボクセルを特定するために，コントラストウェイト(－1 0 0)を用いる。事実上，これらのコントラストは生体運動条件のパラメータウェイトは利用するが他の条件は考慮していない。その後，統計ソフトウェアはパラメータウェイトに解析者が選んだコントラストウェイトを掛けあわせ，出てきた量を残差によって調整し，その値を帰無仮説(0)に対して評価する(t検定を用いることが多い)。これら1条件のコントラストはしばしばその条件の主効果といわれるが，実験の対照を欠いてしまうことがあるのに留意してほしい。ある条件における有意な増加は，視覚刺激から覚醒に至るまで，多くの要因のいずれからも生じうるのである。したがって，差分論理(第9章参照)に従って，しばしば2つ以上の回帰子の比較が必要となる。

生体運動が非生体運動と比べて賦活を増加させるという(より条件の絞られた)仮説を検証したければ，図10-16Cのような(＋1－1 0)というコントラストウェイトを使う。このコントラストでは生体運動パラメータと非生体運動パラメータの差異に関する値が得られ，その値を続く統計的検定に用いる。仮説に基づいて他のコントラストウェイトの組み合わせを用いることもできる。生体運動が他の2種類の運動よりも大きな賦活を引き起こすかどうかを評価したい場合，(＋2－1－1)というコントラストウェイトを用いる。統計的検定にはどのようなコントラストウェイトの組み合わせ(例えば，＋1－4＋3)も組み込むことができるが，一般により明確な仮説を反映する比較的単純なコントラストが採用される。条件間のコントラストには実験操作が何の効果もないという帰無仮説を反映させて，総和がゼロになるコントラストウェイトを使用することに注意してほしい。また，コントラストは本質的に方向性をもっており，コントラストウェイト(＋1－1 0)は1つ目の種類の刺激が2つ目に比べてより大きな賦活を起こしたボクセルを特定するために用いられ，(－1＋1 0)は2つ目の種類の刺激が1つ目に

コントラストウェイト
計画行列の異なる回帰子についての研究仮説における予測を表現するベクトル。fMRI回帰分析のパラメータ量と掛け合わせることで統計的有意性を評価することができる。

F検定
複数の分布間の差異を評価する統計的検定法。fMRI研究では，複数のコントラストのうちいずれかに有意な効果があるかどうかを評価できる。

等分散
すべての実験条件でノイズ分布が似通っているという特性。

不等分散
実験条件間でノイズ分布が異なっているという特性。

比べて大きな賦活を起こしたボクセルを特定するのに用いられる。特定の関心事についての仮説を検証する際は，しばしば両方向のコントラストが使用される。

　最後に，ときとして複数の異なるコントラストの組み合わせを必要とする研究仮説がある。3種類の運動条件のいずれかに対して賦活が増加するボクセルを特定したいとしよう。上記の各条件のコントラストを3つ準備した後，次に3つのコントラストすべてを1つの**F検定**（F-test）にかける（図10-16）。F検定はいずれかのコントラストもしくはその組み合わせが測定データの変動を有意性をもって説明できるかどうかを評価する。t検定と異なり，F検定は方向性をもたない。すなわち，いずれのコントラストについてもその方向を示さないのである。また，F検定は条件間に有意な差が存在するという情報を示すだけで，どのコントラストが有意性を生んだかについては何ら情報をもたらさない。したがって，F検定は，より絞りこんだコントラストをみる前に，実験課題に対して変化が起きたボクセルを同定するために最もよく用いられる。

一般線形モデル（GLM）の前提

　作成した計画行列が実験仮説を検証するのに適切であったとしても，一般線形モデルが適切であるというためには他にもいくつかの条件が満たされなければならない。多くの議論を生んだ前提の1つに，同じ計画行列を脳内のあらゆる部位に対して使用することがある。各ボクセルのパラメータウェイトの組み合わせは様々だが，そのウェイトの計算に使用されるモデルは同じなのである。しかし，すでに説明したように，血流動態応答の特性（特に潜時）は脳領域ごとに異なる。したがって，ある領域においては正しいモデル因子でも，他の領域では正しくないことがあり，そのモデルによって説明される変動量が減少したり，残差が増加したりする。複数の基底関数を使うと，1つの標準的血流動態応答を使う場合に比べて柔軟にはなるが，結果の解釈が複雑となる。領域間のばらつきの問題を克服する1つの方法は，一般線形モデルを用いた方法と関心領域解析（後述）を組み合わせることである。

　また，ノイズは正規分布に従って変化し，すべての**タイムポイント**において似通った特性をもつという前提がある。言い換えると，ノイズの寄与度は時間によって変化せず，したがって実験課題とは独立であることを意味する。すなわち，そのデータが**等分散**（homoscedastic）であるということになる。逆に，ノイズがある条件で他の条件よりも大きくなれば，データは**不等分散**（heteroscedastic）である。一般線形モデルは等分散を前提としているが，これは必ずしも妥当ではないかもしれない。血流動態応答の変動によるものか神経処理による変動によるものかはわからないが，ノイズは安静状態よりもBOLD賦活状態で大きいことがある。さらに，**ボクセル**ごとにノイズの寄与度が著しく異なることもある。一般に，大きな血管を含むボクセルや脳の端に近いボクセルは，脳内の他のボクセルよりもノイズが大きい。

　このほかにも，隣接したボクセルは非常に似た特性をもつ傾向があるにもかかわらず，すべてのボクセルに対して独立した統計的検定の適用を前提としている。実際，一般的な前処理の段階で，空間平滑化によって隣接したボクセルが相関するようにしている。次項で述べるように，一般線形モデルの枠組みで空間的相関を説明することはできないが，それが生み出す有意値は解析の後の段階で調整できる。同様に，一般線形モデルでは残差は全体を通して同じように分布し，各タイムポイントが他から独立であることを前提としている。スキャナドリフト，温度変化，頭の動き，その他多くの要因が残差の大きさに影響してMR信号全体に経時的な劇的変化を起こしうる。したがって，前処理の段階か，あるいは適切なヌイサンス因子を含めることによって，これら望まない変動が誤差項となる前に取り除くようにすることがきわめて重要である。

まとめると，一般線形モデルはMRI解析において確固とした統計的枠組みになっている。このモデルはt検定や相関分析といった他の検定を包含しており，それらは前提が単純な特定の場合に該当する。一般線形モデルの強みはその柔軟性にある。適切な関心のある回帰子を計画行列に組み込み，必要ない変動をヌイサンス回帰子によって除外することにより，ほぼすべての実験仮説を検証できるだろう。しかし，計画行列の設計とコントラストの選択は慎重に行わなければならない。そうしなければ，解析によって誤った結論が導かれるかもしれない。

多重比較補正

　一般的なfMRI画像の場合，脳内には20,000程度，脳以外の部分にはその数倍のボクセルが含まれる。まずは，あなたが右半球の鳥距溝に近い灰白質にあたる1個のボクセルに注目して研究しているとしよう。事象関連デザインで視覚課題を与えたところ，そのボクセルの信号変化と課題に関連した回帰変数との相関から2.4というt値を得た。信号が変化しないという帰無仮説を正しいとする場合，この高いt値が偶然に得られる確率は，自由度にもよるが通常50回に1回（$p=0.02$）程度であり，$\alpha=0.05$という閾値より小さい。そのため，あなたはこんなに危険率が低いのだからと自信をもってそのボクセルにおける帰無仮説を棄却しようとする。そして，有意差が出たことに思わず顔を紅潮させつつ，残りのボクセルの検定にとりかかる。すべてのボクセルに対して相関の検定をしてt値を求め，閾値αと比較していくと，なんと脳の至るところに，みたところランダムに分布する1,000個ものボクセルが検出されてしまった（図10-17）。さらに悪いことに，脳以外の場所でも数千個ものボクセルが「賦活」されている。あなたは信じられないという顔でコンピュータの画面をみつめていることだろう。なぜ，これほど多くのボクセルが有意になってしまったのだろうか？

　このたとえ話は，fMRIデータ解析の主たる難題の1つである**多重比較の問題**（multiple comparison problem）を表現したものである。簡単にいえば，検定の数が増えれば増えるほど偽陽性が多くなるということである。この点を明らかにするため，通常のfMRIボリューム（64×64×34≒140,000のボクセル）と同じようなサイズのランダムなデータをつくってみた。40個のタイムポイントにおける各ボクセルの信号値を，それぞれ正規分布するノイズとした。そして，それぞれ任意の20個のタイムポイントを課題ありと課題なしに振り分け，仮想のブロックデザインとして解析しt値を求めた。すべてのデータがランダムなので，どんなものが検出されようともそれは偶然であるといえる。この解析結果に対して，$\alpha=0.05$を閾値としたところ，約6,800個のボクセル

多重比較の問題
検定の回数が増えるほど偽陽性（第一種過誤）の回数が増えるという問題。ボクセルベースで行うfMRI解析では数千回の検定を行うことになるので，これが特に大きな影響を与える。

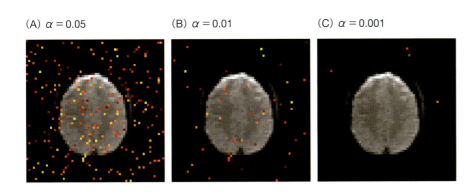

図10-17　多重比較の問題　それぞれの有意水準α（$\alpha=0.05$，0.01，0.001）で，完全にランダムなデータから検出される賦活ボクセルの数がどう変わるかをシミュレーションした。データは64×64のマトリックスサイズで34スライスのための，約140,000個のボクセルがある。このデータはランダムなので，検出された賦活はすべて偶然の結果である。(A) $\alpha=0.05$のときは，6,800個（脳全体の4.9％）以上のボクセルが賦活とされた。(B) $\alpha=0.01$では，1,397個（脳全体の1.0％）が賦活とされた。(C) $\alpha=0.001$としても，まだ脳全体で155個（脳全体の0.1％）が賦活とされた。各パネルは1スライスのみを示し，閾値を超えたボクセルを色づけした。

が賦活された。$\alpha = 0.01$ では約1,400個，$\alpha = 0.001$ まで下げてもまだ155個のボクセルが残った。もととなるデータには信号変化はないため，これらのボクセルはすべて偽陽性であるといえる。ランダムノイズからつくったデータセットにおいて，n個の検定を行えば偽陽性は単純に$n \times \alpha$個生じる。逆に偽陽性が存在しない確率は次式で与えられる。

$$p(\text{no type I error}) = (1-\alpha)^n \quad (10\text{-}4)$$

この確率は，心理・社会学的なfMRI研究でよく用いられる$\alpha = 0.05$や0.01といった閾値では，たとえデータ量が少なめの実験であったとしてもゼロに近くなる。$\alpha = 0.01$の場合で，たった1枚のスライスに含まれる4,096個のボクセルを解析しただけでも，偽陽性が存在しない確率は，$0.99^{4096} = 1.3 \times 10^{-18}$，言い換えると100京分の1となる。すなわち，多重比較補正をしなければ，本当は賦活されていなかったボクセルを検出してしまう第一種過誤が少なくとも1度は確実に起こるということになる。

閾値の計算

fMRI研究では，多重比較の問題を克服するために，常にα値を低めに設定してボクセルが偶然有意水準を超えてしまう可能性を下げようとすべきである。このα値は，基本的に2つの要因(避けたいと思う過誤の種類と，データでの独立した検定の数)から決定される。本項では，まず前者について検討する。上記の例では，独立した検定の数はボクセル数に一致するという単純化を行ったが，実際には空間的な相関によって，真の独立した検定の数は少なくなる。検定の数を求めるためのいくつかの考え方については，次項以降で提示する。簡単にいえば，これらはボクセルごとの閾値決定の代わりに，クラスタごとの閾値決定を行うことを考える。

多重比較補正で最もよく利用されるのは，全体としての偽陽性(第一種過誤)を最小化するために**ファミリーワイズエラー率**(family-wise error rate：FWER)を調整する手法である。なかでも厳格な手法が**ボンフェローニ補正**(Bonferroni correction)であり，これは行われた検定の数を使って全体の偽陽性の確率を一定にする。具体的には，α値を独立した検定の数〔ここではボクセル数(V)〕で割る。

$$\alpha_{\text{bon}} = \frac{\alpha}{V} \quad (10\text{-}5)$$

例えば，α値を0.01にしたい場合，手もとの画像データに4,096個のボクセル(つまり1スライス程度)しかない場合でも，ボンフェローニ補正をすればα値は0.01から0.000002まで下がる。これで，いかなる第一種過誤も1%の確率に抑えることができる。ただしボンフェローニ補正では，第一種過誤は最小化されるが，第二種過誤(真の賦活ボクセルを見落とす)の可能性が非常に高くなる(図10-18)。多くの研究課題，特に探索的なものや医学的に重要な研究課題において第二種過誤率の上昇は不適切なことがある。例えば，脳神経外科手術の前に，言語処理を担う皮質部位を把握するためにfMRI検査を行ったとする。ここで厳しい閾値を採用すると，賦活したボクセルがいくつかはみられるかもしれないが，そこには有意性は低くても真に賦活しているボクセルが入っていないかもしれない。この場合，第二種過誤によって本当は重要な皮質部位を見落としてしまい，患者に深刻な不利益をもたらすおそれがある。

もう1つの有名な手法としては，**偽発見率**(false discovery rate：FDR)という指標を利用したものがある。その名のとおり，FDRは検出された陽性結果における偽陽性の割合を調整するものである。例えば，ボクセルあたりのFDRを0.05とし，あるα値

ファミリーワイズエラー率(FWER)
すべての統計的検定の中で少なくとも1つの第一種過誤が起こる確率。

ボンフェローニ補正
多重比較の際のファミリーワイズエラー率を補正する方法の1つ。α値(有意水準)を独立した検定の数で割る。

偽発見率(FDR)
陽性の結果のうち，少なくとも1つの偽陽性が存在する確率。

(A)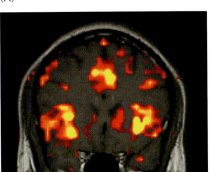
$p<0.05$(補正なし)

(B)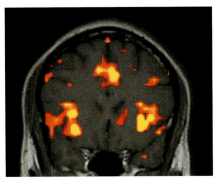
$p<0.001$(補正なし)

(C)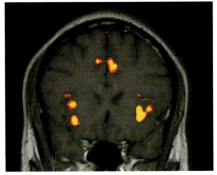
$p<0.05$(ボンフェローニ補正)

図10-18 ボンフェローニ補正のfMRIデータへの影響 1人の被験者の同一のデータを，3つの異なる有意水準で示した(それぞれのp値を満たしたボクセルのみ色がついている)。(A)最も低い有意水準のα値0.05では広い賦活がみられ，明らかに賦活と思われる領域と，散らばったノイズと思われる領域がある。(B)中間のα値0.001では賦活はずっと小さくなった。(C)ボンフェローニ補正後の0.05のα値(補正前の$p<0.000001$にあたる)では，ピークの領域はまだ残っているが，意味のある可能性が残る他の賦活領域の多くは消失した。

を決定したうえで，あるコントラストにおいて200個のボクセルが残ったとする。FDRが0.05なので，そのうち約10個が偽陽性であることが期待される。さらに，同じデータからの別のコントラストでは400個のボクセルが検出されたとすると，その中で20個のボクセルが偽陽性であると期待される。FWER補正の場合は，どれだけのボクセルが検出されたかには関係なく同じ数の偽陽性が期待されるので，そこがFDR補正との違いである。FDR補正におけるα値は統計値の分布によって変わるため，繰り返し計算によって求められる。これは2002年にGenoveseらによってfMRI解析に導入された。

最初に，V個の各ボクセルにおける比較検定を，補正なしの有意度に基づいてランクづけする。すなわち，最小の危険率p_1(最も有意である可能性が高い)から最大の危険率p_V(最も有意でない可能性が高い)までが次のように並べられる。

$$p_1 \leq p_2 \leq \cdots \leq p_V \qquad (10\text{-}6)$$

こうして補正なしでの有意なボクセルを並べた後，p_iが，その有意度のランク(i)を検定の数(V)で割り，目標とするFDR(q)で補正した値と同じかそれ以下になるボクセル，つまり次式を満たすボクセルを，このアルゴリズムで探しだす。

$$p_i \leq \frac{iq}{V} \qquad (10\text{-}7)$$

FDRに基づく補正はFWERと比べ，主に2つの利点がある。1つの利点は，特に賦活したボクセルが多い場合は，厳しすぎない大きめのα値となることである。もし(補正なしで)賦活したボクセルが1つしかなかったら，そのボクセルは完全なボンフェローニ補正を受けるのと何ら変わりはないが，賦活したボクセルが多くなるにつれ式10-7におけるiが大きくなるので，より大きい危険率が許容される。この手法では第一種過誤の増大はあるものの，実験の検出力という利益がそれを補って余りあると考える研究者は多い。もう1つの利点は，FWERが真でない「検定」の割合をコントロールするのに対し，FDRは真でない「主張」をしてしまう割合をコントロールすることである。1つ1つは有意である確率の低い，しかし数の多い検定を一度に行うというfMRI研究の場合には，統計的検定(ボクセル)の過誤のおそれよりも，主張(論文につける表に書いた賦活クラスタ)の過誤のおそれを気にかけなければならない。

ある特定の脳領域についてだけ仮説を検定しようとする場合，脳の一部(例えば海馬)

スモールボリュームコレクション（小領域多重比較補正）（SVC）
前もって定義された関心領域の中に限定して解析を行うこと。統計的検定の数を減らし，ボクセルの閾値を下げる。

並べ替え
有意性検定の用語としては，もとのデータを再抽出することによって，あるα値（有意水準）において観察しうる効果の大きさを直接決定する手法。

のデータだけに注目し，数百とか数千個程度のボクセルだけを調べることになる。これを**スモールボリュームコレクション（小領域多重比較補正）**(small-volume correction：SVC) というが，全脳を解析する場合と比べて補正が緩くなる（式10-5や式10-7において，分母のVが小さいので大きい危険率が許容される）。SVCの領域は解析を始める前から強い仮説に基づいて決定しておくべきである。また，ほとんどのボクセルを無視することになるので，脳の多くの領域ではなくある領域に賦活が集中しているという間違った印象を与えがちである。

並べ替え検定

閾値を決める別の方法として利用が増えているのが**並べ替え**(permutation)，すなわち観察（事象や被験者）の条件への割りつけをランダムに入れ替えて解析する手法である。この手法は，統計学でいう再サンプル法の一種であり，解析のどの段階にも取り入れることができる。例えば，実験で実単語と非単語（"drelp"のように存在しない単語）をランダムに100回ずつ提示したとする。並べ替え検定では，全部で200回の事象を，実単語と非単語へランダムに割りつける。つまり100回提示された実単語のうちランダムに選ばれた半分は非単語の回帰子に割りつけられ，非単語についても同様である。こうしてできた偽の回帰子は神経活動とは何の関係もないので，なにか差が出てしまった場合はまったくの偶然ということになる。100回以上の並べ替えと解析を繰り返し，ボクセルもしくはクラスタで検出された最大の有意度を記録しておく。この有意度の分布から，たまたま偽陽性となる可能性が低くなるような十分に高い閾値を選ぶことで最適なα値を決めることができる。この手法は群間比較やパラメトリック比較といった被験者間の解析にも利用できる。

計算量が多いという問題はあるが，並べ替え検定でデータセット自体を使って行う偽陽性の推定は，そのデータ特有の性質が吸収される利点があり，被験者間の比較で特に有用である。ただし，時間的自己相関などのfMRIデータの特徴によって，再サンプル法において重要な測定の独立性（入れ替え可能性）が担保されなくなる実験デザインもありうる。並べ替え検定の利点と限界についての詳細は，章末の参考文献で紹介するNicholsとHayasakaの2003年の論文を参照してほしい。

独立した検定の数の推定

多重比較補正の方法が何であろうと，つまりFWERやFDRなどのどれを使っても，α値を決定するにあたっては独立した検定の数を考慮しなければならない。fMRIの場合，独立した検定の数は脳全体のボクセル数に由来する（すなわち2万個のボクセルがあれば2万回の検定をしている）と考えることができる。しかし，実際には多くの原因によって有意度は近隣のボクセルの間で高い相関をもつことが多い（図11-21参照）。MRIのデータ収集および画像再構成の限界により，信号は隣り合ったボクセル（ときにはスライス）へ漏れ出している。多くのノイズ源，とりわけ頭の動きなどは，脳のすべてのボクセルの輝度を一斉に変えてしまう。脳の賦活それ自体も，特に大きな血管に起因する場合には，しばしば広い範囲にわたる。さらに頭の動きの補正や脳の空間的標準化といった前処理の段階で，各ボクセルに含まれる情報の不確定性が増す。こうした意識しない要因に加え，通常，解析する前のデータに明示的に空間平滑化が行われる。隣り合ったボクセル同士の相関を高める要因がこれほど多い以上，もしボクセル数で補正すれば，独立した空間的単位の数を過大評価することになり，厳しすぎる過小なα値が得られるだろう。そこで，より正確に補正パラメータを決定するために，賦活されたボクセルの間の相関に基づいて閾値を調整する方法がいくつか提案されてきた。

よりよい補正法の開発をめざして，Worsleyらは（ガウス型）**確率場理論**（random field theory）をfMRIデータに適用した。確率場理論により，MRIデータの空間的相関〔言い換えると**平滑度**（smoothness）〕によって独立した検定の数を推定できる（図8-28）。前処理でのガウシアンフィルタによる平滑化の影響が大きいが，画像に内在する相関も影響するため，ふつうは解析プログラムでデータの平滑度を計算する。平滑度はボクセルもしくはmm単位で表わされ，これにより独立した検定の数が計算できる。例えば，$x \times y \times z$個のボクセルのデータにおける平滑度がVボクセルであるとすると，独立した検定の数（R）は次式で与えられる。

$$R = \frac{x \times y \times z}{V^3} \tag{10-8}$$

ここでの独立した比較検定は，しばしば**分解能単位**（resolution element）を略して**リセル**（resel）と呼ばれる。小さめの平滑度をもつデータであったとしても，リセルの数はボクセル数の何分の一にも小さくなる。例えば，平滑度が3ボクセルのとき，リセル数はボクセル数の1/27になる。脳の形状に応じて多少の補正を行ったうえでリセルの数を用いることにより，ある閾値を採用したときに何個の賦活クラスタが偶然にみいだされるかを推定できる。このクラスタの数は**オイラー標数の期待値**（expected Euler characteristic）として知られている。ちなみに，前処理を終えたfMRIデータのように平滑な確率場では，閾値の設定がオイラー標数の期待値に及ぼす影響は複雑である。チャンスレベル[訳注2]をほんの少し超える程度まで閾値を下げていくと，賦活クラスタの数は少なくなるが，脳の大部分が賦活領域とみなされるためクラスタは非常に大きく互いにつながっているであろう。それより高めの閾値（例えば，$p = 0.15$）を選んだ場合，小さい多数のクラスタが単なる偶然だけで検出される。しかし閾値を上げていくに従って，たまたま検出される小さいクラスタの数は減っていく。ここまでは，脳の全体が均質であるとして平滑度とクラスタ数の関係を検討したが，実際には平滑度は領域によって異なる。2007年にHayasakaらは，こうした領域間のばらつきを考慮に入れることで検出力が改善するのを示した。

　fMRIの統計解析ソフトウェアは確率場理論に基づいて，オイラー標数の期待値が希望のα値（例えば，$\alpha = 0.05$）に該当するような閾値を決定する。これは，与えられたリセル数において，真の賦活が存在しないにもかかわらずオイラー標数の期待値が1以上になる確率を0.05以下とするような閾値はいくらか，という問題である。平滑化されたデータでは，こうして決めた閾値はボンフェローニ補正によるものより常に緩やかであり，第二種過誤を減らしつつ，偽陽性の増加を最小限に抑える。この手法はFDR補正などと併用できる。様々な確率場理論が標準的なfMRIの実施に応用され，統計的有意性を決定するため頻用される手法となっている。

クラスタに基づく閾値決定

　多重比較補正のもう1つの手法は，賦活クラスタの大きさという情報を用いるものである。孤立した1個のボクセルが有意閾値を超えていたとき，それは単なる偶然かもしれない。しかし，図10-17Aのデータを注意して見るとわかるとおり，つながった多数のボクセルが偶然に閾値を超えるということは起こりにくい。この図では多くのボクセルが単なる偶然で賦活しているが，2つ以上がつながってクラスタを形成しているボクセルはほとんどない。**クラスタサイズによる閾値決定**（cluster-size thresholding）は，1995年にXiongらとFormanらが別々に発表した。この手法は，まずボクセルレベルで比較的ゆるい閾値（例えば，$p < 0.01$）を設定し，ある程度以上の大きさをもつクラス

確率場理論
空間的な広がりをもつ平滑なデータの特性を取り扱う数学の分野。これを用いると，fMRI解析での独立した検定の数をより正確に求めることができる。

平滑度
近傍のボクセル同士で時系列が相関する度合い。

分解能単位（リセル）
fMRIボリュームデータ中の独立した統計的検定。

オイラー標数の期待値
偶然に生じうる有意な賦活クラスタの数。独立した統計的検定（すなわち，リセル）の数から推定される。

訳注2）偶然に事象が起こる確率のことであるが，ここでは補正されていない閾値を指す。

クラスタサイズによる閾値決定
賦活ボクセルのクラスタにおける有意性を判断するため，クラスタサイズの最小限度を適用すること。

タだけを有意とすることで検定の厳しさを確保するというものである。閾値となるクラスタサイズの決定には，望むα値や，ボリュームデータに存在する独立した検定の数といった情報が必要で，解析ソフトウェアがデータの状態に応じて閾値を提示してくることも多い。「閾値なしクラスタ強化法(Threshold Free Cluster Enhancement)」という新しい手法では，各ボクセルに対してクラスタレベルの有意性にあたる閾値を推定し，事前に閾値やクラスタサイズを決定する必要がない。

　なぜクラスタサイズによる閾値決定が可能かといえば，クラスタの大きさ(C)が大きくなるにつれ，そのサイズをもつクラスタのパターン数(n_C)も増えるが，それは偶然にクラスタが形成される確率と比べてはるかに小さいからである。4,096個(64×64)のボクセルをもつスライスには，2個のボクセルからなるクラスタはおよそ16,000パターン，3個では55,000パターンがありうる(三次元データでは，この数倍に増える)。ここでクラスタレベル閾値の有意水準(α_C)を0.001にし，偽陽性の期待値は$4,096 \times 0.001 = 4$ボクセルに抑えたいとする。一方，同じα値で特定の2つのボクセルが同時に陽性となる確率は0.001×0.001，つまり100万回に1回となる。したがって，第一種過誤のために2つのボクセルからなるクラスタの賦活が検出される確率は$16,000 \times 0.000001 = 0.016$である。これが3個になるとクラスタができる確率は$0.001 \times 0.001 \times 0.001$，10億分の1となり，偽陽性クラスタ数の期待値は$55,000 \times 0.000000001 = 0.000055$となる(ただし，現実のfMRIデータでは隣り合うボクセルに相関があるので，これほど極端な値にはならない)。

　要するに，偽陽性の確率はクラスタサイズが大きいほど小さくなるというわけである。クラスタサイズによる閾値決定と偽陽性率の関係は，データ内のクラスタのパターン数をn_Cとすると次式のようになる(式10-4と比較せよ)。

$$p(\text{no clusterwise type I error}) = (1 - \alpha_C)^{n_c} \tag{10-9}$$

α値を小さくできるので，クラスタサイズによる閾値決定ではしばしば第二種過誤を減らせる(すなわち真の賦活を見落としにくくなる)。しかし，この方法で置かれた仮定の中には，もし成立しなかった場合には潜在的に大きな問題をもたらすものがある。第1に，この閾値決定においては，定義上，有意な賦活はある程度の大きさをもつクラスタを形成すると仮定しているため，小さいけれども意義のある賦活を見落としやすい。例えば，クラスタサイズの閾値を6個に設定した場合，4個のボクセルからなるクラスタに真の賦活があったとしても検出できる見込みは薄い。このように，小さいが有意なクラスタに対応するため，閾値を超えたボクセル数(上記の例のように)とそれらボクセルの有意度の両方を利用する統計プログラムもある。第2に，確率を計算するうえで，賦活したクラスタは外に凸な形状である，または球状に近いという仮定がある。このために，賦活領域が脳回の端に沿っているなど球形から遠い形の場合は，クラスタサイズに依存する解析が不適なことがある。第3に，これが最も重要だが，前述の論理に基づき近隣のボクセルが無相関であることを仮定しているので，n個が同時に陽性になる確率をα^nと計算できた。この仮定は，空間的相関のあるfMRIデータにおいては成り立たない。たとえノイズに由来するものであっても，有意なボクセルはクラスタを形成しやすい。こうした理由でクラスタに基づく閾値決定は通常，これまでに述べた他の手法と組み合わせて用いられる。

関心領域(ROI)解析

ほとんどのfMRI研究では，しばしば脳全体を含んだボリューム画像全体に対して，ボクセルやその集合であるクラスタの統計解析が行われている。この手法は**ボクセルワイズ解析**(voxel-wise analysis)と呼ばれ，何らかの認知過程を理解するための様々な研究仮説に適している。一方で，より的を絞った手法が合うような仮説も存在する。脳の一部の領域に関心がある場合，研究仮説は脳全体ではなく，その部位についてのものとなる。例えば，「尾状核は記憶からある単語を想起するときに賦活されるだろうか?」といった問いが考えられる。この例では尾状核が，解剖学的な基準で定められる関心領域となる。根本的には，ボクセルワイズ解析で回答が得られる問いは，「fMRIによってある特定の賦活を呈するのはどの脳領域か?」というものであるが，**関心領域解析**〔region-of-interest (ROI) analysis〕で回答が得られる問いはその逆で，「特定の領域ではどのような賦活がみられるか?」というものである。ここで関心領域(ROI)とは，少なくとも研究計画上は，均質で分割できない単位であると考える。

多くの場合，ROIの決定は，ある課題においてその脳領域の関与が期待されるという事前の予測に基づいて行われる。機能的な賦活をマッピングする前に**解剖学的関心領域**(anatomical region-of-interest)が決定されていれば，その領域の賦活に対してバイアスのない推定ができる。手作業で，あるいは自動的に，各被験者の構造画像からROIを作成する方法もある。すなわち領域の境界を決めるうえで重要な目印を定めてから，その中のボクセルをすべて選ぶというものである(図10-19A)。例えば，運動機能を研究する場合，一次運動野を含む中心前回を包含したROIを描くだろう。通常，ROIは最初に撮像されるT_1強調もしくはT_2強調の構造画像上に描かれる。その理由として，構造画像はしばしば機能画像の4倍にもなる高い分解能をもつことと，組織コントラストが高いことが挙げられる。その後，作成されたROIを機能画像へと位置合わせする。また，ROIは脳アトラスから作成することもでき，例えば多くの人の脳から統計的につくられたアトラスが利用される(図10-19B)。こうしたアトラスを使うと，個々人でROIを定義するよりも労力は減るが，目的の部位からはずれるというリスクを伴う。

解剖学的ROI解析には，ボクセルワイズ解析にはない利点がいくつかある。第1に，ROIの数はボクセルの数よりも非常に少ないので，統計的検定の数が大幅に減り，多重比較補正の必要性が下がる(例えば，運動野の研究なら，両半球の一次運動野を含むたった2つのROIをつくるだけでよい)。第2に，各ROIには多数のボクセルが含まれるので，それらが機能的に均質であれば数の分だけ信号ノイズ比がよくなる。この空間的加算平均の効果は，ボクセルワイズ解析でもROI解析でも共通して，使える時間的加算平均の効果に上乗せされる。第3に，部位によって異なる賦活レベルの高さから脳の機能的構成がわかる。大きな構造の中の各部位(例えば，前部帯状回の小区分)を比較することによって，単純でわかりやすいパラメトリックな賦活マップをつくることができる。そして最後に，ROIを用いることで，多数の被験者の結果を合わせる際に起こる多くの問題を回避できる。被験者ごとにROIを描くことで，被験者間の脳の空間的位置を一致させることができ，各個人を空間的標準化により脳の基準画像に合わせる際の不正確さがなくなる。

解剖学的ROI解析は特定の脳領域における機能について重要な情報をもたらすが，ここにもまた新たな問題がある。解剖学的な領域と機能的な領域が一致しないという可能性である。解剖学的に異なる領域は機能的にも異なる性質をもつという考えは古くから知られている。最初期につくられ大きな影響を及ぼした脳マップとして，ドイツの医師であり神経生物学者のKorbinian Brodmannによるブロードマンアトラス(Box 6-3

ボクセルワイズ解析
個々のボクセル(もしくはボクセルの小集合)の機能的特性に関する仮説を統計的に検証すること。しばしば脳全体で行われる。

関心領域(ROI)解析
脳領域の機能的特性に関する仮説を評価すること。この解析では，あらかじめ定義された脳の解剖学的構造区分(すなわち，あらかじめ設定されたボクセル群の集合)を反映する領域が選ばれることが多い。

解剖学的関心領域(解剖学的ROI)
解剖学的な基準によって決められた関心領域。

(A) 解剖学的ROI

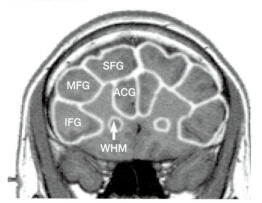

(B) アトラス由来のROI

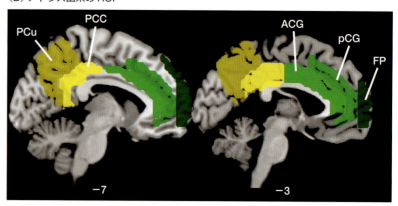

(C) 機能的ROI

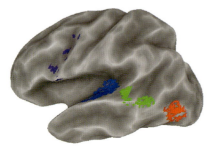
被験者ZB

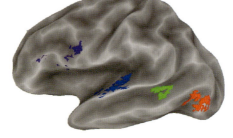
被験者ZC

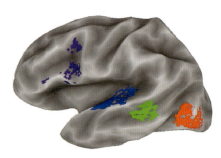
被験者HT

図10-19 関心領域(ROI)解析 ROI解析では，事前に決めた基準によって脳を区分する。(A)解剖学的につくられたROIを示す冠状断像。下前頭回(IFG)，中前頭回(MFG)，上前頭回(SFG)，前部帯状回(ACG)と，対照とするための白質(WHM)のROIを示す。これらは解剖学的な基準によってつくられ，これを用いてワーキングメモリにおける前頭皮質の役割が研究された。(B)アトラスからつくられたROIの矢状断像。FMRIB Software Library (FSL)に付属のハーバード・オックスフォードアトラス[アトラスやそのもととなった文献は(fsl.fmrib.ox.ac.uk/fsl/fslwiki/Atlases)を参照]に，前頭極(FP)，傍帯状回(pCG)，前部帯状回(ACG)，後帯状皮質(PCC)，楔前部(PCu)などのROIを示す。これらROIは社会認知との関連の報告があるものが選ばれた。(C)機能的に定義されたROI。膨張展開された脳に，3人の被験者における左半球の4つのROIを示した。これらは，ある音節を聴覚的に提示する条件("da"もしくは"ga"を聴く条件)と，ある音節を視覚的に提示する条件("da"もしくは"ga"を読む条件)のブロックデザインにおけるfMRI画像に基づいてつくられた。ここでは，聴覚刺激への応答に関連した領域[聴覚野(青色)]，視覚刺激への応答に関連した領域[外側後頭側頭皮質(赤色)]，その両方に応答した領域[上側頭回(緑色)，下前頭回(紫色)]を示す。これらのROIは，マガーク効果として知られる知覚モード間の干渉を調べる別のfMRI研究でも検証された。[(A)はJha and McCarthy, 2000より。(B)はCarter et al., 2012より。(C)はNath and Beauchamp, 2012より]

ブロードマン領野
Korbinian Brodmannによる影響力ある細胞構築学に基づく脳の区分。

細胞構築
細胞構造に基づいて物理的に区別可能な領域に分けられた脳の構成。

の図4を参照)があり，そこではヒトの大脳皮質が約50の解剖学的に異なる部位に区分されている。**ブロードマン領野**(Brodmann area)は，**細胞構築**(cytoarchitecture)[つまりニューロンの大きさや種類とその分布]によって定義されており，必ずしも脳回や脳溝と対応するものではない。fMRIでは，少なくともヒト脳の研究でよく用いられる空間分解能においては，細胞構築についての情報は得られない。したがって，ブロードマン領野を各被験者で決定することはできない。しかしながら仮に，解剖学的に完全なマッピングができたとしても，解剖学的な区分と機能的な区分を結びつけられるかどうかという問題が残る。一例として，物体の視覚的認知のような複雑な課題においては，様々な解剖学的領域にまたがる後頭側頭経路や後頭頭頂経路が働いている。この問題は，そのネットワークの中の解剖学的要素を含めたいくつかのROIをつくることで，部分的には解消できる。逆に，1つの解剖学的領域の中にいくつかの機能的に異なる区分が存在する可能性もある。もし解剖学的ROIの中の小さな部分だけが賦活していたとすると，そうでない残りのボクセルによって，解析の機能的な信号ノイズ比は低下し

てしまう。そのような場合は，解剖学的ROIを細かくしていっても，本当の機能的な区分を反映しないことになりうる。

　もう1つの強力な手法として，特定の刺激に対して賦活したボクセルのみを含めるという**機能的関心領域**(functional region-of-interest)がある（図10-19C）。例えば，Kanwisherらは，**ローカライザ課題**(localizer task)を用いて紡錘状回における顔認知に関する研究を行い，他の複雑な視覚刺激と比べて特に顔で賦活された領域を決定した。顔刺激で賦活したこれらのボクセルが機能的な「顔の領域」であり，実験操作（違う人の顔や選択的な注意など）による顔の認知過程への効果を評価するために使用される。機能的ROIは，機能的に有意な脳領域を解剖学的な目印から容易に決定することができない場合に有用である（前頭極や側頭頭頂移行部など）。この手法の有用性や限界についてのさらに詳細な検討については，章末の参考文献で紹介するFristonらやSaxeらの2006年の論文を参照してほしい。

　しかし，実用的にも理論的にも，ROIによる解析ですべてを処理するわけにはいかない。端的にいえば，解剖学的ROIを設定することは実は非常に難しいことなのである。セグメンテーション（灰白質や白質への分割）と脳構造のテンプレートを使って自動的に脳を解剖学的領域に区分するプログラムは存在する。それらの手法は大きく進歩はしてきたものの，被験者ごとの大きさや形，局所の構造などにはばらつきがあるため，常に正確かつ完全に自動化できる方法は存在しない。また構造画像に基づいて手作業でROIを設定することは，かなりの修練と，きっちり定義された目印，そして多大な労力が必要である。ROIを描く際には主観が混ざるため，違う人が描いたROIと比較して統計的に評価することも必要になる。このため自動化と手作業のどちらの利点も併せもったROI生成プログラムがぜひとも望まれる。そのようなプログラムでは，まず使用者が大きな脳溝など解剖学的な目印を特定し，プログラムがそれに基づいて脳をROIへ分割することになる。この組み合わせが正確さとスピードのよい妥協点になるだろう。

機能的関心領域（機能的ROI）
独立したボクセルワイズ解析の結果など，機能的な基準によって決められた関心領域。

ローカライザ課題
既知の機能的特性をもつボクセル群を決めるための簡単な実験パラダイム。後に続く別のパラダイムを用いた実験で対象領域の解析をするための準備として行う。

被験者間（グループ）解析

　ここまでは一個人の脳の賦活を調べる問題について考えてきたが，ほとんどすべてのfMRI研究は複数の被験者を対象とする。現在の慣例では，20～30人の被験者で行われることが多いが，群間比較や個人差について調べるような実験では，さらに大きいサンプルが用いられる。研究仮説を検定するためには，多くの被験者のデータをどうやって組み合わせればよいだろうか？

　複数の個人のデータをまとめることには，いくつかの問題がある。成人の脳は大きさも形も異なるため，解剖学的な部位をそろえることは難しい。多くの研究では，この問題に対処するために，被験者全員の脳を共通の定位座標系（第8章参照）へと標準化している。この標準化は前処理か，もしくは個人の解析が終わった後で行われる。標準化は空間平滑化とあいまって脳の個人差を大幅に小さくするが，それにより機能分解能は低下する。あまり使われてはいないものの有用な手法として，特定の領域を個々人の脳でROIにして解析するROI解析がある。標準化にしろROI解析にしろ，すべての被験者で同一の脳領域を決定できたと思っても，最後に理論的な問題が残る。それは，「その領域から得たデータをどのようにして1つの検定にまとめるか？」ということである。

　ほとんどすべてのfMRI実験は，実際に参加した被験者（実験サンプルに関する主張）だけでなく，ヒト一般で成立する推論（脳の働きに関する主張）を行うためのものである。その目標に沿うには，本章でこれまで触れてきた被験者内のばらつきと，個人差による被験者間のばらつきの両方を考慮した統計的手法が必要になる。考えられる手法を説明

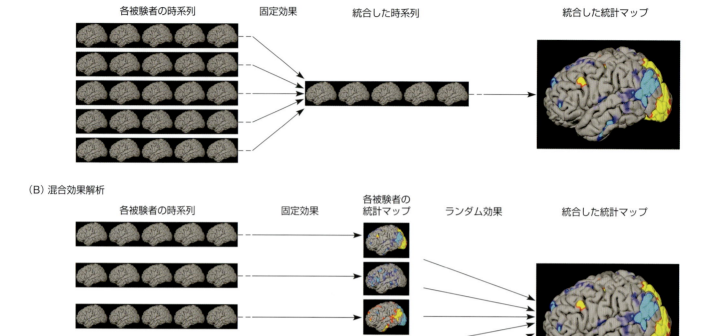

図10-20　固定効果解析およびランダム効果解析の概念　(A)固定効果解析では，実験の効果は被験者間で一定であると仮定（つまり固定）する。すなわち，実験操作はすべての被験者に同じ影響を及ぼすと考える。そして，全被験者のデータをまとめて統計的検定を行う。(B)現在のfMRI研究でよく使われる混合効果解析では，効果は被験者内では固定であるが被験者間では異なり，ランダムな分布をとると仮定する。まず各被験者で別々に統計的推定を行い，その結果を被験者間の実験効果のばらつきを考慮した解析に用いる。混合効果解析と呼ばれるのは，（被験者内の）固定効果と，（被験者間の）ランダム効果という2つの方法を併用するからである。その利点は，被験者が抽出された母集団の性質についての推定ができることにある。

固定効果解析
実験操作が一定の効果を及ぼすという仮定のもとで行われる解析。繰り返して観察した際のばらつきはランダムノイズに由来する。

するために，ここでは仮想的な実験をみてみよう。8名の被験者で，それぞれ10個のデータ点をもつ2つのブロックを撮像したとする。ただし，ここでの基本的な考え方は，被験者の数，データ点の数，デザイン，検定の方法を問わず適用できる。

最初の，そして最もあたり前のアプローチは，すべての被験者の全データ点を一度に解析することである。すなわち，心理課題を行ったブロックの80個のデータ点と，無課題ブロックの80個のデータ点を，158の自由度をもつt検定で比較するというものである。この手法は**固定効果解析**（fixed-effects analysis）（**図10-20**A）と呼ばれるが，それは実験操作によるデータへの効果が，ランダムノイズ（不規則な雑音）を除けば一定であるという仮定をしているからである。fMRIに対して用いると，固定効果-被験者間モデルにおいては，すべての被験者が実験によって同じように影響を受けたと仮定することになる。かつてはよく利用された手法であるが，固定効果解析には重要な欠点がある。この方法では，実験に参加した特定の被験者たちに関する統計的推定しかできないのである。被験者のうち2人が非常に大きな反応を示し，残りの6人ではまったく反応がなかったとしてみよう。全員を平均してt検定を行うので，有意差が出るだろう。しかし，75%の被験者が反応していないため，この有意差がデータと一致しないのに気づくことになる。この矛盾は，固定効果モデルが極端な結果を呈する被験者に鋭敏で

あることから起こる。実験操作はすべての被験者に等しく影響するという仮定のもとでは，真の効果を最も正確に推定する方法は被験者間の平均しかない。しかし，影響が等しくない場合，平均は誤った結果をもたらすことになるのである。

異なる被験者において介入が異なる効果を及ぼすことに対処するため，被験者は大きな集団の中から（しばしば無作為に）選ばれたという事実を考慮に入れる必要がある。異なる集団に対して実験をすれば，結果も必然的に異なるはずである。そこで，特定の被験者を対象となる母集団からサンプルしたものとして取り扱う，**ランダム効果解析**(random-effects analysis)が必要となる。現在，fMRI研究で行われるほとんどの解析では，実験操作は被験者内には**固定効果**を及ぼす（すなわち刺激は提示されるたびに，真に同一の効果をもたらす）が，被験者間には**ランダム効果**を及ぼすと仮定されている。これが**混合効果解析**(mixed-effects analysis)と呼ばれるものである。

わかりやすくするため，ここではfMRIの撮像（ラン），被験者，そして被験者群という3つのレベルからなる混合効果解析を例にして考えてみよう。ただし，統計ソフトウェアによっては，このうち最初の2つを1つのものとして扱うことがある。第1レベルでは，研究者は各被験者の各撮像における要約統計量（関心のある回帰子に対するパラメータ推定）を別々に求める。次に第2レベルでは，各被験者の全撮像における統計量を固定効果解析によって合わせる。ボクセルワイズ解析の場合は，関心あるコントラストの係数のマップが被験者ごとにつくられる。第3レベルでは，全被験者からのデータ分布そのものに対して有意性が検定される。大まかにいうと，このレベルでは，被験者たちの要約統計量が平均ゼロの分布から抽出されたものかどうかをt検定を用いて評価する。より強力な統計的手法として，前のレベルでの分散を使ってより正確に効果を推定するというものもある。よく使われる手法は，各被験者内のばらつきの推定量（この例では第2レベル）を使って，その被験者群（第3レベル）における重みづけを決定するというものである。ばらつきの多い被験者は，実験操作の効果の推定が不正確であるとみなされ，重みを下げられるというわけである。

第3レベルの統計的検定が広く認められたα値に対して有意であった場合，一般に被験者が抽出された母集団でその実験操作の効果があると結論できる。ここで注意すべきは，多くのfMRI研究において被験者の集団はヒト一般を代表しない可能性があることである。被験者は大学生くらいの年齢で，知的で，肉体的にも神経学的にも健康であることが多い。ランダム効果解析では，被験者の母集団以外へ結果をあてはめることは許容されない。例えば，健康な大学生での結果は，より年長の成人，小児，患者群などへ一般化できない。また，たとえ年齢層が一致しても，教育歴や健康の度合い，社会および経済的環境が一致しない場合も同様である。

Thought Question

ここで議論したランダム効果解析の限界から考えて，fMRIの結果を広い範囲の被験者集団へ適用できるようにするためにはどのような実験が必要だろうか？　また，被験者の選択および実験デザインにおいて，どのような問題が生じうるだろうか？

まとめると，現在のfMRI研究の解析では多段階の統計的推定が行われる。まず固定効果解析で実験操作の効果が個々の被験者の脳に及ぼした影響を別々に推定してから，被験者が抽出された母集団におけるその効果の分布をランダム効果解析によって推定する。fMRIデータからどのような推定ができ，どのような推定ができないのかを正確に考慮することが重要である。詳しくはBox 10-2を参照のこと。

ランダム効果解析
実験操作の効果は大きな母集団からランダムに抽出されたものであるという仮定のもとで行われる解析。社会から被験者を抽出する場合のように，繰り返して観察した際のばらつきが一定の分布をもつ。

混合効果解析
fMRIにおいては，実験操作の効果は被験者内では一定である（固定効果）が，被験者間では変動する（ランダム効果）と仮定する，よく用いられるモデル。

Box 10-2　逆向き推論

ほとんどのfMRI実験は，同じ形式の仮説を検定している。すなわち，「実験操作は脳活動を変化させたか？」という問いである。さらにほとんどの場合，実験操作は何らかの独立変数（例えば，ワーキングメモリ負荷，視覚刺激に含まれるノイズ，判断課題の難しさ）に対して行われる。そしてこの独立変数の変化がはたして，（典型的にはBOLD信号の変化率という）従属変数の変動を予測するかどうかを検定で評価する。この独立変数と従属変数の関係が有意であれば，観察された脳の信号変化はまさにその実験操作が起こしたものであり，ある脳領域がある心的過程にかかわっているという洞察に至る（図1）。このような推論は，既知の，あるいは仮定された実験介入の効果から脳機能の変化へという向きで行われるため，**前向き推論**（forward inference）と呼ばれる。

しかしながら，どんなにうまくデザインされていようとも，ある課題によってたった1つだけの心的過程を引き起こすことは困難である。例えば，知覚の実験では，顔と家といった別種の視覚刺激がよく用いられる。これらは視覚的特徴が異なるが，それだけではなく引き起こされる記憶や感情といった他の面でも違っている。仮定の話として，顔刺激では家刺激と比べて扁桃体の賦活が大きかったとしよう。扁桃体は感情の心的過程にかかわることが示されている。では，顔がより強い感情的な応答を引き起こしたと考えてもよいだろうか？　一見，この考えは正しいように思える。扁桃体は感情にかかわっており，実験で扁桃体が賦活したのだから，課題によって感情が処理されたと考えて何が悪いのか？　こうした思い込みは，fMRI論文にはよくみられるものだが，深刻かつ有害な論理的誤りを含んでいる。

脳活動から心的過程を推論することは**逆向き推論**（reverse inference）の一種で，fMRIの賦活という従属変数から独立変数である何らかの認知過程を推定するという向きで行われる。この問題はfMRIだけの話ではなく，行動データから精神疾患を診断することの難しさと似ている。しかし，fMRIでみた賦活が「心の写真」のように思われやすいことから，マスコミだけでなく科学者自身も，誤った逆向き推論に陥ってきた。この問題についてのさらなる検討は，章末の参考文献で紹介するRussell Poldrackの2006年の論文とEdouard Macheryの2013年の論文を参照してほしい。

逆向き推論で用心すべきことは，1つの概念に集約できる。すなわち，「特異性（あるいは選択性）」である。ある結果（従属変数の状態）は，ある操作の結果としてのみ起こるときだけ高い特異性をもち，どのような実験操作からでも起こるときは特異性が低い。図2に示したように，逆向き推論も，心的過程と脳活動の結びつけや心理課題と心的過程の結びつけにおいて，その特異性が高いときには受け入れられることもある。

まず理解しておくべきは，賦活が存在するというだけでは，逆向き推論は成立

> **前向き推論**
> 実験操作（すなわち，独立変数を変えること）をもとに従属変数の効果を推測すること。
>
> **逆向き推論**
> 結果として生じた従属変数をもとに独立変数（もしくは直接観察できない変数）の状態を推測すること。

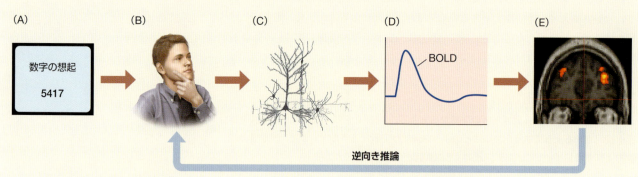

図1　fMRI研究における推論の流れ　本書を通して解説しているとおり，fMRI研究にはひと続きの推論の流れがある。実験刺激(A)に始まり，それに関連した認知過程(B)，それが起こすニューロンの活性化の変化(C)，それに続く代謝とBOLD信号の変化(D)，そして最後に統計的な賦活マップが来る。通常，推論は左から右へ進み，例えば，「我々の実験ではワーキングメモリの負荷を変えた条件を設定したので，前頭前皮質で観察されたこのコントラストは，この領域がワーキングメモリの情報を維持する役割をもつことを示す」といったものになる。問題となるのはその逆向きの推論，つまりどのような認知過程が課題にかかわっているかを賦活パターンから結論するような場合である。

しないことである。ただ1種類の機能だけに限って賦活するような脳領域はほとんどないし，それがただ1つの刺激によってのみ起こることはまったくありえない。1種類の刺激にしか反応しない領域の最もよい例は，一次感覚野であろう。しかしこの領域でさえ，知覚された刺激に限らず，単に知覚を想像したり注意を向けたりなどの心的過程によって賦活される。逆に，前頭葉の外側にある領域群の賦活は，記憶から判断まで驚くほど多様な課題で観察されてきた。それでも，この領域に関して，簡単に逆向き推論を捨て去ることもまた望ましくないだろう。というのも，認知と脳の新しい関係をみいだすことは，認知神経科学の主たる目的だからである。では，どうすれば実験の特異性を上げることができるだろうか？

図2を見ると，潜在的な2つの回答があるのがわかる。1つの手法は，心理課題への操作と調べたい心的過程との関係をより近いものにすることにある。単純な認知的差分を用いた実験デザインでは，2つの条件の違いは多岐にわたるおそれがあり，関係が緩すぎる。より強力なのは連続的にパラメータが変わるような複雑なデザインである。逆向き推論を刺激の情動的な側面に対して行いたい場合は，例えば，刺激の快さと喚起性とが（快い刺激から不快な刺激，弱い刺激から強い刺激へと）別々に変動するような実験パラダイムを作成すればよいだろう。ある領域の賦活が快い刺激になるほど強くなり，喚起性とは無関係だったとき，心的過程と課題操作の結びつきが強いと考えられる。もう1つの手法は，fMRIで測定する対象をより信頼できるものにすることである。特異性は，単なる1領域の賦活よりも，複数の領域での賦活の組み合わせとして扱い，賦活強度の時間的変動，因果関係，機能的結合性などを考えることで改善しうる。

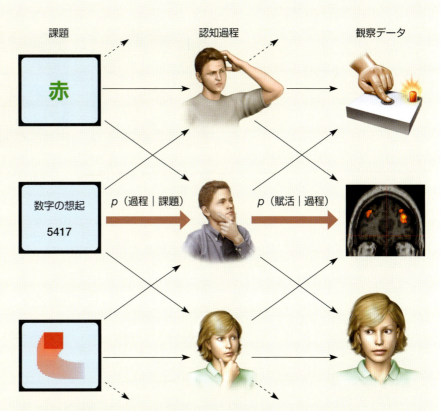

図2 fMRI研究における推論の結びつきの複雑さ　中段は図1を簡単にしたもので，前向き推論の典型例である。しかし，各段階で観察されたデータに対して，代わりとなりうる他の説明が存在する。例えば，ある認知過程（適切な応答の選択など）は，実際に使われたもの以外の多くの課題でも同じように生じるかもしれない（左列）。同様に，1つの認知過程が様々なデータを示す（右列）ように，ある領域での賦活は別の認知過程でも同じように起こるかもしれない（中列）。逆向き推論（賦活から認知過程や課題について推理すること）が成り立つのは，賦活領域と関心のある認知過程との間に非常に高い特異性があるときだけである。本図でいえば，太い矢印（関心のある推論）が細い矢印（他の考えうる推論）より圧倒的に確からしいときである。

厳密な逆向き推論を行うための方策としてとりわけ注目されているのは，多くの研究の結果を合わせて統計解析する定量的メタ解析である。近年よく用いられる手法は，活性化尤度推定法（ALE）と呼ばれるもので，多くの先行研究からfMRI賦活が観察された座標を取り出して統合し，確率マップをつくりあげるというものである（図3）。この手法を使えば，前向き推論による統計（「報酬」のような実験操作において，あるボクセルに賦活が起こる確からしさ）も，逆向き推論による統計（あるボクセルが賦活していたときに，その研究結果が「報酬」に関するものである確からしさ）も容易に推論できる。多くの研究で共通して賦活されていた領域は高度に有意となり，重なったカラーマップ上に強調して表示される。こうした定量手法は統計的に強力であるだけでなく，脳領域の中での小さな機能的差異を区別することもできる。また，最小限しか人の手でデータを扱わないので客観的でもあるが，実際には異なる認知過程が起こっているにもかかわらず，それらが表面的に類似しているとアルゴリズムによって同じグループ

Box 10-2　逆向き推論

に分類されてしまうなど，過誤の原因となる可能性もある。認知神経科学の研究者の中には，キーワードをもとに文献を検索し，数百の研究を一度に評価するような仕組みをつくっている者もいる（neurosynth.orgなど）。

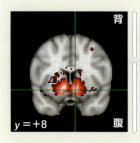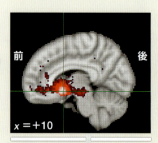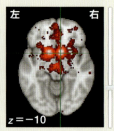

図3　定量的メタ解析を用いた厳密な逆向き推論　これはNeuroSynthというメタ解析用のプログラム（neurosynth.org）の画面を流用したもので，2014年3月にデータベースを検索した結果の329報のfMRI研究を使って，「報酬」に関連した逆向き推論を行った結果である。十字線が示しているのは他領域と比べて特異的に「報酬」と強く（$z = 17.72$）関連していた腹側線条体である。さらに，この領域で関連性が強かったキーワード（報酬，金銭，動機，依存，期待，財務，成果，ドパミンなど）からこの特異性が何に基づくかがわかってくる。

集団効果とパラメトリック効果

　fMRI研究者は，有意な賦活をみいだすことにとどまらず，被験者のもつ何らかの特徴が賦活の大きさに及ぼす影響を調べたいと思うことがあるだろう。群間比較は，男性と女性のような異なる群を検定して，主要な特徴における差を探索するものである。この手法は症例に対するfMRI研究においてとりわけ重要である。うつ病を起こす脳の機能障害を理解するためには，大うつ病患者からなる群と，何のうつ症状もない対照群の比較が行われるだろう。同様に，前頭葉機能の年齢による変化を理解するためには，例えば，20代の集団と70代の集団で比較が行われる。セッション間の比較は，同じ被験者で，独立変数（例えば薬物治療の前後）のみが異なる複数のセッション（例えば，薬物療法の前後）を比較するものである。上記のどちらの比較でも，前項で述べた単一群に対する手法とは異なる統計的検定を使う必要がある。単一群の解析では，ある独立変数が確実にBOLD信号の変化を起こしたかどうか（すなわち，効果量やコントラストの推定量が偶然に生じたものとは考えにくいかどうか）を評価することを思い出してほしい。一方で，群間比較で評価するのは，2群の個人が特定の独立変数によって異なる影響を受けたかどうか（すなわち，効果量の群間差が偶然に生じたとは考えにくいかどうか）である。多くの解析ソフトウェアでは，被験者間の第3レベルでのコントラストを設定する際に，関心のある各被験者のパラメトリック効果（特徴など）に基づいて，各被験者を群へと帰属させる。

　群間比較からは貴重な洞察を得ることができるが，その実験デザインは慎重につくらなければならない。他の被験者間比較を伴う研究と同じく，fMRIの群間比較で最も問題になるのが，関心のある独立変数以外の因子が群間でそろっているかどうかである。例えば，うつ病患者群と健常対照群とでは，うつ病そのもの以外にも多くの因子（就業状況，親しい友人の数，服薬歴など）が異なってしまう。第8章で解説したように，被験者群は頭の動きのような課題以外の因子によって，BOLD信号におけるノイズの量が違うかもしれない。さらにまた，群間で観察される差は，何らかの効果における程度の差でしかないので，通常小さいものである。同じ被験者に多くのセッションを行えば

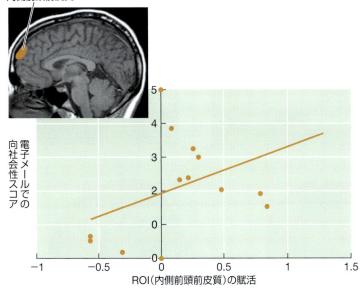

図10-21 fMRI賦活と行動の個人差の結びつけ 被験者は3人のプレイヤーが仮想のボールをパスし合うコンピュータゲームを観戦して，プレイヤーたちが何を考え，感じているかを想像するよう指示された。あるゲームでは2人のプレイヤーが2人だけでボールをパスし合い，もう1人を無視した。この社会的排除の状況は，排除されたプレイヤーへの共感を引き起こす傾向がある。次に，被験者はそれぞれのプレイヤーに対して電子メールを送るよう指示された。被験者には伏せられていたが，プレイヤーたちは実際には実験の協力者であった。電子メールのメッセージは独立した評価担当者によって向社会性スコアがつけられ（図のy軸），社会的排除がある状況を見ているときと，そうでない状況を見ているときの（内側前頭前皮質での）賦活のコントラスト（図のx軸）を関連づけた。こうした結果から，内側前頭前皮質が，その後の向社会的行動を支える共感の神経処理に関与していると結論づけられた。(Masten et al., 2011より)

個人差によるばらつきを小さくでき，実験の検出力が上がるが，その反面で繰り返しによる練習効果が出現する。それにより課題の難易度や被験者の戦略が変化していき，交絡因子となる。一般に群間比較をするためのサンプルサイズは単一群研究と比べてかなり大きくなければならず，そうしないと第二種過誤が起こりやすくなる。

　群間の違いを理解するためのもう1つの手法は，被験者間解析にパラメトリック効果（例えば，外向性，うつ病スコア，年齢，選好など）を共変量として取り入れることである。この手法は次のような形式の仮説を検定するために用いられる。「コントラストXによって特定された賦活の変動が特性Yによって変化するような脳領域はどこか？」2011年にMastenらは，社会的排除行動，具体的にはコンピュータゲームで2人のプレイヤーが仮想のボールをパスし合っていて，残り1人を無視するといった状況を見ているときの脳の反応を調べた。この観察では，同じゲームで全員が自由に参加している状況を見ているときと比べて，社会的排除行動を見るときに，多くの脳領域の賦活が増加した。さらにゲームの後で，被験者たちにゲームのプレイヤーへ向けて電子メールを書かせ，向社会性や共感性をスコア化した。向社会性スコアの高い，つまり「一言言わせてくれ，さっきは気の毒だったね」といった内容のメッセージを書いた被験者ほど内側前頭前皮質の賦活が高かった（図10-21）。この脳と行動の関連性から，この領域は他者の心の状態を処理するだけでなく，その後の向社会的な行動にも寄与しているという証拠が強まった。

　被験者間のパラメトリック検定は脳と行動に関する新たな，かつ説得力のある関連性を明らかにしてくれる。ただし，その結果を報告する際には，複雑な特性を単一の脳領域にマッピングするといった誇大な解釈をしないよう注意しなければならない。さらにいえば，特性→心的過程→脳の違いとか，脳の違い→心的過程→性質といった因果関係の方向が，fMRIの結果からわかることはまれである。

統計結果の表示

　fMRIの統計的検定の目的はほとんどの場合，その複雑さに関係なく，信号変化が帰無仮説と一致しないようなボクセルを特定することである。脳の全ボクセルでの検定を

図10-22 二次元および三次元でのfMRIデータの表示 安静時fMRIのデータ駆動型解析によって右前頭頭頂皮質のコントロールネットワークを検出し，得られた同一の活動マップを高分解能の構造MR画像に重ねた。(A)二次元の冠状断像，(B)二次元の矢状断像，(C)前方から見た三次元像，(D)側方から見た三次元像。〔Amanda Utevsky（デューク大学）のご厚意による。図はMRIcron（www.mccauslandcenter.sc.edu/mricro/mricron/）を用いて作成した〕

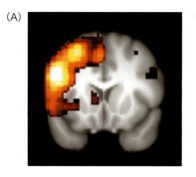
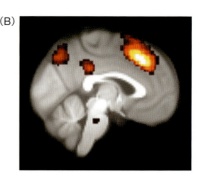
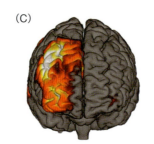
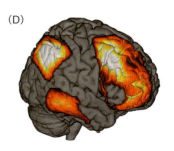

統計マップ（統計パラメータマップ）
fMRIで，統計的検定の結果に応じて画像内のすべてのボクセルを標識したもの。

カラーマップ
パラメータの数値と色を対応させたもの。

基準画像
統計マップを重ねるための画像。高分解能の構造画像であることが多い。

放射線学的慣習
被験者に相対しているときのように，画像の左側が脳の右側に対応するよう表示すること。

神経学的慣習
被験者を後ろから見ているときのように，画像の左側が脳の左側に対応するよう表示すること。

組み合わせると，脳の賦活の**統計マップ**（statistical map），または**統計パラメータマップ**（statistical parameter map）を作成できる（図10-1）。統計マップは通常，各ボクセルの統計値によって色づけされている。例えば，ある実験で（補正された）α値が0.01に設定されていれば，その限界に近い0.009のボクセルは暗い赤色で，0.000001という非常に低い値のボクセルは明るい黄色で表示される。確率（やその他の統計値）と，それを表示する色を対応させたマップは**カラーマップ**（color map）と呼ばれる。一般に有意性の低いものを暗い色で，有意性の高いものを明るい色で表示することが多く，この統計マップは脳構造を表す**基準画像**（base image）の上に重ねられる。この基準画像の特性と，重ねられた統計マップの特性を混同しないことが大切である。前者は分解能が高く，T_1時間などの物理的性質に基づくが，後者は計算によって導かれ，研究仮説とデータの関連性を反映したものである。また，統計的有意性を表示したカラーマップがほとんどではあるが，カラーマップは信号変化の割合（%）や反応潜時などを表示することにも使われる（図7-25参照）。

　fMRIデータを表示する方法は数多くあり，それぞれに長所と短所がある。1番よく使われるのは，ある解剖学的スライスの上にカラーマップを重ねるという方法である（**図10-22**A,B）。これは簡単で解釈もしやすいが，解剖学的な部位（脳回や脳溝）がわかりにくいという欠点がある。また，関心のある領域によって，適切なスライスの向きが変わることもある。中心溝のように左右に走っている脳回や脳溝は冠状断ではわかりにくいし，前頭回の大部分のように前後に走っている場合は軸位断ではわかりにくい。単スライス表示のもう1つの問題点は，スライスの選択にある。数が多すぎて，すべてのスライスを論文の図や講義用のスライドに入れることはできない。そこで，主な賦活領域を含んだスライスを選択することになる。単一スライス表示では，脳は左右対称であるため，左右半球を明記することも重要である。歴史的には，MRIのデータは**放射線学的慣習**（radiological convention）に従って，つまり画像の左側が脳の右側となる向きで表示されてきた。この慣習は放射線科医が患者と接する際の状態，つまり相対していたり，こちらに足を向けてスキャナに横たわっていたりという位置関係に由来している。近年では平常の向き，すなわち**神経学的慣習**（neurological convention）（脳神経外科

(A)

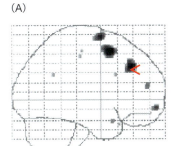
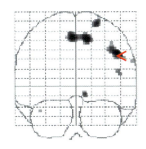

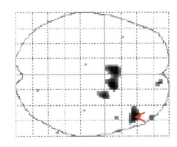

(B)

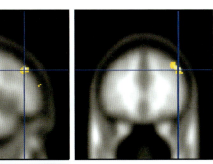

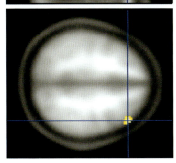

図10-23 fMRIデータのグラスブレイン表示 (A)よくある表示法の1つであるグラスブレイン表示は，元データを3つの直交する平面へ投影したものである。赤い矢頭（＜）は同一の部位を指している。すべての賦活が見えるが，解剖学的な位置はわかりにくいという欠点がある。そのため，グラスブレイン表示は研究途中では便利であるものの，最終的な結果の表示には向いていない。(B)解剖学的もしくは参照用のスライスを追加すれば，賦活領域はかなりわかりやすくなる。このスライス画像にある十字線はグラスブレイン表示の赤い矢頭と同じ部位を指している。〔画像の作成にはSPM (Wellcome Department of Cognitive Neurology, London)を使用した〕

医が足側に向かって頭側に立つことに由来）によってfMRIデータを表示することが多くなってきている。

　統計マップは二次元のスライスとして計算・表示されることが多いが，三次元的に表示することも可能である（図10-22C,D）。この表示法はしばしば**レンダリング画像** (rendered image)と呼ばれる。三次元レンダリングの大きな利点は，賦活の場所を，主要な脳回や脳溝との位置関係に基づいて簡単に認識できることにある。また，脳の内部構造に詳しくなく，脳全体の形状や外側の構造しか知らない一般人にも結果を解釈しやすい。しかし，この方法では，基底核，視床，深部皮質構造（海馬，帯状回，島）などの内部構造が隠されて見えない。論文の図では，しばしば脳の一角やある側面が切り取られ，そうした内部構造が見られるように表示されている。また，1枚の画像で両半球を提示することは難しいため，複数のレンダリング画像で表示されることが多い。レンダリング画像が不透明であるために起こってくるこうした問題に対処するため，透明か半透明の**グラスブレイン表示** (glass-brain view)と呼ばれる表示を行う解析プログラムもある（図10-23A）。この表示法では，脳の輪郭上にすべての賦活部位を投影するので，脳全体の活動を一望できる。投影による表示の例に漏れず，1枚のグラスブレイン表示では情報が不十分であり，同じ表示になる賦活の組み合わせは多数存在する。そこで通常は3枚の直交する射影像が提示される。それに加えて多くのプログラムでは，グラスブレイン表示に対応する3枚の解剖学的もしくは参照用のスライスを表示して，賦活領域の位置をわかりやすくしている（図10-23B）。しかし，経験豊かなfMRI研究者であってもグラスブレイン表示の図を解釈するのに困難を感じることがあるため，この表示法は多くの用途で不適切であるといえる。ただ，ほかに賦活領域がないという特異性や，まったく賦活がないことを明快に表現するのには向いている。

レンダリング画像
MRIデータの三次元表示。

グラスブレイン表示
脳を透明にし賦活領域だけが見えるようにしたfMRIデータの二次元表示。

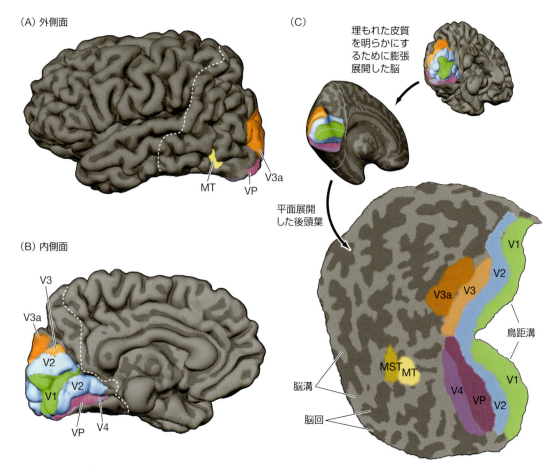

図10-24 脳表面の平面表示 1枚の展開されたシートへと脳をレンダリングすることで皮質の部位対応構造がわかりやすくなる。平面展開が最もよく使われるのは視覚野の網膜部位対応マッピングである。賦活領域〔視覚野の外側面(A)と内側面(B)〕を検出してから，脳を膨張させ，切り目を入れて平坦に広げる(C)ことによって，賦活した領域の空間分布を表現できる。(Sereno et al., 1995より)

膨張展開した脳
皮質面を風船のように変形させて，脳回や脳溝の折りたたみを取り除き，賦活部位が見やすいようにしたもの。

平面展開マップ
皮質面の折りたたみを開き，平面に展開して皮質上での部位による違いを見えるようにしたもの。fMRIでは，視覚野の構成を表すのによく用いられる。

　脳画像をレンダリングする際，とりわけ解析プログラムがなめらかで分解能の高い脳表面を生成するときには，計算負荷が大きくなる。そこで多くの研究者は，実験データを解析している段階では二次元表示やグラスブレイン表示だけを行い，最終的な論文の図をつくるときにだけ高品質なレンダリング画像を作成する。レンダリング画像には，標準的な表面表示のほかにもいくつかの種類がある。脳溝の深いところにある賦活を表現するために，外側の皮質を取り除いたり半透明にしたりすることができる。また，近傍の脳領域との細かい識別が必要な場合には，fMRIデータを**膨張展開した脳**（inflated brain）や**平面展開マップ**（flat map）の上に表示することができる（**図10-24**）。大脳皮質は基本的に1枚の折りたたまれた，5 mm厚のシートであるということを思い出してほしい。膨張展開した脳は，その名のとおり，風船のように皮質の表面を広げることで，基本的な形状を維持しながらこのシート構造を提示するものである。平面展開マップは膨張した皮質面の複数個所に切りこみを入れて二次元に張りつけるものである。これらの方法では深さ方向の情報が視認できなくなるが，脳回や脳溝は色や輝度を変えることで表現される。脳のように三次元の物体を二次元のマップに変換すれば，必然的に局所的なゆがみが生じる。これは，地球儀と世界地図を考えるとわかりやすい。世界地図は切りこみで近隣の領域が離れて表示されたり（例えば，グード図法），面積がひずんでいたりする（例えば，メルカトル図法）。この大きなゆがみの問題は平面展開マップでも同

様にみられる。

まとめ

　fMRI研究はかなりの量のノイズが存在する環境下で弱い信号を検出するものであるため，慎重な統計解析が必須である。多くのfMRI解析法は仮説検定に基づいており，その仮説にはデータに関する予測を伴う実験仮説と，偶然性に基づく帰無仮説の2つがある。仮説は，帰無仮説が成り立つときにそのようなデータが得られる確率と，閾値となる有意水準αとを比較することによって検定される。仮説検定に際しては2種類の過誤に注意が必要である。それらは，有意でない結果を有意とする第一種過誤(偽陽性)と，有意な結果を有意でないとする第二種過誤(偽陰性)である。fMRI解析は一般的に第一種過誤を避けることに注力しており，その結果としてしばしば第二種過誤が生じる。有意な賦活を示したボクセルは，その有意度に対応するカラースケールで色づけされて統計マップに表示される。

　fMRI実験の仮説検定に用いられる統計的検定のほとんどは一般線形モデルを基本的枠組みとしており，データは独立した回帰子(条件による効果)の線形和として扱われる。一般線形モデルを解析に使う際，関心のある回帰子と，関心はないが既知の変動の要因(ヌイサンス回帰子)を含んだ計画行列を作成する。統計解析ソフトウェアは，この計画行列に基づき，それぞれの回帰子がいかにBOLD信号の変化を予測するか(パラメータ推定)，また回帰子によってその効果に差があるか(コントラスト効果)を決定する。どの解析法を使うにせよ，統計的検定の数が膨大であるために偽陽性が生じやすいことがfMRI研究における重要な問題である。これに対処するためにボンフェローニ補正のような標準的な手法を用いると，閾値が厳しくなりすぎ真の賦活を見落とすおそれがある。そのための1つの手法として，(ガウス型)確率場理論やクラスタサイズによる閾値決定など，賦活の空間的性質に関する情報を利用する補正法がある。また，関心領域解析を用いると検定の数を減らすことができ，さらに特定の解剖学的領域に着目した検討ができる。最終的には，どのような解析を行っても，実験の検出力を高めるために複数の被験者からの結果を組み合わせる必要がある。被験者が抽出された母集団についての推定は混合効果解析を用いて行われる。

(訳：麻生 俊彦，石井 徹，清中 崇司)

演習問題や参照サイトなどのリソースについては次のURLを参照(英文のみ)

sites.sinauer.com/fmri3e

重要文献

*Brodmann, K. (1909). *Vergleichende Lokalisationslehre der Grosshirnrinde in ihren Prinzipien dargestellt auf Grund des Zellenbaues*. Barth, Leipzig, Germany.
　↑ヒトおよび動物の大脳皮質に関する解剖学研究をきわめて詳細にまとめた本。L.J. Gareyによる英訳がImperial College Pressから出版されている。

Friston, K.J., Holmes, A.P., Worsley, K.J., Poline, J.P., Frith, C.D., and Frackowiak, R.S.J. (1995). Statistical parametric maps in functional imaging: A general linear approach. *Hum. Brain Mapp.*, 5: 189–210.
　↑一般線形モデルのPETおよびfMRIへの適用について述べた論文。データ解析においてよく用いられる統計パラメータマップの基礎を示す。

Hill, T. and Lewicki, P. (2007). *Statistics Methods and Applications*. StatSoft, Tulsa, OK.
　↑広範な統計的概念を包括的にわかりやすく概観したフリーアクセスの本。(www.statsoft.com/Textbook)で読める。

*Poldrack, R.A. (2006). Can cognitive processes be inferred from neuroimaging data? *Trends Cogn. Sci.*, 10: 59–63.

↑ fMRI研究における逆向き推論の適用について検討した論文。様々な論理的誤りと理論的な意味づけの両方に重点を置いている。

Smith, S.M., Jenkinson, M., Woolrich, M.W., Beckmann, C.F., Behrens, T.E., Johansen-Berg, H., Bannister, P.R., De Luca, M., Drobnjak, I., Flitney, D.E., Niazy, R.K., Saunders, J., Vickers, J., Zhang, Y., De Stefano, N., Brady, J.M., and Matthews, P.M. (2004). Advances in functional and structural MR image analysis and implementation as FSL. *NeuroImage*, 23: S208–S219.

↑ fMRI解析用の著名なソフトウェア集であるFMRIB Software Library (FSL) の中核概念を紹介した論文。

*Worsley, K.J., Marrett, S., Neelin, P., Vandal, A.C., Friston, K.J., and Evans, A.C. (1995). A unified statistical approach for determining significant signals in images of cerebral activation. *Hum. Brain Mapp.*, 4: 58–73.

↑ 機能的脳画像の空間的比較に数学的裏づけを与えた論文。

*この分野の重要文献であるとともに本章で引用した文献。

参考文献

Bandettini, P.A., Jesmanowicz, A., Wong, E.C., and Hyde, J.S. (1993). Processing strategies for time-course data sets in functional MRI of the human brain. *Magn. Reson. Med.*, 30: 161–173.

Beckmann, C.F., Jenkinson, M., and Smith, S.M. (2003). General multilevel linear modeling for group analysis in FMRI. *NeuroImage*, 20: 1052–1063.

Birn, R.M., Diamond, J.B., Smith, M.A., and Bandettini, P.A. (2006). Separating respiratory-variation-related fluctuations from neuronal-activity-related fluctuations in fMRI. *NeuroImage*, 31: 1536–1548.

Calhoun, V.D., Stevens, M.C., Pearlson, G.D., and Kiehl, K.A. (2004). fMRI analysis with the general linear model: Removal of latency-induced amplitude bias by incorporation of hemodynamic derivative terms. *NeuroImage*, 22: 252–257.

Cantlon, J.F., Brannon, E.M., Carter, E.J., and Pelphrey, K.A. (2006). Functional imaging of numerical processing in adults and 4-y-old children. *PLoS Biology*, 4: e125.

Carter, R.M., Bowling, D.L., Reeck, C., and Huettel, S.A. (2012). A distinct role of the temporal-parietal junction in predicting socially guided decisions. *Science*, 337: 109–111.

Cordes, D., Haughton, V., Carew, J.D., Arfanakis, K., and Maravilla, K. (2002). Hierarchical clustering to measure connectivity in fMRI resting-state data. *J. Magn. Reson. Imaging*, 20: 305–317.

Cox, R.W. (1996). AFNI: Software for analysis and visualization of functional magnetic resonance neuroimages. *Comput. Biomed. Res.*, 29: 162–173.

Devlin, J.T., and Poldrack, R.A. (2007). In praise of tedious anatomy. *NeuroImage*, 37: 1033–1041.

Forman, S.D., Cohen, J.D., Fitzgerald, M., Eddy, W.F., Mintun, M.A., and Noll, D.C. (1995). Improved assessment of significant activation in functional magnetic resonance imaging (fMRI): Use of a cluster-size threshold. *Magn. Reson. Med.*, 33: 636–647.

Freedman, D., Pisani, R., and Purves, R. (1997). *Statistics*. Norton, New York.

Friston, K.J., Fletcher, P., Josephs, O., Holmes, A., Rugg, M.D., and Turner, R. (1998). Event-related fMRI: Characterizing differential responses. *NeuroImage*, 7: 30–40.

Friston, K.J., Josephs, O., Rees, G., and Turner, R. (1998). Nonlinear event-related responses in fMRI. *Magn. Reson. Med.*, 39: 41–52.

Friston, K.J., Rotshtein, P., Geng, J.J., Sterzer, P., and Henson, R.N. (2006). A critique of functional localisers. *NeuroImage*, 30: 1077–1087.

Genovese, C.R., Lazar, N.A., and Nichols, T. (2002). Thresholding of statistical maps in functional neuroimaging using the false discovery rate. *NeuroImage*, 15: 870–878.

Glover, G.H., Li, T.Q., and Ress, D. (2000). Image-based method for retrospective correction of physiological motion effects in fMRI: RETROICOR. *Magn. Reson. Med.*, 44: 162–167.

Hayasaka, S., and Nichols, T.E. (2003). Validating cluster size inference: Random field and permutation methods. *NeuroImage*, 20: 2343–2356.

Hayasaka, S., Peiffer, A.M., Hugenschmidt, C.E., and Laurienti, P.J. (2007). Power and sample size calculation for neuroimaging studies by non-central random field theory. *NeuroImage*, 37: 721–730.

Hays, W.L. (1994). *Statistics*. 5th edition. Harcourt College, Fort Worth, TX.

Jha, A.P. and McCarthy, G. (2000). The influence of memory load upon delay-interval activity in a working-memory task: An event-related functional MRI study. *J. Cogn. Neurosci.*, 12: 90–105.

Johnstone, T., Ores Walsh, K.S., Greischar, L.L., Alexander, A.L., Fox, A.S., Davidson, R.J., and

Oakes, T.R. (2006). Motion correction and the use of motion covariates in multiple-subject fMRI analysis. *Hum. Brain Mapp.*, 27: 779–788.

Kanwisher, N., McDermott, J., and Chun, M. (1997). The fusiform face area: A module in human extrastriate cortex specialized for the perception of faces. *J. Neurosc.*, 17: 4302–4311.

Knutson, B., Wimmer, G.E., Rick, S., Hollon, N.G., Prelec, D., and Loewenstein, G. (2008). Neural antecedents of the endowment effect. *Neuron*, 58: 814–822.

Logan, B.R., and Rowe, D.B. (2004). An evaluation of thresholding techniques in fMRI analysis. *NeuroImage*, 22: 95–108.

Lund, T.E., Madsen, K.H., Sidaros, K., Luo, W.L., and Nichols, T.E. (2006). Non-white noise in fMRI: Does modelling have an impact? *NeuroImage*, 29: 54–66.

Machery, E. (2013). In defense of reverse inference. *Brit. J. Philos. Sci.*, DOI: 10.1093/bjps/axs044.

Masten, C.L., Morelli, S.A., and Eisenberger, N.I. (2011). An fMRI investigation of empathy for "social pain" and subsequent prosocial behavior. *NeuroImage* 55: 381–388.

Nath, A.R., and Beauchamp, M.S. (2012). A neural basis for interindividual differences in the McGurk effect, a multisensory speech illusion. *NeuroImage*, 59: 781–787.

Nichols, T., and Hayasaka, S. (2003). Controlling the familywise error rate in functional neuroimaging: A comparative review. *Stat. Methods Med. Res.*, 12: 419–446.

Poldrack, R.A. (2006). Can cognitive processes be inferred from neuroimaging data? *Trends Cogn. Sci.*, 10: 59–63.

Saxe, R., Brett, M., and Kanwisher, N. (2006). Divide and conquer: A defense of functional localizers. *NeuroImage*, 30: 1088–1096; discussion 1097–1099.

Sereno, M.I., Dale, A.M., Reppas, J.B., Kwong, K.K., Belliveau, J.W., Brady, T.J., Rosen, B.R., and Tootell, R.B. (1995). Borders of multiple visual areas in humans revealed by functional magnetic resonance imaging. *Science*, 268: 889–893.

Smith, S.M., and Nichols, T.E. (2009). Threshold-free cluster enhancement: Addressing problems of smoothing, threshold dependence and localisation in cluster inference. *NeuroImage*, 44: 83–98.

Xiong, J., Gao, J., Lancaster, J.L., and Fox, P.T. (1995). Clustered pixels analysis for functional MRI activation studies of the human brain. *Hum. Brain Mapp.*, 3: 287–301.

Yarkoni, T., Poldrack, R.A., Nichols, T.E., Van Essen, D.C., and Wager, T.D. (2011). Large-scale automated synthesis of human functional neuroimaging data. *Nat. Methods*, 8: 665–670.

第11章

統計解析 II：より高度な解析法

　第10章では，fMRI研究で広範に用いられている中心的な解析法を紹介した。その多くは一般線形モデルから派生した手法に基づいており，脳機能についての特定の仮説を検定するものであった。こうした**仮説駆動型解析**(hypothesis-driven analysis)はfMRIの発展に大きく寄与してきたが，潜在的に重要な研究テーマの中には，これらの手法では答えが出せないものもある。本章では，こうした研究テーマを**重回帰**(multiple regression)よりもはるかにうまく分析できる，重要で新しいfMRIデータ解析法について解説する。この手法は，統計学，数学，経済学やその他の社会科学，工学，そしてコンピュータサイエンス（計算科学）といった多くの分野の技術的な概念が応用されたものである。

　本章で紹介する手法は，探索か予測のいずれかを行うために用いられる。例えば，fMRIデータの中の規則的な変動を，それを予測する先験的モデルを用いることなく探索できる手法がある。こうした**データ駆動型解析**(data-driven analysis)には，数学的アルゴリズムによって，四次元のfMRI時系列を異なる脳機能を反映する要素に分解するものが多い。データ駆動型解析は明らかに課題に関連した規則正しい変動（**図11-1**）を特定することもあれば，課題と関連のない変動をみいだすこともあり，それを前処理で取り除くことができる。データ駆動型解析は，仮説駆動型解析にありがちな問題点（例えば，モデルの不完全性，神経活動のタイミングの不確定性，血流動態応答のばらつきなど）を避けられるが，その代わりに技術的もしくは解釈上の問題が多い。このほかにも，精神疾患の素因，性格の傾向，複雑な経済的判断，さらには刺激へのメタ意識など，思考と行動の多彩な側面をfMRIデータから予測するという，従来のfMRI解析の逆をいくような解析法もある。

　上記の2種類におさまりきらない手法もあり，例えば，脳領域間の機能的結合性を測定する手法がそうである。これは探索にも予測にも用いることができる。いずれにせよこれらの解析法は第10章で紹介したより単純な回帰分析とは大きく異なり，多くの点でfMRIの技術的進歩というにとどまらず，BOLD fMRIの将来を描き出している。

仮説駆動型解析
帰無仮説の妥当性に関する統計的検定に基づいたデータの評価。

重回帰
複数の独立変数の従属変数への相対的寄与度を評価する統計的手法。

データ駆動型解析
データに内在する構造の評価から推論を行うこと。

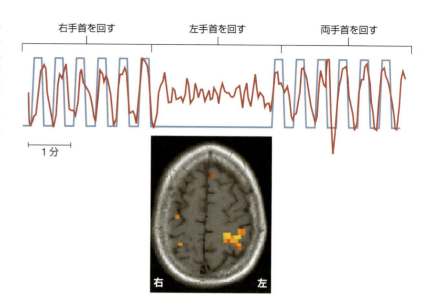

図11-1 データ駆動型解析を用いたfMRIデータの規則正しい変動の同定 被験者は，右手首を回す，左手首を回す，両手首を同時に回すという3つの条件の運動課題を行った。運動課題のブロックを青線で示す。独立成分分析（ICA）と呼ばれる手法を用いて，生のfMRIデータだけから，右手を動かしたときに常に応答する左半球運動野のボクセル群が明らかにされた。この研究は，仮説検定ではなく，データ自体を調べることだけで行われたという点が重要である。〔Martin McKeown（ブリティッシュコロンビア大学）のご厚意による〕

成分
データ駆動型解析に関していえば，データに内在する構造のある側面を反映する特徴。

データ探索のアプローチ

ここでは，何らかの意味をもっている可能性がある変動をデータの中から探りだすための手法を紹介する。どの手法も，fMRI時系列データを**成分**（component），すなわちある一群のボクセルの時間変動が共通してもつ特徴に分けるものである。ここで重要なのは，個々のボクセルの信号を仮説からつくられた時系列と比較するのではなく，ボクセル群に共通する特徴を検出する点である。成分は，fMRIデータの中にある変動をどれだけ説明できるかによって評価される。これらの手法は時系列データを処理するアルゴリズムが異なるだけでなく，さらに重要なこととして，どのような特徴に意味があるかを決める基準も異なる。例えば，完全にモデルなし，つまり実験パラダイムの中身にはまったく関係なしに特徴を抽出するものもあれば，成分の取り出し方を考えるのに実験課題の情報を利用するものもある。また，これらの手法の目的も様々である。次の解析を考えるために興味深い変動をみつけだす目的で行われたり，単に仮説を検定するために行われることもある。ここで扱うのはもっぱら脳機能の重要な側面をみつけだすためのアプローチであるが，（前処理用として）関心がなく心理課題にも関連しない変動をみいだすことにも利用される。

Thought Question
仮説駆動型解析とデータ駆動型解析を組み合わせて用いることの利点は何か？

主成分分析（PCA）

これまでの章で解説してきたように，fMRI研究における重要な問題は，相対的に小さな課題関連の変動をより大きな課題に関連しない背景プロセスから分けることにある。背景プロセスとは，ランダムノイズや不要な規則的変動（例えば，呼吸）などである。この問題は，少なくとも理論的には前処理とデータ解析の段階で克服することができる。例えば，ノイズの周波数帯域に時間方向のフィルタをかける，ボクセル間で空間平滑化を行う，事象やセッション間でデータを平均する，などの解決策がある。しかし，これ

らの対処を行う(特に時間方向のフィルタ)には，関心のある信号とノイズの特性は何が違うのかということを前もって知っておく必要がある．もしノイズの性質を知らなかったらどうなるだろうか？ さらに困るケースとして，みつけたい信号の性質を知らなかったらどうだろうか？ fMRIのように，心理課題に関連した効果に加え様々な発生源からのノイズを含む複雑なデータセットを扱うとき，しばしば**データ量削減**(data reduction)のためのアルゴリズムが適用される．その名のとおり，データ量削減とは，複雑で高次元なデータセットをその変動のほとんどを残しつつより単純な内容へと変換することである．

データ量削減によく用いられるのが**主成分分析**(principal component analysis：PCA)である．大ざっぱにいうと，まずデータセットの変動性を最もよく説明する主成分を決定し，続いて残った変動性の最も多くを説明する成分を決定していくという手順であり，これを望む数の成分が得られるまで，または望む割合の変動性を説明できるまで繰り返す訳注1)．残った変動は捨てられる．この手法は因子分析と似ているが，両者の違いは，因子分析ではデータのすべての変動を扱うのではなく全成分が共有する変動だけを取り出す点にある．PCAでは，各成分は互いに**直交**(orthogonal)する．fMRI研究で得られる四次元データでは，PCAで抽出される成分は**固有画像**(eigenimage)という空間パターンとその時間変動である**固有ベクトル**(eigenvector)からなり，各成分で説明されたデータの分散が**固有値**(eigenvalue)である．固有値が大きいほどその成分で説明された分散が大きいことになる．どの成分を残しどれを捨てるか，つまり不要で有害な情報を含まない成分を決めるのはときに難しい．この問題に対してよく利用されるカイザー基準では，固有値が1を超える成分(すなわち，元データの変数と同等以上に分散を説明するもの)を残すべきであると考える．また，より視覚的なアプローチとして，各成分の固有値をプロットして減少指数関数に似たグラフをつくり，その関数曲線が平坦になったところから先の成分を捨てるという，スクリー基準を用いることもできる．

理論的には，PCAをfMRIデータに適用すると，ボクセル全体の秩序だった賦活パターンを表現する1組の成分が得られる．これら成分が解釈可能な心理課題の結果を反映していれば，PCAを用いることで他のよく使われる仮説検定法ではみいだせないような，脳の様々な部位に分布した機能システムをマッピングできるだろう．しかし，PCAには多くの問題点がある．例えば，データの中で課題に関連した信号の変動が占める割合が小さいと，PCAは課題による賦活パターンと時間変化を拾い出せない可能性が高い．また，各成分の有意性を評価するための統計的手法が明確でないこともある．PCAの最もよい利用法は他の手法と組み合わせることである．一例として，Eckerらの2007年の論文では，まず標準的な仮説駆動型解析で視覚野の小領域を特定し，それからPCAを用いてこれら領域の機能的結合性を評価している．PCAの活用には限界があるため，次項で紹介する手法のほうがよく用いられる．

独立成分分析(ICA)

どのようなfMRIデータセットでも，種々のノイズ源と比較してBOLD信号の変動幅は小さく，その分散の多くは関心のないもので占められる(第8章参照)．このため，PCAで抽出された最初の数個の成分などはすべてノイズであったり訳注2)，各成分が直交するため先にでてきた成分が次の成分に影響したりする．この限界を打破できるのが**独立成分分析**(independent component analysis：ICA)であり，1998年にMcKeownらが初めてfMRI研究に適用した．ICAでは，fMRIデータは空間的に重なりあった成分からなり，それぞれが独立した空間パターンと特有の時間変動をもつ．すなわち，個々

データ量削減
関連のない変数，冗長な変数，非予測的な変数などを捨ててデータのばらつきを減らすことによりデータセットを単純化すること．

主成分分析(PCA)
データ量削減によく使われる手法．高次元のデータを，重要な情報を残しつつ成分のより少ない集合へ圧縮するのに使われる．

訳注1) 原理的にPCAは繰り返し計算を必要としない．データが非常に大きい場合には，計算負荷を下げるため，繰り返し計算による近似が可能である．

直交
2つの変数(あるいは，ベクトル，変数のセット)が互いにまったく相関しないという特性．

固有画像
主成分分析によってつくられる空間マップ．複雑な画像(あるいは画像の時系列)の互いに直交する成分を反映する．

固有ベクトル
主成分分析の結果で，そのデータセットがもともともっていたばらつきの各成分を表す値．

固有値
ある成分によって説明されるデータセット内のばらつきの量を表す数値．

訳注2) 正確にはICAでもこのようなことは起こる．

独立成分分析(ICA)
データ駆動型解析の重要な手法．時間的変動が共通しているボクセル群を成分とし，成分同士は互いになるべく異なるような分解を行うもの．

図11-2 fMRIデータへのICAの適用 その目的は，一揃いの空間的に重なり合った脳活動パターン（成分）をみいだすことにあり，すべての成分を組み合わせると，もとのfMRI時系列データが構成される。この概念図の太線は，そのタイムポイントで特定の成分の寄与が大きいことを表している。

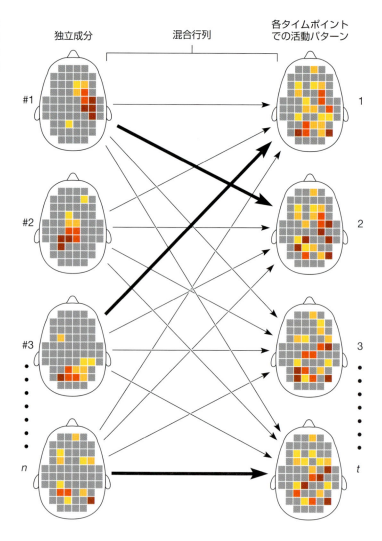

混合行列
仮定された信号源（すなわち成分）がどのように混ざり合って観察された信号になったかを記述する統計的表現。

空間的独立成分分析（空間的ICA）
空間的冗長性が最小になるような成分を作り出す独立成分分析。

の成分のもとのデータ（画像）への寄与は時間とともに変動する（図11-2）。「独立」という言葉はこのアルゴリズムが成分間の重なりを最小化することを指すが，PCAと異なり直交するわけではない。そうでありながら実際上，各成分は互いに（可能な限り）独立なものとなる。

ICAのアルゴリズムはfMRIの四次元データ（すべてのボクセルでの輝度の時間変化）を取り込み，そこから2つのものを取り出す。それは，元データの中にあるn個の独立な時空間パターン（成分）と，t個のタイムポイントにおけるそれら成分の元データへの相対的な寄与を決める**混合行列**（mixing matrix）である（混合行列は標準的なfMRI解析における計画行列のデータ駆動版と思えばよい）。ICAアルゴリズムは，（その名称からわかるように）もとのデータを説明しつつ互いになるべく独立であるような成分の組み合わせを決定する。ICAをfMRIへ適用する場合，ICAの成分は空間に分布するボクセル群に対応する。同じボクセルが2つ以上の成分に属し，そのボクセルの活動の時間変動は各成分に分割される。そして，各成分はBOLD信号のあらゆる秩序だった変動（刺激による賦活，内因的な思考，頭の動きや呼吸などの生理的過程，その他の有害な変動など）も反映する（図11-3）。最もよく利用されるのは**空間的独立成分分析**〔spatial independent components analysis (spatial ICA)〕であり，各成分の空間マップにおける冗長性を最小化することにより空間的な独立性を際立たせる。また，変動の時

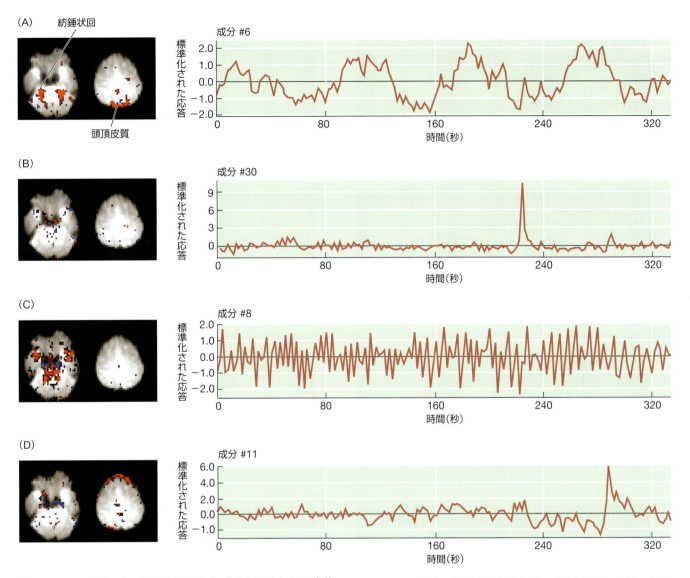

図11-3 ICAを用いた，課題に関連した成分と関連しない成分の抽出 被験者は顔の写真または家の写真を40秒間見るブロックを交互に行った。データをICAで分離して得られた成分のうち4つをここに示す。(A)紡錘状回と背側頭頂皮質に，課題に関連した賦活の変動がみられた。それ以外の成分は課題と関連のない変動に関係しており，MRIスキャナからの一過性アーチファクト(B)，脳底部の血管周囲における生理的な高周波ノイズ(C)，脳の輪郭に特徴的に現れる頭の動きによるアーチファクト(D)，を示す。

系列における冗長性を最小化させる，**時間的独立成分分析**〔temporal independent components analysis (temporal ICA)〕を用いることもできる。2001年にCalhounらは，空間的ICAと時間的ICAの選択が結果に大きく影響する場合があることを示した。特に潜在する過程に相関がみられるような場合で，例えば元データに含まれる複数の成分が空間的に大きく重なっていると，空間的な独立性を最大化するアプローチは有効でないこともある。

fMRIデータへICAを適用すると，脳の別の場所にあったり異なるノイズに影響されたりしているボクセルであっても，BOLD信号の時間的変動が類似していれば1つの成分として検出が可能になる。例えば，2005年にBeckmannらはICAを使って**安静時結合性**(resting-state connectivity)，すなわち被験者がスキャナの中で黙って安静にしているときの脳活動の秩序だった空間パターンを発見した(後述，Box 9-1も参照)。Beckmannらは，異なる被験者間でいくつかの独立した成分が類似した空間パターン

時間的独立成分分析(時間的ICA)
時間的冗長性が最小になるような成分を作り出す独立成分分析。

安静時結合性
目的ある組織的な課題を行っていないときの特定脳領域の機能的結合性。

(A) 一次視覚野ネットワーク
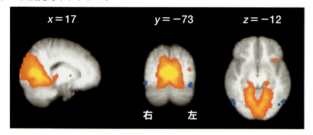

(B) 外線条視覚ネットワーク
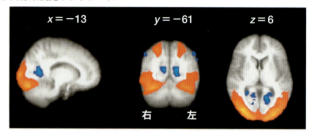

(C) 聴覚野およびその他の感覚ネットワーク
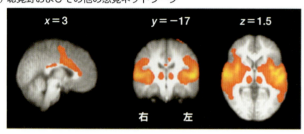

(D) 体性運動ネットワーク
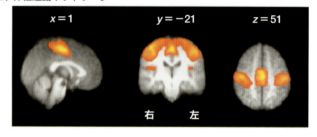

(E) デフォルトモードネットワーク
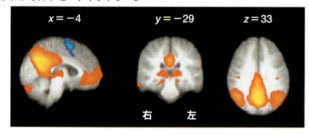

(F) 実行制御ネットワーク
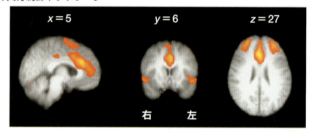

(G) 右前頭頭頂ネットワーク
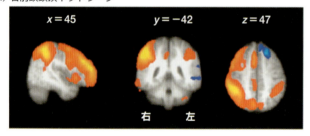

(H) 左前頭頭頂ネットワーク
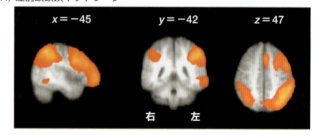

図11-4 ICAを用いた安静時結合性の高い脳ネットワークの同定 安静時の被験者から収集されたfMRIデータに対してデータ駆動型解析を行うことで，似た時間的変動を示した領域のネットワークを分離できる。これらネットワークの機能は，課題時のfMRIと仮説駆動型解析を使った先行研究に基づいて推測できる。ここに示した8個のネットワーク(A〜H)は，複数の被験者で空間的によく一致して，それぞれに示した機能に関連することが明らかにされたものである。(Cole et al., 2010より)

をもつ傾向をみいだし(図11-4)，それら成分が脳内の機能的なネットワークを反映していると考えた。そして，その活動パターンを心理課題とfMRIを用いた過去の知見と比較することで，視覚，聴覚，実行制御，自発的な思考といった心的過程と関連した成分を特定した。ここで重要なのは，これらの心的過程は被験者によって異なるタイミングで起こっており，それぞれの成分は各被験者で異なる時間変動をしたことである。それでも，ICAのアルゴリズムによって，いつ活動が起こったかという情報なしに各成分を取り出すことができたのである。

ICAは，様々な成分の中から課題と関係のないノイズと思われる空間的あるいは時

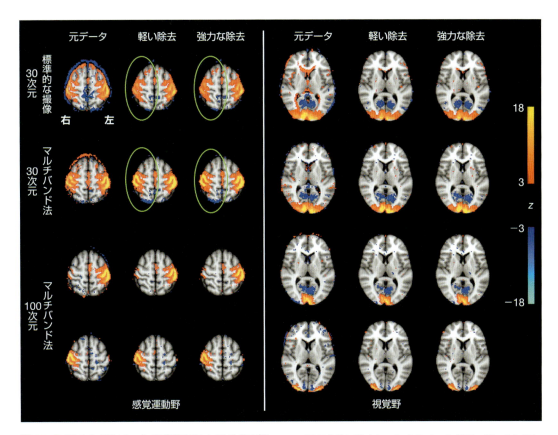

図11-5 ICAを用いたノイズ除去によるfMRI解析の空間的特異性の改善 同じ被験者から収集された2つの安静時fMRIデータセット（標準的な撮像パラメータで収集されたもの（上段）と，マルチバンド撮像で得られたもの（下の3段））を示す。ICAによる自動ノイズ除去法で，課題に関連しない時間的・空間的特性をもつ成分が特定される。その特徴の例としては，灰白質の外に分布している，図8-18のように環状に分布している，不整なクラスタの形成，高周波帯域の信号変化がある，明らかなスパイク状のノイズがある，などである。この図で示す「強力な除去」は文字どおり，「軽い除去」と比較して意味のある信号成分も除去してしまうリスクが高いが，より厳しくノイズをとる設定である。その後，2段階回帰ICA（図11-6）によって安静時ネットワークが同定できる（左：感覚運動野，右：視覚野）。ノイズ除去によってノイズ関連の信号成分（皮質の輪郭や脳室内にみられるアーチファクトなど）が抑えられ，賦活領域の特異性と有意性が向上した。右半球の感覚運動野（楕円で囲まれた部位）をみると，マルチバンド法（第12章参照）によって結合性の信号ノイズ比が向上したことがわかる。下段は，ICAの次元（d）を30から100へ増やすことで左右の感覚運動野を別々の成分に分けられることを示す。(Griffanti et al., 2014より)

間的性質をみつけ，除去することにも利用できる。第8章で紹介したように，課題と無関係のノイズは伝統的に2種類の方法で除去される。すなわち，ノイズ源の情報を明示的に取得する（例えば，心拍数や呼吸のような生理的パラメータを測定する）ことと，前処理の段階でよくあるノイズ源について推定を行い取り除く（例えば，頭の動きを補正する）ことである。これらのアプローチは，ノイズ成分の空間的・時間的構造が有意義な信号の構造と異なる場合には，ICAによってさらによいものにできる。2008年にTohkaらは，比較的単純で自動化された判断基準によって，ノイズに関連していると思われる成分が判別できることを示した。判別の後，課題に関連した成分だけを足し合わせることでノイズの少ない新しい時系列を作り直し，それを標準的な解析にかけることができる。**図11-5**に，FSL（FMRIB Software Library）という解析ソフトウェアに含まれる自動ノイズ除去機能がいかにfMRI解析の特異度を向上させるかを示す。

一般に言われているように，ICAはブラインドでデータを成分に分割する。BOLD信号変化に対しても心理課題に対しても何の仮説も取り入れられず，個々の成分の有意性を標準的な手法で評価することもできない。このように，ICAを使った解析の主要

な課題は，成分を心的過程（そして結果としての血流変化）と結びつける部分にある。この課題を解決するために，データ駆動型解析と仮説駆動型解析を組み合わせるアプローチがいくつかある。2000年にMcKeownらは，まず空間的ICAを用いて1組の成分を特定し，回帰分析を用いて各成分の課題関連性について決定するという方式を紹介した。これを使うと，刺激によって起こった有意義な変動をみいだすことができるとともに，もともとは期待していなかった影響も探し出すことができる。そのほかのICAの検定法については，章末の参考文献で紹介するBeckmannとSmithの2004年の論文を参照してほしい。

　　ICAを使った解析のもう1つの問題は，被験者間で結果を統合する方法にある。ICAで分離された成分のパターンは各データセットによって異なるため，各被験者で成分の順序も空間的な広がりも違うことになる。空間的標準化のような前処理を経てからすべての被験者を連結して1つにすると，全被験者から1組の成分が得られる。しかし，そこにも大きな問題がある。例えば，被験者が違えば機能的結合性も異なるわけで，全体から得られた成分は個々の被験者からの結果とは一致しない可能性がある。さらに，この方法では，それぞれの成分に対する各被験者の寄与が統計的に評価できない。

　　近年，特に集団のICAの結果から統計的推定を行う定量的なアプローチが開発されており，その有力なものの1つが2段階回帰（dual regression）ICAである（図11-6）。まずICAを被験者群に適用し，図11-4にあるような明らかに共有されている成分を特定する。次に，集団のICAで得られたすべての成分について各被験者のデータを回帰分析し，各ネットワークのその被験者における信号変化を求める（各成分につき1個の時間変動）。最後に，その時間変動でもとのデータを回帰分析して，各ボクセルにおけるその成分の寄与を求める。結果として，各被験者での統計値マップ（ある成分の各ボクセルへの重み）が得られ，これに群間差などのさらなる解析を適用することができる。この手法には主に2つの利点がある。ネットワークの空間的特性における被験者間のばらつき（例えば，実行制御ネットワークにおいて内側前頭前皮質のどの部分が関与しているか）に対して頑健であることと，各被験者における各ボクセルの各ネットワークへの寄与を定量的に評価できることである。2段階回帰ICAはこれまでに，遺伝子型あるいは性別といったものの群間比較，あるいは機能的結合性を調べるための新しいアプローチ（図11-7）に適用されている。

　　主要な解析ソフトウェアと，そのユーザーコミュニティはICAを解析に取り入れるようになってきており〔FSLのMELODIC（Multivariate Exploratory Linear Optimized Decomposition into Independent Components）など〕，ICAは誰でも利用できるようになった。いかなる場合にも有効なわけではないが，ICAはfMRIデータに対して有用な洞察を与えうるものであり，自分の研究にも活用できるかどうか一度考えてみてほしい。

部分最小二乗法（PLS）

部分最小二乗法（PLS）
機能神経画像の解析法の1つ。特定の実験操作によって（信号）強度が変動する成分をみつけだすために用いられる。

　　もう1つの重要なデータ駆動型fMRI解析法には，**部分最小二乗法**（partial least squares：PLS）がある。この手法は1996年にMcIntoshらにより開発され，最初はPETデータに適用された。2004年に，同じ著者らによって複雑なデザインのfMRIデータにも適用された。PCAやICAと同じく，PLSはfMRI信号の変動に影響した主な要因を同定できるが，成分同定がブラインドでないことには注意が必要である。心理課題の情報を最初の段階で取り入れることにより条件間で信号が違った成分を特定し，それによって信号と実験操作との関連を示すことができる。PLSでは，特異値分解（singular value decomposition：SVC）という数学手法が用いられ，これは概念的にPCAと類

安静時ネットワークの特定

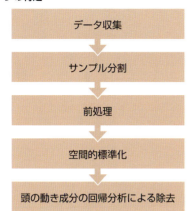

2段階回帰分析

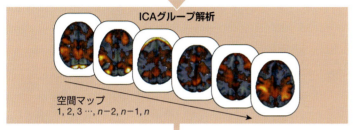

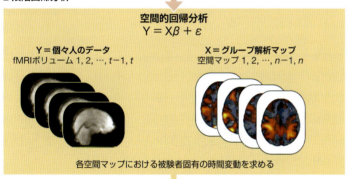

統計的推論

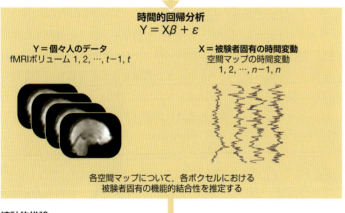

図11-6 2段階回帰ICAを用いた安静時fMRIデータ処理のフローチャート 従来と同じ前処理を行った後，まず被験者全体のICAグループ解析を実行し，様々な機能的結合性ネットワークを特定する。続いて空間的・時間的回帰分析を行うことにより被験者固有の時間変動をネットワークごとに求め，それぞれのネットワークに対する各被験者の各ボクセルにおける関与を表す全脳のパラメータマップを得る。このマップを標準的な被験者間解析にかけると，有意性や再現性を調べることができる。(Smith et al., 2014より)

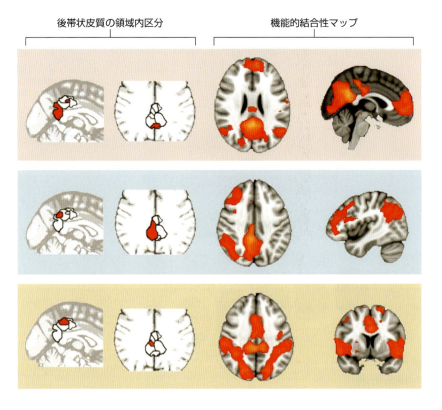

図11-7 ICAを用いた，機能的結合性に基づく後帯状皮質の小区域同定 解剖学的基準と構造的基準を組み合わせて定義した後帯状皮質の関心領域に対してICAを適用することで，領域内区分を同定した（左図，それぞれの領域を境界線で示す，ここでは10領域のうち3領域を取りあげる）。安静時および課題遂行中において，この領域と脳の他領域との機能的結合性パターンは，全脳を解析したときに現れる典型的なネットワークと類似していた（右図，図11-4も参照）。Leechらは，この小さな後帯状皮質の領域内区分を，示唆的に大規模皮質ネットワークの「こだま（echo）」と称した。（Leech et al., 2012より）

潜在変数
直接は値を測定できないが他の変数から推定される変数。

並べ替え
有意性検定の用語としては，もとのデータを再抽出することによって，あるα値（有意水準）において観察しうる効果の大きさを直接決定する手法。

似しており一連の直交する成分を特定できる（なお，原理的にはICAや他の難解な手法でも構わない）。各成分は一般に**潜在変数**（latent variable）と呼ばれ，各実験条件の重みと，その成分によって活動性が強い影響を受けた一連のボクセルという2つのベクトル情報をもつ。成分の分離が課題と無関係なボクセルの時間変動などではなく，課題に関連した条件の重みの影響を受けている点でPCAやICAとは明らかに異なっている。事象関連デザインのfMRI研究にPLSを適用すると，血流動態応答のばらつきによって，関心ある事象の前後に広がった応答を同定できることがある。

　PLSは，多くの点でデータ駆動型解析と仮説駆動型解析の強みを（そして短所も少し）併せもっている。クラスタサイズでの閾値補正を伴う一般線形モデルでの解析とは異なり，PLSでは空間的広がりはあるが信頼できる賦活パターンを一斉に検出できる。これにより実験操作に応じてそれらのパターンがどのような変動をするか評価し，条件間の相違と類似を測定できる。反応の潜時や正確性のような行動変数は，容易に解析に組み込むことができる。成分を同定したら，事象あるいはブロックへの条件の割りつけを無作為に入れ替えて解析を繰り返す，**並べ替え**（permutation）と呼ばれる過程を用いて統計処理を行えばよい。並べ替えによって得られた帰無仮説が成立する場合の有意性の分布を，元の結果と比較することによって検定が可能となる（第10章参照）。このように，PLSは特定のボクセルが実験課題によって影響されたかどうかを厳密に評価できる手法である。とはいえ，第10章で述べた回帰分析による手法と共通する問題点もある。実験条件の回帰子への割りつけが適切でないとき，その影響は解析全体に及び，解釈困難な結果が出る。こうした問題点は，他の手法と併用することでその影響を小さくできる。例えば，まず回帰分析による従来の解析を行い，その後PLSを用いて特定の条件間で比較を行うとよい。

第11章 統計解析 II：より高度な解析法 383

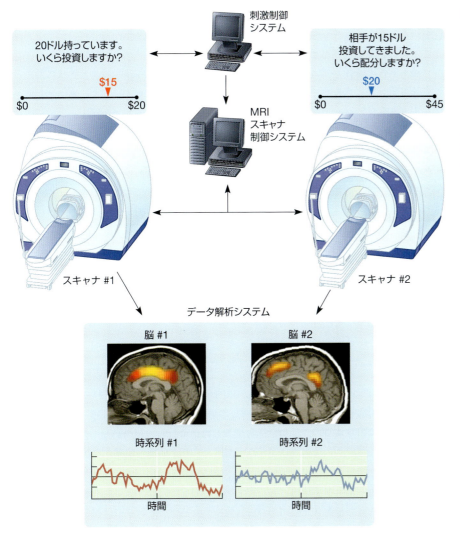

図11-8 ハイパースキャニング fMRI
社会的相互作用の神経基盤を調べるための興味深い手法の1つに，2人（以上）の被験者が互いにやりとりしている際のfMRIデータを同時に収集するというものがある。ここでは経済ゲームを例に説明する。ハイパースキャニングでは，1人の被験者の行動がもう1人に影響を与えるように実験刺激を同期させ，また，2人のfMRIデータを比較できるようにスキャナも同期させて動かす必要がある。この手法の主な利点は，2人の被験者の脳活動を直接比較でき，従来の手法ではできなかった同期した賦活の特定が可能になることである。

被験者間の相関

　fMRIでは，データ収集は1人ずつ行われる。しかし現在，fMRIによって研究されているテーマには，社会的相互作用や個人間の経験の共有にかかわるものも多く，くすぐったり触れたりといった物理的なつながり，会話・協力・競争といった関わり合い，はたまた他者の行動を観察して自身の行動を決めるといったことも研究されている。fMRIは他の人から隔離され固定された孤独な環境で撮像されるが，実験用のディスプレイ画面と応答システムがあれば，他者と関わり合いをもったり経験を共有したりできる。このようにして収集した複数被験者のデータを統合し，共通する脳の処理過程を調べる手法が開発された。

相互作用によって生じる相関：ハイパースキャニング（同時撮像）

　ハイパースキャニング（hyperscanning）（図11-8）は，別のスキャナにいる2人以上の被験者がお互いにやりとりしているところを同時に撮像するものである。ハイパースキャニングは技術的に簡単ではない。個人間の比較をうまく行うためにスキャナ装置とパルスシーケンスはなるべく近いものを使う必要がある。また，最も重要なのは，デー

ハイパースキャニング
実験パラダイムにおいて関わりあっている2人以上の被験者からfMRIデータを同時に収集する手法。

タ収集と刺激提示が装置間でしっかり同期していることである。そうでなければ、別々に実験を行うのと似たような結果しか得られない。2002年にMontagueらは、インターネットを介して撮像を同期できるソフトウェアを開発した。このソフトウェアを使えば、何千キロも離れたスキャナに横たわった2人の被験者が、経済ゲームで競い合うことができる。一見したところ、これは新たな解析法というよりも単なる技術の勝利のようにみえる。社会的相互作用研究のほとんどは、1人の被験者をfMRIスキャナの中に入れ、他の研究協力者をスキャナ室の外でコンピュータの前に座らせて相互作用させている間に(一緒にゲームをするなど)、1人だけが脳をスキャンされる。つまり、単に2人が同時に撮像されたというだけでは、標準的な解析法で新たな情報が得られることはない。単に被験者数が2倍になっただけである。

ハイパースキャニングが1人だけ撮像する従来の手法に勝るものとなるためには、データ解析のアプローチを変える必要がある。具体的には、1人の脳の賦活を取り出してもう1人の脳を解析する説明変数として利用する。最初の大規模なハイパースキャニング研究は、相互作用を繰り返すことによる信用の成立について調べたもので、King-Casasらが2005年に報告した。この研究では、2人で行う経済ゲームの心理課題が採用されている。1人(投資家)がもう1人(被信託人)へ送金すると、送られたお金は倍増し、被信託人はそこから好きな金額を投資家へ返す、あるいはまったく返さないと選択できる。被験者同士は相手が誰か知らないので、投資家は返してもらえると信用した場合にだけお金を送ると考えられる。その結果、被信託人の尾状核(学習や報酬の評価にかかわる領域)の賦活が、お金を返すかどうかに関連していることが示された。試行を繰り返しお互いの信用を築きあげていくにつれ、この賦活は時間的に早く始まるようになり、また投資家では帯状皮質の一部の賦活も増加した。これらの結果から、この2つの領域が相手の意図を評価する仕組みにかかわっており、社会的関係が築かれたことで賦活したのであろうと結論された。

ハイパースキャニング実験の被験者間で起こる相互作用はすべて、やりとりする行為を介して起こるものであり、脳同士が直接影響し合っているわけではない。したがって原理的には、ハイパースキャニングで得られる結論というのは1人ずつを撮像する手法でも得られるはずである。しかしハイパースキャニングには現実的な利点がある。被験者たちが同じ社会的状況に置かれるので、心理課題の多くの要素を一致させられるのである。さらに、一方の脳の賦活を他方の脳を解析するために使えるので、予想していなかった時間的規則性もみいだすことができる。複数のスキャナが利用できる環境にあるのであれば、ハイパースキャニングを用いて社会的相互作用の神経機序に関する新たな知識を得ることができるだろう。

共通の経験によって生じる相関

ほとんどのfMRI研究では、被験者を同じ課題を行う独立した存在とみなしている。標準的な仮説駆動型解析では、各被験者に共通する効果を強調し、特有の効果は最小化することで統計的推定を強力にしようとする。しかしここで、被験者群のデータを総合するための、まったく異なる視点を考えてみよう。一群の個人がもし同じ賦活を呈した場合は、仮説がどんなものであろうとその共通した賦活は共通した心的過程を反映するだろう。そこで、**被験者間相関**(intersubject correlation)、すなわち被験者同士で共通する賦活パターンを探すという考え方を導入してみよう。これはfMRI解析の他のデータ駆動型解析と同じように、データの中から一定のパターンを探しだし、それを実験課題に関する既知の情報から解釈するというものである。ただ、これまでに紹介した方法と違うのはこのパターンが個人内ではなく個人間で一定ということである。

被験者間相関
同じ課題に取り組んだり同じ刺激を受けている別々の個人でfMRI信号の時系列が共通していること。

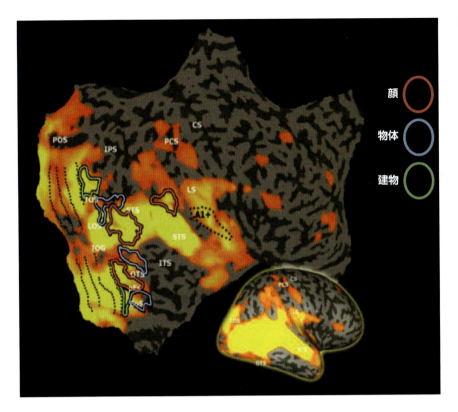

図11-9 同じ映画を見ている被験者間で共通して賦活した領域 被験者には，MRIスキャナの中で映画『続・夕陽のガンマン』の一場面を見せた。この際の脳活動を撮像したところ，共通する視覚刺激により，複数の脳領域において被験者間でおおむね一致する賦活変化がみられた。ここで示すように，そこには異なる種の視覚刺激処理に対応する領域が含まれていた。(Hasson et al., 2004より)

　被験者間相関を明らかにした研究の一例として，Hassonらの2004年の報告がある。Hassonらは，終わりのない自然な状況における知覚，例えば複雑で変わりゆく外界の様々な側面を自由に知覚したりそれに注意を向けたりするような脳の過程を明らかにしようとした。これを研究する場合，従来の仮説駆動型解析では困難を伴う。視覚刺激のどこを見てもよいという状況では，ある時間にどのような心的過程が起こっていたかわからないからである。そこでHassonらは，複雑な外界の刺激（例えば，映画を見る）によって被験者間で多くの心的過程が共通して起こり，その過程は類似した賦活パターンとして現れるという仮説を立てた。

　5人の被験者に30分間の昔の西部劇（Sergio Leone監督の『続・夕陽のガンマン』）を，途中で何の課題も行うことなくただ普段どおりに鑑賞させ，見終わった後にストーリーを説明させた。被験者が映画を見ている間，通常のプロトコルでfMRIを撮像した。すべての被験者において脳の空間的標準化などの標準的前処理を行った。被験者の各ペア（全組で10通り）で時系列が有意に相関しているボクセル群を同定し，視覚野や視覚路の大部分，前頭葉内の領域など皮質表層のおよそ30%において被験者間相関をみいだした（**図11-9**）。対照条件として，閉眼してスキャナに横たわった別の被験者群でも実験が行われ，被験者間で偶然による相関しかみられないことが確かめられた。

　詳しく調べてみると，これら被験者間相関を生じさせるものは大きく2種類に分けられることがわかった。1つ目として，視覚野のほとんどを含む多くの脳領域の賦活が，被験者間で同じようなパターンをとって上下していた。これを解釈するために，Hassonらは後向きに相関をみてみた。すなわち，各領域の賦活が最大になるタイムポイントを決定したうえで，そのとき映画で何が起こっていたかを調べた〔この手順は，第10章で紹介した**逆向き推論**（reverse inference）と概念的に似ており，その妥当性は，あるタイムポイントにおいて刺激のどの要素が脳領域を賦活しているかを決める研究者側の能力に依存している〕。その結果，この空間的に非特異的な成分は驚きや興味をひく

逆向き推論
結果として生じた従属変数をもとに独立変数（もしくは直接観察できない変数）の状態を推測すること。

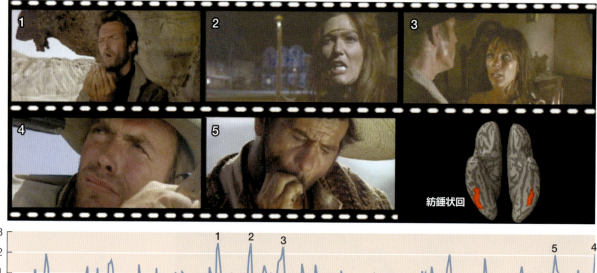
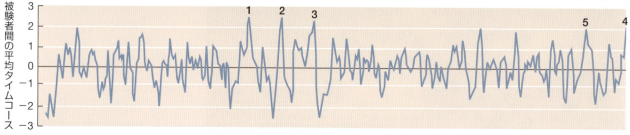

図11-10 被験者間で高い相関を示した領域(図11-9)の原因となった映画の場面の特定 中段右に示した紡錘状回では，最大レベルの賦活がみられるのは常に顔がアップになっている場面であった。(Hasson et al., 2004より)

ような場面(例えば，発砲，爆発，予想外の展開など)で最大になるということがわかった。つまり，広範な覚醒度の上昇を反映しているようであった。2つ目は，より空間的特異性が高く，各領域で独特の時間変動を示すものであった。これを解釈するために，Hassonらはもう1度映画を振り返った。図11-10に示すように，顔がアップで映されたときに紡錘状回の活動が必ず上昇し，風景や建物が映っているときには(海馬傍回の横にある)側副溝前部の活動が上昇する傾向にあった。これら領域に結びつけられてきた認知機能を考えれば，こうした規則性はあたり前に思えるかもしれないが，彼らがみつけだしたのはこれだけではない。例えば，頭頂葉の前部には多岐にわたる場面で規則的に活動する領域があった。それらの場面に共通する要素を探した結果，この活動はカメラに写った手の動きに対する反応と思われた。この研究以来，この基本的手法は動画以外の複雑な刺激に対しても適用されるようになった。章末の参考文献で紹介するWilsonらの2008年の論文は，この手法を話し言葉の刺激に対して用いた例である。

　BartelsとZekiは，これを補完する手法をいくつかの報告で紹介した。これらの研究では，自然な鑑賞という状況は同じであるが，データ駆動型解析ではなく仮説駆動型解析が採用された。2005年の研究では，『007 トゥモロー・ネバー・ダイ』(James Bondの映画)の一部をところどころに暗転を挿入しつつ提示し，脳領域間の関係を調べた。まずICAを使って賦活の変動が同期していた領域を同定し，それらの機能的結合性を測定することで，その同期の相対的な強さを推定した。そして，解剖学的構造から予想されるとおり，左右半球の相同部位(左右の三次視覚野など)が非相同部位よりも強い相関を示したことに加え，非相同部位間の相関は画面が暗転しているときのほうが強いという興味深い結果が得られた。これは，映画を見ているときには知覚の異なる特性に応答しているものが，暗転中には非特異的な覚醒過程により同期していることを示唆している。この手法は，Hassonらのように被験者間で共通の信号変化を探すというものではなく，共通する同時賦活を探すものである。

機能的結合性のアプローチ

　脳機能に関する研究の多くは**機能局在論**(localization of function)，すなわち異なる脳領域は異なる情報処理を行っているという概念のもとに成り立っている。しかしながら，どの脳領域もそれ単独で成り立っているわけではない。情報は軸索〔もしくはそれが束になった**線維束**(fiber tract)〕の活動電位によって領域間を伝わる。1世紀以上の間，神経解剖学者たちは脳の**構造的結合性**(structural connectivity)を理解しようとして，領域間の形態学的なつながりを調べてきた。この研究は一般的にヒトやサルの遺体の脳を切断し，軸索を染色することによって行われる。まだまだわかっていない部分は多いものの，脳領域間における解剖学的結合の研究は，神経科学の礎となってきた。

　この解剖学的な研究は価値の高いものではあるが，領域間の構造的結合の知識から描ける脳内の情報の流れには限界がある。これを描くためには，**機能的結合性**(functional connectivity)，すなわちある領域の賦活が他の領域にどう影響するかという情報も必要なのである(ここで注意すべきは，「機能的」という修飾語がついているように，解析によって真の結合性を測定したり解明できるわけではなく，生理学的機序には目をつぶりfMRI信号の時間変化を統計処理して領域間の関係をみているだけということである)。機能的結合性に関心のある研究者は，脳全体の賦活の変動を同時に測定できるという利点からfMRIを使ってきた。機能的結合性の研究では，通常fMRIデータ収集の標準的な手法(比較的時間分解能が高い)が用いられるが，そのデータ解析や統計的推定には他のfMRI研究とは異なる手法が用いられる。後述するように，機能的結合性の解析は仮説駆動型かデータ駆動型かによらず，脳領域間における情報の流れの向きや時間情報についてより詳しい推測を可能にするかもしれない。

同時賦活から結合性へ：概要

　fMRIが脳領域同士の機能的関連を明らかにする手法として有望である理由は，脳全体を一度に観察できるからである。ほとんどのfMRI研究では，数秒ごとに全脳の撮像が行われ，時間分解能が比較的高い空間全体のデータを収集できる。最新のパルスシーケンスを使うと毎秒30スライス以上が撮像できるので，およそ1秒ごとに全脳をサンプリングできる。単独の部位についてなら，1,000 Hz以上の速さでシナプス後電位を記録したり，1つ1つの活動電位を特定したりできる電気生理学的手法のほうがより詳細な情報を得られるかもしれないが，領域間の関係となるとfMRIの空間的な範囲の広さが有利となる。

　最も単純な領域間関係は**同時賦活**(coactivation)，つまり2つ以上の異なる脳領域がある課題において同時に賦活することである(**図11-11**A)。古くから知られた同時賦活の例は，運動課題の際にみることができる。左手を握ると，右半球の中心前回と左小脳が賦活される。仮説駆動型解析は何らかの実験操作に対して有意な反応が起こったことを検出するものであるため，その結果はまさに同時賦活そのものである。fMRI研究の一般的な研究手法は，ある実験課題によって一斉に賦活される複数の脳領域を特定し(例えば，ワーキングメモリ課題で前頭前皮質と頭頂皮質が賦活される)，それらの領域がある機能システムの一部をなすことを推測するというものである。

　しかしながら，同時賦活はその複数の脳領域が何らかの大きな機能区分の一部であるということの証拠にはならない。3つの顔の組み合わせを記憶するという簡単なワーキングメモリ課題を例に考えてみよう。この課題を行った被験者では，背外側前頭前皮質，上頭頂皮質，紡錘状回の同時賦活がみられるだろう。ここから何がいえるだろうか？1つの可能性として，前頭前皮質からトップダウンで後二者に影響が及び賦活を惹起し

機能局在論
脳が特定の心的過程に対応する個別の領域をもっているという考え方。

線維束
ある脳領域から別の脳領域へ活動電位として信号を伝える軸索の束。

構造的結合性
軸索の投射による脳領域間の構造的な結合のパターン。

機能的結合性
時間軸上で共通して起こる活動の変化から推定される脳領域間の機能的な結合のパターン。領域間の直接的なつながり，あるいは(他領域を介した)間接的なつながりを反映している可能性がある。

同時賦活
1つの実験課題で2つ以上の脳領域が同時に賦活すること。同時賦活はそれが生じた領域が機能的に結合していることを意味するわけではない。

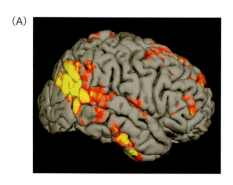
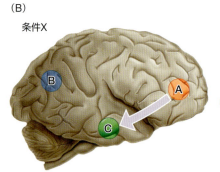
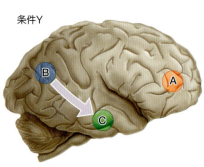

図11-11 同時賦活と結合性 (A)複雑な実験課題であればどんなものでも，いくつかの脳領域が同時に賦活される。本図で着色された脳領域は，安静時と比べて，ある視覚探索課題を行ったときに有意に賦活が増加した。これらの領域は同時に賦活したが，必ずしも同じ機能に寄与しているわけではない。(B)異なる実験課題における同時賦活のパターンをみることで，機能的結合性（ある脳領域から他の脳領域への影響）が推察可能となる。ある条件では領域Aと領域Cが賦活され，別の条件では領域Bと領域Cが賦活された場合，これら3領域の結合性を推測できる。〔(A)はHuettel et al., 2001より〕

ネットワーク
1組の脳領域群の関係を記述するもの。結合性や因果関係を含む。

システム
同時賦活によって結びつけられる1組の脳領域群であるが，結合性や因果関係が不明なもの。

二重乖離
2つの実験操作が2つの従属変数にそれぞれ異なる影響を及ぼすこと。一方の操作は第1の変数に影響を与えるが第2の変数には影響を与えず，もう一方の操作は第2の変数に影響を与えるが第1の変数には影響を与えない。

訳注3）結合の方向性についての情報は時間差がない限りわからない。

たということが考えられる。あるいは，側頭葉と頭頂葉の視覚処理がボトムアップで前頭前皮質の賦活を引き起こした可能性や，この3領域はそれぞれ別の部位からの信号により賦活されたということも考えられる。現在のところ，脳マップにおける因果関係はあいまいにしかいえないため，fMRI研究はしばしば（同時賦活を報告するだけの）単なる記述に終わり，（複雑な行動を脳がどうやって実現しているかを説明するような）機械論的なものにはなっていない。同時賦活した領域のパターンは往々にして脳活動の**ネットワーク**(network)として誤ったまとめ方をされてきた。まず，「ネットワーク」という呼び方自体が誤っており，本来は因果的な情報の流れを伝える構造的もしくは機能的な結合性を表現する場合にのみ用いるべきである。結合性も因果関係も不明であり，領域が一緒に賦活しているだけなら，**システム**(system)と呼ぶのが適切だろう。

とはいうものの，fMRIの使い方によっては，もっと洗練された結合性のモデルを打ち立てることができる。ある種の結合性には，異なる実験条件における領域間の共通した変動から推定できるものもある。単純な例として，2つの実験条件（X, Y）に対する3つの脳領域（A, B, C）の関与を考えてみよう（図11-11B）。条件Xでは領域Aと領域Cが同時に賦活し領域Bは賦活しなかった。条件Yでは領域Bと領域Cが賦活し領域Aは賦活しなかった。この結果は，一方の実験操作は領域Bには影響しないが領域Aに影響し，もう一方の実験操作は領域Aには影響しないが領域Bに影響したことから，2つの領域の**二重乖離**(double dissociation)を示しており，これら領域は異なる機能的性質をもっていると推察できる。さらに，領域Cの結合性についての情報も加味すると，領域Aと領域Bはいずれも領域Cと機能的に関係しているが，お互いは関連していないことが示唆される。領域Cの賦活から領域Aあるいは領域Bの賦活を予測することはできないので，このデータは結合の方向性について示唆を与える（証明にはならない）。領域Aあるいは領域Bの賦活と領域Cの賦活に時間差があれば，この結論は補強されるであろう[訳注3]。しかし，血流動態応答のタイミングは脳全体で一様ではなく，そうした結果は検出が難しいか，不可能である。無論，この例は単純化したものであり，典型的なfMRIデータはより複雑な相互関係をもっている。

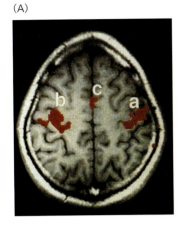
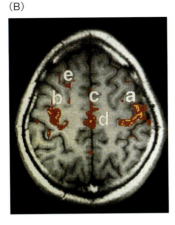

図11-12 課題遂行時と安静時の類似する機能的結合性パターン (A)両手の指タッピング課題を行う際のBOLDコントラストによるfMRIデータを収集したところ，左右の運動野(a, b)と補足運動野(c)に有意な賦活が認められた。(B)安静時のfMRIデータで，左運動野に設定したシードボクセルと相関の高いBOLD信号変化を示した領域を特定したところ，正中線上(d)や前頭前皮質の前部(e)にも相関がみられた。この研究はfMRIを用いて安静時機能的結合性を解析した最初の研究であり，このような解析により何らかの課題で賦活される部位と同じような機能的ネットワークを拾い出すことができる可能性を示した。（Biswal et al., 1995 より）

Thought Question

二重乖離を示すことは説明変数と独立変数の関係を明らかにするうえで必須だと考える研究者は多い。これまでの知識から，単一乖離では説明できず，二重乖離なら説明できることにはどのようなものがあるだろうか？

　結合性のモデルにおいては，一方向の結合性（AからBへの影響）に加え，フィードバック（AからBに影響が及び，それがまたAに戻ってくる）も含まれるのが理想的である。モデル内にある機能的結合性の数を制限するためには，脳領域間の解剖学的結合性を組み込めばよい。多くの結合性は双方向であることが明らかにされているが，皮質と皮質下領域のような相対的に一方向の結合性もかなりある。背外側前頭前皮質と基底核の結合性はその一例で，前頭前皮質から基底核へは多量の投射があるが，基底核から前頭前皮質へ戻るものはほとんどない。その代わりに基底核は視床へ投射し，そこから前頭前皮質への投射がある。こうした経路の情報をモデルに取り入れることで，単なる同時賦活システムではなく，詳細で方向性をもったネットワークモデルを構築できる。

安静時結合性

　2つ以上の領域が機能的に結合しているという最もわかりやすい証拠は安静時結合性の研究によって得られる。この研究では，被験者がスキャナの中で何の実験課題も行うことなく横臥した状態で，協調して変動しているBOLD信号をみつけだす。この変動は外部の刺激によらない脳の内因的な働きや，刺激と無関係な過程を反映したものと考えられている。安静時結合性はBOLD信号のあらゆる成分に含まれ，しばしば周期的で非常に遅い変動（0.01～0.1 Hz）の中に顕著にみられる。この最初の報告は，1995年にBiswalらが示した感覚運動野の安静時結合性に関するものである（図11-12）。
　BOLD信号の低周波変動を検出する典型的な方法は，リラックスして，かつ眠らないように被験者に指示し，一般的なパルスシーケンスでfMRIデータを記録する。呼吸や心拍などのように信号に律動を与える生理的な過程が多いため，それらと神経活動に関連していると思われる律動を区別することは重要である。有効な手段の1つは，非常に高い時間分解能でデータをとり，心拍のように速い成分や，（それよりは遅い）呼吸が折り返しアーチファクトとならないようにすることである。そうすれば，生理的変化を特定し，除去することができる。ICAのようなデータ駆動型解析も，意味のある賦活パターン（機能的ネットワーク）とそれ以外のノイズ源を区別するのに有用である。領域間の共変動は比較的低い周波数で起こるため，心理課題を行うfMRIの前処理と同じよ

シードボクセル
結合性解析の際，結合のスタート地点として選ばれたボクセル。

うに時間的ハイパスフィルタをかけると，安静時結合性に寄与する重要な成分まで取り除いてしまうおそれがある。生理的変化の影響を最小化するため，全平均（global mean）したBOLD信号の時系列（各タイムポイントで全脳の信号を平均してできる1個の時系列）を回帰分析で除去する研究者もいる。これは，理論的には安静時データの機能ネットワーク間に負の相関を作り出したり強調したりするおそれがあるため，議論の分かれる手法である。

解析用の計画行列をつくるための心理課題が存在しないため，安静時fMRIデータの解析には別のアプローチをとる必要がある。その1つに，シード（種）となるボクセル〔**シードボクセル**（seed voxel）〕もしくは小さな関心領域を設定し，そのBOLD信号の時系列を取り出してそれと似た変動を呈する領域を調べるものがある。これを用いた研究は多いが，重大な問題点もある。ボクセル（あるいは領域）によって時系列が異なるので，シードボクセルの選び方で結合性が大きく変わりうる。代わりのアプローチとして，データ探索型の手法であるPCAやICAを使い広範な同時賦活のパターンを特定するという手法がある。最近の報告では，前述の2段階回帰ICA（図11-6）を使うと，シードボクセルを用いた手法よりも感度や再現性が向上することが示されている。

安静時データの解析によって，視覚・聴覚・記憶・注意などの過程に関与する領域がみいだされてきた。一般に，課題を行っているときに同時賦活される領域群は安静時にも同時に活動しており，似た機能をもつ領域では自発的なBOLD信号の変動も（そしておそらくは神経活動も）似たものになることが示唆される。安静時の研究は爆発的に広まっており，今やfMRIの利用法としてあたりまえのものになった（図11-13）。この理由の一部には，実験課題を考え最適化するという面倒なしにデータが収集できることや，データ解析法の自動化が進んだことがあるだろう。また，数百人や数千人を対象とする大規模なfMRI研究では，しばしば実験デザインに安静時データの収集が組み込まれている（Box 11-1）。

デフォルトモードネットワーク
運動時や課題遂行時に賦活が減少し，安静時や内省時に賦活が増加する脳領域群。

安静時結合性の研究は，**デフォルトモードネットワーク**（default mode network）（Box 9-1参照）を理解するための主要なツールになっている。安静時fMRIの被験者になったと想像してみてほしい。撮像の前に，実験者から，目を閉じて体の力を抜き，特別何も考えずにじっとしているように指示される。この指示に完全に従うことは当然無理である。思考は蛇口の水のように止められるものではないし，そもそもその指示を思い出すことすらできないことになる。自然に最近のことを思い出したり未来のことを思い描いたりと，あらゆる種類の認知が始まり，それらの思考は規則的かつ組織的に脳全体の賦活を起こすだろう。しかしながら，安静時の結合性はこのような複雑な認知過程だけに帰することができるものではない。例えば，2007年にVincentらは，麻酔中のサルの様々な脳領域において頑健性のある安静時結合性を認めたことを報告した。こうした一連の知見により，協調した低周波帯域のBOLD信号変動は脳機能の一般的な性質を反映することが示唆されている。

心理生理学的交互作用（PPI）

心理生理学的交互作用（PPI）
2つの脳領域間の機能的結合性に実験操作が及ぼす影響を同定するための統計的手法。

fMRIデータと行動データをつなぐその他の方法として，**心理生理学的交互作用**（psychophysiological interaction：PPI）と呼ばれる手法がある。これはFristonらによって1997年に開発された。PPIの中心となる概念は，それが刺激条件によって引き起こされたにせよ被験者の行動によって起きたにせよ，ある心的過程により1つの脳領域が他の脳領域に与える影響が修飾される，というものである。他の結合性解析の手法と同様に，PPIは1つのシードボクセルにおける賦活の時系列を他の領域の活動変化を予測するために使用する。しかし，PPI項を同定するという過程が，この手法を他の方

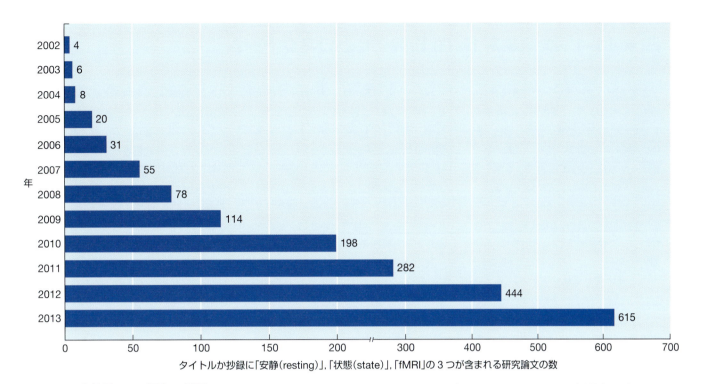

図11-13 安静時fMRI研究の普及 安静時における自発的なBOLD信号の変動に関する研究は，fMRI研究の中で重要な位置を占めるようになった．各年のプロットは，Pubmedに登録されたもののうち，タイトルか抄録に「安静(resting)」，「状態(state)」，「fMRI」を含む研究の数を示す．この検索方法ではどうしても実際の数より少なく見積もることになるが（また課題を使ったfMRIの研究が含まれてしまっている可能性もある），2002年以降にどれだけの研究者が脳機能を理解するために安静時データを用いてきたか，そしてこうした研究がどれだけ増加したかの大まかな指標になる．ここには含まれないが，2014年のデータを入れると安静時fMRI研究は2000を超え，そのうち90%は本書の第2版（2009年）よりあとに出版されている．

法から際立たせている．

　PPIには2つの回帰子が入力される．関心のある実験変数値の時系列を示す**心理学的回帰子**と，選択された関心領域におけるBOLD信号の時系列を示す**生理学的回帰子**である．心理学的回帰子はカテゴリ値（例えば，ブロックデザインにおける条件）か連続値（例えば，各試行の反応時間）のいずれかをとり，fMRIの血流動態応答の畳み込み（コンボリューション）を受けない．そして，背景にある神経活動を推定するため，生理学的回帰子を血流動態応答で逆畳み込み（デコンボリューション）することによって第3の回帰子である**PPI回帰子**を作り出し，（逆畳み込みされた）生理学的回帰子と心理学的回帰子の交互作用項を計算し，それを血流動態応答と畳み込む．この手法は，脳領域間の結合性における認知過程と生理的変化の相互作用をモデル化することを意図しているため，PPI回帰子は**心理生理学的回帰子**とも呼ばれる．ここで，心理学的回帰子と生理学的回帰子もまたこのモデルに含めるべきであることには注意してほしい．それは，結合性の影響とは無関係の課題自体の効果や関心領域の単純な同時賦活などを差し引くためである．この過程は，課題回帰子および課題と活動の交互作用回帰子が部分的に相関しているような場合に特に重要である．

　PPIの最も重要な利点は，機能的結合性に対する実験操作（もしくは行動）の効果を調べるのに仮説駆動型解析が行えることである．この利点は，2007年にBingelらが報告した，疼痛がどのように注意に影響するかを調べた実験にみることができる．Bingelらの先行研究では，画面の中央に提示された文字を被験者に覚えさせて認知をそらすことにより，課題と関連しない背景画像に対する視覚野の賦活が弱まることがわかってい

Box 11-1　大規模なfMRI研究：ヒトコネクトーム

　本書で取りあげるヒトに関するfMRI研究は，ほぼすべて比較的少ない被験者で行われたものである。多くの場合，脳機能についての重要な結論は，おそらく数十人かもっと少数の被験者より集められたデータから導かれている。サンプルサイズがこの程度であるからといってその研究の結論が疑わしいというわけではないが，被験者間のデータを統合する標準的な解析法では，統計処理においてサンプルサイズを考慮に入れるべきである。

　しかし，数百人や数千人を対象とする大規模なfMRI研究により，少なくとも3つの重要な結果が導かれる。第1に，個人差（例えば，衝動性や不安などの性格特性）の多様性をより適切に評価できる。サンプルが多くなるにつれて，1つの変数（例えば，衝動性）の効果と他の関連する変数（例えば，年齢，社会経済的地位，知性）の潜在的効果の区別をより効率的に行えるようになる。これは遺伝学研究を例にするとわかりやすい。遺伝学研究では，非常に厳しい統計的検定を行わなければならない（その理由の1つは偽陽性が目立つため）ことから，しばしば数千人規模の非常に多くのサンプルが必要となる。第2に，fMRIデータを他の生物学的指標と関連づける際には大規模研究が適している。脳構造，血流，ホルモン値の測定は非常に多くの情報をもたらしうるが，特にサンプルが少なければ，ばらつきが非常に大きくなる。サンプルサイズを大きくすることで，多様な指標に含まれるばらつきをより正確に理解し，それぞれのデータをまとめてより優れた推論を行えるようになる。第3に，大規模研究では，注目している性質についてより正確に集団全体を反映するような個人からデータを集めることで，より全体を代表する標本（例えば，簡単に集められる1つの大学からの標本ではなく，より多様な教育レベルをもった標本）を作り出せる。サンプルサイズが大きいだけでは，代表性をいうことはできない。例えば，1つの大学のすべての学生からfMRI画像を集めたとしよう。多様性に関する重要な指標の情報をそれらの学生から集めれば，標本すべてから得られた結論がその標本内の多様なサブグループにもあてはまると示すこともできてしまうであろう。

　2010年米国国立衛生研究所は，前例のないほど大きなサンプルサイズでヒト脳の構造的・機能的結合性をマッピングするため，4,000万ドルをかけた壮大なプロジェクトを発表した。その目的は脳内の結合パターンに関する系統的なマップを作成することであり，「ヒトコネクトーム」という示唆に富んだ名称がつけられた（http://www.humanconnectome.org/）。このプロジェクトでは，1,200人の若年成人（兄弟姉妹のグループが中心）に対して，標準的な課題を用いたfMRI，安静時fMRI，構造的MRI，拡散テンソル画像（DTI）の撮像が行われた。すべての被験者は同じ3.0Tスキャナで撮像され，そのうち多くは7.0Tスキャナでも撮像された。観察された脳構造や機能の差異にかかわっている可能性がある個人差についてデータを収集するため，被験者はスキャナ外で一連の行動検査を受け，また遺伝子型も調べられた。このプロジェクトで最も特筆すべきは，ここで収集されたデータのすべてを誰でも研究目的で使用できることである。2014年6月に，500人（実際は520人以上）の被験者の情報（約20テラバイトのデータ）が公開され，我々はダウンロードもしくは物理的配信（5台の大容量ハードディスクドライブを経由して）によりそれらを利用できるようになった。データ収集は現在も進行中であるが，その一部のサンプルから得られた結果はすでに発表されている（図1）。

　このプロジェクトや同様の目的で行われた他の研究にみられる大規模なデータ収集は，fMRI研究の施行方法に変化をもたらす可能性を秘めている。本文で述べたように，大規模なデータセットを用いることで，明快な結論を得るための十分な検出力を維持しつつfMRIを他のデータ源と組み合わせることができる。さらに，データセットは1つの研究室だけで利用されるのではなく，同分野の研究者たちが自由に利用できる。ヒトコネクトームプロジェクトから導かれる主要な発見は，このプロジェクトの開始前に資金提供をした研究者ではなく，得られたデータをうまく解析した研究者によってもたらされる。1つの組織がデータを集め，その利益をその分野の研究者全員が得るというモデルは，多くの神経科学

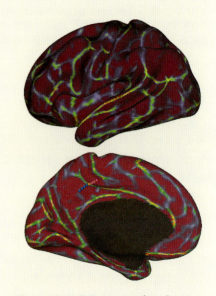

図1　ヒトコネクトームプロジェクトにおける安静時fMRIデータの解析
被験者間でボクセルの機能的結合性におけるばらつきを明らかにし，1つの機能領域から他の領域への移行部位を示すボクセル（重ね合わせたカラーマップ上で明るい領域）を同定する。マップ上の暗い領域は全体として似通った機能的結合性をもつボクセル群を示しており，機能領域（言い換えると，他の脳領域と機能的結合性を共有している隣接したボクセル群）の可能性がある。（Wig et al., 2014より）

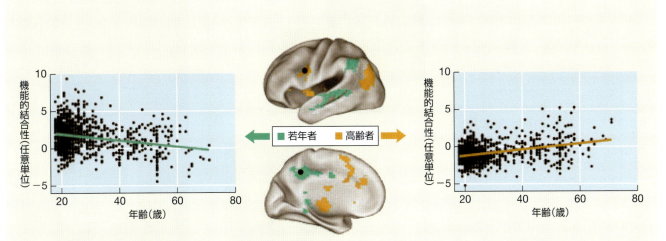

図2 脳機能の個人差を理解するため，多くの研究のfMRIデータを組み合わせた例 24施設の研究者たちで結成された組織が安静時fMRIデータを蓄積し，最終的に1,093人の成人のサンプルを集めた。施設ごとに撮像プロトコルが異なっていたため，論文ごとにばらつきがみられた。およそ90％の撮像が3.0 Tで行われ，残りは1.5 Tで行われていた。ボクセルサイズ，スライス厚，パルスシーケンスなどのパラメータも異なっていた（例えば，他より空間分解能が3倍高いデータもあった）。また，特定のシードの機能的結合性解析，BOLD信号の低周波変動の解析，2段階回帰ICAなど，様々な解析法が利用されていた。ここで示すのは，年齢と性別に関連した機能的結合性の差を明らかにしたICAの例である。例えば，若年者は後帯状皮質のボクセルと安静時ネットワークとの結合性が強くなっている傾向がみられたが，高齢者では外側前頭前皮質のボクセルで結合性が強くなっている傾向がみられた。この研究の規模の大きさをつかむために述べると，それぞれの点が1人の被験者を表している。(Biswal et al., 2010より)

者にとっては奇異に映るかもしれない。しかし，このモデルは社会科学の分野では古くから行われており，多くの大規模調査データをその分野の研究者全員が利用できる〔例えば，National Longitudinal Survey of Youth（米国の若者に対するパネル調査），Health and Retirement Study（健康と退職に関する調査）〕。

脳の構造と機能に関する包括的で洗練されたデータを集め，それらを研究者が自由に利用できるようにする，という目標を批判する研究者はあまりいないだろう。さらに，ヒトコネクトームプロジェクトを主導する研究者たちは，従来のfMRI研究を遂行し方法論的課題や臨床的課題を解明してきた実績をもつ神経科学者たちであった。したがって，鍵となる問題はこのようなデータ自体に価値があるかどうかではなく，このデータの収集とその管理にかかる費用が国の限られた研究財源に対して妥当といえるかどうかである。このプロジェクトに投じられた4,000万ドルという予算（最終データセットの1人の被験者あたり数万ドルに相当する）は，一般的な研究者50人が5年間で得る助成金と同等である。このように助成金を分散させていれば，より小規模な研究で，脳機能の個別の側面を解明できたであろう。

小規模なfMRI研究と大規模な研究との間の緊張関係は簡単には解決できない。それぞれに明確な利点がある。従来の1つの研究室で行われる小規模な研究は，創造的なパラダイムや新しい解析法を開発して同分野の研究者たちよりも際立った結果を残そうという動機をもたらすが，このような研究は必然的に探索的なものになる。また，個々のプロジェクトで有名雑誌に掲載され次の研究資金につながるような新しい知見を得なければならないため，大規模研究よりも予期しない進歩や新しい手法が生み出されやすい。一方で，大規模研究はその一貫性に魅力がある。同じ撮像パラメータ，同じ課題，同じプロトコルを用いてデータが収集されるため，データ収集に伴う変動は最小化され，被験者間の違いを検出し

たり，共通する脳機能の微妙な特徴を同定したりできる。その特性のため，（品質保証検査や情報管理に）莫大な費用がかかるが，小規模研究のデータよりも多くの人々がデータを利用できるようになる。特に額が大きいとき〔例えば，最近発表された Brain Research through Advancing Innovative Neurotechnologies（BRAIN）initiative（システムおよび細胞神経科学研究に45億ドルを提供）〕には，両研究の利点のバランスが取れた資金提供を行い，研究のポートフォリオを作成する必要がある。これらを組み合わせた研究モデルの1つとして，多くの個々の研究室におけるデータを共通のプールに蓄えるというものがある。多くの場合，このモデルは安静時データに利用されている。安静時データは研究の個別の目的に関係なく，また異なる研究で収集された別の被験者のデータでも容易に組み合わせて利用できる（図2，結合性マップについては図14-1も参照）。

図11-14 心理生理学的交互作用（PPI）の同定 （A）この研究は，疼痛刺激（疼痛に関連する脳領域の賦活を指標とする）で注意をそらすことによって視覚野における処理を修飾できるのではないかという仮説に基づいている。PPI解析により，疼痛に関連した前帯状皮質の賦活が，複雑な視覚情報の処理を行う外側後頭皮質における画像コントラストの影響を修飾することが明らかとなった。（B）認知神経科学研究における主要テーマの1つは，前頭前皮質のような実行制御領域と扁桃体のような情動領域との相互作用である。この例では，扁桃体賦活の時系列から作成した生理学的回帰子と情動制御条件（情動反応を引き起こす写真を見て，自然に情動体験をする条件と情動反応を抑制するよう意識的に努める条件）を反映した心理学的時系列を組み合わせることによってPPIモデルが作成された。PPI解析により，情動をそのまま体験したか抑制したかに応じて扁桃体との結合性に異なったパターンが現れる領域が外側前頭前皮質に同定された。〔（A）はBingel et al., 2007より。（B）はWinecoff et al., 2011より〕

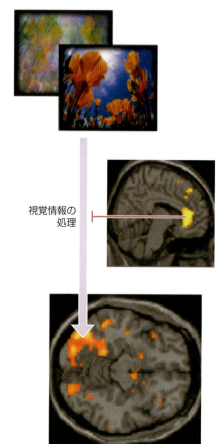

(A) 疼痛により注意をそらす

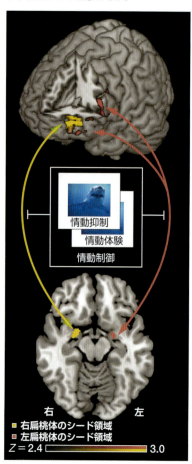

(B) 認知により注意をそらす

た。今回は，痛みによって注意をそらすために，被験者の手に赤外レーザーをあてながら実験した。この痛みによって，島・帯状皮質・体性感覚野が賦活された。そして，前帯状皮質の賦活（疼痛に関連した反応の指標）が，視覚野の賦活に対する画像の見やすさの効果（コントラストのぼやけた背景画像を受動的に見るときは，コントラストのはっきりした画像に比べて賦活が低下する）と相互作用しているかどうかを調べるためにPPIを用いた。**図11-14A**に示すように，帯状皮質の賦活は外側視覚野に対し疼痛に関連した修飾を引き起こすという結果が得られ，この仮説は裏づけられた。ここでは詳細は述べないが，疼痛によるこの注意力低下の経路は，認知による注意力低下の経路とは異なるものであった。

　PPI回帰子は生理学的時系列（例えば，ある領域の賦活）と心理学的時系列（例えば，関心のある条件）をつなぎ合わせたものであるため，PPI解析の結果だけでは**因果関係**（causality）や領域間の情報の流れの方向性を明らかにできない。しかし，この結果は，ある領域への刺激によって引き起こされた賦活が他の領域に及ぼす修飾効果（図11-14A）や，2領域間の結合性に対する実験条件の修飾効果（図11-14B）を表している。いずれの場合においても，2つの脳領域間の関係の方向性は決定できない。

fMRIデータを用いた因果関係の推定

　よく知られたfMRI研究の限界の1つは，因果関係を特定するのが難しいことである。第9章で論じたように，fMRIデータは**随伴現象**（epiphenomenon）であり，情報処理

因果関係
ある事象が他の事象を引き起こすこと。fMRIデータにおける因果関係の評価は，ある脳領域の賦活変化が他の領域の賦活変化を引き起こしたかどうかを判断することで行われる。

随伴現象
因果連鎖において二次的に出現する結果。関心対象に対して原因となるような役割をもたない。

自体を反映しているわけではないため，脳機能のモデルをつくるのに使うことはできない。これはfMRIデータが，根底にある情報処理について貴重な指標をもたらしてくれるという事実を否定するものではないが，より捉えにくい因果関係についての問題は残されている。AとBという2領域のfMRI賦活を観察しているとしよう。領域Aの賦活が領域Bの変化を引き起こしているのか，または領域Bの賦活が領域Aの変化を引き起こしているのか，あるいは両方が他の領域の影響を受けているのかということについては，どうすれば決めることができるだろうか？　脳内の情報の流れについて理解するためには，どのように領域同士が相互作用しているかを究明する必要がある。そうすることで，生物学的により妥当な脳機能モデルをつくることができるだろう。

　因果関係をモデル化するうえで大きな課題となるのは，fMRIデータの時間分解能に限りがあることである。脳領域間のほぼすべての結合は双方向性であり，ある方向への情報の流れに続いてすぐに逆方向への情報の流れが起きる。この行ったり来たりのシグナル伝達が**繰り返し時間**(repetition time：TR)内の連続した画像データ収集の間に何度も起こる。比較的短いTRでデータ収集すると因果関係の解析についての頑健性は著しく向上する。しかし，fMRIは神経活動を直接測定するわけではなく，その活動の指標である血流動態を測定するものである。したがって，領域間における神経活動のわずかな時間差は単に血流動態応答のタイミングの違いを反映しているだけかもしれない(第7章参照)。また，統合的な神経活動が，樹状突起の膜電位を回復するのに必要な代謝要求を通してBOLD信号の主要な構成要素となっている確たる証拠がある。したがって，少なくとも原理上は，BOLD信号変化の一部は出力信号よりも下流領域からのフィードバックを反映していることになり，これは因果関係の推定をきわめて難しくする。こうしたことから，fMRIデータを用いて因果関係を推定するには洗練された手法が必要であると考えられる。

　結合性解析の頑健性を向上させる1つの方法は，解析をある特定の領域間結合に限定することである。fMRI研究で賦活する領域間の関係性を調べる強力な手法の1つとして，**構造方程式モデリング**(structural equation modeling：SEM)がある。これは，観察データを最もうまく説明する変数間の結合の組み合わせを特定する方法である。構造方程式モデルは，それぞれがデータセット内の1つの測定変数もしくは潜在変数を表すノードと，それら変数間のパスからなる。変数間の直接および間接パスの両方を含めることにより，このモデルで1つの変数が他の2つの変数間の共変動を介在しているかどうかを評価することができる(モデルが測定データだけを含み推測による変数や潜在変数を含まなければ，この方法はSEMの一種であるパス解析と呼ばれる)。

　構造方程式モデルを設計する場合，モデル内の経路が脳領域間の結合経路を反映するように，既知の脳領域間の解剖学的結合が前提として利用される(**図11-15**)。SEMがfMRIに初めて利用されたのは，1997年のFristonらが行った，視覚野の処理における注意の効果に関する研究である。彼らは注意が外線条視覚野と後部頭頂皮質の結合性を強めることを発見し，この注意制御効果の発生源の1つとして前頭前皮質を想定した。より最近の研究では，領域間の結合性の評価と，他の要因がその結合性に及ぼす効果測定の両方にSEMが使用されている。SEMは脳領域間の様々な種類の関係性を解明するためにも，相互作用についてのモデルを否定するためにも利用できる。しかし，重大な欠点もある。それは賦活の相対的なタイミングについての情報を含んでいないことである。その代わりに，瞬間的に生じる変数(例えば，脳領域)間の相互作用と，他の変数の値と結合パスの強さから決まるそれら変数の変化(例えば，領域の賦活)を考慮している。言い換えると，SEMのfMRIへの適用においては，脳領域間の因果関係の推定はモデルの中にあらかじめ組み込まれており，データから決めるのではないということである。

繰り返し時間(TR)
励起パルスの照射間隔。通常，秒単位で表される。

構造方程式モデリング(SEM)
複数の従属変数と独立変数間の関係についてのモデルを検定する統計的手法。

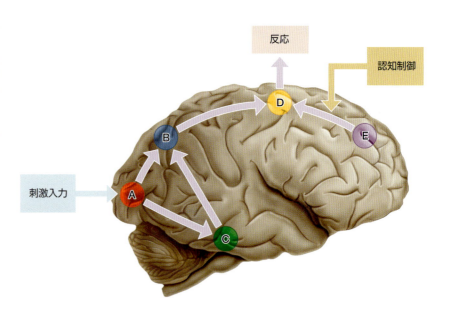

図11-15 fMRIにおける構造方程式モデリング(SEM)の概念図 fMRI研究では，脳領域間の構造的関係に関する既知の知識に基づいて機能的結合性のモデルが設計されることが多い。この概念図で示すように，モデルには領域間の直接結合(AからB)と間接結合(AからCを介してB)の両方が含まれ，外からの刺激や認知の状態は，ある領域の賦活(例えば，刺激入力がAの賦活に影響する)や領域間の結合性(例えば，認知制御が強まるとED間への影響が大きくなる)に直接関与する因子として示される。わかりやすくするために，この例では結合の方向が示してあるが，標準的なSEMモデルには方向性についての情報は含まれないことに注意が必要である。

動的因果モデリング(DCM)
脳領域間の結合性についてのモデルを検定する統計的手法。実験操作がどのように脳の賦活や領域間の結合性を変化させるかに関する仮説に基づく。

　脳領域間の結合性を理解するための別の方法として，**動的因果モデリング**(dynamic causal modeling：DCM)がある。これはFristonらによって2003年に紹介された。この手法では，脳領域間の機能的結合性に関するモデルを作成しその結合性が実験操作の結果としてどのように変化するかを評価する。つまり，結合性そのものだけではなく，課題に関連した結合性の変化を推測するのである。原理上，実験操作がどのように脳領域間の結合性を乱すかということを知れば，因果関係をより正確に推定できると考えられる。DCMの鍵となる考えは，実験刺激(もしくは課題の条件)が脳領域を直接修飾する(例えば，聴覚への入力が聴覚野の活性化を引き起こす)か2領域間の結合性を変化させる(例えば，注意に対する影響)かのいずれかにより，脳に変化を引き起こすというものである。DCMを用いるためには，まず関係する脳領域とその相互作用に関する仮説モデルを作成し，fMRIの観察データを用いてそのモデルの妥当性を評価することが必要である。それら各脳領域の神経活動は観察されるBOLD信号から逆畳み込みによって計算され，領域間の相互作用はBOLD信号そのものではなく神経活動の変化から推察される〔この手法は領域から領域への方向性の影響を含めた脳領域間の相互作用モデルを検証するものであるため，ときに「実効的結合性(effective connectivity)」を見積もる方法とされる〕。2008年にMarreirosらは，fMRIデータの限られた空間分解能に対応するため，DCMの手法を拡張しそれぞれの脳領域における多数のニューロン群を解析に含めた。モデルに組み込まれる領域の数に応じてDCMにおける計算量は劇的に増加し，ノードの数が多くなりすぎたモデルは検証困難なものになることに注意してほしい。原理上，DCMの重要な課題は，結合性に関する単純なモデルを設計しそれらモデルのうちどれが最も妥当か検証することにある。

　DCMを利用した興味深い研究の1つに，2008年にKasessらが行った研究がある。彼らは運動の想像(つまり，我々がどのように身体の動きを思い浮かべるか)に関心があった。例えば，バスケットボールのコーチは選手がプレッシャーのかかる状態でフリースローを投げる前に，動きの手順を思い浮かべるよう声をかける。先行する神経画像研究において，運動を想像することで運動計画にかかわる脳領域〔例えば，補足運動野(SMA)〕が賦活することは明らかにされていたが，一次運動野(M1)の関与ははっきりしていなかった。この研究では，撮像ボリュームを運動野を含む4スライスに限定し，TR 300ミリ秒で高速fMRI撮像を行った。この際，被験者は運動遂行課題と運動想像

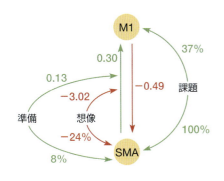

図11-16 fMRIデータにおける動的因果モデリング（DCM）の例 高い時間分解能を有したfMRIを用い，運動の想像時および運動時における一次運動野（M1）と補足運動野（SMA）の相互作用についての様々なモデルを検証した。ここで示す最も適したモデルを見ると，SMAからM1への通常の順方向結合は運動想像時には抑制されていることが明らかである。また，実際の運動は両領域の賦活を直接的に増加させるが，運動の準備時には両領域の賦活と結合性はほとんど変化しない。増強効果は緑色矢印で，抑制効果は赤色矢印で示す。脳領域に対する運動課題の直接的な影響は，最も大きな影響（SMAに対する課題の影響）を100%とした相対的な割合で示しており，結合性に対する運動課題の間接的な影響は，その相対的な強さや方向に応じて決められている。（Kasess et al., 2008より）

課題という2つの課題を行った。運動遂行課題では聴覚キューが聞こえたときに実際にボタンを押し，運動想像課題では聴覚キューの後にボタンを押す想像のみをした。Kasessらはこの結果から，M1とSMAの結合性について課題に関連する影響を含めた複数のモデルを検証した。最もよく適合したモデル（**図11-16**）は，想像がSMAの賦活を弱めるのみならず，SMAとM1との結合を抑制することを示していた。この結果は，DCMが異なる領域の単なる賦活にとどまらず，いかにfMRI研究の結論を拡張できるかを証明した。すなわち，DCMは，1つの領域が他領域の賦活をどのように抑制したり亢進させたりするかを解明する手掛かりとなるのである。

　DCMは領域間に内在する結合性（すなわち，実験操作とは独立の効果）と，実験操作がその結合性にもたらす修飾効果の両方の評価に用いることができる。被験者が金銭報酬を得られる単純な反応時間ゲームを行った際のfMRIデータにDCMを応用した例を**図11-17**に示す。この課題における賦活と，機能に関する既知の情報に基づき，3つの関心領域〔背外側前頭前皮質（dlPFC），腹側被蓋野（VTA），側坐核（NAcc）〕がDCMモデルのノードに設定された。考えられるすべてのモデル（例えば，各領域間の両方向の情報の流れ）を検証した結果，最も適合するモデルでは，報酬に関する情報がdlPFCへ入力し，続いてVTAに影響していることが明らかになった。VTAはドパミンニューロンを含み脳内の多くの部位に信号を送っている領域である。

　たとえ不完全ではあっても，原理上は脳領域間の因果関係を再現する目的で脳内BOLD信号変化の相対的なタイミングに関する情報を用いることができる。その1つとして**グレンジャー因果性**（Granger causality）（**図11-18**）を計算する手法があり，これはもともと経済学における時系列データのためにつくられたアルゴリズムの応用である。グレンジャー因果性を理解するために，2つの脳領域で測定されたBOLD信号を表すAとBの2つの時系列を考えてみよう。時系列B（および他の変数）の過去の経過が予測モデルに含まれている場合であっても，時系列Aの過去の経過についての情報によって時系列Bの未来の値がより正確に予測できる場合にのみ，時系列Aは時系列Bにグレンジャー因果性効果を及ぼすということができる。fMRIの視点でいえば，1つの領域（例えば，左聴覚野）の賦活に関する情報によって，他の標的領域（例えば，ブローカ野）の未来のある時点における賦活の変化を，標的領域の過去の賦活を単独で参考にする場合よりも正確に予測できる場合にグレンジャー因果性効果があるといえる。この方法は直感的に理解できるように思われ，これまで多くのfMRI研究に応用されてきたが，いくつかの技術的な問題を孕んでいる。既知のBOLD血流動態応答の特性（反応の遅さ，ノイズレベル，脳領域によって異なるタイミング）により容易に領域間の誤った因果関係が導かれかねない。さらに，2つの時系列の重複が多いと，潜在的な媒介変数を説明できないモデルは誤った結論を導きうる。これらの限界のゆえにグレンジャー因果性は近年議論の的になっている。結合性を評価する他の手法と比較したグレンジャー因果性の

グレンジャー因果性
ある変数の過去の情報を定量化することで，他の変数の未来の値についての予測を高める時系列解析の手法。

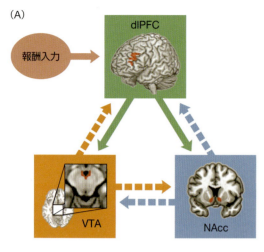
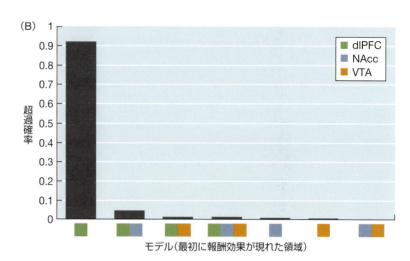

図11-17 動的因果モデリング（DCM）の応用例 報酬情報が目的志向型行動に関連するネットワークをどのように賦活するか理解するためにDCMを用いる。まず，画面上の視標に素早く反応すると金銭報酬がもらえるという課題を行った際に賦活された3つの領域〔背外側前頭前皮質（dlPFC），腹側被蓋野（VTA），側坐核（NAcc）〕を同定した。この研究の主な目的は，もらえる金銭報酬の額に関する情報が，VTA/NAcc（ドパミン経路）ネットワークとdlPFC（実行制御領域）ネットワークのどちらに先に入力されるのかを明らかにすることにあり，これらの領域間の結合方向と，報酬情報が入力する部位を変化させた112個のモデルが検証された。(A)最も適合したモデルでは，報酬に関する情報がdlPFCへ入力し，続いてVTAとNAccに影響していた。実線は有意な結合を示し，破線は検証の結果このモデルでは有意でなかった結合を示している。(B)この研究で検証されたすべてのモデルにおける超過確率（すなわち，あるモデルが他のモデルよりデータをうまく説明するかどうかの評価基準）。横軸の色つきの四角は報酬情報がモデルに入力する領域を示す（例えば，左から2番目の緑色と青色の四角は報酬情報がdlPFCとNAccの両方に入力するモデル）。報酬情報がdlPFCにのみ入力するモデルは他のどのモデルと比べても超過確率がおよそ21倍で，このモデルが観察データに最もよく合致するという強い証拠になっている。（Ballard et al., 2011より）

限界（と適用の可能性）についてのより踏みこんだ議論は，章末の参考文献で紹介するFristonらの2013年の論文を参照してほしい。

fMRIと拡散テンソル画像を組み合わせた解析

　機能的結合性解析は，領域間に実際の解剖学的結合があるかどうかにかかわらず，どの領域間の組み合わせにも適用できる。しかし，ある領域から他の領域への信号は軸索を介して伝達され，通常これは大規模な線維束を形成している。広範な領域間の神経活動は脳内に広がる生化学的変化（例えば，神経伝達物質濃度）も反映しており，これは一般に通常のfMRIの時間幅よりもゆっくりと起こる。何十年にもわたる神経解剖学研究により主要な線維束のマッピングが行われ，ヒト脳の包括的な配線ダイアグラムが作成された。神経学的に健常なすべての個人は同じ線維束を共有している。例えば，左右の大脳半球は常に脳梁を介して結合しており，前頭葉と側頭葉前部は常に鉤状束を介して結合している。しかし，これら経路の統合性（例えば，構成要素である軸索の髄鞘化）は個人ごとに異なっている。第5章で紹介したように，**拡散テンソル画像**（diffusion tensor imaging：DTI）を用いると，線維束の場所と統合性の両方に関する情報が収集できる。他のあらゆるMRI撮像と同じく，DTIも非侵襲的であるため，健康なヒト被験者における線維束の特性を調べるために使用できる。

　DTIだけでは脳機能について何の情報も得られず，脳構造に関する情報のみがわかる。機能についての推論をするためには，DTIデータを他のデータと組み合わせなければならない。DTIはfMRI研究で賦活のみられた領域をつなぐ線維束の存在と場所を同定するのに用いることができるが，この方法には多くの問題点がある。例えば，被験者からfMRIとDTIの両方のデータをとり，fMRIデータでは実験課題によって外側前頭前皮質と大脳基底核の両方の賦活がみられ，DTIデータではこれらの賦活領域をつなぐ線維

拡散テンソル画像（DTI）
水分子の拡散の強度と方向についての情報をもつ一連の画像。異方性比率（FA）マップをつくるために使われることが多い。

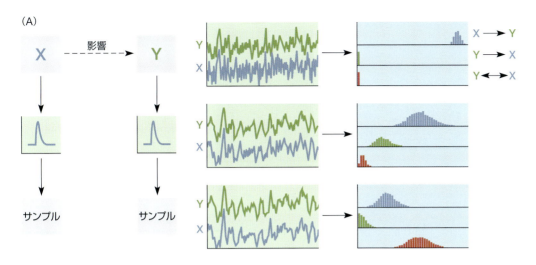

図11-18 fMRIにおけるグレンジャー因果性の適用 （A，上段）因果関係のある2つの脳領域における，刺激による局所電場電位の変化を示す。領域Xにおける活動の変化は，領域Xへの逆向きの効果や領域XY間の相互作用なしに，0〜100ミリ秒の潜時で領域Yの活動変化を起こすと仮定する。右の分布図は，領域間の相対的な影響の程度と，2領域間の双方向性の影響を示す。分布の右方向への偏移は，領域間の因果関係が容易に同定できることを意味している。（A，中段）標準的BOLD血流動態応答を用いて信号を畳み込むと，因果関係の方向の特定がより難しくなり，（A，下段）fMRIのサンプリングレート（TR：100〜1,000ミリ秒）では，2つの時系列間で一致している情報の影響がより強調される。この検証を通して，500ミリ秒程度のTRで収集されたfMRIデータであれば，100ミリ秒より短い潜時で生じるニューロン群間の因果関係を検出できることが示された。（B）1人の被験者におけるグレンジャー因果性解析の出力。紡錘状回の顔反応領域のボクセル群（丸で囲まれた領域の赤色の部位）をシード領域とした。緑色の領域はシード領域に因果的影響を与えた領域を表し，青色の領域はシード領域から因果的影響を受けた領域を表す。（Roebroeck et al., 2005より）

束が明らかになったとする。この結果から何が推論できるだろうか？ これらのデータを統合することで，これらの領域間に機能的結合が存在していることは示唆されるものの，前頭前皮質から大脳基底核またはその逆方向，あるいは双方向性に，情報の流れがあるかどうかを決定することはできない。また，これらの結合が直接的なものかどうか，介在性シナプスを通して起きているかどうかについても述べることはできない。したがって，DTIにより2領域間に結合が存在していることはわかるが，それはその結合が情報処理にかかわっていることを必ずしも示しているわけではない。別の方法として，DTI測定により評価される**異方性比率**（fractional anisotropy：FA）のような，特定の線維束の統合性を行動遂行の予測に利用するというものがある。この例として，2004年にMaddenらは，前頭前皮質と視床をつなぐ線維束である内包前脚のFAが低い高齢者は視覚探索課題の遂行が遅い傾向があることを報告した。この手法は個々人の脳構造の違いを行動の機能的な違いと結びつけている点で，脳損傷研究（第13章参照）と概念的に似た部分がある。

DTIとfMRIデータを組み合わせることの威力を示したみごとな例として，2007年のAndrews-Hannaらの研究がある。初期の剖検脳研究や最近のDTI研究などの先行

異方性比率（FA）
拡散する分子の異方性の尺度。FA値1は特定の一方向へ拡散が起こることを示しており，FA値0は拡散がすべての方向に一様であることを示している。

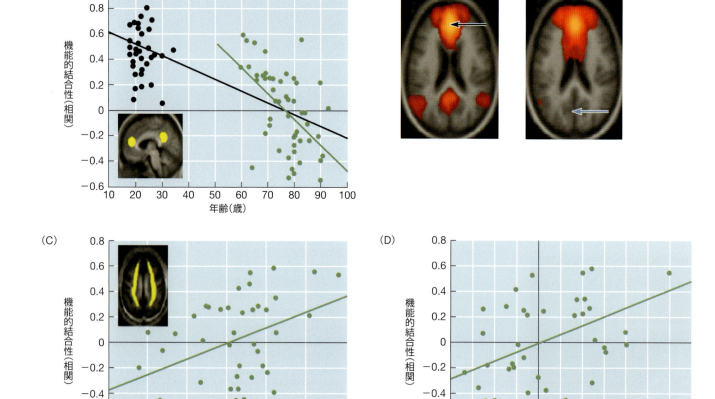

図11-19 老化による認知機能低下の解明（機能的結合性と構造的結合性の組み合わせ） (A)高齢者（緑線）と比較して若年者（黒線）は内側前頭前皮質と内側頭頂皮質（挿入図の黄色の領域）の機能的結合性が強い傾向がある。高齢者では，加齢に伴う機能的結合性の低下が明らかである。(B)内側前頭前皮質（大まかな位置は黒色矢印で示す）のシードボクセルとの機能的結合性のパターン。高齢者では内側頭頂皮質（青色矢印）への有意な機能的結合性はみられない。(C)高齢者では，これら2領域間の構造的結合性（挿入図の黄色の経路）の程度によって機能的結合性の測定値が予測できる。(D)高齢者では，機能的結合性の値によって記憶（ここで示す）およびその他の認知過程の検査成績を予測できる。(Andrews-Hanna et al., 2007より)

する神経科学研究において，通常の老化により脳内白質の変性が起きることが明らかにされていた。一般に「ディスコネクション仮説(disconnection hypothesis)」と呼ばれる考えによれば，この変性が脳領域間の効率的な情報の流れを阻害し，老化とともに徐々に起きる全般的な認知機能の低下につながるとされる。この仮説を検証するため，Andrews-Hannaらは多数の若年成人(18～40歳)と高齢者(60～93歳)からfMRIとDTIのデータを集めた。fMRI解析ではデフォルトモードネットワーク(Box 9-1参照)の中心ノードのうちの2つである内側前頭前皮質と内側頭頂皮質の機能的結合性を評価した。先行研究と合致して，若年成人におけるこの2領域の賦活の時系列は強く相関しており，強い機能的結合性を示した。この相関は高齢者では基本的に欠如していた(図11-19A,B)。ちなみに，他の領域の組み合わせ(例えば，左右の視覚野)では機能的結合性は若年成人と高齢者で同様であった。次に，この結果をもとに，これら領域の機能的結合性が最も弱い個人において，領域間を結合する白質線維束のFAが最も低いかどうかを調べた。この予測はFAに対する年齢の全般的効果で調整した後も，高齢者にお

いて正しいことが確認された(図11-19C)。そして，これら神経結合の影響を行動データと結びつけるため，内側前頭前皮質と内側頭頂皮質の機能的結合性が比較的保たれている高齢者は，保たれていない高齢者よりも認知テストでよい成績をとる傾向があることを証明した(図11-19D)。この研究は，明快な結論を得るためにfMRI，DTI，行動データをどのように組み合わせることができるかを示した見事な例であり，老化による領域間の構造的結合変化がその機能的関係性も変化させ，これが続いて認知機能の全般的な低下につながることを証明した。

まとめると，fMRIは脳領域間の結合性を調べるのに十分な時空間分解能を有している。単純な相関を調べるアプローチは，たとえデータが実験課題なしに集められたものであっても，機能的に関連している領域を明らかにする目的で用いることができる。より複雑な仮説検定やモデル化を行うと，領域間の関係の相対的な強さや方向性についても評価できる。DTIデータを用いると，解剖学的な条件を組み込んだり，結合性モデルに関心領域の情報を加えることができる。

結合性マッピングがこのように普及したのは，単純な原理による。それは，複雑な行動や認知が様々な解剖学的領域の寄せ集めによる計算処理で成り立っているというものである。それぞれの脳領域は他の多くの領域に投射しているものの，かなりの機能分化がある。2002年にToniらは，それぞれの領域が他の領域との結合パターンを示す独自の「結合指紋(connectional fingerprint)」をもっているという概念を発表した。この概念は，解剖学的考察が神経科学解析法に利益をもたらすことを強調している点で価値がある。標準的なfMRI解析法ではすべてのボクセルは同等に扱われるが，それらは異なった解剖学的(および機能的)結合を有している。結合性マッピングにはこうした領域ごとの異なった特性を解明できる可能性があり，これによりfMRIデータから得られる推論の精度は著しく向上する。

予測アプローチ

2020年，あなたが電子機器会社において消費者マーケティングの研究者になったとする。あなたは消費者グループのメンバーにMRIスキャナのある研究室に来てもらい，1人1人をスキャナに配置して，最新技術機器の画像や説明を見せつつ，各製品によって誘発される賦活を測定する。この実際に観察された賦活の情報と意思決定に関連する脳領域の既知の情報から，あなたはどの製品(およびその提示方法)がよく売れるかを特定しようとしている。この例はせいぜい空想上の出来事，最悪の場合でも倫理的問題に発展するくらいにみえるかもしれないが(ニューロマーケティングと予測の詳細な議論については第14章を参照)，多くのfMRI研究者は現在，はっきりと科学的な目標のためにこのアプローチを使用している。

予測アプローチはfMRI研究における推論の典型的な方向とは反対である。第10章で説明した回帰分析では，課題事象を独立変数(すなわち，計画行列における回帰子形成)として，またfMRI観察データを従属変数として扱う。これとは対照的に，予測アプローチでは，(画像の魅力の有無のような)主観的経験，(2週間後の記憶テストで単語が記憶されているかどうかのような)事後記憶，(スナックバーを購入するかどうかのような)単純な購買決定などといった，行動のいくつかの側面を予測できる独立変数としてfMRIデータを扱う。これまで種々の予測アプローチが開発されてきた。いくつかの研究では，ただの刺激特性ではなく被験者の行動に応じて事象を分類しているが，これにはしばしば第10章で説明した回帰の手法が利用されるため，ここではそのようなアプローチについての説明は簡単なものにとどめる。このほかの方法として，被験者間また

は試行間で，行動学的に規定された連続的な予測因子が含まれるように一般線形モデルを修正するものもある。また，前述の結合性解析と行動学的手法を統合して神経活動と行動要因の間の相互作用を推論する方法や，計算論の新規手法を用いてボクセル群間で共通して起こる賦活変化から予測を行う方法もある。

　fMRIの時間分解能が低いために，これらのどのアプローチを用いても脳領域間の因果関係は明らかにならないことには注意してほしい。「仮説検証」アプローチと「予測」アプローチの違いの多くは，方法論ではなく概念的なものである。しかし，その概念的な違いは，実験を行うにあたって重大な問題となりうる。例えば，fMRIデータから行動を予測しようとするいくつかの研究では盲検的方法を使用しており，fMRIデータの一部（例えば，4回の実験ランのうち3回）からモデルの作成と検定を行った後，完全な新規データ（例えば，最後のラン）でそのモデルの妥当性を検証する。モデルが妥当であるかどうかは，まさに文字どおりの意味で，それが新しいデータに汎化できるかどうかにかかっている。具体的には，観察されたfMRI賦活の機能的な意義を，研究者が予測することができるかどうかに依存している。ただし，これらの予測を行う際には注意が必要であり，脳機能に関する予測が不正確であると人生を変えうるほどの影響が生じかねない例を **Box 11-2** に示す。

個人間変動の予測

　初期のfMRI研究では，各被験者のデータは別々の実験として各個人ごとに解析されており，そのほとんどは頑健な賦活を誘発しやすい感覚課題や運動課題を用いていた。しかし，fMRI研究が認知現象へ広がっていくにつれ，被験者のデータを組み合わせて解析するようになり，被験者に共通した効果をより効率的に検出できるようなった。近年では，脳機能の **個人差**（individual difference）を解明するために，被験者間での変動の影響を調べる研究も増えてきている。個人間のばらつきが重要視されるようになったのには，少なくとも3つの相互に関係する要因が考えられる。第1に，研究ごとの被験者数が着実に増加している。初期の研究では10人以下の被験者を対象とすることが多かったが，現在では被験者はずっと多くなっている（例えば，30人以上）。第2に，解析法の標準化とその検証法が確立したことで，個人差の解析をより簡単に行えるようになったことがある。そして第3に，とりわけ性格や対人態度および意思決定における選好などといった，個人差が最も重要となる新しい研究分野（この中のいくつかの倫理的な問題については第14章を参照）に対するfMRI研究者の関心がますます高まってきていることも要因となっている。

　個人差を解析するための最も一般的な方法は，fMRIデータとスキャナ外での行動データ間の相関をみることである。例えば，研究者はすべての被験者にいくつかの性格特性（例えば，外向性）を評価するアンケートに回答してもらい，そのアンケートの得点を共変量として被験者間解析に加える（この例は，Box 9-1の図4および図10-21を参照）。実際には，結果の有意性検定を行って，ある条件での賦活（または条件間での神経活動の差異）が被験者の特性得点に比例して変化するボクセルを特定する。これは他のより複雑な解析法でも可能である。例えば，特定の認知過程（例えば，リスク回避の意思決定）に複数の関心領域が関与している場合，それらの賦活の強さを組み合わせて解析することで，行動の個人差（例えば，個人の全体的なリスク回避レベル）を予測できるかもしれない。同様に，PLSのようなデータ量削減のための手法を，被験者間で振幅が系統的に変化する賦活パターンを同定するために使用することができる。原理上は，これまでの章で紹介した簡単なアプローチから本章で概説する高度なアプローチまで，脳の賦活に関するすべての統計解析は，個人差の予測や測定に有用である。この種の相関アプロー

個人差
全体に対する個人のばらつきの尺度。

チはfMRI研究でよく使われるツールとなっているが，重大な問題点も残されている。例えば，行動尺度が大きな変動や系統的バイアスを含んでいる場合や，単純に仮説に基づく関心領域上に賦活がマッピングされていない場合，無意味もしくは誤解を招く結果を生じうる。

　これまでのところ，行動尺度を反映した変数と脳機能尺度を反映した変数を特定し，その一方（脳データ）から得られた知見がもう片方（行動データ）をどの程度予想できるかを評価するというような，比較的抽象的な意味での予測について話をしてきた。しかし現在は，はるかに明確な予測を行うためにfMRIが使用されている。fMRI賦活のいくつかの側面を，統合失調症など精神障害の**バイオマーカ**（biomarker）として利用できないか考えてみよう。すでに統合失調症であることがわかっている患者を撮像する場合は，その患者の臨床状態についての新しい情報はあまり得られないだろう。しかし，統合失調症と診断された後であっても，特定の治療による改善の程度を予測するために，実行機能に関連する前頭前皮質の賦活のような脳機能に関する情報を利用できるかもしれない。そうであれば，研究者と臨床医が協力することで，最適な治療を選択できるであろう。さらに，より期待されているのは，疾患リスクが高いにもかかわらず無症候性の個人に関する研究である。例えば，統合失調症のリスクは近親者が同じ病気をもつ若年成人で著しく上昇する。こうした高リスクの個人に前向き研究を行うことにより，疾患を発症する人をよりよく予測できるようになり，早期介入によって疾患の発症遅延・改善・予防につながるかもしれない。

行動多様性の予測

　動作は時間の経過とともに劇的に変化する。たとえ同じ人が同じ単純な作業（例えば，「ある形を見たときにボタンを押せ」）を何度も施行する場合でも，その作業ごとに反応速度は変わってくるだろう。また，ある人が記憶テストの前にいくつかのランダムに集められた単語を勉強する場合，記憶される単語もあれば，忘れられる単語もあるだろう。ほとんどのfMRI研究では，計画行列の回帰子のタイミングと振幅として事象を符号化する方法を変えることによって，このような行動の多様性を説明する。例えば，**事後記憶**（subsequent memory）の効果の研究では，撮像のセッション中にいくつかの単語を提示して，その数時間，数日，あるいは数週間後に，行動試験のセッションで各被験者がそれらの単語を記憶しているか検査する。fMRIデータを解析するときに，記憶された単語と忘れられた単語について別々の回帰子を作成する。同様に，実行機能の研究では，反応時間に応じて各刺激を符号化し，その結果から様々な事象の反応時間についての回帰子を得る（計画行列での回帰子として反応時間を導入することは，判定困難な望ましくない影響を最小限にするためにも有用である）。被験者の行った選択が実験の最も重要な要素となるような意思決定の研究では，行動に基づく事象の符号化は特に重要である。

　多くの場合，研究の目的は脳機能の様々な側面（例えば，異なる脳領域における賦活）がどのように行動のばらつきの予測につながるか解明することにある。このための特に強力なアプローチは，脳機能と行動についての情報を組み合わせる**ロジスティック回帰**（logistic regression）モデルである。第10章で紹介したように，回帰分析では1つ以上の従属変数の値を予測するために複数の独立変数からの情報を使用する。連続従属変数を用いる標準回帰分析とは異なり，ロジスティック回帰ではカテゴリ従属変数を使用する。つまり，ある結果が生じるかどうかや，2つの状態のうちどちらにあるかを予測することができる。ロジスティック回帰分析を使用する場合，典型的には被験者の行動に影響を与える可能性がある変数を同定する。これらの変数には，いくつかの脳領域のそ

バイオマーカ
実験的または臨床的に重要な結果を頑健性をもって予測するための物理的・生理的・行動的な表現型の指標。

事後記憶
後に行われる試験で覚えていたかどうかに基づき，実験的な刺激を分類するfMRI解析法。この解析法を用いることで，その賦活が記銘の成功にかかわっていると考えられる脳領域を特定できる。

ロジスティック回帰
複数の独立変数を使用して2値結果変数を予想する回帰分析の1つ。

Box 11-2　fMRIデータの迅速解析：リアルタイムfMRI

ほとんどのfMRI解析はかなりの計算時間を必要とする。第8章で概説した前処理は，動き補正のために必要な空間位置合わせや，課題に無関係な変動を除去するための時間フィルタリングなどといった複雑な信号処理アルゴリズムを伴う。第10章で説明した重回帰分析のアプローチは単純な行列演算であるが，比較的簡単なものでも，何十人もの被験者に，何百ものタイムポイントで，何千ボクセルも繰り返すとなると相当な時間がかかってしまう。多重比較の問題の補正のような重要な解析手順では被験者固有のさらに繁雑な計算が必要となる。そして，本章で説明するデータ駆動型解析は，比較的単純なものから非常に複雑なものまで様々である。標準的な手法を用いたほとんどのfMRI研究では，現代のコンピュータハードウェアの高度な処理能力を利用することでこれらの課題を克服している。例えば，多くの施設で利用できる並列処理クラスタを使用すれば，サンプル数の多いfMRI研究でも数時間以内に解析できる。しかし，一部の実験においては，これくらいの短い解析時間ですら許容できず，リアルタイム解析（real-time analysis）が必要となる。ここでは，リアルタイムfMRIの2つの重要な応用例〔術前計画（presurgical planning）のための診断スキャンと機能性バイオフィードバック〕について考えてみる。

術前計画のための機能マッピング

一般的なfMRIの応用例の1つは，脳神経外科手術における温存すべき機能領域の同定である。多くの脳腫瘍，血管奇形，難治性てんかん，その他の神経系疾患の患者にとって，患部の外科的切除は最良の治療となる可能性がある。しかし，すべての患者にとって手術が適切であるとは限らず，摘出される組織の範囲はその機能的特性に依存する。病変を摘出すると，言語・記憶・一次感覚・運動処理に不可欠な脳領域に損傷を与えることになる場合，患者の術後QOLに深刻な影響を与える可能性がある。例えば，左側頭葉を損傷すると言語が理解できなくなる。したがって，脳神経外科医が患者の治療方針を決定する際には，特定の脳領域を摘出したときに起こりうる合併症を評価したいと思うであろう。このような術前計画において，皮質マッピングは重要な役割を果たしている。

1950年代より，典型的には手術中に，選択した脳領域に一時的な直接電気刺激を与えることで皮質マッピングが行われてきた（第13章参照）。電気刺激は，露出された皮質表面のいくつかの部位に置かれた電極から与えられる。2つの隣接する電極間で微小電流を流すと，脳局所の神経活動を抑制または促進できるが，ほとんどの場合，その脳領域の機能を阻害する。例えば，言語野を刺激すれば一時的に話すことができなくなる。また，電極を一次感覚野の近くに配置して刺激した場合，患者には実際にはない音が聞こえたり，色や動き，形が見えたりする。直接電気刺激は広く用いられているが，侵襲的で時間がかかり，患者を手術中に覚醒させる必要があるほか，検査できる機能が脳の露出表面近くの皮質領域が担うものに限定されるなどの欠点がある。

これらの欠点を克服するために，いくつかの病院では，外科患者での皮質マッピングにfMRIが使用されている（図1）。fMRIの利点は単純明快で，電極では到達することが困難な脳深部の機能でもマッピングできることにある。また非侵襲的で手術前に実施できるため，その情報を手術の計画に反映できる。さらに，認知・運動・知覚機能の検査も可能である。同じ撮像セッション中に，従来の解剖学的MRIを組み合わせることで，詳細な解剖学的構造および病変部位の高分

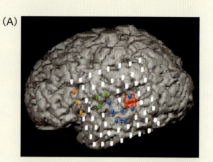

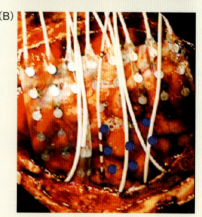

図1　機能の皮質マッピング　この患者には，脳神経外科手術前にfMRI（A）と直接電気刺激（B）による皮質マッピングが行われた。患者の脳の再構成画像（A）に，（B）のグリッド内の電極の位置を白い点として表示している。色づけした電極は，そこの直接刺激が様々な課題に与えた影響を表している（オレンジ：会話の停止，緑：口や顔の動きの誘発，青：聴覚的理解や物品呼称の障害）。言語理解の課題中のfMRIで賦活が検出された領域は，脳表面上に赤色で示した。不完全ではあるが，fMRIデータと電気生理学的データの重なりに注目してほしい。

リアルタイム解析
画像データ収集直後に統計的検定を行えるよう，fMRIデータを迅速に解析するため設計された一連の計算ステップ。

術前計画
個人の特定の機能をマッピングするfMRIや他の神経科学技術を使用して，その個人における脳神経外科手術の経過と結果を臨床的に予測すること。

解能画像と機能画像を重ね合わせた画像が作成できる。通常30〜40分の撮像セッション内に複数の脳機能マッピングが可能であり，外科的アプローチを計画するのに重要な情報が得られる。fMRIは，手術中に古典的な電気生理学検査を行うために電極の適切な配置を決めるためにも有用である。

このように有用性は明らかであるにもかかわらず，fMRIを診断に用いることはその解析と解釈が技術的に難しいため，あまり普及していない。ほとんどのfMRI研究では，多くの被験者からの結果を集めるものであるが，診断的fMRIでは，特定の個人において解釈可能な賦活マップを作り出さなければならない。これには，各スキャンが十分な機能分解能を伴った高品質な画像を生成することが必須となる。信頼性の高い診断的fMRIを行ううえで重要な要因は，リアルタイム解析の開発であった。リアルタイム解析では，fMRIデータは各画像の取得直後に再構成と（必要に応じて）前処理が行われ統計的に解析される。したがって，必要とする機能画像は撮像セッションの終了時にできあがっている。標準的なfMRI検査において，リアルタイム解析は結果の質をモニタリングできるため非常に有用である。被験者が過度に頭を動かしたり，課題を実行できなかった場合，リアルタイム解析ではセッション中に問題を特定して修正できる。リアルタイムで統計マップを算出するという手法は，必要な信頼水準に達した時点でスキャンを終了できるのでより効率的である。臨床で皮質マッピングを行う際は，患者がスキャナ内にいる間に，課題の成績や賦活マップの結果を評価できることが非常に重要になる。最後に，fMRIを実験で用いる場合と臨床で用いる場合とでは，有意性検定の目標が大きく異なり，実験では偽陽性の結果を最小限にすべきであるのに対して，臨床では偽陰性の結果を回避すべきである。

fMRI バイオフィードバック

バイオフィードバック（biofeedback）に関する研究（すなわち自分自身の身体状態に影響を与えることができるようなデータを提示すること）の歴史は長く，その道のりは平坦ではなかった。バイオフィードバックの古くからある利用法としては，リラクセーションやストレス発散などがある。典型的な例では，交感神経系の変化（例えば，心拍数や皮膚コンダクタンスの変化）を検出するためのセンサが被験者に装着される。そして，被験者はコンピュータの画面上でセンサからの情報を確認し，意識的に注意をそらしたり，感情を抑制したり，認知を制御したりすることで，センサの反応を最小限にすることができる。

現代のfMRIバイオフィードバックは，実験刺激の提示に影響を与える被験者自身の賦活情報を用いて行う（図2）。その性質上，バイオフィードバックは非常に高速なリアルタイム解析が必要である。術前計画の典型的な目標が各撮像ランの終了時に賦活マップを作成することであるのに対し，fMRIのバイオフィードバックでは，各ボリュームのデータ収集直後に，絶えず更新される賦活の測定結果を得る必要がある。初期のfMRIバイオフィードバック研究により，このような迅速な解析は，いくらかの制約はあるが実現可能であることが示された。2007年のWeiskopfらの研究は，バイオフィードバック研究のなかでも特に優れたものの1つである。そこでは，2人の被験者にそれぞれ別のスキャナ内で「脳ピンポン（Brain Pong）」ゲームをさせた。古くからある卓球のテレビゲームの

> **バイオフィードバック**
> 心臓の拍動や特定の脳領域の賦活のような生理的過程を被験者自身が自覚できるような様式で提示すること。これにより被験者はその賦活や行動を制御しようと試みることができる。

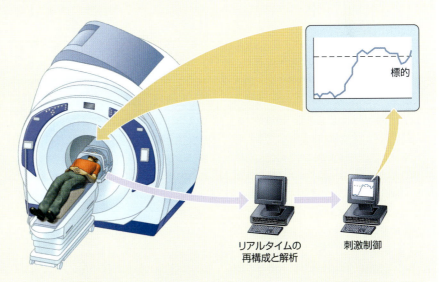

図2 fMRI研究におけるバイオフィードバック いくつかの実験質問に対して，fMRI被験者に特定の脳領域における賦活の測定結果を提示する。トレーニング後，被験者はその情報に基づき，同部位の賦活強度を実験指示に従って増減させる意識的な制御が可能となる。このアプローチは，慢性疼痛のような調節不全障害の関与が疑われる臨床的障害の治療に有用となるかもしれない。

Box 11-2　fMRIデータの迅速解析：リアルタイムfMRI

ように，各被験者はコンピュータのモニタ上で仮想パドルを上下に動かし，相手の届かないところに打ちこもうとする。しかし，このゲームで被験者がパドルを移動させるために用いたのは，ジョイスティックではなく，脳の関心領域の賦活を増加または減少させることであった。

バイオフィードバックはfMRI被験者にどのような影響を与えるだろうか？2004年のdeCharmsらの報告に，いくつかの方向性が示されている。被験者は30秒の無課題ブロックで区切られた30秒の想像課題ブロックの間，右手を動かしている想像をするよう訓練された（被験者が想像ブロックの間に筋肉を動かしていないことを確認するために，右手の筋電図も記録した）。各課題ブロックの終わりに，被験者は左半球の運動野の標的領域（関心領域）における賦活レベルに関して正確または不正確なフィードバックを受けた。実験が進むにつれて，正確なバイオフィードバックを受けた被験者では，信号ノイズ比の改善と運動野の賦活範囲の増加を認めたが，不正確なバイオフィードバックを受けた被験者では，BOLD信号の特異性の上昇は認められなかった。また，2007年にBrayらは，体性感覚野の特定の領域をうまく賦活できた被験者に報酬を与えるという実験を行い，非常に興味深い結果を報告した。実験が進むにつれて，被験者は試行錯誤によりどの部位を賦活できるか学んでいき，より特異的に特定の部位を賦活できるようになった。これらの結果から，被験者が脳領域の機能に関する知識がなくても，バイオフィードバックで得た情報を用いて，特定の脳領域を賦活あるいは抑制できることが示唆された。

現在のfMRIバイオフィードバック研究は，まだ比較的初期の段階にある。ほとんどの研究は，脳機能に関する新しい情報を示すものではなく，単にその概念を支持するものであるが，なかにはいくつかの興味深い応用法も紹介されている。おそらく最も有望なものは，バイオフィードバックの対象となっている慢性疼痛などの病態治療にfMRIの威力と神経特異性を応用することである。2005年のdeCharmsらの研究では，前帯状皮質（感情や痛みを伴う刺激の調節に重要と考えられている領域）の賦活に関するバイオフィードバックにより，痛みを軽減できるかどうかが評価された。被験者には慢性疼痛患者と健常対照者の両方が含まれていた。60秒の課題ブロックの間，被験者は前帯状皮質のBOLD信号を増加または減少させるように指示され，その賦活強度がバーチャルな火炎として表現された。正確なバイオフィードバックを受けた被験者は訓練により前帯状皮質の賦活をうまく調節できるようになったが，不正確なフィードバックを受けた被験者は前帯状皮質の賦活を調節できなかった。また，前帯状皮質における賦活を最もうまく調節できた慢性疼痛患者では，痛みの程度が最も大きく低下していた。

考えられる他の応用法としては，実験刺激の提示を調節するために，現在の脳状態についての情報を使用することである。例えば，標準的なfMRIの手法を用いた研究では，海馬傍皮質は複雑な風景の記憶（例えば，屋外環境で撮影した写真の記憶）に寄与することが示されており，おそらく様々な視覚情報をある種の対応する記憶表象に結びつけるための計算を行っていると考えられる。2012年に報告された2つの実験研究において，Yooらは，まず風景をよく覚えられるときとあまり覚えられないときの海馬傍皮質の状態を特定し，次に海馬傍皮質がその「良い」状態にあるときと「悪い」状態にあるときに別々に画像を提示した（図3）。この手法を用いることで，画像が提示される直前の脳状態のみに基づいて，後に与えられる画像が記憶される可能性をコントロールすることができた。

fMRIバイオフィードバック研究には，まだいくつかの限界がある。関心領域から抽出されたfMRI時系列は，対象とする信号と頭の動きなどによるノイズ源の両方を反映している。そのため，被験者に依存するような偽の信号源から目的とする信号をはっきりと分離しなければならない。また，リアルタイムで解析を行うためには，実験デザインとその解析法を比較的簡単にする必要がある。その典型例としては，被験者が時間幅のあるブロックの間（>30秒）所定の領域内の賦活を抑制または促進させようとするブロックデザイン研究がある。比較として述べると，高速事象関連デザインは，信号ノイズ比が低いことと連続した事象による賦活の時系列の重複が生じることの両方の理由から，リアルタイムで解析するのは困難である。あらかじめ選択された関心領域を使用すると，バイオフィードバックトレーニングを高速化できる。2007年のLaConteらの論文に示されているように，トレーニングパターンが実験セッションより先に確立されていた場合，パターン識別のような複雑な解析法を使用できる。つまり，テスト実行中に，各タイムポイントで識別のためのそのトレーニングパターンと迅速に比較できる。このように，fMRIバイオフィードバックは有望であるが，安価で運搬可能という点で，電気生理学的手法に明確な利点がある。しかし，新しいfMRIバイオフィードバックの手法が開発されれば，刺激的な新しい結果が得られるはずであり，臨床的に重要な影響をもつものも出現するであろう。

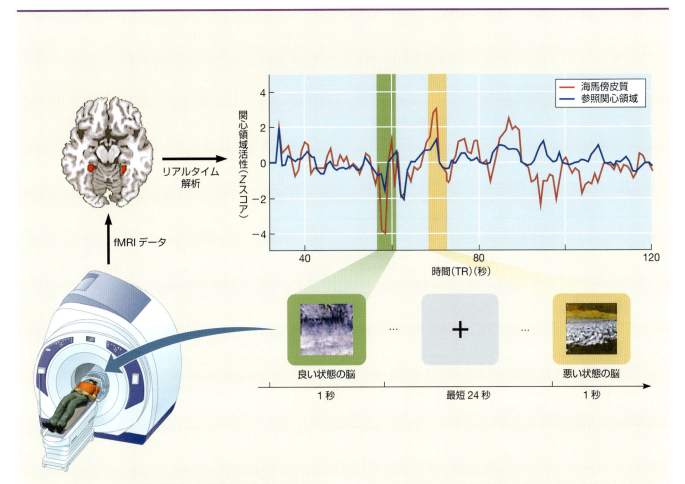

図3　リアルタイムfMRIを用いた記憶力の変化　被験者が一連の風景を見ている間，研究者らは海馬傍皮質の賦活（関心領域が赤で示されている）と，視覚認知や記憶に関連づけられていない脳領域からなる参照関心領域（図示せず）をモニタリングした。先行研究で同研究者らは，海馬傍皮質における刺激提示直前の活動が相対的に低下している場合は，その刺激をよりよく記憶できることを発見していた。そこでこの研究では，海馬傍皮質の活動が参照関心領域より十分に低下（「良い」状態）か上昇（「悪い」状態）するタイミングを特定するため，両方の関心領域における賦活の時系列をモニタリングし，その瞬間に刺激提示用コンピュータに風景を表示させた。その結果，実験の他のすべての側面を一定に保ったとしても，良い状態の脳において記憶力が有意に向上することがみいだされた。（Yoo et al., 2012より）

れぞれの賦活や領域間の機能的結合性のような脳活動を反映しているものもあれば，以前の試験で行った選択や被験者の選択バイアスのような行動の側面を反映しているものもあるだろう。ロジスティック回帰モデルに行動データを含めることで，脳と行動の擬似的な関係を検出する可能性を最小限に抑えることができる。つまり，ある脳領域はある特定の行動を（前向きに）予測するのであって，行動の他の側面によって引き起こされた（結果としての）脳領域の賦活ではないといえる。

このアプローチの有名な例として，2005年にKuhnenとKnutsonが行った研究がある。彼らは，簡単な投資ゲーム（図11-20A）においてリスクのある選択と安全な選択を判断する際に相互作用する脳領域を研究した。被験者は3つの図形（1つは必ず1ドル儲かる安全な証券を表し，残りの2つは10ドル得るか失うというリスクのある株式を表す）の中から一連の選択を行った．20回の試行からなるそれぞれのブロックで，片方の株式は10ドル得る確率が失う確率の2倍，もう片方ではその逆に設定されていた。当初，被験者はどれがよい株式であるかを知らなかったが，試行を重ねるうちに，各株式の報酬についての情報を得て，より多くのお金を稼げるよう経験に基づいた推測ができるよ

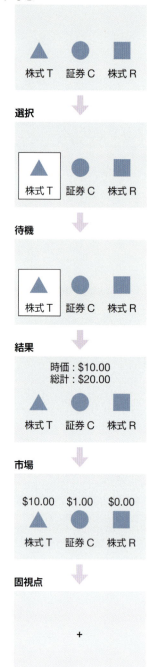

リスク回避型ミス	前回株式を選択 回帰係数	前回証券を選択 回帰係数	全データ 回帰係数
左側坐核	0.30	−0.58**	−0.20
内側前頭前皮質	−0.12	−0.14	−0.16
島	1.10***	0.10	0.50**
相対的な利益($RelEarnings_{t-1}$)	0.05***	−0.05***	−0.04***
結果($Outcome_{t-1}$)	0.05**	—	0.05**
不確実性($Uncertainty_t$)	3.93**	11.61***	11.71***
累積利益($CumEarnings_{t-1}$)	0.02	0.02	0.03***
定数	−2.36***	−2.48***	−3.31***

図11-20 fMRIデータ解析にロジスティック回帰を用いた個人の意思決定の予測
(A)被験者は，簡単な投資ゲームをした（詳細は本文を参照）。(B)ロジスティック回帰モデルには，それぞれの試行ごとに3つの関心領域（左半球の側坐核，内側前頭前皮質，島）の賦活が予測変数として組み込まれた。また，前回の試行で選択されていない株式と比較した今回選択された株式の相対的な利益($RelEarnings_{t-1}$)，前回の試行での結果($Outcome_{t-1}$)，よい株式の選択に関する被験者の推定の不確実性($Uncertainty_t$)，これまでの累積利益($CumEarnings_{t-1}$)など，計10個の行動変数もモデルに組み込まれた。その結果，島の賦活は前回株式を選択した後のリスク回避型のミスの可能性を増加させるのに対し，側坐核の賦活は前回証券を選択した後のリスク回避型のミスの可能性を減少させることが明らかとなった。ロジスティック回帰行列の各セルは，対応する回帰係数（すなわち，行動変数から選択を予想できる程度）を示し，アステリスクは有意性を示す（**：$p < 0.05$, ***：$p < 0.01$）。(Kuhnen and Knutson, 2005より)

うになった。この研究における最適な戦略は，最初に安全な証券を選択し，十分な情報が集まった後に，よいと思われる株式へ選択を切り替えることである。

しかし，多くの場合ヒトは間違いを犯すものである。例えば，どの株式がより多く稼げるかを十分に知る前に株式を選択するリスク選好型のミスを犯す者や，株式に関する十分な情報をもっていたにもかかわらずそのまま証券を選択するリスク回避型のミスを犯す者もいた。意思決定におけるこれらのミスを予測するために，鍵となる脳領域におけるfMRI賦活の測定値と行動情報の両方を含めたロジスティック回帰が用いられた。図11-20Bに示すように，島の賦活はリスクのある選択をした後のリスク回避型のミス増加に関与し，側坐核（すなわち，腹側線条体の一部）の賦活は安全な選択をした後のリスク回避型のミスの可能性を減らしていた。行動自体についての情報がモデルに含まれているとはいえ，これらの脳領域は，最も批判的に考えても，行動の有意な予測因子といえた。

機械学習アルゴリズムを使用したパターン識別

生のfMRIデータを扱ったことのある人はみな，たとえ隣接するボクセルですらも実験課題に対する反応が大きく異なり，統計解析によって得られる統計値に大きな差がみられるという印象的な経験をしたことがあるだろう（**図11-21**）。fMRIの前処理や解析の標準的な手順では，ボクセル間の違いは無視されている。実際に研究者らは，一般的に空間平滑化を行い，クラスタレベルでの賦活をみているため，周辺のボクセル間の差異は目立たなくなる。しかし，半世紀以上にわたる基礎神経科学研究から，皮質は数ミリメートル以下の空間（例えば，視覚野における眼優位性コラム）で実質的な局所組織化を示すことがわかっている。個々のボクセルの情報をどのように利用すれば，ある領域

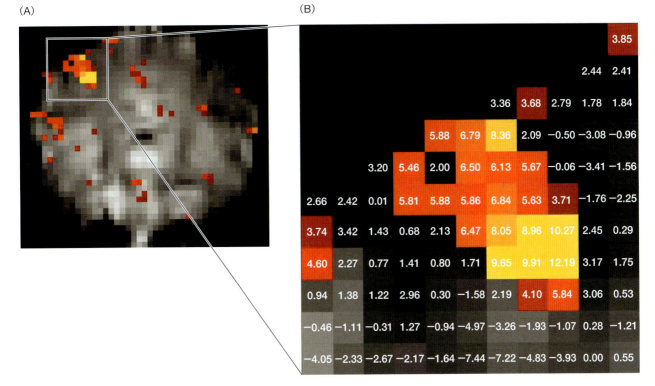

図11-21　空間全体の統計値の分布　(A)脳の賦活マップでは，通常統計値がある閾値よりも大きい(ここでは$t > 3.6$に設定)ボクセルのみがカラーで示されるが，そのもととなる統計の実際のパターンは非常に複雑である。(B) (A)の囲み領域を拡大すると，非常に高い統計値をもつボクセルや閾値をわずかに超えるボクセルなどが認められる。実際には，賦活マップ上で非賦活と表示されるボクセルの中に，閾値にきわめて近い値を示しているものもある。また，これらに近接するボクセルであっても，負の統計値を示すものもある。

の機能について推論ができるようになるだろうか？

　この問題を解決するためのアプローチは，主にコンピュータサイエンスの**機械学習**(machine learning)の研究分野から構築された**パターン識別**(pattern classification)アルゴリズムに基づいている。機械学習は，データセットの既知の項目を使用して，新しい物を効率的に識別できるルールを作成するというものである。例えば，ある動物をその外観に基づいて，イヌかネコのいずれか識別するコンピュータプログラムを作成したいとする。その場合，プログラムにいくつかの代表的なイヌ(例えば，グレイハウンド，テリア，レトリーバー)といくつかの代表的なネコ(例えば，シャム，ペルシャ，三毛猫)を提示し，これらの例から，このプログラムは「長い鼻と長い足をもつ大きな動物はイヌである」といった，汎化された識別のルールをいくつか抽出する。このルールはそのカテゴリに属する別の例(例えば，ビーグル)も汎化できるように十分に広くなければならないが，そのカテゴリに含まれていない物を除外できるように十分に特異的でもあらねばならない。また，ルールを作成するために使用されるアルゴリズムは，計算上扱いやすい必要がある。一般的に，新しい物を完璧かつ簡潔に識別できるルールはないだろう。例えば，パグなどのイヌは，小さく，足も短く，平坦な鼻をもつ。したがって，パターン識別の主な課題は，簡潔かつ効率性は保ちつつも，新しい物を汎化できるルールを特定することにある。

　fMRI研究では，一般的に**マルチボクセルパターンアナリシス**(multi-voxel pattern analysis：MVPA)が使用される。これは，ある大きな脳領域における賦活の全体的な増減からではなく，ボクセル全体の様々な賦活のパターンから事象が属するカテゴリを

機械学習
入力データと必要とする出力を関連づけるためのアルゴリズムの規則を開発するコンピュータサイエンス分野。

パターン識別
その特徴(および特徴の組み合わせ)に基づいた決定則を構築することにより，異なるカテゴリに個々の標本を分離すること。

マルチボクセルパターンアナリシス(MVPA)
fMRI研究において，ボクセル全体の賦活の相対的変化を入力データとして使用するパターン識別法。

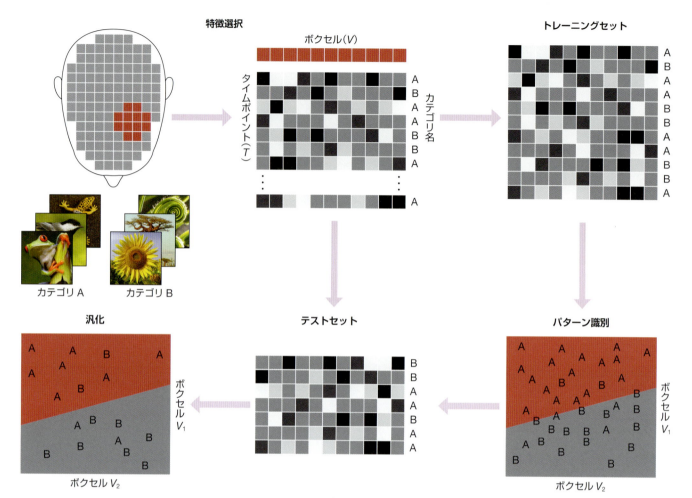

図11-22 fMRIデータのマルチボクセルパターンアナリシス (MVPA)の概要 被験者が動物もしくは植物のいずれの写真を見ているかの予測につながる賦活ボクセルを識別するという実験を例に考えてみる。第1段階の特徴選択では，その後の分析のためにボクセルのサブセットを特定する。典型的な特徴セットは，各試行の各ボクセルの賦活強度で構成されており，パターン識別器を導出するためのトレーニングセットと，識別器の汎化を行うためのテストセットに分割される。ここでは，2つの特徴（すなわち，2つのボクセル）と2つの試行カテゴリ（AとB）を用いた単純化したパターン識別の例を示し，各試行でのこれら2つのボクセルの賦活値を二次元プロットで表す。ただし，実際のfMRIパターン識別では，より高次の次元と高次元空間が必要となる。サポートベクターマシンでよく使われるパターン識別アルゴリズムは，2つのカテゴリを最大限区別する境界を特定するためのものである。ここでは，線形識別器が2つの刺激カテゴリを最適に分離している様子を示す。いったん識別器が同定されたら，その識別規則が他のデータセットに対しても汎化できるかを確認するため，新規のトレーニングセットで検証される。

予測するものである。fMRIデータに使用するパターン識別アルゴリズムにはいくつかの種類があるが，そのすべてで3つの主要な手順がとられる（図11-22）。

第1に，fMRIデータのサブセットが，**特徴選択**(feature selection)と呼ばれる過程で抽出される。ほとんどの場合，この手順では，ボクセルVのサブセット〔例えば，既定の関心領域内すべてのボクセル，または特定の**サーチライト**(searchlight)内のボクセル〕の特定と，T間隔ごとの各ボクセルにおけるBOLD振幅の特定が行われる。識別アルゴリズムが脳内でボクセルの特異な組み合わせを特定する際，特徴空間Vを脳内すべてのボクセルと同程度に大きくできるが，あまりにも多くの特徴を含めることは過剰適合の問題につながりうることに注意が必要である。一般に，脳全体のボクセルではなく，限られた範囲内のボクセル群を使用することで，結果がより解釈しやすくなるだろう。T間隔は，識別したい刺激事象や行動によって引き起こされるBOLD信号変化を反映するように選ばれたタイムポイントに設定できる。血流動態応答の遅れを考慮に入れ，例えば，刺激開始や意思決定のタイミングといった関心ある事象の4〜6秒後のタ

特徴選択
どの入力変数を識別アルゴリズムに含めるべきかの決定にかかわるパターン識別における初期段階。

サーチライト
fMRIデータのパターン識別における特徴選択の手法。その名のとおり，サーチライトは，幾何学的に定義され脳内で移動させることができる関心領域（例えば，5ボクセル半径の球）を反映している。

イムポイントを選択する。これに代わる方法として，事象ごとに別々の回帰子をつくり，その後MVPAモデルに各回帰子と関連するパラメータ推定値を導入することもできる。この最初の手順は，fMRIデータをベクトルの集合(N_1, N_2, …, N_V)に変えるものであり，それぞれのベクトルは各カテゴリに属する1つの事象例に関連した賦活パターンと対応している。多くの場合，各ベクトルから領域全体の平均（または全般）信号を減算して，ボクセル全体の賦活の相対的変化だけが識別アルゴリズムに寄与するようにする。

Thought Question

ある領域内におけるボクセルをまたいだfMRI賦活の局所パターンが，その領域全体における賦活の全般的変化よりも認知過程の検出に鋭敏なことがあるが，それはなぜか？

第2に，**トレーニングセット**(training set)と**テストセット**(testing set)にデータを分割する。例えば，男性と女性のそれぞれ50人の顔を提示する実験の場合，それぞれの顔が半数ずつトレーニングセットとテストセットに分けられる。fMRI研究では一般に，トレーニングセットからのベクター（ベクトル）は**サポートベクターマシン**(support vector machine：SVM)を使用して，パターン識別アルゴリズムに入力される。大まかにいえば，SVMは2つのカテゴリ(AとB)それぞれの中のベクター(V次元空間内の点を表す各ベクター)を取り出し，その空間内の2つのカテゴリを最大限に区別する境界面をみつけるためのものである。最も一般的な手法である線形識別は，カテゴリを区別するために超平面を使用して，あるタイムポイントがカテゴリAもしくはカテゴリBに属しているかどうかを最もよく予測できるボクセル重みづけの組み合わせをみつける手法である。一方，非線形識別は，カテゴリを最良に区別できる複雑な曲面を探し出す手法である。この手法は，事実上ボクセルの複雑な組み合わせとしてパターンを表現できるため，ある1つのボクセル単独ではまったく予測力をもたない場合でも，（複数ボクセルの大きなパターンの一部として）予測力を発揮するかもしれない。線形または非線形に重みづけされたボクセル群は，パターン識別器(pattern classifier)として知られ，パターン識別の境界近傍に存在する点は，この技術の名前にもなっているサポートベクターと呼ばれる。

第3に，上記のようにして求めたパターン識別器が新しいデータに汎化できるかどうかを評価する。これを行うための手法はいくつかある。例えば，上記の例のようにデータを分割する場合，その識別器で汎化できるかどうかは，それを新規のテストセットに適用することで決定する。また，いくつかのトレーニングセットを反復使用する手法もある。この例としては，まずデータを5分割し，パターン識別器を作成するために4つをトレーニングセットに使用し，残りの1つをテストセットに利用して識別器の妥当性を検証する。次に，データの異なる4/5を利用して第2の識別器を作成し，残りの1/5で新しい識別器を検証する。（このように，5つ目のデータセットをそれぞれ1度ずつテストセットとして利用して）この手法を5回繰り返すことにより，入力ボクセルを使用した複数の識別器の平均予測性能を計算できる。この過程は，**交差検証**(cross-validation)として知られている。さらに，まず交差検証によってその賦活を最適にカテゴリ識別したボクセル群を識別し，その後最適化された識別器をまだ未検査のテストセットで検証するというような，これらの技術を組み合わせた手法もある。（例えば，カテゴリあたりの事象数の差異など）多くの要因が特定の識別器の相対的な予測性能に寄与するため，従来の統計的検定法をパターン識別に適用すると問題となる可能性がある。したがって，カテゴリへの事象の割りあてを入れ替えるリサンプリングは，ベースライン

トレーニングセット
パターン識別分析で，識別アルゴリズムを作成するために使用されるデータセットの一部。

テストセット
パターン識別分析で，識別アルゴリズムの頑健性を評価するために使用されるデータセットの一部。

サポートベクターマシン(SVM)
パターン識別で使用されるアルゴリズムの一種。もとのデータセットにおいて最も効果的に2つのカテゴリを区別できる特徴の組み合わせを特定する。

交差検証
パターン識別分析で，ある特徴の組み合わせを使用して識別の有効性を評価する手法。同じトレーニングセットの別データを利用して識別法の生成および妥当性の検証を繰り返し行う。

つまりはその後の有意性検定のためのランダム分布を確立するのに役立つ。

　パターン識別は，大領域の全体的な賦活変化よりも個々のボクセルにおける強度の相対的変化に依存しているため，パターン識別におけるデータ解析はいくつかの点で標準的なアプローチとは異なっている。特に，前処理で空間平滑化を適用しないことに注意してほしい。第8章で説明したように，平滑化を行うことで1つのボクセルからその隣接ボクセルへ情報が拡散され，これにより多重比較の問題を減らしたり，ボクセルに依存するノイズを最小化するなど，fMRI解析のいくつかの側面を改善できる。しかし，この操作は空間的にぼやけさせるものであるため，個々のボクセルの予測能を下げることになる。そのため，パターン識別でこのような改善を行うためには，パターン識別器に寄与しないように，最初の特徴選択段階で事前にボクセルのいくつかを除外すればよい。この特徴は，解剖学的基準(例えば，特定の関心領域を選択すること)，機能的基準(例えば，別の統計的検定での賦活ボクセルのみを使用すること)，または統計的基準(例えば，変動の大きいボクセルを除去すること)に基づいて選択される。異なる過程を区別する微細な空間パターンは被験者ごとに異なる場合があるため，パターン識別の研究は典型的には1人の被験者ごとに解析を行う。2人の被験者の脳において，例えば視覚刺激に反応して外側後頭皮質の賦活が増加するなどのような，大まかな機能的類似性を示すことはあり，このような場合は標準的な解析法で同様の結果が得られる可能性もある。しかし，異なる刺激カテゴリに対して個々のボクセルの反応が劇的に異なる場合もあるため，ある空間的位置(例えば，一次視覚野のボクセル)がそれぞれの被験者でのパターン識別に使用できるか評価する必要がある。1人以上の被験者から空間パターンを抽出し，新規被験者にそのパターンを拡張して適用することはあまり一般的ではないが，その例としては，章末の参考文献で紹介するHaxbyらやClitheroらの2011年の論文を参照してほしい。

fMRIパターン識別の可能性と課題

　第10章で説明した回帰分析に基づく手法に比べて，パターン識別分析はいくつかの利点を有する。パターン識別では，個々のボクセルの賦活変化を評価でき，通常は破棄または平滑化されてしまう情報も組み込まれている。これによりfMRI賦活における小さいが意味のある変化を検出する感度が大幅に向上する。課題に関連した結果のいくつかは，標準的な手法ではまったく検出できないが，パターン識別を使用することで検出可能になるものもある。ある過程が2つの隣接するボクセルのうち1つの賦活を上昇させ，もう1つの賦活を低下させるような対立する変化を引き起こす場合を考えてみよう。パターン識別ではそれらの共同した反応が課題に関連するものであると検出できるであろうが，標準的な解析法では全体の賦活をみるため変化はほとんど確認されないであろう。しかしパターン識別の価値は，単に分析の感度を上昇させるよりもはるかに大きなものである。この手法は，脳領域をまたいで分布している様々な過程を解明する際にその真価を発揮する。ここでは，最先端のfMRI研究を象徴するパターン識別の興味深い応用例に注目する。

　fMRIのパターン識別が知覚(特に視覚)の神経基盤の研究に多大な影響を与えてきたことには疑いの余地がないだろう。先行研究のほとんどを占めるヒト以外の生物における電気生理学的記録によって，それぞれが視覚世界のごく一部のみを処理するニューロンの階層的な出力の組み合わせで視覚認知が生じていることが示されてきた。視覚系機能の詳細の多くはまだ解明されていないが，大規模および小規模の両方の組織化が生じているという強力なエビデンスは存在している。それぞれの皮質領域によって処理できる視覚的特徴は異なり，例えば，一次視覚野のニューロンは単純な線やエッジに反応す

る一方で，視覚処理経路におけるより高次のニューロンは特定のカテゴリの対象物に反応する。少なくとも低次の視覚野においては，個々のニューロンはその入力，ひいては網膜（そして視野）の最も感受性が高い部位の配置に対応して，空間的に配置されている。

　主に電気生理学研究からすでに多くのことが明らかにされている視覚系に対して，fMRIのパターン識別はどのように貢献できるだろうか？　その答えの1つは，fMRIの利点を考えると自ずと明らかになるだろう。fMRIは，様々な種類の実験課題に対するヒト被験者の反応をみることができるため，注意を増加させたり，刺激を記憶させたり，特定の物を想像したりするような複雑な処理過程に対して，異なる視覚領域がどのように寄与しているかを研究するのに利用できる。例えば，2005年のKamitaniとTongの報告では，視覚刺激の向きに鋭敏に反応して賦活するボクセルを識別するためにパターン識別が使用された。その結果，先行する電気生理学研究に基づいて予想されていたように，低次の視覚野における賦活パターンが2つの異なる向きの線格子（例えば，45度と135度）を正確に区別することが明らかにされた。また，被験者に両方の向きの線格子を含んだ複雑な格子パターンを提示して，2つの格子のいずれかの線幅がまれに変化すると報告させる課題から，一方向への選択的注意がその向きの格子を受動的に見せていたときのボクセルパターンを体系的に変化させることが確認された。逆に，視覚野内の特定の局所賦活パターンを分析することで，被験者がどちらの向きに注意しているかを正確に予測することもできた。KamitaniとTongの研究を筆頭にその他の多くの研究で，fMRIにおけるカテゴリ固有の賦活パターンを識別し，異なる認知過程におけるこのパターンの変化を評価する手法として，パターン識別の有用性が示されている。

　パターン識別を適用できる別の重要な研究分野は，対象物のカテゴリ認識である。対象物の識別やカテゴリ化など，複雑な刺激特性を処理する高次の視覚領域に内的な部位局在があるかどうかについては多くの議論があった。2003年にCoxとSavoyは，対象物のカテゴリ化に関する初期の実験を報告している。被験者には，一般的なもの（例えば，「椅子」）から風変わりなもの〔例えば，「ガーデンノーム（大地の精の像）」〕に至るまで，異なる10個のカテゴリに属する対象物を見せた。各カテゴリのそれぞれの例を20秒間提示し，その間の賦活の平均値を視覚野における関心領域内の全ボクセルで計算した。対象物に選択的な領域内のボクセル群だけに限定して特徴選択を行い，トレーニングセットとテストセットに別々のブロックを利用した最も保守的な分析でも，そのパターン識別器を用いて30〜50％の対象物カテゴリは正しく識別できることが明らかとなった。この値は確率論から導かれる10％よりもはるかに高い。

　CoxとSavoyの研究や類似の研究は，それぞれのボクセルには知覚に関する独自の情報が含まれることを示しているが，その情報がどのような形をとりうるかを示唆しているわけではない点を認識することは重要である。2008年にKayらは，このギャップを埋める1つの方法を明らかにした。最初に，2人の被験者それぞれに約2,000枚の自然風景写真を提示し，その際の視覚野での賦活を測定した。得られた賦活マップから，異なる空間的位置と線の向きに対する各ボクセルの感度を推定し，そのボクセル内のニューロンの特性を推測しようと試みた。次に，同じ2人の被験者に120枚の新しい画像をそれぞれ15回ずつ提示し，その際のfMRI賦活を記録した。各試行における脳活動パターンと120枚の画像それぞれの予測活動パターンを比較することで，脳活動のみに基づいて被験者が何の画像を見ているかを予測できた。それぞれの被験者が見ている画像の予測適中率は92％および72％と驚くほど正確な結果であった。このことから，fMRIを用いると，各ボクセルの機能的特性の先験的モデルに基づいて，視覚体験の内容を予測できることが実証された（第14章では，fMRIを使用して精神状態を予測する

方法について考える）。

視覚認知研究がfMRIによるパターン識別の発展につながってきたが，他の研究分野の実験でもパターン識別は非常に有用である。かなり幅広い注目を集めているfMRIの応用例の1つは，ヒトの思考や行動をそれが生じる前に予測するというものである。それは不可能なこと，あるいは下手な空想科学小説の域を出ないことのように思えるかもしれないが，自覚的意識（conscious awareness）に先立つ神経シグナルの研究には長い歴史があり，生理学者Benjamin Libetの研究が発表されて以来強く支持されるようになった。2008年にSoonらは，被験者が行動しようと考えたということを，被験者がそれを意識的に認識する前に，fMRIパターン識別を用いて検出できるかどうかを調べた。被験者は，500ミリ秒で連続的に変わっていく文字を見せられ（図11-23A），任意の時点で左右のどちらかのボタンを押した。その後，フィードバック画面が現れ，ボタンを押す決定をしたときに見ていた文字を選択した。予想されたように，被験者は通常，実際にボタンを押すより前（1秒未満）に意識的な決定を行っていることが明らかとなった。それだけではなく，前頭前皮質の前方領域（図11-23B）の賦活をみることで，どちらのボタンを押すかを意識的に決定する約7秒前にそれを予測できることが示されたのである。血流動態応答の遅れを考慮に入れると，この領域はまもなく起こる意思決定の性質に関する情報を10秒程度先んじて伝えていると考えられる。この結果は，他人の心を読みとるということには遠く及ばないが（これに関連する倫理的な問題については第14章を参照），リアルタイムのパターン識別分析を用いて，被験者が動く前にそれを

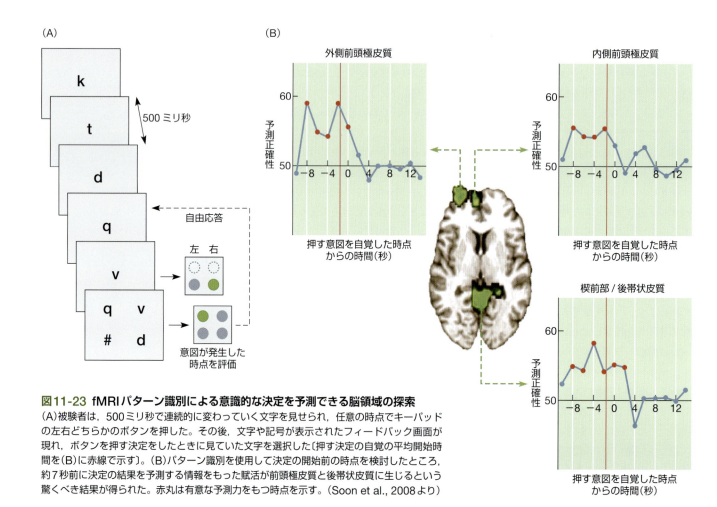

図11-23 fMRIパターン識別による意識的な決定を予測できる脳領域の探索
（A）被験者は，500ミリ秒で連続的に変わっていく文字を見せられ，任意の時点でキーパッドの左右どちらかのボタンを押した。その後，文字や記号が表示されたフィードバック画面が現れ，ボタンを押す決定をしたときに見ていた文字を選択した〔押す決定の自覚の平均開始時間を（B）に赤線で示す〕。（B）パターン識別を使用して決定の開始前の時点を検討したところ，約7秒前に決定の結果を予測する情報をもった賦活が前頭極皮質と後帯状皮質に生じるという驚くべき結果が得られた。赤丸は有意な予測力をもつ時点を示す。（Soon et al., 2008より）

打ち消すことができるようなスキャナ内ビデオゲームなど，非常に魅力的な研究が将来的に行えるようになることを示唆している。

　パターン識別アプローチは有用ではあるものの，少なくとも今後数年で伝統的なfMRI解析に代わるようなものではない。fMRIデータの量は非常に多いため，パターン識別の計算処理にかかる負荷は非常に大きいものとなる。最適な識別器を特定するにはコンピュータを使用しても多くの時間を必要とし，その識別器の有意性を検証するには並べ替えのアプローチを用いた解析を何回も反復する必要がある。さらに，局所パターンが特定されていても，特に明確な空間的局在が存在しない場合は，そのパターンが担っている処理過程は明らかにできないこともある。また，局所情報がいくつかの領域にまたがっている場合もあり，例えば，2007年のHamptonとO'Dohertyの研究では，報酬学習課題における被験者の意思決定を予測できる3領域が同定された。この手法をさらに拡張した例については，章末の参考文献で紹介するClitheroらやCarterらの研究を参照してほしい。これらの研究結果だけでは，個々の領域に固有の寄与を区別することはできないが，他の解析(例えば，機能的結合性の評価)を使用した研究の出発点となる。最後に，パターン識別は本質的に被験者内操作であり，個々人の脳の機能的構成が異なっていることを考えると，1人の被験者内で識別された特定のパターンが他の被験者に汎化できることはほとんどない。これらの限界はあるものの，我々はパターン識別が将来的にfMRI研究でより一般的なものとなり，さらには主流の手法となることを予期している。

まとめ

　最近までのほとんどのfMRI研究では，データ解析に仮説駆動型アプローチが用いられ，課題に関連したBOLD信号変化に関する仮説を作成して，各ボクセルがその仮説とどの程度一致するかが検証されてきた。しかし近年では，fMRIのデータセット内に内在する変化を同定し，その変化を機能に関連づける多様なデータ駆動型解析が行われている。主成分分析(PCA)や独立成分分析(ICA)のようないくつかの手法は，fMRI時系列データ内の空間的または時間的なパターンを分離しようとするものであり，複雑なデータセットを探索したり，前処理の段階で不要な変動を除去するのに役立つ。機能的結合性アルゴリズムは，空間的に離れた脳の領域間における単純な相関関係や，ある領域と他の領域の因果関係などを説明する。領域間の機能的結合に関するデータは，機能的ネットワークについてより完全な情報を得るために，標準的なfMRI解析の結果やDTIによって取得された構造的情報と結びつけて考えることができる。今では，被験者の行動や特性を予測するために脳機能データが頻繁に利用されている。これに関して特に重要な手法は，ボクセル群の賦活の相対的変化を利用して知覚や認知の状態を予測するマルチボクセルパターンアナリシスである。パターン識別は，視覚野で物体がどのように処理されているかや，前頭前皮質でどのように意思決定が生じるかといった実に多様な研究テーマに対し用いられている。多くのデータ駆動型解析には共通する限界(計算処理上の負荷が大きく，統計的有意性を決定するために複雑な解析法を必要とする)があるが，それでもfMRI研究における最も刺激的で新しい1つの方向性を示している。

(訳：麻生　俊彦，石井　徹，清中　崇司)

演習問題や参照サイトなどのリソースについては次のURLを参照(英文のみ)

sites.sinauer.com/fmri3e

重要文献

*Andrews-Hanna, J.R., Snyder, A.Z., Vincent, J.L., Lustig, C., Head, D., Raichle, M.E., and Buckner, R.L. (2007). Disruption of large-scale brain systems in advanced aging. *Neuron*, 56: 924–935.

↑老化に伴う認知変化を理解するために，標準的なfMRI解析，線維束のDTIマップ，機能的結合性解析を結びつけた説得力のある例を示した論文．

* Cole, D.M., Smith, S.M., and Beckmann, C.F. (2010). Advances and pitfalls in the analysis and interpretation of resting-state fMRI data. *Front. Syst. Neurosci.*, 4. DOI 10.3389/fnsys.2010.00008.

↑安静時データについてどのように考えるか示したガイダンス．前処理，解析，統計的推論におけるよくある誤りの説明も含む．

deCharms, R.C. (2008). Applications of real-time fMRI. *Nat. Rev. Neurosci.*, 9: 720–729.

↑リアルタイムfMRIの重要な課題を論じたレビュー．バイオフィードバックでの使用に重きがおかれている．

* Friston, K.J., Harrison, L., and Penny, W. (2003). Dynamic causal modelling. *NeuroImage*, 19: 1273–1302.

↑機能的結合性の課題関連変化を研究するための重要な手法を説明した論文．

Norman, K.A., Polyn, S.M., Detre, G.J., and Haxby, J.V. (2006). Beyond mind-reading: Multi-voxel pattern analysis of fMRI data. *Trends Cogn. Sci.*, 10: 424–430.

↑fMRIのパターン識別の重要概念といくつかの主要な応用例を概説した論文．

* Soon, C.S., Brass, M., Heinze, H.J., and Haynes, J.D. (2008). Unconscious determinants of free decisions in the human brain. *Nat. Neurosci.*, 11: 543–545.

↑被験者が自由な選択をしたと認識する少なくとも7秒前にfMRIのパターン識別によってその選択が予測できることを示した著名な論文．

*この分野の重要文献であるとともに本章で引用した文献．

参考文献

Andersen, A.H., Gash, D.M., and Avison, M.J. (1999). Principal component analysis of the dynamic response measured by fMRI: A generalized linear systems framework. *J. Magn. Reson. Imaging*, 17: 795–815.

Ballard, I.C., Murty, V.P., Carter, R.M., MacInnes, J.J., Huettel, S.A., and Adcock, R.A.(2011). Dorsolateral prefrontal cortex drives mesolimbic dopaminergic regions to initiate motivated behavior. *J. Neurosci.*, 31: 10340–10346.

Bartels, A., and Zeki, S. (2004). Functional brain mapping during free viewing of natural scenes. *Hum. Brain Mapp.*, 21: 75–85.

Bartels, A., and Zeki, S. (2005). Brain dynamics during natural viewing conditions—a new guide for mapping connectivity in vivo. *NeuroImage*, 24: 339–349.

Baumgartner, R., Ryner, L., Richter, W., Summers, R., Jarmasz, M., and Somorjai, R. (2000). Comparison of two exploratory data analysis methods for fMRI: Fuzzy clustering vs. principal component analysis. *J. Magn. Reson. Imaging*, 18: 89–94.

Beckmann, D.F., DeLuca, M., Devlin, J.T., and Smith, S.M. (2005). Investigations into resting-state connectivity using independent component analysis. *Philos. Trans. R. Soc. Lond. B. Biol. Sci.*, 360: 1001–1013.

Beckmann, C.F., and Smith, S.M. (2004). Probabilistic independent component analysis for functional magnetic resonance imaging. *I.E.E.E. Trans. Med. Imaging*, 23: 137–152.

Bingel, U., Rose, M., Glascher, J., and Buchel, C. (2007). fMRI reveals how pain modulates visual object processing in the ventral visual stream. *Neuron*, 65: 157–167.

Biswal, B., Yetkin, F.Z., Haughton, V.M., and Hyde, J.S. (1995). Functional connectivity in the motor cortex of resting human brain using echo-planar MRI. *Magn. Reson. Med.*, 34: 537–541.

Biswal, B.B., and 52 others. (2010). Toward discovery science of human brain function. *Proc. Natl. Acad. Sci. U.S.A.*, 107: 4734–4739.

Bray, S., Shimojo, S., and O'Doherty, J.P. (2007). Direct instrumental conditioning of neural activity using functional magnetic resonance imaging-derived reward feedback. *J. Neurosci.*, 27: 7498–7507.

Calhoun, V.D., Adali, T., Pearlson, G.D., and Pekar, J.J. (2001). Spatial and temporal independent component analysis of functional MRI data containing a pair of task-related waveforms. *Hum. Brain Mapp.*, 13: 43–53.

Carter, R.M., Bowling, D.L., Reeck, C., and Huettel, S.A. (2012). A distinct role of the temporal-parietal junction in predicting socially guided decisions. *Science*, 337: 109–111.

Clithero, J.A., Carter, R.M., and Huettel, S.A. (2009). Local pattern classification differentiates processes of economic valuation. *NeuroImage*, 45: 1329–1338.

Clithero, J.A., Smith, D.V., Carter, R.M., and Huettel, S.A. (2011). Within- and cross-participant classifiers reveal different neural coding of information. *NeuroImage*, 56: 699–708.

Cox, D.D., and Savoy, R.L. (2003). Functional magnetic resonance imaging (fMRI) "brain reading": Detecting and classifying distributed patterns of fMRI activity in human visual cortex. *NeuroImage*, 19: 261–270.

Cox, R.W., Jesmanowicz, A., and Hyde, J.S. (1995). Real-time functional magnetic resonance imaging. *Magn. Reson. Med.*, 33: 230–236.

deCharms, R.C., Christoff, K., Glover, G.H., Pauly, J.M., Whitfield, S., and Gabrieli, J.D. (2004). Learned regulation of spatially localized brain activation using real-time fMRI. *NeuroImage*, 21: 436–443.

deCharms, R.C., Maeda, F., Glover, G.H., Ludlow, D., Pauly, J.M., Soneji, D., Gabrieli, J.D., and Mackey, S.C. (2005). Control over brain activation and pain learned by using real-time functional MRI. *Proc. Natl. Acad. Sci. U.S.A.*, 102: 18626–18631.

Ecker, C., Reynaud, E., Williams, S.C., and Brammer, M.J. (2007). Detecting functional nodes in large-scale cortical networks with functional magnetic resonance imaging: a principal component analysis of the human visual system. *Hum. Brain Mapp.*, 28: 817–834.

Fair, D.A., Schlaggar, B.L., Cohen, A.L., Miezin, F.M., Dosenbach, N.U., Wenger, K.K., Fox, M.D., Snyder, A.Z., Raichle, M.E., and Petersen, S.E. (2007). A method for using blocked and event-related fMRI data to study "resting state" functional connectivity. *NeuroImage*, 35: 396–405.

Filippini, N., MacIntosh, B.J., Hough, M.G., Goodwin, G.M., Frisoni, G.B., Smith, S.M., Matthews, P.M., Beckmann, C.F., and Mackay, C.E. (2009). Distinct patterns of brain activity in young carriers of the APOE-epsilon4 allele. *Proc. Natl. Acad. Sci. U.S.A.*, 106: 7209–7214.

Fox, M.D., and Raichle, M.E. (2007). Spontaneous fluctuations in brain activity observed with functional magnetic resonance imaging. *Nat. Rev. Neurosci.*, 8: 700–711.

Friston, K.J., Buechel, C., Fink, G.R., Morris, J., Rolls, E., and Dolan, R.J. (1997). Psychophysiological and modulatory interactions in neuroimaging. *NeuroImage*, 6: 218–229.

Friston, K., Moran, R., and Seth, A.K. (2013). Analysing connectivity with Granger causality and dynamic causal modelling. *Curr. Opin. Neurobiol.*, 23: 172–178.

Greicius, M.D., Krasnow, B., Reiss, A.L., and Menon, V. (2003). Functional connectivity in the resting brain: A network analysis of the default mode hypothesis. *Proc. Natl. Acad. Sci. U.S.A.*, 100: 253–258.

Griffanti, L., and 16 others. (2014). ICA-based artefact removal and accelerated fMRI acquisition for improved resting state network imaging. *NeuroImage*, 95: 232–247.

Hampton, A.N., and O'Doherty, J.P. (2007). Decoding the neural substrates of reward-related decision making with functional MRI. *Proc. Natl. Acad. Sci. U.S.A.*, 104: 1377–1382.

Hasson, U., Furman, O., Clark, D., Dudai, Y., and Davachi, L. (2008). Enhanced intersubject correlations during movie viewing correlate with successful episodic encoding. *Neuron*, 57: 452–462.

Hasson, U., Nir, Y., Levy, I., Fuhrmann, G., and Malach, R. (2004). Intersubject synchronization of cortical activity during natural vision. *Science*, 303: 1634–1640.

Haxby, J.V., Guntupalli, J.S., Connolly, A.C., Halchenko, Y.O., Conroy, B.R., Gobbini, M.I., Hanke, M., and Ramadge, P.J. (2011). A common, high-dimensional model of the representational space in human ventral temporal cortex. *Neuron*, 72: 404–416.

Huettel, S.A., Güzeldere, G., and McCarthy, G. (2001). Dissociating the neural mechanisms of visual attention in change detection using functional MRI. *J. Cogn. Neurosci.*, 13: 1006–1018.

Kamitani, Y., and Tong, F. (2005). Decoding the visual and subjective contents of the human brain. *Nature Neurosci.*, 8: 679–685.

Kasess, C.H., Windischberger, C., Cunnington, R., Lanzenberger, R., Pezawas, L., and Moser, E. (2008). The suppressive influence of SMA on M1 in motor imagery revealed by fMRI and dynamic causal modeling. *NeuroImage*, 40: 828–837.

Kay, K.N., Naselaris, T., Prenger, R.J., and Gallant, J.L. (2008). Identifying natural images from human brain activity. *Nature*, 452: 352–355.

King-Casas, B., Tomlin, D., Anen, C., Camerer, C.F., Quartz, S.R., and Montague, P.R. (2005). Getting to know you: Reputation and trust in a two-person economic exchange. *Science*, 308: 78–83.

Kriegeskorte, N., Goebel, R., and Bandettini, P. (2006). Information-based functional brain mapping. *Proc. Natl. Acad. Sci. U.S.A.*, 103: 3863–3868.

Kuhnen, C.M., and Knutson, B. (2005). The neural basis of financial risk taking. *Neuron*, 47: 763–770.

Kwong, K.K., Belliveau, J.W., Chesler, D.A., Goldberg, I.E., Weisskoff, R.M., Poncelet, B.P., Kennedy, D.N., Hoppel, B.E., Cohen, M.S., and Turner, R. (1992). Dynamic magnetic resonance imaging of human brain activity during primary sensory stimulation. *Proc. Natl. Acad. Sci. U.S.A.*, 89: 5675–5679.

LaConte, S.M., Peltier, S.J., and Hu, X.P. (2007). Real-time fMRI using brain-state classification. *Hum. Brain. Mapp.*, 28: 1033–1044.

Leech, R., Braga, R., and Sharp, D.J. (2012). Echoes of the brain within the posterior cingulate cortex. *J. Neurosci.*, 32: 215–222.

Libet, B., Gleason, C.A., Wright, E.W., and Pearl, D.K. (1983). Time of conscious intention to act in relation to onset of cerebral activity (readiness-potential). The unconscious initiation of a freely voluntary act. *Brain*, 106: 623–642.

Madden, D.J., Whiting, W.L., Huettel, S.A., White, L.E., MacFall, J.R., and Provenzale, J.M. (2004). Diffusion tensor imaging of adult age differences in cerebral white matter: relation to response time. *NeuroImage*, 21: 1174–1181.

Marreiros, A.C., Kiebel, S.J., and Friston, K.J. (2008). Dynamic causal modelling for fMRI: A two-state model. *NeuroImage*, 39: 269–278.

McIntosh, A.R., Bookstein, F.L., Haxby, J.V., and Grady, C.L. (1996). Spatial pattern analysis of functional brain images using partial least squares. *NeuroImage*, 3: 143–157.

McIntosh, A.R., Chau, W.K., and Protzner, A.B. (2004). Spatiotemporal analysis of event-related fMRI data using partial least squares. *NeuroImage*, 23: 764–775.

McKeown, M.J. (2000). Detection of consistently task-related activations in fMRI data with hybrid independent component analysis. *NeuroImage*, 11: 24–35.

McKeown, M.J., Makeig, S., Brown, G.G., Jung, T.P., Kindermann, S.S., Bell, A.J., and Sejnowski, T.J. (1998). Analysis of fMRI data by blind separation into independent spatial components. *Hum. Brain Mapp.*, 6: 160–188.

Montague, P.R., Berns, G.S., Cohen, J.D., McClure, S.M., Pagnoni, G., Dhamala, M., Wiest, M.C., Karpov, I., King, R.D., Apple, N., and Fisher, R.E. (2002). Hyperscanning: Simultaneous fMRI during linked social interactions. *NeuroImage*, 16: 1159–1164.

Pessoa, L., and Padmala, S. (2007). Decoding near-threshold perception of fear from distributed single-trial brain activation. *Cereb. Cortex*, 17: 691–701.

Ramsey, J.D., Hanson, S.J., Hanson, C., Halchenko, Y.O., Poldrack, R.A., and Glymour, C. (2010). Six problems for causal inference from fMRI. *NeuroImage*, 49: 1545–1558.

Roebroeck, A., Formisano, E., and Goebel, R. (2005). Mapping directed influence over the brain using Granger causality and fMRI. *NeuroImage*, 25: 230–242.

Smith, D.V., Utevsky, A.V., Bland, A.R., Clement, N., Clithero, J.A., Harsh, A.E., McKell Carter, R., and Huettel, S.A. (2014). Characterizing individual differences in functional connectivity using dual-regression and seed-based approaches. *NeuroImage*, 95: 1–12.

Stephan, K.E., Penny, W.D., Moran, R.J., den Ouden, H.E.M., Daunizeau, J., and Friston, K.J. (2010). Ten simple rules for dynamic causal modeling. *NeuroImage*, 49: 3099–3109.

Tohka, J., Foerde, K., Aron, A.R., Tom, S.M., Toga, A.W., and Poldrack, R.A. (2008). Automatic independent component labeling for artifact removal in fMRI. *NeuroImage*, 39: 1227–1245.

Toni, I., Rowe, J., Stephan, K.E., and Passingham, R.E. (2002). Changes of cortico-striatal effective connectivity during visuomotor learning. *Cereb. Cortex*, 12: 1040–1047.

Van Essen, D.C., Smith, S.M., Barch, D.M., Behrens, T.E.J., Yacoub, E., and Ugurbil, K., for the WU-Minn HCP Consortium. (2013). The WU-Minn Human Connectome Project: An overview. *NeuroImage*, 80: 62–79.

Vincent, J.L., Patel, G.H., Fox, M.D., Snyder, A.Z., Baker, J.T., Van Essen, D.C., Zempel, J.M., Snyder, L.H., Corbetta, M., and Raichle, M.E. (2007). Intrinsic functional architecture in the anaesthetized monkey brain. *Nature*, 447: 83–86.

Voyvodic, J.T. (1999). Real-time fMRI paradigm control, physiology, and behavior combined with near real-time statistical analysis. *NeuroImage*, 10: 91–106.

Wedeen, V.J., Rosene, D.L., Wang, R.P., Dai, G.P., Mortazavi, F., Hagmann, P., Kaas, J.H., and Tseng, W.Y.I. (2012). The geometric structure of the brain fiber pathways. *Science*, 335: 1628–1634.

Weiskopf, N., Sitaram, R., Josephs, O., Veit, R., Scharnowski, F., Goebel, R., Birbau-mer, N., Deichmann, R., and Mathiak, K. (2007). Real-time functional magnetic resonance imaging: Methods and applications. *J. Magn. Reson. Imaging*, 25: 989–1003.

Wig, G.S., Laumann, T.O., and Petersen, S.E. (2014). An approach for parcellating human cortical areas using resting-state correlations. *NeuroImage*, 93: 276–291.

Wilson, S.M., Molnar-Szakacs, I., and Iacoboni, M. (2008). Beyond superior temporal cortex: Intersubject correlations in narrative speech comprehension. *Cereb. Cortex*, 18: 230–242.

Winecoff, A., LaBar, K.S., Madden, D.J., Cabeza, R., and Huettel, S.A. (2011). Cognitive and neural contributors to emotion regulation in aging. *Soc. Cogn. Affect. Neur.*, 6: 165–176.

Yoo, J.J., Hinds, O., Ofen, N., Thompson, T.W., Whitfield-Gabrieli, S., Triantafyllou, C., and Gabrieli, J.D.E. (2012). When the brain is prepared to learn: Enhancing human learning using real-time fMRI. *NeuroImage*, 59: 846–852.

第12章

最新のfMRI技術

　fMRIの分野はこの20年の間に爆発的に成長し，現在もなお急激な発展を続けている。革新的な撮像法を通して，神経活動や，他の神経情報処理の基本要素を明らかにするという究極の目標が，空間分解能および時間分解能を改善する原動力となっている。しかしこのような急速発展の背景に，（視覚刺激課題を施行中の後頭葉の賦活のような）特定の脳領域の機能的特性を単に明らかにする目的で，たった1～2枚のスライスからデータを集めていた日々があったのを忘れることはできない。

　2004年に本書の第1版を出版したとき，当時の最先端の手法が息も継がせぬペースで発展していた。それらは，**パラレルイメージング**(parallel imaging)あるいは**マルチチャネルイメージング**(multi-channel imaging)，**磁化率アーチファクト**(susceptibility artifact)の補正，**機能的結合性**(functional connectivity)の解析，そしてBOLDによらない新しいコントラストなどである。その頃までに，単に既知の脳の処理過程を証明するのみにとどまらず，エピソード記憶，意思決定，意識などといった真に新しい研究課題にfMRIを適用する段階へと進んでいた。最新のパルスシーケンスと組み合わせた高速事象関連デザインによって，急速な血流動態の変化が推定できるようになり，新しい統計的手法により脳全体の賦活パターンの解析が可能になってきた。

　急速に発展し続ける，活気ある研究分野にふさわしく，上記の技術革新は今ではあたり前のものになっている（本書のこれまでの章で，従来の手法とともに上記の最新技術も説明してきた）。新たなfMRI技術として，新たな撮像用ハードウェアとパルスシーケンスを組み合わせることにより時空間分解能をさらに改善した技術も近い将来利用できるようになるだろう。このような継続的な発展によって，ヒト脳の精緻な構造を見たり，一瞬の出来事を検知したり，因果的な情報伝達経路を推定することができるようになると思われる。これらはすべてfMRIの新たな応用につながるのである。これらの新しいfMRI技術は，（前章で紹介した）同じく重要な新しい解析法によって補完される。技術と解析法が協同することで，膨大なfMRIデータの中から新たな特性を引き出せるようになることが大いに期待される。

　さらに胸を躍らせられるのは，活動中のヒト脳の電磁気的性質を特異的かつ量的に測定できるような新たなMRコントラスト法の開発の見通しが立っていることである。このような目標がいかに重要であるかは，米国政府が2013年に立ちあげた構想にみてとれる。BRAIN (Brain Research through Advancing Innovative Neurotechnologies)

パラレルイメージング（マルチチャネルイメージング）
1つの励起パルスによるデータを収集するのに複数の受信チャネルを用いる手法。

磁化率アーチファクト
空気と組織が隣接している境界で磁場が不均一であることにより生じるT_2強調画像での信号損失。

機能的結合性
時間軸上で共通して起こる活動の変化から推定される脳領域間の機能的な結合のパターン。領域間の直接的なつながり，あるいは（他領域を介した）間接的なつながりを反映している可能性がある。

と称されるこの構想では，次世代のヒト脳機能マッピング技術の発展のために10年間で30億ドルが投じられる。

　この第3版で，最新のfMRI技術の章が劇的に改訂されたことは，fMRI研究が活発であることの強い証拠である。実際のところ，本章で述べる技術は，今日も発展を続けている前途有望な研究手法のほんの一部でしかない。現在も数多くの研究室がfMRIの限界を押しあげようとしている中で，すべての発展について述べるのは不可能である。その代わり，本章では代表的な最先端技術と最近の知見について検討し，将来現実のものとなりうる，胸を躍らされる進歩に注目しつつ，fMRIの将来の方向について刺激的で革新的な見解を紹介していく。今でも多くの重要な研究課題に対して答えが出ないままであるだけでなく，扱うことのできる研究課題を制限しているものが何であるかもわかっていない。未来主義者の言葉を借りれば，「未知の未知」が存在するのは明らかである。それでもなお，前版との一貫性を保つために，同じ構成を採用した。つまり，fMRI研究を新たな方向に導くような思いがけない手法の登場に期待しつつも，時空間分解能とコントラストの機序の改善を中心に据えて説明する。

空間分解能の改善に向けた絶えまない追求

　進化の過程の中で，脳はある空間的な構造をもつべく決定づけられている。皮質表面は，異なる領域が異なる特徴をもつよう機能的に構成されている。皮質の層構造の組成や厚みが領域間で異なっているように，細胞構築のレベルでも明らかな構造上の違いがある〔例えば，ブロードマン領野(Box 6-3)〕。皮質領域をつなぐ白質線維束も，最もよい情報伝達効率を得るための構造を備えている。結果として，灰白質のニューロンと白質の軸索は，認知という機能を協同して実行する巨大で複雑なネットワークを構築している。

　歴史的に，ヒト脳の構造的特徴は，死後脳の組織学研究における神経解剖学的測定を通して明らかにされてきた。顕微鏡を用いて死後脳を観察することにより，きわめて細かな空間分解能で細胞構築や線維束が解明されてきた。しかし，ヒト脳の構造機能連関を調べるには，非常に高い空間分解能（理想をいえば，今日の技術よりもずっと精密な分解能）で非侵襲的に観察できる技術の開発が必要である。ニューロンレベルのfMRI研究と聞けば空想のように思えるかもしれないが，もしこれが可能になれば，この先何年も最高の空間分解能をもった技術となるであろう。

　高い空間分解能を得るための努力は，主にハードウェアの改善に払われていた。例えば，「総あたり法」で静磁場強度を上げるというものである。しかし，最近ではコストなどの問題のため，MRIメーカーは7T以上の超高磁場全身MRIの供給を縮小している（特にAgilent Technologiesは超伝導磁石の製造を中断している）ため，超高磁場MRIがより一般的になるまでは，よりコスト効率のよい別の手法に転換しなければならないかもしれない。幸い，実行可能で前途有望な手法は多い。実際これから取りあげる代表的な進歩は，すべて3Tで実装可能である。

超高分解能構造的MRI：皮質の層構造の識別

　現行のfMRIでは，皮質の活動はほとんどの場合，特定の脳溝や脳回の「灰白質」で起きているとされる。将来的に，fMRIの重要な目標は，灰白質の特徴を明らかにすることとそれによって神経回路をより高精度に推定することである。近年，超高分解能MRIが発展したことにより，皮質の層構造を構造的にも機能的にも識別しやすくなっている。この識別を完全に行えるようになると，脳賦活領域の構造的組成に基づいて脳

機能を調べることができるようになり，各皮質層で異なる入出力の役割に基づいて因果関係を推定できる可能性が広がる。例えば，一次視覚野の第Ⅳ層を構造的に同定することで，視床から視覚野への入力を捉えられるかもしれない。

これまでの超高分解能MRIの発展の多くは超高磁場によってなされてきた。7TでのT_1コントラストを用いて，霊長類の脳の明瞭な皮質層構造マップが作成された。また，このような高磁場での高分解能fMRIを用いて，ヒトの視覚野における眼優位性コラムなどの機能的コラム構造も明らかにされている。しかし，3Tのようなより低磁場では，コントラストや信号ノイズ比（SNR）が低いため，こうした高分解能を達成したという報告は比較的少ない。

定量的磁化率マッピング（quantitative susceptibility mapping：QSM）は，組織の磁化率による位相変化を感知する技術で，従来のMRI技術よりもはるかに優れたコントラストを生み出すと見込まれている。図12-1は，3Tでの予備的なQSMの結果で，皮質および皮質下の微小構造を明らかにできるほどコントラストが改善されている。図12-1A,Bに示す超高空間分解能（ボクセルサイズが370 μm以下の等方性ボクセル）のQSM画像では，様々な脳皮質領域における脳表面からの距離と磁化率の分布が示されている。図12-1Cの全体画像では，T_1強調画像のような従来の画像よりも脳全体のコ

> **定量的磁化率マッピング（QSM）**
> 組織の磁化率に基づいて画像コントラストを生成する比較的新しいMRI撮像法。皮質および皮質下領域をきわめて詳細に描出できる。

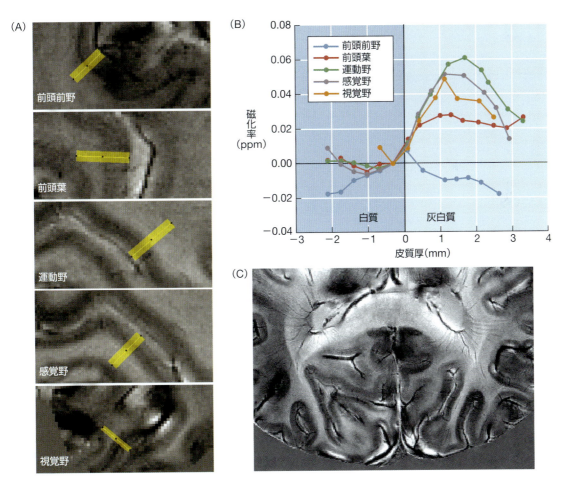

図12-1 超高空間分解能での皮質表面の定量的磁化率マッピング（QSM） （A）QSMマップ。脳全体を描出するのに370 μmの異方性の分解能を用いている。（B）複数の脳領域での皮質厚（横軸）と磁化率（縦軸）のグラフ。（C）後頭部の広い領域を示したQSMマップ。〔画像はChunlei Liu（デューク大学，脳イメージング・解析センター）のご厚意による〕

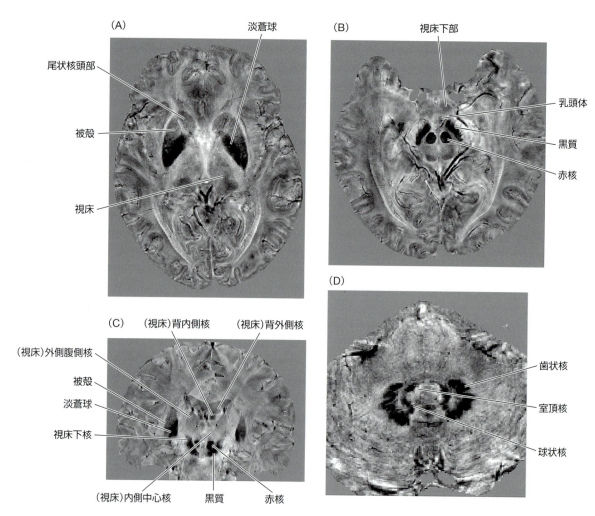

図12-2 超高空間分解能での皮質下核と小脳核の定量的磁化率マッピング（QSM）
様々な皮質下核を表す軸位断像（A,B）と冠状断像（C）。小脳核を表す小脳の軸位断像（D）。〔Chunlei Liu（デューク大学，脳イメージング・解析センター）のご厚意による〕

神経核
解剖学的にはっきりと同定できる脳内のニューロンの集まり。通常ある特定の機能を担っている。

エコープラナー（EPI）法
送信コイルからの1回の励起パルスに続いて空間傾斜磁場を急速に変えることにより，1枚の二次元画像の形成に必要な全データを収集する撮像法。

ントラストがはっきりと示されており，従来のMR画像では見えなかったような皮質の微小構造が確認できる。加えて，図12-2に示す皮質下の微小構造の画像では，他の方法では画像化が困難な皮質下の**神経核**（nucleus）が詳細に描出されており，これがQSMだけがもつ性能である。

このような全脳磁化率マップは，3Tの標準的なMRIスキャナ（GE MR750）で，**エコープラナー法**（echo-planar imaging：EPI）によるマルチエコーの3Dスポイルド・グラジエントエコーシーケンスを用いて得られた。これらは巨視的な背景の磁場変動を除去する特殊なソフトウェアで処理されている。撮像時間は約40分と，従来の画像技術と比べて比較的時間がかかる。空間分解能を1 mm^{3}まで低くすれば，5分未満で撮像できる。さらに励みになるのは，QSMを高速撮像法（高時間分解能の達成については次項を参照）と組み合わせることで，図12-1で示した370 μmの超高空間分解能でさえ，理論的には全撮像時間を10分以下に縮められる。

高分解能fMRI：因果関係の推定

構造的MRIの初期の発展と同様に，超高磁場スキャナを備えた一握りの画像研究セ

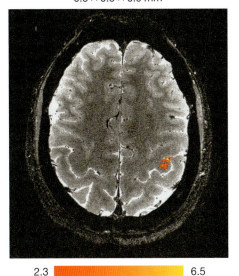

図12-3 超高分解能fMRI 0.5×0.5×0.9 mmの分解能で，親指と人差し指での対立運動課題中の詳細な脳賦活パターンを描出した画像。親指と人差し指のそれぞれの運動に一致した運動野のホムンクルスが認められる。カラースケールはt値を表す。〔Nan-Kuei Chen（デューク大学，脳イメージング・解析センター）のご厚意による〕

ンターが先陣を切って高分解能fMRIの発展を導いた。初期の実験では，視覚野における眼優位性コラムや方位選択性コラムのような機能的コラム構造が示された。しかしながら近年は，3Tで高空間分解能画像を得ることに力が注がれている。構造的MRIの技術的な発展と同様に，高分解能fMRIは今では「標準」となった3Tにおいて大きな発展があった。広く使われている3T MRIスキャナがfMRIに使われるようになれば，そのスキャナが有する高い空間分解能で神経画像研究が行われるようになり，同分野に将来にわたる影響がもたらされるだろう。

　高分解能fMRIの発展の多くは，MR信号の受信と画像収集技術の発展の組み合わせ〔例えば，多数のコイル配列とパラレルイメージング（第5章参照）〕や，革新的な画像再構成法〔例えば，圧縮センシング技術（後述）〕によりなされている。実際，mm単位以下のボクセルサイズ（皮質構造の詳しい特徴を描出するのに十分な分解能）でfMRI画像を得られるようになった。図12-3は，mm単位以下の空間分解能で得られたfMRI画像で，被験者が親指と人差し指を繰り返しタッピングしている際に撮像された。標準的な分解能のfMRIで得られる1ボクセルと，この画像の約200ボクセルが同じ体積であることに注目してほしい。一次運動野の2つの領域がはっきり区別されており，「運動野のホムンクルス」における親指と人差し指の区別と一致している。標準的な分解能ではこの2つの領域の活動はぼやけてしまい，1つのクラスタになってしまうだろう。

　このような高い空間分解能は，皮質の層構造間の脳活動パターンを見分けるのにも使うことができ，異なる皮質層におけるニューロンの，既知の入出力に関する特徴を考慮に入れることで，ニューロン間の因果関係を推定できるようになる可能性がある。図12-4は層別に機能的結合性を測定した初期の研究で，特に一次視覚野（V1）の出力層から中側頭野（MT）の入力層への機能的結合性を，皮質表面からの深さに基づいて示したものである。図中の黒色の実線で囲まれた領域は，フィードフォワード結合と考えられる部位で，黒色の点線で囲まれた領域はこのような結合を欠く部位である。この結果は高分解能fMRIが因果的な情報の流れを推定しうることの証明になっている。このような高い分解能は皮質下の脳活動の研究にすぐに拡張可能であり，これと既知の皮質下核と皮質領域の入出力機能を組み合わせて考えることで，より詳細な因果関係を推定できるようになるだろう。前述のQSMによって得られる詳細な解剖学的位置関係と合わせ

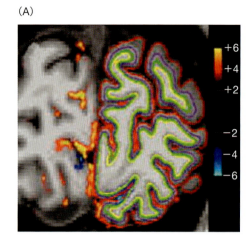
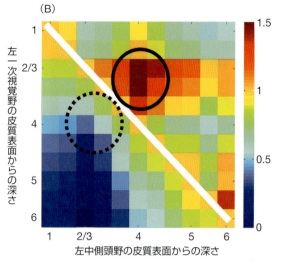

図12-4 超高分解能fMRIによる機能的な因果関係の推定 (A)皮質の層構造ごとに分けた高分解能fMRI画像。(B)一次視覚野(V1)と中側頭野(MT)の様々な層間の相互相関マップ。実線の円で囲まれた部分は，一次視覚野の2/3層から中側頭野の4層へのフィードフォワード結合の可能性を示している。点線の円で囲まれた部分は，中側頭野の2/3層から一次視覚野の4層へはそのような結合がないことを示している。〔画像はJonathan Polimeni（ハーバード大学マサチューセッツ総合病院）のご厚意による〕

ると，これらの領域すべてを含む脳の因果的ネットワークを構成でき，ニューロン間の因果関係の推定能力という点で，現在のfMRIがもつギャップを埋められる可能性がある。

超高分解能拡散テンソル画像による皮質コラムの描出

層構造に加えて，ヒト脳の皮質が機能的にコラム構造をとっていることは広く受け入れられている。**皮質コラム**(cortical column)とは，ニューロン群が特定の処理の性質を共有している脳皮質の区画（たいていは感覚受容野）であり，その機能によって空間的に隣り合うコラムとは区別される。その名のとおり，1つのコラムは皮質の全層に及ぶ。典型的なコラムは直径1mm未満であるが，その中には数千のニューロンが含まれている。これは，一般的な分解能のfMRIで得られる1ボクセル内に，何十個ものコラムが含まれていることを意味する。脳のコラム構造を理解することは，システム神経科学，すなわち行動の根底にある脳の構成と計算論とをつなぐモデルを模索するために重要である。これまでのコラム構造に関する研究はほぼすべてがヒト以外の動物での電気生理学研究である。fMRIの空間分解能の発展により，コラム構造が複雑な行動や認知機能にどう影響しているかについて，重要な新しい情報が得られるようになるかもしれない。

近年の超高分解能**拡散テンソル画像**(diffusion tensor imaging：DTI)の発展は，皮質灰白質の微小構造を明らかにする新たな洗練された手法につながった。第5章で紹介したように，DTIはそれぞれの運動軸に沿った水分子の相対的な拡散の程度を測定する手法である。拡散が全方向にほぼ同様に起こるとき（プールでの水分子の運動のように），拡散に**等方性**(isotropic)があるという。一方，線維束の軸索内における水分子の運動のように，1つの軸に沿った拡散が他よりも強いとき，拡散に**異方性**(anisotropic)があるという。ボクセル内の相対的な異方性の程度と，拡散が極大となる方向は，ボクセル内のニューロンについて重要な情報をもたらす。**図12-5**に，ヒト脳の超高分解能DTI（平面内分解能0.6mm）を示す。この画像では，拡散の極大方向軸が，コラムの微小構造の方向に沿って皮質表面と垂直に示されている。これに加えて，異方性比率は全

皮質コラム
大脳皮質を組織する基本単位。大脳皮質の垂直な小区画からなり，いくつかの共通の機能（例えば受容野）をもつニューロンを含む。隣の皮質コラムのニューロンとは機能的に区別される。

拡散テンソル画像(DTI)
水分子の拡散の強度と方向についての情報をもつ一連の画像。異方性比率(FA)マップをつくるために使われることが多い。

等方性
すべての方向に同様の特性を有すること。

異方性
異なる方向で異なる特性を有すること。異方性拡散として論じられることが多く，分子が1つの軸方向には拡散しやすいが，他方向にはそうではないことを指す。

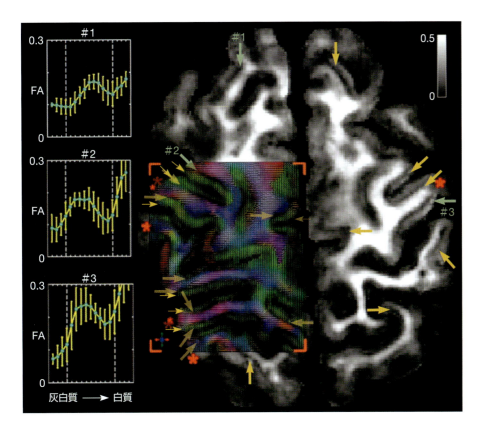

図12-5 ヒト生体での灰白質コラムの機能的構造を示す超高空間分解能拡散テンソル画像 本図は，0.6 mmの平面内分解能を用いて皮質表面の拡散異方性（色づけした挿絵の黄色矢印）を捉えた画像であり，主な拡散方向が皮質表面と垂直で，皮質コラム構造に一致することを示す。また，3つの代表的な関心領域（#1〜#3）での異方性比率（FA）のグラフは，皮質の中層での拡散異方性が最も高く，これは樹状突起の密度が最も高いことを反映している。

皮質領域で皮質の深さによって体系的に変化し，表面や奥の皮質層よりも中間層で高くなっている。これは中間層で樹状突起の密度が高いことを反映しているのかもしれない。

高空間分解能と高空間精度を実現する革新的なアレイコイル

　MRIの体系だった発展の多くは，特定のハードウェアの飛躍的な進歩と関係がある。例えば，fMRIの開発やその後の爆発的発展は，高磁場強度とともに，シングルショット高速撮像を可能にする強い傾斜磁場（第7章参照）によって可能となった。近年の時空間分解能の進歩は，フェーズドアレイコイルとパラレルイメージング（第5章参照）によって促進されてきた。現在，ゆがみを減らし空間分解能を向上させることができる新しい頭部コイルの開発が進められており，数年のうちに一般的な手法となる見通しである。

　これまでの章で述べてきたように，BOLD fMRIで形成された画像は**静磁場**（static magnetic field）（B_0）の不均一性に対して脆弱であるが，実際のところ，BOLD信号自体にそのような不均一性が必要である。そのため，BOLD信号を計測しようとすれば，信号の欠損や幾何学的なゆがみに敏感なMRコントラストが必要になる。このようなゆがみは受動的もしくは能動的**シミング**（shimming）を用いて対処できるが，金属片や能動的な傾斜磁場を使う方法には限界がある。この限界の一因としては，それらが脳から距離的に離れていることが挙げられる。最近の**局所**シミング技術は画像サンプルの近くに配置した1組の直流ループを使っており，原理的にはより均一な磁場を生み出すことができる。この方法は効果的であるが，別のコイルを配列しなければならないため新たなスペースが必要になり，撮像コイル（つまり送信・受信RFコイル）を頭部からさらに離してしまうことになって，電力消費の増加やSNRの低下につながる。そのうえ，独

静磁場（B_0）
強度が経時的に変化しないMRIスキャナ中心の強い磁場。静磁場の強度はテスラ（T）で表す。

シミング
MRIスキャナの電磁コイルの電流を調整することで磁場の均一性を改善する手法。

図12-6 高次の局所シミングを可能にする革新的な大型高周波アレイ これを用いると，非常に均一な磁場が得られ空間精度を高めることができる。(A)従来の局所シミングの設定では，シミングアレイ（緑色の輪）は高周波コイル（橙色の円筒）の内側に離れて設置されており，上下のシムコイルの真ん中にRFパルスを貫通させるための隙間がある。(B) RFコイルとシムコイルを1つの配列に統合することにより，より簡潔で密な空間設定が可能となり，より高いRF感受性とシミング効率が得られる。

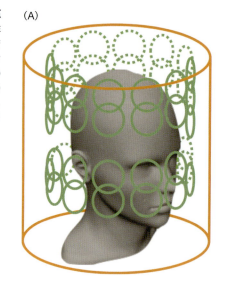
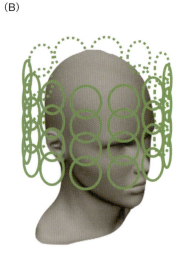

統合型RF・シミングアレイ
MR信号の取得と局所シミングを同時に行える新型のアレイコイル。

立したシムコイルは電磁シールドとしても働き，通常よりも励起パルスを弱める。したがって，ラジオ波の貫通を可能にするために，通常はシムコイルのリングの間に隙間が設けられている。その隙間がシミングの効果を弱める代わりに励起効率を改善する。例として図12-6Aでは，48個の局所シムコイル配列（緑色のリング）がRFコイル（茶色の円筒）の内側に配置されているところを示す。

ごく最近になって，静磁場シミングを備えつけたRFコイル配列が開発されている。最適化されたインダクタを典型的なRF回路のコンデンサに並列に配置することで，局所シミング用の直流電流が同じコイルに流れるようになり，ラジオ波と直流電流はお互いに干渉せず同じコイルを流れる。図12-6Bに示すような**統合型RF・シミングアレイ**（integrated RF and shimming array）を用いる場合，ヒト脳のような撮像対象に可能な限り近づけることで，シミング効率を高めて空間精度を向上させるのと同時に，励起と受信を改善することでSNRも向上させる。図12-7では，前頭葉下面と側頭葉下面における2枚の代表的なスライスの静磁場を示す。これらの領域は副鼻腔や外耳道が近くにあるために，磁場がかなり不均一になりやすい。スキャナに搭載された従来の全体部シムコイルを用いるとはっきりと不均一磁場が残っており，関心領域1，2，3それぞれにおける二乗平均平方根誤差は，19.5 Hz，17.5 Hz，8.9 Hzである（図12-7A）。従来の局所シミングでは磁場均一性はかなり復元され，それぞれの関心領域の二乗平均平方根誤差は6.7 Hz，6.8 Hz，2.4 Hzまで改善する（図12-7B）。それでも矢印で示すような不均一な部位は残る。統合型RF・シミングアレイを用いると磁場はさらに均一になり（図12-7C），それぞれの二乗平均平方根誤差は5.7 Hz，6.0 Hz，1.9 Hzとなる。重要なのは，この統合型の手法は画像の空間精度を上げるにもかかわらず，SNRを下げたりスキャナボア内の貴重なスペースを使ったりしないということである。

Thought Question

第8章で学んだノイズの原因を踏まえると，生体に超高分解能MRIを用いたときどのような問題が起こるか？

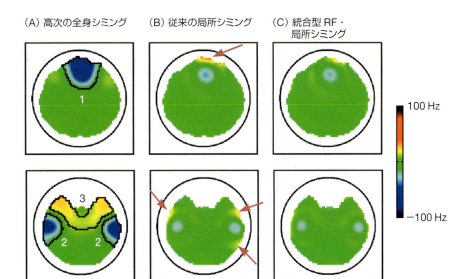

図12-7 **統合型RF・シミングアレイによる磁場均一性と空間精度の改善** ヒト脳でシミング効果を比較する（3つの関心領域で二乗平均平方根誤差を計算する）。（A）高次の全身球面調和シミングで得られた，最も効果の高い代表的な2枚のスライス。（B）従来の局所シミングで得られた2枚のスライス。磁場はかなり均一になったが，不均一な部分が残る（赤色矢印）。（C）統合型RF・シミングアレイで得られた2枚のスライス。最も均一な磁場が得られた。〔Trong-Kha Truong（デューク大学，脳イメージング・解析センター）のご厚意による〕

時間分解能の改善に向けた絶えまない追求

　fMRIの欠点の1つは時間分解能の低さである。脳波(electroencephalography：EEG)や脳磁図(magnetoencephalography：MEG)のような電気生理学的手法では，およそミリ秒単位の分解能で変化を検知できるのに比べて，fMRIでは速くても1秒1回程度である。fMRIの時間分解能を制限する要素は3つある（詳細は第8章を参照）。第1に，1枚のスライスは数十ミリ秒で撮れるが，脳全体を十分な空間分解能で撮像するためには30枚以上のスライスが必要になり，脳全体を撮像するために利用できる最短の繰り返し時間(repetition time：TR)にも制限ができる。結果として，連続して脳全体を撮像するための時間は，1枚のスライスを得るための最短時間よりかなり長くなる。第2に，ボクセル内の巨視的磁化は，連続した励起の間でゆっくりと回復する。可能な限り早く1枚のスライスを繰り返し撮りたいとしても，TRが短いとそのスライスのSNRは劇的に下がってしまう。第3に，BOLDコントラストは神経活動を直接測定しているのではなく，神経活動と関連した血流動態応答を測定している。神経活動とそれによる血流動態変化をつなぐ生理的過程（第6章参照）にも時間的なズレがあるため，これも時間分解能を低下させることになる。これらの限界が克服されない限り，fMRIは多くの重要な研究課題に対して適用できないであろう。

　ハードウェアと解析法に関する技術革新（例えば，傾斜磁場を強くする，受信コイルの数を増やす，データ収集と画像再構成を並行して行うアルゴリズムを改善する）が進んでおり，現在ではfMRIのデータ収集速度は大きく向上した。これらの先進的な手法の中には，今日のfMRI研究であたり前になっているものもあり，それらは第5章で紹介した。本章では，まだ標準的な研究には組み込まれていないが，時間分解能の改善に寄与する見込みの大きい新技術について考察することにする。しかし，BOLD fMRIの本質的な限界のために，これらの技術発展がもたらす時間分解能への影響も限られたものになるかもしれない。現在の限界を乗り越えるためには，神経の化学活動や電気活動に直接関連した革新的なコントラスト機構の開発が必要になるだろう。そういった先進的なfMRIコントラスト機構についても本章の後半で紹介する。

脳波（EEG）
脳電位の計測のこと。通常は頭皮表面に置かれた電極により測定される。

脳磁図（MEG）
ニューロンの電気活動によって生じた微細な磁場変化を計測する非侵襲的な機能神経画像。高い空間・時間分解能を有する。

繰り返し時間（TR）
励起パルスの照射間隔。通常，秒単位で表される。

圧縮センシング

従来の信号処理の原則は，十分な質をもったデータからの信号のみが復元できるというものであった。データにノイズが多く含まれていれば，意味のある信号を抽出するのは難しいか不可能であった。データがまばらにしかサンプリングできない場合には，信号の重要な特徴（高周波など）は得られないか変形されてしまう。この原則は破ることのできないもののように思われる。とどのつまり，どうやったら存在しない信号を同定し，解析できるのであろうか？

しかし，最近の研究にはこの原則に挑んだものがあり，質の低いデータや，まばらにサンプリングされたデータから信号を取り出せる場合があることを示している。この研究は**圧縮センシング**（compressed sensing）に依拠している。これはもとのデータに内在する「まばらさ」を推定し，それによりそこに含まれる信号の推定能力を向上させるものである。元データの統計的性質についていくつかの仮定があるような場合は，新しい圧縮センシングのアルゴリズムを用いれば，比較的少ない計測から信号を同定できる。

本質的に，MRIやfMRIは圧縮センシングを用いるのに適している。第4章で述べたように，MR画像形成の基本的方法では***k*空間**（k-space）でデータを収集する。*k*空間は本質的にまばらなため（つまり*k*空間の大半はほとんど信号を含まない）圧縮可能なのである。fMRI実験の典型的な脳活動マップは，多くの賦活していないボクセルを背景として，比較的少ない真に賦活しているボクセルからなっているので，画像そのものでさえかなりまばらである。これら偶然の性質によって，データがアンダーサンプリング（例えば，全体像を再構成するのに，*k*空間の隙間が大きすぎる）である場合でも，劣決定の線形系に対するスパース解（つまり0以外の係数が少数しかない解）をみつけることで，元信号（すなわち画像）を再構成するための圧縮センシングのアルゴリズムを適用できる。重要なのは，圧縮センシングでは，信号のアンダーサンプリングのパターンはランダム（例えば，ノイズ様の一貫性のない干渉など）だという仮定に基づいていることである。もしそうならば，アルゴリズムは最低限のアーチファクトで元信号を再構成できる。しかし，もしアンダーサンプリングのパターンに一貫性がある場合（パラレルイメージングで用いられる，構造化されたパターンのアンダーサンプリングなど），結果とし

圧縮センシング
まばらな（つまり劣決定の）データのまばらさを推定することで，もとの信号を再構築するという新しい手法。

***k*空間**
MRIデータ収集のための表記法。*k*空間を使うことは，得られたMR信号を画像の形で表す際，数学的・概念的に都合がよい。

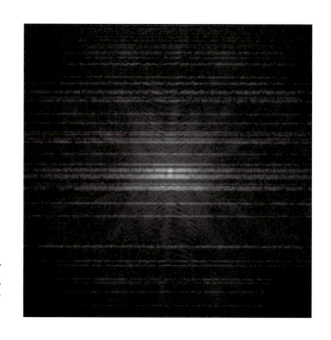

図12-8　位相エンコード方向に沿った*k*空間のランダムなアンダーサンプリングのパターン　これは，デカルト画像での圧縮センシングに用いられる。水平の線はサンプリングのパターンを示しており，実際の*k*空間データに重なっている。

て得られる画像は一貫した折り返しアーチファクトの影響を受けるため，かなりデータの質が低下する。

したがって，k空間でランダム化されたアンダーサンプリングのパターンをつくることで，原理的にはデータ量を大幅に減らし，MR画像形成の速度を上げることができる。しかし残念なことに，MRI機器の中でランダムなパターンを確保するのは通常は実用的でない。これまでの章で学んだように，k空間の軌道は傾斜磁場ハードウェアの性能による制約を受ける。非常に質の高い傾斜磁場コイルをもってしても，T_2^*減衰の制約を受けた短い読み取り時間の中で，予測不能な一連の鋭い折り返しを含むような，真にランダムな傾斜磁場波形(そして，ランダムなk空間軌道)を生成するのは困難であろう。より単純で実現可能なMRIのパターンは，デカルト画像(デカルト座標上のk空間サンプリング)の位相エンコード方向に沿ったアンダーサンプリングでのみ達成できる(図12-8)。非デカルトMR画像(例えば，らせん軌道に沿ったk空間サンプリング)には，この単純なパターンを簡単には適用できないだろう。圧縮センシングを促進するために，SNRを保つようk空間の中心に選択的重みづけを加えるなどといった，より洗練されたアンダーサンプリングのパターンを計画することも可能である。図12-9では，アンダーサンプリングにポワソンディスク変数密度パターンを用いた，様々な圧縮係数(時間短縮係数)でのMR画像を示す。この手法により，画像の質と含まれる情報とを効果的に保つことができる。

この例が示すように，圧縮センシングは画像ハードウェアの新たな発展がなくても画像形成速度を数段短縮できる可能性があるため，近い将来MRIで広く使われるようになりそうである。

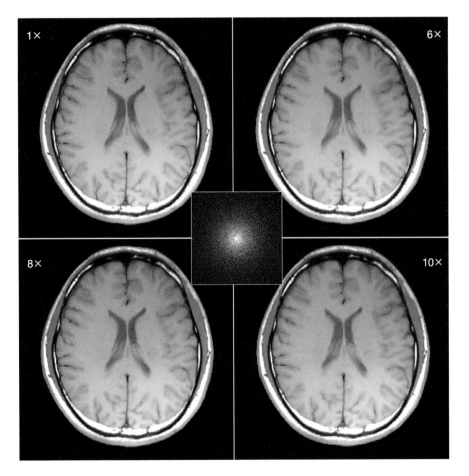

図12-9 圧縮センシングを用いた様々な時間短縮係数での画像 画像の質と情報の保存に注目してほしい。中央の画像は，非デカルト画像のためのk空間におけるポワソンディスク変数密度のアンダーサンプリングパターンを示している。〔Leslie Ying (ニューヨーク州立大学バッファロー校)のご厚意による〕

マルチバンド(MB)法

ここまでは**スライス内**のパラレルイメージングについて論じてきた。これは，1枚のスライスの励起に続いて複数の受信コイルからデータを収集し1つの画像に統合する手法であり，この受信コイルの余剰によって，より高い空間分解能や時間分解能あるいはその両方で画像を形成できる。第5章で論じたように，この時間短縮は，多少のSNR低下という犠牲は払うが，読み取り時間を短くすることによって達成される。今度は，同時に複数枚のスライスからデータを得る**スライス間**のパラレルイメージングに拡張させて考えてみよう。この方法は**マルチバンド法**〔multi-band (MB) imaging〕や，**同時マルチスライス法**〔simultaneous multi-slice (SMS) imaging〕として知られている。

MB法は同時に複数のスライス位置から画像を得るものであり，それぞれのスライス位置はスライス選択傾斜磁場によって引き起こされた別々の高周波帯域を反映する。続いて，アルゴリズムを用い，スライス選択方向に沿った既知のコイル感度マップに基づいて，これらの重複したスライスを個々の画像に分離する。画像の分離(もしくは脱折り返しアーチファクト)の過程はパラレルイメージングの過程と同様であるが，MB法はパラレルイメージングのように収集時間の長さを縮めるのではなく，同時収集によって時間短縮を達成しているので，SNRは下がらない。

MB法を正攻法で導入するためには，複数のスライスを同時に選択できる，個々に対応した励起パルスを用いればよい。例えば，余弦変調のsincパルスは，そのフーリエ変換が1組のδ関数(余弦関数のフーリエ変換)と矩形関数(sinc関数のフーリエ変換)の畳み込みであり，その結果は周波数領域における1組の矩形関数となるため，空間内の2枚のスライスを同時に選択できる。受信コイル配列がスライス軸に沿って異なった感度プロファイルをもち，各スライスの画像をはっきりと分離できるようなより先進的なRFパルスを設計すれば，さらなる時間短縮が達成できるであろう。

図12-10に2バンドでのMB法を示す。この手法では，各スライスを単に重ね合わせただけの従来の方法より事実優れている。脳周囲の大きな空きスペースを利用するために，折り返しアーチファクトの制御技術により，スライスを撮像視野の半分ずつずらして補正している。この折り返しアーチファクトの制御技術により，画像の分離の頑健性と効率がかなり改善した。真ん中の2枚のパネルには4枚の重複したスライスが示され，それらが左右のパネルの4枚の独立したスライスに分けられている。特筆すべきは，運動課題中の機能的活動も最終的に分離された画像に表示されているが，この分離された画像は重複した画像からの影響を受けていないことである。折り返しアーチファクトを制御した最先端のMB法は，信号の質に与える影響を最小限に抑えつつも，8枚以上のスライスを同時に撮像できる(したがって画像形成時間が8倍以上短くなる)。

撮像ハードウェアに特別な変更を求めなかった圧縮センシングとは違い，MB法は大きな3Dアレイコイルを用いると最も効果的である。多くの大手医療機器メーカーから販売されているこの種のコイルの利用が増えれば，MB法はパラレルイメージングが今日あたり前になったように，近い将来ありふれたものになるかもしれない。

先進的なfMRIコントラスト法

撮像ハードウェアの発展によって空間分解能と時間分解能のさらなる改善が見込まれるが，これらの新技術でもfMRIのいくつかの基本的な限界を超えられない。近年のほとんどすべてのfMRIの研究は，デオキシヘモグロビンという神経活動の間接的なマーカを測定したBOLDコントラストに基づいている。したがって，BOLD fMRI測定の

マルチバンド(MB)法〔同時マルチスライス(SMS)法〕
撮像時間短縮技術の一種。同時に複数のスライスを撮像し，後処理でそれぞれのスライスに分けることができる。これにはRFアレイの個々のコイルにおける感度の違いを用いる。

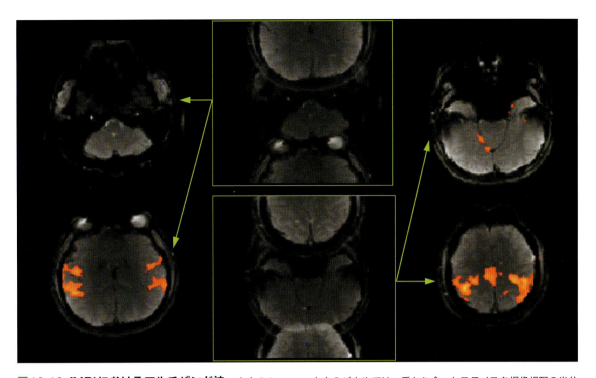

図12-10 fMRIにおけるマルチバンド法 中央の2つのパネルには4枚のスライスが重なって示されているが，これらは左右のパネルに4枚の独立したスライスとして分けられている。特に，運動課題中の機能的活動もそれぞれの分けられたスライスに示されているが，重複するスライスからの影響は認められず，4枚のスライスは完全に区別されている。中央のパネルでは，重なり合ったスライスを撮像視野の半分ずつずらして示すことで折り返しアーチファクトを制御し，画像分離の安定性と有効性を向上させている。〔Nan-Kuei Chen（デューク大学，脳イメージング・解析センター）のご厚意による〕

時間的・空間的特異性は，血管系の構成による制限を受ける（第6章参照）。この問題を克服するために，神経活動のより直接的なマーカーとなるものを測定する革新的な画像技術が発展してきた。例えば，細胞のpHやイオン流動のような代謝特性と関連したMR信号の変化を同定する方法や，遺伝子発現に基づいて画像を形成する方法などがある。さらに，神経活動そのものに感受性のある画像を撮像するという技術も期待されている。ここで論じる新しいコントラストは，脳機能研究に適用できる可能性のある方法のほんの一部である。将来これらや他の新しい手法が従来のBOLD fMRIを補い，最終的にはとって代わるかもしれない。

超常磁性酸化鉄（SPIO）ナノ粒子に対する感度の高い画像

最近のほぼすべてのfMRIコントラストは内因性の測定物（つまりデオキシヘモグロビン）由来なので，非侵襲的に画像を形成できる。構造的MRIでは，診断を向上させるために様々な外因性造影剤が臨床応用されているが，それらは人体への毒性をもつ可能性があり，また脳活動を検出するのに内因性のBOLDコントラストでも十分な信号が得られることから，fMRIで外因性造影剤が使われることはあまりない。しかし，外因性造影剤が望ましいケースもある。例えば，造影剤による信号増強によって極限の感度が得られ，単一の細胞やニューロンの超高分解能画像が撮像できるようになるかもしれない。そのうえ，特定の神経や神経化学過程に感受性のある特殊な造影剤が作成されたら，それらはヒト以外の霊長類への研究に価値があるかもしれない。また，十分に制御できるのであれば，ヒトの研究にも価値があるかもしれない。

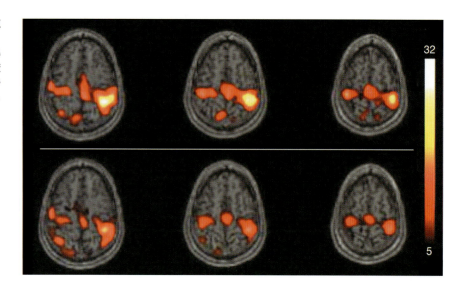

図12-11 超常磁性酸化鉄(SPIO)ナノ粒子で強調した in vivo fMRI画像 上段には，SPIOナノ粒子としてフェルモキシトールを用いた画像を示す。下段の従来のBOLD賦活と比較して，運動課題中の脳血流量コントラストがかなり強調されている。カラーバーはt値を表す。(Qiu et al., 2012より)

超常磁性酸化鉄(SPIO)ナノ粒子
超常磁性の新型の造影剤。人体に注入すると画像コントラストをかなり強めることができる。

脳血液量(CBV)コントラスト
脳活動に引き続いて生じる脳血液量の変化を捉えるfMRIコントラストの一種。

MR信号が**超常磁性酸化鉄(SPIO)ナノ粒子**〔superparamagnetic iron oxide nanoparticle〕によってかなり増強されることはよく知られている。実際，SPIOナノ粒子は1つの細胞と同じくらい小さいものを標識するのに利用できる。しかし，この造影剤をヒトの研究に採用するうえで最大の障害の1つはその毒性にあり，細胞膜からの漏出，ミトコンドリア機能の障害，組織炎症などを起こしうる。そのため，SPIOは今日までヒトの生体実験ではあまり採用されていない。

2012年にQiuらは，超・超常磁性酸化鉄(USPIO)であるフェルモキシトールを用いてヒト生体の機能的脳活動を観察した結果を報告している。USPIOは**脳血液量コントラスト**〔cerebral blood volume (CBV) contrast〕を増強する。脳活動の最中には細動脈のような小さな血管の体積が大きく変化し，これは実際の神経活動領域とかなり近いところで起こるので，これらの血管に対する感度を増強すると脳活動の空間局在が向上すると思われる。図12-11に示すように，従来のBOLDコントラストと比較して，USPIOを用いたCBVコントラストはかなり増強されている。また，神経活動部位がわずかに異なっているが，これはUSPIOを用いたCBVコントラストが根底にある神経活動とより空間的に結びついているからかもしれない。フェルモキシトールやそれに類似する造影剤を使用すると，個々の細胞を撮像できるほどの超高空間分解能が実現できるまでに感度を引き上げられる可能性があり，脳の機能局在がさらに詳しく解明されるようになるかもしれない。

イオン依存性コントラスト

神経系の情報の流れは神経膜電位の絶えまない変化によっており，それはNa^+，K^+，Ca^{2+}のようなイオンがイオンチャネルを通じて流出入することにより制御されている（第6章参照）。特にCa^{2+}は，広範にわたる細胞シグナル伝達のメッセンジャーとして重要な役割を果たしているので，イオンに特異的なコントラスト機構の理想的な候補である。しかし，これらの生物学的に関連のあるイオンは，生体内では濃度が非常に低い（μMの単位である）。これらのイオンを追跡するには，そのイオンにより抑制あるいは活性化される性質をもった造影剤が必要である。

カルシウム感受性造影剤
カルシウムイオンに結合することで信号増強効果を得る新型の造影剤。

この研究の例として，2006年にAtanasijevicらが行った，MRIのカルシウム検出感度を上げる**カルシウム感受性造影剤**〔calcium-sensitive contrast agent〕の開発に向けた研究がある。そこでは，SPIOナノ粒子を用いると，凝集時に周囲のプロトンのT_2緩

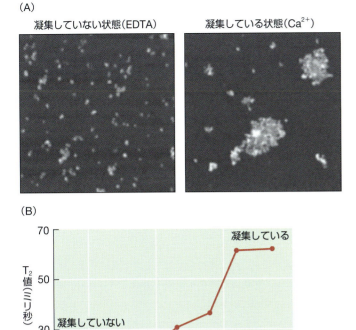

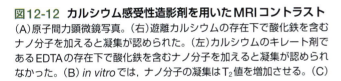

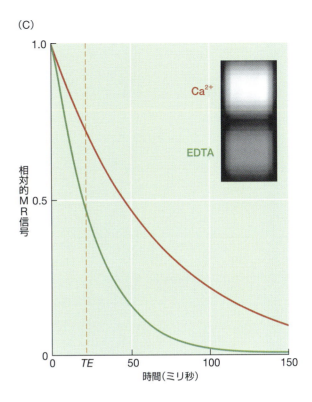

図12-12 カルシウム感受性造影剤を用いたMRIコントラスト
(A)原子間力顕微鏡写真。（右）遊離カルシウムの存在下で酸化鉄を含むナノ分子を加えると凝集が認められた。（左）カルシウムのキレート剤であるEDTAの存在下で酸化鉄を含むナノ分子を加えると凝集が認められなかった。(B) in vitroでは，ナノ分子の凝集はT_2値を増加させる。(C) MR信号は時間とともに指数関数的に減衰するが，十分な遊離カルシウムを含む組織からの信号（赤線）は遊離カルシウムを含まない組織からの信号（緑線）よりもゆっくり減衰するので，MR画像は明るくなる。この原理に基づくと，MRIを用いて神経活動を反映するカルシウム濃度の計測が行える。(Atanasijevic et al., 2006より)

和速度を大いに高めると報告されている。実際，生体外での測定では，たった1 nMの濃度のSPIOでMR信号を20%下げることができる。これは本当に驚くべき感度である。この発見を裏づけるために，Atanasijevicらは，カルシウム結合タンパク質のカルモジュリンと，M13として知られている標的ペプチドの間の，よく研究されている相互作用を用いて検証した。これらタンパク質間の結合は可逆性でCa^{2+}濃度に依存しているため，これを用いるとリアルタイムでCa^{2+}濃度を計測できることがわかっている。そこで，カルモジュリンとM13を別々にSPIOナノ粒子に結合させると，Ca^{2+}が存在する場合は，2つのタンパク質，さらにSPIOナノ粒子が凝集しT_2コントラストを大きく変えると考えた。実際，塩化カルシウム溶液内でのCa^{2+}によって，有意なナノ粒子の凝集が認められたが，遊離Ca^{2+}が存在しない条件では凝集効果は認められなかった（**図12-12A**）。このナノ粒子の凝集は，T_2値を増加させ（図12-12B），周囲のプロトンの信号を強めた（図12-12C）。こうしたコントラスト変化は，1 nM程度のナノ粒子と1 μM以下のカルモジュリンで検出できた。

この結果をヒト脳活動の研究に拡張するには，さらに多くの報告が必要である。このような特異的な造影剤がfMRIコントラストを生み出すには，血液脳関門を通過しなければならず，またもちろん毒性があってはならない。これらの制約にもかかわらず，イオンの流れを直接画像化することは神経活動の研究にとって大きな利点があるので，カルシウム感受性造影剤の開発は，神経科学研究者の注目を集めている。

pH依存性コントラスト

細胞の恒常性維持には，酸塩基濃度，つまりpH値の制御が必要である。この重要な制御機構としては，イオンの膜透過性の輸送や交換があり，それには，Na^+/H^+交換，Na^+駆動性のCl^-/HCO_3^-交換，Na^+-HCO_3^-の共輸送，受動的なCl^-/HCO_3^-交換などが含まれる。細胞内液と細胞外液におけるpHの制御は，ニューロンが効果的に機能するために特に重要である。ニューロンの電気活動は細胞内外のpH変化を引き起こす。これらの変化は数マイクロ秒内に起こり，数分程度持続し，その大きさはpHで表すと1/10程度となりうる。脳の代謝はまた広い範囲で細胞内外の明らかなpH変化を誘導しうる。

ニューロンのpH変化は普遍的で重要なので，組織のpHの空間分布をマッピングする方法があれば，基礎および臨床神経科学の発展に大いにかかわってくるだろう。ヒトの神経科学における**pH依存性画像法**(pH-dependent imaging)の発展のためには，内因性のコントラスト機構が必要である。内因性の信号源として可能性があるもののほとんどは，生体内でのpHマッピングに十分な感度も特異度ももっていない。その中でも期待されているものとして，水の水素原子と細胞内タンパク質やペプチド内のアミドプロトンとの交換についての研究がある。アミドプロトンのMR信号強度は，この水素交換の比率によって決まり，pHに対する感度が高い。ラット脳での局所的な虚血(つまり血流低下)のときのpH依存性画像の例を**図12-13**に示す。従来のT_2強調画像では，虚血領域とその他の正常な脳領域との信号の違いは明らかでない。一方，アミドプロトン移動コントラストを利用したpHマップは局所的な虚血領域をはっきりと描出しており，これは組織染色のパターンとよく一致していた。この撮像法をさらに発展させれば，ヒト脳の神経電気活動に関連したpH変化の検出に使えるかもしれない。

神経電磁コントラスト

fMRIの究極の目標は，広範囲のBOLD血流動態応答や局所のイオン流出入のような脳機能の間接的な測定ではなく，**神経電磁コントラスト**(neuroelectromagnetic con-

pH依存性画像法
pHの変化に感受性のある撮像法。最近ではアミドプロトンの磁化移動が利用されている。

神経電磁コントラスト
微細な電磁場の変化を神経発火の結果として検知することを目的とした新世代のコントラスト法。

(A) T_2強調画像 (B) pH依存性画像 (C)

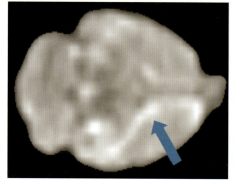
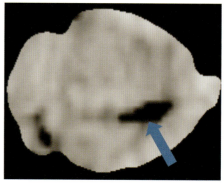
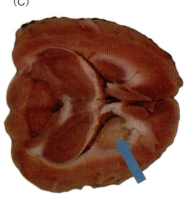

5　　　　8

図12-13 pH依存性画像法を用いた局所神経虚血領域の同定
(A)従来のT_2強調画像では，ラット脳の虚血領域を同定するのは困難であった。(B) pH依存性画像では虚血組織は暗いボクセルとしてはっきりと描出された。(C)比較のため，虚血同定薬の塩化トリフェニルテトラゾリウムクロリド(TTC)を用いて組織染色を行うと，傷害部位が対側の正常組織よりも明るくはっきりと示された。〔Jinyuan ZhouとPeter van Zijl (ジョンズ・ホプキンズ大学医学部)のご厚意による〕

trast)に基づいて神経発火を直接測定することである。この探索は、弱い電流を筋肉に流してその電流をMRIを用いて測定するというJoyらの研究から始まった。最近では、特注のファントム(例えば、電流を通すワイヤを埋め込んだゲルや液体の媒体)を用いた研究で、生体内の神経電気活動を画像化できるという直接的な証拠、すなわち神経電気活動と同じくらい微弱な電流が局所磁場への効果によって、周辺のスピンの共鳴周波数を変化させることが示されている。Bodurkaらによる初期の研究では、MR信号の位相に感受性のある画像を用いることで、微弱な電流源の周辺で小さな位相の消失を検出し、結果として40ミリ秒という短い時間の、2×10^{-10} T (0.2 nT)というごく小さな磁場変化を可視化した。比較のために、脳磁図で頭皮上(電流源から2〜4 cm離れている)計測した磁場は、10^{-12} T (自発)〜10^{-13} T (誘発)の単位である。脳磁図の結果から脳内の電流源を推定してみると、局所の磁場変化のピークは10^{-11} Tの単位で、変化の持続時間は100ミリ秒未満であることが示唆される。したがって、このファントムでの研究が意味することは、時間的な信号加算平均を十分量得られれば、少なくとも原理的には直接ニューロンを撮像できるということである。

　しかし、原理から実践に至るには長い道のりがある。Petridouらは、少なくとも in vitroでは、ニューロンの磁場変化を検出できることを示した。この研究ではまず、ラット新生児の体性感覚野と基底核のスライスから作製した組織培養を準備した。この器官型培養は、皮質の層構造や錐体ニューロンの方向の平行性といった、正常な脳組織の基本的特徴を保っており、適切な栄養のもとで自発的なニューロンの活性化を生み出すことができる。この組織培養に対して、通常の条件とテトロドトキシン(活動電位を遮断するナトリウムチャネル阻害薬)を加えた条件でMRIを撮像したところ、MR位相スペクトルはテトロドトキシンを加えた後に劇的に変化し、この神経活動による磁場変化を少なくとも全体としてはMR位相画像で検出できた(図12-14)。

　おそらくMR位相画像を生体に適用するための最大の障壁は、ニューロンの活性化が時間的に振動しており、かつ空間的に不均一である(典型的なMRIボクセルの中でさえ)という事実である。そのため、このような活性化は検出可能な位相変化を生み出せない

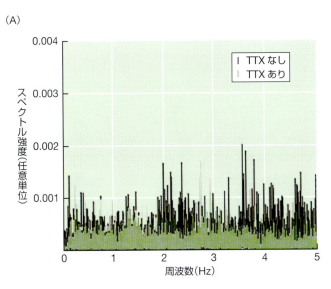 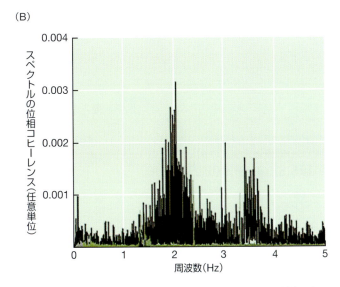

図12-14 MR信号の位相コヒーレンスに特異的な神経活動関連変化 in vitroのラット脳のスライスを、活動電位を阻害する神経毒のテトロドトキシン(TTX)で処理しても、(A) MR信号強度の時間変化は測定可能な周波数帯域にあり、比較的正常なスペクトルパワーを示した。しかし、(B) MR信号の位相コヒーレンスはTTXによって消失した。この結果は、原理的には、MR信号に含まれる位相情報から神経電気活動の変化を検出できることを示している。(Petridou et al., 2006より)

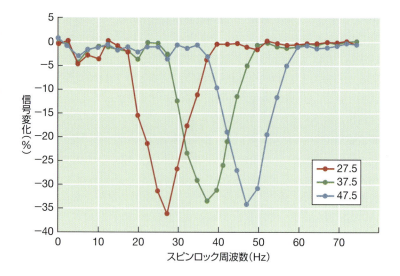

図12-15 弱い振動磁場に対するMRIパルスシーケンスの感度を高めるスピンロック スピンロック周波数が，mA程度の交流電流からつくられた27.5 Hz, 37.5 Hz, 47.5 Hzの振動磁場に合致したときの，特徴的な共鳴ピークを示す。本図からスピンロックの感度の高さがわかる。〔Trong-Kha Truong（デューク大学，脳イメージング・解析センター）のご厚意による〕

演習問題や参照サイトなどのリソースについては次のURLを参照（英文のみ）
sites.sinauer.com/fmri3e

かもしれない。そこで，強度によらずニューロン活性化の振動に感度の高い新しい手法が望まれる。スピンロックと呼ばれる技術は，振動電流（例えば，ニューロンの発火による）の結果起こる振動磁場に特異的に感受性をもたせることができ，特定の周波数や周波数帯域に感受性がある。**図12-15**は，水ファントム内の振動電流（および結果として生じる振動磁場）とともに導電ループの近くで検出されるMR信号である。ここでは，3種の異なる周波数（27.5 Hz, 37.5 Hz, 47.5 Hz）が示されている。スピンロックパルスの周波数が振動電流の周波数と合致したときに，MR信号の有意な変化が検出され，標的周波数に特徴的な共鳴ピークを生む。この技術を用いて，5分以内の撮像時間で0.02 nTの振動磁場に感受性をもつようにシステムが調整された。これは皮質の層構造において，ニューロンの電流によって生み出されると推定される磁場と同じレベル〔0.01～0.02 nT（前述）〕である。このニューロン組織内の磁場は，頭皮上での脳磁図で計測される磁場（数十から数百fT）よりも数段強い。この発見は，頭蓋内での電気記録が頭皮上での電気記録よりも数段大きいという観察結果に一致する。ヒトでの一貫した結果はまだ得られていないが，真の神経活動を直接検出するMRI技術は確かに姿を現しつつある。

まとめ

ほとんどすべてのfMRI研究は同じ制約を抱えている。fMRIでは，数mmの空間分解能と数秒の時間分解能でデータを集めている。その結果得られた画像はBOLDコントラストに感受性はあるが，単に神経活動を間接的に測定したものである。このような限界はあっても，fMRIを用いることで莫大な数の研究課題に答えることができる。そして，時空間分解能がさらに進歩すればfMRIの適用可能性は広がるだろう。これまでの発展の多くはハードウェアの改善，特に静磁場と傾斜磁場の強度の増強や，より洗練された受信コイル配置によって達成されてきた。しかし，さらなる改善のためには，神経画像研究者の大半が利用できる3Tにおいて，よりよい画像形成戦略やパルスシーケンスのデザインを考える必要がある。空間分解能と空間精度は，統合型RF・シミングアレイのような革新的な撮像ハードウェア，マルチショット3D画像のような新しいパルスシーケンス，そして新しい再構成ソフトウェアによって向上するだろう。時間分解

能はマルチバンド法のような新しい画像形成技術，圧縮センシングのような効果的な再構成法，ニューロンの相互作用を数十ミリ秒の単位で測定する創造的な実験デザインによって向上するだろう．最後に，BOLD信号ではなく，ニューロンの化学活動や電気活動を検出する先進的なコントラスト法が開発されれば，神経活動をMRIで直接撮像できるようになるかもしれない．現在では，米国におけるBRAINや欧州におけるHuman Brain Projectのような，先進的な脳マッピングに焦点をあてた多くの戦略構想があり，神経画像研究は今まさに過渡期を迎えている．

(訳：宮田 淳，森 康生)

重要文献

Breuer, F.A., Blaimer, M., Heidemann, R.M., Mueller, M.F., Griswold, M.A., and Jakob, P.M.(2005). Controlled aliasing in parallel imaging results in higher acceleration (CAIPIRINHA) for multi-slice imaging. *Magn. Reson. Med.*, 53: 684–691.
 ↑マルチバンド法の頑健性を向上させるために折り返しアーチファクトを制御する技術について研究した最初の論文．MRIの時間分解能を改善する大きな可能性を示した．

Duyn, J. (2013). MR susceptibility imaging. *J. Magn. Reson.*, 229: 198–207.
 ↑脳解剖の研究に焦点をあて，磁化率コントラストをヒトのMRIに使用するうえでの近年の発展について詳細かつ体系的にまとめたレビュー．

Lustig, M., Donoho, D., and Pauly, J.M. (2007). Sparse MRI: The application of compressed sensing for rapid MR imaging. *Magn. Reson. Med.*, 58: 1182–1195.
 ↑MRI撮像時間を短縮するための圧縮センシング技術を最初に導入した論文．

Truong, T.K., Guidon, A., and Song, A.W. (2014). Cortical depth dependence of the diffusion anisotropy in the human cortical gray matter in vivo. *PLoS ONE*, 9 (3): e91424.
 ↑生体内における皮質のコラム構造と一致した灰白質の異方性について示した最近の論文．

Witzel, T., Lin, F.H., Rosen, B.R., and Wald, L.L.(2008). Stimulus-induced rotary saturation (SRIS): A potential method for the detection of neuronal currents with MRI. *NeuroImage*, 42: 1357–1365.
 ↑生体内での神経電気活動を検知するのに十分な感度をもった革新的な撮像法を示した論文．

参考文献

Atanasijevic, T., Shusteff, M., Fam, P., and Jasanoff, A. (2006). Calcium-sensitive MRI contrast agents based on superparamagnetic iron oxide nanoparticles and calmodulin. *Proc. Natl. Acad. Sci. U.S.A.*, 103: 14707–14712.

Blagoev, K.B., Mihaila, B., Travis, B.J., Alexandrov, L.B., Bishop, A.R., Ranken, D., Posse, S., Gasparavic, C., Mayer, A., Aine, C.J., Ulbert, I., Morita, M., Muller, W., Connor, J., and Halgren, E. (2007). Modelling the magnetic signature of neuronal tissue. *NeuroImage*, 37: 137–148.

Bodurka, J., and Bandettini, P.A. (2002). Toward direct mapping of neuronal activity: MRI detection of ultraweak, transient magnetic field changes. *Magn. Reson. Med.*, 47: 1052–1058.

Chen, N.K., Guidon, A., Chang, H.C., and Song, A.W. (2013). A robust multi-shot scan strategy for high-resolution diffusion-weighted MRI enabled by multiplexed sensitivity-encoding (MUSE). *NeuroImage* 72: 41–47.

Halpern-Manners, N.W., Bajaj, V.S., Teisseyre, T.Z., and Pines, A. (2010). Magnetic resonance imaging of oscillating electrical currents. *Proc. Natl. Acad. Sci. U.S.A.*, 107: 8519–8524.

Han, H., Song, A.W., and Truong, T.K. (2013). Integrated parallel reception, excitation, and shimming (iPRES). *Magn. Reson. Med.*, 70: 241–247.

Hubel, D.H., Wiesel, T.N., and Stryker, M.P. (1977). Orientation columns in macaque monkey visual cortex demonstrated by the 2-deoxyglucose autoradiographic technique. *Nature*, 269: 328–330.

Joy, M., Scott, G., and Henkelman, M. (1989). In vivo detection of applied electric currents by magnetic resonance imaging. *J. Magn. Reson. Imag.*, 7: 89–94.

Li, W., Wu, B., Batrachenko, A., Bancroft-Wu, V., Morey, R.A., Shashi, V., Langkammer, C., De Bellis, M.D., Ropele, S., Song, A.W., and Liu, C. (2014). Differential developmental trajectories of magnetic susceptibility in human brain gray and white matter over the lifespan. *Hum. Brain Mapp.*, 35: 2698–2713.

Liang, D., Liu, B., Wang, J., and Ying, L. (2009). Accelerating SENSE using compressed sensing. *Magn. Reson. Med.*, 62: 1574–1584.

Luo, Q., Jiang, X., Chen, B., Zhu, Y., and Gao, J.H. (2011). Modeling neuronal current MRI signal with human neuron. *Magn. Reson. Med.*, 65: 1680–1689.

McNab, J.A., Polimeni, J.R., Wang, R., Augustinack, J.C., Fujimoto, K., Stevens, A., Triantafyllou, C., Janssens, T., Farivar, R., Folkerth, R.D., Vanduffel, W., and Wald, L.L. (2013). Surface based analysis of diffusion orientation for identifying arthitectonic domains in the in vivo human cortex. *NeuroImage*, 69: 87–100.

Mountcastle, V.B. (1957). Modality and topographic properties of single neurons of cat's somatic sensory cortex. *J. Neurophysiol.*, 20: 408–434.

Petridou, N., Pleaz, D., Silva, A.C., Lowe, M., Bodurka, J., and Bandettini, P.A. (2006). Direct magnetic resonance detection of neuronal electrical activity. *Proc. Natl. Acad. Sci. U.S.A.*, 103: 16015–16020.

Polimeni, J.R., Fischl, B., Greve, D.N., and Wald, L.L. (2010). Laminar analysis of 7T BOLD using an imposed spatial activation pattern in human V1. *NeuroImage*, 52: 1334–1346.

Qiu, D., Zaharchuk, G., Christen, T., Ni, W.W., and Moseley, M.E. (2012). Contrast-enhanced functional blood volume imaging (CE-fBVI): Enhanced sensitivity for brain activation in humans using the ultrasmall superparamagnetic iron oxide agent ferumoxytol. *NeuroImage*, 62: 1726–1731.

Setsompop K,, Gagoski, B.A., Polimeni, J.R., Witzel, T., Wedeen, V.J., and Wald, L.L. (2012). Blipped-controlled aliasing in parallel imaging for simultaneous multi-slice echo planar imaging with reduced g-factor penalty. *Magn. Reson. Med.*, 67: 1210–1224.

第 13 章

fMRIとその他の技術の組み合わせ

本章では，fMRIとその他の脳機能研究手法の関連についてより広範に考察する。それぞれの手法に対して，複雑な技術的要素を記述するのではなく，(より神経科学者が興味をもつであろう) それらの手法を脳機能研究へ適用する方法を説明する。使用可能などのような技術であっても (たとえそれがfMRIと同程度に多面的で強力な手法であっても)，その技術だけでは脳内の知覚・運動・認知処理を完全に解明することはできない。すべての技術には，それによって解明できる範囲を制限する欠点がある。実際，本書の主題の1つは，現在使用されているfMRI (技術) の限界や課題を明らかにすることであった。個々の技術の欠点を克服するために，脳機能研究を計画する際には，**収束的検討** (converging operation) を採用すべきである。すなわち，1つの研究課題に答えるために，複数の技術を用いて確証的・相補的な証拠を集めるべきである。本章では，まず認知神経科学分野について，特に脳機能マッピングに注目して考察する。そのうえでfMRIと連携して用いられてきた主な技術について述べる。大まかに考えて，これらの技術は次の2つのどちらかに分類できる。1つは脳機能の様相を変化させる操作技術であり，もう1つは脳機能を発現と同時に計測する測定技術である。本章を通して強調されることだが，どれだけ技術的進歩があったとしても，科学的進歩の程度は結局のところ研究課題をどれだけ精密に作成するかによって決まる。

収束的検討
研究仮説や科学的理論の証明に必要な相補的エビデンスを得るために，2つ以上の手法を用いて実験すること。

認知神経科学

認知神経科学は，脳の計算処理からどれほど複雑な行動が生起されるかを理解しようとする学問分野である。具体的には，(認知科学と同様に) 入力された感覚と表出された行動の間を媒介する心的過程を研究したり，(神経科学と同様に) 脳の生理的過程や進化的文脈から行動へとつながる機構を説明することを目標としている。認知神経科学者は，これら起源となった学問分野に基づき，認知科学で研究されてきた特定の心的過程を担う脳領域を特定するために，fMRIやその他の神経画像を利用する。特定の心的過程を担う脳領域が確認されれば，(分子生物学的手法，神経生理学的手法，計算論的手法などを用いて) その基盤となる神経回路をより詳細に調べることが可能である。ただ，その脳マッピングが実のところそうたやすい話ではないのである。

上記の研究手法はあえて過度に単純化して示してあるが，ほとんどの認知神経科学研

構成概念
それ自身は直接観察できないが，観察された行動を説明する抽象的な概念。例えば，「注意」は心理学での構成概念である。

究で採用される論理をおおよそ捉えている。では，この単純な手法に何か不合理なことがあるだろうか？ 第1の問題は，研究の対象となる仮定された心的過程，つまり**構成概念**(construct)が，生物学的に成り立つかどうか疑わしいということである。認知科学者の多くは，抽象的な心理学的構成概念を立証する手段として，機能神経画像に注目している。実験操作によって仮定された構成概念を変化させ，脳活動を変化させたことが確認できれば，その構成概念は存在するといえる。しかし，心理学的な構成概念が生物学的な実態として存在するという直接の証拠はほとんどない。事実，認知過程について，実際の脳領域や測定可能な脳活動パターンとは一部分も対応していないモデルでも，十分な説明力をもつということはありうる。

科学の歴史の中で，一時は主流になっていながらも，疑問を呈されて忘れ去られた心理学的構成概念が数多くある。第1章を振り返ってみよう。Gallの時代にfMRIがあったとして，承認願望(個人の虚栄心に関する骨相学的概念)に関連した神経活動をfMRIで検出するような実験を行っても意味はあっただろうか？ また，1920年のウィーン(Freudの時代)にfMRIがあったとして，イドの神経学的位置を探すためにfMRIを適用しても意味はあっただろうか？ 今度は，現代のあなたの研究室でfMRIが使用可能であるとして，カテゴリ形成，ワーキングメモリ，利他主義，感情的知能の神経基盤を探求するためのfMRI研究に意味があるだろうか？ ある構成概念に名前をつけただけで，それがfMRI研究における確かな研究対象になるわけではないという認識は重要である。特定の構成概念に関する実験をしようとしても，脳活動は様々な理由で生じうる。ここで挙げたような構成概念は，むしろスキャナ外での妥当性に基づいてfMRI研究の対象にしなければならない。すなわち，まずは次の疑問に答える必要がある。その構成概念はよく定義されており，他の類似の構成概念とは区別されているか？ その構成概念は認知過程や知覚過程などの様々な処理過程に関するよりよい理論となるか？ そして，その構成概念は観察される行動をどの程度よく予測できるか？

第2の問題は，単一の心理学的構成概念が単一の生物学的実体によって規定されると仮定してしまうことで生じる。fMRIで得られた賦活領域もしくは電気生理学的手法で検出された新しい信号の一部だけに注目して，感情的知能のような抽象的かつ多面的な心理学的構成概念が特定の皮質領域によって制御される独立した脳処理であるという結論が下されるかもしれない。しかし，これはありそうにないことである。複雑な構成概念は，おそらく多くの基礎的処理が協調して生じるのであり，単一かつ独立の解剖学的部位にマッピングすることは非現実的である。

同型
同一の形式をもつこと。心理学的構成概念と同型の生理学的指標は，想定された構成概念の変化に従って経時的に一貫して変化する。

第3の問題は，脳活動は仮定された構成概念でのふるまいと**同型**(isomorphic)である必要はないということである。注意の増大とともにBOLD信号の増大が認められる必要はあるだろうか？ むしろ，熟達によって意思決定のために必要な労力や情報が少なくなるように，注意がある脳領域のBOLD信号を減少させることもあるのではないだろうか？ 記憶を20秒間保持するためにニューロンが20秒間発火し続ける必要はあるだろうか？ 多くのfMRI統計解析では，刺激と脳機能指標が同型であると仮定されているが，この仮定は多くの状況下で誤りであるかもしれない。

機能局在論
脳が特定の心的過程に対応する個別の領域をもっているという考え方。

機能的結合性
時間軸上で共通して起こる活動の変化から推定される脳領域間の機能的な結合のパターン。領域間の直接的なつながり，あるいは(他領域を介した)間接的なつながりを反映している可能性がある。

第4の問題は，認知神経科学におけるほとんどの生理学的手法は，本質的に**機能局在論**(localization of function)の証拠をもたらすものだということである。本章で論じられる技術のすべては，空間的に区別された機能についてのデータを提供するものであり，脳内に一様に分布している認知機能については，本書で紹介する生理学的手法ではほとんど観察できない。近年，fMRIで**機能的結合性**(functional connectivity)を調べる手法が出現し，またヒト以外の動物において多電極記録を用いた電気生理学的手法が発展したことで，脳機能のより広範なネットワークについての情報が集まりつつある。

それでもなお，ほとんどの認知神経科学の研究において，心理学的構成概念が空間的に離れた少数の領域群に局在していると結論されていることは驚くにあたらない。

　第5の問題は，別々の個人間において，ある程度同じ脳領域に同じ脳機能を位置づけできると仮定されがちなことにある。多くのfMRI研究では，個々人の脳を共通する標準的脳空間やアトラスに標準化するために多大な労力が払われている（第8章参照）。標準化することで，画像データから導かれる推測内容の統計的な信頼性を高めることができ，また，1人（もしくは少数人）のデータのみから導かれた結論に懐疑的な科学者を納得させられる。これは，脳波や脳損傷研究のデータを共通の座標系に標準化する際にも適用できる。標準化は多くの研究できわめて有効であるが，個人間で異なる脳領域の位置を同定するには不適切である。例えば，言語の優位半球は，利き手や若年期の脳損傷によって変わってくる。右利きと左利きの両方の被験者からデータを得た場合，それぞれの被験者は左右のどちらかに片側優位性を示したにもかかわらず，その集団統計解析の結果は両側の賦活を示す可能性がある。したがって，言語機能に関して研究する場合は，右利きの被験者のみを選ぶなどして懸念される脳構築の違いを最小化するよう心掛けるべきである。

認知神経科学研究のための戦略

　上記の理想的な戦略とは異なり，実際の認知神経科学研究は煩雑で漸進的なものである。研究仮説は，短期記憶と長期記憶の区別のような心理学由来の概念に端を発するかもしれない。もしくは，両側側頭葉内側部の損傷が新規の記憶生成を恒久的に阻害するというような神経学的観察から研究のアイデアが生まれるかもしれない。認知神経科学研究では，このようにして立てられた最初の仮説に従って，検証，仮説の洗練，再検証というサイクルを繰り返していく。

　生理学的なデータは，fMRIによるものも含めて，この反復的な研究プロセスにおいて複雑な行動を複数の機能要素に分けるために重要である。これを行うための1つの戦略は，異なる解剖学的領域あるいは異なるタイミングで生じた脳活動は，異なる認知過程を反映していると仮定することである。この仮定に従うと，完璧な実験を行い，特定の心理学的構成概念を取り出し，いくつかの異なる脳活動領域を確実に検出した場合，その構成概念はいくつかの機能的要素をもつと結論できる。さらに，追加の実験を行い，心理学的な実験操作によってこれらの要素を分離することもできるだろう。一方で，この逆の方向に研究する戦略もある。具体的には，単一の脳領域に注目して，多岐にわたる実験操作のうち，どの操作が脳活動を変化させたか検査する。その領域はどのような刺激に感受性があるか？　その領域の活動は学習によって変化するか？　脳活動が生じるためには刺激に注意が向いている必要があるのか，それとも脳活動は自動的に生じるのか？　同じ刺激で被験者を十分に訓練すると脳活動はどのように変化するか？

　認知神経科学研究では，脳機能についての仮説の検証と考察を繰り返すことで，心理学的構成概念を特定の脳領域と結びついた1つの理論として成立させることが可能である。逆に，心理学的構成概念を用いて研究上重要な領域を明らかにすることによって，認知神経科学の進むべき方向を指し示すことも可能である。以下の項では，認知神経科学研究における様々な仮説検証の手法を紹介する。そのそれぞれの項で，各手法とその応用，そしてそれをfMRI研究に組み込むことについて説明する。完全に異なるように思える手法を使った収束的な研究が，脳機能を理解するための研究手法として最適であることが伝わるのを願っている。

脳機能の操作

　測定技術には，実験操作によって生じる変化を直接計測するものがある。例えば，誘導された磁場がワイヤにかかる電圧に与える影響を調べたい場合，ワイヤの電極に電圧計を接続してデータを収集することができる。また，電極を脳表面に直接置き，神経活動による電圧変化を計測することも可能である。一方で，間接的な測定技術もあり，関心のある過程と何らかの相関はあるが，必ずしもそれによって引き起こされるわけではないデータを収集する。fMRIも含めほとんどの脳画像は，神経活動の間接的な測定指標をもたらすものである。測定された認知過程と関心のある過程の間の相関が強く，その信頼性が高いのであれば，間接的手法は大きな価値がある。しかし，その相関が弱い（もしくは未知の過程によって分離されうる）のであれば，間接的手法の価値はほとんどない。

　心理学的構成概念についての研究において，脳活動を測定する手法はどれも間接的である（図9-2，図9-3参照）。特定の電気生理学的手法で直接的に神経活動の測定を行った場合でさえ，それが必ずしも関心のある心理学的構成概念を反映しているとはいえない。そのため，神経画像や電気生理学的手法によって明らかにできるのは，相関であり，因果関係ではないという批判が多くある。つまり，これらの手法はある脳領域とある心理学的構成概念との間の関連を明示できるものの，その脳領域が該当する心理学的構成概念にとって必要だとは立証できない。例として，行動の際の抽象的ルールの学習により特定の脳領域（背外側前頭前皮質）が賦活することをfMRIで検出できたとする。では，この皮質領域を切除する（もしくはこの領域の賦活を抑制する）と，抽象的ルールの学習は阻害されるであろうか？　必要性についての問いに答えるためには，脳活動を何らかの方法で操作し，その操作が行動に与える影響を調べなければならない。

皮質直接刺激

　ある認知的構成概念に特定の皮質領域が必要であることを示すためのきわめて重要な技術として，皮質刺激という手法がある。この手法は，神経活動を惹起するために電気刺激を与えるというもので，今日では，侵襲的，非侵襲的いずれもの刺激法が使用されている。**皮質直接刺激**（direct cortical stimulation）では，脳表面に設置された電極や脳深部組織に直接埋め込まれた電極を用いて電流が流れる。比較的大きな電極を用いれば広範囲の領域を刺激でき，微小な電極を用いれば数個のニューロンを刺激できる。ボランティアを対象とする研究において，頭蓋表面に電流〔**経頭蓋直流電流刺激法**（transcranial direct current stimulation：tDCS）〕もしくは局所磁場〔**経頭蓋磁気刺激法**（transcranial magnetic stimulation：TMS）〕を与えることで脳内の電気活動を誘発できることが示されている。

　皮質直接刺激の最初の研究は神経科学の過渡期である1870年代に報告された。それ以前は，**等能論**（equipotentiality）が脳構成に関する概念の主流であった。等能論とは，認知機能が皮質内に同等に分布しているという概念であり，主にフランスの生理学者Pierre Flourensの研究に基づくものである。Flourensは，ウサギおよびハトの脳を損傷させ，それが行動に与える影響を検討した。皮質下の損傷は特定の行動障害を引き起こした（例えば，髄質の損傷は呼吸を障害した）が，皮質の損傷は機能的な特異性がまったくなかった。この結果や他の動物研究の結果に基づき，Flourensは皮質の機能局在論〔Gallなどが支持していた（第1章参照）〕に真っ向から反対する批判者となった。しかし，当時すでに，皮質の機能局在論を支持する重要な実験的証拠が存在していた。著名なものは1861年のBrocaによる失語症（発話の障害）の観察で，左の前頭部に限局した

皮質直接刺激
神経活動を活性化もしくは阻害するために，微小電流を脳組織に直接流すこと。通常，ヒトの脳神経外科手術では，重要な脳領域の位置を同定するために皮質直接刺激が実施される。

経頭蓋直流電流刺激法（tDCS）
頭皮上に置かれた2つの電極間に微弱な電流を発生させる安価かつ安全な神経科学技術。電流が脳を流れると神経細胞の興奮性および脳機能に変化が生じる。

経頭蓋磁気刺激法（TMS）
任意の脳領域を一時的に刺激してその機能を阻害する技術。TMSは頭皮近くに置かれた電磁コイルを使用する。コイルに電流が流れると近くの脳組織に磁場が生じ，電流が発生して神経を刺激する。

等能論
任意の単一の機能は脳内に広く分散しており，したがって脳全体の活動に依存するという概念。等能論は機能局在論に対立する概念である。

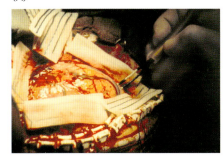
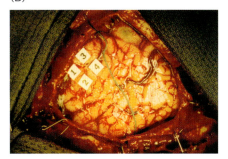

図13-1 皮質直接刺激 脳神経外科手術によっては，予定された切除領域近傍の脳領域の機能を同定することが重要になる。手術中に実施される皮質直接刺激では，一対の刺激電極を脳の表面に置き，患者の言語理解，発話，感覚，動作などを検査する。(A)外科医が手袋をはめた手で陰極と陽極を脳表面に留置している様子を示す。(B)脳内の機能領域が無菌紙で印をつけられ，それぞれの印はそこで何の機能が惹起もしくは阻害されたか示している。〔Dennis D. Spencer（イェール大学）のご厚意による。Joseph Jasiorkowskiが撮影〕

損傷で生じることがわかっていた。このような潮流の変化の中で，ドイツの生理学者Gustav FritschとEduard Hitzigは，イヌの前頭部皮質を直接刺激するとその対側の筋肉が動き，その他の脳領域の刺激はこのような動きを生じさせないことを報告した。この結果は皮質刺激に対する関心を爆発的に増加させ，英国の科学者David Ferrierを筆頭に，すぐに感覚野や運動野の大きな領域群のマッピングが始まった。1876年のFerrierの有名な著書『脳の機能(The Function of the Brain)』が出版されたときには，等能論を反証する証拠は圧倒的な勢いで集まっていた。

今日では，皮質直接刺激は脳神経外科手術を控えた患者において重要な機能（言語，運動能力など）をマッピングするために用いられることが最も多い。外科手術で取り除く領域の近傍における機能局在を特定することで，重要な脳領域に傷をつけることなく深部の腫瘍を取り除くため脳表面からの（アプローチの）経路を変更したり，除去する組織の範囲を調整したりすることができる。それによって，手術により運動障害や言語障害が生じるリスクを最小限に抑えられる。この手法の適用は，米国生まれの脳神経外科医Wilder Penfield（モントリオール神経学研究所の設立に助力した人物）によって始められた。1940～1950年代に，Penfieldらは覚醒状態で手術を受けた患者の脳を系統的にマッピングし，感覚野や運動野に加えて，言語処理や記憶に関与する脳領域を研究した。脳神経外科分野において，皮質直接刺激は現在でも脳機能マッピングの標準的手法である。

現代の皮質直接刺激では，皮質表面に1組の刺激電極〔電流を供給する**陽極**(anode)に設定された電極と，電流が流れ込む先である**陰極**(cathode)に設定された電極(図13-1A)〕が置かれる。通常，微弱(1～10 mA)なパルスで，高頻度(50 Hz程度)に，100～500マイクロ秒間刺激が与えられる。刺激中は，陽極と陰極の間で電流が流れる脳組織は脱分極される。刺激によるマッピングは手術の最中に行われることも多い。露出させた皮質表面の様々な領域に電極を置き，関心のある機能に刺激が与える影響を検査した後，番号のついた無菌紙を機能のマーカとして置く(図13-1B)。感覚機能や言語機能を検査する場合，この処置の間，患者は覚醒して協力的であることが必要となる。刺激によって惹起される筋肉の収縮は，患者が軽度の麻酔下にあっても観察可能である。てんかん患者に対しては，格子状の電極（例えば，1 cm間隔で配置された8×8の電極）を数日から数週の間，硬膜下に埋め込むこともある(**図13-2**)。この電極内のてんかん波の頻度や位置を記録することで，外科的切除処置によりその患者の発作を減少させたり消失させたりできるか判断する。患者が言語・運動・知覚課題を実行している最中に，隣り合う電極ペアの間で系統的に電流を流して検査することも可能である。患者は意識があり，覚醒して楽な状態で皮質直接刺激を受けるため，この手法によって高次の認知機能に関する多くの有益な情報が得られる。

皮質直接刺激の結果は脳領域によって異なる。刺激によって陽性の反応が引き起こさ

陽極
正の電荷またはイオンの発生源であり，自由電子を引きつける。

陰極
自由電子の発生源であり，正の電荷またはイオンを引きつける。

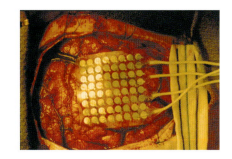

図13-2 皮質直接刺激に用いる格子状電極 シリコーングリッドに埋め込まれた8×8の格子状電極が露出されたヒト脳皮質表面に置かれている。〔写真はDennis D. Spencer（イェール大学）のご厚意による。Joseph Jasiorkowskiが撮影〕

れる(例えば，一次運動野の刺激で対側の手指の屈曲が起こる)領域もあれば，陰性の反応(活動の抑制)が引き起こされる領域もある。左下前頭回の小領域(ブローカ野)を刺激すると，患者は口や舌を指示どおり動かせるにもかかわらず発話の停止が起こる。刺激の終了時に，患者は自分が何を言いたいかわかっていたものの，それを言うことができなかったと報告する。紡錘状回を刺激すると顔の認知が選択的に障害されうる。一方で，刺激が何の効果も示さない場合もある。この場合，電流密度が周辺のニューロンを脱分極させるには弱すぎることが考えられ，そうであれば，電流を強くすることで反応が得られるかもしれない。もしくは，その脳領域が担っている特定の処理の検査を失敗しているという可能性もある。例えば，外側前頭前皮質を刺激すると意思決定や推論の一部分にわずかながら影響を及ぼしうるが，そこを刺激されているときでも患者はそのような課題を容易に遂行することがある。誤った実験デザインで検査を行うと，その刺激が効果を何ももたないという誤った結論が導かれることもある。

　皮質直接刺激は有望で強力な技術ではあるが，いくつかの限界もある。第1に，侵襲的であり，特にてんかん患者においては発作を誘発する危険性があるため，臨床的な手技の一部として実施しなければならない。第2に，ニューロンを脱分極させるほど強い電流では，電流が刺激電極から伝播して離れた位置の脳領域を興奮させ，機能局在の結果の解釈をあいまいなものにする可能性がある。このため，通常は陰極と陽極をきわめて近い部位に置き，徐々に電流を増加させて，電流の効果が最初に観察可能となる閾値で計測すべきである。第3に，刺激により陽性あるいは陰性の効果が認められたからといって，その脳領域を外科的に切除するとそれに一致する障害が必ず生じるということにはならない。例えば，1986年のLudersらによる刺激実験では，左紡錘状回の一部を刺激すると発話や言語理解の機能不全が引き起こされることが示された。このように明らかな障害が認められたにもかかわらず，左紡錘状回を外科的に切除しても，ウェルニッケ野やブローカ野の切除によって生じるような重篤かつ持続的な言語障害は一般に引き起こされない。では，なぜ損傷によって恒久的な機能障害を起こす脳領域と，軽度あるいは一時的な機能障害しか起こさない脳領域があるのだろうか？　これは，損傷された脳領域の機能がおそらくは対側の相同(homotopic)領域によって補完されるかどうかを反映しているのかもしれない(詳細な考察は，後述の「脳損傷研究」の項に譲る)。

　皮質刺激とfMRIを直接比較した研究は少ない。1999年にSchlosserらは，言語優位半球の側頭葉に外科手術を受ける前の患者に対して，脳神経外科医へ情報提供するため側頭葉言語領域の機能局在を調べた。この研究では，英語母語話者である患者に，なじみのある単語(英語)となじみのない単語(トルコ語)を交互に聞かせるブロックデザインの課題を実行させてfMRIで脳活動を測定した。単語の話者は実験を通して同じ人物であり，基本的な聴覚的特性は2つの条件間で統制されていた。ほとんどの患者では，言語優位半球の外側側頭皮質(ウェルニッケ野)と下前頭皮質(ブローカ野)において，英単語刺激に対しより強い賦活が認められた。一部の患者では，皮質直接刺激を用いて外側側頭皮質の言語領域が同定された。そのほぼすべての患者で，fMRIで確認された賦活領域近傍に電極を置き刺激すると，聴覚的理解・物品呼称・発話が阻害された。したがって，皮質直接刺激はfMRIで得られた結果を立証したといえる。しかし，側頭葉言語領域においてfMRIで同定した機能局在と皮質直接刺激で同定した機能局在はよく対応するものの，それぞれの賦活の空間的広がりは異なっていた。

　この結果から，fMRIにおける賦活の空間的広がりは直接的な神経刺激により誘発される賦活領域よりも大きく推定されるという結論が導かれた。これは，ヒト以外の霊長類におけるfMRIと皮質直接刺激の比較研究でも支持されている(図13-3，第7章も参照)。推定が広範囲になる原因としては，刺激電流の伝播，刺激されたニューロンが結

相同
片側の大脳半球で，対側の大脳半球の同領域に対応する皮質領域。

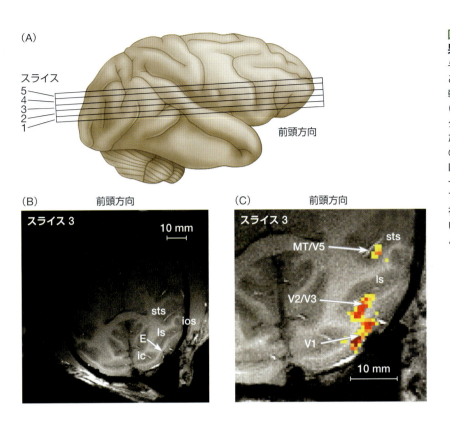

図13-3 fMRI賦活に対する直接電流刺激の効果 (A)マカクザルの一次視覚野(V1)に電気刺激を与えている間，高磁場(4.7 T)のfMRIで撮像した。ここで示すマカクザルの脳のように，視覚野を含む軸位断のスライスでデータが収集された〔前頭方向は(A)では右側，(B,C)では上側にあたる〕。(B)データは後頭皮質に最適化された表面コイルで収集された。図中の"E"は一次視覚野での電極位置を表し，その他の略語は主要な脳領域を示す(ic：内側鳥距溝，ls：月状溝，sts：上側頭溝，ios：下後頭溝)。(C)一次視覚野への刺激はそのすぐ周囲の皮質領域だけでなく，より高次の視覚領域〔二次視覚野(V2)，三次視覚野(V3)，中側頭野(MT)/五次視覚野(V5)〕においても有意な賦活を惹起した。(Tolias et al., 2005より)

合している他のニューロンを刺激する下流効果，複雑な血流動態応答(第6章参照)による影響などがある。皮質直接刺激の長所と限界についてのさらなる考察については，章末の参考文献で紹介するBorchersらの2012年のレビューを参照してほしい。

経頭蓋直流電流刺激法(tDCS)

本章ではここまで，開頭して脳に電極を置く侵襲的な手法について論じてきた。しかし，脳の外から電流を与えても生理学的状態に影響を及ぼすこと(例えば，頭痛の軽減)が古くから知られており，1950年代から，頭蓋を通して与えた弱い電流が行動や認知にどのような影響を及ぼすかが調べられてきた。

2000年まではこの分野はあまり進歩しなかったが，ちょうど2000年に，経頭蓋直流電流刺激法(tDCS)と呼ばれる研究手法が開発された。典型的なtDCSでは，まず頭皮上の異なる2個所(多くの場合，関心のある領域と，そこから少し離れた参照領域)に電極を置き，一定時間(10〜20分程度のことが多い)弱い直流電流を与える。電流の量は電極の大きさによる(電流密度をおおよそ一定に保つために，小さい電極ほど弱い電流を使う)が，典型的には1 mA程度である。この電流量は，脳組織に傷害を与える閾値よりも数桁小さいものであるため，tDCSは皮質の興奮性に一時的な影響を及ぼすが恒久的な傷害は与えないと考えられている。また，tDCSは一定の向きの電流を生み出すため，その刺激効果は電極の極性に依存することは覚えておいてほしい。つまり，同じ電極を使用しても，関心のある領域および電流の向きによって，皮質興奮性を亢進させることも抑制させることもできる。また，tDCSはニューロンの膜分極を変化させるため，その効果は数分間の刺激後，(少なくとも)数十分間持続しうる。tDCSはリスクが低く安価である(扱う電流が弱く，複雑な装置を必要としない)ため，tDCSを用いて神経活動に異常がない人の脳機能を変化させるという研究に注目が集まっている。

初期の研究では，tDCSは運動学習などの現象において持続的かつ好ましい効果を示

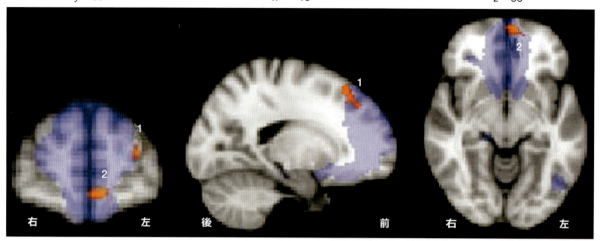

図13-4　経頭蓋直流電流刺激法(tDCS)がfMRIで観察される安静時ネットワークの同時賦活に与える影響
真もしくは偽(実際には電流が流れない)のtDCSを左背外側前頭前皮質に適用したところ，真のtDCSでは，(1)背側前頭前皮質と(2)腹内側前頭前皮質の両方においてデフォルトモードネットワークの同時賦活を増加させることが示された(これら領域のボクセルにおける賦活の時系列がデフォルトモードネットワーク領域の時系列と一致した)。これは，tDCSが刺激の近傍領域と遠隔領域での安静時結合性に影響した証拠である。(Keeser et al., 2011より)

した。近年の研究では，多様な認知的側面にtDCSが適用され，ときにはfMRIなど他の神経科学的手法と併用されることもある。考えられる併用の例として，ある処理にかかわる脳領域マップをfMRIを用いて被験者個別に作成し，その領域を標的とするようにtDCS電極の位置を調整するという方法がある。2012年にClarkらは，被験者が仮想現実環境で危険性のある物体をみつけるという課題を行っている間のfMRIデータを集め，課題の学習に応じて活動を変化させる下前頭皮質と頭頂皮質を含む領域群のネットワークを同定した。そして，そこにtDCSを様々な強度で適用し，刺激の強度に応じて学習が促進されることを示した。この研究は，本章の前半に(また本書全体を通じて)強調している相補性の考え方のよい例である。fMRIのような測定技術は，tDCSのような操作技術を適用する前段階として重要な手段となっている。

　tDCSは刺激時間よりも長く皮質の興奮性に影響を及ぼすため，fMRIによるスキャンの直前に使用して，その脳機能への影響を検討することもできる。シンプルかつ洗練された研究手法としては，2011年のKeeserらの研究があり，そこでは真のtDCS(例えば，2 mAの刺激を20分間)と偽の刺激(例えば，無電流)を二重盲検で適用して，安静時のfMRIデータが収集された。そして，独立成分分析で安静時データの主要な機能的ネットワークを検出(第11章参照)することで，真のtDCSによって安静時ネットワークと同時に賦活する脳領域が増加したことを発見した(図13-4)。現在，tDCSとfMRIの併用について関心は高いものの，実用化された例は比較的少ない。

経頭蓋磁気刺激法(TMS)

　比較的侵襲性の低いもう1つの脳機能操作法は経頭蓋磁気刺激法(TMS)である。これは1980年代に導入され，近年際立って進展している。TMS研究では，電流コイルを頭蓋の外側に置き，そこに電流を急速に流すことで短時間(1ミリ秒未満)に強力な磁場(数Tに及ぶ)を発生させる(図13-5A)。この磁場が頭蓋を越えて脳に到達すると(図13-5B)，電磁誘導によって局所のニューロンの軸索に電流が生じる。コイルの形状は磁場の限局性を規定し，電流の広がりに影響する。特に8の字状のコイルがよく使われ，

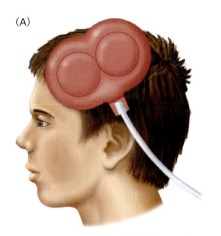 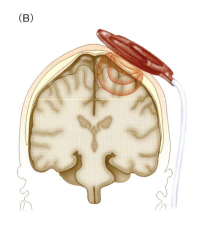 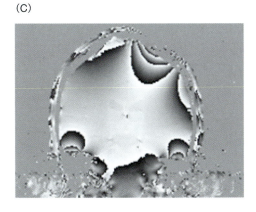

図13-5 経頭蓋磁気刺激法（TMS） （A）TMSでは電磁コイルを頭皮の表面上に置く。（B）コイル内のきわめて強力な電流の流れを急速に逆転させることで，脳内の磁場が変化し，ニューロンに電流が発生する。（C）冠状断でのMRI位相マップ。右上の線は，TMSパルスに伴う磁場を表す。〔（C）はDaryl BohningとMark George（サウスカロライナ医科大学）より〕

その磁場は2つのコイルの中間点近くで最大になる。

　TMSには次の2つの方法がある。それは，単一の短い電流パルスを脳に与える**単発経頭蓋磁気刺激法**（single-pulse transcranial magnetic stimulation）（単発TMS）と，連続した複数のパルスを数分間にわたって与える**反復経頭蓋磁気刺激法**（repetitive transcranial magnetic stimulation）（反復TMSまたはrTMS）である。これらの方法は考え方の土台は共有しており，その中間的手法として複数パルスを数秒間だけ集中的に与える方法は一般に単発TMSの範疇として考えられている。これら2つの手法は脳機能への効果が異なる。単発TMSはまず，おそらく局所神経回路の活性化を反映した短い神経活動のバースト（10ミリ秒以下）を惹起し，その後，より長い間（200ミリ秒以下），比較的抑制された神経活動が生じる。したがって，単発TMSは実行中の処理を一過性に妨害する。一方，反復TMSは，その作用を受ける脳領域内におけるニューロンの興奮性に長時間の変化（数分から数十分）をもたらす。ニューロンの興奮性を強めるか弱めるかは，適用されたパルスのパターンに依存する。さらに反復TMSは，刺激された領域における血流の長期的増加など，脳生理に間接的に変化をもたらすこともある。反復TMSはその効果の幅広さによって，慢性期の神経・精神疾患の治療に使用できると考えられており，TMS装置は2008年，そして2013年にも再び，米国食品医薬品局（FDA）によって薬物治療に反応しないうつ病患者への使用が認可された。いくつかの疾患の治療に対して有望であるとする初期研究の結果が報告されているにもかかわらず，反復TMSの臨床的有効性はいまだに学術論文で激しく議論されている。

単発経頭蓋磁気刺激法（単発TMS）
実行中の脳内処理を阻害するために1回だけTMS刺激パルスを印加する手法。

反復経頭蓋磁気刺激法（反復TMS）
脳機能に長時間の変化を与えるために，短い間隔で連続してTMS刺激パルスを印加する手法。

Thought Question

TMSによる生理的変化は，MRIでの傾斜磁場の急速な変化による生理的変化とどの程度対応しているだろうか？

　現在実践されているように，TMSは健常群と患者群を対象とした数千の研究で使われ，安全かつ非侵襲的な手法と考えられている。実際，本書の執筆者の1人は単発TMSの手法の安全性を確認するために行われた最初の研究に被験者として参加している。しかし，安全使用限度や使用手順が確立する前には，てんかんの病歴をもたない健常な被験者に対して反復TMSを行った際に，少数ながら発作が生じたことに注意が必

要である．また，電流の伝播が生じるため，実際に刺激される脳領域は皮質直接刺激（前述）よりもはるかに広い（図13-5C参照）．

　TMSとfMRIの併用には，主に3つの利点がある．第1に，TMSはfMRIで検出された賦活領域が課題の遂行に必須かどうかを決定できる．例えば，2002年にRushworthらは，fMRIを使って2つの様式の課題スイッチングの間に前頭葉が賦活することを同定した．反応方法スイッチング条件では被験者は反応を選択するルールを切り替え，視覚刺激スイッチング条件では刺激を選択するルールを切り替えた．各条件で被験者はその前の試行と同じかもしくは切り替えたルールで課題を遂行した．これらの2条件で賦活した脳領域はやや異なったが，どちらの条件でも内側前頭皮質の補足運動野前部が賦活した．このことから，この脳領域が課題スイッチングに重要な役割を担うという仮説を立て，補足運動野前部を反復TMSで刺激する実験により検証を行った．結果として，被験者が直前の試行からルールを切り替えたときにのみ，反復TMSは両方の課題の遂行を阻害することが報告された．fMRIで賦活が認められた領域近傍の運動野領域をTMSで刺激したときには，刺激は課題の遂行に何の効果ももたらさなかった．このようにTMSとfMRIを組み合わせることで，補足運動野前部が課題スイッチングにとって重要な領域であるという証拠が得られ，さらにこの領域の役割が実際の課題切り換えに限定されることがわかった．

　第2に，TMSは，fMRIで同定されたネットワーク内における特定の脳領域の機能を明らかにできる．その1つの例として，2013年のChenらによる研究がある．ChenらはTMSとfMRIを使ってヒト脳内の大規模なネットワーク間の相互作用を検討した．第11章で述べたように，現在のfMRI研究では，空間的に離れた脳領域間のネットワーク（デフォルトモードネットワークや中央実行系ネットワークなど）の特徴と，それらが認知や行動に果たす役割を明らかにすることが1つの大きな潮流となっている．Chenらは，興奮性TMS（fMRIデータ記録中の単発パルス適用）と抑制性TMS（fMRIデータ記録前20分間の連続パルス適用）の両方を用いて検討し，外側前頭前皮質（中央実行系ネットワークの主要な部位と考えられる）に興奮性TMSを与えると中央実行系ネットワークとデフォルトモードネットワークの間で負の機能的結合性が生じることを発見した（すなわち，BOLD信号の変動がこれら2つの領域間で負の相関を示した）．また，同じ領域へ抑制性TMSを加えると，デフォルトモードネットワーク信号の性質を変化させ，高周波成分のパワーが上昇することも示した．この結果は，中央実行系ネットワークが単一の方法で働くのではなく，外側前頭前皮質の特定のノードを通じて別のネットワークに影響を及ぼしていることを示している．また，TMSを用いて比較的距離の離れた脳領域間の影響を検討できることも証明した．この点についてはRuffらの2006年の研究も参照してほしい．この研究では，前頭眼野（前頭葉内で眼球運動および視覚的注意を支える領域）にTMSを与えると，低次視覚野の賦活に影響し，視覚認知の質が変化することが示された．

　第3に，fMRIから得られたデータはTMSの臨床応用における機序を理解するための手掛かりとなる．前述のように，TMSのうつ病治療への利用はこれまで長い間にわたって関心を集めており，現在では政府による承認も得られている．しかし，この治療効果を最大にするための厳密なプロトコルはまだ明らかにされていない．ただし，外側前頭皮質と腹側正中前頭領域群（膝下野）の機能的結合性の障害がうつ病と関連するという証拠があることもあり，多くの研究や治験で左前頭皮質にTMSが適用されている．研究によって標的とする外側前頭皮質内の領域は異なる（前頭-後頭方向の軸において最大3 cmの違いがある）が，このことはどのようなTMSのプロトコルと標的領域をとれば効果が最大となるかわかっていないことを意味する．fMRIによるデータはこれら外側

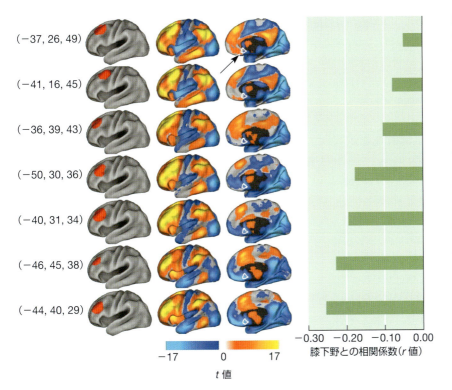

図13-6 fMRIを利用したTMSの対象領域の選択（うつ病の治療） TMSは難治性うつ病の治療への使用が承認されているが，背外側前頭前皮質（dlPFC）のどの場所に刺激を与えるかによって，その効果にかなりのばらつきがある。最左列は，TMS適用候補となる7つの領域の（x, y, z）座標を示し，左から2番目の列は実際の脳での位置を示す。最も後方の刺激部位と最も前方の刺激部位は，約3cm離れていることに注目してほしい。これは，それぞれの部位へのTMS刺激が異なるニューロン群に影響を及ぼすことを意味する。左から3，4番目の列はそれぞれ，各刺激部位での安静時の機能的結合性のパターンを，外側，内側から見た図を示す。この研究の結果，これらの部位間で，うつ病との関係が示唆されている膝下野〔左から4番目の列に白色の領域（矢印）〕との結合が大きく異なることが示された。前方の領域が最も強い負の相関（dlPFCと膝下野との関係）を示した（最右列）。（Fox et al., 2012より）

前頭前皮質における各部位の機能的結合性に関する情報をもたらし，他の領域と比べて膝下野との機能的結合性が強い領域を明らかにできる。このデータを用いることで，TMSが最大の効果をもたらしそうな部位について，より正確な推論が可能になる（図13-6）。

脳損傷研究

脳機能研究において，最初期から存在し大きな成果の得られた手法は，脳損傷による行動的・認知的変化の観察である。Brocaによる1861年の発見からまもなく，脳損傷が引き起こす様々な影響が報告されてきた。1868年にJohn Harlowは，Phineas Gageについての観察を発表した。Gageはバーモント州カベンディッシュの鉄道工事現場監督で，1848年に爆発により鉄の突き棒が左の頬骨から頭の上まで突き抜けるという大事故にみまわれたが，一命を取りとめたのみならずその後数分以内に歩いて移動したり話すこともできた。さらに，その後12年間生きたのである。しかし，後の報告によると，Gageは人格の劇的な変化に苦しんだ。彼は，不躾で，無責任で，他人に敬意を払えなくなってしまったのである（MacMillanから2002年に出版された書籍では，これらの人格の変化がより詳細に描写されており，Gageの障害に関する近年の報告の多くは，彼の事故までの生活と事故後の行動とのつじつまが合っていなかったことを指摘している）。この症例は，人格の深刻な変化が特定の脳領域の損傷と結びつけられた最初期の事例の1つである。同時期に，ドイツの神経学者Hermann Munkを筆頭に，様々な研究者が動物において実験的に脳損傷を作成し，大脳皮質の構築に関する重要な知見を報告した。また，David Ferrierなど，脳損傷と皮質刺激の両方を用いて動物における脳機能を調べた研究者もいた。現在では，構造的MRIを用いて自然発生した脳損傷をきわめて精密にマッピングできるようになっている。

ヒトおよび動物における脳損傷研究は認知神経科学研究において今でも中心的な位置

単乖離
ある実験操作がある変数には影響を与えるが別の変数には影響を与えないこと。

二重乖離
2つの実験操作が2つの従属変数にそれぞれ異なる影響を及ぼすこと。一方の操作は第1の変数に影響を与えるが第2の変数には影響を与えず，もう一方の操作は第2の変数に影響を与えるが第1の変数には影響を与えない。

レジストリ
患者のデータベース。実験研究に参加要請する可能性のある多数の個人の脳損傷部位の情報を含む場合もある。

を占める。一時的かつ可逆的な機能障害を作成することが可能な皮質刺激実験と同様に，脳損傷研究では，ある脳構造が特定の機能Xに必要であるかどうかに関する情報〔すなわち，構造と機能の間の**単乖離**(single dissociation)〕が得られる。そして，よく練られた脳損傷研究はさらに強固な推論を導くことも可能である。すなわち，脳構造Bの損傷が機能Yを阻害し，かつ機能Xを阻害しないことを示すことで，**二重乖離**(double dissociation)を証明したことになり，脳機能についてのより詳細な推論が可能となる。例えば，顔の処理について，顔の同定と顔の感情的表現の判断は別々の処理によるという仮説に基づいてモデルを作成したとしよう。実験の結果，ある脳損傷の患者群は顔認知に障害を示すが感情表現の判断能力は正常であることがわかったとする。この結果はモデルと矛盾しないが，顔認知の難易度がより高いために，感情表現の判断よりも阻害されやすいということを反映しているだけかもしれない。このモデルをより確実に証明するためには，別の脳領域への損傷で顔認知は障害されず，感情表現の判断だけが障害されるということを実証しなければならない。Shalliceは，神経心理学的理論に基づき，二重乖離にかかわる警告も含めてより詳しい議論を展開している。これについては，章末の参考文献を参照してほしい。

　しかし，脳損傷研究には明らかな限界もいくつかある。ヒトにおける研究は自然発生した脳損傷に対してしか行えない。脳損傷の例としては脳卒中によるものがあるが，これは多数の脳機能領域にわたって大規模かつ広範囲に生じることが多い。このように損傷領域が様々であるため，同一の脳損傷をもつ患者群を設定することは不可能である。さらに，自然発生的な脳損傷は白質経路に障害が及ぶことも多く，障害部位から離れた脳領域自体は損傷されていないものの，その連絡が失われることで機能障害が生じることもある。明確に範囲が決められた外科手術による損傷の場合のように，脳損傷の種類によっては似たような損傷を受けた患者群で研究が可能な場合もある。1つの例としては，難治性のてんかん発作除去のために側頭葉切除術を受けた患者群が挙げられる。しかし，このような患者群は長年にわたって既往の神経疾患に悩まされていたかもしれず，多くの場合に正常脳機能を変化させるかもしれない強い薬を使用し続けている。

　また，脳損傷研究は解釈が困難なこともある。皮質直接刺激によってときに観察される陽性の結果とは異なり，脳損傷は複雑な行動を**生み出すわけではない**。したがって，脳損傷の後に起こる機能喪失は，損傷された脳組織がその特定機能にとっての中心的領域であることを保証するものではない。例えば，一次視覚野における大規模な脳損傷は視覚認知のみでなく物体認知，読字，視線知覚など多くの高次機能にも障害をもたらしうる。これらのどの機能についても一次視覚野は欠くことのできない領域であるが，これらの視覚的機能のすべてが一次視覚野に存在すると考えるのはばかげている。そのため，脳損傷研究を行う場合には，異なる脳領域における損傷が様々な実験課題に及ぼす影響を系統的に比較すべきである。これにより，脳領域間の連合と乖離のパターンが明らかになる。

　この目的のため，世界中で複数の研究グループが，数多くの異なる課題を遂行中に検査を受けた脳損傷患者群の大規模データベース，すなわち**レジストリ**(registry)を構築している。レジストリを用いた研究手法について広く概観するには，章末の参考文献で紹介するFellowsらの2008年のレビューを参照してほしい。レジストリの例としては，Iowa Neurological Patient Registryがあり，これはAntonio Damasio, Hanna Damasio, Daniel Tranelおよびアイオワ大学の多くの共同研究者によって構築された。このレジストリには，多数の脳損傷患者個々人の連絡先とともに，構造的MRIを用いた脳損傷領域の定量的復元の情報も含まれる。

　損傷された脳領域を，それによる機能や行動の変化に基づいてマッピングする基礎的

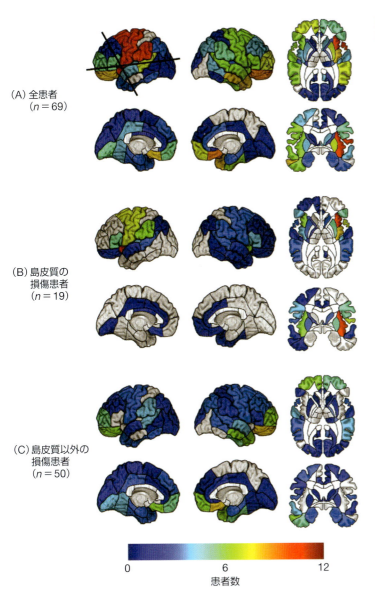

図13-7 依存に対する島皮質の因果関係を実証するための脳損傷研究 脳損傷前に喫煙習慣のあった69人の患者を対象とした。(A)損傷部位は脳内の様々な領域に位置していた。(B) 19人が島皮質を巻き込む損傷を受けていた。最も共通する損傷領域を赤色で示す。(C)残りの50人は島皮質以外に損傷を受け、島皮質は保たれていた。島皮質に損傷を受けた患者は、その他の脳損傷患者に比べて喫煙をやめる率がはるかに高く、喫煙に関連した渇望的欲求がまったくないと報告した率もはるかに高かった。この研究は、喫煙への依存にかかわる渇望的欲求に島皮質が寄与していることを強く示唆している。(Naqvi et al., 2007より)

な手法には次の2つがある。初期から使われている伝統的手法では、損傷を独立変数として扱い、いくつかの従属変数について損傷の効果を検討する。この手法の印象的な例として、2007年のNaqviらによる独創的な研究がある。Naqviらは、島皮質に損傷を受けた群では他の脳領域に損傷を受けた群に比べ、喫煙をやめる確率がかなり高い（しかも喫煙への渇望的欲求もない）ことをみいだした（図13-7）。第2の最近よく使われる手法では、機能を独立変数として扱い、どの脳領域がその領域の障害に最も関連しているかを空間的解析により検出する。重要なこととして、大規模かつ多様な脳損傷患者群を研究する場合、この手法によって損傷と機能について予想していなかった関係が明らかになることがある。例えば、Smithらの2013年の研究では、それまで背側頭頂皮質の角回などの損傷と関連づけられていた空間無視の症状が、上側頭回の損傷とより特異的に関連することが示された（図13-8）。

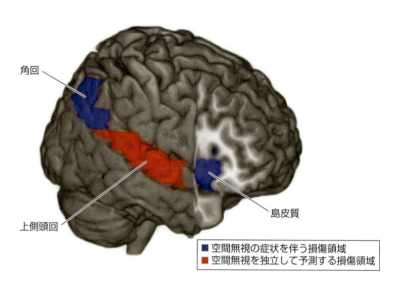

図13-8 脳損傷が脳機能に与える影響を調べるためのデータ駆動型解析 右大脳半球に損傷をもつ140人の患者を対象とした。その半数は空間無視(視空間や物体の左側の情報に注意を払えない)の症状があった。最初に,多変量パターン識別(第11章参照)を用いて,空間無視の場合に損傷を受けている傾向がある脳領域を検出すると,島皮質および角回が候補として挙がった。角回は伝統的に空間無視と関連づけられてきた領域である。次に,どの領域が空間無視を予測する特有な情報を含むのかを統計的手法を用いて評価した。これは,多くの患者は複数領域にまたがる損傷を受けているという事実を計算に入れている。その結果,別の領域である上側頭回が,独立して最もよく空間無視を予測する領域であることが判明した。(Smith et al., 2012より)

■ 空間無視の症状を伴う損傷領域
■ 空間無視を独立して予測する損傷領域

脳損傷とfMRIを組み合わせた研究

脳損傷研究から得られる証拠によって,fMRIのもつ説明力を飛躍的に伸ばすことができる。ある処理過程がある脳領域のfMRI賦活を惹起し,かつその領域の損傷によって阻害されるなら,自信をもってその処理の実行が当該脳領域に依拠すると結論できる。脳損傷とfMRIを組み合わせた研究の利点は,皮質直接刺激とfMRIを組み合わせた研究(前述)の利点と似ている。

単一の個人で脳損傷の分析とfMRIを組み合わせた研究の多くは,すでに機能局在が明確にされた脳領域に対して発達期の損傷が与える影響を調査したものである。例えば,2002年にStaudtらは,左大脳半球の言語処理について,先天的に左大脳半球が損傷している患者では右大脳半球が言語関連活動を担うことを発見した。このfMRIの結果から,言語機能を支える左半球領域の発達初期の損傷が,損傷を受けていない右半球の相同領域による機能の肩代わりを導くと結論づけられた。

別の例として,Schlosserらの1997年の研究があり,右前頭葉および右頭頂葉吻側部に大きな動静脈奇形を患った19歳の患者について報告されている。この少女は幼少時より,左半身が動かしにくいものの感覚は保たれている状態(すなわち不全片麻痺)であった。fMRIセッション中,彼女の左右の手が交互にブラシで撫でられた。どちらの

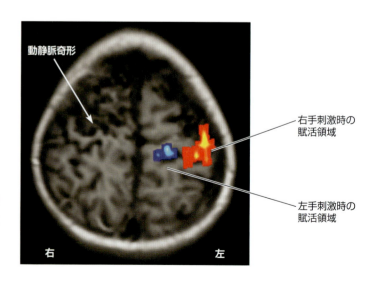

図13-9 脳損傷研究とfMRI研究の組み合わせによる脳の機能的可塑性の証明 ここでは,右大脳半球に大規模な動静脈奇形をもつ患者の右手(赤)および左手(青)を撫でたときのfMRI賦活パターンを示す。左手を撫でたときの反応が左側(同側)の大脳半球で生じていることに注目してほしい。(Schlosser et al., 1997より)

刺激に対しても強い賦活が認められたが，左手を撫でたときには**同側**の左半球の一次感覚野が賦活した。すなわち，彼女の脳は左右の身体感覚情報を(少なくとも部分的には)同じ大脳半球で表象するように再組織化されていたのである(図13-9)。これらのfMRI研究は，発達初期の脳損傷に対するヒト大脳皮質の機能的**可塑性**(plasticity)の強い証拠である。外科手術による場合のような急性の脳損傷でも，劇的かつ永続的な機能的変化を導く可能性がある。その興味深い例としてはGaillardらの2006年の研究がある。この研究では，腹側視覚野の，単語に特異的な領域の外科的切除がfMRIにおける単語への反応を変化させるだけでなく，包括的な読字障害を引き起こすことが示された。

fMRIと脳損傷の組み合わせは，成人の脳梗塞や，脳外傷で損傷を負った患者の**機能回復**(recovery of function)についての研究にも使われてきた。1998年，RossiniらはfMRI・TMS・脳磁図を用いて脳梗塞後に大幅に運動機能が回復した患者の脳の変化を観察し，損傷を受けた大脳半球の感覚運動野が対側の大脳半球に比べて大きくなり，かつ後方に移動していたことを報告した。また，2011年にRehmeらは，運動野における脳梗塞後に生じる機能回復の時間的推移をたどるためにfMRIを用いた(図13-10)。この研究では，損傷を受けていない大脳半球で脳梗塞後10日以内に系統だった賦活増加が生じることが明らかになった。fMRIはその空間分解能の高さと非侵襲性のため，脳構造の変化による機能への影響について重要な情報を明らかにできる。

可塑性
損傷や経験に続いて生じる脳組織の正常な機能的特性の変化。

機能回復
障害を受けていた能力が脳内の機能的・構造的変化によって経時的に回復すること。

(A) 対照群

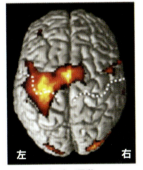

右手の運動

左手の運動

(B) 脳卒中患者群

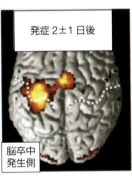

障害された手の運動

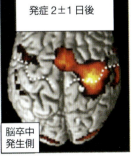

障害されていない手の運動

図13-10 脳卒中後の機能回復 運動野の脳卒中による症状が認められた直後からfMRI検査がなされた。(A)脳卒中のない対照群では，周期的な手の運動(15秒間手を握る)に伴って対側脳領域のBOLD賦活の典型的パターンが示された。(B)脳卒中患者群では，障害された手の運動に反応して損傷とは対側の領域の賦活が，発症後2週間かけて徐々に増大していった(上段)。このことから，脳卒中とは対側の運動野に機能処理が移動するのに伴って機能回復が起こると結論づけられた。障害されていない手の運動では，このような対側の(損傷されていない)運動野における変化はみられなかった(下段)。(Rehme et al., 2011より)

Thought Question

血管障害の患者における脳機能の検査にfMRIはあまりよい選択肢ではないが，それはfMRIのどのような特徴によるものだろうか？

確率的脳アトラス

　ここまでは，脳構造に損傷を与える2つの要因（脳組織の外科的切除と，特定の脳組織を破壊する局所的脳損傷）について論じてきた。しかし，脳構造が変化する要因は他にもたくさんある。例えば，脳を障害するいくつかの疾患（アルツハイマー病や統合失調症など）は明確に局所的な損傷を引き起こすわけではない。正確には，病気の進展につれて患者の脳の各領域が変性すると考えられる。脳梗塞や外科手術による損傷の場合と同様に，特定の脳領域の体積減少は特定の認知機能を悪化させる可能性がある。したがって，これらの患者群におけるfMRI研究は診断的指標としての価値をもちうる。拡散テンソル画像（DTI）（第5，11章参照）で測定される白質の統合性や，解剖学的MRIで得られる皮質の厚みの指標のような脳構造の別の側面は，通常の発達でも変化しうる。例えば，2006年にShawらは，小児の皮質厚における変化の推移に基づいて，その後の知能発達が予測できることを報告した。

　新しい画像処理技術は，大規模MRIデータベースや先進的な計算手法を利用して，特定領域の構造的特徴のばらつきからいかに各個人の脳機能や病状を予測しうるかを究明している。第8章で述べたように，被験者集団での統計解析を容易にするために，fMRIデータの前処理としてしばしば各被験者の脳を標準空間に変形する。各脳を標準空間に合わせるために必要な変形の程度は，それ自体が関心の対象となり，各領域に関する脳のばらつきの定量的な指標となる。病変のある脳と正常な脳の構造上の違いを研究するときも同様の手法が使われる。**図13-11**に，健常者の脳と比べた統合失調症患者の脳のばらつきの程度を示す。統合失調症患者の脳は前頭皮質の複数の領域（特に正中部）で，健常者よりもばらつきの程度が大きい（赤色から紫色で示す）ことに着目してほしい。この結果は，統合失調症患者では，様々な課題を行っているときに前頭前皮質で異常なBOLD賦活のパターンがみられるというfMRI実証研究の結果と合致している。

神経画像とゲノミクス

　神経・精神疾患が増えるなか，各個人において神経・精神疾患を発症するリスクの高さと関係した遺伝的多様性，言い換えると**遺伝子多型**（polymorphism）が発見されはじめている。この遺伝子多型が脳機能に与える影響が調べられ，HaririとWeinbergerが名づけた**イメージングゲノミクス**（imaging genomics）〔特定遺伝子群に焦点をあてる場合はイメージングジェネティクス（imaging genetics）〕が新しい分野として出現した。

　2000年のBookheimerらによる初期の注目すべき研究では，fMRIを用いて，認知症の遺伝的リスクファクターをもつ人ともたない人での記憶処理過程が調べられた。検査を受けた30人全員が神経学的に健常で記憶スコアもそれぞれの年齢での正常範囲内であった。しかし，そのうち16人は，アルツハイマー病発症のリスク増大と関連づけられている，アポリポタンパク質E遺伝子のε4アレル（APOE-4）の保有者であった。残りの14人は，このリスク増大とは関係のないε3アレル（APOE-3）の保有者であった。記憶の中から特定の項目を想起するfMRI実験において，APOE-4群は海馬・頭頂皮質・前頭前皮質の賦活レベルがAPOE-3群に比べて高かった。これらの脳領域は他の多くの実験で記憶に重要であることが示唆されている。一部の被験者に，その2年後に記憶

遺伝子多型
遺伝子またはDNAの一部分にみられる一般的な多様性。

イメージングゲノミクス
遺伝的多様性が脳構造や脳機能に及ぼす影響を研究する新しい学問分野。

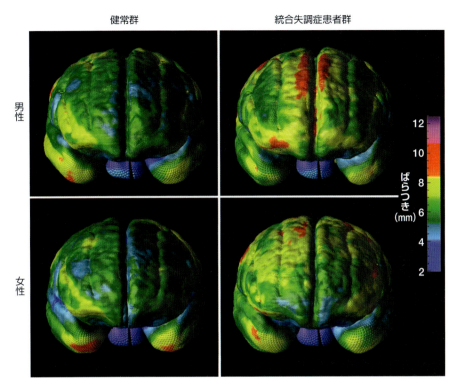

図13-11 脳の解剖学的構造のばらつき
これらの脳のダイアグラムには，健常群と統合失調症患者群の脳の解剖学的構造のばらつきのマップが重ねて描かれている（どちらも男女両方を示す）。個人間でばらつきの大きい領域は赤色から紫色で，小さい領域は青色で示す。統合失調症群では，前頭皮質でのばらつきが大きい。〔Katherine NarrとArthur Toga（カリフォルニア大学ロサンゼルス校神経画像研究室）のご厚意による〕

テストを受けてもらったところ，記憶成績の低下は上記の賦活増加の程度から予測できた。つまり，この研究においては，fMRIでこれら領域の賦活増加を認めたAPOE-4群は，APOE-3群に比べて記憶障害が発生しやすかった。この結果は，臨床的に機能障害が観察される前でも，後の機能障害につながりかねない微妙な脳障害のパターンをfMRIによって検出可能であることを示唆している。また，fMRIにおける賦活増加が，疾患の初期における脳機能低下を埋め合わせるような処理を示している可能性がある。

より近年の研究では，様々な認知機能を仲介する特定の神経伝達系の潜在的役割が注目されている。例えば，シナプスの神経伝達物質であるセロトニンの再取り込み調節に関わる遺伝子の個人差に大きな関心が寄せられている。通常の研究パラダイムでは，被験者を2群に分けてfMRIを撮像する。この例では，シナプスにおけるセロトニン高濃度に関連するアレルをもつ被験者群と，セロトニン低濃度に関連するアレルをもつ被験者群に分けられた。セロトニン濃度が高いとより強い不安をもつことが予測されることから，これらのアレルは表現型における不安などの特性と関連づけられている。多くの研究で，シナプスにおけるセロトニン高濃度と関連するアレルをもつ人は，感情を表現した顔の写真を見たときに扁桃体の賦活が増加することが示されている。おそらくこの反応は，これらの被験者において，目立った環境刺激に対して扁桃体の反応性が増加していることを反映している。その他の近年の研究では，fMRIを用いて遺伝子と認知機能を結びつける試みが行われている。この非常に優れたHeckらの2014年の研究で，特定のイオンチャネルに関連する遺伝子とワーキングメモリに関するfMRI賦活とが結びつけられた（図13-12）。

ここまでをまとめると，皮質刺激，脳損傷，TMSで得られる脳構造についての情報は，fMRIによって得られる脳機能についての情報を補完するものである。単一の技術から得られた推論は，他の技術を用いて収束的検討を行うことで向上する。脳損傷データから生じた脳の大規模システムや機能回復に関する問いfMRIが回答を与えられるのと同

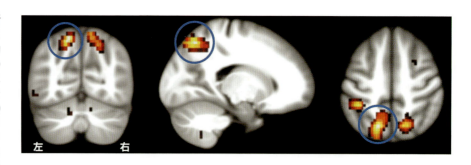

図13-12 fMRI, 行動指標, 遺伝子解析の組み合わせによるワーキングメモリに寄与する遺伝的要因の検出 2つの集団(約3,000人の神経学的健常群と30,000人以上の統合失調症患者群)における遺伝的スクリーニングに基づき, ワーキングメモリ課題の成績を予測する一連の遺伝子を検出した。次に, 700人以上の被験者に対して, 同様のワーキングメモリ課題を遂行させている最中のfMRIデータを記録した。その結果, 課題遂行にかかわる2つの領域〔上頭頂皮質(青色の円)と小脳(表示なし)〕の賦活が遺伝子型によって調節されていることがわかった。この研究は, 脳機能の個人差の特徴を明らかにするために, 大規模fMRI研究と遺伝子検査を統合する手法が有望であることを実証するものである。(Heck et al., 2014より)

様, fMRIデータから生じた因果関係に関する問いに脳損傷研究が回答を与えることができる。また, fMRIは脳構造や遺伝子についての個人差が脳機能に与える影響を推測するための新たな見識を与える。fMRI自体は脳機能を操作するものではないが, 操作的な研究手法とfMRIを併用することで脳についての理解が深まるであろう。

脳機能測定法

　神経系の活動が初めて直接測定されたのは1848年であり, ドイツの生理学者Emil Du Bois-Reymondはカエルのニューロンで**活動電位**(action potential)を発見した。その後しばらくして, Hermann von Helmholtzは活動電位によってカエルの神経伝導速度を計測した。Du Bois-ReymondとHelmholtzとがいずれも, 生気論を信じ神経系の活動は実験で測定できない付随的なものと考えていた生理学者Johannes Müllerに師事していたことは科学史上の皮肉である。これら初期の業績によって, 末梢神経と筋線維における神経伝達については研究が進んだ。しかし, 脳活動の記録が初めて論文で報告されたのは1875年であり, リバプールの医師Richard Catonによるものであった。Catonは, 同時代の研究者David Ferrierに強く影響を受け, 大脳皮質の電位変化を記録しようとした。この電位変化はごく微小なため, コイルに鏡を取りつけた反射型検流計が用いられた。これは, 実験動物の大脳皮質の電位が変化すると, 鏡の位置がごくわずかに変化し, それによって反射された光線の位置の変化を捉えるという仕組みであった。この原始的な増幅法によって, 脳活動に伴う微小な電位変化を観察することができたのである。半世紀後にオーストリアの精神医学者Hans Bergerは, Catonの研究を発展させ, 頭皮上から電位の時間変化を連続的に記録した。Bergarの開発した技術は脳波検査(electroencephalography)と呼ばれ, 記録された波形は**脳波**(electroencephalogram:EEG)と呼ばれる[訳注]。

　現在の神経科学では, 神経の電気活動(electrical activity)あるいは**電気発生**(electrogenesis)(**Box 13-1**)の様々な側面を研究するために, 様々な電気生理学的手法が用いられている。(最も小さいものでは)ニューロンの細胞膜の単離された小区画を通過するイオンの流れを計測するものから, (大きいものでは)何百万ものニューロンの同期した活性化を測定する方法まである。本項では, 神経活動を直接記録する方法を紹介していくが, まずは1つのニューロンから活動電位を記録する**単一ユニット記録**(single-unit recording)あるいは**単一細胞記録**(single-cell recording)について述べる。次に, 多数のシナプス後活動(電位)の和である**電場電位**(field potential)について論じる。電場電位は脳内電極と頭皮上電極を用いて異なる尺度で記録することができる。そして最後に, **脳磁図**(magnetoencephalography:MEG)について述べる。脳磁図は神経活動に伴う磁場を記録する技術である。

活動電位
ニューロンの軸索を伝わる脱分極の自己拡散波。

脳波(EEG)
脳電位の計測のこと。通常は頭皮表面に置かれた電極により測定される。

訳注)日本語では, 「脳波」が計測手法および記録波形そのもののいずれの意味でも使われることが多いため, 本書では「脳波」で統一する。

電気発生
生体における電気的・電気生理学的現象の発生。

単一ユニット記録(単一細胞記録)
1つのニューロンの電気生理学的活動(活動電位など)のデータを収集したもの。

電場電位
ニューロンのシナプス後活動に伴う空間内の電位変化。

脳磁図(MEG)
ニューロンの電気活動によって生じた微細な磁場変化を計測する非侵襲的な機能神経画像。高い空間・時間分解能を有する。

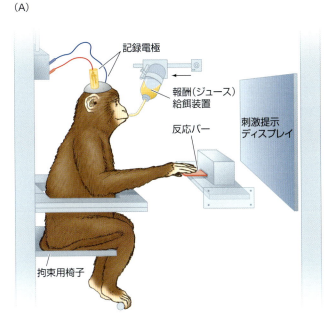
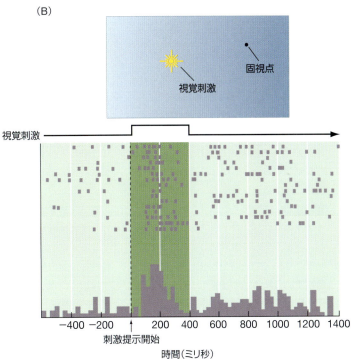

図13-13 覚醒状態で行動するサルにおける単一ユニット記録
(A)ジュースの報酬を得るためにレバーを押すようサルが訓練される実験状況および記録装置の模式図。(B)この例では，視覚野のニューロンでデータが記録された。サルが提示された視覚刺激を見て課題(ここでは固視点から視覚刺激の位置へ視線を移動する課題)を実行すると，このニューロンに活動電位が生じ，これがラスタ表示上の点として記録された。この表示法では，各行が1つの試行に相当し，各点が刺激提示に続いて記録された活動電位を表す。図の下部に示すヒストグラムは，ラスタ表示上の点(視覚反応)を複数の試行全体で，時間軸上で刺激開始にあわせて(タイムロック)重ね合わせ縦に合計したものであり，刺激提示前後の時間における反応頻度を示す。この手法により，ニューロンの活性化を刺激の処理および実行される課題の必要度に関連づけることができる。〔(B)はColby et al., 1996より〕

単一ユニット記録

　神経電気活動の最も直接的な測定によって活動電位を調べることができる。1848年のDu Bois-Reymondによる原始的な活動電位記録法は，20世紀前半に微小電極が導入されると大きく発展した。微小電極はニューロン内に置くこともニューロンのすぐそばの細胞外液に置くこともできる。(「単一ユニット」という用語を使う理由は，ある電極で記録される活動電位が単一のニューロンに由来するのか，それとも多数の細胞が1つの機能ユニットとして活動した結果に由来するのかわからないためである)。微小電極を用いた単一ユニット記録による活動電位の発生頻度に関する研究(図13-13)により，神経科学全体のうちでも特に重要な発見がいくつか生まれた。

　単一ユニット記録の価値は，ジョンズ・ホプキンス大学のSteven Kufflerの研究室で働いていたDavid HubelとTorsten Wieselが1950年代後半から開始した複数の研究で遺憾なく発揮された。Kufflerはそれまでに，単一ユニット記録を用いて網膜神経節細胞が「中心-周辺」型の構造をしていることを示していた。この構造をもつニューロンは，光が**受容野**(receptive field)の中心にあたったときに活性化し，受容野の周辺部にあたったときは活性が低下した。HubelとWieselはこれを発展させ，視覚野について研究した。直線や角からなる複雑な図形刺激を用いて，一次知覚野のニューロンには網膜神経節細胞とは大きく異なる受容野をもつものがあることを発見した。**単純型細胞**(simple cell)は中央の興奮性の矩形領域とそれを上下からはさむように位置する抑制

受容野
刺激が現れたときに特定のニューロンの発火が増加する視野の一部分。

単純型細胞
特定の選好方位の刺激がその受容野に提示されたときには発火が増加するが，その受容野の周辺領域に提示されたときには発火が減少する視覚野内のニューロン。

Box 13-1　電気発生

第6章では，ニューロン細胞膜の小区分の脱分極に伴う一連の事象を記述した。そこでは，これら事象の結果として生じる代謝要求（その供給がfMRI BOLD信号の基盤となっている）に関連させて説明した。しかしここでは，細胞膜脱分極の電気生理学的な結果について考察する。細胞膜上のチャネルを通じたイオンの移動が，ニューロンの統合活動およびシグナル伝達活動による情報処理を支えていることを思い出してほしい。ここでいう統合活動とは，ニューロンの樹状突起や細胞体における興奮性シナプス後電位（EPSP）と抑制性シナプス後電位（IPSP）を合わせたものを指す。EPSPとIPSPはシナプス入力の強度やタイミングに応じてその大きさや持続時間が変わる。EPSPとIPSPがシナプス入力パターンに対する計算的処理と考えられるとすると，活動電位はこの計算の出力といえる。シナプス後電位とは異なり，活動電位は「全か無かの法則」に従う。すなわち，軸索小丘におけるEPSPとIPSPの総和がある閾値を超えると，自己伝播的な活動電位が引き起こされるが，閾値を超えなければ活動電位は生じない。活動電位は相互に結合する別のニューロンへ情報を伝達するため，脳内情報処理のシグナル伝達成分と呼ばれる。

電気生理学的という言葉を使ってきたが，それは何を意味しているだろうか？ イオン・細胞膜・チャネルのどのような特性が電気に関係するのだろうか？ 原子は正に荷電した陽子と負に荷電した電子を同じ数だけもっている。そのため原子は実効電荷をもたず，電気的に中性である。しかし，原子が1個以上の電子を獲得するか失うと，原子は荷電したイオン（ion）になる。Na^+は電子を1個失ったために正に荷電したナトリウムのイオンであり，Cl^-は電子を1個得たために負に荷電した塩素のイオンである。ニューロンの細胞膜の選択的透過性と（イオン）ポンプ（pump）の作用のため，細胞膜を隔ててイオンの分布は不均衡となっており，そのため電荷の分布も不均衡である。安静時のニューロン内部に置かれた電極と，ニューロンの外部に置かれた電極とでは，大きな電位差が記録され，細胞膜の内部は外部に比べて−70 mV程度である。

ニューロンの細胞膜の小区画における脱分極に伴った一連の事象について考えてみよう。まず，Na^+の流入によって内向きの正の電流が生じ，細胞外間隙における正電荷が減少する。細胞膜上で脱分極した区画は電流シンク（current sink）になり，正に荷電したイオンを引きつける（図1）。引きつけられた正電荷はニューロン内に急速に流れ込み，脱分極した細胞膜から流れ去ることで細胞内に正電荷を蓄積させる。その結果，ニューロンの細胞膜の興奮していない部分からも正電荷の流出が生じる。この外向きの流れは電流源（current source）となり，そこから陽イオンが細胞外間隙を通り，電流シンクに向かって流れ戻ってくる。細胞内外の電荷を一定に保つため，電流源からの流出量と電流シンクへの流入量は等しい。限局したニューロン内空間での強い電流は一次電流（primary current）であり，それよりはるかに広い細胞外間隙の導電性の媒体〔つまり

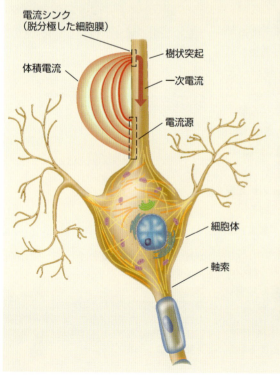

図1　脱分極したニューロンにおける電流の流れ　シナプス活動によって脱分極した区画は電流シンクとなり，正に荷電されたNa⁺として電流がそこからニューロン内に入る。ニューロン内における正電荷の集積は，一次電流と呼ばれる電流を生じさせる。電荷を一定に保つため，ニューロンの細胞膜における興奮状態にない区画から正の電流が流出し，電流源を形成する。細胞外間隙では帰還電流，すなわち体積電流が発生し，電流シンクに向かって戻っていく。これらの体積電流は細胞のすぐ近傍で最も高密度であり，脳全体に拡散する。離れた位置からみれば，電流源と電流シンクの近接した同格関係は1つの電流双極子とみなすことができる。

イオン
電荷を運ぶ原子あるいは分子。

（イオン）ポンプ
細胞膜を通して濃度勾配に逆行してイオンを移動させる輸送系。

電流シンク
正イオンを引きつける部位。ニューロンの細胞膜の脱分極された区画は，正電荷をもつイオンが流入するため，電流シンクとなる。

電流源
正イオンの発生源。

一次電流
シナプスの活動で開くイオンチャネルを通じてイオンが流入することによって生じるニューロン内の電流。

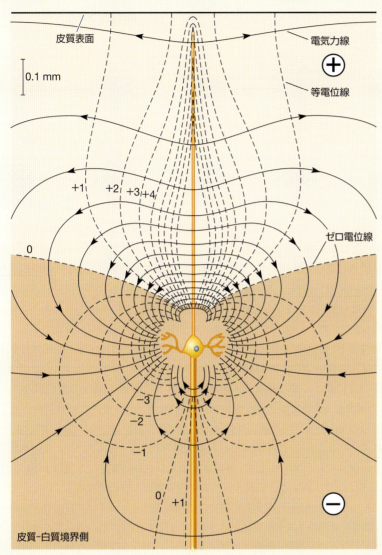

図2 脳における神経活動に伴う細胞外電場
錐体細胞の細胞体脱分極によって生じる結果の模式図を示す。実線で表す電気力線は体積電流を示し，破線は等電位線を表す。ゼロ電位線は磁束線が電流シンクへ内向きに折れ曲がる点上に位置する。ゼロ電位線の上側では正の電位が計測され，下側では負の電位が計測される。電場はニューロンからの距離に従って減弱する。(Cruetzfeldt, 1974より)

容積導体
連続的に導電性をもつ媒体。脳，髄膜，頭蓋，頭皮は1つの容積導体を形成しており，そのどこにおいてもイオンの流れによって生成された電流を計測できる。

体積電流
細胞外の媒体を流れてニューロン内の一次電流を相殺するリターン電流。

電流双極子
微小な距離で隔てられた理想的な電流源と電流シンク。電流双極子は活性化したニューロンがつくる電磁場の単純かつ簡易なモデルとして使われる。

尖頂樹状突起
ニューロンの細胞体から離れた位置にある樹状突起。皮質内の典型的な錐体細胞では，細胞体は皮質深部にあり，尖頂樹状突起は皮質表層に伸びている。

容積導体(volume conductor)を通る比較的弱い電流は**体積電流**(volume current)である。一次電流はニューロン内の空間に限局されるが，体積電流はニューロンを包摂する導電性の媒体全体に広がる。

電流源における電荷は外側へ向かう放射状の電場を生成し，その強度は電流源からの距離の二乗に反比例して減衰する。つまり，電流源からの距離が2倍になると電場が占める領域は4倍に増大し，その結果電場の強度は1/4になる。電流シンクにおける電荷は内向きの放射状の電場を生成する。ニューロン上の電流源と電流シンクはきわめて近い位置に存在するため，この陽極と陰極の近接した同格関係を**電流双極子**(current dipole)と考えることができる。電流双極子により生成された電場は，電流源と電流シンクの外向きと内向きの放射状の電場の単純なベクトル和である。この電場は，点電荷を結んでいくと容積導体内を通る電気力線として表すことができる(図2)。

電場内の異なる2つの位置間の電位差はボルト(V)〔脳電気生理学研究においては通常マイクロボルト(μV)〕単位で計測される。等電位線(その線上の電圧が一定であることを示す)は，電気力線に対して垂直になる。電流源と電流シンクにおける電荷は等量かつ反対であるので，ゼロ電位線は電流源からの外向きの電気力線が電流シンクへと内向きに折れ曲がる点上に位置する。電場内の外向き方向の等電位線上では正の電圧が計測され，内向き方向の等電位線上では負の電圧が計測される。脱分極したニューロンでは，電流源および電流シンクによって生成された電場を細胞外間隙の様々な位置に置かれた電極で計測できる。例えば，脱分極が**尖頂樹状突起**(apical dendrite)で発生した場合，樹状突起の近傍の電極では，細胞体の近傍の電極に対して負の電位が記録される。また，図2のように細胞体が脱分極した場合は，

Box 13-1　電気発生

この逆が起こる。電流双極子は脱分極したニューロンをモデル化するのに適している。実際，離れた位置からみれば，比較的大規模なニューロン群の協調的活動によって生じた電場を，1つの**等価双極子**(equivalent dipole)が生成したものとしてモデル化できる。このモデルは本章で後述するいくつかの技術の基盤となるものである。

原則として，ニューロンの脱分極に伴う体積電流は容積導体のどの場所においても検出できる。ニューロン周囲の導電性の媒体としては脳全体および頭蓋骨までが含まれているため，頭皮上に置かれた電極からも神経活動を検出できる。

等価双極子
ニューロンの集団により生成された電磁場を単一の双極子が生成したかのように単純化して表現するモデル。

複雑型細胞
単純型細胞よりも広い受容野をもち，特定の選好方位の刺激がその受容野内のどこに提示されても反応するニューロン。

性の矩形領域からなり，あたかも一直線上に並ぶ網膜神経節細胞の活動の総和のように振る舞う全体として矩形に近い受容野をもっていた。そして，その発火頻度は提示された線の傾きや角によって変化した。同様の方法で，**複雑型細胞**(complex cell)という第2の細胞群がみつけられた。この細胞は，特定の傾きの線であれば受容野内のどこに提示されても最も強い反応を示した。これに引き続く研究で視覚野について多くの重要な性質が明らかにされた。例えば，コラム状の配列やその発生過程での変化である。これらの重要な基盤的研究により，HubelとWieselは1981年にノーベル生理学賞を受賞した。

認知神経科学における単一ユニット記録の果たした役割の一例として，1998年のChafeeとGoldman-Rakicによる研究が挙げられる。2人は，サルに眼球運動性遅延反応課題を行わせている間の前頭前皮質ニューロンの特性を調べた。この課題の内容は，サルに視野の周辺部に短時間提示された視覚標的の場所を覚えさせ，一定の遅延時間の後にその覚えていた場所に視点を移動させるというものであった（**図13-14**）。図13-14には8枚のパネルがあり，それぞれ特定の視覚標的の位置に対応している。それぞれのパネルは**ラスタ**(raster)を示しており，横軸の各タイムポイントにおける活動電位を黒点で表す。1列のラスタが遅延反応課題の1試行に相当する。各パネルの最下部にあるヒストグラムは，特定の範囲の時間にあるニューロンが発火した回数を，すべての試行を通じて示している。そのニューロンの空間的特異性は驚くほど高く，有意な発火を観察できたのは標的が左下の位置に提示されたときだけであった。さらに注目すべきは，刺激が消えサルが標的の位置の記憶を保持している遅延期間の間ずっと，そのニューロンが顕著に発火し続けたことである。他の7個所にはほとんど神経活動がなかったことから，ChafeeとGoldman-Rakicは，このニューロン〔記憶野(memory field)と名づけられた〕は視空間の特定の位置をコードしており，遅延期間の間，全般的に反応しているわけではないと考えた。また，同じ皮質領域内の別のニューロンは，別の視覚標的の場所に選択的に反応していた。これらや他の似たような結果は明快であり，ワーキングメモリの神経基盤に関する多くのfMRI研究のもとになっている。その例としては，章末の参考文献で紹介するGazzaleyとNobreの2012年のレビューを参照してほしい。

単一ユニット記録の分解能は，空間的にも時間的にもfMRIが到達しうる分解能に比べて桁違いに優れている。上記の例でもわかるように，隣り合ったニューロンが異なる反応特性をもつとき（例えば，複雑な刺激の異なる特徴や異なる記憶に反応するとき），

ラスタ
ニューロンの活動電位の発火率を記述するもの。横軸に時間をとり，活動電位が発生した時刻に点を表示する。

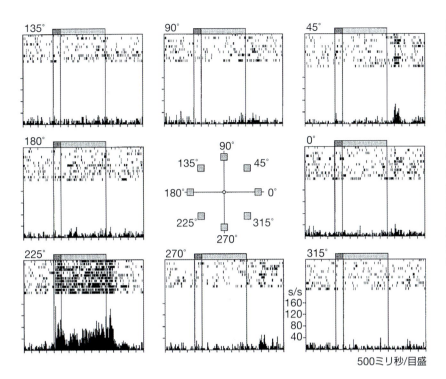

図13-14 遅延眼球運動課題における単一ユニット記録 サルは，画面周辺の8個所のうち1つの刺激点が500ミリ秒間明るく表示されている間，画面中心の十字記号を注視し，刺激が消えてからも3秒間は注視を続け，その遅延時間の後に十字記号が消えると，最初に提示した視覚標的の記憶した位置に目を動かすよう訓練された。この位置が正しければ報酬としてジュースを受け取れる。図中の周囲のパネルには，前頭前皮質の主溝の単一ニューロンで記録された単一ユニットの反応を示す。各パネル内の最初の2本の垂直線は視覚刺激が提示された時間の始まりと終わりを表し，最後の垂直線は遅延時間の終了時を表す。各パネル上部のラスタは各試行を示し，下部のヒストグラムは時間軸上の発火率を示す〔縦軸は1秒あたりのスパイク数(s/s)，横軸は時間(各目盛は500ミリ秒)を表す〕。(Chafee and Goldman-Rakic, 1998より)

単一ユニット記録ではそれらを区別できる。特に単一ユニット記録の時間分解能はすばらしく，ニューロンに活動電位が生じるたびにそれを1つずつ記録できる。また，単一ユニット記録は選択的脳損傷や微小刺激を含めた脳機能操作技術と組み合わせて用いると，脳と行動への影響を同時に調べることができる。これらの長所を考えれば，単一ユニット記録が神経科学に多数のきわめて優れた貢献をしたのは当然であることがわかる。

しかし，単一ユニット記録はその利点が欠点をはるかに上回っているとはいえ，目立った欠点もある。最も重大な欠点は，単一ユニット記録が侵襲的であり，脳に記録電極をつき刺す必要があるという点である。当初は実験対象が動物に限られていたが，最近では脳神経外科手術におけるごく限られた状況においてヒトの単一ユニット記録が行われるようになってきた。その例として，2012年のShethらの研究を紹介する。Shethらは，前帯状皮質背側部(dACC)に埋め込まれた電極から，同部位の脳神経外科的切除術に先立って神経活動を記録した。この手術は過度の強迫神経症を改善させる目的で行われた。それ以前に行われたfMRIによる研究結果と，これらの患者で手術直前に記録されたfMRIのデータに基づいて，dACCは実行機能全般，特に対立する2つの行動要求間の調整にかかわっていると考えられた。そして，ヒトのdACCのニューロンを直接記録することで，このニューロンの発火頻度が実験によって引き起こされた対立の程度を反映していることが実証された(図13-15)。繰り返すが，このような研究はごくわずかしか行われていない。しかし，この研究手法はヒトを対象としたfMRIによる脳全体の研究と動物を対象とした単一ユニット記録による局所脳領域の研究とをつなぐものとして期待されている。

2つ目の欠点は，単一ニューロン記録では，あるニューロンの発火パターンとその根底にあると仮定される心的過程との因果関係を証明できないことである。したがって，図13-14に示したニューロンはワーキングメモリ課題において空間上のある位置をコードしているようにみえるが，実際に示しているのは相関関係にすぎない。その単一ニューロンを取り除いた場合には，サルはその特定の場所を記憶できなくなるのであろ

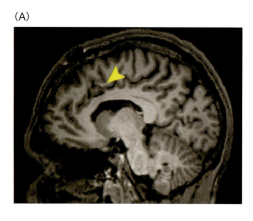
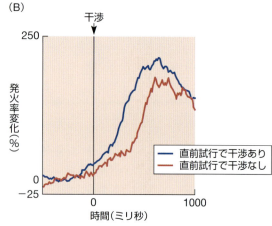

図13-15 ヒトの単一ユニット記録の例 難治性の強迫神経症により前帯状皮質背側部(dACC)の切除術を受ける患者では，fMRIと単一ユニット記録の両方のデータが収集される。(A)矢頭は切除部位および切除後の刺激部位を示す。この領域では実行機能課題遂行中にfMRI賦活の増加が観察された。この賦活は，特に競合する運動反応からの干渉を抑制しなければならない条件で顕著に認められた。(B)単一ユニット記録データにより，dACCのニューロンの活性化が試行履歴に依存することが示された。被験者が異なる反応間で干渉を受けたとき，その直前試行でも干渉を受けていた場合(青線)は，そうでなかった場合(赤線)に比べて，dACCのニューロンがより急速に発火し，その発火率も上昇した。この結果は，単一ユニット記録がいかに特定ニューロンの活性化のタイミングに関する情報をもたらし，fMRIデータを補完するかを示している。(Sheth et al., 2012より)

うか？　ワーキングメモリが何十億個ものサルのニューロンのうち，ある単一のニューロンにそこまで依存しているとは考えにくい。さらに，活性化しているニューロンの1つ1つを，何らかの基準(例えば，実験操作に反応して発火頻度が変わる)に基づいて同定し，長時間にわたりその記録を続けることは骨が折れるため，ほとんどの研究ではデータを記録するニューロンの数は数十個程度に制限される。また，この同じ脳領域内にある他の多くのニューロンは，たまたま今回の実験刺激には反応しなかっただけで，何らかの重要な機能を担っているかもしれない。

　最後に，単一ユニット記録をfMRIのような神経画像技術と同時に行うのは難しいが，両方の技術を並行して，あるいは順番に行うことは可能である。最初に探索的fMRI研究を行い，続いて確認のための単一ユニット記録を行うという研究手法は現在いくつか論文で散見される。逆に，単一ユニット記録に基づいて作成した仮説を検証するためにヒトのfMRI実験を行うという研究手法もある。そして，これら2つの技術の間をつなぐ可能性のあるものとして，ヒト以外の霊長類でのfMRIにも関心が高まっている。

電場電位の特性

　電場電位という用語は細胞外の興奮性および抑制性の**シナプス後電位**(postsynaptic potential：PSP)(第6章参照)をまとめたものである。すなわち，**興奮性シナプス後電位**(excitatory postsynaptic potential：EPSP)と**抑制性シナプス後電位**(inhibitory postsynaptic potential：IPSP)をまとめてPSPと呼ぶ。ニューロンの電気活動はシナプスへの入力の強さやパターンにより急速に変化するため，電場電位もこの入力を反映して急速に変化する。したがって，電場電位を記録することで，その根底にある神経活動の総和を高い時間分解能で検出できる。しかしながら，電場電位は活動電位ほど空間的にも時間的にも局在していない。それには次の4つの理由がある。第1に，典型的な活動電位は非常に短い(1ミリ秒未満)のに対し，個々のPSPは数十ミリ秒も持続しうること。第2に，1個のニューロンの樹状突起や細胞体には何百何千ものシナプスが結合

シナプス後電位(PSP)
シナプス活動に起因するすべての興奮性・抑制性シナプス後電位。

興奮性シナプス後電位(EPSP)
シナプス後膜の脱分極。

抑制性シナプス後電位(IPSP)
シナプス後膜の過分極。

しているため，PSPは近接する多数のシナプスで同時に生じる可能性があること。第3に，Box 13-1で説明したように，個々のPSPに由来する細胞外の体積電流は電流源や電流シンクからの距離が離れると急激に減弱すること。第4に，個々のPSPに由来する体積電流が細胞外間隙で重ね合わせられること，である。かくして，電極から記録される信号は，脳内の全ニューロンの全シナプスで生じた全PSPを電極からの距離に応じて重みづけした総和を反映したものになる。

　電場電位はその発生源となるPSPの方向，空間配置，タイミングに依存して決まる。例えば，特定の脳領域で活性化しているすべてのニューロンが似通った方向を向き，なおかつ同時に入力を受けた場合は，これらのニューロンが作り出す細胞外電流は束ねられて強い電場電位となる。一方，ニューロンが1つおきに反対方向を向いているような場合には，隣り合うニューロンの活動は反対の極性をもつため，結果として生じる細胞外電場はほとんど相殺されてしまうだろう。特定のニューロン群へのシナプス入力のタイミングもその結果生じる細胞外電場電位に影響する。感覚刺激による神経活動のようにシナプス入力が同時に生じる場合は，ばらばらに入力が生じるときと比べて，全体の電場電位は大きくなる。このように，電場電位記録は規則的に配列したニューロンへの同期した入力により生じた電場（例えば，大脳皮質の錐体細胞層への同期した感覚入力によって生じた電場）を反映する。この同期した神経活動はしばしば電極電位に振動を引き起こし，脳波において規則的な波として観察され，それぞれの周波数帯域ごとに標識される。例えば，安静時にはα帯域（10 Hz前後）の活動がみられ，緊張して考えているときはβ帯域（12〜30 Hz）の活動がみられる。

　電場電位は伝導体の範囲内であればどこに電極を置いても記録できる。頭蓋内電極は大脳皮質の表面に接触させたり，脳内の深部構造に差し込んだりできる。一方，頭蓋外電極は頭皮に傷をつけずその表面に装着する。どちらの電極も同様の原理に基づいてPSPを記録するが，電極と活性化ニューロンの距離が異なるため，感度と空間分解能は異なる。このように様々な空間スケールで電場電位を記録できるが，それによって得られる情報はfMRIデータを補完するものとして有用である。特に，頭皮上で記録する電場電位とfMRI記録とを統合する研究に注目が集まっている。電場電位記録によって得られる一連の神経活動の情報と，fMRIによって得られる神経活動の位置の情報を組み合わせることは非常に有益である。なぜなら，これによって認知課題遂行中の神経活動の時間・空間情報を，他の手法では不可能なほど詳細に記述できる可能性があるからである。これは有望な手法ではあるが，技術的・理論的な限界のためこれらの技術を融合させる試みの歩みは遅い。

電場電位の発生源となるニューロンの位置同定（電場電位の信号源の推定）

　電極を脳内のどこに置いても，常にすべてのシナプスにおけるすべてのEPSPとIPSPの総和を記録するのであれば，どうやって電場電位記録を用いて活性化しているニューロンの位置を決めることができるのであろうか？　その答えは複雑で，fMRIでの議論とは異なる生物物理学的概念に従っている。電場電位は2つの電極の電位差として記録されることを思い出してほしい。頭蓋内電極記録であれば，例えば，電極の一方を脳内に置き，もう一方を脳外（頭皮，あご，耳垂など）に置くこともできる。頭蓋外に置かれた方の電極は頭蓋内の電極に比べると相対的に活動が小さいため基準電極と呼ばれることがある。領域間の神経活動の差を対象とするような場合には，両方の電極が脳内に置かれることもある。いずれにせよ，電場電位記録の基本原理は同じである。PSPによる体積電流は導電性媒体（つまり，脳，髄液，頭皮）全体に広がるため，2つの電極

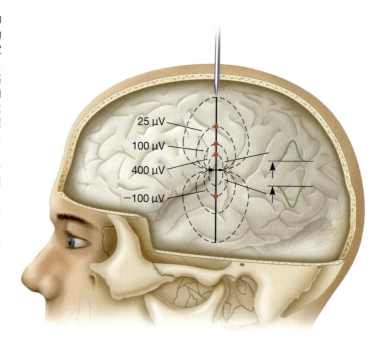

図13-16 電場電位発生源の位置同定 ある刺激（図中の矢印のタイミングで提示）が頭蓋表面下5cmのところで単一の理想的な双極子を誘発すると想定してみよう。この双極子の位置を同定するためには，一方の電極を垂直軸に沿って下方向に動かす。もう一方の電極は耳垂に置かれて基準電極となっており，脳内電極と基準電極の間で電位差（電圧）を計測する。最初に，電極を脳深部方向に4cm下げたところで刺激を提示すると，100 µVのピーク電位差をもつ波形が計測された。この一度の計測だけでは双極子の位置同定には不十分である。次に，電極を2cm上にあげて脳表面から2cmの深さで刺激を提示すると，25 µVの電位差が計測された。電位差が小さくなったので双極子から電極が離れてしまったとわかる。そこで電極を逆方向に移動させ，下方に2.5cm動かして脳表面から4.5cmの深さに置くと，400 µVの電位差が記録された。電圧計測値と距離の関係をプロットすると，これらが逆二乗の関係であり，電極を5cmの深さに置くのが最適であるとわかる。ゼロ電位線を超えて電極を下方向に動かすと，極性の急激な変化（緑色の曲線）が起こる。

電気双極子
その電気的特性が物理的に離れた正と負の電荷からなると近似できる空間上の1点。

逆問題
ある物体の表面上で計測された電場と磁場に基づいて，その物体内の電流源分布を決める数学的に困難な問題。

間で記録される電位差はそれら体積電流の位置によって決まる。この体積電流は物理学の用語でいえば**電気双極子**（electric dipole）（つまり，物理的にわずかに離れて存在する正と負の電荷）を形成する。

頭蓋内電極とそこから離れた頭蓋外電極との電位差を記録しても，それ単独では発生源の位置を決めるための情報をもたない。一対の電極だけでは，弱い電場を生じる近傍の双極子であるのか，非常に強い電場を生じる遠くの双極子であるのかを区別することができない。神経活動の発生源の位置を決めるためには，複数の位置で記録して電場の形を推定する必要がある（図13-16）。活動している神経組織の電場をマッピングすることでその位置を決める手法は，活性化ニューロンが空間上の1つの特定の位置にだけ存在するときにはうまくいく（単一の電流源で近似するため等価双極子と呼ばれる）。複数の異なる位置にあるニューロン群（つまり複数の等価双極子）が活性化するときは形成される電場が重なるため，合わさった電場から確実にそれぞれの位置を決めることはできない。この状況は**逆問題**（inverse problem）として知られている（図13-17）。しかしながら，電場の強さは距離の二乗で減衰するため，ある双極子の影響はその近傍では電極の位置によって大きく異なるが，遠くの電極には似通った（そして小さい）影響しか及ぼさない。これらのことから，特定の電場を作り出す双極子の発生源を推定するためには，数多くの電極を用いてその電場の標本をとらねばならないことになる。そこで，fMRIデータが重要になってくる。なぜなら，fMRIによりこの神経活動源となる可能性がある脳活動領域の候補を決めることで，脳波データに基づく信号源推定モデルに制約を加えることができるからである。

頭蓋内での電場電位記録

いかなる瞬間においても脳には数えきれないほど多くの電気双極子がある。この双極子により生じた電場電位の自発変動は脳波信号を生じる。しかしながら，ほとんどの脳波は関心のある特定の感覚刺激や認知活動の処理とは無関係な生理的ノイズである。このノイズは多数回の試行を加算平均すると減らすことが可能であり，これにより関心のある事象に同期していない局所電場の変動を消去し，事象に関連し同期した電場電位の

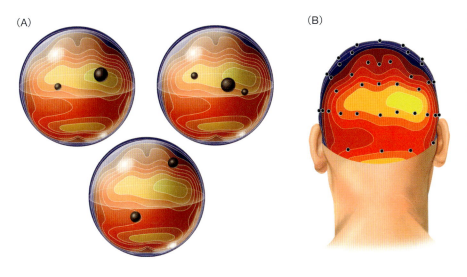

図13-17 脳波信号源推定における逆問題 頭皮上で記録する電気生理学的手法〔脳波および事象関連電位（ERP）〕では、逆問題を解く必要があるために脳内で活動分布を求めることが困難である。(A)球体内の3パターンの信号源分布を示す。脳の導電率は高いため、頭皮電極で計測される活動はそれぞれの信号源からの総和である。ここで示すように、信号源の位置・数・強さは異なっても、表皮での計測においては同じ電気活動を惹起するということがありうる。「電気双極子モデリング」として知られる脳活動の信号源推定の手法は信号源の数と位置に関するいくつかの仮定に基づいている。(B)視覚的注意のERP実験における典型的な頭皮上電圧マップを示す。fMRIとERP研究を組み合わせて使用することでより正確にERP信号発生源を推定できるようになる。〔ERPデータはJoseph Hopfinger（ノースカロライナ大学チャペルヒル校）のご厚意による〕

みが残る。これを**誘発電位**（evoked potential）と呼ぶ。

誘発電位記録は脳の感覚と運動の機能構築に関するいくつもの重要な研究に用いられてきた。1930年後半にClinton Woolseyらは、体部位局在を明らかにするために（ネコとサルの）感覚野の表面に置かれた電極から誘発電位を記録した。動物での頭蓋内誘発電位マッピングは徐々に単一ユニット研究にとって代わられたが、ヒトの研究では今日もまだ用いられ、多くはてんかん発作の術前評価や脳神経外科手術中の脳機能マッピングに利用されている。頭蓋内記録は非常に優れた時空間分解能をもつため、異なるニューロン群で生じるシナプス電位の時間の違いを記録することができる(**Box 13-2**の例を参照）。1997年にPuceらは、AllisonとWoodによって開発された技術を用いて、体性感覚野における手の領域を同定するために誘発電位とfMRIによる手法を比較した。両手法により得られた領域はよく一致しており、術前のfMRIにより術中の皮質表面での誘発電位記録と同程度の情報が得られることが示唆された。この結果は、本章の前半で示した皮質直接刺激とfMRIとの比較と似ている。しかし、fMRIデータの時間分解能が低いため、fMRIを用いて体性感覚野内での異なるニューロン群を区別したり、シナプス活動のタイミングを決めたりはできない。

ヒトに対して頭蓋内電極を用いた電場電位記録が最初に行われたのは基本的な感覚処理の研究であったが、ヒトの知覚認知の研究にも頭蓋内電極を用いることができ、しばしば感覚・認知事象に引き続く脳波信号の変化を識別する**事象関連電位**（event-related potential：ERP）が利用される。ERP波形の時間的特徴（つまり、事象後の波形の系統的な変化）は**事象関連電位成分**〔event-related potential (ERP) component〕として知られ、しばしば潜時や電極間での電位分布が一定の値をとる。ごく初期のERPの例としては1965年のSuttonらの研究があり、被験者には単純な聴覚・視覚刺激が提示された。その刺激はわずかに先行して提示されたキュー刺激を用いて予測できたりできなかったりした。被験者に予測できない刺激が与えられた場合、脳波の波形には刺激提示後およそ300ミリ秒で頂点となる陽性の偏位が一貫してみられた。そのため、この頂点はP300（またはP3）反応と名づけられた。その後の数年間で、この成分の性質を調べるために文字どおり何千もの電気生理学的な研究が行われてきた。最近では、fMRI研究でも似た実験デザインが使用され、予測されなかった事象に反応して活動が増加する領域として、前頭前皮質と後頭皮質が同定された。

頭蓋内で記録されたERPはきわめて空間特異的なことがある。ある研究では、てんかん手術前の患者に、顔、花、言葉、そして視覚情報を残しつつスクランブルして識別

誘発電位
感覚刺激に反応して生じる電場電位。

事象関連電位（ERP）
感覚・認知事象に伴って生じる脳内の微小な電気的変化。

事象関連電位（ERP）成分
特定の潜時におけるピークや谷などのようなERP波形の典型的な特徴。機能的な重要性が想定される。

Box 13-2　電場電位記録を用いた機能局在の同定

シナプス活動で生じた体積電流は周囲の導電媒体に拡散するため，電場電位は脳の深部でも表面でも，頭蓋骨表面でも計測可能である。しかし，体積電流は活性化ニューロンに近いほど高密度であるため，電場電位計測の空間分解能はニューロン近傍において最も高い。ここでは，手首の正中神経への短時間の体性感覚刺激によって惹起された電場電位が様々な計測スケールで記録されることを示す。電場電位は，サルの体性感覚野を貫ぬく電極の配列（図1A），ヒトの体性感覚野の皮質表面に置かれた電極（図1B），ヒトの頭皮上に置かれた電極（図1C）から記録された。

図1A左上のパネルは中心溝の矢状断面を示す。一次運動野〔ブロードマン領野（BA）の4野〕は中心溝前方の堤状部にあり，一次感覚野は中心溝後方の堤状部（BA3b）および中心後回の頂上部（BA1）にある。BA3b内のニューロンは皮質表面の接線方向（水平）を向いており，その尖頂樹状突起は前方のBA4へ向かって伸びる。BA1内のニューロンは垂直方向（放射状）を向いており，その尖頂樹状突起は上向きに中心後回の頂上部へ向かって伸びる。パネル内の点は電場電位計測が行われた位置を示し，カラーの等高線図は刺激提示後の7つのタイムポイントにおける電圧の分布を示す。

腕の正中神経の刺激から9ミリ秒後には，BA3bの体性感覚ニューロンの細胞体はすでに脱分極しており（寒色で表示），尖頂樹状突起は分極している（暖色で表示）。この双極電場が接線方向であることは，赤と紫の彩色部が水平方向で近接していることからもわかる。13ミリ秒後には，BA1の体性感覚ニューロンの細胞体は脱分極し，垂直方向の双極子を形成する。したがって，正の電圧が中心後回の頂上部の上で記録され，負の電圧がその下で記録される。この放射方向の双極子は刺激開始から17ミリ秒までには弱まりはじめる。17ミリ秒の時点では，BA3bの神経活動は尖頂樹状突起にまで到達する。尖頂樹状突起と細胞体の間で電流シンク-電流源の関係が逆転し，電場の極性も逆転する。10ミリ秒と20ミリ秒のパネルで暖色・寒色の位置関係を比較すれば，電場の逆転が理解できる。

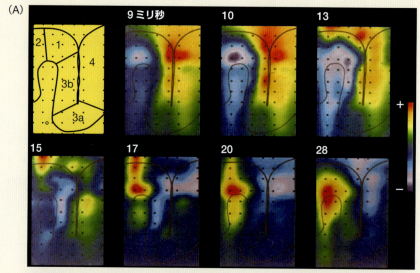

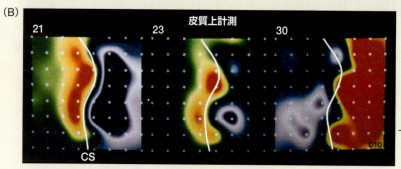

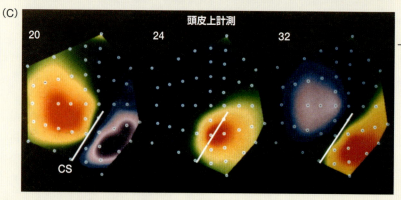

図1　それぞれの計測スケールでの電場電位記録の比較　（A）サルの頭蓋内電極，（B）ヒトの皮質表面電極，（C）ヒトの頭皮上電極での記録。（A）は右側が，（B,C）は左側が前頭方向にあたる。（B,C）白線は中心溝を示す。

これと同様の流れは，図1Bに示されるように皮質表面での電場電位記録においてもみられる。これらは図13-2に示したものと同様の電極配列で記録された。柱状に脳を貫通するようなサル用電極の場合と異なり，電極はヒト大脳皮質表面に置かれる。各パネルでは左側が前頭方向にあたる。ヒトの体のほうが大きいため，BA3bの体性感覚ニューロンにおける細胞体の脱分極は少し遅れ，刺激提示からおよそ20ミリ秒の潜時で生じる。この時点で正電流は，尖頂樹状突起の電流源から細胞体の電流シンクへと流れる。この電流は正の誘発電位（P20と呼ばれる）として，尖頂樹状突起のレベルで前方の電極から記録される。同時に負の誘発電位（N20と呼ばれる）が，細胞体のレベルで後方の電極から記録される。BA1のニューロンはそこからおよそ5ミリ秒後に活性化し，この時点で正の誘発電位（P25）が，BA3bの双極子の軸からは少し内側に位置する尖頂樹状突起の直上で記録される。サルの場合と同様に，一般的にこのBA3bのニューロンにより生成された電場の極性は逆転する。これは30ミリ秒のパネルを見ると明白である。最後に，図1Cに示されるように同様の事象の流れが頭皮上電極においても記録される。

　これらの皮質内／頭皮上記録は，電場電位マップによるニューロンの位置同定に関し，いくつかの事実を明示している。図1の単純な例にみられるように，BA3bのニューロンの実際の位置は等電位線によって印づけられる。これらのニューロンは水平方向に位置しているため，最大の正／負の電場はそれぞれ活性化したニューロンの前方／後方に位置する。したがって，BA3bニューロンの位置同定には電場の最大振幅ではなく，電場の形状が用いられる。BA1の放射方向のニューロンについては状況が異なる。BA1賦活に伴う双極性の電場は垂直方向になるため，活性化したニューロン群は電場電位が最大となる位置の直下にあると同定される。したがって，双極性電場の形状と方向が，活性化したニューロンの位置同定に重要である。

できなくした顔など様々な種類の視覚刺激が提示された。紡錘状回の表面では，他の刺激カテゴリではみられない高振幅で非常に限局したERPが顔刺激によってのみ誘発された（図13-18）。その領域に皮質直接刺激を与えると，一過性の相貌失認と一部の患者では顔の幻覚が生じた。ERPによって同定されたこの顔特異的な領域は，その後のfMRI研究によって同定された顔特異的領域とよく一致していることが確かめられた。fMRIとERPのどちらの手法でも脳活動が認められることがわかったのであれば，その位置で記録した一連の電場電位のうちどれがBOLD信号に関与しているかを知るにはどうすればよいであろうか？　紡錘状回に置かれた電極はいくつかの電場電位の総和を表していることに注意してほしい。処理の初期には，N200（つまり，刺激後約200ミリ秒の陰性の変化）として知られる顔特異的な電位がある。この初期の反応は，頭皮上のERPで記録されるN170と呼ばれる成分と一部共通の神経発生源をもつかもしれない。600〜800ミリ秒後と遅くに生じ長く持続する顔に特異的なERPの変化もある。この活動の立ちあがりは，図13-18Bの電極10にみられる。この2種類の活動は，初期の電位が初期の顔面知覚処理を反映し，後期の電位が高次の脳領域からの再帰的な，あるいはフィードバックの影響を表していると解釈することができるかもしれない。つまり，空間的には分けられないが，時間的に分けられる脳機能処理があるかもしれないということである。

　紡錘状回の機能についてのこの解釈が正しいかどうかを評価するためには，刺激の特徴を少し操作して，一方の機能処理には影響を与え，他方は変化しないようにする必要がある。例えば，顔の認知は紡錘状回から離れた別の脳領域で行われていて，その処理の結果が紡錘状回の活動を変化させているということも考えられる。そこで，別人の顔を提示したり，同一の顔でもそこへの注意の向け方や記憶の強さを変化させる操作を行うと，fMRIによる紡錘状回の賦活がERPの後期電位と関連するのであれば，別人の顔が提示されたときにBOLD信号と後期のERPは変化するかもしれないが，N200は変

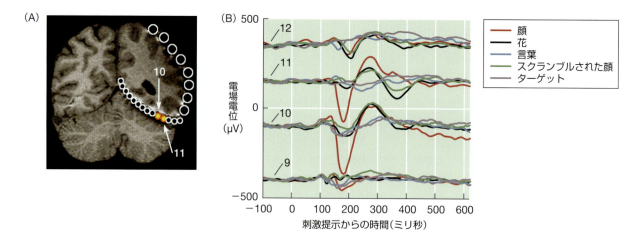

図13-18 頭蓋内での事象関連電位(ERP)記録 (A)ある患者の硬膜下電極位置を示すMRI冠状断像。電極はシリコーンストリップ内に含まれ,紡錘状回(電極10, 11)を含む脳表面を横断するように5mm間隔で設置された。(B)電極9〜12における時間軸上で加算平均された電場電位の変化。数種類の刺激カテゴリについて加算平均された電場電位を重ねて表示する。顔刺激の提示によって局所的な負の電場電位が約200ミリ秒の潜時で誘発された(赤線)が,他の刺激カテゴリではこれが生じなかった。このような顔特異的ERPは紡錘状回で最大であった。これら2つの電極の両端の位置からたった5mm離れた電極では,顔特異的な電位が記録されなかったことにも注目してほしい。

化しないであろう。心理学的構成概念は神経活動のある側面(例えば,BOLD信号の変化)と関連し,他の側面(例えば,N200)とは関連しないことがあるので,収束的検討がきわめて重要である。例えば,顔による人物判断課題において紡錘状回のfMRI賦活がみられたときに,顔に特異的なERPが最も大きくなる時間帯(200ミリ秒)の神経活動が紡錘状回特有の反応だと推測することがあるかもしれない。このように,fMRIデータを単独で解釈してしまうと,紡錘状回の反応は顔による人物判断の早期に生じるという誤った結論につながる可能性がある。この例は仮定の話ではあるが,方向性注意・顔記憶・感情表出などといった脳内での顔処理に関する事象の順序に関して,現在も決着していない議論に基づいている。fMRIデータしかないときに,事象の起こる時系列を解釈する場合は非常に注意深く行う必要があり,頭蓋内電極記録はそれを補完する重要な情報源となりうる。

頭皮上での電場電位記録

頭蓋骨と頭皮は導電性なので,脳で発生した電場電位を頭皮上に配列した電極から記録できる。限定された臨床的状況下でしか行うことのできない頭蓋内での電場電位研究とは異なり,頭蓋外(または頭皮上)電場電位研究は健常ボランティアを被験者として世界中の何千もの研究室で行われている。電極は,頭皮の表面に1つずつ接着剤を用いて配置したり,標準配置に従って電極がついた伸縮性の帽子(**図13-19**)を用いて配置する。典型的な電極帽には,64個以上(多いものでは256個)もの電極が格子状に配置されている。

言語理解,記憶,実行機能,注意,顔認知,その他様々な処理の多様な側面に関連したERP成分を特定する研究に関心が集まっている。こうした成分に基づいて複雑な行動の最中に生じる機能操作の順序を予測するために,ERPの高い時間分解能を利用した処理モデルの開発が進んできた。本章冒頭の認知神経科学への導入で述べたように,これらの処理モデルはたとえその操作が脳のどこで起こっているかという情報がなくても認知機能を理解するうえできわめて役に立つ可能性があるので,ERP記録は認知神経科学研究における有用な手法といえる。

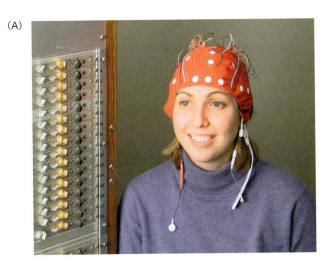
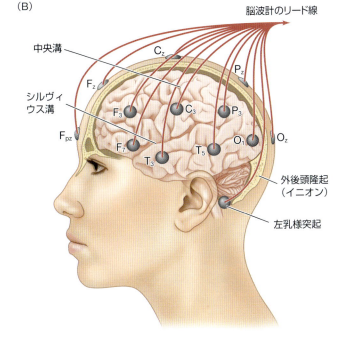
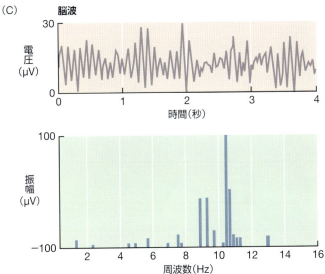

図13-19 頭皮上での電場電位記録 (A)被験者は標準位置に電極が縫いこまれた帽子を装着している。帽子の表面には，電極を内蔵した白いプラスチックホルダーがある。各電極の下の頭皮は死んだ皮膚組織と皮脂を除去するために軽くこすられており，頭皮と電極の間の隙間を埋めるために導電性のゲルがプラスチックホルダの穴に注入され，頭皮と電極表面との間に電気的接続が形成されている。(B)電極は標準位置に置かれ，たいていは頭蓋上の位置に従ってラベルがつけられる。ここでは，一般的な電極位置ラベルを示す。各電極と基準電極(ここでは左耳の後ろの左乳様突起)との電位差を記録し，それを(A)の左側に見える一連の増幅器で数万倍に増幅する。(C)この結果として出てくる時間的に変化する信号は脳波として知られている。ここでは，覚醒開眼時の正常被験者における典型的な脳波の推移を示す。10Hz（α帯域）で規則的に振動する活動が，上のパネルでは時間の関数として，下のパネルでは周波数の関数として示されている。認知過程に関する実験の多くでは，脳波信号がコンピュータで記録され，刺激提示や反応などの事象に対して加算平均される。その結果は頭皮上記録の誘発電位もしくは事象関連電位（ERP）と呼ばれる。

ここで頭皮上ERPの議論をしているのは，本書の主題から逸れているように思われるかもしれないが，それはERPがfMRI研究を補完する可能性をもっているからである。Box 13-3では，この2つの技術を統合する際の技術的・概念的な課題について詳しく論じる。もしある特定の瞬間に活動している等価双極子の空間分布と強さが正確にわかるのであれば，その結果生じると考えられる頭皮上の電位分布を正確に計算することが可能である。この数学的に扱いやすい仮定は**順問題解**（forward solution）として知られている。さらに，ニューロンの引き起こす複数の事象がたとえ数ミリ秒しか離れていなくても，頭皮上の電場分布を変化させ，それを計算できる。また，fMRIによってある刺激に対して賦活するすべての脳領域の正確な位置を知ることができ，なおかつその

順問題解
双極子の既知の角度や大きさの分布に基づいて，任意のセンサ配列で生じうる電場と磁場を直接計算すること。

Box 13-3　fMRIと脳波あるいは事象関連電位技術の組み合わせ

　fMRIも含めて非侵襲的に脳活動を測定する技術にはどれも利点と欠点がある。本書を通して指摘しているように，fMRIの強みはその優れた空間分解能であり，これによって賦活領域を1cm単位よりも細かい分解能で同定できる。しかし，fMRIはせいぜい秒単位の時間分解能しかもたない。神経活動の多くの事象はより急速に，数十ミリ秒単位で生じるので，その過程で生じる神経的事象の時系列に関する情報は，fMRIデータからは部分的にしか得られない（その例は第7章を参照）。対照的に，事象関連電位（ERP）の計測や，脳波の周波数成分の変化を検出するような電気生理学的手法は，誘発された脳活動の変化をミリ秒単位の精度で分解できる。しかし，これらの手法は脳活動の空間分布についての情報が不十分である。このようにfMRIとERP/脳波はその強みと限界がかなり相補的であるので，これらの手法を組み合わせると脳機能をより包括的に解明できるであろう（図1）。

　これらの技術の組み合わせには2つの主要な手法がある。脳波-fMRIの並行記録と脳波-fMRIの同時記録である。並行記録では一般に事象関連デザインを用い，両方の技術を用いて同じ被験者が同じ課題を行っている間のデータを連続的に収集する。この例としては，章末の参考文献で紹介するBusseらの2005年の論文を参照してほしい。ほとんどの研究は比較的高速な事象関連デザインを使い，各事象に関する効果を検出するための十分な検定力をもつようにしている。この方法には，血液動態応答の遅さおよびいくつかのERP成分の潜時のために，連続的に提示される刺激によって誘発された神経反応が時間的に重複するという問題がある。刺激間の重複を緩和するために，刺激提示の順序をランダムにし，急速に切り換わる事象列から1つの事象に関連する反応を抽出可能なアルゴリズムを用いることが多い。同様の手法は，高速事象関連fMRI解析の基盤としてより一般的になっている。fMRIデータから賦活領域に関する情報が得られ，これを用いて脳波データに基づく空間位置推定を改善できる。このような研究のほとんどで，有意なfMRI賦活を示すクラスターが，観測されたERP効果の信号源と考えられる領域群を規定する。このように事前にfMRIで制約を加えることで，実質的に信号源解析アルゴリズムが正確な解に収束する尤度を高める。脳波-fMRIの並行記録は多くの発展に寄与してきたが，内在的な限界もある。これらの研究では，別々のセッションで測定・抽出された脳活動が，きわめて類似した認知処理を反映すると仮定している。さらに，これらの研究から結論することができるのは，課題遂行中に観察された脳活動の平均だけであり，試行ごとの脳活動の変動についてはこの限りでない。

　ERP/脳波とfMRIデータの同時記録

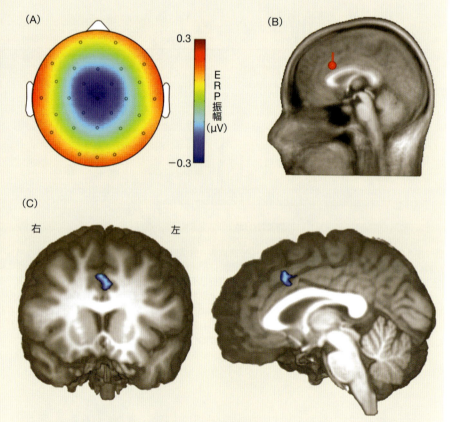

図1　認知実験中の脳波・fMRIデータの同時記録　被験者は反応不一致課題を行った。この課題では，画面内に提示される矢印の向きに従って右あるいは左のボタンを押すよう求められた。半数の試行では矢印に先行して80ミリ秒前に同方向の矢印が提示され（一致条件），残りの半数の試行では先行する矢印が逆向きに提示された（不一致条件）。(A)正反応に比べ，不一致条件における誤反応は中央部分での事象関連電位（ERP）成分を誘発し，そのピークはボタン反応の直後であった。(B)推定されるERP信号源は前部帯状回（赤色の円，尾部は双極子の方向を示す）であった。(C)その後，ERP反応の振幅から，各試行におけるfMRI血流動態応答の振幅を予想した。この研究の結果，前部帯状回（2つの断面で示す）のボクセルと有意な相関が観察された。したがって，前部帯状回が課題遂行にかかわっていることの強固かつ収束的な証拠が得られた。（Debener et al., 2005より）

はさらに強力な手法になりうる。この手法は各事象で誘発されたfMRIにおける賦活とERPにおける活動を直接比較することを可能にし，これら異なる種類のデータ間における比較の検定力を大きく高める。脳波-fMRI同時計測の欠点は主に技術的なものである。すべての電極や配線がMRI対応のものでなければならず，電極キャップもMRIスキャナの限りある空間内で長時間装着するために十分快適で十分小さいものでなければならない。頭皮表面に電極を設置するとMR画像にアーチファクトが生じうる。さらに，MRIの傾斜磁場コイル内で急速に変化する電流がERP記録装置内の電流を誘発する。これが結果的に大規模かつ問題のあるアーチファクトを，記録される電気生理信号内に生じさせることになる。これらのアーチファクトを小さくする1つの解決策は，データ収集のクラスタ化（あるいは分散）である。具体的には，TRを長めにとってTRの一部でfMRIデータを収集し，傾斜磁場が変化しない空白の時間帯に電気生理データを収集することで，このアーチファクトがなくなる。別の解決策として，フィルタリングのアルゴリズムでアーチファクトを推定し，能動的にこれを取り除くこともできる。また別の問題として，生理的ノイズがある。例えば，血流に伴う拍動がスキャナ磁場内の脳波電極を動かしてしまうことがある。このような同時記録に伴う技術的問題のため，これまではその適用および有効性が限定的であったが，この問題は徐々に解決されつつある。したがって，同時記録は認知神経科学においてよりいっそう重要になってきている。

　領域内で活性化するニューロンの向き**および**その領域内での神経活動の正確な時間変化がわかっているならば，それによって生じる頭皮上の電場を順問題解の手法を用いて計算できるはずである。

　このような計算が可能であれば，それがすばらしい技術的業績になることは間違いないが，それを実現するためには事前に脳内の神経活動の時空系列を完全に知っていることが必要である。逆に，頭皮上の電場を計測することから始める場合はどうであろうか？　そこから，神経信号源の空間分布と神経活動の時系列を計算することができるだろうか？　この逆方向の操作，つまり頭皮上の電位分布の知識から双極子の空間分布を計算することは，前述したように逆問題である。逆問題を解くことができれば，fMRIのような機能局在を決める技術の必要性は大幅に低下するであろう。というのも，頭皮上でのERP記録によって，神経活動の時間的空間的特性について十分な情報を得ることができるからである。もしただ1つの双極子しか活動していないことが確実にわかっていれば，頭皮上の電位分布の適切な標本から双極子の位置を決めることができる。しかし，ほとんどの場合は数多くの双極子が同時に活動しており，この手法では双極子の配置が異なっていても頭皮上では同じ電位分布となってしまう（図13-17）ため，正確に計測できない。かくして，逆問題には単一の解がないのである。

　逆問題は頭皮上ERPだけでなく，すべての電場電位記録にかかわる問題である。しかし，頭蓋内記録においては，活性化ニューロンの近くに電極を置くと電極から遠い双極子の影響を無視できるので，1つの電極につきただ1つの等価双極子が活動していると考えることができる。一方，頭皮上記録では，本質的に頭皮上の電極はすべて脳内のあらゆる双極子から遠隔にある。この問題は頭蓋骨の存在によりさらに深刻化する。頭蓋骨は脳と比べてきわめて高い電気抵抗をもち，頭皮上ERPの空間分解能を大幅に減じるからである。逆問題に対し一意の解を与えるアルゴリズムは存在しないが，単純化した仮定に基づいた近似解を得るための強力な技術が数多く開発されてきている。

　もし双極子の空間分布が前もってわかっていればどうだろうか？　そのような条件下では，頭皮上ERPデータを用いて双極子の強さの時間変化を推定し，それぞれの脳領域ごとに賦活の時系列を求めることが可能であろう。fMRI賦活がこのような信号源双

極子の場所情報として利用できるかもしれないという主張がなされてきた。それが可能であれば，頭皮上ERPによってその双極子の時系列に関する情報を得ることができる。1998年にLiuらは，モンテカルロシミュレーションを用いてこの手法の妥当性を調べた。この研究は，fMRIデータと電気生理学的計測結果とを統合する際に生じうる2つの問題点を究明するために行われた。1つは，活動する神経信号源の中にはfMRI賦活として現れていないものがあるかもしれないという点で，もう1つはfMRI賦活が神経活動を伴っているとは限らないという点である。シミュレーションの結果は有望であり，fMRIが双極子のモデル構築に有用であることが示唆された。脳波とfMRIを統合する手法に関する最近の比較については，章末の重要文献で紹介するHusterらの2012年のレビューを参照してほしい。

脳磁図（MEG）

上述の電場電位の解説で，電気生理学的手法をどのように用いて電場電位記録から神経活動の局在を知るか説明した。空間を流れる電流は電場と磁場の両方を作り出す。この磁場を記録する神経科学の技術を脳磁図（magnetoencephalography：MEG）という。神経活動に伴って生じる磁気信号はきわめて微弱であり，100 fT（1 fT = 10^{-15} T）の単位である。この弱い磁場を記録するために，脳磁図スキャナは超伝導量子干渉計（SQUID）という鋭敏なコイルを用いて磁束を検出する。初期の研究では，単一のSQUIDセンサがガントリに設置され頭部の周りを順序よく移動して，磁束を順々に記録していた。最近の脳磁図スキャナでは，ヘルメット状の装置に何百ものセンサが配置され，そこから同時に記録する（図13-20）。

扱う機器は異なるが，脳磁図による研究は実際のところ頭皮上での電場電位記録研究（つまり脳波とERP）によく似ている。脳波の波形をトリガに同期させて加算平均することでERPを求めるように，脳磁図の波形をトリガに同期させて加算平均することで**誘発磁場**（evoked magnetic field：EMF）を求めることができる。さらに，脳磁図記録は頭皮上のERPに比べて著しい利点がある。磁場は頭蓋骨で減弱しないため，電場に比べて高い空間分解能で記録することができる。その点では，脳磁図やEMF記録は頭皮上電場電位記録に比べ皮質からの直接記録により近いデータを得られるが，逆問題を解く必要性は免れない。

体積電流の影響が強い電気生理学的手法とは異なり，脳磁図は主にニューロンの長軸に沿って流れる一次電流に影響され，ニューロンの向きに非常に敏感である。頭蓋を球状の媒体と近似して考えた場合に，半径方向（つまり中心から表面に向かう方向）を向いた双極子によって生じる磁場は頭蓋外からは検出できない。したがって，一次電流が頭蓋表面の接線方向の成分をもたなければそれを脳磁図によって検出することはできない。これは利点でも欠点でもありうる。磁場の信号源をモデル化する際に半径方向を向くニューロン群を無視してもよいということは，モデルが単純になるため利点となる。一方，脳磁図では神経活動のすべてを記述できない（例えば，脳回の頂上部の神経活動に対しほとんど感度がない）ということは欠点である。このため，脳磁図と脳波は同時に記録されることが多い。

ERP記録とfMRIの統合研究が発展したのと同様の戦略で，EMF記録とfMRIの統合研究も発展した。例えば，1999年にAhlforsらは，知覚された運動が突然変化したときの神経の反応を，fMRIと脳磁図を組み合わせて調べた。fMRIでは，一次視覚野（V1），二次視覚野（V2），中側頭野の運動視覚刺激に反応する領域（MT+）などの視覚野領域が同定された。fMRIによって同定されたMT+の賦活部位は，130～170ミリ秒および260ミリ秒前後の潜時帯におけるEMFのピークに一致した。対照的にV1とV2

誘発磁場（EMF）
特定の刺激に反応して生じる脳磁図信号の変化。誘発磁場は磁性という観点以外は，脳波に対する誘発電位もしくは事象関連電位と同等のものである。

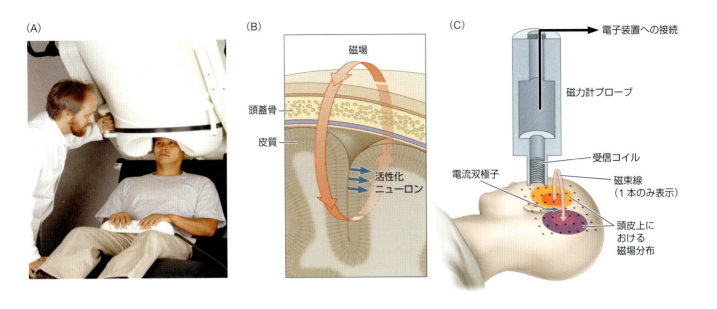

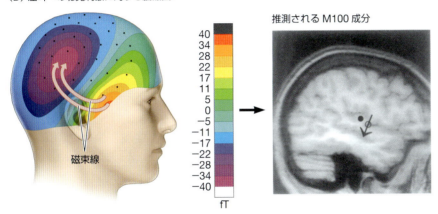

図13-20 脳磁図 (A) 248個のセンサとノイズ低減・脳波同時記録のための追加的チャネルをもつ近年の脳磁図装置。センサは被験者の頭部近傍のヘルメット内にある。SQUIDセンサ装置には，超伝導状態を維持するための魔法瓶的形状の大規模冷却装置がある。(B) ワイヤ内の電流が円状の磁場を形成するのと同様に，皮質内の樹状突起における電流が頭皮を貫通する円状の磁場を生成する。磁場は頭皮を貫通して頭蓋外の磁力計で検出するため，脳溝のニューロンで生成される磁場が最も計測しやすい。一方，脳回では磁場は頭蓋に平行する方向に生成されやすいため，検出が比較的難しい。(C) 磁力計を頭蓋近傍に置くと，活性化したニューロンから頭蓋を貫通してくる磁束の変化を，高感度の受信コイルで識別できる。(D) 正常被験者の頭部全体にわたる磁場の分布。聴覚刺激提示の約100ミリ秒後に誘発された磁場強度（M100成分）の変化を示す。右側のMR画像では，双極子電流源解析によって推定された電流源となるニューロンの位置を示す。〔(A)はKen Squires（4D Neuroimaging）のご厚意による。(D)はWoldorff et al., 1999より〕

からのEMFはとても小さく，ピークはおよそ200〜260ミリ秒にみられた。これらの賦活はMT+野の最初の賦活よりも遅いことから，他の領域からのフィードバックを反映している可能性がある。この後半のEMFに基づく結論は重要である。というのは，fMRIデータだけをみると，V1とV2の賦活は解剖学的に運動視処理の早い段階であることが示唆されるためである。ごく最近の研究で，100ミリ秒のTRで記録したBOLD血流動態応答から推定した賦活と脳磁図から推定した賦活との時間経過が直接比較された。その結果，視覚野全域において，視覚運動応答時間課題によって誘発されたBOLD賦活の相対的な時間の変動は，脳磁図を用いて並行して計測した時間から説明できるものであった（**図13-21**）。

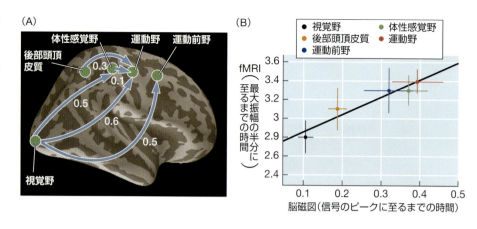

図13-21 fMRIと脳磁図を用いた賦活タイミングの特徴の解明 被験者は視覚刺激が出たときに運動反応をするという単純な課題を行った。(A)高い時間分解能でデータ収集されたfMRI血流動態応答の時間的推移を入念に推定することにより，後部頭頂皮質と別の脳領域の間での賦活の時間的違いを推定した。領域間の賦活遅延時間は秒単位で表す。(B) fMRIデータから得られた賦活タイミングの推定値を，並行して行われた脳磁図実験からの同様の推定値と比較すると，領域間での相対的タイミングにきわめて良好な対応関係がみられた（相関係数は0.95以上，ここでは右大脳半球のデータを示す）。(Lin et al., 2013より)

　今日，EMF記録やERP記録をfMRIと組み合わせる研究は比較的少ない。これらの複雑な手法を組み合わせることには技術的な課題はあるが，fMRIデータは原理的に神経信号源のモデル化に制約を加えるものであるため，脳磁図によって推定される神経活動モデルを改善するのに役立つ。逆に，脳磁図データを用いて広範なfMRI賦活パターンにおける神経活動の時間的な順序を決めることは，複雑な感覚・運動・認知課題のモデル化を大きく飛躍させるであろう。

ヒト以外の動物におけるfMRI研究

　これまで説明したfMRI研究はヒトを対象とするものに限られていた。しかし原理的には他の動物も研究対象となりうる。近年，少数の研究室でヒト以外の霊長類，主にサル（アカゲザルなど）のfMRI研究が行われるようになってきた。頭蓋内の電気生理学的手法の威力を考えれば，動物の脳の *in vivo* 研究にfMRIが必要というわけではないが，fMRIを行う利点もいくつかある（その例については，章末の参考文献で紹介するHutchisonとEverlingの2012年の論文を参照）。第1の，そして最も重要な利点は，ヒトと動物の研究をつなぐことができる点にある。技術の発展によって，科学のあらゆる分野は，研究テーマではなく方法論に基づいて分類されるようになった。サルの電気生理学研究を行っている研究者は，たとえよく似た心的過程の神経画像を研究していたとしても，ヒトの神経画像研究者よりも他のサルの電気生理学者とより頻繁に交流するだろう。サルのfMRI研究は，ヒトのfMRI研究とサルの電気生理学研究の橋渡しとなり，両者の研究結果をより容易に統合できるようにする。そうした統合的研究は特に視覚などの研究領域で重要である。というのも，視覚野の基本的な神経構築がもっぱら動物の電気生理学研究によって確立されたからである。

　第2に，動物でのfMRI利用によって，他の技術での限界を補うことのできる情報が得られる。頭蓋内電極による電気生理学的手法は，埋め込んだ電極から神経活動を直接調べることができるため，様々な点で脳機能の最も明瞭な証拠になると考えられている。しかし，電極は脳のごくわずかな領域の活動，ときにはたった1つのニューロンの活動しか記録していない。それゆえ，記録できる範囲は狭い。まずfMRIを行って電極の配置を決めることで，電気生理学研究の効率を大幅に上げることができるであろう。そして，fMRIは手術（つまり電極の埋め込み）が不要であるため，ある種の探索的研究においては倫理的な利点があるかもしれない。

　第3に，動物のfMRI研究がヒトのfMRI研究に情報を与えることもある。脳の構造も認知機能も種によって異なっているという問題はあるが，1匹の動物を数多くの実験に繰り返し参加させることで，典型的なヒトの研究よりも多くのデータを集めることが

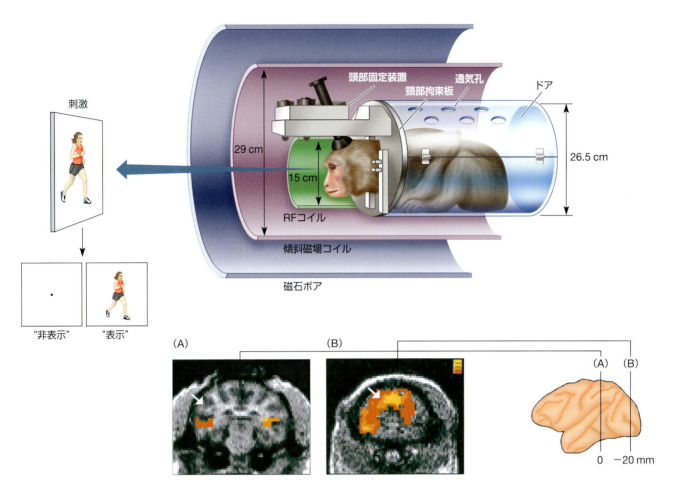

図13-22 サルでのfMRIデータ収集 ヒト以外の動物におけるfMRI使用には，とりわけ被験体が覚醒して課題を行う場合には，複数の問題がある。ここでは，サルを用いたfMRI実験で成功をおさめた初期の研究の一例を示す。1匹のアカゲザルが霊長類用の特別な容器の中に置かれ，ヒト用の標準的な1.5 TのMRIスキャナに適合するよう横向きにボアの中に入れられている（上）。サルに，刺激あり/なしのブロックデザインで提示される動画を見せると，有意なBOLD賦活が側頭葉(A)および後頭葉(B)で認められた。この実験では，頭の動きに伴う重大な問題が指摘されており，その原因の一部は，スキャンや拘束装置がサル専用に設計されていないことによる。（Stefanacci et al., 1998より）

できる。そうすれば，動物のfMRIデータのSNRをきわめて高くできる可能性があり，多くの実験条件を用いる研究や独立変数をパラメトリックに変化させる研究においては有用である。サルでは，fMRIを行うのと同時に他の実験操作を行うこともできる。例えば，電気生理学的手法を行ったり，造影剤を用いたり，薬物の影響を評価したりできる。これらの実験操作はヒト被験者に対して行えない場合でも，適切な管理と使用に関する指針を遵守すれば実験動物に対しては施行可能である。

ヒト以外の霊長類における最初のfMRI研究として，非常によく似た実験が2つの研究グループから1998年に発表された。Stefanacciらは，受動的視覚課題を行っているアカゲザルの視覚野におけるfMRI BOLDデータを記録した。サルは特殊仕様の装置内で腹臥位（腹ばい）になり，その装置ごと標準的な臨床用1.5 T MRIスキャナの局所傾斜磁場コイル内に置かれた（図13-22）。サルの頭部は，ヘッドポストにより，ボア下方にあるディスプレイを見下ろせるよう固定された。サルが体の固定とスキャナのノイズに慣れるよう，1か月間モックスキャナが用いられた。サルは，スキャン中に刺激あり/なしでそれぞれ16秒間のブロックデザインで提示されるビデオ映像を見続けた。同時にサルは，実験中じっとしていることの報酬としてときおり少量のジュースを与えられた。ヒトの実験とよく似た手順で撮像したところ，後頭葉視覚野だけでなく上側頭

図13-23 サル用に特別に設計されたfMRIスキャナ (A)ヒト以外の動物における研究では，専用の装置を作成することによって，fMRIデータの質を大きく向上させることができる。(B) Logothetisらは，被験動物の頭を拘束しつつも直立状態で撮像できるような特別仕様のfMRIスキャナを作成した。〔Nikos Logothetis（ドイツテュービンゲンのマックス・プランク研究所）のご厚意による〕

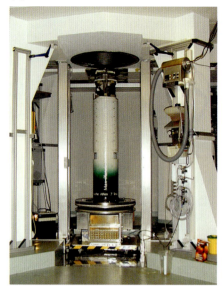
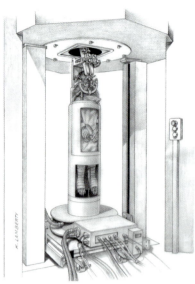

回の高次視覚野にも有意な賦活を認めた。同年のDubowitzらの研究でも，同様の装置と視覚刺激課題が用いられた。そしてその結果も，視覚野に有意な賦活領域を同定できたという点でStefanacciらの結果と同じであった。

これらの研究は非常に探索的なものではあったが，サルにおいてBOLD fMRIデータを収集できる可能性を示した。その後，同グループの別実験と他の様々な研究グループがこの結果を再現し，さらに将来の研究テーマを示唆した。特に有望な研究領域はSNRを上げるための外因性造影剤の利用である。第7章で説明したように，強い常磁性物質を血中に注入すると，磁化率によるT_2^*強調画像の信号低下が生じること思い出してほしい。この信号低下はボクセル内に存在する造影剤の量によって変わるため，局所脳血流量の指標となる。標準的なBOLD測定法は非侵襲的であるので，ほとんどのヒトfMRI研究では外因性造影剤を使用できないが，ヒト以外の動物研究では大きな利点となりうる。例えば，Leiteらによる2002年の研究では，外因性造影剤〔単結晶性酸化鉄ナノ粒子（MION）〕を用いると，実験デザインにもよるが，BOLDコントラストの実効感度が2～3倍に上昇することが示されている。

もう1つ重要な研究領域は，BOLD fMRIの基本原理をよりよく理解するために動物のfMRIモデルを用いることである。Logothetisらは，fMRIとERPや脳波の同時記録を用いて脳活動に対する血流動態応答と電気生理学的記録との関連を調べる一連の実験を行った。これらの研究の結果は第7章で詳細に述べた。この研究における技術的な進歩の1つである，サル用に設計した垂直なボアをもつMRIスキャナを図13-23に示す。最近では，ほかにもいくつかの研究施設でサル専用のスキャナが導入されている。

これまで報告されたサルのfMRI研究のほぼすべては基本的な知覚機能を調べたものであるが，より高次の認知過程研究も可能である。2002年にNakaharaらは，実行機能に関して，反応セットの切り替えにかかわる脳領域を研究した。これより以前に，前頭前皮質の機能障害があるヒト被験者では，ウィスコンシンカード分類課題において，ある反応ルールから別のルールへの切り替えができなくなることが示されていた。Nakaharaらは，サルで反応セットの切り替えを調べるため，この課題の修正版を開発し，標準的な臨床用MRIスキャナ内で2匹のマカクザル（ニホンザル）にこの課題を行わせた。その結果，カテゴリの切り替えに反応した有意な賦活が，サルの頭頂間溝，後

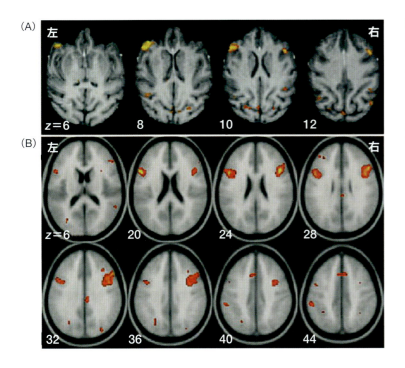

図13-24 サルとヒトにおけるfMRIデータの比較
サルのfMRIデータの使用用途として注目されているのは，ヒトのデータとの直接比較である。この研究では，ウィスコンシンカード分類課題を遂行中のマカクザル(A)とヒト(B)の両方のデータを収集した〔スライスの高度(z)はmm単位で表す〕。どちらの種においても，反応セットを切り替えなければならない刺激の提示に対して，両側の下前頭皮質で有意な賦活がみられた。この結果は，下前頭皮質が種間で機能的に相同であることを示唆している。ヒト脳はマカクザル脳に比べ10倍以上の体積をもつため，それぞれの脳画像のスケールは異なる。(Nakahara et al., 2002より)

帯状皮質，楔前部，島，下前頭前皮質にみられた。次に，この賦活領域をヒトでの同じ課題の結果と比較し，ヒトでも下前頭前皮質(サルでみられた賦活領域とよく似た細胞構築をもつ領域)に有意な賦活がみられることを報告した(図13-24)。このような研究は，種間の脳機能マップを比較するような研究において重要となるであろう。

　fMRIを動物に応用するときは，霊長類への適用が最も自然な流れである。霊長類の脳はヒトの脳と構造がよく似ていて，認知過程も比較的似ている。しかし，他の種におけるfMRI研究からも有望な結果が得られる可能性がある。最近では，イヌへのfMRIの適用が注目されている(図13-25)。イヌは家畜としての長い歴史をもつため，社会認知と報酬学習の点で特に興味深いモデルとなる。さらに，訓練しやすい点もfMRI研究にとっては利点である。2匹のイヌを撮像ブロックの間可能な限りじっとさせ，それができれば報酬として食事を与えるように訓練することで，報酬の期待に対する脳の反応を調べることができる。この研究によって，イヌの尾状核で報酬に関連するfMRI賦活の明確な証拠がみつけられた。尾状核はヒトのfMRIや霊長類の電気生理学研究でも一般に報酬の処理と関連づけられている。この研究は事前にモックスキャナ(第8章参照)で訓練する必要はあるものの，それ以外は特に人手や資源を多く必要とするわけではないことに注目してほしい。それゆえ，この研究は比較神経科学研究でfMRIが今後より広く使用されるであろうことを示唆している。

　ヒト以外の動物でのfMRIは大きな可能性を秘めているが，同時にヒトfMRI研究ではなかったいくつかの困難が生じる。ある意味，fMRIに伴う問題すべてと動物実験に伴う問題すべてを合わせた困難がある。どうしても乗り越えなくてはならない困難の1つは，実験動物の動機づけである。ヒトfMRI研究では，被験者を動機づける要因はいくつかある。例えば，研究者を助けたいという善意，科学の進歩に携わるという目的意識，実験終了後に受け取る謝礼への期待などである。それに比べ，被験動物は実験ルールに従わせるために与えられる直接の報酬(例えば，少量のジュース)によって動機づけられる。ジュースは行動実験では適切な報酬であるが，fMRIでは理想とはいえない。ジュースをすすって飲むには顎や喉の筋収縮が必要で，それは局所磁場の乱れや頭の動

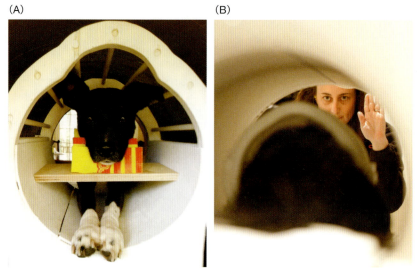

図13-25 イヌでのfMRI研究 ヒト以外のfMRI研究のほとんどは霊長類を対象としているが，適切な訓練の手順に従えば他の種を対象とする研究も可能である。(A) 2匹のイヌを，モックスキャナの中で不動状態でいるよう強化学習を用い訓練した。(B) その後，イヌに手を用いた2つの合図とそれに続く報酬の有無の対応を学習させた。手での合図は長めの時間（10秒間）持続し，その直後にその試行に対する報酬を与えた。このデザインはヒトfMRI研究における一般的な報酬予期の課題を模倣したものであった。(C) 報酬なし試行に比べ，報酬あり試行では一般的に報酬関連領域とされる尾状核の賦活が認められた。ここでは，2匹のデータを組み合わせた賦活マップを，一方のイヌのMRI構造画像上に示す。(D) 報酬あり試行ではBOLD血流動態応答が尾状核で認められたが，報酬なし試行では系統的な信号は認められなかった（各画像データは1,610ミリ秒のTRで収集された）。(Berns et al., 2012より)

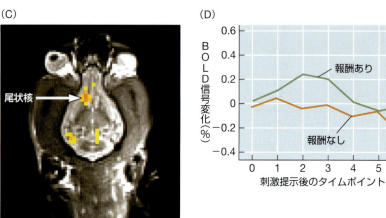

きの原因となる。さらに，報酬を間欠的に与えたとしても動物にじっとさせておくのは難しい。例えば，上記のサルとイヌの研究ではいずれも，多くの実験試行が頭の大きな動きのために失敗に終わっている。頭の動きは専用の装置（例えば，ヒトのMRIスキャナから霊長類用のスキャナに変えること）と長時間の訓練（例えば，じっとしていたら報酬を与える）により改善できるが，それ以外にもヒトの研究にはなかった様々な困難があるだろう。

最後に，動物モデルそのものの限界がある。サルは全体的な脳構造がヒトと似ているが，飼育と実験にかかる費用は高価であり，大きなコロニーで飼っている研究施設はあまり多くない。飼育費用が比較的安く，ある程度大きな脳をもつ，イヌなどの動物へもfMRIを適用できるが，上記の例以外の神経科学的側面を対象とした研究は少ない。ラットは安く容易に手に入り，様々な課題を上手にこなすことができるが，脳があまりにも小さすぎる（約2 cm^3）。遺伝子操作はほとんどがマウスで行われるため，脳機能における特定の遺伝子の影響を調べるのに適した動物であるが，その脳はさらに小さい（約0.4 cm^3）。げっ歯類の神経画像における脳の大きさの問題を強調するには，ヒトの研究でよく用いられるボクセルの大きさを考えるとよい。ラットの脳全体を撮像するために必要なボクセルは30個程度でよく，マウスの脳ではおよそ6ボクセルしか必要ない。これらの限界があるにもかかわらず，いくつかのげっ歯類を用いたfMRI研究が超高磁場スキャナで行われている。ヒト以外の霊長類や他の動物を用いたfMRI研究は，脳機

まとめ

　認知神経科学の分野は急速に発展しており，広域にわたって実験的観察がなされつつある。この発展を支える1つの側面は，最近ようやくfMRIのような新しく強力な技術を使えるようになった，まだ未成熟の研究分野に対する関心の高さである。しかし，認知神経科学の継続的な発展のためには，観察以上のものが必要であろう。特に，数多くの手法によって収集・集約されたデータに基づく新しい理論的な枠組みが必要である。認知神経科学研究で用いられる技術は，大きく2つに分類できる。1つは，脳機能を操作する技術で，皮質直接刺激，TMS，遺伝子研究，損傷研究などを含む。これらの技術は，特定の認知処理過程に必要な脳領域を推定する手掛かりとなり，fMRI研究を補完する重要な証拠となる。もう1つは，脳機能を測定する技術で，単一ユニット活動・局所電場電位・局所磁場などの変化を計測する電気生理学的手法（PETやfMRIなどの神経画像技術と同時に行われる）を含む。これらの技術は，fMRIに比べ優れた時間分解能をもつが，神経信号源の位置同定に関する問題を抱えている。fMRIと電気生理学的手法を組み合わせることは技術的な困難も多いが，脳機能の解明をさらに発展させる手法となるであろう。実験手法やデザインなどの戦略をつくる際には，研究課題に適したものを選ぶべきである。このような学際的手法が，認知神経科学だけでなく，実際のところすべての科学における将来のあるべき姿である。

（訳：石橋 遼，松橋 眞生）

演習問題や参照サイトなどのリソースについては次のURLを参照（英文のみ）

sites.sinauer.com/fmri3e

重要文献

Bigos, K.L., and Weinberger, D.R. (2010). Imaging genetics—days of future past. *NeuroImage*, 53: 804–809.
　↑神経画像と遺伝学的手法を組み合わせることの主な利点と課題を概説した論文。

*Heck, A., and 21 others. (2014). Converging genetic and functional brain imaging evidence links neuronal excitability to working memory, psychiatric disease, and brain activity. *Neuron*, 81: 1203–1213.
　↑数万人の被験者から得られたゲノムワイド関連解析データと数百人の実験参加者から得られたfMRIデータの大規模な統合を行った論文。この統合によりワーキングメモリという心理学的構成概念と特定の遺伝子とが関連づけられた。

*Huster, R.J., Debener, S., Eichele, T., and Herrmann, C.S. (2012). Methods for simultaneous EEG-fMRI: An introductory review. *J. Neurosci.*, 32: 6053–6060.
　↑認知神経科学研究におけるfMRIデータと脳波データの統合に関して，明快な全体像とともに直接的な指針を示したレビュー。

*Lin, F.H., Witzel, T., Raij, T., Ahveninen, J., Tsai, K.W., Chu, Y.H., Chang, W.T., Nummenmaa, A., Polimeni, J.R., Kuo, W.J., Hsieh, J.C., Rosen, B.R., and Belliveau, J.W. (2013). fMRI hemodynamics accurately reflects neuronal timing in the human brain measured by MEG. *NeuroImage*, 78: 372–384.
　↑ヒト脳内における比較的短時間の事象解明にfMRIが有用であることと，同一事象に対するfMRIと脳磁図の結果が対応していることを実証した論文。

*この分野の重要文献であるとともに本章で引用した文献。

参考文献

Ahlfors, S.P., Simpson, G.V., Dale, A.M., Belliveau, J.W., Liu, A.K., Korvenoja, A., Virtanen, J., Huotilainen, M., Tootell, R.B., Aronen, H.J., and Ilmoniemi, R.J. (1999). Spatiotemporal activity of a cortical network for processing visual motion revealed by MEG and fMRI. *J. Neurophysiol.*, 82: 2545–2555.

Allison, T. (1982). Scalp and cortical recordings of initial somatosensory cortex activity to median nerve stimulation in man. *Ann. N.Y. Acad. Sci.*, 388: 671–678.

Allison, T., McCarthy, G., Wood, C.C., and Jones, S.J. (1991). Potentials evoked in human and monkey cerebral cortex by stimulation of the median nerve. *Brain*, 114: 2465–2503.

Allison, T., McCarthy, G., Wood, C.C., Williamson, P.D., and Spencer, D.D. (1989). Human cortical evoked potentials by stimulation of the median nerve. I. Cytoarchitectonic areas generating short-latency activity. *J. Neurophysiol.*, 62: 694–710.

Allison, T., Puce, A., Spencer, D.D., and McCarthy, G. (1999). Electrophysiological studies of human face perception. I: Potentials generated in occipitotemporal cortex by face and nonface stimuli. *Cereb. Cortex*, 9: 415–430.

Belger, A., Puce, A., Krystal, J.H., Gore, J.C., Goldman-Rakic, P.S., and McCarthy, G. (1998). Dissociation of mnemonic and perceptual processes during spatial and non-spatial working memory using fMRI. *Hum. Brain Mapp.*, 6: 14–32.

Berger, H. (1929). Über das Elektroenkephalogram des Menschen. *Arch. Psychiatr. Nervenkr.*, 87: 527–570.

Berns, G.S., A.M. Brooks and M. Spivak (2012). Functional MRI in awake unrestrained dogs. *PLoS ONE*, 7: e38027.

Bohning, D.E., Pecheny, A.P., Epstein, C.M., Speer, A.M., Vincent, D.J., Dannels, W., and George, M.S. (1997). Mapping transcranial magnetic stimulation (TMS) fields in vivo with MRI. *NeuroReport*, 8: 2535–2538.

Bookheimer, S.Y., Strojwas, M.H., Cohen, M.S., Saunders, A.M., Pericak-Vance, M.A., Mozziotta, J.C., and Small, G.W. (2000). Patterns of brain activation in people at risk for Alzheimer's disease. *N. Engl. J. Med.*, 343: 450–456.

Borchers, S., Himmelbach, M., Logothetis, N., and Karnath, H.O. (2012). Direct electrical stimulation of human cortex—the gold standard for mapping brain functions? *Nature Rev. Neurosci.*,13: 63–70.

Broca, P. (1861). Remarques sur le siége de la faculté du langage articulé, suivies d'une observation d'aphemie (perte de la parole). *Bulletins de la société anatomique de Paris*, année 36, 2ème serie, tome 6: 330–357.

Busse, L., Roberts, K.C., Crist, R.E., Weissman, D.H., and Woldorff, M.G. (2005). The spread of attention across modalities and space in a multisensory object. *Proc. Natl. Acad. Sci. U.S.A.*, 102: 18751–18756.

Caton, R. (1875). The electric currents of the brain. *Br. Med. J.*, 2: 278.

Chafee, M.V., and Goldman-Rakic, P.S. (1998). Matching patterns of activity in primate prefrontal area 8a and parietal area 7ip neurons during a spatial working memory task. *J. Neurophysiol.*, 79: 2919–2940.

Clark, V.P., Coffman, B.A., Mayer, A.R., Weisend, M.P., Lane, T.D.R., Calhoun, V.D., Raybourn, E.M., Garcia, C.M., and Wassermann, E.M. (2012). TDCS guided using fMRI significantly accelerates learning to identify concealed objects. *NeuroImage*, 59: 117–128.

Chen, A.C., Oathes, D.J., Chang, C., Bradley, T., Zhou, Z.W., Williams, L.M., Glover, G.H., Deisseroth, K., and Etkin, A. (2013). Causal interactions between fronto-parietal central executive and default-mode networks in humans. *Proc. Natl. Acad. Sci. U.S.A.*, 110: 19944–19949.

Cohen, D. (1972). Magnetoencephalography: Evidence of magnetic fields produced by alpha rhythm currents. *Science*, 161: 664–666.

Colby, C.L., Duhamel, J.R., and Goldberg, M.E. (1996). Visual, presaccadic, and cognitive activation of single neurons in monkey lateral intraparietal area. *J. Neurophysiol.*, 76: 2841–2852.

Cruetzfeldt, O. (1974). The neuronal generation of the EEG. In *Handbook of Electroencephalography and Clinical Neurophysiology*, Vol. 2, Part C (A. Remond, ed.). Elsevier, Amsterdam.

Dale, A.M., Liu, A.K., Fischl, B.R., Buckner, R.L., Belliveau, J.W., Lewine, J.D., and Halgren, E. (2000). Dynamic statistical parametric mapping: Combining fMRI and MEG for high-resolution imaging of cortical activity. *Neuron*, 26: 55–67.

Debener, S., Ullsperger, M., Siegel, M., and Engel, A.K. (2006). Single-trial EEG-fMRI reveals the dynamics of cognitive function. *Trends Cogn. Sci.*, 10: 558–563.

Debener, S., Ullsperger, M., Siegel, M., Fiehler, K., von Cramon, D.Y., and Engel, A.K. (2005). Trial-by-trial coupling of concurrent electroencephalogram and functional magnetic resonance imaging identifies the dynamics of performance monitoring. *J. Neurosci.*, 25: 11730–11737.

Di Russo, F., Martinez, A., and Hillyard, S.A. (2003). Source analysis of event-related cortical activity during visuo-spatial attention. *Cereb. Cortex*, 13: 486–499.

Du Bois-Reymond, E. (1848). *Untersuchungen über thierische Elektricität, Erster Band.* Georg Reimer, Berlin.

Fellows, L.K., Stark, M., Berg, A., and Chatterjee, A. (2008). Patient registries in cognitive neuroscience research: Advantages, challenges, and practical advice. *J. Cogn. Neurosci.*, 20: 1107–1113.

Ferrier, D. (1876). *The Functions of the Brain.* Smith, Elder, London.

Flourens, M.-J.-P. (1824). *Recherches expérimentales sur les propriétés et les fonctions du système nerveux, dans les animaux vertébrés.* Crevot, Paris.

Fox, M.D., Buckner, R.L., White, M.P., Greicius, M.D., and Pascual-Leone, A. (2012). Efficacy of transcranial magnetic stimulation targets for depression is related to intrinsic functional connectivity with the subgenual cingulate. *Biol. Psychiatry*, 72: 595–603.

Fritsch, G., and Hitzig, E. (1870). Über die elektrische Erregbarkeit des Grosshirns. *Archiv für Anatomie, Physiologie, und wissenschaftliche Medicin.*, 37: 300–332.

Funahashi, S., Bruce, C.J., and Goldman-Rakic, P.S. (1989). Mnemonic coding of visual space in the monkey's dorsolateral prefrontal cortex. *J. Neurophysiol.*, 61: 331–349.

Gaillard, R., Naccache, L., Pinel, P., Clemenceau, S., Volle, E., Hasboun, D., Dupont, S., Baulac, M., Dehaene, S., Adam, C., and Cohen, L. (2006). Direct intracranial, FMRI, and lesion evidence for the causal role of left inferotemporal cortex in reading. *Neuron*, 50: 191–204.

Gazzaley, A. and Nobre, A.C. (2012). Top-down modulation: Bridging selective attention and working memory. *Trends Cogn. Sci.*, 16: 129–135.

Haaland, K.Y., Harrington, D.L., and Knight, R.T. (2000). Neural representations of skilled movement. *Brain*, 123: 2306–2313.

Hämäläinen, M., Hari, R., Ilmoniemi, R., Knuutila, J., and Lounasmaa, O. (1993). Magnetoencephalography: Theory, instrumentation and applications to the noninvasive study of human brain function. *Rev. Modern Phys.*, 65: 413–497.

Hariri, A.R., Drabant, E.M., and Weinberger, D.R. (2006). Imaging genetics: Perspectives from studies of genetically driven variation in serotonin function and corticolimbic affective processing. *Biol. Psychiatry*, 59: 888–897.

Hariri, A.R., and Weinberger, D.R. (2003). Imaging genomics. *Br. Med. Bull.*, 65: 259–270.

Hubel, D.H., and Wiesel, T.N. (1959). Receptive fields of single neurons in the cat's striate cortex. *J. Physiol.*, 148: 574–591.

Hutchison, R.M., and Everling, S. (2012). Monkey in the middle: Why non-human primates are needed to bridge the gap in resting-state investigations. *Front. Neuroanat.*, 6: 29. DOI 10.3389/fnana.2012.00029.

Keck, M.E., Welt, T., Muller, M.B., Erhardt, A., Ohl, F., Toschi, N., Holsboer, F., and Sillaber, I.(2002). Repetitive transcranial magnetic stimulation increases the release of dopamine in the mesolimbic and mesostriatal system. *Neuro-pharmacology*, 43: 101–109.

Keeser, D., Meindl, T., Bor, J., Palm, U., Pogarell, O., Mulert, C., Brunelin, J., Moller, H.J., Reiser, M., and Padberg, F. (2011). Prefrontal transcranial direct current stimulation changes connectivity of resting-state networks during fMRI. *J. Neurosci.*, 31: 15284–15293.

Liu, A.K., Belliveau, J.W., and Dale, A.M. (1998). Spatiotemporal imaging of human brain activity using functional MRI constrained magnetoencephalography data: Monte Carlo simulations. *Proc. Natl. Acad. Sci. U.S.A.*, 95: 8945–8950.

MacMillan, M. (2000). *An Odd Kind of Fame: Stories of Phineas Gage.* MIT Press, Cambridge, MA.

Marshall, W.H., Woolsey, C.N., and Bard, P. (1937). Cortical representation of tactile sensibility as indicated by cortical potentials. *Science*, 85: 388–390.

Naqvi, N.H., Rudrauf, D., Damasio, H., and Bechara, A. (2007). Damage to the insula disrupts addiction to cigarette smoking. *Science*, 315: 531–534.

Pascual-Leone, A., Valls-Sole, J., Brasil-Neto, J.P., Cohen, L.G., and Hallett, M. (1992). Seizure induction and transcranial magnetic stimulation. *Lancet*, 339 (8799): 997.

Penfield, W. (1950). *The Cerebral Cortex of Man: A Clinical Study of Localization of Function.* Macmillan, New York.

Puce, A., Allison, T., and McCarthy, G. (1999). Electrophysiological studies of human face perception III. Effects of top-down processing on face-specific potentials. *Cereb. Cortex*, 9: 445–458.

Puce, A., Allison, T., Spencer, S.S., Spencer, D.D., and McCarthy, G. (1997). A comparison of cortical activation evoked by faces measured by intracranial field potentials and functional MRI: Two case studies. *Hum. Brain Mapp.*, 5: 298–305.

Puce, A., Constable, R.T., Luby, M.L., McCarthy, G., Nobre, A.C., Spencer, D.D., Gore, J.C., and Allison, T. (1995). Functional magnetic resonance imaging of sensory and motor cortex: Comparison with electrophysiological localization. *J. Neurosurg.*, 83: 262–270.

Rehme, A.K., Fink, G.R., von Cramon, D.Y., and Grefkes, C. (2011). The role of the contralesional motor cortex for motor recovery in the early days after stroke assessed with longitudinal FMRI. *Cereb. Cortex*, 21: 756–768.

Ritter, P., and Villringer, A. (2006). Simultaneous EEG-fMRI. *Neurosci. Biobehav. Rev.*, 30: 823–838.

Rossini, P.M., Caltagirone, C., Castriota-Scanderbeg, A., Cicinelli, P., Del Gratta, C., Demartin, M., Pizzella, V., Traversa, R., and Romani, G.L. (1998). Hand motor cortical area reorganization in stroke: A study with fMRI, MEG and TCS maps. *NeuroReport*, 9: 2141–2146.

Ruff, C.C., Blankenburg, F., Bjoertomt, O., Bestmann, S., Freeman, E., Haynes, J.D., Rees, G., Josephs, O., Deichmann, R., and Driver, J. (2006). Concurrent TMS-fMRI and psychophysics reveal frontal influences on human retinotopic visual cortex. *Curr. Biol.*, 16: 1479–1488.

Rushworth, M.F., Hadland, K.A., Paus, T., and Sipila, P.K. (2002). Role of the human medial frontal cortex in task switching: A combined fMRI and TMS study. *J. Neurophysiol.*, 87: 2577–2592.

Schlosser, M.J., Luby, M., Spencer, D.D., Awad, I.A., and McCarthy, G. (1999). Comparative localization of auditory comprehension using functional MRI and cortical stimulation. *J. Neurosurg.*, 91: 626–635.

Schlosser, M.J., McCarthy, G., Fulbright, R.K., Awad, I.A., and Gore, J.C. (1997). Cerebral vascular malformations adjacent to sensorimotor and visual cortex: Functional magnetic resonance imaging studies before and after therapeutic intervention. *Stroke*, 28: 1130–1137.

Shallice, T. (1988). *From Neuropsychology to Mental Structure*. Cambridge University Press, Cambridge.

Shaw, P., Greenstein, D., Lerch, J., Clasen, L., Lenroot, R., Gogtay, N., Evans, A., Rapoport, J., and Giedd, J. (2006). Intellectual ability and cortical development in children and adolescents. *Nature*, 440: 676–679.

Sheth, S.A., Mian, M.K., Patel, S.R., Asaad, W.F., Williams, Z.M., Dougherty, D.D., Bush, G., and Eskandar, E.N. (2012). Human dorsal anterior cingulate cortex neurons mediate ongoing behavioural adaptation. *Nature*, 488: 218–221.

Stagg, C.J., and Nitsche, M.A. (2011). Physiological basis of transcranial direct current stimulation. *Neuroscientist*, 17: 37–53.

Staudt, M., Lidzba, K., Grodd, W., Wildgruber, D., Erb, M., and Krageloh-Mann, I. (2002). Right-hemispheric organization of language following early left-sided brain lesions: Functional MRI topography. *NeuroImage*, 16: 954–967.

Stefanacci, L., Reber, P., Costanza, J., Wong, E., Buxton, R., Zola, S., Squire, L., and Albright, T. (1998). fMRI of monkey visual cortex. *Neuron*, 20: 1051–1057.

Sutton, S., Braren, M., Zubin, J., and John, E.R. (1965). Evoked-potential correlates of stimulus uncertainty. *Science*, 150: 1187–1188.

Talairach, J., and Tournoux, P. (1998). *Co-planar Stereotaxic Atlas of the Human Brain*. Thieme Medical Publishers, New York.

Tolias, A.S., Sultan, F., Augath, M., Oeltermann, A., Tehovnik, E.J., Schiller, P.H., and Logothetis, N.K. (2005). Mapping cortical activity elicited with electrical microstimulation using FMRI in the macaque. *Neuron*, 48: 901–911.

Wernicke, K. (1874). *Der aphasische Symptomencomplex. Eine psychologische Studie auf anatomischer Basis*. Breslau, Germany.

Woldorff, M.G., Tempelmann, C., Fell, J., Tegeler, C., Gaschler-Markefski, B., Hinrichs, H., Heinz, H.J., and Scheich, H. (1999). Lateralized auditory spatial perception and the contralaterality of cortical processing as studied with functional magnetic resonance imaging and magnetoencephalography. *Hum. Brain Mapp.*, 7: 49–66.

Wood, C.C., Spencer, D.D., Allison, T., McCarthy, G., Williamson, P.D., and Goff, W.R. (1988). Localization of human sensorimotor cortex during surgery by cortical surface recording of somatosensory evoked potentials. *J. Neurosurg.*, 68: 99–111.

Woolsey, C.N., Erickson, T.C., and Gilson, W.E. (1979). Localization in somatic sensory and motor areas of human cerebral cortex as determined by direct recording of evoked potentials and electrical stimulation. *J. Neurosurg.*, 51: 476–506.

第14章

fMRIの未来：
実践的および倫理的な課題

　あなたがもっているスマートフォンについて考えてみてほしい。何が思い浮かぶだろうか？　どんな感情がわいてくるだろうか？　もちろん，これはあなたがスマートフォンをもっていると仮定したうえでの話だが，その仮定はきわめて真っ当なものだろう。2014年前半には米国に住む若年成人の80％以上がスマートフォンを所有しており，その割合はここ10年で着実に増加を続けている。人の多い街中などをみれば一目瞭然であるように，すでにスマートフォンは現代社会において広く行き渡っている。あなたもおそらく他のどの機器よりも長い時間スマートフォンを使っていることだろう。そして，スマートフォンをどこへ行くときも携帯し，常にメッセージやメールをチェックしているだろう。スマートフォンはあなたと他者を結びつけるものである。そして，あなたが最近スマートフォンを置き忘れたときにどう感じたかについて考えてみてほしい。まるで体の一部が失われたかのように，**つながりを断たれた**と感じたのではないだろうか。端的にいえば，あの単純な物理的機器は複雑な思考，行動，感情を宿しているのである。ちょうど親友との関係のように。

　2011年9月30日の「*New York Times*」は，「あなたはiPhoneを愛している。字義どおり。(You Love Your iPhone. Literally.)」と題された意見記事を掲載した。これはマーケティングコンサルタント兼ライターのMartin Lindstromによる記事で，そこでは「iPhoneが実際にアルコール，コカイン，買い物，ビデオゲームに劣らない依存性をもつのかどうかを明らかにする」ことを目的としたfMRI実験について記されている。16人の若年成人がiPhoneに関連した（iPhoneの呼びだし音が鳴る動画など）一連の音声つき動画を視聴した。Lindstromによれば，この課題で報酬に関連した脳領域は賦活しなかったが，「愛や共感の感情」に関連する領域である島皮質が賦活した。そして，「被験者の嗜癖に関連すると考えられている脳領域にサインは認められなかったが，その代わり，iPhoneを**愛していた**」と結論づけられた。

　予見できたことだが，そして当然のことだが，この意見記事は轟々たる批判を巻き起こした。これはfMRI研究に関する大衆メディア報道の悪い側面（すなわち，限られたデータから拡大解釈して結論づけること，実験の委細をごまかすこと，そして査読を経る前に結果を報告することなど）のすべてを体現している。なかでも最も悪質なのは，「島皮質の賦活はその主が愛情を感じていることを意味している」という並はずれてひどい**逆向き推論**（reverse inference）が行われたことである。経験を積んだfMRI研究者な

逆向き推論
結果として生じた従属変数をもとに独立変数（もしくは直接観察できない変数）の状態を推測すること。

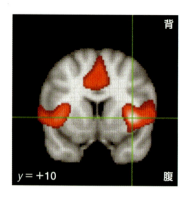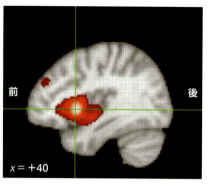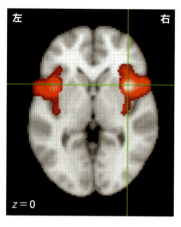

図14-1 島皮質の賦活と認知過程における逆向き推論 メタ解析ソフトウェアであるNeuroSynth (neurosynth.org)によれば，正中島皮質の賦活は負の感情と身体状態を最もよく表しており（関連する10個の要素を示す），「*New York Times*」の意見記事に掲載されたようなロマンチックな愛情を表しているわけではない。標的部位を十字線で示す。構造MR画像上に重ねられているのは標的部位との安静時機能的結合性が認められた領域である。（データは2014年6月2日に撮像。安静時結合性はYeo et al., 2011を改変）

ら誰もがこのような主張にはうんざりすることだろう。なぜなら島皮質の賦活は幅広い様々な過程によって生じるからである。事実，fMRIについての大規模なメタ解析によると，島皮質の賦活は愛情よりもむしろ痛みや嫌悪といった負の内的状態を表しているようである（**図14-1**）。どちらかといえば，記事はデータから反対の推論を行うべきだったのではないだろうか。

　この例は大衆メディアが報道した例外的かつ極端な類いのfMRIの乱用であるようにみえる。しかしながら，本書の前版でも，大衆メディアの似たような記事（MRIを用いて選挙の立候補者を評価する）を本章で紹介しており，そこでも数多くの同じような問題点とバイアスを示した。大衆メディアでfMRI研究（さらには神経科学研究全般）を正確かつ責任をもって紹介することの困難さは決してなくならないだろう。本書の次版の最終章は，fMRIを用いてフットボールの試合結果を予測する，成功するCEOと失敗するCEOを決定づけるものを同定する，リアリティ番組はなぜ不思議なほどに心を打つのかを説明するといった，まだ見ぬ論文の話題から始まることになるだろう。

　本章では，fMRIの実践に関連した問題の広がりについて考える。fMRI研究はどのように大衆メディア内で取り扱われるべきなのだろうか？　fMRIデータから何がわかり，何を報告すべきなのか？　撮像対象者や研究テーマにはどのような規約を設けるべきか？　研究者と被験者の関係性にはどのような制限を設けるべきか？　最先端のfMRI研究はどのような商業的利用が可能か？　これらの複雑かつ重要な質問に単純な答えは存在しない。fMRI研究者たちの間でも合意は得られていない。もはやお決まりの流れになっているようにも思えるが，Lindstromによる「*New York Times*」の記事が出版された4日後，Russell Poldrackをはじめとする45人のfMRI研究者たちは記事について編集者へ短信を投稿した。その書簡（概要は先に述べたような批判である）は，紙面とオンライン上に掲載された。しかしながら，Lindstromの元記事のオンライン版にはそういった神経科学者たちの批判へのリンクは張られていない。「あなたはiPhoneを愛している」の元記事はそのまま「*New York Times*」のサイトに残り，何も知らないウェブ訪問者の検索を待ち受けている。

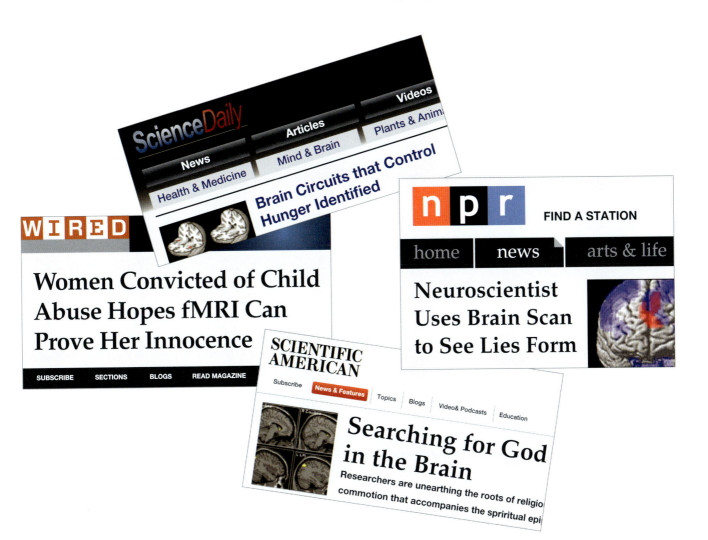

図14-2 fMRI研究のメディア報道 fMRI研究についてはよくも悪くも様々なメディア報道がなされてきた。これらの記事は神経画像についての一般市民の興味を高めることにつながり、同時に行動への脳の影響に関する認知を高めているが、その多くは正確性を犠牲にして扇情性が強調されている。fMRI研究についてのメディア報道には、いくつかの共通する特性がある。読者は解剖学も、その記述に用いられる専門用語も知らないので、解剖学的部位はしばしば一般化される(例えば、前頭極皮質が前頭前皮質とされる)。たとえ単に脳領域の賦活を報告した研究であっても、人格、知性、情動などの複雑な概念と特定の脳領域を結びつけて報道される。研究結果は、どうしたらよい父親になれるか、または誰が株式投資家に向いているか、といった普遍的な行動に適用される。個人差や、行動に関する一般的な固定観念を取り入れた社会心理学がしばしば注目されている。

fMRIデータの解釈と提示

　我々はまず、fMRIの知見がいかにニュースレポーター、サイエンスライター、研究者自らによって拡散されるのかについて調査を行った。fMRIはますます一般的かつ重要な技術となりつつあるので、実社会で関心がもたれている問題への適用はニュースメディアや社会から広く関心を集めることになる(図14-2)。ジャーナリスト、生命倫理学者、そしてfMRI研究者は、複雑な研究をわかりやすくするよう心掛けてきた。では、fMRI研究で前提としている複雑な物理学、生理学、実験デザイン、統計解析のすべてをどうやって短い文章内にまとめればよいだろうか？　これは、最も初歩的なfMRI研究においてですら困難である。また、これらを明快に記すことは教科書を書くような著者たちにとってですらかなりの努力を要することであり、一般の読者に向けて文章を書くジャーナリストにとってはなおさらだろう。本項では、いくつかの手掛かりとなる試

みと原則を簡単に概説する．興味をもたれた場合は，章末で紹介する参考文献でこれらのトピックに関してさらなる考察がなされているので参照してほしい．

本章では架空の例を多く使用するが，それには次の2つの理由がある．1つ目の理由は，正統で革新的な研究の著者たちの多くが大衆メディアでの報道に辛酸を舐めさせられてきたことである．科学者が悪意なく慎重に話し，その内容が長いインタビューの中では妥当なものであったとしても，その一部が抜粋されて報道されると素人は不適切な結論を導いてしまうことがある．そのため，我々は特定の研究に対し科学的な文脈の外からさらに考察を加えるのは避けることにする．2つ目の理由としては，特定の文献の細部に注目していると，幅広いテーマを見過ごす危険があることである．そのため実際あったニュースの代わりに，細部を改変して本質の部分を際立たせた架空の例を設けた．fMRI研究の幅広さや，本書の執筆中にも研究が爆発的に増加していることを考慮すると，作成された例のいくつかは査読された文献とよく似たものになるかもしれない．これは，添付のニュース記事ですら例外ではない．しかし，明示しているところ以外は，そのような類似があったとしてもそれは偶然によるものである．ここで概説するようなメディア報道の実例をみたいのであれば，最近のニュースのデータベース検索をお勧めする．

大衆メディアによるfMRI研究の報道

本書を通じて，我々はfMRIの**柔軟性**，すなわちいかにして非常に広範な心と行動の現象に関する研究にfMRIが使用できるかについて強調してきた．この広範さの例をまとめたものを**表14-1**に示す．このすべては，ある1日に報道されたfMRI実験について考察した一般のニュース記事を検索して集めたものである．これらの記事は短いものであるが，報道各社がfMRI研究をどのように紹介するかについて，驚くほど典型的な例を表している．この例の中には，いくつかのありふれたテーマ(すなわち，疾患の理解を深める進歩，個人間の違いに対する生物学的基盤の同定，一般に抱かれている信念の支持もしくは否定)が示されている．これは，ニュース報道をもっと幅広く調査しても同様であろう．

これらのうち最初のテーマ(医学的発見)はニュース報道の中で最も簡潔かつ穏便な形で表現されている．このような記事の多くは，対象者の2群間(例えば，薬物常用者と非常用者)で特定の課題(例えば，意思決定)を行っている間のfMRI賦活の違いを同定

表14-1　ある1日の1回のウェブ検索でみつかった，fMRI研究に関する記事の見出し

なぜトーストの中にキリストが見えるのか？　「Discovery News」
神経のフィードバック機構は愛情を増加させ共感を築く　「Scientific American」
小児愛者の脳は子どもの顔に異常な反応を示す　「LiveScience.com」
政治観は遺伝するのか？　「Newswise」
脳内ドパミン信号の三次元マップを作成する方法　「Chemical & Engineering News」
脳画像から読み解く，メセドリン使用者が危険な行動をとってしまう理由　「Medical Daily」
恥ずかしい瞬間の追体験を簡単に止める驚くべき方法　「Huffington Post」
ハッ！　笑いと「なぜ？」の科学　「The Guardian」
海馬の賦活は統合失調症のバイオマーカかもしれない　「Clinical Psychiatry News」
神経科学者たちが驚いて「息をのむ」かもしれない結果　「Discover magazine」

した，新しく発表された研究について書かれている。また，臨床的手法に関連した基礎科学研究についての記事もある。医学的発見に関する記事についていうと，複雑なfMRI研究を短い文章にまとめることには，いくつかの限界がある。しばしば，方法論の細部は単純化され，結果は単純かつ重要ないくつかの要点に絞り込まれ，将来の発見への可能性については誇張される。研究の筆頭著者の多くは，基本的な結果を記した1，2文の後に，一般社会にとっての研究の重要性について結論づけた文を置き強調のためにクオーテーションマーク(")をつけるお決まりの形式をとる。これらの注意点はあるものの，医学関連のfMRI研究についての記事は，最良の研究結果が一般に普及するのに重要な役割を果たしている。

より問題なのは**個人差**(individual difference)の領域に舵を切っている記事である。おそらく「我々を我々たらしめている何か」についての話題ほど読者の興味をひくものはない。それには性別，年齢，性格，知性，態度などに関する差異が含まれる。個人間の差異の理解には行動研究が決定的に重要であるが，近年はfMRI研究からもこのような差異を司る機序についての新しい知見が得られている。ここで架空の例について考えてみよう。創造的な視覚芸術家はそうでない人々に比べ，前頭前皮質前部の賦活が増加していることがfMRIで観察されたとする。大衆メディアがこの発見を記事にする場合，脳内の「創造性の座」が発見され，それが前頭前皮質に限局していることを強調するだろう。この結論は控えめにいっても不完全であり，最悪の場合は完全な誤解を招くものになるのだが，注目を集めるニュース記事にするためにこのような結論づけが行われる。

Thought Question

もしあなたが一般読者に対して記事を書くとすれば，fMRIの特性と限界をどのように紹介するか？

個人間における脳の差異の基盤について書かれた記事はなぜそこまで魅力的なのだろうか？　fMRI研究のメディア報道について書かれた思慮に富むレビューの中で，Racineらは，1つの可能性として，脳の賦活が自己の深い面を測定するための指標となりうることを指摘している。19世紀の骨相学の精神さながらに，個人差についてのニュース記事は複雑な概念(例えば，創造性のような個人的素質)を一塊の脳組織の機能にまで単純化している。Racineらは，自己の本質は脳に包含されているという思想を反映したこの考え方を**神経本質主義**(neuroessentialism)と名づけた。この概念は「どのような個々の行動の違いであれ，それは必ず付随する神経の差異を反映している」というものであり，これは論理的には完全に妥当といえる。しかし，神経本質主義は実践レベルにおいては誤りである。fMRIデータは(たとえ最良の研究であっても)ニュースでいわれるほどには精密に個人間の差異を捉えきれない。例えば，創造性とは非常に幅広い概念であり，何らかの脳賦活パターンと同格に位置づけることは困難である。特に，たった1つのfMRI研究データからではなおさらである。fMRIを用いてそういった人格や個々で異なる素質を測ることについては，統計学と文化的理由の双方から近年論争が絶えない(Box 14-1)。

一般によくあるニュース記事の3つ目のカテゴリは，広く信じられている信念を支持，または否定する決定的な証拠としてfMRIデータを提示するものである。この種の記事は，ある信念の真偽についてfMRIが新しい科学的証拠を生み出したことを強調している。小学生向けの教育アプリケーションが，ちょうど依存薬物のように，脳の報酬系回路を賦活させるとfMRIデータより示されたと考えてみてほしい。大衆メディアでは，このデータの結論として，そのアプリケーションに依存性があり避けるべきであると報

個人差
全体に対する個人のばらつきの尺度。

神経本質主義
神経科学データが主観的な自己と同一であるという直感的な考え方。

Box 14-1　個人間の差異とfMRIをつなぐ：循環解析をめぐる論争

　fMRIの重要な目標は脳機能の違いがどのように個人間の差異（行動，認知機能，人格）を生み出すのかを知ることである。この目標に対して，fMRIは他の神経科学技術よりも根本的に優位であることが多くの側面から示されている。fMRIはヒトの被験者に対して非侵襲的に用いることができ，認知と行動の複雑な徴候を柔軟に調べることができる。特に，発展が続く分野である社会認知神経科学では，情動，向社会的行動，衝動性，人種差別といった多様なテーマにfMRIが用いられてきた。多くのfMRI研究では，測定された脳の賦活は単に過程（例えば，衝動的な決定をすること）とのつながりだけでなく，その基礎にある人格特性とも関連づけられている。

　古典的な自己記入式の調査やコンピュータを用いた実験室的課題による測定であったとしても，人格特性の研究にはかなりの困難がある。慎重に解析を行ったとしても，基礎にある心理的な構成概念を分離することは困難であり，しっかりと定義された概念ですらも完全な再現性が得られるわけではない。ある人格特性の尺度と，同じ特性を反映する別の尺度（例えば，fMRIを用いた脳賦活の測定）との間に想定される相関を弱める要因として，次の2つのものが組み合わさって影響すると考えられている。それは，測定過程におけるノイズと質問への解答方法の多様性である。2008年にある実験心理学者らが，出版されたfMRIの論文で高い相関が示されている例を挙げ，メタ解析，同分野の研究者に対する調査，そしてfMRIデータと行動データを比較した際に高い相関を生み出す実験手技を調べるシミュレーションを行った。

　この心理学者らは，多くの社会神経科学研究では次の3段階のアプローチがとられていることを発見した。(1)標準的な回帰法による被験者内解析（第10章参照），(2)関心のある行動の尺度となる賦活領域（または賦活ボクセル）の同定と多重比較の補正，(3)脳機能と行動の相関係数の算出，である。この観察結果は引用元の研究報告の中で説明されているが，その結論としては，fMRI信号強度の測定にはすでに賦活していると判定されたボクセルがそのまま用いられることから，このアプローチが相関を必然的に水増しするというものであった（図1）。

　さらにいえば，この議論は単純であり，本書で取りあげた解析法に関する一般的な考察の多くと同じく，味気ない解析の問題のようにすらみえるかもしれない。しかし，これらの問題を提起した調査報告書は，「社会神経科学におけるブードゥー（訳注：西アフリカ・ハイチなどで盛んな呪術的信仰）的相関性」という挑発的なタイトルも一因となって，爆発的な論争を巻き起こした。即座に加熱した議論がブログ，名の知れたカンファレンス，科学論文の中で生じた。世界中の認知神経科学者が，研究室のミーティングや抄読会でこの報告について検討を行った。さらにこの論争は一般のメディアにまで波及した。Sharon Begleyは『Newsweek』で近年の研究について，「約半数の研究の方法と解析はきわめてお粗末であり，神経科学者たちはいったん自身の発表した研究を振り返って**直ちに科学的記録を書き直すべきである**」と述べた。

　多くの論争と同じく，最初の論文における骨子の明瞭さは他の種々の問題が提起されることによってすぐにぼかされ，そういった問題の多くは解決ではなくさらなる議論の過熱をもたらした。我々の視点からすると，実際には2つの相容れない議論が存在する。1つはfMRI解析における実践に限局した統計についての議論，そしてもう1つは神経科学と社会にとってのfMRIの役割について社会学的に幅広く意見する議論である。ここでは，これらの議論の主要な問題について考察してみよう。我々の考察だけでは物足りなかった読者は，「情動，人格，社会認知についてのfMRI研究における不可解に高い相関性」という，さほど扇動的ではないタイトルで最近発表されたVulらの論文（参考文献参照）を読むことをお勧めする。また，章末の参考文献で紹介するLiebermanらの2009年の論文と，PoldrackとMumfordの2009年の論文も参照してほしい。

　統計学上の議論の核となるものは単純なデータ解析上の問題から生じている。ある統計的検定（例えば，人格テストを共変数においた標準的な全脳fMRI解析）で同定されたデータ（例えば，ボクセル）が，別の統計的検定（例えば，fMRIと人格の間に報告された相関）にかけられると，その結果にはバイアス（例えば，相関係数の水増し）がかかりうる。この問題は，Kriegeskorteらのレビューの中で「循環解析（circular analysis）」と名づけられた。率直にいって，この問題に議論の余地はない。古いfMRI研究報告などを読めば，単純な関心領域解析や，シミュレーションの中でこの問題がみられる。また，神経科学分野のその他の研究や他分野でもみられる。例えば，単一ユニット記録（訳注：単一のニューロンの微弱な電位変化を細胞外から測定する手法）を用いた研究には特有の問題がある。この問題があることに疑いの余地はないが，その影響の程度は明らかではない。

　循環解析の典型例について振り返って検討してみよう。とある研究者らが，10代の若者たちにおいて，島皮質のfMRI賦活の振幅と衝動性の間に有意な相関（$r = 0.7$）をみいだしたとする。そして前段落に記したような循環性の作法に則り解析を行った。まず島皮質の中で賦活が衝動性と関連しているボクセルを識別し，それらのボクセルとの相関係数

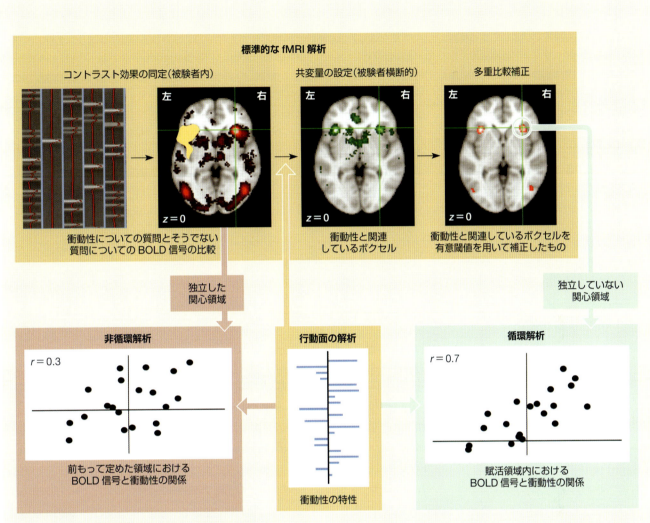

図1 循環解析によるfMRIにおける相関係数の水増し 被験者の横断的なfMRI解析の標準的枠組みを黄色の背景内に示す。まず，被験者内解析を用いて関心のあるコントラストについてのパラメータ値を計算する。続いて，行動テストの結果を被験者横断的な共変量として設定し，最終的な統計マップの多重比較補正を行う。この方法によって，関心のある行動面の尺度を共変量とする（定められたコントラストにおいて）賦活ボクセルのマップが生み出される。循環解析は緑色の背景内に示す。先ほど行った被験者横断的な解析での賦活ボクセルを用いて，行動面の共変量とボクセルの賦活の相関係数を算出する。特筆すべき点は，同一の行動面の尺度が賦活ボクセルの選出と共変量の計算の両方に関与しているため，緑色の解析経路と黄色の解析経路は互いに独立していないことである。より問題のない，非循環的な手法をピンク色の背景内に示す。ここでは，被験者横断的な検定の前に関心領域が設定されているため，領域の行動面の尺度と賦活の相関を独立して算出できる。

を測定した。この研究はどう判断すべきだろうか？ より具体的にいえば，この研究のどの主張を棄却するべきだろうか？ 棄却すべき最も明解な点は相関の程度である。$r=0.7$という値は真の相関（すなわち，より多くの被験者からデータ収集した場合に想定される値）よりも高すぎるだろう。しかし，背外側前頭前皮質（dlPFC）と衝動的な人格が相関しているという主張についてならどうだろうか？ この主張は2回の統計的検定からではなく，初回の1つの統計的検定から導かれており，それ自体が循環解析の影響を受けていない。まとめると，fMRI研究の古典的手法は相関の**程度**について誤った主張をもたらすが，相関が**有意**であるという根底の主張を覆すものではない。

また，もっと幅広い（文化的問題と社会学的な問題に関連した）議論も存在し，それはfMRI研究者が循環解析を認識して回避したとしてもなくなるものではない。この批判はfMRI装置と幅広い話題へのその適用に対してすでに不信を抱いている多くの人々の共感を呼んでいる。同じ「*Newsweek*」の記事で，「統計の議論は門外漢には理解しにくい。（中略）そ

Box 14-1　個人間の差異とfMRIをつなぐ：循環解析をめぐる論争

本書を通して我々は神経科学におけるfMRIの役割について，偏りのない見地を提供しようと試みてきた。fMRIデータそれのみでは脳と心の理解において特別な位置を占めるわけではないことを繰り返して強調してきた。したがって，我々は，この論争における過熱した議論の中でしばしばあいまいになってしまう，2つの事項を認識しておくことが重要であると考えている。第1に，論争の統計的な側面については十分に了解できるものである。循環解析では脳と行動における相関の強さについて誤った主張が導き出される可能性があり，基礎にある推測統計学が妥当であっても，結果の解釈は変わってくる。fMRI研究において健全な結論づけを行うためには，この問題を明らかにし，より正確にデータを記述することが必要である。第2に，この論争の文化的な側面はほとんど循環解析とは無関係である。fMRIを認知や個人間の差異の複雑な側面に適用することに対しては真に文化的・倫理的・実践的な懸念が存在し，それらは統計的なものではない。これについては本章を通してさらに考察していく。

してより重要な点をあいまいにする可能性がある。大衆やメディアは脳画像に浮かれすぎている」と述べられている。本章の本文中で考察したとおり，神経現実主義には明らかな懸念があるが，統計学上およびそれ以外の点においても循環解析の問題とはつながりはない。離れたところからこの議論を眺めて我々が感じるのは，多くの批判は，社会認知神経科学やfMRIに伴う懸念，さらには神経科学全体に対する懸念を表出する口実として統計的問題を持ち出しているにすぎない，ということである。

神経現実主義
神経科学データが示す内容を基礎におくことで，行動もしくは心理現象がより実体的に捉えらるという考え方。

道されそうだが，本当にそうであろうか？　それとも，このデータはアプリケーションの潜在的な有効性を示すものだろうか？　行動と脳の関係を観察することで必ずしもその関係の新たな適用法や方策がわかるわけではないし，前述の逆向き推論の考察で述べたように，脳賦活パターンの所見は特異的な認知過程の存在を意味するものでもない（Box 10-2参照）。しかしながら，fMRIやその他の脳科学技術のデータはある信念をより根拠のあるものに**見せる**。Racineらは，この現象を**神経現実主義**（neurorealism）と命名した。それには，主観的な情報を提示しがちに思える行動研究や心理研究と対照的に，fMRIデータはある信念についての正確で客観的な証拠である，という思想が反映されている。

　fMRI研究から作成された画像は研究結果の印象や信頼性を向上させるだろうか？この問いは現在複数の研究で検討されており，結果にはばらつきがある。研究の多くは次のような方法を採用している。まず，被験者は「1時間のヨガが短期記憶を改善させる」といった研究を紹介する架空の記事を読む。この主張自体は脳機能について直接触れていない。次に，被験者はこの主張を支持する証拠（例えば，fMRIの画像，棒グラフ，関連のない写真）をいくつか見て，最後に被験者がいくつかの基準（例えば，この主張はどの程度正当か？）に従い記事を判定する。2008年にMcCabeとCastelらは，fMRIの賦活脳画像を見せた場合は，トポグラフィックマップによる脳データ（図13-17Bのようなもの）を見せた場合と比べても，その主張をより正当で信頼できると判断しがちであることを報告した。一方で，異なる結論を下した研究もある。2013年にHookとFarahは，文章と様々な画像を用いて，架空および実在のfMRI研究の説明を行ったところ（**図14-3**），fMRIの画像は研究結果への信用を一貫して高めることはなかったと報告した。また別の最近の研究でも同様に，脳画像自体に直接効果はほとんどないことが報告されている。

　科学情報の受け手に対して画像が信頼性に影響するかどうかにかかわらず，神経現実主義的な文体はいまだ大衆メディア内のfMRI研究の記述に特有のものである。fMRI研究のきわめて熱心な提唱者ですら神経現実主義者の強力な見地は支持しないだろう。

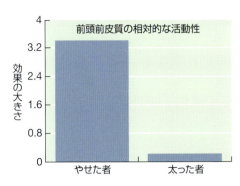
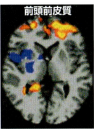
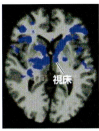
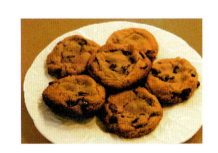

食物の画像を見た際，太った参加者では衝動性の制御と関連する脳領域である前頭前皮質の活動が低下していた

食物の画像を見た際，太った参加者では衝動性の制御と関連する脳領域である前頭前皮質の活動が低下していた

食物の画像を見た際，太った参加者では衝動性の制御と関連する脳領域である前頭前皮質の活動が低下していた

図14-3 脳画像は一般市民の科学に対する評価に強く影響を及ぼすだろうか？ 科学的な(仮説的な)研究結果の報告は，しばしば画像とともに記述される。この報告の理解と受け入れに対する画像の影響が調べられた。それぞれの被験者群には，それぞれ異なる3種類の画像と，次の同一の記事が提示された。「最近の研究で，被験者は菓子をすぐに食べるか，その代わりに後で報酬を受け取るかという2つの選択肢が与えられた。全体的に，太った参加者はやせた参加者に比べて報酬よりも菓子を選ぶ傾向があった。食物の画像を見た際，太った参加者では衝動性の制御と関連する脳領域である前頭前皮質の活動が低下していたことから，太った者は摂食衝動に耐えることに困難を覚えやすいと結論された」。(Hook and Farah, 2013より)

本書を通じて主張しているように，fMRIは科学者が使用できる数多くの技術の1つである。(他の技術と同様に)不適切に用いれば，不正確あるいは誤った結論を導き出してしまう。(行動実験や実験室的測定とは異なり)おそらくfMRI研究は神秘的な技術という空気をまとっており，読者にはより科学的に映るのだろう。生み出される画像はまるで活動中の脳のスナップショットのように見える。画像と基礎にある実験デザインの間の概念的な大きな溝をうまくごまかしている場合は特にそう映る。次項では，fMRI研究を記述する際に，このような問題点を，たとえ完全には避けられないとしても，どのように最小化するかについて大まかなガイドラインを示す。

fMRI研究を公表するための基本原則

ここまでは，fMRIについてのニュース報道を悲観的かつ落胆的に述べてきたが，このような問題は実際にはfMRIに特有のものではない。神経科学だけでなく，遺伝学，発達心理学，宇宙論などのいずれを議論する場合でも，科学ジャーナリストは緻密で複雑な概念を素人向けにわかりやすくすることの困難を抱えている〔これについては，物理学における「神の粒子[訳注1](God Particle)」を考えればわかるだろう〕。この作業は非常に困難であるが，資金調達のためだけでなく，研究を公表するためにも不可欠である。米国国立衛生研究所(NIH)に補助金申請書類を提出する際に，fMRI研究者は計画の短い概要を公文書に記載する。ここでは，実験計画についての基礎科学を説明するだけでなく，研究結果が健康状態の転帰を改善する可能性についても議論する。米国国立科学財団へ提出する際はより広い影響を考慮することが必要となり，研究成果が，学生，教育者，政策立案者，一般市民などへどのように広がっていくかを計画にはっきりと記すことが望まれる。研究資金に対しての現在予測可能な圧力(および大衆の心に潜む科学への不信感)を考慮すると，素人の聴衆に自分の研究の重要性を伝えられる能力は科学研究の重要な一部である。

より前向きに話をすると，fMRI研究についてでさえも科学的に優れた記述は多い。優れた記述では，限界が軽視されることなく新規性が強調され，新しい発見が魅力的かつ読みやすく説明されている(例については，「*American Scientist*」や「*Nature News*

訳注1) 神の粒子はヒッグス粒子とも呼ばれる素粒子である。

and Views」を参照）。事実の概要を無味乾燥に記述しただけであっても，それが正確であるなら，fMRI研究が医療の向上につながりうる重要な新情報を提供することを伝えるという重要な目的を果たしている。要するに，科学的記述は正確でかつ，わかりやすいものであればよい。

ここでは，大衆メディアにおいてfMRIデータを提示する際の基本原則をいくつか説明する。これらの指針は完全ではないし不変のものでもない。場合によっては，発表者が意図的に解釈を緩めたり，無視したりすることさえもある。しかし我々は，研究者とジャーナリストのためのガイドライン制定が合理的であると考えている。

・第1に，**他の科学的手法に比べてfMRIの結果が特別であるとしないこと**。脳機能に関する知識は長年にわたる心理学的問題の解決に重要となることが多い。その機序をより詳しく理解することで，行動と認知のモデルをより洗練させることができる。しかし，行動や生理機能についての付随する知識なしには，脳活動の画像にほとんど価値はない。多くの研究者が行動データにBOLDデータを関連づけ，脳機能に関する新しい推論につなげてきた。脳機能を理解するうえでは，1つの結論を支持するようデータを複数の情報源から集めて組み合わせること，すなわち**収束的検討**（converging operation）（**図14-4**）が必要になる。過去の一例を挙げると，報酬系に関する教育アプリケーションの効果を示すfMRIデータが重要であるとされたのは，その結果が中毒に関する知見を支持したりそれに異議を唱えたりするものであったからでない。アプリケーションによりどのように効果がもたらされるか，小児の学習にどう相互作用するのか，といった新しい理解につながり，そこか

収束的検討
研究仮説や科学的理論の証明に必要な相補的エビデンスを得るために，2つ以上の手法を用いて実験すること。

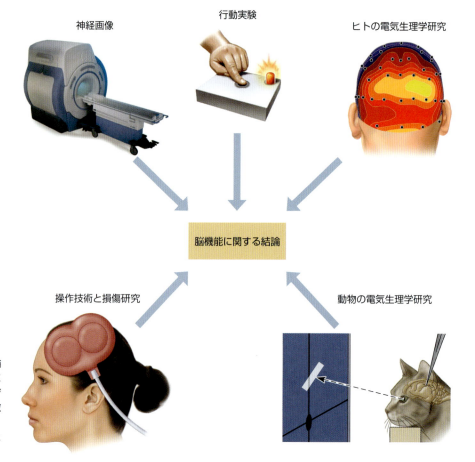

図14-4 収束的検討 脳機能に関する結論の妥当性と幅を改善するために，単一の疑問に対して複数の手法を用いるべきである。それぞれが特有の長所と短所を有している異なる複数の方法を用いて単一の答えに収束した場合は，研究結果の意味をより確信をもって述べることができるだろう。

ら新しい研究課題(その解決には他の手法が必要とされる)が生じたからである。

- 第2に，**研究の表面的な限界よりも真の限界に重きをおくこと**。多くの科学ニュース記事では，肯定的な結論とともにその限界についての記述が簡潔に加えられる。fMRI研究においては，サンプルサイズが小さいこと，結果が脳の血流動態応答の間接的な測定であること，確固たる結論を導くには研究の数が不十分であることなどがしばしば言及される。このようなあいまいな表現では，読者が研究を評価する際に有用な情報とはなりにくい。少ないサンプルでも代表的な結果であれば妥当性が高いことがあるし，血流動態応答の測定は間接的ではあるが神経機能に関する有用な指標である。fMRI研究の真の限界は物理学から生じるわけでも生理学から生じるわけでもなく，実験デザインから生じる。研究者には，特定の実験デザインを選んだ理由を示し，自分たちのデザインの長所と短所を伝えることが必要とされる。今後どのような実験デザインの研究が行われれば，その研究が生かされるのかを説明することも必要となるだろう。単純な実験から複雑な実世界の現象についての非常に大まかな結論が導かれている場合は特に，実験デザインの選択を疑問視することが，ジャーナリストには必要とされる。

- 第3に，**脳から心へと一般化したくなる誘惑を退けること**。うまくfMRI実験を行うと，心的過程や行動過程が脳内でどのように表されるかについての重要な情報が得られる。脳機能に関する知識はそれ自体が貴重であることが多い。例えば，特定の神経機能障害と特定の疾患(統合失調症における前頭葉機能低下)を関連づけることができれば，その機能障害がどう心的な変化を引き起こすかについての解釈は難しくても，新たな治療法を提案できるかもしれない。しかし，(Box 10-2で概説したように)結論の方向を変えてしまうと，素人の読者を誤解させる危険もある。

- 第4に，**科学研究でとるべき手順を無視しないこと**。近代科学の基盤原則の1つは**査読**(peer review)であり，ある発見が科学論文として出版される前に，その分野の他の専門家によって吟味されなければならない(図14-5)。理想的な査読では，公正な専門家集団が，研究の方法と結論の厳密性および有効性を評価する。事実上，査読には欠点(例えば，校閲バイアス，怠惰，不正やミスの可能性)もあるが，科学研究におけるほぼ普遍的な基準であり続けている。査読なしに大衆紙に吹聴されている発見は，結果が結論の根拠となっていない危険性が非常に高い。このような理由から，多くのトップジャーナルはすでに世に公表された研究を出版しない。科学研究を広めるのによりよい方法として，多くの研究者は自身が出版した論文を一般

査読
その分野の専門家によって科学研究が吟味されること。ほとんどの雑誌や資金提供機関では，出版または資金提供する研究を決定するために，査読システムを使用している。

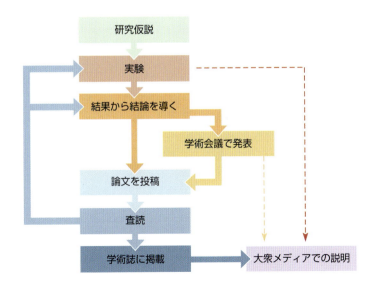

図14-5 科学研究の過程 研究は仮説から始まり，仮説は実験により検証され，一連の結論が導かれる。科学研究の重要な要素は査読(すなわち，報告者とは無関係のその分野の専門家による，研究の方法や結論についての厳密性および妥当性の評価)である。刺激に満ちた新しい成果は，査読を経て学術誌へ掲載された後に，大衆メディアで紹介されることが多い。研究者が成果を直接メディアに提示した場合(赤色の破線矢印)は，結果が誤って伝えられたり誇張されたりするという本質的な危険をはらんでいる。黄色の破線矢印で示されるように，いくつかの学術会議は，インパクトのある発見を選んでメディアに情報提供することもある。この早い段階での報告は世間に重要な貢献をもたらしうるが，まだ査読を受けていないことに注意を払う必要がある。

公開されたアーカイブに預けている。いくつかの資金提供機関では，これを必須としている。2008年にNIHは，NIHから資金提供を受けたすべての原稿を，出版から1年以内にオンラインアーカイブ(PubMed Central)に掲載するように求めた。2012年までに自分の成果を公表しなければ，NIHからの助成金が遅れたり停止するとされた。

- 第5に，そして最後に，**成果に関する記事の正確性とバランスを保つためにジャーナリストと協力すること**。最先端の成果を議論する際に，科学者は自分自身を代弁者であり教師であると考える必要がある。どのようにすれば，研究の重要性を誇張することなく，自らの興奮を伝えられるだろうか？ 自分の研究をジャーナリストが正確に発表するためにはどのような背景情報を知ってもらう必要があるか？ 関連分野の学位をもっているジャーナリストであっても，特定の研究の背景知識を十分に有していることはまれである。研究手法の長所と短所の両方をジャーナリストに教えるために，fMRIの研究者はジャーナリストと密接に連携する必要がある。多くの科学者にとって優れた情報源となるのは，経験豊かな科学ライターがいる大学が運営するニュースサイトである。一般大衆がどう結果を解釈するかについて，研究者と科学ライターとで議論することはしばしば有用となる。

幸運なことに，fMRI研究に基づく発見は一般に積極的かつ肯定的に報道されている。自らの研究を推進するため，そして，一般大衆に正しく情報を伝えるために，責任をもって倫理的にジャーナリストやメディアと協力することが，すべてのfMRI研究者に必要である。

fMRI研究を行うこと

fMRIを用いた実験を含む，ヒトを対象としたすべての医学研究は，**被験者**(subject)の権利を保護するためにつくられた倫理原則に基づいて実施されなければならない。この原則に関する初期の重要な表明は，第二次世界大戦後にナチス戦犯の裁判の一部として記載された**ニュルンベルク綱領**(Nuremberg Code)である。ニュルンベルク軍事裁判において，戦争における最凶悪犯罪の一部は科学の名のもとに行われていたことが明らかになった。意図的に感染病原体を投与したり，極端な条件(例えば，極端に高い場所や，海水中に沈めるなど)に囚人を曝したり，健康な人に解剖学や筋骨格系の実験を行ったりという，おそろしいことが行われていた。ニュルンベルク綱領はナチスの犯罪を裁判し処罰するための基準となっただけでなく，その後，倫理的に研究を行うための原則ともなった。ニュルンベルク綱領によって確立された規則を以下に示す。

- 被験者は，**インフォームドコンセント**(informed consent)を受け，自らの意思に基づいて研究への参加を表明しなければならない。
- 研究への参加をやめることは自由意思に基づいて可能である。
- 被験者へのリスクを最小限に抑える実験方法をとらなければならない。
- 被験者へのリスクが潜在的・人道的な研究のベネフィット(例えば，疾患に対する知識の増加)を上回ってはならない。この研究のベネフィットが他のより低リスクな方法でも得られるのであれば，その研究を行ってはならない。
- 研究者は科学的有資格者であり，かつ，研究の倫理的実施についての知識を有する必要がある。

最近では，これらの考えから3つの中心原則が導かれている。特に個人の権利と自由意思に基づく参加が重視され，**人格尊重**(respect for persons)の原則として知られる

被験者
実験に参加した人。雑誌や業界によっては，自発的な参加であることを強調するために，「参加者(participant)」という用語を使うこともある。

ニュルンベルク綱領
ヒトを対象とする研究の倫理的な行動のための一連の原則。1940年代にナチス戦犯の裁判後につくられた。

インフォームドコンセント
被験者が研究の手順，リスク，ベネフィットについて学んだ後に，自由意志に基づいて研究への参加に同意する過程。

人格尊重
人は自発的な意思決定者として扱われ，研究参加について十分な情報をもとに意思決定を行う機会が与えられるべきであるという原則。自発的な意思決定ができない人は，さらなる保護が必要である。

ようになった。研究参加について，十分な情報と自由意思に基づいて決断できない人は，多くの場合，直接的なベネフィットを研究から受けなければならない。被験者のリスクを最小化し，被験者や社会へのベネフィットを最大化するということは，**善行**(beneficence)の原則として知られている。また，**正義**(justice)の原則のもと，リスクとベネフィットは社会全体で可能な限り公平に分配されなければならない。1978年に米国国内委員会が設けた，ヒト被験者の保護に関するこの3原則は，今もヒトを対象とする現代科学研究の基盤である。次項では，これらの倫理原則に従って，fMRI研究をどのように進めるべきかについて説明する。

fMRI研究の計画と承認

　ヒトを対象とする研究やfMRI研究だけでなく，どのような研究を行う前にも，研究者は研究手順について外部承認を得る必要がある。そのためには，評価委員会がその研究のリスクとベネフィットを公平に評価できるように，実験の計画を文書化しておく必要がある。このような評価委員は，**施設内審査委員会**(Institutional Review Board：IRB)と呼ばれる。本項では，米国の研究を例にして説明するが，他国での研究に対しても同様のガイドラインがある。

　各IRBは，その機関で行われた研究が法律や規制ガイドライン上に記載された中心的倫理原則に則っていることを保証する。IRBの会員は異なった背景を有した人々から構成されており，実験技術について専門的知識を有する科学者や，委員会以外ではかかわりのないコミュニティメンバーが含まれる。このコミュニティメンバーと科学研究者とでは，研究のリスクとベネフィットに対する考え方が大幅に異なることもあるため，コミュニティメンバーは監督という重要な役割を担っている。研究参加において十分な情報と自由意思に基づいた決定を行えない人(例えば，囚人，子ども，精神疾患を有する者)に対して研究を行う際は，その対象者に特化した専門的知識を有する(かつ，関心のある)人が少なくとも1人は，IRBのメンバーでなければならない。

　各IRBは，その機関に所属する人が他の場所で行う研究も含め，その機関で行われている研究すべてについて調査を行う。このようにIRBが機関ごとに監督しているため，国家審査委員会には研究を報告しなくてよい。しかし，IRBが公正かつ公平な方法で研究を評価するためには，監督する機関や科学者からおおむね独立していなければならない。IRBは実験方法の承認と調査を行うだけでなく，その機関の科学者の倫理研修も監督している。研修はワークショップやオンライントレーニングとして行われることが多く，科学者は研究実施の承認を受ける前に研修を修了(そして毎年更新)しなければならない。

　科学者は，研究の手順をまとめた**研究プロトコル**(research protocol)をIRBに提出する。fMRI研究では，予定している被験者の特徴やそのサンプリング，使用するスキャナのハードウェアおよびパルスシーケンス，予定している実験パラダイム，に関する情報が含まれることが一般的である。上記に述べた基本原則に従ってIRBが研究を評価できるよう，研究プロトコルには十分な情報を記す必要がある。研究参加前にすべての被験者の署名つきの**同意書**(consent form)も必要となる(**図14-6**)。fMRI研究の同意書には，実験中に生じうること，MRIスキャナの仕組み，fMRIに関する安全性の問題(第2章参照)，機密性を確保する手段(次項を参照)，研究被験者の権利が通常記載される。同意書は専門用語がなくわかりやすい文章であることが必要で，一般的基準として，読解力レベル8級^{訳注2)}の者が読んでインフォームドコンセントが行えるものでなければならない。同意書は研究に参加する契約を示すものではない。被験者はいつでも研究から離脱できる権利を有している。また基本的には，研究目標と手法について漏れなく正確

善行
どの被験者に対するコストも最小限に抑えながら，研究の潜在的ベネフィットを最大化すべきであるという研究プロトコルにおける原則。

正義
ヒトを対象とする研究に関していえば，研究の費用が社会全体に広くかつ公正に分配される原則。

施設内審査委員会(IRB)
ある施設で行われる研究の倫理性や妥当性を審査する中立的な組織。ヒトを対象とする研究を行いたい研究者はIRBの承認が必要となる。

研究プロトコル
その施設の施設内審査委員会が審査できる形式で，研究の手順を記した文書。

同意書
研究の手順，リスク，ベネフィットを明確な言語で説明した文書。これにより，被験者は情報に基づいて研究への参加に関する意思決定を行うことが可能となる。

訳注2) およそ13～14歳程度の読解力。

図14-6 同意書の例 研究に参加する可能性のある者は同意書から情報を得て、それに基づいて研究に参加するかどうかの意思決定をすることができる。同意書では研究の手順が説明され、リスクや利益が示されることが一般的である。同意書は専門用語がなくわかりやすい文章にすべきである。

DUKE UNIVERSITY HEALTH SYSTEM

実行過程と認知過程に関する機能神経画像研究の参加についての同意書

施設内倫理委員会#：

　デューク大学医療センターの脳イメージング・解析センターにおける、脳の磁気共鳴画像を撮像する研究への参加をお願いしています。この研究に参加するかどうかは、この同意書をしっかりと読んで、この研究のリスクと利益を十分に知ったうえで判断してください。研究の目的、予定されている方法、その方法のリスク、報酬などといった研究のすべての点についてお話しいたします。あなたが研究について理解した後に、参加を希望する場合はこの同意書に署名してください。この研究は米国国立衛生研究所の助成を受けています。

方法について：

　磁気共鳴画像法（MRI）を用いてあなたの脳画像を撮像します。MRIでは強い磁場とラジオ波を用いて画像がつくられます。あなたが特定の刺激を見聞きしたり、簡単な判断を行ったりする際に活動する脳領域をみることができる特別な画像を撮像する予定です。顔、車や家具などの物体、単語、数字、色つきの模様、形、点、抽象的デザインなどが出てくる映像を見てもらったり、英語単語や人の話声ではない音を聞いてもらったりします。また、他者の決定についての情報を読んで、あなた自身がその情報に基づいてある決定をしたり、自分自身、他者、もしくは慈善団体のためにお金を稼ぐゲームをしたり、提示された慈善施設のリストの中から、どの慈善施設のためにお金を稼ぎたいかを選んだりする機会があるかもしれません。どのような研究になるかは、研究員から告げられる予定です。加えて、研究員は特定の刺激が現れたら手や足を動かしたりボタンを押したりするようにお願いするかもしれません。研究の最中、あなたはMRIの機械の中の狭いベッドに横たわります。その中でより快適に過ごせるよう、頭やひざにパッドがあてがわれることもあります。横たわっていることによる痛みや不快感がある場合は、すぐにスタッフに伝えてください。あなたは頭をヘッドチューブで固定された後、MRI装置内に入れられます。MRIが画像を収集している間、大きな音が聞こえることもあります。研究の最中は、MRIの中でも、マイクロフォンとスピーカを用いてスタッフと会話できる予定です。この研究では、MRIの中にいるだけで1～2時間かかると予定されています。実験の種類に応じては、MRIの外で1、2個のセッションが追加で必要となるかもしれません。それぞれのセッションは約1～2時間かかります。このような検査は、コンピュータ実験室もしくはスキャナシミュレータの中で行われる予定です。実験課題の練習や、それぞれの種類の意思決定に関して、あなたの態度や好みを問う質問が含まれます。スキャナシミュレータの見た目や音は本物のMRIスキャナと似ていますが、磁場は生じていません。

リスクと不快：

　このMRIの撮像に用いられる磁場とラジオ波への曝露による、長期的な健康リスクは知られていません。しかし、将来的に有害な作用が認められることはない、という保証はありません。強い磁場によって鉄などの金属が引きつけられるという安全面の問題や、ラジオ波がペースメーカなどの医療機器と干渉する可能性もあります。医療機器、金属物、金属片などを身体に有する人がMRI装置に入ることは危険です。タトゥーも、ある種の色素を使っている場合は危険です。また、MRI装置がある部屋に固定されていない金属物を持ち込んではいけません。なぜなら、これらのものが磁石に引きつけられ、

1/4ページ　　　　　　　　　　　　　　　　　　　　　　　　　　　　　　　被験者のイニシャル

ディセプション（騙し）
意図的に対象者を騙すような実験手順を用いること。

に同意書に記述する必要がある。しかし、いくつかの実験では**ディセプション（騙し）**（deception）が含まれ、課題の性質についての情報が同意書（と被験者への説明）から省かれることがある。相互対人関係（例えば、仲間の圧力に関する研究）または記憶（例えば、潜在的に刻まれる記憶に関する研究）を調べるような、いくつかのfMRI研究では、意図的にディセプションが行われる。インフォームドコンセントは重要な原則であるため、ディセプションを行う際には研究者はその十分な根拠を示さなければならない。

Thought Question

被験者へのディセプションは許されることであろうか？　ディセプションの利点は何であろうか？　また、ディセプションによって犠牲になるものは何であろうか？

　これらの書類が（その施設で必要とされる他の書類と一緒に）IRBに提出されると、IRB内の審査委員会は計画を評価するだろう。そして、委員会の審査に応じて、却下されるか、改訂のための助言が添えられて研究者に返却されるか、承認される。医療機器の安全性に関する問題を監督している米国食品医薬品局（FDA）は、（ガイドラインに

則った使用に関しては)ヒトでのMRI撮像を「低リスク(nonsignificant risk)」と分類している。この分類は，米国において，被験者に重大なリスクをもたらすと判断された医療機器を用いる研究と比べ，fMRIを用いる研究では規制や制限が少ないことを意味する。また，fMRI研究では，「高リスク(significant risk)」の薬物や機器を用いる研究で必要となるFDAへの承認申請が不要であり，IRBが承認の権限を十分に有していることを意味する。

　科学者たちは自機関にかかわるIRBについて敵対的に表現することがある。他の機関と同様に，IRBは官僚的で扱いにくいかもしれない。意思決定には時間がかかり，非効率的で，気まぐれのように思えるかもしれないが，研究被験者の権利と責任ある科学実践を保証するために重要である。IRBは研究パートナーと考えたほうがよい。むやみに研究プロトコルを提出し，却下に不平をいうよりも，その過程を通してIRBの会員や評価委員会と緊密に連携することが重要である。IRBメンバーの専門知識は，被験者がきちんと説明を受けたことや，実験が正しい手順に従っていることを確かめるうえで非常に有用となろう。十分に倫理的に実施することで，規制を遵守するということだけでなく，結果の質も大幅に向上するだろう。また，論文化の際には，雑誌編集者から著者に，IRBで承認されたプロトコルで研究が行われたことの証明が求められる。

fMRIデータの機密性の確保

　fMRIが利用されるほぼすべての状況には，**研究**(research)が関与している。実験の一部としてデータが集められたり，ある母集団から選ばれた被験者サンプルを用いて仮説検証が行われたりする。それでも，fMRI研究は臨床的に実施されるMRIと多くの共通点を有している。臨床患者が使用したスキャナと同じスキャナで研究データを収集することができ，また研究でも臨床でも同じパルスシーケンスや同じ種類の(特に解剖学的)画像を用いることができる。薬物投与を行ったり，精神疾患を有する被験者を検査したりするfMRI研究もある。fMRIの被験者に脳腫瘍や脳膿瘍などの神経学的異常があれば，その異常を解剖画像で検出できることもある(**Box 14-2**)。したがって，純粋に研究を目的としてfMRI研究が行われたとしても，研究中に収集されたデータの一部が医学的意味を有しているかもしれない。

　米国の**医療保険の相互運用性と説明責任に関する法律**(Health Insurance Portability and Accountability Act：HIPAA)は，医療規制によってfMRI研究が影響を受ける可能性があるという米国での一例である。この法律は1996年に米国議会を通過し，2000年に米国保健福祉省によってプライバシールールとして制定された。HIPAAの主目標は，言語標準化によって医療関連情報の伝達を効率化し，結果的に事務処理を削減することであった。この目標のもと，個人の健康情報の新しい管理法(例えば，医学研究のためのオンラインデータベースの確立)が必要とされ，そして，潜在的なプライバシーと機密性の問題が提起された。そして，HIPAA内の規制に，医療関係者，保険会社，雇用者間での情報の不正共有を禁止することが盛りこまれた。例えば，企業は解雇や昇進の決定を行うために，従業員の医療記録を要求することはできない。反対に，個人は自らの医療記録に関する情報を知る権利が明示され，自らの情報へアクセスした組織(いつ，どのような情報を)についても知ることができる。fMRIデータには個人の医療情報が含まれている可能性があるため，米国でのfMRIを用いた研究では，HIPAAの規制を遵守しなければならない。カナダ(個人情報保護および電子文書に関する法律)や欧州連合(データ保護条例)など，他国でも類似の規制によって研究が管理されている。

　データの機密性を示す規制は，複雑かつ文脈依存的でときに解釈が難しいが，fMRI研究と実質的に関係する。一部の雑誌では，承認を受け一般公開されたデータベースに

研究
普遍的知識を明らかにするために，観察や実験によって行われるデータの収集。

医療保険の相互運用性と説明責任に関する法律（HIPAA）
健康に関する情報プライバシーを確保するための具体的手順を求める連邦議会で承認された法律。

Box 14-2　fMRI 研究における偶発的所見

本書で使用される解剖学的 MR 画像はほぼすべて，fMRI 研究に自由意志で参加した神経学的に正常な若年成人のものである（例としては図8-25を参照）。この母集団は一般的に，健康で病気の症状がなく高機能であるが，解剖学的 MR 画像によって脳の構造異常が明らかになることがある（図1）。研究用 MRI 撮像の一部で発見された，予期せぬ異常は**偶発的所見**（incidental finding）と呼ばれる。

偶発的所見の割合は健康集団においてでも驚くほど高い。いくつかの大規模研究によると，治療介入が必要となるほど重度のことは比較的少ないものの，放射線科医が観察すると無症状の被験者のうち約1～2％に偶発的所見が認められたとされる。また，高齢者などの別の集団では，この割合はさらに高くなるだろう。例えば，2007年のVernooijらの研究では，自由意志に基づいて研究撮像された2,000人の高齢者のMR画像が調べられ，その実に7％が無症候性脳梗塞（すなわち，脳梗塞による脳損傷），別の1.8％が小さな動脈瘤，別の1.6％はある種の腫瘍を有していた。特に，これらの偶発的所見のうち2例では手術を必要とした。

単一のMRIセンターで年に数百または数千人の被験者が撮像されることを考えると，偶発的所見は（低頻度ではあるが）fMRI 研究において普遍的な要素である。しかし，まだそれらに対処するための基準や広く受け入れられた手順はない。ここでは，偶発的所見に関する次の4つの倫理的な問題を検討する。どのような種類の解剖学的撮像を行う必要があるか？　誰が得られた画像を確認すべきか？　偶発的所見について被験者にどう（そして，いつ）話をすべきか？　これらの手順にかかる費用を誰が負担するか？　これらの問題は，fMRI 研究者，政策立案者，生命倫理学者の間で活発に議論されている話題であるが，単一の見解は得られていない。ここでこれらの重要な問題について議論を深めていく。

これまでの章で説明したように，ほとんどのfMRI撮像では，機能データを規

> **偶発的所見**
> 非医学的理由のためにスキャンされた無症状の個人において，通常は構造MR画像上に発見される異常。

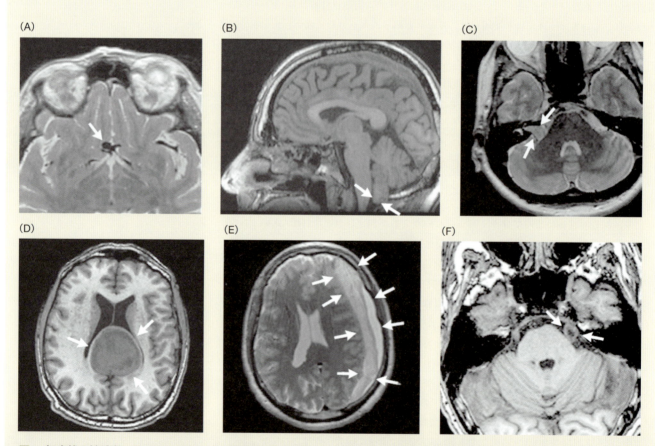

図1　無症状の被験者の脳MRIで認められた偶発的所見の例
矢印は異常を示す。(A)前交通動脈瘤，(B)小脳扁桃ヘルニア，(C)前庭神経鞘腫，(D)大きい髄膜腫，(E)大きい硬膜下血腫，(F)三叉神経鞘腫。(Vernooij et al., 2007より)

定の定位空間へ標準化するために，高分解能解剖画像（基本的にはT₁強調画像）が撮像される。これらの画像は，脳回と脳溝の解剖学的構造を調べるために重要であるが，臨床診断には十分ではない。例えば，ある種の損傷においては，細胞内液または細胞外液が過剰となっていることを反映したT₂強調画像上の高信号が現れる。脳腫瘍，脳梗塞，脳出血の多くでこれらの所見が認められるが，これをfMRI研究で通常撮像される画像で識別するのは困難だろう。偶発的所見を得る可能性を最大化するためには，fMRIプロトコルに解剖学的パルスシーケンスを新たに追加する必要があるが，これには時間（例えば，追加で10〜15分）もコストもかかってくるだろう。被験者の潜在的な病状を評価する際（例えば，高齢者で脳機能を研究する場合）には臨床上必要となるすべての解剖画像の撮像が行われることもあるが，神経学的に健常な被験者に対しては，このような撮像を研究者に求める施設は現在ほとんどない。ただし，今後の倫理基準次第では，おそらく空間的標準化とセグメンテーションの新しい手法と組み合わされた多種の解剖画像が標準的に求められるようになるかもしれない。

偶発的所見にふさわしい手続き

偶発的所見は，その性質上，予期せぬ不測のものである。それゆえ，起こりうる異常をみつけだすために誰が画像を見るべきかをどのようにして決めるかが重要な問題となる。損傷や変性を有することが多い被験者（例えば，高齢者や脳損傷からの回復患者）を用いる研究ではよくあることだが，医学に精通した人が研究チームにいる場合は，その人が画像を見ることが多い。しかし，fMRI研究の多くは，正式な医学教育を受けたことがなく，診断や治療を行うための資格がない科学者によって行われる。

このような研究手順は機関によって異なる。ある調査によると，全MRI機関の約1/3は神経放射線科医が全被験者の解剖画像を確認し，他の約1/2の機関では異常が疑われた画像についてのみ神経放射線科医が参照し，残り（約1/6）の施設では標準的な研究プロトコル下において撮像時に画像が確認されることはない。

ある種の生命倫理学者や政策立案者にとって，倫理的に正当な行動指針は明白なようである。すべてのMR画像は，当然のごとく，教育を受けた医師に確認してもらう必要がある。しかし，この保守的な取り組みを行えば，多数の現実的・倫理的な問題が生じるだろう。典型的な研究環境に神経放射線科医がいることはまれであり，雇用するとなれば費用がかかる。心理学部のような非医療機関と提携しているような多くのfMRIセンターでは，敷地内に医療関係者はいない。神経放射線科医によって解剖画像を読影してもらうことになれば，撮像コストが数百ドル余計にかかり，すでに高価な技術であるのにさらにコストが高くなるだろう。

これを行ううえでの下位の問題としては，オーサーシップと被験者の機密性がある。偶発的所見のために解剖画像を確認する医師は，プロジェクトの協力者（かつ論文の共著者）に含めるべきだろうか？　そうでない場合は，確認する画像の機密性を確保するための手順が必要となる。訓練を受けた専門家によって定期的な確認が行われれば，研究被験者に不要な期待が生まれるかもしれない。そして，無料で医療検査を受けたいがために研究に参加する人が出てくるかもしれない。被験者にこういった印象を与えると不当な参加誘導を行うことになり，その結果，被験者群の性質を変化させ，データの品質を損なうと考えられる。加えて，撮像された画像で偶発的所見が認められないとしても，臨床的に完全な組み合わせで解剖画像が撮像されない限り，専門的な神経放射線科医でも異常がないと保証することはできないだろう。

これらの問題を鑑みて，いくつかの機関では正反対の方針を採用している。すなわち，fMRIの被験者は非臨床的な実験のためのボランティアであり，どのような医学的状態であっても研究者は画像評価を行うべきではないとしている。この方法は，被験者に臨床的なケアの期待を抱かせることがなく，単純で一貫しているという利点がある。しかしながら，あなたが，この方針のfMRI実験室で作業する新大学院生であると想像してみてほしい。初めてのfMRI研究で解剖画像を確認していると，あなたは素人目にも非常に奇妙に見える画像をみつけた。片方の側脳室が隣接する大脳半球を圧迫し，肉眼的に形がおかしい。あなたは何の医学教育も受けていないため，病理画像の評価の原則的な方法を知らないが，MR画像に関してはかなりの数を見てきており，これが普通ではないと大まかには判断できる。では，どうすべきだろうか？　あなたは医師ではなく単なる学生であることを考えて，疑惑を無視すべきだろうか？　合理的な人であれば，スキャンは本質的に非臨床的なものであり，（後述のように）明らかな異常が実際には思い過ごしであることが多くコストもかかるため，どのような明らかな異常があっても無視すべきだと主張するだろう。しかし，最近軽い頭痛がある以外はおおむね健康であると被験者が報告していた場合はどうだろうか？　この事実は，撮像時には問題はないように思われたが，今，解剖画像を見ながら考えると気になってくるだろう。あなたはそれでも偶発的所見の可能性を無視するだろうか？

大部分のMRIセンターでは，非臨床的fMRI撮像に臨床的手続きを加えるコストと，まれながらも深刻な偶発的所見

Box 14-2　fMRI 研究における偶発的所見

を無視する結果となりうる可能性の両方を認識したうえで，その間をとった方針が採用されている。データの品質を見直す一環の作業として，最初は医学教育を受けていない研究者が画像を評価する。これらの研究者が異常と思われるものをみつけた場合には，指定の神経放射線科医にその画像を確認してもらい，必要に応じて診断のための検査を受けるよう被験者に勧める。異常が撮像中に認められた場合は，神経放射線科医がより細かく診断を行うために，すぐに解剖画像検査を追加することも可能である。原理的には，この手順では，教育を受けた人によって評価されていれば発見されたであろう脳の異常がいくらか見落とされる危険はあるが，コスト面と現実面の両方の問題が大きく低減しており，研究の許容される妥協点となるだろう。

偶発的所見に関する手続きを決める場合は，研究被験者の期待を考慮しなければならない。ほとんどの被験者はMRI撮像の経験がなく，fMRIで自分の考えが読まれると思い込むのと同じように，きれいな構造MR画像が得られれば何の異常もないことを期待する。世論調査の1つによると，fMRI研究の被験者の97％が，もし自分の脳に何か異常があれば知らされるだろうと期待していた。これらの被験者も暗に認識していることだろうが，生命を脅かす医学的問題が被験者に知らされないような方針は倫理的に問題があるだろう。しかし，特に良性の偶発的所見については，被験者に知らせることが好ましくない結果につながる可能性がある。あなたがfMRI実験に参加した数週間後，異常な何かが解剖画像で認められたことを伝えられたと仮定しよう。あなたはプライマリケア医に相談し，専門医が紹介される。臨床的MRIが予定され，最終的によくみられる良性の状態（例えば，嚢胞やわずかな構造欠陥）と判明する。その長い過程において，診断に至らない苦しみの数週間を過ごすことになるだろう。2004年にMamourianはこの問題を検討し，全身CTやMRIスクリーニングの例を挙げて説明した。必要となる財源と偽陽性のリスクを考慮すると，無症状の被験者がそのようなスクリーニングを受ける必要があるという人はまれである。また，症状のない偶発的所見は，意義の解釈が困難となることが多い。そして，たまたまfMRIの研究に参加した無症状の被験者を大規模にスクリーニングすることは正当化されるかという問題も考えていかなければならない。

将来的な検討課題

偶発的所見をどう扱うのがよいのかは，この先何年も議論の的となり続けるであろう。もしかすると，いやおそらく，今後も統一された見解は得られないだろう。代わりに，各施設はその地域の姿勢（と傾向）を反映した方針を採用するだろう。財源の割りあてについての課題はますます重要となってくる。偶発的所見への対応が増えることにかかる費用は誰が負担するのだろうか？ 解剖学的撮像を行うために，fMRIセッションごとに10分間追加されることは一見害がないように思えるかもしれないが，米国だけで時間的なコストが何百万ドルもかさむことになる。撮像コストが増えれば，科学における生産性に即座に負の結果がもたらされるだろう。神経放射線科医がfMRI撮像すべてを確認すれば，特に，そのコストが各研究者に課されるのであれば，さらに費用が高くなるだろう。その方針をとっている施設は，解剖画像の読影にかかる費用を1時間ごとの標準撮像価格に含めることで，経済的な損失を埋め合わせているかもしれない。

生命を脅かす医学的状態が判明しうる現実的な利点がある状況において，経済的負担を引き合いに出すことは冷淡に思えるかもしれないが，このような費用対効果のトレードオフは，現代社会に蔓延していることを忘れてはならない。政策決定者から医師まで，どのレベルであれ医療にかかわる人はすべて，医学的ケアがそのコストを考えたうえで妥当であるかどうかの選択を余儀なくされている。この場合では，偶発的所見のための包括的スクリーニングから得られる利益は，科学的金銭的負担を正当化するものなのだろうか？ 臨床的利益だけを考えると，無症状の若年成人をスクリーニングすることが医療資源の有効活用とはいいがたいが，fMRI研究に注目して考えると，そういったスクリーニングは正当化されているだけでなく，期待されているという確かな意見もある。この問題は，倫理学者とMRI研究者の間で幅広い議論が行われることなしには解決されないだろう。

ここまでは，解剖学的撮像で認められた偶発的所見についてのみ検討してきた。では，機能画像についてはどうだろうか？ 障害のマーカとして評価すべきだろうか？ 一般的なfMRI画像の基本的性質を考えると，遠い概念上の可能性のように思われるが，簡単な場合を考えてみよう。あなたが，統合失調症患者と精神医学的に健常な対照者を比較する研究を行っているとする。ほぼすべての対照者と比較して，統合失調症患者ではある特定の脳領域で賦活が低下していることを発見した。しかし，1人の対照者のデータは，明らかに統合失調症患者の画像に類似していた。その事実を，対照者に伝えるべきだろうか？ fMRIがいくつかの疾患の診断的妥当性を有していることはすでに示されており，今回の例は作り話であるが，このようなことはすぐに現実のものとなるだろう。他の技術と同様に，fMRIの影響力が大きくなれば，それにより生じる倫理的問題もより重要となってくる。

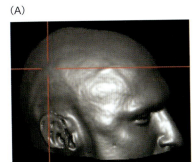
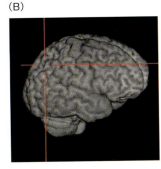

図14-7 顔の特徴を取り除くための頭蓋骨ストリッピング
(A) MRIの撮像範囲は頭蓋骨を含んでおり，顔相の外観を表す画像を描出することができる。とはいっても，誰のデータであるのか他に特に情報がなければ，その画像で直ちに個人が特定されることはないだろう。(B) MRIデータを公表する前に，顔情報からの情報漏洩の懸念をなくすために解剖画像から頭蓋骨を取り除くこともある。（画像はChris Rordenのご厚意によりMRIcronから提供された）

データを送ることを著者に求めている。その際に被験者のプライバシーを確保するため，特定の個人につながる可能性のある情報を削除しなければならない。この過程は，<u>非識別化</u>（de-identification）と呼ばれる。fMRIデータの場合，被験者の名前，生年月日，連絡先情報，スキャンセッション番号などが個人特定につながる可能性がある。高分解能の解剖画像では，頭蓋骨や顔の形も個人につながるデータとなるかもしれない（特に，他の情報から研究に参加した人々を推定できる場合）。それゆえ，一般公開する前に，頭蓋骨と顔の特徴は構造画像から削除する必要がある場合も存在する（図14-7）。

非識別化
研究データや医療情報から特定の個人が導かれうる情報を削除すること。

Thought Question

研究者は，医療情報の機密性を保持する必要性とfMRIデータを同僚と共有したいという思いのバランスをどうとるべきだろうか？　守秘義務の有益性はその代償を上回るだろうか？

　守秘義務を守る必要性はfMRI研究者にとって障害となりうる。被験者の承認なしでは，たとえ同一施設の科学者であっても，IRBプロトコル外で他の科学者とデータを共有できないことがある。そのため，研究者の中にはデータ共有の文言を同意書の中に含め，被験者が承認したデータ配布条件（例えば，非識別化してデータベースへ入れる）のもとで共有している。さらに，守秘義務の問題は，fMRI基礎研究の結果を臨床応用する際に大きくなる。fMRIと遺伝子検査または薬物投与を組み合わせる研究は，特定の障害や人格特性と関連する特異なバイオマーカを明らかにできる力をもっている（例えば，扁桃体のfMRI反応は，不安に苦しんでいるかどうかを予測する）。このような場合，fMRI賦活のパターンや生のBOLD信号の時間変化そのものが，医学的関連のある情報を示していることがある。原則として，法的必要性からも最適な科学研究の面からも，fMRIデータは解析の早い段階で非識別化されるべきである。

fMRI研究の安全な実施

　何よりも，fMRI研究者はMR環境と関連するリスクを最小限にせねばならない。fMRIに用いられるハードウェアは強い静磁場を発し，弱いが急速に変化する傾斜磁場とラジオ波エネルギーの周期的なバーストを生む。これらの要素それぞれが安全性リスクに関連しており，それは比較的無害なもの（例えば，ラジオ波エネルギーの吸収に関連する加熱）から，生命にかかわる可能性のあるもの（例えば，静磁場内のミサイル効果）まである。被験者のリスクを最小限にするために多くのMRIセンターでとられている使用法や，特定のMRI装置と関連する危険については，第2章で取りあげた。

　大規模研究MRIセンターでの多様な使用に対する安全手順をつくることは，多くの倫理的な（そして実践的な）懸念を生じさせる。fMRIの普及に伴って，fMRIは物理学，

神経科学，心理学だけでなく，言語学，教育学，経済学などの様々な背景をもつ研究者を魅了してきた。さらに，fMRI研究に携わる者の数も劇的に増加してきている。大規模施設では，おそらく100人以上の教員，職員，学生が何らかの形でfMRI研究に関与している。典型的には，MRIセンターは撮像室で働く全員に何らかのレベルの安全研修を終えるよう求めており，それはMRコンソール制御室の入室資格だけを要する者への簡単なテストから，被験者をスキャナに寝かせ実験の準備をする者への複雑な実地訓練まで様々である。そして，スキャナそのものを操作する場合は，通常，より広範な一連の研修が必要となる。

Thought Question

学生がスキャナコンソールを自分たちだけで操作することは許されるだろうか？　もしくはスキャナ操作は認定されたMRI技術者に限るべきだろうか？　MRIセンターは学生の訓練の必要性と研究被験者のリスクを最小限にすることのバランスをどうとるべきか？

多くの安全対策がとられているにもかかわらず，MRIセンターで過ごしていれば，それがどんなに評判のよい施設であっても，すんでのところで回避された事故の話を耳にするであろう。よく聞く話は，医師や科学者などの訓練された者が，ポケベルをつけたまま，金属製のクリップボードをもったまま，あるいは携帯電話で話しながらMRIスキャナ室へ入ろうとしたという類いのものである。また別の典型的な例は，スクリーニング用紙では何の異常も報告しなかった患者が，スキャナに入る間際になってはじめて，ペースメーカや動脈瘤クリップ，その他体内植込み装置のあることを明かすというものである。これらの話の一部は誇張されたものかもしれないが，これらには懸念すべき核心的な要素が含まれる。熟練した者はときに潜在的な発射体を取りはずすのを忘れ，被験者はときに体内金属や，参加欠格となる条件について話すのを忘れる。そうした状況は，誤った判断や悪意ではなく，典型的にはうっかりミスによって生じるものであり，これはfMRI研究の安全な実施を最も困難にするものである。したがって，研究者の単純な訓練だけでは被験者の安全性を確保できない。

fMRI研究の安全な実施について考えるうえで重要な概念としては，**冗長な安全対策**（redundant safeguard），すなわち潜在的な問題を明らかにし修正する複数の独立した手続きを行うことがある。冗長性の価値は被験者をスクリーニングする際に明らかになる。1つの優れた方針として，安全性スクリーニングを3つの別の機会に分けて実施するというものがある（図14-8）。被験候補者が研究へ参加するために最初に研究室へ連絡してきたとき，研究者は，体内金属や植込み型医療機器，そして例えば過去の金属が関連する眼損傷の有無を含め，fMRI研究への参加から除外されるようなあらゆる状態について質問すべきである。また，そこで適格となった被験者には撮像時に金属を持ち込まないよう伝えておく。撮像日に被験者がMRIセンターに来た際には，広く様々な健康上の問題や状態を含む既往歴について詳しい質問が書かれたMRI安全性用紙を記入する。注意すべきは，用紙への記入が包括的な個人健康情報を求めるものであるため，この情報は同意書取得後にのみ集めるべきである。最後に，被験者がスキャナに入る前，研究チームの誰かが，「身体の中に金属は入っていませんか？」，「金属のついたものを着ていませんか？」，「ポケットや髪の毛の中に何もありませんか？」と，植込まれた装置や装着した金属について質問すべきである。被験者に金属（および他の安全上の問題）について異なる状況で何回も聞くことで，被験者に危害が及ぶ前に潜在的な問題を明らかにする機会が増える。

このような手続きは，実験中の異なる段階で繰り返されるという点で，時間のかかる

冗長な安全対策
それぞれが潜在的な問題や危険な状況を明らかにできるような，複数の独立した手続きを用いること。

(A) 最初の電話スクリーニング　　(B) 現場での面接　　(C) スキャナ前での確認

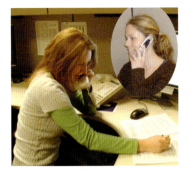
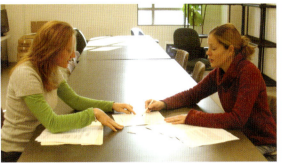
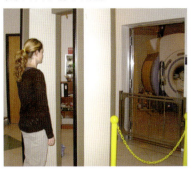

図14-8　冗長な安全性スクリーニング
撮像におけるリスクを最小限にするため，安全性スクリーニングは以下の3段階それぞれで行うべきである。(A)最初は電話で重大な問題をスクリーニングする。(B)撮像日には，安全性確認書類の記入を含めて包括的にスクリーニングする。(C)スキャナに入る直前に植込みまたは装着している金属の有無を最終確認する。

冗長なものである。手続きが複数人に及んで冗長であることにも価値がある。研究グループの全員は，教授から大学院1年生まで，最適な安全性実務を着実に実行せねばならない。学生であっても，安全でない作業が行われているのを見たら，たとえそれが教授や医師が行っていることであったとしても，抗議するのをためらってはいけない。どれだけ経験があろうとも，安全性手順について疑問を投げかけられることに対しては反対すべきではない。さらに，fMRI研究者は，自分の被験者の安全性を確保することを技術者(または他の研究員)に頼るべきではない。2人以上が記入済みの安全性用紙を読み，装着しているまたは体内にある金属について質問し，耳栓が正しくはめこまれているかを確かめ，被験者の健康全般をチェックすべきである。安全性の責任をただ1人の人間がとるような場合は，誤りが生じるリスクが高くなる。

fMRI研究における妊娠検査

　構造MRIは，あらゆる断面での大きな撮像視野の画像を，非常に高い分解能と様々な組織コントラストで撮像可能であり，他の非侵襲的な撮像法と比べ圧倒的な優位性を示す。こうした優位性から，MRIは妊娠女性への適用もますます一般的になってきている。胎児の特定の状態(例えば，先天性の脳・脊柱欠損)を評価するために，MRIは他の技術では得られないコントラストと分解能をもっている。さらにMRIは，腫瘍などの，妊娠と関連しない様々な状態の標準的診療における重要な構成要素となっているので，このような状態の妊婦に対して一連の治療を行うために撮像することも可能である。この場合，MRIの診断的利点がこれら患者に実質的な(生命を救うことになるような)恩恵を与えることは明らかである。そして，多くのMRIセンターでは，たとえ妊娠しているMRI技術者であっても，被験者や患者の撮像のためにMRI室へ入室することが許可されている。

　fMRI研究では，被験者となりうる人を決める基準が構造MRIとは大きく異なる(被験者に与えられる最小限の利点より潜在的な損害に重きをおく)。第2章で強調したように，標準的なfMRI撮像で用いられる磁場とラジオ波エネルギーに有害な生物学的影響があるかどうかはわかっていない。たとえそうであっても，発育中の胎児への潜在的な**未知のリスク**(unknown risk)は除外できないため，ほぼすべてのfMRIセンターが妊婦の研究撮像を禁止している。多くのfMRI被験候補者が妊娠可能年齢にある青年期または成人女性であるため，この規制は研究調査に大きく影響する。fMRIセンターの中には，女性に妊娠していないことを証明するよう求めたり，妊娠反応陰性の尿(またはまれに血液)検査結果を参加前に要求するところもある。これら必要条件の違いは，施設ごとにfMRI撮像に関連するリスクが違うことを意味しているわけではなく，各IRBが未知のリスクにどの程度重点をおいているかの差を反映している。

未知のリスク
一般的な科学に基づいて予想できないが，研究や臨床に影響を与えうる負の転帰。ほとんどのfMRIセンターでは，胎児への未知のリスクのために妊婦に撮像を行わない。

新しく，論議を呼ぶ研究テーマへのfMRI適用

　fMRIの適用のほとんどは議論を招くものでない。fMRIがよく適用される任意の例をいくつか挙げると，内側側頭葉における記銘の研究，二次視覚野における注意効果のマッピング，小脳における運動処理の練習効果の評価などがある。これらすべての例において，特定の脳領域についての明確な仮説が検証され，脳機能についての新しい知識が得られた。このほかにも，従来とは異なる目標のためにfMRIが適用されることもある。例えば，小学校における教育方法を改善するという目標で様々なカリキュラムの効果をfMRIで評価した研究（教育者との共同研究）や，購買決定の根底にある脳の機序を理解するための研究（市場科学者と共同研究）などがある。さらに，精神疾患や神経疾患の評価，依存症の治療効果の評価，発達段階での神経系の問題追跡などといった新しい方法を開発するための（産業と連携した）研究も行われている。

　既存の報告においても今後考えられる研究においても，fMRIを適用したすべての場合で明らかに有益な結果が得られるというわけではない。近年，顕在的な行動に表れないような特性や態度に対してすら，fMRIデータを関連づけた報告がいくつもある。知性，政治志向，性的嗜好，そして宗教的信念までも，fMRIを使ってそのマーカーを明らかにしようと考える者がいるであろう。一見すると温和な研究分野（例えば，ロマンチックな愛）であっても，予期せぬ結果をもたらすことがある。例えば，あなたの脳が予想された賦活パターンをみせない場合，あなたは本当に恋に落ちていると言えるのだろうか？　ある種の研究テーマは大きな議論の的となる。例えば，扁桃体の賦活増加は異なる人種の画像を提示された被験者における潜在的な人種問題への態度と関連しているという仮定について考えてみよう（図14-9）。人種差別的な行為をしていない（または潜在的に考えすらしない）ような人が，このような画像への脳の反応に基づいて「人種差別主義者」と判断されてよいものだろうか？　この例は，顕在的な行動と矛盾する隠れた情報を得るためにfMRIを適用する可能性を示唆している点で，議論を呼びそうである。似た懸念は，他の科学分野（特にヒトの遺伝学）でも生じており，科学的探究と社会的影響のバランスをどのようにとるかについてまだほとんどコンセンサスは得られていない（本項で取りあげる例は概念上のものではなく，その多くはすでに活発にfMRI研究が行われていることに注意してほしい）。

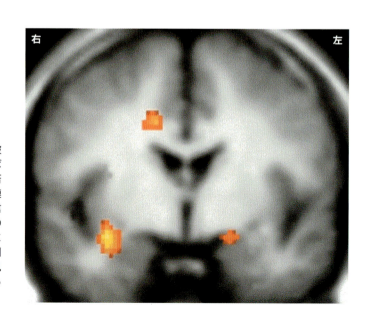

図14-9　潜在的偏見と関連するfMRI賦活の例　fMRI実験の被験者は，何らかの社会的カテゴリ（例えば，異なる人種や民族から選ばれた個人の顔）と，非社会的カテゴリ（例えば，肯定的な言葉または否定的な言葉の判断）の関連の程度を反応時間を用いて評価する潜在的連合テストを受けた。ある人種や民族の人物の写真に比べ，否定的な言葉を見てボタンを押すときにより速く反応するというように，多くの被験者に潜在的な連合がみられた。一般に情動やその他の感情状態に関連する脳領域である扁桃体の賦活は，被験者の反応時間によって測定される潜在的連合の程度の指標となった。しかし，そのような偏見を表面的にも潜在的にももっていない人でもこの脳信号が認められることがある。（Phelps et al., 2000より）

Thought Question

なぜ，潜在的偏見(例えば，ある差別的な信条)と関連する脳信号を観察しても，その人がその偏見をもっているとは言えないのか？ そのような関連を否定する他の信号として，どのようなものが観察される(または見逃されている)可能性があるか？

伝統的でない fMRI の適用は，称賛から疑惑まで様々な感情的反応を呼び起こしうる。これら適用のすべては明らかに科学の範囲内にあり，教育者による標準化されたテストや，市場研究者による消費者グループの利用，といった伝統的な技術を用い，長年研究されてきたものである。結局のところ，我々は購買の動機や嘘の裏づけについて知りたいのではないだろうか？ しかし，fMRI が研究プログラムに加えられると，新しい倫理的懸念が生じる。本項では，fMRI を現実世界の問題にいかに適用すべきかについて議論する。本項の目標はこの領域における現在の取り組みを批判することではない。反対に，これらが fMRI 研究の最先端のテーマの一部であると考えている。それでもなお，これら有望な研究への取り組みを妨げるような倫理的な落とし穴があることを強調したい。

心を読む

「*Popular Mechanics*」の 2007 年 11 月号表紙には，MRI スキャナに横たわる男性の写真が載っている(図14-10)。まるでその男性が銃の照準から観察されているかのように，標的レチクルが写真の上に重ね合わされ，「デジタル思想警察(Digital Thought Police)」という見出しがつけられている。添付の記事は，「脳のスキャンはどのようにあなたの私生活を脅かすのか？」，「雇用主がこの科学技術を標準的な就職面接の一部として使いたいと希望したらどうなるだろうか？」，そしてさらに「この技術の推進者は，脳スキャンに基づく限りなく正確な嘘発見器の登場はもうすぐだと言っている」といった刺激的な一連の主張で読者の注意が引かれている。おそらくより真実に近いのは，雑

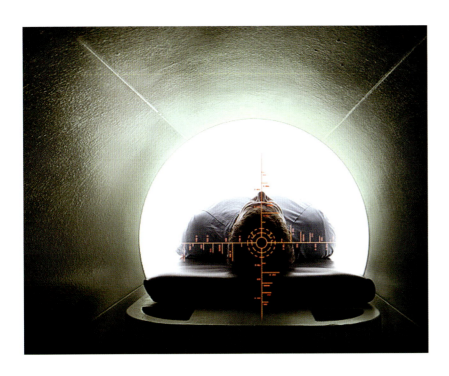

図14-10　マスメディアが表現する fMRI の例
(Wise, 2007 より)

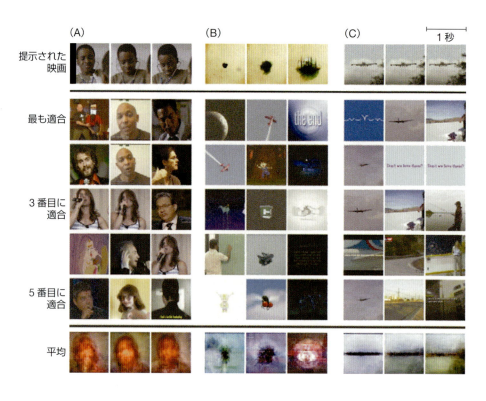

図14-11 読心術の限界 この研究では，被験者はfMRIスキャナの中で一連の短編映画を見た。最上段のパネルは，3つの場面(A,B,C)での静止画を示す。その際に観察されたfMRI賦活を最も起こしやすいような視覚刺激をコンピュータモデルを用いて推定し，1,800万秒の映画のデータベースから，見せられたものに最も近い場面を探し出した。探し出された場面は提示された静止画と構造的特徴を共有していることが多いが，明らかに違うものであることも多かった。最下段のパネルは，最も適合しそうな画像の平均である。この平均は一般的に最初の場面と大まかな構造が一致している。(Nishimoto et al., 2011より)

読心術
意識内容の包括的表現を構成する能力。現在，いかなる神経科学技術を用いても読心術を行うことはできない。

誌読者によってオンラインで投稿されたコメントであろう。多くはfMRIの限界を認識し，慎重なものであった。また，fMRIの性能を怖れ，正確な嘘発見器の倫理的影響を憂慮しているものもあった。最も気がかりなのは，コメントを投稿した読者の大半が，fMRIを用いる科学者は心を読もうとしている(アイデアを盗んだり，不純な考えを明るみに出そうとする)と心配したり，もっといえば自分の意に反して操ろうとしていると心配していることであった。そうした考えは教養のない狂気じみた人たちの意見だと退けたくなる。しかし，これらコメントのほとんどは，コンピュータを使い，先進科学技術に常に曝される社会に住み，科学を日常生活に応用することをテーマにした雑誌を読んでいる人々から寄せられたものであることを今一度考えてみてほしい。

　　fMRIスキャナを，**読心術**(mind reading)が可能な装置だと考えることは容易である。本書の執筆者の1人は，初期のfMRI実験で被験者になったときに非常に神経質になったことをいまだに覚えている。自分が何を考えているかを，そして実験課題に集中できていないことを，実験者がわかっているのではないかと不安に思った。我々は本書の読者全員がそろそろこの考えを捨て去ってほしいと思っている。飾らずにいうと，fMRIでわかる意識の内容は，非常に粗いものである。誰かが映画を見ているとしよう。あなたは，fMRIを使ってその映画が何かを明らかにできるだろうか？　現在示されている視覚映像を明らかにできるだろうか？　特定のシーンに対する感情的反応を明らかにできるだろうか？　データ駆動型fMRI解析の最たる例でさえ，進行中の経験を十分に明らかにすることはできない。これについてはある印象的な研究がある。そこでは，まず被験者にインターネットからとってきた1,800万秒の映画からランダムに取り出した短い一場面を見せた。そして，知覚のモデル化(すなわち，映画の映像を，異なる皮質領域にわたるBOLD信号の予測パターンに変換する)と多変量パターン解析を組み合わせ，被験者が(各時点で)見ていたものに最も似た映画の場面はどれかを明らかにしようとした。最終結果にバイアスがかかることを避けるため，もとの場面はこの解析から除外された。結果には驚くべきものもあったが，お世辞にもよいとは言えないもの

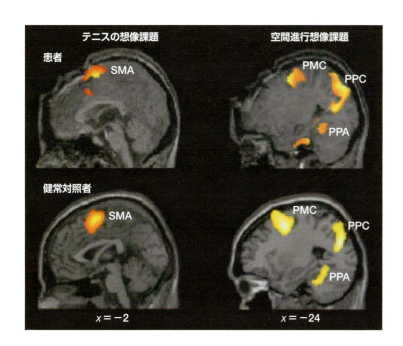

図14-12 遷延性植物状態にある患者で脳機能が保たれ合目的的に働いていることを示すfMRIでの証拠 外的刺激に明らかな反応を示さない患者にfMRIが適用された。患者にテニスをしていることろを想像するよう指示すると，患者の脳では補足運動野（SMA）でfMRI賦活の増加が見られた。さらに，この賦活は健常対照者でみられたのと同程度であった。同様に，家の周りを歩くことを想像するよう指示すると，患者の脳では（健常対照者と同じように）運動前野（PMC），後部頭頂皮質（PPC），海馬傍回場所領域（PPA）で賦活がみられた。(Owen et al., 2006より)

あった（図14-11）。すなわち，アルゴリズムからは，見せられたものと物理的に非常に似た場面がしばしば明らかにされたが，かなりのばらつきもみられた（例えば，飛行機の着陸が文字列に代わる）。

　fMRIを使って精神状態を評価することは，他の方法によっては精神状態を伝えられないまれな症例の患者においては特に価値があるだろう。外傷性脳損傷，脳卒中，またはその他重篤な疾患によって昏睡に陥った既往のある患者が，遷延性植物状態として知られる状態になることがある。これらの患者は自律神経系の機能（例えば，呼吸）や，反射的行動（例えば，目でものを追う）は保たれているが，意識覚醒のサインは何も示さない。遷延性植物状態の患者の中には自然に回復する者もいる一方で，何年も状態が変わらない者もいる。Adrian Owen率いるケンブリッジ大学の研究グループは，fMRIを用いれば，顕在的行動がなくても遷延性植物状態患者が意識を維持しているかどうか確認できるかもしれないという仮説を立てた。

　Owenらは，23歳の遷延性植物状態の女性患者をfMRIスキャナに配置した。この患者は5カ月前に自動車事故で深刻な脳損傷を受けて以来，外的刺激に反応しなくなっていた。彼女に複雑な文章（例えば，「彼のコーヒーには牛乳と砂糖が入っていた」）を話すと，聴覚処理と文章理解に関連する脳領域にfMRI賦活の増加が観察された。この観察は，意識そのものではないが，感覚系の機能が保持されていることを証明した。次に彼女に対して特定の心的想像課題（テニスをする，家へ歩いて帰る）をするよう口頭で指示した。驚くべきことに，テニスの指示をした後，運動の協調と準備に関連する領域である補足運動野にはっきりと賦活がみられた。一方，家の回りを歩く指示の後には，空間処理と関連する海馬傍回と頭頂皮質に賦活がみられた。彼女にみられたfMRI賦活は，健常対照群が同じ課題を実施した際の賦活とほぼ同一であった（図14-12）。この結果は，顕在的行動ができない障害をもつ患者にも，意識的で目的ある精神活動が生じていることを証明する有力な証拠であると考えられる。

嘘を見抜く

　本当の読心術はfMRIやその他の神経科学技術の能力をはるかに超えている。このこ

事後記憶
後に行われる試験で覚えていたかどうかに基づき，実験的な刺激を分類するfMRI解析法。この解析法を用いることで，その賦活が記銘の成功にかかわっていると考えられる脳領域を特定できる。

ポリグラフ
嘘をついているかどうか判断するための複数の生理学的な指標を測定する装置。広く普及しているにもかかわらず，ポリグラフは現実世界での嘘発見器として最小限の有効性しかないことがわかっている。

とはfMRIを批判するものではなく（本章と第11章の例からもわかるようにfMRIは近年めざましい進歩を遂げている），人の心は複雑で解明しがたいことを表している。しかし，より単純な評価法にもまだ大きな価値がある。以前にある視覚イメージを見たことがあるかどうか，fMRIを使って一定の確信をもって確認できると想像してみよう。この確認のためには，イメージを見たときの状況や，その際に呼び起こされた感情状態，残っている記憶との関連などはわからなくてもよい。必要なのは，見たことあるかどうかのただ単純な二択の判断だけである。この，言うなれば簡易化された読心術は現在のfMRIでも可能な範囲内であり，多くの研究が一般的にこれに似た方法をとっている〔例えば，**事後記憶**（subsequent memory）の研究〕。

ある人が1つのイメージを見たことがあるかどうかを確認するのは，小さな進歩にみえるかもしれない。特に映画のような複雑な刺激を受けた経験の評価と比較するとそうである。しかし，（新旧問わず）その単純な検査がfMRIの多くの応用につながってきた。法律制度の中では，起訴された殺人容疑者が有罪か無罪かは，容疑者自身が犯罪場面をどれだけ知っているか（または知らないか），または1人のアリバイ証人の信頼性にかかっている。fMRIがこのようなことに適用されることになれば，他の心の問題には手が届かないままでも，法律制度に革命を起こすかもしれない。

生理的な測定を用いる嘘発見器には長くて議論を呼ぶ歴史がある。最もよく知られた装置は**ポリグラフ**（polygraph）で，まずは既知の真実か嘘の情報を提示していくつかの生理的反応（例えば，血圧，皮膚伝導，呼吸数）を測定し，その反応に基づいて未知のことがらの真偽を評価する。ポリグラフには100年近い歴史があり，大衆文化においてほとんど神格化されている。にもかかわらず，その効果はきわめて疑わしく，現実世界における正確さは偶然とほぼ変わらない。ポリグラフ技術の使用・誤用は本章の範囲を大きく越えているので，その詳細は，章末の参考文献で紹介する米国学術研究会議（National Research Council）の2003年の報告書を参照してほしい。

fMRIの使用はいくつかの点でポリグラフに勝っている。脳賦活の複雑なパターンは，単純な末梢神経系の反応よりも捏造するのが難しく，より感受性が高い。また，fMRIデータは盲検法で検討できる。反対にポリグラフ検査は通常，専門家によって実施され，その判断が質問の流れや回答の解釈に影響する。過去10年にわたり，多くの研究者が，嘘を見抜くためのfMRIデータの性能を評価してきた。Daniel Langlebenらによる初期の研究では，意図的な虚偽の反応は脳領域の中でも上内側前頭前皮質の賦活増加につながり，この領域の賦活は約80％の正確性で嘘を真実から識別できることが明らかにされた。知覚判別といった他の「読心術」の課題に適用されてきた，機械学習から派生したより進んだ技術を用いた研究では，嘘にかかわる他の領域（例えば，記憶検索と社会的認知にかかわる領域）が明らかにされた（**図14-13**）。しかし，これらの研究ではすべて，嘘が実験での指示に基づくものであり，いわば現実世界の，法的または雇用の判断に重要となってくるような重大な影響を及ぼすものではない。実際に，実験室での研究は，無関係の，嘘でないコントロール刺激に対して一貫した思考と行動のパターンをとるような対策の影響を受けやすい。2011年のGanisらの論文で書かれているように，そのような対策は嘘発見の効果を著しく下げる。

これまで，真実や嘘についてのfMRIデータは，米国では法廷訴訟において証拠としては認められてこなかった〔他の国（最も顕著なのはインド）では，fMRIと他の神経科学に基づく嘘発見の技術は認められてきており，しばしば法学者だけでなく公衆の間でも議論を呼んでいる〕。わかりやすい例は，「米国対Semrau」の裁判の例である。被告は健康管理会社を経営する臨床心理士であった。第1審で被告は，実際よりも高額な手続きにメディケアを請求したことで告発され，有罪となっていた。しかし控訴審では，

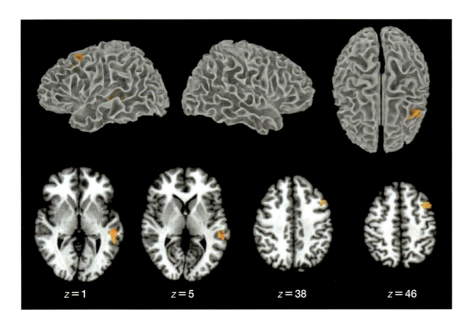

図14-13 嘘発見へのfMRIの適用 被験者に「はい/いいえ」で回答する一連の質問をする。その際，いくつかの質問には嘘をついてもらうよう頼んでおく。また，被験者には嘘の意図を効果的に隠すような対策（例えば，嘘をついたときに体系だった運動反応をする）もトレーニングさせておく。この研究の結果，そうした対策が嘘と関連する脳信号を効果的に隠すが，（ここに示す）中前頭回や上側頭回の反応は，質問そのものに対して比較的速く（すなわち，対策がとられる前に）反応することが示された。（Yang et al., 2014より）

被告は騙す意図はなかったと主張した。また，（Cephos Corporationの）fMRIデータが自身の主張の真実性を裏づけ，無実の証拠として認めるべきであったと訴えた。このfMRIデータは，正答がわかっている多くの質問について，被告が嘘をついたり真実を答えるよう指示され，その後，自身の請求実務について質問される際に収集されたものである。第6巡回区合衆国控訴裁判所は，2012年に本例を再審し，いくつかの潜在的な問題を指摘した。すなわち，そうしたデータの誤差率はほとんど知られていないこと，実験用の嘘発見の手段は他の状況での嘘には使用されるべきでないかもしれないこと，法的場面におけるfMRIについて共通した科学的見解はないことである。適切な科学的トレーニングを受けていない陪審員を混乱させるリスクが，そのような証拠の限られた証明力を上回ることを論拠に，控訴裁判所は本ケースにおけるfMRIデータの採用を却下した。

法的状況などにおいて，精神状態を評価するのにfMRIを使うことに対する大きな関心は依然として残る。そうした関心のほとんどは，科学的実践よりむしろ，外的圧力に動かされている。今日でさえ，fMRIの嘘発見について述べたレビュー論文は，他の査読つき研究論文より数倍多い。特に議論を呼ぶのは，fMRI嘘発見を商業化しようとする試みである。「嘘および潜在的な認識，情報に対する認知的/感情的反応を検出・評価するための機能的脳画像」の特許が，fMRI研究者であるLangleben とペンシルバニア大学に2005年授与され，その後営利目的の会社 "No Lie MRI" に購入された。ある分野における初期の特許によくあることだが，この特許は非常に広く，嘘を発見するすべてのfMRI使用と全解析法が含まれていた。しかし，ここで言及されたのは前頭前皮質の賦活の例であり，それはすでに初期の研究で証明されていたものであった。こうした早期の冒険的な事業が長期の成功につながるという証拠はほとんどないが，効果的なfMRI嘘発見技術には広大な市場があるかもしれない。

Thought Question

科学者や会社は，嘘発見のような特異なfMRI適用の特許をとることが許されるだろうか？そうした特許は将来の研究のあり方をどのように，そして肯定的と否定的のどちらに，変えるだろうか？

fMRIによる現実世界の嘘発見に関連した期待と恐怖は，両方とも，fMRIの性能の理解が不十分であることによる。これまで検査されたのは，一般に健康な若い成人での，比較的些細な出来事について嘘（トランプの数字，研究室内で直近にとった行動）に限られていた。嘘発見の神経的予測因子は，嘘の種類や神経学的状態によって劇的に異なる。被験者は頭を質問に応じて適宜動かせば，検査の信頼性を損ねることができる。しかし，嘘発見器は，他の多くの製品のように，利益をもたらすよう正しく作動する必要はない。その利用者が，嘘発見器は正しく作動すると信じることだけが必要である（偶然にも，この現象はいくつもの意味において，ポリグラフの成功につながった）。fMRIのような複雑な技術の性能に対する信頼感は比較的操作しやすく，それは主にMRIスキャナが複雑で謎めいているために，一般大衆がその限界を評価できないことによる。科学者ではない一般大衆にとって，fMRIを使って他人の性格を判断することは，ありふれたものでも悪意に満ちたものでも，簡単なことのように思えるだろう。これら新しい適用を発展させ商業化する研究者や企業は，fMRIの強みだけでなく，その限界についても大衆を教育する段階を踏まねばならない。

もう1つ考慮しなければならない問題は，**知的所有権**（intellectual property）である。前述のように，米国および国際的特許が嘘発見のためのfMRI使用に授与された。広く考えると，特許は後から参入してくる競争者から発明を守るためにあり，それによって発明者は自身の発明から商業的利益を得ることができる。特許裁判所にとっての1つの課題は，知的所有権の保護と公正な競争への権利とのバランスをとる必要性である。嘘発見の特異な例はさておき，fMRIによるどのような種類の発見が特許をとれるだろうか？ 仮説的な例を用いるならば，顔の画像が失読症でない人より失読症の患者の扁桃体により賦活を引き起こすことが発見されたとしよう。この発見により，失読症の検査として実験デザインが特許の対象となるだろうか？ 他の研究者がまだ失読症検査のための実験デザインやアルゴリズムを開発していないとしても，この発見の研究者は失読症検査へのfMRI使用**そのもの**に特許をとることができるだろうか？ 知的所有権をきわめて狭く解釈してしまえば，多くの潜在的に価値のある商業的なfMRIの適用はなくなるだろう。しかし，広すぎる解釈も研究そのものに萎縮効果を与えてしまう。fMRIを用いる科学者は，こうした問題についての将来の議論に積極的に参加していくべきである。

特性を明らかにする

個人差の研究にfMRIを用いることに関心が高まっている。心理学用語において，我々の行動に広く影響を及ぼす，人格や心の変わることのない側面を**特性**（trait）と呼んでいる。ここで注意すべきは，「個人差」とは，1つの実験で検出されるばらつきのように，個人間で測定されたばらつきすべてを反映する幅広い概念であり，厳密に何かを規定するものではない（前述）。fMRIを用いて特性を測ることに対する関心の一部は，神経画像データが行動測定より科学的である（例えば，前述の神経現実主義の考え方のように）という一般的な感覚からきている。この考え方は間違っているうえに，神経画像とそれを扱う研究者に対する評価を損なう。また，**イメージングゲノミクス**（imaging genomics）（第13章参照）の分野でも，ヒトの特性の研究に関心が集まっている。機能神経画像は，特定の遺伝子多型が特定の行動特性に関連する脳機能を変えることを示すこともできるので，遺伝子と特性との間をつなぐ重要な中間段階を明らかにできる。最後に，fMRI研究者の多くは研究の基本要素の1つとして個人差に注目しはじめている。個々人の差異が，その実験だけでの行動であるのか，より確固とした特性であるのかを，脳領域の賦活から直接予測できることが示されれば，脳機能とその背景にある認知過程

知的所有権
アイデア，製品，発明に対して与えられる保護された法的地位。所有者はその商業的使用を含むいかなる理由の使用に対しても独占的な権利をもつ。

特性
固有のそしておそらく長年にわたって安定した性質の特徴を定義づけるのに用いられる心理学用語。

イメージングゲノミクス
遺伝的多様性が脳構造や脳機能に及ぼす影響を研究する新しい学問分野。

の関連をより強い確信をもって証明できる(もしくは，他の技術を用いた実験結果からすでに提案された主張を補強できる)(Box 14-3)。

　個人差の評価については，今や多くのfMRI論文に見ることができる。すでに，神経症傾向，危険行動，記憶範囲，人種問題への態度，利他性，推論能力，その他多くの行動指標における個人差の神経基盤が確認されている。脳機能におけるこれら個人差の一部は，特性を反映しているのかもしれないが，特定の実験課題で固有に認められるという可能性もある。fMRIを用いて特性を同定するうえでの重要な問題が2つある。1つ目は，fMRI実験のサンプルサイズが行動実験に比べてかなり小さいということである。行動研究では，典型的には数百人の被験者(理想としては幅広い人口学的特性をもつ)に対して，質問票(または似たような手法)を用いて特性の情報を集めるという因子分析が行われる。一方，fMRI研究では，平均的な被験者数は，ここ最近は増加しているが，それでも多くは30人前後であり，数百人の被験者を対象とする研究はまだ多くない。また，その人口学的特性は扱いやすく健康で教育歴の高い若年成人が多い。2つ目は，fMRI実験のほとんどが脳機能の操作に単一の実験課題を用いていることである。その課題と相関する脳賦活については，信頼性の高い個人差を同定できるかもしれないが，同じ賦活パターンが違う課題への反応としても起こる可能性は当然のごとく否定できない。個人差は，一連の設定の中で発現するときに限って，全体的な特性として考えることができる。

Thought Question

fMRI研究者が多様な研究から確固たるエビデンスを得て，特定の脳賦活パターンがある人格特性(例えば，公正さ，攻撃性)の信頼性あるマーカになると示すことができたと考えてみよう。企業や政府機関が，このマーカとfMRI検査を用いて就職希望者を選別するのは許されることだろうか？　もし許されないなら，fMRIによる特性検査と既存の性格適性検査はどのように線引きすべきだろうか？

　こうした制約は多くの研究者には認識されていたが，fMRIの商業的応用への熱狂が鎮まることはなかった。近い将来に実現しそうなこととして，fMRIによる職業適性のスクリーニングがある。fMRIの施行にかかる費用は，1人あたり何百ドルと高価であるが，それは雇用の失敗による費用に比べれば大したことではない。現実的で議論になる可能性のある事例として，米国軍隊の志願者の評価について考えてみよう。米国軍隊への入隊者のうちかなりの割合(近年ではおおよそ13%)が基礎訓練を修了する前に脱落するが，1人の採用には大体5万ドルの費用がかかっている。fMRIのスクリーニングで(脱落候補者を識別できるような医学的・心理学的な指標を用いて)その脱落率を約3%に抑えることができれば，そのコストパフォーマンスが上回ることになる。企業も同じく，中堅以上の職への採用に何万ドルも費やしている。我々がこうしたコストを強調しているのは，個々人の特性が価値のあるものかどうかをfMRIを用いて選別**すべき**であると言いたいからではない。むしろ，能力のない人事課の決定に伴う社会的損失があまりにも甚大であり，それにかかる費用を考えてもfMRIがこうしたスクリーニングに有用と**なりうる**ことを強調したいからなのである。fMRI研究者が特定の行動特性を予測する強固なパラダイムを開発していくに伴い，この分野は，それが適切かどうかはさておき，fMRIの脳賦活パターンから必要とされる結果を直接予測できるようになるかもしれない。

　こうしたfMRIの適用について，人々の最初の反応は間違いなく実に否定的なものであろうし，それは主に複雑な技術に対する不信感(前項で述べた「マインドコントロール」

Box 14-3　なぜ生物学が重要なのか：自己制御に関する事例

我々はみな，我慢すべきときにチョコレートケーキを食べてしまったり，いらないものを衝動的に買ってしまったりと，うまく自己制御ができなかった経験をしたことがあるだろう。こうした失敗は，「一瞬の気の緩み (a moment of weakness)」などの身体にまつわる言葉で語られ，あたかも自己制御を活動できる量と持続時間が限られている筋肉のようなものとして考える。これは，単純化した言葉を使ってfMRI研究をより身近なものに感じさせるといった類いの比喩的な表現のように思えるかもしれないが，実際の自己制御研究の多くは，生物学的な概念と結びつけれらている。

1990年代初頭の社会心理学研究で，一定条件のもとで生じる自己制御が，それ以外の関係のない状況ではあまり働かないということが示された。この現象には，自己制御が一過性に減少したり時間をかけて回復したりする，限られたリソースであるとする考え方を表す「自我の消耗 (ego depletion)」という示唆的な名称がつけられた。このモデルの根拠は，多くの異なる研究室で行われた様々な実験に基づいている。さらに，その概念は直感的に納得がいくものであり，複雑な認知課題の後には，複雑な判断をしたことでエネルギーを消費して疲弊したように感じるだろう。

上記のように，自我の消耗は観察された複雑な行動を説明する特有の心理学的な**構成概念** (construct) とされている。自我の消耗は直接的に生理学とは結びつかないが，非の打ちどころのない便利な構成概念かもしれない。生理学的な比喩を用いることやfMRI研究でその過程における一連のパターンが示されたこと（図1）で，考えうる神経基盤についての推論が導かれた。2007年にGailliotとBaumeisterは，自我の消耗について最新の研究成果の大々的なレビューを発表し，その機序（脳のグルコース消費）の推定に大きな発展をもたらした。そこで

は，グルコースの消費によって，認知と行動に変化が引き起こされ，しばしば加糖飲料へと手を向かわせることもあると述べている。また，栄養学や食研究の結果，社会学者や疫学者が行った実生活での衝動的行動の測定，社会心理学や認知心理学の実験研究についても考察を加え，一過性の血糖値の低下は自己制御を低下させるので，低血糖は衝動制御や犯罪行為へつながると論じた。このエビデンスは，特異的なグルコース枯渇時の生理的機序とこの心理学的構成概念を関連づけているように思える。

神経系のグルコース利用が低下することで自己制御も低下しうるという主張は，人々に興奮と疑問を引き起こした。この研究は自己制御の失敗に簡単かつ安価に対抗できる新たな介入があることを示唆していたが，一部の神経科学者はその妥当性に対する懸念を訴えた。その理由を理解するために，第6章の神経系のエネルギー収支の議論に戻ってみよう。

脳はグルコースを蓄えておけないことを思い出してほしい。その代わりに血管系がニューロンの代謝要求に応えている。そのため，現象を生理学的に説明するには，自己制御の間のグルコース利用増加と，この消費に対する利用可能なグルコースの増加（例えば，200 kcalの飲料）が見合っていなければならない。この議論を評価するために，簡単な例を考えてみよう。

あなたが平均的な体格で活動的な21歳の男性で，大学での研究の候補となるような人だとしよう。米国農務省によれば，推奨される1日の食事摂取量は2,400 kcalで，だいたい1時間に100 kcalとなる。身体のエネルギーの

> **構成概念**
> それ自身は直接観察できないが，観察された行動を説明する抽象的な概念。例えば，「注意」は心理学での構成概念である。

(A) 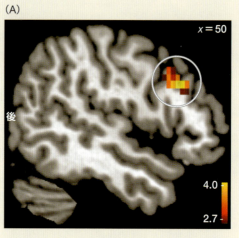 (B)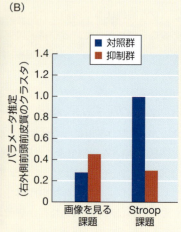

図1　自己制御がfMRI賦活に与える影響　被験者には一連の感情的な反応を喚起する画像が提示された。「抑制」群は画像に対する感情的反応を抑制しようと試み，「対照」群は同じ画像を見て（特に感情を抑制しようとすることなく）そのまま感じるよう指示された。次に，どちらの群もStroop課題（相反する反応の間で葛藤が生じるようデザインされた課題）を行った。(A) 両方の課題の結果をそれぞれの群で検討したところ，最初に自己制御を試みたことによって，2つの課題では右外側前頭前皮質のボクセルに異なる効果が生じた。(B) 特に，画像を見る課題のときに，抑制群では対照群よりもその領域の強い賦活を認めたが，Stroop課題ではその逆の反応が認められた。こうした結果は，自己制御が限られたリソースであるという仮説に一致する。この結果から，ある課題で発揮された自己制御は，すぐ次の課題では減弱することが示唆される。(Friese et al., 2013より)

約20％は脳活動で消費されており，そのほぼ60％が情報処理（例えば，膜電位の回復など）に投じられている。すなわち，脳はその情報処理に12 kcal/時を使っている。ここで，自我を消耗させる課題が10分間続いた際に，外側前頭前皮質全体（脳の20％未満）が賦活し，そしてこの時間全体ではグルコース消費量が30％増加したとする。このように多めに見積もったとしても，自我の消耗が起きている間のエネルギー消費量の増加は0.1 kcal程度であろう。より生理学的に妥当で，よりゆるい仮定（例えば，賦活領域がより小さく，賦活も最大レベルで持続していない）を置くと，必要となるエネルギーは0.01 kcal以下になるだろう。

この例から単純な事実が示される。つまり，脳が全体できわめて多くのエネルギーを使うとしても，活動時の短期間の増加程度では，全体のエネルギー収支に大きな影響を及ぼすことはない（さらにいえば，会話中やアクション映画の鑑賞中は，自己制御が働くときと似たようなエネルギー消費となるだろうと主張することもできる）。短期間の自己制御によるエネルギー消費量は，脳のエネルギー消費の通常の変動範囲内であり，砂糖がふんだんに入っている飲み物で供給される量とは不釣り合いである。

そうすると，加糖飲料を飲むと自己制御の課題の成績が回復するという見解をどう説明すればよいだろうか？ 1つの可能性としては，もともとの心理学的構成概念が実際にはなかった，すなわち自我の消耗はなく，それを説明する概念はもともと存在しないということである。その可能性を評価するのは本書の枠を越えているので割愛するが，もとの研究結果を再現できたもの，できなかったもの，どちらも多数の報告がある。そのため，この心理学的構成概念は報告どおり存在すると仮定しよう。2つ目の可能性としては，グルコースが，脳エネルギー消費量に他の微小な影響（例えば，脳全体のエネルギー消費パターンを変える）を及ぼしているということである。これは前段落で挙がった疑問を解決するには至らない。なぜなら，脳活動により引き起こされるグルコース利用の変化は，どの脳領域においても，現在進行中のグルコースの移動に比べてずっと小さいからである。

3つ目の可能性としては，加糖飲料を飲む行為は，グルコース供給で賄われる意志の力が関与するのではなく，本人の自己制御についての信念を強固にする意志の力が関与するというもので，最近の驚くべき報告により裏づけされている（図2）。2013年にJobらは，意志力が限られたリソースであると思うかどうか（例えば，自我の消耗を直感的に納得できるかどうか）をもとに被験者を2群に分けて実験を行った。

3つの実験を通して，加糖飲料の消費は，意志力を限られたリソースだと感じている群で成績を改善したが，そうでないとする群では効果がなかった。この研究は，自己制御におけるグルコースの効果は，神経系へのエネルギー補充によるものではなく，むしろその人自身の限界に対する信念との相互作用と，グルコースを摂取するという心理学的なきっかけによって起こるという根拠を示している。

自我の消耗とその機序についての議論は未解決である。この問題は，fMRI研究だけでなく，神経科学の研究全般においてもしばしば困惑させる2つの問題を示しているので，ここで紹介した。第1に，心理学的構成概念は必ずしもその検証に神経科学的な根拠が必要ではない。自己制御（例えば，自我の消耗）を引き起こすような課題によって自己制御の低下が示されるかどうかや，加糖飲料を飲んだら自己制御が改善するのかどうかということでさえ，厳密でよく制御された方法を用いると，行動指標から評価できる。第2に，機序についての主張は生物学的に妥当でなければならない。もしそうでないとしたら，研究は誤った方向へ進んでいくだろう。多くの神経科学者の重要な課題は，心理学と行動についての洞察から脳研究へとつなげていく段階と，脳の生理学的な知識に矛盾しないように心理学的構成概念に関する主張をする段階の間に存在する。

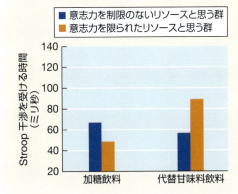

図2 自己制御における意志の力の影響 被験者は，まず自分の意志力が限られたリソースであると思う（例えば，自己制御を働かせた後は疲弊して感じる）か特に制限のないリソースであると思うか（例えば，精神的活動の後も意志の力は維持できる）どうか，という質問に答えた。そして，すべての被験者は，不適切な情報に干渉され認知的に負担の大きい課題（Stroop課題）を行った。この課題の成績は，自我の消耗効果の強さの指標となる。意志力が限られたリソースであると思う被験者は，糖分を含む飲み物を摂取したときのほうが，代替甘味料を含む飲み物を摂取したときよりも，課題での被干渉が減少した。しかし，意志力が限られたリソースだと思わない被験者においてはこうした効果は認められなかった。この結果は，グルコースの効果が神経系でのグルコースの生理的消耗に対する補充とは関連せず，個人や文化上の信念から生じていることを示唆している。（Job et al., 2013より）

についての記述を参照)からくるものであろう。しかし、最初の強い否定がなくなった後には、政策立案者に難しい倫理上の選択が残されるだろう。我々の社会は、医療保険の相互運用性と説明責任に関する法律の制定をみてもわかるように、プライバシーを重んじてはいるが、一方で組織(会社や軍隊など)の効率化も重要であると考えている。外傷後ストレス障害(PTSD)への脆弱性が予測できるようなfMRIの手法があれば、軍隊の特定の業務枠から、効率よくリスクの高い人々を除外できるだろう。こうした検査は軍隊の有効性を改善し、医療費を大きく削減し、消耗性疾患が発生するリスクを最小限にできるだろう。こうした現実的な利益は、プライバシーの損失や技術の乱用といった潜在的な危険がある一方で重要視されるだろう。知能テストや嘘発見器といった単純な方法でも、才能のない人への教育資源の投入を止めたり、信頼できない人を雇用しないといった無神経で危険な用い方がなされる可能性がある。fMRIはその複雑さゆえに、不正に利用される可能性があることを忘れてはならない。

広告とマーケティング

将来のfMRI研究における重要な課題は、撮像を越えてその先に広がる社会についての推論を行うことにある。この課題は最初に思われていたよりも困難である。1つ例を考えてみよう。fMRI研究の結果、ラベルに動物の絵が描かれたワインボトルのほうが、自然の風景が描かれたものよりも腹側線条体の賦活を高めることを発見したとしよう。腹側線条体の賦活と報酬の間には強い相関が認められ、しかもその逆向き推論は章の始めに挙げたiPhoneの例よりも断然正しそうであったため、あなたはワイン製造会社にラベルに可愛い動物の絵を付け加えるべきだと勧めたい誘惑に駆られるかもしれない。この提案は、直感的にもっともらしく思えるかもしれないが、次のような2つの仮説に基づいている。この小規模のfMRI研究から得られた結果は、より大きなサンプルサイズにおいても予測されうるものであること、そしてfMRIで検出された**脳機能**についての推論は、**行動**の予測へ変換できるものであるということ、である。多くの研究者は、広告やマーケティングへのfMRIの利用にみられるように、こうした仮説を簡単に立てるが、そうすることは、実践的および倫理的な問題につながりうる。

2007年11月11日の「*New York Times*」に、支持者の決まらない有権者が、米国大統領候補の画像にどう反応するのかを実験したという記事が掲載された。2008年の大統領選挙はまだ1年先であったが、候補者の人物像はすでに明確になっていた。有力候補者はすでに討論会と宣伝を通して有権者によく知られていた。核となる論点は、イラクとアフガニスタンでの戦争、経済、そして医療で、これらは有権者が最も関心を寄せている点だった。また、有権者の態度や行動の分析については、その時点までに莫大な紙面が割かれていた。このように情報が氾濫する中では、(「*New York Times*」のような権威のある新聞においてでさえも)ただ1つの記事が注目を集めることはほとんどありえないと思われるかもしれない。しかし、この記事はたちまちのうちに広まった。直ちに他のニュース発信源から多くの賞賛と反駁が生じ、最もメールでやり取りされた「*New York Times*」発の記事になった。なぜ、この意見記事がこれほどまでに議論を呼ぶものとなったのか? それを考えるにあたっては、そのタイトルから始めるべきだろう。それは「政治に関するあなたの脳(This Is Your Brain on Politics)」というものであった。

この記事は、神経科学者・政治学者・応用fMRIの研究者らが、20人の有権者に有力候補者の写真や映像を見せた際のfMRI実験について書かれたものである(その実験デザインの詳細は「*New York Times*」で示されていないが、ここでは問題としない)。この著者らは、それぞれの候補者によって引き起こされる脳賦活パターンをもとに、投票行動へ駆り立てる感情および認知態度について、「Rudy Giuliani[訳注3]」とFred Thomp-

---

訳注3) 元ニューヨーク市長である。

son^{訳注4)}では，Thompsonのほうが共感を引き起こす」，「Hillary Clintonに対する感情は入り混じっている」と推測した。この後者の結果に一致して，Clintonは虫が好かないと述べた有権者は，葛藤によく関連づけられる前帯状皮質の賦活が増加していた。この記事は，人目をひくような3D脳画像の動画とともに掲載され，そこには賦活領域の機能的関連について，わかりやすいようにラベルがつけられていた（例えば，「葛藤」というように）。最も印象的だったコメントは「McCainとObamaの映像は，肯定的・否定的どちらについても，強い反応が認められなかった」というもので，2人の最終指名者を事実上場外へと追いやったのである。

1つのニュース記事でこれほどはっきりとfMRIの有望性と限界を示す話はないだろう。蓄積されたデータや小規模な単一利害集団の調査から推論される似たようなストーリーを考えてみよう。近年の米国の政治において最も相反する両極端の意見が挙がる人物の1人Hillary Clintonが入り混じった感情を引き起こすということや，ある候補者が他の候補者よりも共感を呼びやすいといったことを，報道する価値はあるのだろうか？　このストーリーでは，その結果ではなく，こうした結果を出したfMRIの利用法自体が興奮を引き起こしたのである。

政治的な宣伝から紐解かれるように，この研究は幅広い領域にわたる**ニューロマーケティング**(neuromarketing)に帰結する。マーケティング調査の第1の目的は，望ましい結果を得るために会社は何をすべきか（例えば，どのように製品を広告するか，あるいは，どのようにブランドを位置づけるか）を理解することである。マーケティング調査のほとんどは，売上高にみる新製品の影響というような，集団レベルでのデータ解析を伴うものである。しかし，マーケティング調査をする人たちもまた，一連の少人数の消費者集団から好みや意見の情報を集めるフォーカスグループディスカッションを用いて調査しており，その人数は典型的なfMRIの実験と同じぐらいになることが多い。そのため，fMRIを用いて得られるデータは，基本的にはマーケティング調査の伝統的な調査を補完するものになりうるのである。1つの興味深い例として，2006～2007年にBernsとMooreは，思春期の被験者らが当時発表されていなかった歌の1カットを聞いたときのfMRIデータを収集した。Bernsらは別の目的でこのデータを使用したが，その数年後に，このデータを次に人気が出る楽曲の予測因子を評価するために用いることができると気づいた。注目すべきは，腹側線条体の賦活がヒットして売れる楽曲の予測因子となったが，その楽曲が気に入ったかどうかの被験者自身による評価は予測因子にはならなかった（図14-14）。現在まで，このようにfMRIデータをサンプル外の消費者行動検証へ拡張した例は，ほんのわずかしかない。もう1つの注目すべき例としては，章末の参考文献で紹介するFalkらの2012年の論文を参照してほしい。

訳注4）弁護士で俳優であり，ロビイストでもある。

ニューロマーケティング
神経科学データ（ときにfMRIデータを含む）を，商品や商標（ブランド）がどのように消費者に提供されるべきかを導くために応用しようとする試み。

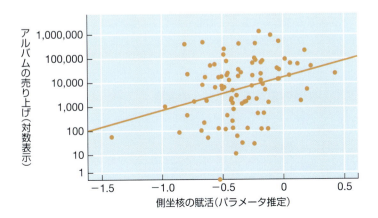

図14-14　fMRI賦活パターンに基づく歌謡曲の人気予測
2006～2007年に，若年者が無名のアーティストの楽曲の一部分を聴いた際のfMRIが撮像された。2010年に，同じfMRI研究のデータを用いて，脳活動から楽曲のアルバム売り上げを予測できるかどうか検討された。意外にも，腹側線条体の一部で一般的に報酬系に関連するとされる脳領域である側坐核の賦活（x軸）が，アルバムの売り上げ（y軸，対数表示）の重要な予測因子であった。（Berns and Moore, 2012より）

ニューロエコノミクス
神経科学の評価と行動モデルを組み合わせて意思決定やそれと関連する認知機能を理解しようとする学問分野。

本書の主題のとおり，これらの例のいずれからも，ヒトの行動を理解するうえでfMRIが固有の役割を果たすという確証は得られない（本章の例では1つもない）。むしろ，fMRIは脳機能をシステムレベルで説明するための1つのツールとして考えるべきであり，行動の注意深い観察と結びつけることで，新たな洞察と予測を生み出せるものである。この慎重で相補的な見方は，**ニューロエコノミクス**（neuroeconomics）の分野におけるLevalloisらの系統的解析によって支持される。この分野の研究者による包括的な調査に基づき，Levalloisらは，研究グループのソーシャルネットワークと，グループ間のつながりについてのマップをつくりあげた。このマップの構造は，有効な学際的協力関係の特徴を明らかにしている。神経科学と社会科学のバランスをうまくとれている研究グループ（すなわち，ほぼ同数の研究者がそれぞれの分野の研鑽を積んでいる）が，この分野で最も影響力をもつ傾向がみてとれる。神経科学の研究は，社会科学分析と緊密に結びつくことで，より大きな社会的問題に影響を与えられるようになるだろう。

fMRI研究の将来（そして，そこにおけるあなたの役割）

我々が本書の第1版を2004年に出版したとき，fMRI研究は主に認知神経科学の分野に限定されていた。ごく一部のfMRI研究室の指導者のみが，こうした技術を用いて自分の研究者としてのキャリアを始めようとしていた。fMRIを利用して研究する者のほとんどは，特に電気工学，精神医学，実験心理学などの別の分野を専門としていた。また，多くの大学の学長たちには，政治学部や経済学部に神経科学の概念を取り入れること，ましてやMRIスキャナを購入して研究に利用することは，ばかげたことに思えただろう。一方で，前向きな話としては，国立衛生研究所のような研究資金提供機関は当初から頻繁にfMRIを使えるよう助成金を出していた（調査委員会の1人は「どの申請にも，一連のfMRI実験が盛りこまれているようだった」とコメントしている）。

脳のfMRIは今や十分に発達した研究技術である。ほぼすべての世代の研究者たちがfMRIの論文を読み，fMRIの研究をしながら育っており，その多くは今や自身の研究室を率い，最先端の研究に取り組んでいる。fMRIを用いた研究は，社会科学のほとんどすべての分野と，多くの人文科学分野にも広がっており，神経科学領域で（おそらく生命科学の中でも）いまだかつてみられなかったようなレベルで共同研究を生みだしている。法学者や倫理学者が本章で挙げてきたような問題について議論をしている一方で，経済学者は実際に，fMRI実験の結果について議論している。特に，ヒトの考えや行動の基盤となる機序に関してfMRIにより新たな知見が得られるため，こうした共同研究は増える一方である。科学者にとっては非常に目覚ましい時代といえるだろう。

そうはいうものの，いくつかの点で改めて戒めるべきことがある（**表14-2**に要約）。本書で述べられている多くの研究から，一般的に神経画像（特にfMRI画像）は，脳機能への疑問に答えることができるきわめて強力で応用がきく技術であるということは明白である。技術の発達により，fMRIの時空間分解能はますます改良されていき，さらに

表14-2 新たにfMRI研究をする人たちへの提言

1. 常に自らのデータを確認せよ。
2. 自分の研究課題に沿って方法を選択せよ。その逆はするな。
3. 自分の研究方法の原理を理解せよ。
4. 分野に捉われず，共同研究を遂行せよ。

進んだ解釈ができるようになるだろう。しかし，本書では(fMRIという)特定の技術について論じているが，本来，科学というものは技術によって進んでいくものではなく，**疑問**によって進められていくべきものだろう。どんな方法論も，関心や重要な疑問に答えられるものでなければ意味はなく，次に将来の研究者たちが答えていくような新しい疑問が産み出されるものでなくてはならない。したがって，芸術家が自分の道具に習熟しているように，実験の手法はしっかり習得すべきではあるが，そうした技術で研究プログラムが制限されてはならない。あらゆる技術には限界がある。そのため，ある手法の限界が研究の全体的な結論の質に影響することがないよう，多様な手法を用いて慎重に科学的な疑問に取り組むべきである。だからこそ，我々は研究者が様々な技術を組み合わせ，マルチモーダルかつ収束的検討による手法を行うべきだと考えている。

　fMRIの機能で最も注目すべき点であり，また驚かずにはいられないことは，その利用しやすさである。神経科学分野での研究経験がない大学院生でも，fMRIを用いれば，たった1日で健常被験者の運動野(もしくは他の部位)の脳機能マップをつくれるのである。この簡便さを可能にしたのは包括的解析プログラムの発達であり，これを使うとそのプログラムにほんの少し入力するだけで，スキャナから生のデータを取り出し，美しい三次元脳機能マップを作り出すことさえできる。これらの技術の有用性をみると，こうしたプログラムがどう動いているのかを理解する必要はないのではないかとさえ思わせる。実際，fMRIの技術はその物理的および生物学的基盤を理解しなくても使用できるし，それらの基盤が科学の進歩にとって不必要な(さらには邪魔な)ものとさえ感じている者もいるだろう。しかしながら，そうした考え方は，常に研究の誤りや間違った主張，fMRIの強みと限界についての不当な記載の原因となるだろう。

　我々は，今までとはまったく違う，よりデータを中心とする考え方を提唱する。すべての科学者は，自身のデータを生み出す過程でその技法と実験デザインを吟味し，理解すべきである。特にfMRIにおいては，データを生み出す過程は簡単なものではないが，それを理解できればスムーズに効果的な実験デザインをつくることができる。fMRIでデータを出すのは簡単になったが，取るに足りない疑問や質の悪い実験で，莫大な資金を浪費してはいけない。若い研究者たちは，この点を念頭におき，また懐疑的でいることが科学の重要な一側面だということを心に刻み，他者の研究に向ける目と同じように，偏見なく自分自身の結果にも懐疑的な姿勢をもって臨むべきである。さらに，どの研究でもいえることだが，それぞれの統計的手法には強みと弱みがあるため，データ解析のプログラムをむやみに信用してはならない。自身のアプローチが，実験での疑問に対して正しいかどうか常に評価し，データとその手法の質を絶えずチェックする必要がある。fMRIの性能のおかげで研究者は重要な疑問に取り組むことができるが，その一方で劇的な間違いをも犯しうるのである。

　終わりにあたり，我々は新たな探索をする研究者たちが，他の専門分野の仲間をみつけてほしいと願う。心・脳・行動についての最大の疑問の多くは様々な学問分野にまたがっている。他の多くのfMRI研究者と同じように，我々も心理学者，精神科医，物理学者，放射線科医と協力している。さらには，経済学者，意思決定科学者，技師，哲学者とも協力している。fMRIはこうした分野それぞれで問われてきた疑問に貢献できるのではないだろうか。裏返してみれば，こうした分野それぞれが，fMRI研究者の考察を形作るような，重要な概念を作り出しているのである。神経科学分野だけでみても，他の神経科学的な手法とfMRIの統合によって脳機能に関する新しい考え方が導き出されており，これはfMRIだけではなしえなかった結果である。

　この分野で何年も研究している我々でさえ，技術や科学者，そして各分野のつながりに，改めて驚かされる。人の脳の中をみることができる驚嘆すべきfMRIの能力を，当

然のものだと思ってはいけない。本書をお読みいただいた多くの人が，この驚異の念と同じようなものを体験してくれるのを願っている。

演習問題や参照サイトなどのリソースについては次のURLを参照(英文のみ)

sites.sinauer.com/fmri3e

まとめ

　脳機能の測定というfMRIの成功そのものが，多くの倫理的問題も引き起こしている。この問題の中で最も顕著なのは，より幅広い市民にfMRIの成果を伝えることである。ある種の誤りはよく起こるもので，例えば，結果を過大評価していたり，その結果の制約について議論が十分に行われていなかったり，議論すべき主張を裏づけないような不適切なfMRIデータを証拠としたり，などである。経験豊富なfMRI研究者ですら，虚偽の結果に対してはうまく対応できないことがある。特によく起こる問題は，脳の賦活から認知処理を引き出すまでの過程で，逆向き推論として知られる形式の推論を行った際に生じる。fMRI研究で集められるデータには本質的に，倫理的な懸念を生じるものが含まれている。研究者は，プライバシーの保護や被験者の他の権利を保証する安全な方法でfMRIデータを集めなければならない。fMRI研究での偶発的な所見をどう扱うかについては，科学者と委員会との間でいまだ熱心に議論が行われている。他の倫理的な問題は，新しく，そして議論の的となる分野，つまり，意図の推測や人格傾向の測定へのfMRIデータの応用についてのものである。これからのfMRI研究は，こうしたテーマを避けるべきではないが，fMRIの真の強みと限界について正確な情報に基づいて進めていく必要がある。fMRIは(そうした内容を扱う)技術として今や成熟し，幅広い学問分野に対してますます影響を与えるようになっている。だからこそ，倫理的問題はすでに一握りの研究者だけが注目すべき問題ではなくなっている。もはや，科学と社会にとって，非常に重要な問題なのである。

（訳：諏訪 太朗，梁瀬 まや，植野 司，中神 由香子）

重要文献

Farah, M.J. (2012). Neuroethics: the ethical, legal, and societal impact of neuroscience. *Annu. Rev. Psychol.*, 63: 571–591.
　↑社会にかかわる問題に神経科学研究を応用する際に生じる主な倫理的問題について述べたレビュー。

Jones, O.D., Wagner, A.D., Faigman, D.L., and Raichle, M.E. (2013). Neuroscientists in court. *Nat. Rev. Neurosci.*, 14: 730–736.
　↑米国の法制度の中で，神経科学に基づいた証拠の承認や評価を行ううえで起こる，実践的な問題と倫理的な問題について述べた意見書。

*Levallois, C., Clithero, J.A., Wouters, P., Smidts, A., and Huettel, S.A. (2012). Translating upwards: linking the neural and social sciences via neuroeconomics. *Nature Rev. Neurosci.*, 13: 789–797.
　↑意味マッピング，引用パターンの考察，それに携わる研究者のソーシャルネットワーク分析を通して，ニューロエコノミクスについての見解を述べたレビュー。

National Institutes of Health. *Regulations and Ethical Guidelines*. (https://grants.nih.gov/grants/policy/hs/ethical_guidelines.htm)
　↑ヒト被験者を含む研究計画の倫理的対応についての主要な国際的指針を掲載しているウェブサイト。

*Racine, E., Bar-Ilan, O., and Illes, J. (2005). fMRI in the public eye. *Nat. Rev. Neurosci.*, 6: 159–164.
　↑メディアによるfMRI研究の報道についての興味深く理論的なレビュー。fMRIの一般社会への公開方法に関してよくある問題も議論されている。

Schacter, D.L., and Loftus, E.F. (2013). Memory and law: What can cognitive neuroscience contribute? *Nat. Neurosci.*, 16: 119–123.
　↑記憶の神経基盤研究が法的な場面で利用される特殊なケースの概要を，記憶研究の先駆者である2人が記した論文。

*この分野の重要文献であるとともに本章で引用した文献。

参考文献

Aron, A. and 16 others. (2007). Politics and the Brain. *New York Times* (Letter), November 14, 2007.
Baumeister, R.F., Bratslavsky, E., Muraven, M., and Tice, D.M. (1998). Ego depletion: Is the active self a limited resource? *J. Pers. Soc. Psychol.*, 74: 1252–1265.
Begley, S. (2009). Of voodoo and the brain. *Newsweek*, January 30, 2009.
Berns, G.S., and Moore, S.E. (2012). A neural predictor of cultural popularity. *J. Consumer Psychol.*, 22: 154–160.
Clithero, J.A., Tankersley, D., and Huettel, S.A. (2008). Foundations of neuroeconomics: From philosophy to practice. *PLoS Biol.*, 6: e298. DOI: 10.1371/journal.pbio.0060298.
Falk, E.B., Berkman, E.T., and Lieberman, M.D. (2012). From neural responses to population behavior: Neural focus group predicts population-level media effects. *Psychol. Sci.*, 23: 439–445.
Friese, M., Binder, J., Luechinger, R., Boesiger, P., and Rasch, B. (2013). Suppressing emotions impairs subsequent Stroop performance and reduces prefrontal brain activation. *PLoS ONE*, 8: e60385. DOI: 10.1371/journal.pone.0060385.
Gailliot, M.T., and Baumeister, R.F. (2007). The physiology of willpower: Linking blood glucose to self-control. *Pers. Soc. Psychol. Rev.*, 11: 303–327.
Ganis, G., Rosenfeld, J.P., Meixner, J., Kievit, R.A., and Schendan, H.E. (2011). Lying in the scanner: Covert countermeasures disrupt deception detection by functional magnetic resonance imaging. *NeuroImage*, 55: 312–319.
Gazzaniga, M.S. (2005). *The Ethical Brain*. Dana Press, New York.
Hook, C.J., and Farah, M.J. (2013). Look again: Effects of brain images and mind-brain dualism on lay evaluations of research. *J. Cogn. Neurosci.*, 25: 1397–1405.
Iacoboni, M., Freedman, J., Kaplan, J., Freedman, T., Knapp, B., and Fitzgerald, K. (2007). This is your brain on politics. *New York Times*, November 11, 2007.
Illes, J., Kirschen, M.P., Edwards, E., Stanford, L.R., Bandettini, P., Cho, M.K., Ford, P.J., Glover, G.H., Kulynych, J., Macklin, R., Michael, D.B., and Wolf, S.M. (2006). Ethics: Incidental findings in brain imaging research. *Science*, 311: 783–784.
Job, V., Walton, G.M., Bernecker, K., and Dweck, C.S. (2013). Beliefs about willpower determine the impact of glucose on self-control. *Proc. Natl. Acad. Sci. U.S.A.*, 110: 14837–14842.
Kaplan, J.T., Freedman, J., and Iacoboni, M. (2007). Us versus them: Political attitudes and party affiliation influence neural response to faces of presidential candidates. *Neuropsychologia*, 45: 55–64.
Katzman, G.L., Dagher, P.A., and Patronas, N.J. (1999). Incidental findings on brain magnetic resonance imaging from 1000 asymptomatic volunteers. *N. Engl. J. Med.*, 282: 36–39.
Kozel, F.A., Johnson, K.A., Mu, Q., Grenesko, E.L., Laken, S.J., and George, M.S. (2005). Detecting deception using functional magnetic resonance imaging. *Biol. Psychiatry*, 58: 605–613.
Kriegeskorte, N., Simmons, W.K., Bellgowan, P.S., and Baker, C.I. (2009). Circular analysis in systems neuroscience: The dangers of double dipping. *Nat. Neurosci.*, 12: 535–540.
Langleben, D.D., Loughead, J.W., Bilker, W.B., Ruparel, K., Childress, A.R., Busch, S.I., and Gur, R.C. (2005). Telling truth from lie in individual subjects with fast event-related fMRI. *Hum. Brain Mapp.*, 26: 262–272.
Langleben, D.D., Schroeder, L., Maldjian, J.A., Gur, R.C., McDonald, S., Ragland, J.D., O'Brien, C.P., and Childress, A.R. (2002). Brain activity during simulated deception: an event-related functional magnetic resonance study. *NeuroImage*, 15: 727–732.
Lieberman, M.D., Berkman, E.T., and Wager, T.D. (2009). Correlations in social neuroscience aren't voodoo. *Perspect. Psychol. Sci.*, 4: 299–307.
Lindstrom, M. (2011). You love your iPhone. Literally. *New York Times*, September 30, 2011.
Mamourian, A. (2004). Incidental findings on research functional MR images: Should we look? *Am. J. Neuroradiol.*, 25: 520–522.
McCabe, D.P., and Castel, A.D. (2008). Seeing is believing: The effect of brain images on judgments of scientific reasoning. *Cognition*, 107: 343–352.
National Research Council. (2003). *The Polygraph and Lie Detection*. National Academies Press, Washington, DC.
Nature Editorial. (2006). Lure of lie detectors spooks ethicists. *Nature*, 441: 918–919.
Nishimoto, S., Vu, A.T., Naselaris, T., Benjamini, Y., Yu, B., and Gallant, J.L. (2011). Reconstruct-

ing visual experiences from brain activity evoked by natural movies. *Curr. Biol.*, 21(19): 1641–1646.

Owen, A.M., Coleman, M.R., Boly, M., Davis, M.H., Laureys, S., and Pickard, J.D. (2006). Detecting awareness in the vegetative state. *Science*, 313: 1402.

Phelps, E.A., O'Connor, K.J., Cunningham, W.A., Funayama, E.S., Gatenby, J.C., Gore, J.C., and Banaji, M.R. (2000). Performance on indirect measures of race evaluation predicts amygdala activation. *J. Cogn. Neurosci.*, 12: 729–738.

Poldrack, R.A. (2006). Can cognitive processes be inferred from neuroimaging data? *Trends Cogn. Sci.*, 10: 59–63.

Poldrack, R.A., and Mumford, J.A. (2009). Independence in ROI analysis: Where is the voodoo? *Soc. Cogn Affect. Neurosci.*, 4: 208–213.

Poldrack, R.A., and 44 others. (2011). The iPhone and the Brain. *New York Times*, October 4, 2011.

Illes, J., Kirschen, M.P., Karetsky, K., Kelly, M., Saha, A., Desmond, J.E., Raffin, T.A., Glover, G.H., and Atlas, S.W. (2004). Discovery and disclosure of incidental findings in neuroimaging research. *J. Magn. Reson. Imaging*, 20: 743–747.

Sawyer-Glover, A.M., and Shellock, F.G. (2000). Pre-MRI procedure screening: Recommendations and safety considerations for biomedical implants and devices. *J. Magn. Reson. Imaging*, 12: 92–106.

Trials of War Criminals before the Nuremberg Military Tribunals under Control Council Law. (1949). No. 10, vol. 2: 181–182. U.S. Government Printing Office, Washington, DC.

Vernooij, M.W., Ikram, M.A., Tanghe, H.L., Vincent, A.J., Hofman, A., Krestin, G.P., Niessen, W.J., Breteler, M.M., and van der Lugt, A. (2007). Incidental findings on brain MRI in the general population. *N. Engl. J. Med.*, 357: 1821–1828.

Vul, E., Harris, C., Winkielman, P., and Pasher, H. (2009). Puzzlingly high correlations in fMRI studies of emotion, personality, and social cognition. *Perspect. Psychol. Sci.*, 4: 274–290.

Wise, J. (2007). Thought police: How brain scans could invade your private life. *Pop. Mech.*, 184 (11): 64–70.

Yang, Z., Huang, Z., Gonzalez-Castillo, J., Dai, R., Northoff, G., and Bandettini, P. (2014). Using fMRI to decode true thoughts independent of intention to conceal. *NeuroImage*. DOI: 10.1016/j.neuroimage.2014.05.034.

Yeo, B.T., and 12 others. (2011) . The organization of the human cerebral cortex estimated by intrinsic functional connectivity. *J. Neurophysiol.*, 106: 1125–1165.

Yue, N.C., Longstreth, W.T., Jr., Elster, A.D., Jungreis, C.A., O'Leary, D.H., and Poirier, V.C. (1997). Clinically serious abnormalities found incidentally at MR imaging of the brain: Data from the Cardiovascular Health Study. *Radiology*, 202: 41–46.

用語解説

● 数字, ギリシャ文字, アルファベット

90度励起パルス　90° excitation pulse
励起時に低エネルギー準位にあるスピンの数と高エネルギー準位にあるスピンの数が同一になるような電磁エネルギーをもつパルス。

180度励起パルス　180° excitation pulse
励起時に巨視的磁化を反転させ，高エネルギー準位にあるスピンの数が低エネルギー準位にあるスピンの数より多くなるような電磁エネルギーをもつパルス。

α値　alpha value
統計的有意性の閾値として前もって選択された確率(例えば，0.001)。帰無仮説が正しいときにそのデータが得られるであろう確率がα値未満である場合，統計的に有意であるとみなされる。

γ-アミノ酪酸　γ-aminobutyric acid (GABA)
最も重要な抑制性神経伝達物質の1つ。

B
スピンが受けるすべての磁場の和。

b値　b factor
パルスシーケンス内で適用される拡散強調の度合い。

B_0
MRI装置内の強い静磁場。

B_{1eff}
励起中にスピン系にかかる実効磁場。

dB/dt
単位時間(dt)あたりの磁場強度(dB)の変化量。

F検定　F-test
複数の分布間の差異を評価する統計的検定法。fMRI研究では，複数のコントラストのうちいずれかに有意な効果があるかどうかを評価できる。

fMRI順応　fMRI-adaptation
いくつかの点で特性が異なる刺激セットを連続して提示した際に，刺激に対するBOLD信号が減少すること。このことは，(fMRIでの測定では)研究対象の脳領域が変化している刺激特性に対して感受性がないことを示している。

k空間　k-space
MRIデータ収集のための表記法。k空間を使うことは，得られたMR信号を画像の形で表す際，数学的・概念的に都合がよい。

k空間軌道　k-space trajectory
k空間を通る経路。異なるパルスシーケンスは異なるk空間軌道を通る。

k空間充填　filling k-space
画像を形成するのに十分なデータを収集するために，k空間からのサンプルを収集する処理。

MNI座標系　MNI space
fMRIデータの標準化に一般的に使用される座標系。100人以上の個人のMRI構造画像を平均して作成された。

NMR特性　NMR property
磁気モーメントと角運動量の双方をもつ原子核に対して与えられる標識。この双方をもつことで，核磁気共鳴効果が生じる。

pH依存性画像法　pH-dependent imaging
pHの変化に感受性のある撮像法。最近ではアミドプロトンの磁化移動が利用されている。

RFコイル　radiofrequency (RF) coil
サンプルの共鳴周波数(MRIの磁場強度ではラジオ周波数帯域)におけるエネルギーを生成し，受信するために使用される電磁コイル。

t検定　t-test
スチューデントのt分布に基づいて統計的有意性を評価する検定法。通常，t検定は2組の観測値の平均が同じ分布から抽出されたものでないといえるだけ異なっているかを評価する。

T_1回復　T_1 recovery
巨視的磁化の縦方向への回復を決める時定数。

T_1強調(T_1依存)　T_1-weighted (T_1-dependent)
組織の相対的なT_1値に関する情報を示す画像。T_1画像としても知られている。

T_2強調(T_2依存)　T_2-weighted (T_2-dependent)
組織の相対的なT_2値に関する情報を示す画像。T_2画像としても知られている。

T_2減衰　T_2 decay
スピン-スピン緩和(横緩和)によりスピン間の位相差が積み重なるこ

とによる，巨視的磁化の水平面内成分の減少を決める時定数。

$T_2{}^*$強調（$T_2{}^*$依存） $T_2{}^*$-weighted ($T_2{}^*$-dependent)
組織の相対的な$T_2{}^*$値に関する情報を示す画像。$T_2{}^*$強調画像はBOLDコントラストfMRIで広く使用されている。

$T_2{}^*$減衰 $T_2{}^*$ decay
位相差に加え，局所的な磁場の不均一による，巨視的磁化の水平面内成分の減少を決める時定数。$T_2{}^*$値は，常にT_2より低い。fMRIにおけるBOLDコントラストは，$T_2{}^*$コントラストである。

$T_2{}^*$ブラーリング $T_2{}^*$ blurring
特定の時間内に有意な$T_2{}^*$減衰が起こるのに十分なデータ収集時間を確保したことによって生じる$T_2{}^*$画像のゆがみ。

● あ行

アストロサイト（星状膠細胞） astrocyte
細胞外環境を調節するグリア細胞の一種。脳内に最も多く存在するグリア細胞である。

アセチルコリン acetylcholine (ACh)
中枢および末梢神経系全体や神経筋接合部で利用される重要な神経伝達物質。脳内において，前脳基底部における特定の細胞群からのACh投射は血流の広範な変化を促進しうる。

圧縮センシング compressed sensing
まばらな（つまり劣決定の）データのまばらさを推定することで，もとの信号を再構築するという新しい手法。

アデノシン三リン酸 adenosine triphosphate (ATP)
3つのリン酸基をもつヌクレオチド。生体内の細胞の主なエネルギー源である。

安静時結合性 resting-state connectivity
目的ある組織的な課題を行っていないときの特定脳領域の機能的結合性。

アンダーシュート undershoot
血流量減少と血液量増加により生じるベースラインを下回るほどのMR信号の減弱。

イオン ion
電荷を運ぶ原子あるいは分子。

イオンチャネル ion channel
ある条件において特定のイオンを通過させる細胞膜にある細孔。

（イオン）ポンプ pump
細胞膜を通して濃度勾配に逆行してイオンを移動させる輸送系。

位相 phase
一定時間にわたる回転の結果として累積された角度の変化。

位相エンコード傾斜磁場 phase-encoding gradient
スピンが空間的な位相差オフセットを蓄積することができるように，データ収集の前に適用される傾斜磁場。

位置合わせ coregistration
2つの画像の位置を合わせること。

一次電流 primary current
シナプスの活動で開くイオンチャネルを通じてイオンが流入することによって生じるニューロン内の電流。

一酸化窒素 nitric oxide (NO)
錐体細胞，介在ニューロン，アストロサイト，内皮細胞で産生され急速に拡散する可溶性ガス。おそらく血流に対し分子調節因子として働く。

一般線形モデル general linear model (GLM)
実験データが異なるモデル因子の線形結合および非相関のノイズによって成り立っていることを仮定する統計的検定法。

遺伝子多型 polymorphism
遺伝子またはDNAの一部分にみられる一般的な多様性。

イニシャルディップ initial dip
神経活動の開始直後に生じる短時間のMR信号の減弱。血流動態応答の主たる正の構成要素の前に生じる。イニシャルディップは過剰な代償反応の前に生じる初期の酸素摂取に基づく可能性がある。

異方性 anisotropic
異なる方向で異なる特性を有すること。異方性拡散として論じられることが多く，分子が1つの軸方向には拡散しやすいが，他方向にはそうではないことを指す。

異方性比率 fractional anisotropy (FA)
拡散する分子の異方性の尺度。FA値1は特定の一方向へ拡散が起こることを示しており，FA値0は拡散がすべての方向に一様であることを示している。

イメージングゲノミクス imaging genomics
遺伝的多様性が脳構造や脳機能に及ぼす影響を研究する新しい学問分野。

医療保険の相互運用性と説明責任に関する法律 Health Insurance Portability and Accountability Act (HIPAA)
健康に関する情報プライバシーを確保するための具体的手順を求める連邦議会で承認された法律。

因果関係 causality
ある事象が他の事象を引き起こすこと。fMRIデータにおける因果関係の評価は，ある脳領域の賦活変化が他の領域の賦活変化を引き起こしたかどうかを判断することで行われる。

陰極 cathode
自由電子の発生源であり，正の電荷またはイオンを引きつける。

インターリーブ刺激提示法 interleaved stimulus presentation
繰り返し時間(TR)内の異なる時点(例えば，TRの開始時，1/4，1/2，3/4の時点)で関心事象を提示すること。条件ごとの試行数は減少するが実効サンプリングレートを増加できる。

インターリーブスライス収集 interleaved slice acquisition
データを1つおきに収集する方法。まず奇数番号のスライスを取得した後に偶数番号のスライスを取得する。これによって隣接するスライスへの励起パルスの影響を最小化できる。

インディケータ indicator
定性的な水準を示す回帰子。整数値で表される。

インパルス impulse
システムへの単一の入力。インパルスは非常に短時間のものと想定されている。

インフォームドコンセント informed consent
被験者が研究の手順，リスク，ベネフィットについて学んだ後に，自由意志に基づいて研究への参加に同意する過程。

ウィリス動脈輪 circle of Willis
頭蓋円蓋部の底部における脳底動脈と頸動脈の間の相互接続。

エコー時間 echo time (TE)
励起パルスの照射からデータ収集(k空間中心からのデータ収集と定義される)までの時間。通常，ミリ秒単位で表される。

エコープラナー法 echo-planar imaging (EPI)
送信コイルからの1回の励起パルスに続いて空間傾斜磁場を急速に変えることにより，1枚の二次元画像の形成に必要な全データを収集する撮像法。

エポック epoch
大きな時系列画像データから抽出された部分的な画像データ。通常は関心事象の前後の時間区分に対応している。

エポック平均 averaged epoch
同質の事象に対してタイムロックしたエポックを多数集めて加算平均したもの。

延髄 medulla oblongata
基本的な生理機能の制御に重要な，脳の基部にある脊髄延長上の構造物。

オイラー標数の期待値 expected Euler characteristic
偶然に生じうる有意な賦活クラスタの数。独立した統計的検定(すなわち，リセル)の数から推定される。

応答時間 reaction time
提示された刺激に対する運動応答を起こすために必要な時間。複数の反応からどれかを選択する場合に用いられる「反応時間(response time)」とは異なることに注意。

オートラジオグラフィ autoradiography
組織に放射性物質を注入し，その後組織をX線感受性フィルムに投影する撮像法。

オキシヘモグロビン(酸素化ヘモグロビン) oxygenated hemoglobin (Hb)
酸素と結合したヘモグロビン。反磁性である。

オフレゾナンス励起 off-resonance excitation
サンプルの共鳴周波数から少しずれた周波数の励起パルスが与えられたときの，効率の低い励起。

折り返し aliasing
最も高い周波数帯域を解明するには不十分な頻度で信号を取得すること。信号取得頻度よりも高い周波数帯域のエネルギーはより低い周波数帯域にひずみとして現れるので，測定された信号はゆがむ。

オリゴデンドロサイト(乏突起膠細胞) oligodendrocyte
軸索周囲のミエリン鞘を構成するグリア細胞の一種。

オンレゾナンス励起 on-resonance excitation
サンプルの共鳴周波数で励起パルスが与えられたときの，最も効率の高い励起。

● **か行**

外因性コントラスト exogenous contrast
体内への異物の注入によるコントラスト。

回帰子 regressor
独立変数の操作やその他既知の変動源により導かれるBOLD賦活の仮定的時系列。

介在ニューロン interneuron
別のニューロンと部分的につながっているニューロン。介在ニューロンは局所の脳回路内で情報伝達を行うが，遠位の皮質領域に投射することはない。

外積 cross product
2つのベクトルのベクトル積。得られるベクトルの方向はもとの2つのベクトルが乗る平面に垂直で，大きさは2つのベクトルの大きさの積と2つのベクトルのなす角の正弦との積である。

外側 lateral
脳の側部方向。

回転 rotation
空間上の軸に沿って回ること(並進は含まれない)。

回転座標系 rotating frame
対象となるスピンのラーモア周波数で回転する座標系。励起効果を数学的に単純に記述するため導入された。

解糖 glycolysis
グルコースをATP産生のための化合物に分解する過程。

解剖学的関心領域 anatomical region-of-interest (anatomical ROI)
解剖学的な基準によって決められた関心領域。

カウンターバランス(釣り合わせ) counterbalancing
独立変数に対して交絡因子が等しく影響するような条件にして，その効果を打ち消すこと。通常は，条件間で(交絡因子の)値を釣り合わせることによる。

化学シフトイメージング chemical shift imaging
含まれているプロトンのわずかな共鳴周波数の違いに基づいて，特定の化学物質濃度を測定するための手法。

角運動量(J) angular momentum
自転する物体の質量と，自転の角速度との積で与えられる量。

拡散 diffusion
媒体内における分子のランダムな動き。

拡散強調 diffusion weighting
傾斜磁場の適用により生じる，振幅や拡散方向に依存するMR信号変化。

拡散性伝達 volume transmission
神経伝達物質のような情報伝達シグナル分子のシナプス前細胞から細胞間隙への移動のこと。その分子は比較的長い距離の移動が可能であり，効果も持続する。

拡散テンソル画像 diffusion tensor imaging (DTI)
水分子の拡散の強度と方向についての情報をもつ一連の画像。異方性比率(FA)マップをつくるために使われることが多い。

核磁気共鳴 nuclear magnetic resonance (NMR)
原子核にその共鳴周波数で振動する磁場を加えることにより，磁場特性を測定できるようになる現象。

核誘導 nuclear induction
Blochらによって命名された核磁気共鳴効果の最初の名称。

確率場理論 random field theory
空間的な広がりをもつ平滑なデータの特性を取り扱う数学の分野。これを用いると，fMRI解析での独立した検定の数をより正確に求めることができる。

重ね合わせ superposition
一群の入力に対する全体的な反応は，個々の入力に対する反応の総和に等しいという線形システムの原理。

仮説駆動型解析 hypothesis-driven analysis
帰無仮説の妥当性に関する統計的検定に基づいたデータの評価。

画像 image
MRIに関していえば，サンプル内にある原子核の特性が空間的にどう変化しているかを視覚的に描出したもの。

画像再構成 image reconstruction
k空間の形式で取得した生のMR信号が，空間的情報をもつ画像に変換される処理。

可塑性 plasticity
損傷や経験に続いて生じる脳組織の正常な機能的特性の変化。

課題周波数 task frequency
実験課題が被験者に提示される頻度。

活動電位 action potential
ニューロンの軸索を伝わる脱分極の自己拡散波。

カテゴリ変数 categorical variable
いくつかの離散した値のうちのいずれかをとる変数。

過分極 hyperpolarization
負電荷が細胞内に流入することによる，静止電位が低下するような細胞膜電位の変化。

カラーマップ color map
パラメータの数値と色を対応させたもの。

カルシウム感受性造影剤 calcium-sensitive contrast agent
カルシウムイオンに結合することで信号増強効果を得る新型の造影剤。

眼間外傷テスト interocular trauma test
実験操作の効果が視覚的に明らかかどうかに基づいたデータの直感的な評価。データをプロットしたときにそれが強い印象を与える(hit you between the eyes)ようなら，そのデータは有意であるとする。

寒剤 cryogen
MRIスキャナ内の電磁コイルの温度を低下させるための冷却剤。

冠状断 coronal
(MRIのx-z平面に沿った)脳の正面像。

関心領域解析 region-of-interest (ROI) analysis
脳領域の機能的特性に関する仮説を評価すること。この解析では，あらかじめ定義された脳の解剖学的構造区分(すなわち，あらかじめ設定されたボクセル群の集合)を反映する領域が選ばれることが多い。

間脳 diencephalon
中脳のちょうど吻側にあり，視床下部と視床を含む脳領域。

眼優位性 ocular dominance
視覚野のあるニューロンが一方の眼に提示された刺激よりももう一方の眼に提示された刺激に反応する程度。

眼優位性コラム ocular dominance column
一次視覚野にあるコラム状の細胞の集合体。左右の眼から別々の入力を受けている。「眼優位性」とは，左右どちらの眼からの入力が優位かを示す程度のこと。

灌流MRI　perfusion MRI
組織を灌流する血流の情報が得られるMRI撮像法。

緩和　relaxation
巨視的磁化の時間変化(訳注：励起パルスなどにより平衡状態から変化した巨視的磁化が，もとの平衡状態に戻る過程で起こる物理現象)。

機械学習　machine learning
入力データと必要とする出力を関連づけるためのアルゴリズムの規則を開発するコンピュータサイエンス分野。

記述統計学　descriptive statistics
サンプルデータを要約するが，より大きな集団に関する推論は行わない統計学。

基準画像　base image
統計マップを重ねるための画像。高分解能の構造画像であることが多い。

基底核　basal ganglia
尾状核，被殻，淡蒼球を含む前脳の神経核の集まり。

基底関数　basis function
線形結合により幅広い関数形式をとることができる関数。fMRI解析に関していえば，1つの血流動態応答関数を複数の基底関数に置き換えることで，計画行列の柔軟性を向上させることができる。

起電力　electromotive force (emf)
回路に電流を誘発する電位差。MR信号は，受信コイル内の磁場変化によって生じる起電力である。

機能回復　recovery of function
障害を受けていた能力が脳内の機能的・構造的変化によって経時的に回復すること。

機能局在論　localization of function
脳が特定の心的過程に対応する個別の領域をもっているという考え方。

機能神経画像　functional neuroimaging
脳の機能的特性(特に認知とそれに関連する情報処理の様々な側面)に関する画像を形成するための一連の研究的手法。よく用いられる機能神経画像としては，fMRI，PET，光イメージングなどが挙げられる。

機能的関心領域　functional region-of-interest (ROI)
独立したボクセルワイズ解析の結果など，機能的な基準によって決められた関心領域。

機能的結合性　functional connectivity
時間軸上で共通して起こる活動の変化から推定される脳領域間の機能的な結合のパターン。領域間の直接的なつながり，あるいは(他領域を介した)間接的なつながりを反映している可能性がある。

機能的コントラスト　functional contrast
血液酸素化の変化など，脳機能の生理学的基盤に関する情報をもたらすコントラストの一種。

機能的磁気共鳴画像法　functional magnetic resonance imaging (fMRI)
脳機能の経時的変化を標準的なMRIスキャナを用いて調べる神経画像法。

機能的充血　functional hyperemia
感覚・運動・認知行動に反応して生じる局所血流の増加。

機能的信号ノイズ比　functional signal-to-noise ratio (functional SNR)
脳機能の変化によって生じた信号強度と，それ以外のすべてのノイズによって生じたデータのばらつきの比率。動的CNRや機能的CNRとも呼ばれる。

機能分解能　functional resolution
測定された生理的変化を背景にある心的過程や行動と結びつける能力。

偽発見率　false discovery rate (FDR)
陽性の結果のうち，少なくとも1つの偽陽性が存在する確率。

帰無仮説　null hypothesis
実験操作が実験データには影響しない命題。ほとんどの統計解析は，帰無仮説が真である可能性，つまり観察データが偶然の結果を反映している可能性を評価している。

逆向き推論　reverse inference
結果として生じた従属変数をもとに独立変数(もしくは直接観察できない変数)の状態を推測すること。

逆問題　inverse problem
ある物体の表面上で計測された電場と磁場に基づいて，その物体内の電流源分布を決める数学的に困難な問題。

橋　pons
脳幹の一部。運動神経と感覚神経を中継する。

共線回帰子　collinear regressor
互いに強く相関しているモデル因子。共線回帰子を含めると一般線形モデル解析の妥当性が低くなる。

共変量　covariate
連続する範囲のあらゆる値をとることができる回帰子。

共鳴　resonance
小さなエネルギーであっても，系に固有の一定周期で繰り返し与えると大きな変動を生むという物理現象。

共鳴周波数　resonant frequency
系に最大のエネルギー伝達を起こす振動の周波数。

巨視的磁化(M)　net magnetization
スピン系内のあらゆるスピンの磁気モーメントの和。

均一性 homogeneity
空間的，時間的な一様性。

空間傾斜磁場(G) spatial gradient
空間的に線形に変化する磁場。各点の磁場強度はそこに重畳されるすべての磁場強度の和になるため，MRIにおける空間傾斜磁場は主磁場の実効強度を空間的に変化させる働きがある。

空間周波数 spatial frequency
あるパターンが空間において発生する頻度。

空間的独立成分分析 spatial independent components analysis (spatial ICA)
空間的冗長性が最小になるような成分を作り出す独立成分分析。

空間的広がり spatial extent
賦活を示すクラスタ内で賦活しているボクセルの数(すなわち，活動が生じている領域の範囲)。

空間分解能 spatial resolution
画像(もしくはマップ)の異なる空間的位置における変化を識別する能力。

空間平滑化 spatial smoothing
統計解析の妥当性を向上させ，機能的信号ノイズ比を最大化するために，空間分解能を犠牲にして隣接するボクセルのfMRIデータをぼかすこと。

空間補間 spatial interpolation
近傍にあるデータから，実際にはそこに存在しない画像データを推定する方法。

偶発的所見 incidental finding
非医学的理由のためにスキャンされた無症状の個人において，通常は構造MR画像上に発見される異常。

くも膜 arachnoid
脳を覆う髄膜の中間にある膜。この名称は，そのクモの巣状の外観に由来する。

グラジエントエコー法 gradient-echo (GRE) imaging
MRIで主に使用される2種類のパルスシーケンスの1つ。データ収集時に測定されるMR信号変化を生成するために，傾斜磁場を使用する。

クラスタサイズによる閾値決定 cluster-size thresholding
賦活ボクセルのクラスタにおける有意性を判断するため，クラスタサイズの最小限度を適用すること。

グラスブレイン表示 glass-brain view
脳を透明にし賦活領域だけが見えるようにしたfMRIデータの二次元表示。

グリア細胞(グリア) glial cell (glia)
ニューロンの活動を補助する脳細胞。主体的に情報伝達にはかかわらない。

繰り返し時間 repetition time (TR)
励起パルスの照射間隔。通常，秒単位で表される。

グルタミン酸 glutamate
脳内で最も一般的な興奮性神経伝達物質。

グレンジャー因果性 Granger causality
ある変数の過去の情報を定量化することで，他の変数の未来の値についての予測を高める時系列解析の手法。

計画行列 design matrix
fMRIでの一般線形モデルの利用に関していえば，モデル因子の経時的変化を表す行列。

傾斜磁場コイル gradient coil
磁場の強さを制御して空間の変化を生成する電磁コイル。

経頭蓋磁気刺激法 transcranial magnetic stimulation (TMS)
任意の脳領域を一時的に刺激してその機能を阻害する技術。TMSは頭皮近くに置かれた電磁コイルを使用する。コイルに電流が流れると近くの脳組織に磁場が生じ，局所的な電流が発生して，神経を刺激する。

経頭蓋直流電流刺激法 transcranial direct current stimulation (tDCS)
頭皮上に置かれた2つの電極間に微弱な電流を発生させる安価かつ安全な神経科学技術。電流が脳を流れると神経細胞の興奮性および脳機能に変化が生じる。

血液酸素化レベル依存性(BOLD)コントラスト blood-oxygenation-level dependent contrast
T_2^*強調画像上のデオキシヘモグロビン量に応じた信号の差。

血管作動性物質 vasoactive substance
血管径を変化させる物質。

血管伝導性応答 vascular conducted response
神経活動や血流変化への受動的応答に依存しない，小血管における拡張や収縮の急速な伝導。

血管トーヌス vascular tone
血流に対する血管抵抗の程度(訳注：正確には，血管の緊張度の程度)。

血流動態 hemodynamic
血流あるいは血液の特性の変化に関係すること。

血流動態応答 hemodynamic response
局所神経活動に続いて生じるT_2^*画像におけるMR信号の変化。血流動態応答はボクセル内のデオキシヘモグロビン量の減少により生じる。

嫌気的解糖 anaerobic glycolysis
酸素を必要としない，グルコースから乳酸への変換。

研究 research
普遍的知識を明らかにするために，観察や実験によって行われるデータの収集。

研究仮説 research hypothesis
万象の性質に関する命題。実験結果についての予測を生み出す。仮説が適切に立てられるためには，それが誤りであることを示しうるような実験が存在しなければならない。

研究プロトコル research protocol
その施設の施設内審査委員会が審査できる形式で，研究の手順を記した文書。

検出 detection
あるボクセルの賦活が実験操作によって変化するかどうかを調べること。

検出力 statistical power
実験操作による影響を検出する確率。

好気的解糖 aerobic glycolysis
解糖系，TCA回路，電子伝達系を含む，酸素が存在する環境下でグルコースを分解する過程。結果として36分子のATPが産生される。

交差検証 cross-validation
パターン識別分析で，ある特徴の組み合わせを使用して識別の有効性を評価する手法。同じトレーニングセットの別データを利用して識別法の生成および妥当性の検証を繰り返し行う。

構成概念 construct
それ自身は直接観察できないが，観察された行動を説明する抽象的な概念。例えば，「注意」は心理学での構成概念である。

構造神経画像 structural neuroimaging
脳の構造に関する画像を形成するための一連の研究・臨床手法。様々な組織の部位と分布に関する情報が得られる。

構造的結合性 structural connectivity
軸索の投射による脳領域間の構造的な結合のパターン。

構造方程式モデリング structural equation modeling (SEM)
複数の従属変数と独立変数間の関係についてのモデルを検定する統計的手法。

交代デザイン alternating design
2つの条件が順に交代して提示されるブロックデザイン。

剛体変換 rigid-body transformation
サイズや形状を変えずに空間的な情報の変換を行う方法。並進と回転に関してそれぞれ3種類のパラメータがある。

後頭葉 occipital lobe
脳の最後部の葉。主に視覚処理と関連する。

興奮性シナプス後電位 excitatory postsynaptic potential (EPSP)
シナプス後膜の脱分極。

興奮毒性 excitotoxicity
グルタミン酸や他の物質の過剰な蓄積によるニューロンの傷害や細胞死。

硬膜 dura
脳を覆う最外側の膜。この名称は，その厚さと強靱性に由来する。

交絡因子 confounding factor
ある実験の中で独立変数とともに変動するが，実験デザインを変えればその独立変数から分離できるような特性。

効率 efficiency
研究仮説を検証するための実験デザインの検出力。非常に効率のよいデザインでは，実験操作でごく小さな効果しか得られなくても帰無仮説を棄却できる。

誤差行列 error matrix
計画行列に適合しないfMRIデータの要素を表す行列（統計モデルを適用した後にも説明されずに残る）。

個人差 individual difference
全体に対する個人のばらつきの尺度。

固定効果解析 fixed-effects analysis
実験操作が一定の効果を及ぼすという仮定のもとで行われる解析。繰り返して観察した際のばらつきはランダムノイズに由来する。

固有画像 eigenimage
主成分分析によってつくられる空間マップ。複雑な画像（あるいは画像の時系列）の互いに直交する成分を反映する。

固有値 eigenvalue
ある成分によって説明されるデータセット内のばらつきの量を表す数値。

固有ベクトル eigenvector
主成分分析の結果で，そのデータセットがもともともっていたばらつきの各成分を表す値。

混合行列 mixing matrix
仮定された信号源（すなわち成分）がどのように混ざり合って観察された信号になったかを記述する統計的表現。

混合効果解析 mixed-effects analysis
fMRIにおいては，実験操作の効果は被験者内では一定である（固定効果）が，被験者間では変動する（ランダム効果）と仮定する，よく用いられるモデル。

混合デザイン mixed design
ブロックデザインと事象関連デザインの両方の特徴を含む実験デザイン。

コントラスト　contrast
(1)ある撮像法で測定される異なる量間の強度差。(2)測定される物理量（例えば，T_1コントラスト）。(3)研究仮説を検証するために行われる，2つ以上の実験条件により誘発された活動の統計的比較。

コントラストウェイト　contrast weight
計画行列の異なる回帰子についての研究仮説における予測を表現するベクトル。fMRI回帰分析のパラメータ量と掛け合わせることで統計的有意性を評価することができる。

コントラストノイズ比（コントラスト雑音比）　contrast-to-noise ratio (CNR)
異なる量間の強度差をそれら測定時の変動で割ったもの。

● さ行

サーチライト　searchlight
fMRIデータのパターン識別における特徴選択の手法。その名のとおり，サーチライトは，幾何学的に定義され脳内で移動させることができる関心領域（例えば，5ボクセル半径の球）を反映している。

歳差運動　precession
自転する物体のジャイロスコープのような運動。コマのように，スピンの回転軸そのものが中心軸周りに回転する。

最小二乗誤差　least-squares error
残差の二乗の和。よく使われる目的関数の1つ。

細静脈　venule
小さな静脈（訳注：毛細血管から静脈に至る間の微小静脈）。

細動脈　arteriole
小さな動脈（訳注：動脈から毛細血管に至る間の微小動脈）。

細胞構築　cytoarchitecture
細胞構造に基づいて物理的に区別可能な領域に分けられた脳の構成。

細胞体　soma
細胞の体部。細胞質，細胞核，細胞器官を含む。

撮像視野　field of view (FOV)
空間次元に沿った画像の全範囲。

撮像面　imaging plane
灌流画像法で，MR信号が記録される平面。

査読　peer review
その分野の専門家によって科学研究が吟味されること。ほとんどの雑誌や資金提供機関では，出版または資金提供する研究を決定するために，査読システムを使用している。

差分　subtraction
実験デザインにおいて，1つの独立変数に関する特性においてのみ異なると考えられる2つの条件間で行われる直接比較。

サポートベクターマシン　support vector machine (SVM)
パターン識別で使用されるアルゴリズムの一種。もとのデータセットにおいて最も効果的に2つのカテゴリを区別できる特徴の組み合わせを特定する。

残差　residual error
モデル因子を説明した後に残るデータのばらつき。

三者間シナプス　tripartite synapse
シナプス前軸索とシナプス後樹状突起と，それらを覆い調節するアストロサイトから構成されるシナプス。

参照（基準）ボリューム　reference volume
あるボリューム（三次元画像）の位置合わせをする際に基準とするボリュームのこと。

酸素摂取率　oxygen extraction fraction (OEF)
血中から取り出され利用できる酸素の割合。

サンプリングレート　sampling rate
測定が行われる時間的頻度。

サンプル（標本）　sample
(1)観測可能な大きな集団から抽出された観察群。(2)磁気共鳴法を使用して撮像される対象。

シードボクセル　seed voxel
結合性解析の際，結合のスタート地点として選ばれたボクセル。

磁化率　magnetic susceptibility
ある物質が磁場内に置かれたときに起こる磁化の強さ。

磁化率アーチファクト　susceptibility artifact
空気と組織が隣接している境界で磁場が不均一であることにより生じるT_2強調画像での信号損失。

時間的独立成分分析　temporal independent components analysis (temporal ICA)
時間的冗長性が最小になるような成分を作り出す独立成分分析。

時間微分　temporal derivative
モデルに加えると，血流動態応答のタイミングに関する小さなばらつきに対してモデルの頑健性が高まる回帰子。

時間分解能　temporal resolution
時間に沿った信号（もしくはマップ）の変化を識別する能力。

時間補間　temporal interpolation
隣接する時間帯で得られたデータから，実際には測定されていない時間のデータ値を推定する方法。

時間領域　time domain
異なる時点でのパワーという観点からみた信号の表現。

磁気回転比(γ) gyromagnetic ratio
スピンの電荷と質量の間の比例定数(訳注：この記述は正しくない。正しくは「共鳴周波数と磁場強度の間の比例定数」)。原子核が異なると，磁気回転比も異なる。

磁気共鳴 magnetic resonance
ある特定の周波数で振動する磁場からのエネルギーの吸収。

磁気共鳴アンギオグラフィ magnetic resonance angiography (MRA)
MRIを用いた血管系の画像形成法。

磁気共鳴(MR)信号 magnetic resonance signal
励起後の受信時に受信コイルにより計測される電流値(訳注：正確には，受信コイルが計測するのは電圧値であり電流値ではない)。

磁気共鳴(MR)信号式 magnetic resonance signal equation
MR信号を記述する単一方程式。MR信号を，空間的に変化する磁場下で撮像される物体の，特性に関する関数として記述する。

磁気モーメント(μ) magnetic moment
磁石，運動する電荷，電流が流れているコイルが磁場中に置かれたときにかかるトルク(回転力)。

軸位断 axial
(MRIのx-y平面に沿った)脳の水平像。

軸索 axon
主に伝達機能を担う神経突起。細胞体からシナプスへ活動電位を伝達する。一般的に1つのニューロンは1つの軸索をもっている。非常に長く伸びたり，多枝に分岐するものもある。

軸索小丘 axon hillock
軸索の基部に位置するニューロンの細胞体の一部。電位を変化させて活動電位を発生させる。

刺激間隔 interstimulus interval
連続する刺激間の時間的な隔たり。通常は，1つの刺激の終わりから次の刺激の始まりまでの時間を指す。刺激開始間隔(stimulus-onset asynchrony：SOA)は，連続する刺激の開始点における時間間隔を意味する。

刺激関連過程 item-related process
個別の刺激(項目)の特性によって起こると想定される脳内変化。その測定は，混合デザインよりも事象関連デザインのほうが容易である。

時系列(タイムコース) time course
一連のfMRI画像におけるMR信号の変化(訳注：タイムコースは信号の時間変化のこと，タイムシリーズは時間推移に対応した画像のまとまりのことをいうが，慣例的にいずれも時系列と呼ばれることが多い)。

時系列(タイムシリーズ) time series
一定の時間ごとに形成されたfMRI画像を集めたもの。

試行 trial
実験操作が行われる事例の回数を表す単位。

試行分類 trial sorting
データ収集の後に，事象を条件として扱い分析すること。行動データに基づいて行うことが多い。

事後記憶 subsequent memory
後に行われる試験で覚えていたかどうかに基づき，実験的な刺激を分類するfMRI解析法。この解析法を用いることで，その賦活が記銘の成功にかかわっていると考えられる脳領域を特定できる。

視床 thalamus
知覚や認知といった様々な処理を中継するのに重要な多くの神経核で構成される構造物。視床の神経核は大脳皮質の多くの領域と相互に強く結合している。

事象(イベント) event
実験操作の中の1つの例。

視床下部 hypothalamus
体温，摂食，飲水の調節を含む恒常性機能を支える脳神経核の集合領域。

事象関連デザイン event-related design
短時間の事象を個別に提示する実験デザイン。事象を提示するタイミングや順番はランダム化されることもある。

事象関連電位 event-related potential (ERP)
感覚・認知事象に伴って生じる脳内の微小な電気的変化。

事象関連電位成分 event-related potential (ERP) component
特定の潜時におけるピークや谷などのようなERP波形の典型的な特徴。機能的な重要性が想定される。

矢状断 sagittal
(MRIの任意のy-z平面に沿った)脳の側面像。

システム(系) system
同時賦活によって結びつけられる1組の脳領域群であるが，結合性や因果関係が不明なもの。

システムノイズ system noise
スキャナの機能が不完全なために生じるMR信号強度の空間的・時間的なゆらぎ。

施設内審査委員会 Institutional Review Board (IRB)
ある施設で行われる研究の倫理性や妥当性を審査する中立的な組織。ヒトを対象とする研究を行いたい研究者はIRBの承認が必要となる。

事前着色化 precoloring
時間変動を含むデータを自己相関するような形にすることで，時間変動が既知の統計的特性をもつようにする方法。fMRIデータ分析では，事前白色化ほどは用いられていない。

事前白色化 prewhitening
時間変動を含むデータにおいて自己相関を除くためにフィルタを適用すること。MRIに関していえば，データ分析の前に課題に関連のないノイズを取り除くために行われる。

磁束 flux
ある領域内の磁場強度の単位。

実験 experiment
ある仮説に関する制御された状況下での検証。実験では，1つ以上の独立変数を操作し，1つ以上の従属変数を測定し，この測定値の統計的有意性を検定する。

実験回帰子 experimental regressor
特定の研究仮説に関連したモデル因子。

実験室系 laboratory frame
MRI装置の磁場に固定されている通常の座標系。

実験条件 experimental condition
研究仮説に密接に関連した刺激または課題を含む条件。課題条件とも呼ばれる。

実験デザイン experimental design
研究仮説に関して有効な検証を行うための実験の構成。

ジッタリング jittering
連続する刺激事象の時間間隔を，ある範囲内でランダムに変動させること。

シナプス synapse
シナプス前ニューロンの軸索突起と，その近傍に存在するシナプス後ニューロンの樹状突起あるいは細胞体との接合部。

シナプス可塑性 synaptic plasticity
機能的活性の結果に伴ってシナプスの強度を変化させることができる能力。

シナプス間隙 synaptic cleft
シナプス前膜とシナプス後膜の間に存在する間隙。

シナプス後電位 postsynaptic potential (PSP)
シナプス活動に起因するすべての興奮性・抑制性シナプス後電位。

磁場強度 field strength
スキャナによって生成される静磁場の強度。一般的にテスラ(T)で表される。

磁場均一性 field uniformity
磁場の均一さの度合い。MRIに関していえば，均一な磁場とはスキャナボア中心付近の広い領域にわたって一定の強度を有する磁場のことを指す。

磁場マッピング magnetic field mapping
空間的に異なる地点での磁場強度に関する情報を収集する方法。

磁場マップ（フィールドマップ） field map
磁場強度の空間分布を示す画像。

シミング shimming
MRIスキャナの電磁コイルの電流を調整することで磁場の均一性を改善する手法。

シムコイル shimming coil
静磁場の不均一性を補うための電磁コイル。

重回帰 multiple regression
複数の独立変数の従属変数への相対的寄与度を評価する統計的手法。

周期的事象関連デザイン periodic event-related design
関心事象を一定の時間間隔で提示する事象関連デザイン。

収束的検討 converging operation
研究仮説や科学的理論の証明に必要な相補的エビデンスを得るために，2つ以上の手法を用いて実験すること。

従属変数 dependent variable
独立変数による効果を検証するために実験者が測定する数量。

自由度 degree of freedom (df)
データセット内の独立した観察値の数。多くの統計的検定では，n個のデータに対して自由度は$(n-1)$となる。

終脳（前脳） telencephalon (forebrain)
ヒト脳の最大かつ最も進化的に高度な領域。大脳皮質や重要な皮質下構造(海馬，扁桃体，基底核など)を含む大脳半球からなる。

周波数エンコード傾斜磁場 frequency-encoding gradient
スピン歳差運動の周波数が空間座標ごとに異なるように，データ収集期間中に適用される傾斜磁場。

周波数領域 frequency domain
異なる周波数におけるパワーという観点からみた信号の表現。

周皮細胞 pericyte
毛細血管の内皮細胞周囲を覆っている収縮性のある細胞。血管を収縮させ，局所の血流に影響を与える。

樹状突起 dendrite
他の細胞からシグナルを受け取る神経突起。一般的に1つのニューロンは多くの樹状突起をもち，主に統合機能を担っている。

受信 reception
共鳴周波数にあるサンプルから放射される電磁エネルギーを受け取ること(検出とも呼ばれる)。励起パルスの停止後に核が低エネルギー準位に戻るとき放出するエネルギーを受信コイルで測定する(訳注：この記述は正確でないと思われる。スピンが放出するエネルギーは，周囲の環境が受け取り，最終的には熱に変換されるので，受信コイルには届かない)。

受信コイル　receiver coil
サンプルによる最初の吸収の後に周囲に放出されるエネルギーを測定する電磁コイル。

主成分分析　principal component analysis (PCA)
データ量削減によく使われる手法。高次元のデータを，重要な情報を残しつつ成分のより少ない集合へ圧縮するのに使われる。

術前計画　presurgical planning
個人の特定の機能をマッピングするfMRIや他の神経科学技術を使用して，その個人における脳神経外科手術の経過と結果を臨床的に予測すること。

受容野　receptive field
刺激が現れたときに特定のニューロンの発火が増加する視野の一部分。

順応　adaptation
刺激が繰り返し提示された後の同じ刺激に対する反応の変化。

順問題解　forward solution
双極子の既知の角度や大きさの分布に基づいて，任意のセンサ配列で生じうる電場と磁場を直接計算すること。

準ランダムデザイン　semirandom design
実験全体を通して，ある事象が一定の時間内に起こる確率を計画的に変化させる事象関連デザイン。

上行性/下行性スライス収集　ascending/descending slice acquisition
画像ボリュームの端から端まで続けてスライスを撮像するような，連続的なデータ収集方法。

条件（レベル）　condition (level)
ある独立変数がとる，いくつかの異なる値。

常磁性　paramagnetic
磁力線を密にさせる物質の特性（局所の磁場強度を強める）。強磁性体よりも磁束密度は低い。

状態関連過程　state-related process
明確に区切られた機能のモード（状態）を反映すると想定される脳内変化。ブロックデザインを用いてより容易に測定できる。

冗長な安全対策　redundant safeguard
それぞれが潜在的な問題や危険な状況を明らかにできるような，複数の独立した手続きを用いること。

章動　nutation
励起中に起こる歳差運動する巨視的磁化のらせん状の変化。

小脳　cerebellum
運動機能に重要な役割を果たす脳の尾側基部にある大きな皮質構造物。

静脈　vein
体から心臓へ血液を運ぶ血管。静脈血（肺静脈を除く）は部分的に脱酸素化されている。

シルヴィウス溝　Sylvian fissure
前頭葉と頭頂葉と側頭葉を分離する深い脳溝。

人格尊重　respect for persons
人は自発的な意思決定者として扱われ，研究参加について十分な情報をもとに意思決定を行う機会が与えられるべきであるという原則。自発的な意思決定ができない人は，さらなる保護が必要である。

神経核　nucleus
解剖学的にはっきりと同定できる脳内のニューロンの集まり。通常ある特定の機能を担っている。

神経学的慣習　neurological convention
被験者を後ろから見ているときのように，画像の左側が脳の左側に対応するよう表示すること。

神経血管単位　neurovascular unit
血流を制御するために局所微小血管に影響する，アストロサイトおよびニューロンからなる機能単位。

神経現実主義　neurorealism
神経科学データが示す内容を基礎におくことで，行動もしくは心理現象がより実体的に捉えられるという考え方。

神経電磁コントラスト　neuroelectromagnetic contrast
微細な電磁場の変化を神経発火の結果として検知することを目的とした新世代のコントラスト法。

神経伝達物質　neurotransmitter
シナプス前ニューロンから放出される化学物質。シナプス間隙を通ってシナプス後ニューロンの受容体に作用する。

神経本質主義　neuroessentialism
神経科学データが主観的な自己と同一であるという直感的な考え方。

信号　signal
ある数量の意味のある変化。fMRIで重要な信号には，T_2^*強調画像におけるBOLD反応に関連した強度変化が含まれる。

信号加算平均　signal averaging
機能的信号ノイズ比を向上させるため，実験操作の性質が同一の試行データを複数集めて加算すること。

信号ノイズ比（信号雑音比）　signal-to-noise ratio (SNR)
データ内の他の変動源に対する信号の相対的な強さ。

振動磁場　oscillating magnetic field
時間とともに周期的に強度が変化する磁場。MRIで使用されるほとんどの振動磁場はラジオ周波数帯域（MHz）で振動する。

心理生理学的交互作用 psychophysiological interaction (PPI)
2つの脳領域間の機能的結合性に実験操作が及ぼす影響を同定するための統計的手法。

推測統計学 inferential statistics
小さなサンプルから得られたデータに基づいて母集団の特性に関する推論を行う統計学。

錐体細胞 pyramidal cell
大脳皮質に多いニューロン。このニューロンは，ピラミッド型の細胞体をもち，棘で覆われた樹状突起を広範に伸ばし，分岐のある長い(数センチ)軸索が特徴的である。

推定 estimation
実験操作に対するボクセルの賦活パターンの時間変化を測定すること。

随伴現象 epiphenomenon
因果連鎖において二次的に出現する結果。関心対象に対して原因となるような役割をもたない。

スカラー scalar
大きさをもつが方向はもたない量。本書ではイタリック体で記す。

スキャナドリフト scanner drift
時間経過に伴って起こるボクセル信号強度の緩やかな変動。

スケーリング scaling
システムの出力の大きさは，システムの入力に必ず比例しているという線形システムの原理。

スパイラル法 spiral imaging
正弦波状に変化する傾斜磁場を使用して，k空間データをらせん軌道で収集する高速撮像法。

スピン spin
NMR特性(すなわち，磁気モーメントと角運動量の両方)をもつ原子核。

スピンエコー法 spin-echo (SE) imaging
MRIで主に使用される2種類のパルスシーケンスの1つ。データ収集時に測定されるMR信号変化を生成するために，第2の180度電磁パルスを使用する。

スピン系 spin system
ある空間内にあるNMR特性をもつ原子核の集団。

スモールボリュームコレクション(小領域多重比較補正) small-volume correction (SVC)
前もって定義された関心領域の中に限定して解析を行うこと。統計的検定の数を減らし，ボクセルの閾値を下げる。

スライス slice
撮像ボリューム内の1つのスラブ。スライスの厚さは，傾斜磁場の強度とそれを選択するのに使用される電磁パルスの帯域幅によって決定される。

スライス選択 slice selection
空間傾斜磁場とラジオ波パルスを併用して，スライス内のスピンを選択的に励起すること。

正義 justice
ヒトを対象とする研究に関していえば，研究の費用が社会全体に広くかつ公正に分配される原則。

整合フィルタ matched filter
関心のある信号と同じ周波数のフィルタ。これを使うことで，信号ノイズ比を最大にすることができる。

静磁場(B_0) static magnetic field
強度が経時的に変化しないMRIスキャナ中心の強い磁場。静磁場の強度はテスラ(T)で表す。

正中矢状断 midsagittal
y-z面の正中線に沿った矢状断。

静的コントラスト static contrast
原子核の種類，数，緩和特性，スピンの局所環境(例えば，T_1，T_2，プロトン密度)を反映するコントラスト機序。

生物物理学的特性 biophysical property
内的過程(例えば情報処理)に反応して測定可能な変化を示す生理的パラメータの生物学的特性(例えば血流)。

成分 component
データ駆動型解析に関していえば，データに内在する構造のある側面を反映する特徴。

生理的ノイズ(生理的雑音) physiological noise
人体の生理的活動に由来するMR信号強度の時間的・空間的ゆらぎ。生理的ノイズの発生源として，動作，呼吸，心拍，代謝活動などがある。

セグメンテーション segmentation
画像を構成要素(灰白質や白質などの内部組織，あるいはブロードマン領野などの局所解剖学的構造)に分ける処理。

セッション session
被験者が実験のためにMRIスキャナの中に入る回数を表す単位。fMRIでは，1回のセッションで機能と構造の両方のスキャンを行うのが一般的である。

線維束 fiber tract
ある脳領域から別の脳領域へ活動電位として信号を伝える軸索の束。

線形システム linear system
スケーリングと重ね合わせの原理に従うシステム。

善行 beneficence
どの被験者に対するコストも最小限に抑えながら，研究の潜在的ベネ

フィットを最大化すべきであるという研究プロトコルにおける原則。

前処理　preprocessing
fMRIデータ分析において，画像再構成と統計解析の間に行われる計算処理。実験課題に関連しないデータ内の変動を減らすためと，統計解析のための準備として行われる。

尖頂樹状突起　apical dendrite
ニューロンの細胞体から離れた位置にある樹状突起。皮質内の典型的な錐体細胞では，細胞体は皮質深部にあり，尖頂樹状突起は皮質表層に伸びている。

潜在変数　latent variable
直接は値を測定できないが他の変数から推定される変数。

前頭葉　frontal lobe
大脳の最前部の葉。遂行機能，運動制御，記憶，および他の多くの機能に重要である。

造影剤　contrast agent
画像コントラストを増加させるために体内に注射する物質。

相関係数(r値)　correlation coefficient (r-value)
2つの変数の相関の強さを表す指標。-1〜1の実数値をとる。

相関分析　correlation analysis
2つの変数の関係の強さを評価する統計的検定法。fMRI研究では典型的に，予想される血流動態応答と観測データとの対応関係を評価するために相関分析が行われる。

相互情報量　mutual information
MRIに関していえば，ある画像に関して別の画像情報から与えられる情報の量。

送信コイル　transmitter coil
試料内にある原子核の共鳴周波数での振動磁場を作り出す電磁コイル。

相同　homotopic
片側の大脳半球で，対側の大脳半球の同領域に対応する皮質領域。

相反原理　principle of reciprocity
ある電磁コイルの送信の質は，受信の質と同等である(例えば，励起時の送信波の空間的均一性がよいコイルは，受信時にも空間的に均一に信号を受信する)という法則。

側頭葉　temporal lobe
大脳の腹側面にある葉。聴覚および視覚処理，言語，記憶などの多くの機能に重要である。

速度エンコード位相コントラストMRA　velocity-encoded phase contrast (VENC-PC) MRA
血管の流速を測定できるように，血流に相関する位相差を生じさせるために傾斜磁場を使用するMRA撮像法。

● た行

第一種過誤　type I error
実際には真であるときに，帰無仮説を棄却すること。偽陽性(false positive)としても知られる。

大血管効果　large-vessel effect
神経学的な関心領域からは離れているが機能的に活動している領域を還流する静脈の信号変化。

対照条件　control condition
実験条件との比較のための基準となる条件。基底条件(baseline condition)や非課題条件(non-task condition)と呼ばれることもある。

対照ブロック　control block
対照条件の試行で構成される時間区分。

体積電流　volume current
細胞外の媒体を流れてニューロン内の一次電流を相殺するリターン電流。

第二種過誤　type II error
実際には偽であるときに，帰無仮説を採択すること。過誤棄却(incorrect rejection)または偽陰性(false negative)としても知られる。

大脳(大脳半球)　cerebrum (cerebral hemisphere)
左右の半球からなる哺乳動物の脳で最大かつ最吻側にある構造物。

大脳皮質(新皮質)　cerebral cortex (neocortex)
大脳半球の外側表面を覆っている細胞の薄い層。大脳皮質は層構造をもち，皮質コラムあるいは皮質層と呼ばれる。

タイムオブフライトMRA　time-of-flight (TOF) MRA
撮像面内のスピンからの信号を抑制して，流入するスピンをもつボクセル(すなわち，血管を含むもの)が高い信号を有するようにコントラストを生成するMRA撮像法。

タイムロック　time-locking
関心対象の事象に対してタイミングを合わせて行う解析。通常，その事象に近接した時間帯のデータを取り出して行う。

多重比較の問題　multiple comparison problem
検定の回数が増えるほど偽陽性(第一種過誤)の回数が増えるという問題。ボクセルベースで行うfMRI解析では数千回の検定を行うことになるので，これが特に大きな影響を与える。

脱分極　depolarization
正電荷が細胞内に流入することによる，静止電位が上昇するような細胞膜電位の変化。

縦緩和(スピン-格子緩和)　longitudinal relaxation (spin-lattice relaxation)
励起後のスピンが平行状態に戻ることによって起こる，巨視的磁化の縦方向への回復。

縦方向 longitudinal
主磁場に平行な方向，もしくはMRI装置(ボア内)のz軸方向。

タライラッハ座標系 Talairach space
fMRIデータを標準化する際によく用いられる座標系。この座標系はある人間の死後脳を計測した結果に基づいており，TalairachとTournouxによって脳マップとして出版されている。

単一ユニット記録(単一細胞記録) single-unit recording (single-cell recording)
1つのニューロンの電気生理学的活動(活動電位など)のデータを収集したもの。

単乖離 single dissociation
ある実験操作がある変数には影響を与えるが別の変数には影響を与えないこと。

単純型細胞 simple cell
特定の選好方位の刺激がその受容野に呈示されたときには発火が増加するが，その受容野の周辺領域に呈示されたときには発火が減少する視覚野内のニューロン。

単発経頭蓋磁気刺激法 single-pulse transcranial magnetic stimulation (single-pulse TMS)
実行中の脳内処理を阻害するために1回だけTMS刺激パルスを印加する手法。

知的所有権 intellectual property
アイデア，製品，発明に対して与えられる保護された法的地位。所有者はその商業的使用を含むいかなる理由の使用に対しても独占的な権利をもつ。

中心溝 central sulcus
脳の前頭葉と頭頂葉を分離する深い裂。

中枢自動調節能 central autoregulation
血圧の大きな日内変動にもかかわらず，脳内で一定の灌流を維持するための自動調節機構。

中枢神経系 central nervous system (CNS)
脳と脊髄。

中脳 midbrain (mesencephalon)
橋の吻側にある脳の構造物。多くの重要な神経核が含まれる。

超常磁性酸化鉄(SPIO)ナノ粒子 superparamagnetic iron oxide nanoparticle
超常磁性の新型の造影剤。人体に注入すると画像コントラストをかなり強めることができる。

超伝導電磁石 superconducting electromagnet
きわめて低い温度では電気抵抗をもたない金属合金製のワイヤから形成される磁石。絶対零度近くに電磁石を冷却することによって，強力な磁場が最小限の電力で生成できる。

直交 orthogonal
2つの変数(あるいは，ベクトル，変数のセット)が互いにまったく相関しないという特性。

直交化 orthogonalize
2つの変数間の相関を取り除くこと。fMRIデータ解析に関していえば，ある回帰子の(他の回帰子に対する)直交化は，その回帰子を他の回帰子と相関しなくなるように変化させる。

デアクティベーション deactivation
課題期において，無課題期よりもBOLD信号が減衰すること。

定位座標系 stereotaxic space
三次元の座標を用いた(脳の)正確な表示法。

抵抗血管 resistance vessel
毛細血管床を通る血流を制御する細動脈。

ディセプション(騙し) deception
意図的に対象者を騙すような実験手順を用いること。

定量的磁化率マッピング quantitative susceptibility mapping (QSM)
組織の磁化率に基づいて画像コントラストを生成する比較的新しいMRI撮像法。皮質および皮質下領域をきわめて詳細に描出できる。

データ駆動型解析 data-driven analysis
データに内在する構造の評価から推論を行うこと。

データ行列 data matrix
fMRI測定データの二次元表示(ボクセル×タイムポイント)。

データ量削減 data reduction
関連のない変数，冗長な変数，非予測的な変数などを捨ててデータのばらつきを減らすことによりデータセットを単純化すること。

デオキシヘモグロビン(脱酸素化ヘモグロビン) deoxygenated hemoglobin (dHb)
酸素と結合していないヘモグロビン。常磁性である。

テストセット testing set
パターン識別分析で，識別アルゴリズムの頑健性を評価するために使用されるデータセットの一部。

デフォルトモードネットワーク default mode network
運動時や課題遂行時に賦活が減少し，安静時や内省時に賦活が増加する脳領域群。

電位依存性イオンチャネル voltage-gated ion channel
膜電位の変化に応じて開閉するイオンチャネル。

電気双極子 electric dipole
その電気的特性が物理的に離れた正と負の電荷からなると近似できる空間上の1点。

電気発生 electrogenesis
生体における電気的・電気生理学的現象の発生。

電子伝達系 electron transport chain
好気的解糖の第3段階。34分子のATPが産生される。

テンソル tensor
3つの主軸によって記述されるベクトル場の集合。

伝達活動 transmissive activity
1つのニューロンから別のニューロンへの統合活動の結果を伝えていくこと。一般的に信号は軸索を経由する。

電場電位 field potential
ニューロンのシナプス後活動に伴う空間内の電位変化。

電離放射線 ionizing radiation
化学結合を破壊するのに十分なエネルギーをもつ電磁放射線。

電流源 current source
正イオンの発生源。

電流シンク current sink
正イオンを引きつける部位。ニューロンの細胞膜の脱分極された区画は，正電荷をもつイオンが流入するため，電流シンクとなる。

電流双極子 current dipole
微小な距離で隔てられた理想的な電流源と電流シンク。電流双極子は活性化したニューロンがつくる電磁場の単純かつ簡易なモデルとして使われる。

島 insula
シルヴィウス溝前部の奥に隠れた「島（island）」の皮質で，感情処理，化学感覚に重要である。

洞 sinus
(1)頭蓋内にある空気が充満している空洞。(2)主に脳から血液を排出する役割をもつ，脳を覆う髄膜から形成された長い静脈路。

同意書 consent form
研究の手順，リスク，ベネフィットを明確な言語で説明した文書。これにより，被験者は情報に基づいて研究への参加に関する意思決定を行うことが可能となる。

等価双極子 equivalent dipole
ニューロンの集団により生成された電磁場を単一の双極子が生成したかのように単純化して表現するモデル。

同型 isomorphic
同一の形式をもつこと。心理学的構成概念と同型の生理学的指標は，想定された構成概念の変化に従って経時的に一貫して変化する。

統計マップ（統計パラメータマップ） statistical map (statistical parameter map)
fMRIで，統計的検定の結果に応じて画像内のすべてのボクセルを標識したもの。

盗血 vascular steal
ある領域の血流増加が近接領域の血流低下の代償で現れるという概念。

統合活動 integrative activity
他のニューロンから樹状突起や細胞体を介して伝えられた情報を集積すること。

統合型RF・シミングアレイ integrated RF and shimming array
MR信号の取得と局所シミングを同時に行える新型のアレイコイル。

同時賦活 coactivation
1つの実験課題で2つ以上の脳領域が同時に賦活すること。同時賦活はそれが生じた領域が機能的に結合していることを意味するわけではない。

頭頂葉 parietal lobe
大脳の後背部の葉。空間処理や認知処理，またその他の多くの機能に重要である。

動的因果モデリング dynamic causal modeling (DCM)
脳領域間の結合性についてのモデルを検定する統計的手法。実験操作がどのように脳の賦活や領域間の結合性を変化させるかに関する仮説に基づく。

動的コントラスト motion contrast
空間におけるスピンの運動（例えば，拡散，灌流）を反映したコントラスト機序。

等能論 equipotentiality
任意の単一の機能は脳内に広く分散しており，したがって脳全体の活動に依存するという概念。等能論は機能局在論に対立する概念である。

等分散 homoscedastic
すべての実験条件でノイズ分布が似通っているという特性。

等方性 isotropic
すべての方向に同様の特性を有すること。

動脈 artery
酸素を含む血液を心臓から全身に運ぶ，大きく，壁の厚い血管。

動脈スピンラベリング法 arterial spin labeling (ASL)
血流を測定する灌流画像法の1つ。励起パルスでスピンをあらかじめ標識しておき，標識されたスピンが撮像面に流入した際にデータを収集する。

読心術 mind reading
意識内容の包括的表現を構成する能力。現在，いかなる神経科学技術を用いても読心術を行うことはできない。

特性　trait
固有のそしておそらく長年にわたって安定した性質の特徴を定義づけるのに用いられる心理学用語。

特徴選択　feature selection
どの入力変数を識別アルゴリズムに含めるべきかの決定にかかわるパターン識別における初期段階。

独立成分分析　independent component analysis (ICA)
データ駆動型解析の重要な手法。時間的変動が共通しているボクセル群を成分とし，成分同士は互いになるべく異なるような分解を行うもの。

独立変数　independent variable
実験者によって意図的に操作される実験デザインの要素。従属変数の変化を起こすと仮定されている。

ドパミン　dopamine
黒質および腹側被蓋野の細胞内で産生され，線条体および皮質(特に前頭葉)に広く投射する重要な神経伝達物質。

トラクトグラフィ　tractography
離れた脳領域間を連結する白質路の同定と測定を行う手法。多くの場合，拡散テンソル画像を用いる。

トリカルボン酸(TCA)回路　tricarboxylic acid cycle
好気的解糖の第2段階。ピルビン酸の酸化にかかわる。クエン酸回路やクレブス回路としても知られる。

トルク　torque
回転運動を誘発する応力。

トレーニングセット　training set
パターン識別分析で，識別アルゴリズムを作成するために使用されるデータセットの一部。

● な行

内因性コントラスト　endogenous contrast
生体組織の固有特性に依存するコントラスト。

ナイキスト周波数　Nyquist frequency
離散的に収集されたサンプルで確認できる最も高い周波数帯域。サンプリングレートの半分と定義されている。

内積　dot product
2つのベクトルのスカラー積。各成分同士の積の和で得られる。

内側　medial
脳の中心方向。

ナトリウム-カリウムポンプ　sodium-potassium pump
3個のナトリウムイオンを細胞内から汲み出し，2個のカリウムイオンを細胞内に取り込む輸送系。

生の信号ノイズ比(生の信号雑音比)　raw signal-to-noise ratio (raw SNR)
脳などの撮像対象から生じる信号と，撮像対象外から生じるノイズの比率。

並べ替え　permutation
有意性検定の用語としては，もとのデータを再抽出することによって，あるα値(有意水準)において観察しうる効果の大きさを直接決定する手法。

軟膜　pia
脳を覆う最内側の膜。脳の外表に密着している。

二重乖離　double dissociation
2つの実験操作が2つの従属変数にそれぞれ異なる影響を及ぼすこと。一方の操作は第1の変数に影響を与えるが第2の変数には影響を与えず，もう一方の操作は第2の変数に影響を与えるが第1の変数には影響を与えない。

ニューロエコノミクス(神経経済学)　neuroeconomics
神経科学の評価と行動モデルを組み合わせて意思決定やそれと関連する認知機能を理解しようとする学問分野。

ニューロマーケティング　neuromarketing
神経科学データ(ときにfMRIデータを含む)を，商品や商標(ブランド)がどのように消費者に提供されるべきかを導くために応用しようとする試み。

ニューロン　neuron
神経系の基本的な情報処理を行っている細胞。ニューロンにはいくつかの種類があるが，どのニューロンも電気シグナルを発生させ伝えるという点では共通している。

ニュルンベルク綱領　Nuremberg Code
ヒトを対象とする研究の倫理的な行動のための一連の原則。1940年代にナチス戦犯の裁判後につくられた。

ヌイサンス(局外)回帰子　nuisance regressor
実験仮説と関連しない既知のばらつきの原因と関連したモデル因子。

ねじれ　torsion
物体の回転(ひねり)。並進できないように物体の動きが制限されている場合であっても，強い磁場により磁場に沿って配向するように物体を回転させるトルクが生じる。

ネットワーク　network
1組の脳領域群の関係を記述するもの。結合性や因果関係を含む。

熱ノイズ(熱雑音)　thermal noise
サンプルやスキャナ内部の電子が温度変化によって運動することで生じるMR信号強度の時間的・空間的なゆらぎ。

ノイズ(雑音)　noise
ある数量における意味のない変化。fMRIの研究では数多くのノイズ発生源があり，いくつかのノイズは研究の目的によっては信号にもなる。

脳回　gyrus
大脳皮質の表面にある隆起(隆線)。

脳幹　brain stem
中脳，橋，延髄。

脳血液量コントラスト　cerebral blood volume (CBV) contrast
脳活動に引き続いて生じる脳血液量の変化を捉えるfMRIコントラストの一種。

脳溝　sulcus
大脳皮質の表面にある溝(谷)。

脳磁図　magnetoencephalography (MEG)
ニューロンの電気活動によって生じた微細な磁場変化を計測する非侵襲的な機能神経画像。高い空間・時間分解能を有する。

脳室　ventricle
液体で満たされた脳内の空洞。

脳実質抽出　brain extraction
前処理の1つで，画像の中から骨や頭皮などの必要でない部分を取り除き，脳実質だけを残すアルゴリズム。

脳脊髄液　cerebrospinal fluid (CSF)
脳と脊髄を取り囲むように存在し，脳室を満たす無色の液体。

濃度勾配　concentration gradient
空間内にある物質の密度の差。物質は濃度が高い領域から低い領域に，濃度勾配に沿って移動する。

脳波　electroencephalography (EEG)
脳電位の計測のこと。通常は頭皮表面に置かれた電極により測定される。

脳梁　corpus callosum
大脳半球間の主要な結合部位である大きな白質束。前部は膝部，後部は膨大部として知られる。

ノルアドレナリン　noradrenaline (NA)
中枢および末梢神経系で広範囲に利用される神経伝達物質。脳内では，脳幹の青斑核からのNA投射が注意や覚醒を含む多くの心的過程で重要な役割を果たしている。ノルエピネフリン(NE)としても知られる。

● は行

バイアス磁場推定　bias field estimation
収集した画像における強度のばらつきから磁場の不均一性を計算する方法。

バイオフィードバック　biofeedback
心臓の拍動や特定の脳領域の賦活のような生理的過程を被験者自身が自覚できるような様式で提示すること。これにより被験者はその賦活や行動を制御しようと試みることができる。

バイオマーカ　biomarker
実験的または臨床的に重要な結果を頑健性をもって予測するための物理的・生理的・行動的な表現型の指標。

背側　dorsal
体幹の背部(脊椎)方向，あるいは脳の上部方向。

ハイパースキャニング　hyperscanning
実験パラダイムにおいて関わり合っている2人以上の被験者からfMRIデータを同時に収集する手法。

パターン識別　pattern classification
その特徴(および特徴の組み合わせ)に基づいた決定則を構築することにより，異なるカテゴリに個々の標本を分離すること。

速さと正確さのトレードオフ　speed-accuracy trade-off
実験課題において，反応速度を向上させるために反応の正確さを犠牲にしなければならないこと，あるいはその反対の現象。

パラメータウェイト　parameter weight (β_i)
ほとんどのfMRI解析では，特定のボクセル内の観察データについて異なるモデル因子の相対的寄与度を反映した量。

パラメータ行列　parameter matrix
各ボクセルの観察データに対するそれぞれのモデルの相対的寄与度を表す行列。

パラメトリック効果　parametric effect
従属変数に規則性ある変化(例えば線形増加)を引き起こす独立変数の操作。独立変数がいくつもの水準をとるような操作が加えられる。

パラレルイメージング(マルチチャネルイメージング)　parallel imaging (multi-channel imaging)
1つの励起パルスによるデータを収集するのに複数の受信チャネルを用いる手法。

バルーンモデル　balloon model
神経活動に関連する血液量と血流量の変化の相互作用を表すモデル。

パルスシーケンス　pulse sequence
MRI装置で特定の生理学的特性に感度をもつ画像が得られるよう，傾斜磁場とRFパルスの一連の変動を制御するためのプログラム。

パルス動脈スピンラベリング法　pulsed arterial spin labeling (PASL)
ある断面内でのスピンの標識と他の断面でのMR信号の記録の両方を，1つのコイルを用いて短い遅延時間の間隔で行う灌流画像法。

パワースペクトル　power spectrum
信号に存在する各周波数帯域要素の強さをグラフ化したもの。信号(強度の経時的変化)をフーリエ変換することで得られる。

反磁性　diamagnetic
磁場に対して反対に作用する物質の特性(局所の磁場強度を弱める)。

半視野 hemifield
視覚表示領域の1/2。通常，固視点に対して左半分もしくは右半分を表す。

反転回復法 inversion recovery (IR)
通常のパルスシーケンスの前に180度反転パルスを加えることでT_1コントラストを高める手法。

反応時間 response time
複数の反応からどれかを選択をするのに必要な時間。刺激に対して特定の1つの応答する場合に用いられる「応答時間(reaction time)」とは異なることに注意。

反復強化 repetition enhancement
刺激が繰り返されるとき，血流動態応答の振幅が増加すること。

反復経頭蓋磁気刺激法 repetitive transcranial magnetic stimulation (rTMS)
脳機能に長時間の変化を与えるために，短い間隔で連続してTMS刺激パルスを印加する手法。

反復抑制 repetition suppression
刺激が繰り返されるとき，血流動態応答の振幅が減少すること。

反平行状態 antiparallel state
主磁場と逆(正反対)に向いて原子スピンが歳差運動する高いエネルギー状態。

ピーク peak
血流動態応答の最大振幅。典型的には短時間の事象の約4～6秒後に生じる。

比吸収率 specific absorption rate (SAR)
単位時間あたりに単位質量の生体組織に吸収される電磁エネルギー量。

ピクセル pixel
二次元画像の最小構成要素。

被験者 subject
実験に参加した人。雑誌や業界によっては，自発的な参加であることを強調するために，「参加者(participant)」という用語を使うこともある。

被験者間相関 intersubject correlation
同じ課題に取り組んだり同じ刺激を受けている別々の個人でfMRI信号の時系列が共通していること。

被験者間操作 between-subjects manipulation
それぞれの被験者群に別の実験条件を割りあてる実験操作。

被験者間変動性 intersubject variability
被験者間でのfMRIデータのばらつき。被験者内のばらつきに加えて被験者間の課題成績や生理学的な違いを含む。

被験者内操作 within-subjects manipulation
各被験者をすべての実験条件に参加させ行う実験操作。

被験者内変動性 intrasubject variability
被験者内でのfMRIデータのばらつき。熱ノイズ，システムノイズ，生理的ノイズや課題遂行に関して生じる脳の活動パターンのばらつきなどを含む。

非識別化 de-identification
研究データや医療情報から特定の個人が導かれうる情報を削除すること。

皮質 cortex
脳の外側表面を覆っている細胞の薄い層。

皮質コラム cortical column
大脳皮質を組織する基本単位。大脳皮質の垂直な小区画からなり，いくつかの共通の機能(例えば受容野)をもつニューロンを含む。隣の皮質コラムのニューロンとは機能的に区別される。

皮質層(皮質薄層) cortical layer (cortical lamina)
ニューロンの種類，密度，サイズ，形状の違いによって区別される新皮質の灰白質にある6つの細胞層。

皮質直接刺激 direct cortical stimulation
神経活動を活性化もしくは阻害するために，微小電流を脳組織に直接流すこと。通常，ヒトの脳外科手術では，重要な脳領域の位置を同定するために皮質直接刺激が実施される。

非線形性 nonlinearity
2つ以上の事象に対する組み合わさった反応が，個別の事象に対する独立の反応の合計に等しくないという特性。

尾側 caudal
脳の後部方向。

標識面 labeling plane
灌流画像法で，最初に標識パルスが適用される平面。

標準化 normalization
個々の被験者におけるMRIデータを，標準的な画像の空間的特性に合わせるため変換すること。標準的な画像は，多くの人から得られた脳画像を平均化してつくられる。

標準誤差 standard error
測定値と真の値との不一致の可能性を表すのによく使われる推定値。多くの場合，データのばらつきの尺度(すなわち，標準偏差)とサンプル中のデータ数から計算される。

標準偏差 standard deviation
サンプル内のデータのばらつきを表すために一般的に使われる尺度。

表面コイル surface coil
関心部位に非常に近接した頭部表面に置くRFコイル。表面コイルは離れた部位からの信号には感度が悪いが，近接した部位からの信号に

は優れた感度を有する。

品質保証 quality assurance
実験の解析に悪影響を与えるようなfMRIデータにおける問題をみつけるために行われる一連の検査。

ファミリーワイズエラー率 family-wise error rate (FWER)
すべての統計的検定の中で少なくとも1つの第一種過誤が起こる確率。

ファントム phantom
MRI装置を検査するために用いられる物体。多くのファントムは特性がよくわかっている液体やジェルで満たされており、スキャナ装置の問題を簡単に同定することができる。

フィルタ filter
fMRIに関していえば、データの時間・空間周波数要素を除くためのアルゴリズム。

フーリエ変換 Fourier transform
信号(強度の時間変化)をパワースペクトルに変換するための数学的手法。

フェーズドアレイ phased array
高い感度を維持しながら撮像できる空間領域を広げられるように、複数の表面受信コイルを配置する方法。

不応期 refractory period
後に続く刺激への反応が減少する期間。BOLD fMRIでは、多くの種類の刺激に対する不応期は6秒ほどである。

不応性効果 refractory effect
先行する反応の特徴に基づいて、反応の振幅とタイミングが変化すること。

複雑型細胞 complex cell
単純型細胞よりも広い受容野をもち、特定の選好方位の刺激がその受容野内のどこに呈示されても反応するニューロン。

腹側 ventral
体幹の前部(腹部)方向、あるいは脳の底部方向。

不等分散 heteroscedastic
実験条件間でノイズ分布が異なっているという特性。

部分最小二乗法 partial least squares (PLS)
機能神経画像の解析法の1つ。特定の実験操作によって(信号)強度が変動する成分をみつけだすために用いられる。

部分容積効果 partial volume effect
1つのボクセル内に複数の異なる細胞組織や機能的領域からの信号が含まれることによって生じる相互作用。

フリップ角 flip angle
巨視的磁化が励起により倒れる角度。

ブロードマン領野 Brodmann area
Korbinian Brodmannによる影響力ある細胞構築学に基づく脳の区分。

ブロック block
ある条件に属する試行群を含む時間区分。

ブロックデザイン blocked design
異なる実験条件を別々のブロックに分ける実験デザイン。分けることでそれぞれの条件を長く提示できる。

ブロッホ方程式 Bloch equation
スピン系の巨視的磁化が時間変動する磁場によりどのように変化するかを表した式。

プロトン密度画像 proton-density imaging
各ボクセル内に存在するプロトンの数を反映したMR画像。

分解能単位(リセル) resolution element (resel)
fMRIボリュームデータ中の独立した統計的検定。

吻合 anastomosis
血管の分枝が相互に再結合すること。

分散微分 dispersion derivative
モデルに加えると、血流動態応答の時間幅に関する小さなばらつきに対してモデルの頑健性が高まる回帰子。

吻側 rostral
脳の前部方向。

分布 distribution
ある条件下における変数の変化のパターン。例えば、正規分布は特徴的なベル型をとる。

平滑度 smoothness
近傍のボクセル同士で時系列が相関する度合い。

平行状態 parallel state
主磁場に沿った方向に原子スピンが歳差運動する低いエネルギー状態。

並進 translation
空間上の軸に沿って動くこと(回転は含まれない)。

平面展開マップ flat map
皮質面の折りたたみを開き、平面に展開して皮質上での部位による違いを見えるようにしたもの。fMRIでは、視覚野の構成を表すのによく用いられる。

ベクトル vector
大きさと方向の両方をもつ量。本書ではボールド体(太字)で記す。

変数 variable
実験において変動する数量。測定もしくは操作される。

方位選択性コラム orientation column
視覚野において垂直に組織されたニューロンの集合体。線のような特定の方向の刺激に選択的に反応する。

放射線学的慣習 radiological convention
被験者に相対しているときのように，画像の左側が脳の右側に対応するよう表示すること。

膨張展開した脳 inflated brain
皮質面を風船のように変形させて，脳回や脳溝の折りたたみを取り除き，賦活部位が見やすいようにしたもの。

ボーラス bolus
ある系に投与され，その系全体に経時的に広がる物質の量。

ボクセル voxel
三次元体積の最小構成要素。

ボクセルワイズ解析 voxel-wise analysis
個々のボクセル(もしくはボクセルの小集合)の機能的特性に関する仮説を統計的に検証すること。しばしば脳全体で行われる。

ポジトロンエミッション断層撮影法 positron emission tomography (PET)
注入された放射性物質の動きに基づいて画像を形成する機能神経画像。

ポリグラフ polygraph
嘘をついているかどうか判断するための複数の生理学的な指標を測定する装置。広く普及しているにもかかわらず，ポリグラフは現実世界での嘘発見器として最小限の有効性しかないことがわかっている。

ボリューム volume
脳全体の(三次元)画像。複数のスライスとボクセルからなる。

ボリュームコイル volume coil
サンプル全体をほぼ同じ感度で囲むRFコイル。

ボンフェローニ補正 Bonferroni correction
多重比較の際のファミリーワイズエラー率を補正する方法の1つ。α値(有意水準)を独立した検定の数で割る。

● ま行

前向き推論 forward inference
実験操作(すなわち，独立変数を変えること)をもとに従属変数の効果を推測すること。

膜電位 membrane potential
イオン勾配により細胞膜表面の内側と外側で生じる電位差。

マルチチャネルイメージング(パラレルイメージング) multi-channel imaging (parallel imaging)
1つの励起パルスによるデータを収集するのに複数の受信チャネルを用いる手法。

マルチバンド法(同時マルチスライス法) multi-band (MB) imaging〔simultaneous multi-slice (SMS) imaging〕
撮像時間短縮技術の一種。同時に複数のスライスを撮像し，後処理でそれぞれのスライスに分けることができる。これにはRFアレイの個々のコイルにおける感度の違いを用いる。

マルチボクセルパターンアナリシス multi-voxel pattern analysis (MVPA)
fMRI研究において，ボクセル全体の賦活の相対的変化を入力データとして使用するパターン識別法。

ミエリン(髄鞘) myelin
軸索周囲に鞘を形成する脂肪性物質。活動電位の伝達を高速化する働きを有する。

見かけの拡散係数 apparent diffusion coefficient (ADC)
拡散の等方性を仮定した拡散の定量値。

右ねじの法則 right-handed screw rule
運動する電荷や電流から磁気モーメントの方向を決めるための方法。スピンの方向に右手の指を曲げると，親指の方向が磁気モーメントの向きとなる。

ミサイル効果 projectile effect
MRIスキャナのボアに向かって固定されていない強磁性体が空中を動くこと。

未知のリスク unknown risk
一般的な科学に基づいて予想できないが，研究や臨床に影響を与えうる負の転帰。ほとんどのfMRIセンターでは，胎児への未知のリスクのために妊婦に撮像を行わない。

無課題ブロック null-task block
被験者には課題を求めない対照ブロック。基底ブロック(baseline block)や非課題ブロック(non-task block)とも呼ばれる。

毛細血管 capillary
血液から組織への酸素とグルコースの放出および組織中の不要な二酸化炭素の除去が行われる，小さく壁の薄い血管。

目的関数 cost function
対象の比較を行うときに，残差を決定するための量。

モックスキャナ mock scanner
本物のMRIスキャナを真似てつくられた装置。多くの場合はスキャナ本体や被験者が寝るためのベッド，そしてスキャン中の音まで再現されている。

モデル model
従属変数を予測するための独立変数(およびこれらの変数間の関係)の集合。

● や行

有意性検定 significance testing
帰無仮説が真であるかどうかを評価する方法。また，仮説検定（hypothesis testing）としても知られる。

有限インパルス応答 finite impulse response (FIR)
それぞれの時間単位を独立した関数（すなわち，インパルス）で取り扱う信号処理法。観察される応答関数の形状について何の仮定も置かないところが最大の利点である。

有線伝達 wired transmission
1つのニューロンから近傍にあるニューロンへのシナプス間隙を介する情報伝達。シナプス伝達と同義に使われることが多い。

誘発磁場 evoked magnetic field (EMF)
特定の刺激に反応して生じる脳磁図信号の変化。誘発磁場は磁性という観点以外は，脳波に対する誘発電位もしくは事象関連電位と同等のものである。

誘発電位 evoked potential
感覚刺激に反応して生じる電場電位。

陽極 anode
正の電荷またはイオンの発生源であり，自由電子を引きつける。

容積導体 volume conductor
連続的に導電性をもつ媒体。脳，髄膜，頭蓋，頭皮は1つの容積導体を形成しており，そのどこにおいてもイオンの流れによって生成された電流を計測できる。

抑制性シナプス後電位 inhibitory postsynaptic potential (IPSP)
シナプス後膜の過分極。

横緩和（スピン-スピン緩和） transverse relaxation (spin-spin relaxation)
励起後のスピンの位相コヒーレンスが崩れることにより起こる，巨視的磁化の水平面内成分の消失。

横方向 transverse
主磁場に垂直な方向，もしくはMRI装置のx-y平面方向。

● ら行

ラーモア周波数 Larmor frequency
ある強度の磁場中にあるスピンの共鳴周波数。スピンを高エネルギー準位に励起するために必要な電磁放射の周波数と定義される。低エネルギー準位に戻る際に放出される周波数でもある。

ラスタ raster
ニューロンの活動電位の発火率を記述するもの。横軸に時間をとり，活動電位が発生した時刻に点を表示する。

ラン run
実験課題を休憩なしで行う回数を表す単位。fMRIでは，一般的に5〜10分とされる。同様に課題提示中に収集された機能画像のセットの数を表すこともある。

ランダム化 randomization
交絡因子を除くための処理。交絡因子が独立変数に対しランダムに変動するようにして，その効果を打ち消す。

ランダム効果解析 random-effects analysis
実験操作の効果は大きな母集団からランダムに抽出されたものであるという仮定のもとで行われる解析。社会から被験者を抽出する場合のように，繰り返して観察した際のばらつきが一定の分布をもつ。

リアルタイム解析 real-time analysis
画像データ収集直後に統計的検定を行えるよう，fMRIデータを迅速に解析するため設計された一連の計算ステップ。

リガンド依存性イオンチャネル ligand-gated ion channel
化学的シグナル（リガンド）に反応して開閉を行うイオンチャネル。リガンドは一般的には神経伝達物質であることが多い。

リフォーカスパルス refocusing pulse
最初の励起後の経時的な位相コヒーレンスの消失を補正する180度電磁パルス。

菱脳 hindbrain
脳の最尾側領域。延髄，橋，小脳が含まれる。

理論 theory
ある問題についての思考を導く構成された概念のまとまり。様々な実験仮説を立てるために使うことができる。

励起 excitation
サンプルにその共鳴周波数で電磁エネルギーを送る処理（送信とも呼ばれる）。励起パルスをスピン系に与えると，いくつかのスピンは低エネルギー準位から高エネルギー準位へ遷移する。

レジストリ registry
患者のデータベース。実験研究に参加要請する可能性のある多数の個人の脳損傷部位の情報を含む場合もある。

連続動脈スピンラベリング法 continuous arterial spin labeling (CASL)
第2の送信コイルを使用することで上流に位置する動脈内のスピンを標識し，連続して画像を形成する灌流画像法。

連続変数 continuous variable
ある範囲内において，どのような値でもとりうる変数。

レンダリング画像 rendered image
MRIデータの三次元表示。

ローカライザ課題 localizer task
既知の機能的特性をもつボクセル群を決めるための簡単な実験パラダイム。後に続く別のパラダイムを用いた実験で対象領域の解析をするための準備として行う。

ロジスティック回帰 logistic regression
複数の独立変数を使用して2値結果変数を予想する回帰分析の1つ。

索引

和文，欧文の順に収載。fは図，tは表を表す。

和文索引

●あ

アーチファクト 110
 エコープラナー画像 137
アストロサイト 151
 三者間シナプス 154, 156f
 免疫染色画像 152f
アストロサイト-ニューロン乳酸シャトル 179
アセチルコリン(ACh) 169
頭の動き 271
 fMRI画像に対する影響 272f
 回帰子 344
 並進運動と回転運動 273f
 補正 275
 予防 273
圧縮センシング 428, 429f
アデノシン三リン酸(ATP) 158
アンギオグラフィ 125
安静時結合性 377, 389
アンダーシュート 205

●い

イオン 147, 458
イオン依存性コントラスト 432
イオンチャネル 151, 153f
イオンポンプ 152, 153f, 458
位相 96
位相エンコード 87, 101
 パルスシーケンス 88f
位相エンコード傾斜磁場 86, 103
位相コヒーレンス 123
位置合わせ 275
一次電流 458
一酸化窒素(NO) 174
一般線形モデル(GLM) 336
 計画行列 340f
 等分散 350
遺伝子多型 454
イニシャルディップ 197, 204, 206
 空間的特異性 208f
イベント 311
異方性 129, 424
異方性拡散 129f
異方性比率(FA) 130, 399
イメージングゲノミクス 454, 510
イメージングジェネティクス 454

医療保険の相互運用性と説明責任に関する法律(HIPAA) 497
因果関係 394
 モデル化 395
因果連鎖 296f
陰極 443
インターリーブ刺激提示法 225
インターリーブスライス収集 100, 269
インディケータ 340
インパルス 233, 314
インフォームドコンセント 494

●う・え

ウィリス動脈輪 164

栄養要求 158
エコー時間(TE) 115, 254
 T_1強調画像 118f
 T_2強調画像 121f
 プロトン密度画像 116f
エコープラナー(EPI)画像 199f
 磁化率アーチファクトによる影響 138f
 磁場変動による影響 138f
 信号回復とゆがみ補正 140
 信号損失 138f
 静磁場の不均一による影響 137
 ゆがみ 138f
エコープラナー(EPI)法 19, 136, 199, 422
 k空間充填 136
 アーチファクト 137
 パルスシーケンス 137f
エポック 206, 313
エポック平均 313
延髄 183, 184f, 187f

●お

オイラー標数の期待値 355
応答時間 227, 262
オートラジオグラフィ 159
小川誠二 6, 195
オキシヘモグロビン 194, 197f
 磁気特性 196f
オフレゾナンス励起 71, 74f, 99
折り返し 260
オリゴデンドロサイト 182
音響ノイズ 49
オンレゾナンス励起 71, 74f

●か

外因性コントラスト 113
 磁気共鳴アンギオグラフィ 126
回帰子 334
 関心のある—— 340
 計画行列 340
 直交化 341, 342f
回帰分析 335
介在ニューロン 151
外積 61
外側 182
回転 275
回転座標系 70, 71f, 72
解糖 158
海馬傍回 188f
解剖学的関心領域 357, 358f
カウンターバランス 299
化学シフトイメージング 124
化学シフト画像 124f
 パルスシーケンス 125f
化学シフトコントラスト 124
角運動量 53, 62, 64f, 65
拡散 128
拡散強調 128, 222
拡散強調画像
 グラジエントエコー法 130f
 スピンエコー法 130f
 パルスシーケンス 130f
拡散強調傾斜磁場 128
拡散強調コントラスト 128
拡散性伝達 154
拡散テンソル画像(DTI) 130, 398, 424
 fMRIとの組み合わせ 398, 400f
 灰白質コラムの機能的構造 425f
 線維追跡 131f
 超高分解能 425f
核磁気共鳴(NMR) 17
核磁気共鳴(NMR)特性 53, 61
 原子核 54f
核スピン 61
核誘導 17
確率的脳アトラス 454
確率場理論 355
重ね合わせ 234, 309
仮説駆動型解析 328, 373
 同時賦活 387
下前頭回 187f
画像 18, 81

k空間表現　105f
　　コントラスト　10f
　　磁場マップを使用したゆがみ補正　142f
　　データ収集　135
　　フーリエ変換　105f
画像空間，k空間との関係　105, 106f, 107f
画像再構成　103
下側頭回　188f
可塑性　453
課題周波数　284
活動電位　154, 157, 456
　　エネルギー消費　160f
　　神経伝達物質の放出　155f
カテゴリ変数　293
過分極　157
カラーマップ　366
カルシウム感受性造影剤　432, 433f
眼間外傷テスト　329
　　統計的有意性の検証　330f
寒剤　32
冠状断　183f, 187, 188f
関心領域(ROI)解析　222, 249, 357, 358f
間脳　184
眼優位性　222
眼優位性コラム　223f, 253, 254f
灌流MRI　129
灌流強調画像，機序　134f
灌流強調コントラスト　129
緩和　59, 77

● き

機械学習　408
記述統計学　327
基準画像　366
基底核　185
基底関数　347
起電力(emf)　75
機能回復　453
機能画像
　　構造画像との位置合わせ　279
　　構造画像との比較　280f
　　ゆがみ補正　278f
機能局在論　1, 387, 440
機能神経画像　3
機能的関心領域　358f, 359
機能的結合性　291, 387, 419, 440
　　課題遂行時と安静時の類似する——　389f
機能的コントラスト　11
機能的磁気共鳴画像法(fMRI)　2, 147, 248
　　うつ病の治療　449f
　　拡散テンソル画像との組み合わせ　398, 400f
　　空間分解能　14f, 217
　　経頭蓋磁気刺激法との併用　448
　　時間分解能　14f, 223
　　事象関連電位記録との併用　470
　　電場電位記録との併用　467
　　ノイズの発生源　256

　　脳磁図との併用　472, 474f
　　脳波との併用　470
　　皮質直接刺激との比較　444, 445f
　　歴史　15
機能的充血　148, 180, 193
　　血流増加　173
　　毛細血管　173
機能的信号ノイズ比　250, 251f
　　血管の特徴と磁場強度による影響　255f
機能分解能　14, 253
機能マッピング　404
偽発見率(FDR)　352
　　クラスタサイズによる閾値決定との関係　356
帰無仮説　327
逆フーリエ変換　103
逆向き推論　362, 364f, 385, 483
逆問題　464, 465f
嗅神経　188f
嗅内皮質　188f
橋　183, 184f, 187f, 188f
共線回帰子　341
共変量　340
共鳴　70
共鳴周波数　16
局所電場電位　213, 214f
　　周波数構成　215, 216
巨視的磁化　53, 56, 57f, 66, 69, 92, 93f
　　MR信号に与える影響　76f
　　回転座標系　71
　　縦方向　56
　　横方向　56
均一性　31

● く

空間エンコード　90, 101
空間傾斜磁場　18, 83, 92
空間周波数　105
空間的独立成分分析　376
空間的標準化　280
空間的広がり　254
空間フィルタ　283
　　半値幅　286
　　利点　286
空間分解能　11, 12f, 217
　　fMRI研究に必要な——　222
　　改善　420
　　神経科学技術の——　14f
空間平滑化　222, 285
　　偽陽性率の低下　287f
　　賦活領域の位置に与える影響　288f
空間補間　276
偶発的所見　498
くも膜　182
グラジエントエコー(GRE)画像，脱酸素化血液　195, 196f
グラジエントエコー(GRE)法　103, 116

パルスシーケンス　104f
クラスタサイズによる閾値決定　355
グラスブレイン表示　367
グリア(細胞)　151
繰り返し時間(TR)　114, 223, 254, 332, 395, 427
　　T_1強調画像　118f
　　T_2強調画像　121f
　　プロトン密度画像　116f
グループ解析　359
グルタミン酸　154
グレンジャー因果性　397, 399f
群間比較　364

● け

計画行列　336, 337f
　　一般線形モデル　340f
　　回帰子　340, 345
　　設計　340, 343
　　ヌイサンス回帰子　344f
傾斜磁場　36
　　k空間との関係　102f
　　影響　47
　　拡散強調——　128
　　スピン位相への影響　103f
　　非線形性　110
傾斜磁場コイル　35, 37f
経頭蓋磁気刺激法(TMS)　5, 442, 446, 447f
　　fMRIとの併用　448
　　うつ病の治療　449f
経頭蓋直流電流刺激法(tDCS)　442, 445
　　安静時ネットワークの同時賦活に与える影響　446f
血液酸素化レベル依存性(BOLD)コントラスト　25, 113, 149, 193, 245
　　課題　217
　　視覚刺激中の脳血流との比較　136f
　　神経基盤　212
　　デオキシヘモグロビン　196
血液量
　　酸素分圧による影響　181
　　電気刺激による影響　181
血管
　　構造　172f
　　免疫染色画像　152f
血管系，空間的特異性　219
血管径
　　活性化ニューロンからの距離に応じた変化　175f
　　坐骨神経刺激による影響　169f
血管作動性物質　168
血管造影　→アンギオグラフィをみよ
血管伝導性応答　174
血管トーヌス　162
結合指紋　401
血流　175
　　感覚刺激による影響　168f
　　神経制御　170f, 176

フィードバック制御　168
フィードフォワード制御　168
血流動態　149
血流動態応答　204
　　回帰子　345
　　空間的特異性　254
　　空間的広がり　254
　　サンプリングレートによる影響　224
　　時系列予測における事象持続時間の影響
　　　346f
　　刺激間隔による影響　237f
　　刺激持続時間による影響　228
　　事象関連デザイン　316
　　スライスの撮像時間による影響　270f
　　セッション間のばらつき　264, 265f
　　線形性　232, 233f, 235, 236f
　　相関分析　334, 335f
　　タイミングと振幅の関係　227, 228f
　　統合失調症　237
　　被験者間のばらつき　264
　　被験者内の一貫性　264f
　　非線形性　233f, 237f, 348
　　不応期　236
　　ブロック長の影響　309f
　　ブロックデザイン　309, 310f
　　モデル化　346
血流動態応答関数　346, 347f
血流動態仮説　295f
血流動態バランス　175
血流量　166
　　調節　167
嫌気的解糖　158, 159f
嫌気的代謝　179
研究　497
研究仮説　291, 327
　　過誤　329f
　　検証　295
　　コントラストの組み合わせ　350
　　設定　294, 295f
研究過程　493
研究プロトコル　495
検出　249, 303
検出力　250

●こ

好気的解糖　158, 159f
好気的代謝　179
後交連　188f
　　座標系　281
交差検証　411
構成概念　440, 512
構造画像
　　機能画像との位置合わせ　279
　　機能画像との比較　280f
構造神経画像　3
構造的結合性　387
構造的磁気共鳴画像法　248

構造方程式モデリング(SEM)　395, 396f
交代デザイン　302
剛体変換　275
後頭側頭溝　188f
後頭葉　184f, 186, 187f, 188f
興奮性シナプス後電位(EPSP)　154, 212, 462
興奮毒性　156
硬膜　182
交絡因子　297
効率　292
ゴーストアーチファクト　137f
ゴーレイペア　37f
誤差行列　336, 337f
個人間変動　402
個人差　402, 487
骨相学　1
固定効果解析　360
固有画像　375
固有値　375
固有ベクトル　375
混合行列　376
混合効果解析　360f, 361
混合デザイン　249, 322, 323f
　　回帰子　340f
コントラスト　10, 113, 247, 293, 330, 348
　　MR画像　11f
　　pH依存性——　434
　　T_1——　118f, 121f
　　T_2——　118f, 120, 121f
　　T_2^*——　123
　　イオン依存性——　432
　　外因性——　113
　　化学シフト——　124
　　拡散強調——　128
　　灌流強調——　129
　　機能的——　11
　　血液酸素化レベル依存性(BOLD)——
　　　25, 113, 149, 193, 245
　　神経電磁——　434
　　静的——　113, 114
　　設定　349f
　　動的——　113, 125
　　内因性——　113
　　脳血流量(CBV)——　432
　　パラメータウェイト　348
　　プロトン密度——　115
コントラストウェイト　349
コントラストノイズ比(CNR)　10, 247
　　MR画像　11f
コンピュータ断層撮像法(CT)　202f

●さ

サーチライト　410
歳差運動　54, 55f, 64
最小二乗誤差　337
細静脈　163
細動脈　162

細胞構築　185, 283, 358
細胞構築マップ，Brodmannの——　186f
細胞体　150
細胞膜　151
撮像視野(FOV)　108
撮像面，灌流強調画像　133, 134f
査読　493
差分　297, 330
サポートベクターマシン(SVM)　411
残差　337
三者間シナプス　154, 156f
参照(基準)ボリューム　275
酸素化ヘモグロビン　194, 197f
酸素-グルコース指数　175
酸素摂取率(OEF)　304
　　脳活動の基底状態の指標　305f
サンプリングレート　12
　　画像に及ぼす影響　108f
　　血流動態応答に対する影響　224
　　時間分解能に対する影響　224
サンプル　327

●し

シードボクセル　390
磁化
　　スピン　68
　　スピン系　56
磁化率アーチファクト　123, 255, 419
　　エコープラナー画像　138f
　　高磁場による影響　256f
　　スパイラル画像　138f
時間的独立成分分析　377
時間微分　346
時間フィルタ　283, 284
時間分解能　12, 223
　　fMRI研究に必要な——　226
　　改善　427
　　神経科学技術の——　14f
時間補間　270
時間領域　338
磁気回転比　63
磁気共鳴(MR)　16
　　初期研究　15
　　バルク物質　17
磁気共鳴アンギオグラフィ(MRA)　125
磁気共鳴(MR)画像　11
　　アーチファクト　110
　　一次元画像　86
　　画像形成時に起こりうる問題　109
　　傾斜磁場の非線形性による影響　110
　　形成　81
　　三次元画像　109
　　信号損失　110
　　静磁場不均一による影響　110
　　二次元画像　87
　　ゆがみ　110
磁気共鳴画像法(MRI)　2, 81

安全性　40
　　高磁場を用いることの課題　255f
　　他の撮像法と比べた利点　22
磁気共鳴(MR)信号　33, 58, 97
　　解析　92
　　緩和機序　59
　　機能的信号ノイズ比の増加による影響　251f
　　時間変化　248f
　　受信　57, 69, 75
　　発生　51, 78
磁気共鳴(MR)信号式　97
磁気モーメント　53, 62, 64f, 65, 67
　　リチウム核　16f
軸位断　183f, 187, 188f
軸索　150
軸索小丘　157
時系列　202, 248
刺激間隔　311
刺激関連過程　322
試行　249
視交叉　188f
試行分類　321
事後記憶　321, 403, 508
視床　184, 187f, 188f
事象　311
視床下部　184
事象関連デザイン　249, 311, 313f
　　原理　313
　　刺激間隔が変動する場合と一定の場合の効率
　　　319f
　　刺激間隔の影響　315f
　　周期的——　315
　　柔軟性　317f
　　統計的検定　332
　　特徴　320f
　　ブロックデザインとの比較　312f
　　利点　316
事象関連電位(ERP)　312, 465
事象関連電位(ERP)記録
　　fMRIとの併用　470
　　頭蓋内計測　468f
事象関連電位(ERP)成分　465
矢状断　183
システム　388
システムノイズ　258
施設内審査委員会(IRB)　495
事前着色化　285
事前白色化　285
磁束　54
実験　291
実験回帰子　340
実験過誤　329f
実験室系　70, 71f
実験条件　295
実験デザイン　291
　　遺伝学的アルゴリズムを用いた——　321f
　　原則　292, 299
　　モデル構築　330, 334

ジッタリング　231, 316, 319
シナプス　153
　　神経伝達物質の放出　155f
シナプス可塑性　154
シナプス間隙　154
シナプス後電位(PSP)　212, 462
　　エネルギー消費　160f
シナプス電位　154
磁場強度　31
　　信号との関係　262f
　　信号ノイズ比との関係　252
　　ノイズとの関係　262f
　　賦活の空間分布　253
磁場均一性　31
磁場補正　141f
磁場マッピング　277
磁場マップ　277
シミング　425
シムコイル　37, 277
　　磁化率アーチファクトの低減　141f
シャンデリア細胞　150f
重回帰　335, 373
周期的事象関連デザイン　315
収束的検討　439, 492
従属変数　292, 328
集団効果　364
自由度　331
終脳　185
周波数エンコード　85, 101
　　パルスシーケンス　87f
周波数エンコード傾斜磁場　86, 104
周波数領域　338
周皮細胞　163, 172
樹状突起　150
受信　33, 58, 75
受信コイル　17
主成分分析(PCA)　374
術前計画　404
受容野　457
順応　238
順問題解　469
準ランダムデザイン　319
　　特徴　320f
小血管，血管外スピンに対する効果　221f
条件　292
上行性／下行性スライス収集　269
常磁性　149, 194
上前頭回　187f
上側頭回　187f
状態関連過程　322
冗長な安全対策　502, 503f
章動　73
小脳　150, 183, 184f, 187f, 188f
静脈　163
　　解剖学的構造　163
静脈洞　164
小領域多重比較補正　354
シルヴィウス溝　186, 187f, 188f

人格尊重　494
神経核　171, 184, 422
神経学的慣習　366
神経仮説　295f
神経画像，ゲノミクス　454
神経活動　175
　　BOLD信号変化　205f, 214f
　　血流動態応答　204
　　血流量の変化　166
　　電気刺激による影響　181
　　脳血流量と脳血液量の相対的変化　205f
　　モデル化　345
神経血管単位　172
　　構造　172f
神経現実主義　489
神経電磁コントラスト　434
神経伝達物質　154, 155f
神経本質主義　487
信号　246
　　磁場強度との関係　262f
　　定義　247
信号加算平均　312
信号ノイズ比(SNR)　247, 330
　　生の——　247
　　機能的——　250
　　磁場強度との関係　252
心的仮説　295f
　　交絡因子　297
振動磁場　16
　　感度上昇　436
新皮質　150, 185
　　構造　185f
心理学的回帰子　391
心理学的構成概念　440
心理生理学的回帰子　391
心理生理学的交互作用(PPI)　390, 394f

●す

推測統計学　327
錐体細胞　151, 185f
推定　249, 303
随伴現象　296, 394
髄膜動脈　165
頭蓋骨ストリッピング　501f
スカラー　61
スキャナドリフト　259, 308, 333f
スケーリング　233, 234f
スパイラル画像
　　磁化率アーチファクトによる影響　139f
　　磁場変動による影響　140f
　　信号回復とゆがみ補正　140
　　信号損失　139f
　　ゆがみ　140f
スパイラル法　138
　　k空間充填　139
　　パルスシーケンス　137f
スピン　53, 61

索引 す〜て 547

外部磁場中の—— 54, 64
高エネルギー準位と低エネルギー準位
　　55f, 57f
磁化 68
プロトン 53f
スピンエコー(SE)画像，脱酸素化血液 196f
スピンエコー(SE)法 116, 221
　　大血管効果 222
スピン系 53, 61
　　緩和機序 77
　　磁化 56
　　励起 57, 69
スピン-格子緩和 59, 77
スピン-スピン緩和 59, 77
スピンロック 436
スモールボリュームコレクション 354
スライス 83, 98, 249
　　位置と厚さの変更 100f
スライス選択 83, 84f, 98, 99f
スライス選択パルス 99f

●せ

正義 495
正規分布 331
整合フィルタ 286
静止電位，エネルギー消費 160f
静磁場 3, 30, 32f, 54, 64, 92, 425
　　ヒトの生理機能へ及ぼす影響 44
静磁場コイル 37f
静磁場不均一性 110
　　予防 277
正中矢状断 183, 187f
静的コントラスト 113, 114
生物物理学的特性 147
青斑核 171, 176
成分 374
生理学的回帰子 391
生理的ノイズ 259, 261f, 262f
ゼーマン効果 57
脊髄 184f, 188f
セグメンテーション 118, 278, 359
舌状回 188f
セッション 248
線維束 387
線形システム 232, 233f, 313
　　特性 233
線形性 235
　　課題 236
　　血流動態応答 232
善行 495
前交連 184f, 188f
　　座標系 281
潜在変数 382
前処理 246, 267
尖頂樹状突起 459
前頭前回 187f
前頭葉 184f, 186, 187f, 188f

前脳 185
前皮質動脈 165

●そ

造影剤 200
相関係数 334
相関分析 334
　　実験データと仮定血流動態応答との一致
　　335f
相互情報量 276
操作技術 4, 5f
送信コイル 17
相同 444
相反原理 75
測定技術 4, 5f
側頭葉 186, 187f, 188f
側頭葉下部 188f
速度エンコード位相コントラストMRA (VENC-
　　PC MRA) 127
　　パルスシーケンス 127f
側脳室 188f
側副溝 188f

●た

第一種過誤 328, 329f, 352
大血管，血管外スピンに対する効果 221f
大血管効果 221
代謝 175
帯状回 184f, 187f, 188f
対照条件 295
対照ブロック 302
体積記録器 148f
体積電流 459
大脳 185
　　血液供給 162f
大脳皮質 150, 185
大バスケット細胞 150f
対比 348
タイムオブフライトMRA (TOF MRA) 126
　　信号生成機序 126f
　　パルスシーケンス 127f
タイムロック 312
第二種過誤 329, 352
　　クラスタサイズによる閾値決定 356
多重比較の問題 286, 351
多重比較補正 351
脱酸素化血液 195, 196f
脱酸素化ヘモグロビン 194
脱分極 154
縦緩和 59, 77
縦磁化 93, 94f, 114
　　緩和 77
ダブルブーケ細胞 150f
タライラッハ座標系 281
単一細胞記録 456
単一ユニット記録 213, 214f, 456

欠点 461
サルに対する—— 457f
遅延眼球運動課題 461f
ヒトに対する—— 462f
分解能 460
利点 460
単乖離 450
単純型細胞 457
単発経頭蓋磁気刺激法 447

●ち

知的所有権 510
中心溝 186, 187f
中心後回 187f
中枢自動調節能 167
中枢神経系(CNS) 182
　　情報処理 149
中前頭回 187f
中側頭回 187f
中脳 184, 187f
超常磁性酸化鉄(SPIO)ナノ粒子 431, 432f
超伝導電磁石 32
直交 341, 375
直交化 341

●つ・て

釣り合わせ 299

デアクティベーション 304
ディスコネクション仮説 400
ディセプション(騙し) 496
定位座標系 281
抵抗血管 166
定量的磁化率マッピング(QSM) 421
　　小脳核 422f
　　皮質下核 422f
　　皮質表面 421f
データ行列 336, 337f
データ駆動型解析 329, 373, 374f
データ量削減 375
デオキシヘモグロビン 194
　　BOLDコントラスト 196
　　BOLD信号 210
　　血管外位相分散効果 220
　　磁気特性 196f
　　電気刺激による影響 181
テストセット 411
デフォルトモードネットワーク 304, 305f, 390
電位依存性イオンチャネル 152
電位依存性ナトリウムチャネル 157
電気双極子 464
電気発生 456, 458
電子伝達系 158
テンソル 129
伝達活動 151
伝達動脈 165

電場電位　456, 462
　　逆問題　464, 465f
　　信号源の推定　463, 464f, 465f
電場電位記録
　　fMRIとの併用　467
　　機能局在の同定　466
　　頭蓋内計測　464
　　頭皮上計測　466f, 468, 469f
　　皮質上計測　466f
電離放射線　22, 178
電流源　458
電流シンク　458
電流双極子　459

● と

島　187, 188f
洞　255
同意書　495, 496f
等価双極子　460
同型　440
統計解析　327, 373
統計パラメータマップ　366
統計マップ　328f, 366
盗血　177
統合型RF・シミングアレイ　426, 427f
統合活動　150
同時撮像　383
同時賦活　307, 387, 388f
同時マルチスライス法　430, 431
頭頂後頭溝　184f, 187f
頭頂葉　184f, 186, 187f
動的因果モデリング(DCM)　396, 397f, 398f
動的コントラスト　113, 125
等能論　442
頭部固定装置　274f
等分散　350
等方性　128, 217, 424
等方性拡散　129f
動脈　162
　　解剖学的構造　163
動脈スピンラベリング法(ASL)　132, 134f
　　縦磁化　133
特異値分解　380
読心術　506
特性　510
特徴選択　410
独立成分分析(ICA)　375
　　fMRIデータへの適用　376f
　　安静時ネットワークの同定　378f
　　課題に関連した成分と関連しない成分の抽出　377f
　　機能的結合性に基づく後帯状皮質の小区域同定　382f
　　ノイズ除去によるfMRI解析の空間的特異性の改善　379f
独立変数　292, 328
ドパミン　171

トラクトグラフィ　130, 132f
トリカルボン酸(TCA)回路　158
トルク　62, 64
トレーニングセット　411

● な

内因性コントラスト　113
　　灌流強調画像　132
　　磁気共鳴アンギオグラフィ　126
ナイキストゴースト　137f
ナイキスト周波数　284
内積　61
内側　182
内包　188f
内包後脚　188f
内包前脚　188f
ナトリウム-カリウムポンプ　152, 153f
生の信号ノイズ比　247
並べ替え　354, 382
並べ替え検定　354
軟膜　182

● に

二重乖離　388, 450
乳頭体　188f
ニュルンベルク綱領　494
ニューロエコノミクス　516
ニューロマーケティング　515
ニューロン　147, 150
　　エネルギー消費　158
　　血流の制御　176
　　構造　150f
　　三者間シナプス　154, 156f
　　情報伝達　153
　　脱分極後の電流の流れ　458f
　　ドパミン作動性——　171f
認知神経科学　439
　　研究の戦略　441

● ぬ・ね

ヌイサンス(局外)回帰子　343
　　頭の動きを説明する——　344f

ねじれ　45
ネットワーク　388
熱ノイズ　246, 257, 262f

● の

ノイズ　245
　　MR画像によくみられる——　268f
　　動きによる——　259
　　課題成績のばらつきによる——　262
　　課題とは無関係な神経活動による——　262
　　システム——　258

　　磁場強度との関係　262f
　　生理的——　259, 261f, 262f
　　定義　247
　　熱——　257, 262f
脳
　　栄養要求　158
　　エネルギー収支　159, 160f, 216
　　解剖学的構造のばらつき　455f
　　機能回復　453
　　機能的可塑性　452f
　　形状と大きさの個人差　281f
　　動脈系　164f
　　ノイズ分布　258f
　　微小循環　165, 166f
　　平面表示　368f
　　膨張展開した——　368
脳回　185
脳画像
　　科学に対する評価に与える影響　491f
　　異なる空間分解能で撮像した　13f
脳活動
　　基底状態　305f
　　無課題条件　306f
脳幹　184, 188f
脳機能測定法　456
脳グルコース代謝率(CMR_{glu})　175, 178
脳血液量(CBV)コントラスト　432
脳血管系　161
脳血流量　177
脳溝　185
脳酸素代謝率(CMR_{O_2})　175, 178, 215
　　電気刺激による影響　181
脳磁図(MEG)　5, 147, 427, 456, 472, 473f
　　fMRIとの併用　472, 474f
脳室　182
脳実質抽出　286
脳静脈，構成　165f
脳脊髄液(CSF)　182
脳損傷研究　449
　　fMRI研究との組み合わせ　452
　　依存に対する島皮質の因果関係　451f
　　データ駆動型解析　452f
脳代謝　158
脳動脈，構成　165f
濃度勾配　151
脳葉　186
脳波(EEG)　5, 147, 312, 427, 456
　　fMRIとの併用　470
脳梁　184f, 187, 188f
脳梁膝部　187f
脳梁膨大部　187f
ノルアドレナリン(NA)　171
　　血液分布への影響　176f

● は

バイアス磁場推定　278, 279f
バイオフィードバック　405

索引 は～ほ

バイオマーカ　403
背側　182, 183f
ハイパースキャニング　383
ハウスキーピング　159
パターン識別　408, 410f
　　意識的な決定の予測　414f
　　可能性と課題　412
パターン識別器　411
速さと正確さのトレードオフ　263
パラメータウェイト　336
　　コントラスト　348
パラメータ行列　336, 337f
パラメトリック回帰子　341
パラメトリック解析　343f
パラメトリック効果　341, 364
　　モデル化　342, 343f
パラレルイメージング　34, 142, 143f, 419
　　k空間充填　142
バルーンモデル　205
バルク物質　17
パルスシーケンス　3, 38, 84
　　T_1強調画像で使用される――　119f
　　T_2強調画像で使用される――　122f
　　T_2^*強調画像で使用される――　123f
　　位相エンコードに必要な――　88f
　　エコープラナー法で使用される――　137f
　　化学シフト画像で使用される――　125f
　　拡散強調画像で使用される――　130f
　　グラジエントエコー法で使用される――　104f
　　磁化率アーチファクトの低減　141f
　　周波数エンコードに必要な――　87f
　　スパイラル法で使用される――　137f
　　スピンロックによる振動磁場に対する感度の上昇　436f
　　スライス選択に必要な――　85f
　　速度エンコード位相コントラストMRAで使用される――　127f
　　タイムオブフライトMRAで使用される――　127f
　　パルス動脈スピンラベリング法で使用される――　135f
　　プロトン密度画像で使用される――　117f
パルス動脈スピンラベリング法(PASL)　133, 134f
　　EPISTAR (echo-planar imaging at steady state with alternating inversion recovery)　134f
　　FAIR (flow-sensitive alternating inversion recovery)　134f, 135
　　パルスシーケンス　135f
パワースペクトル　256, 257f
汎化　410f
反磁性　149, 194
半視野　230
反転回復(IR)法　120f
反応時間　263
　　被験者間のばらつき　263f
反復強化　240
反復経頭蓋磁気刺激法　447
反復抑制　240
反平行状態　55, 64
　　平行状態とのエネルギー差　66

●ひ

ピーク　205
被殻　188f
比吸収率(SAR)　48
ピクセル　11
被験者　248, 494
被験者間解析　359
被験者間相関　383, 385f, 386f
被験者間操作　294
被験者間変動性　263
被験者内操作　293
被験者内変動性　263
非識別化　501
皮質　182
皮質コラム　424
皮質層　185, 253
　　血管分布　167f
　　構造　185f
皮質直接刺激　442, 443f
　　fMRIとの比較　444, 445f
皮質薄層　185
皮質マッピング　404
尾状核　188f
非線形性　236
尾側　182, 183f
ヒトコネクトーム　392
標識面，灌流強調画像　133, 134f
標準化　222, 279, 280
標準誤差　331
標準偏差　331
表面コイル　33, 34f
　　記録される信号　35f
品質保証　267, 268f

●ふ

ファミリーワイズエラー率(FWER)　352
ファントム　268, 269f
　　ゆがみ補正　278f
ファントム画像　142
フィールドマップ　277
フィルタ　283
フーリエ解析，BOLD信号の周波数と位相情報の計算　338f
フーリエ変換　89, 102, 105f, 338
フェーズドアレイ　33, 34f
　　記録される信号　35f
不応期　236
不応性効果　232
　　脳領域ごとの――　237
複雑型細胞　460

腹側　182, 183f
不等分散　350
部分最小二乗法(PLS)　380
部分容積効果　218, 219f, 253
フリップ角　73, 117f, 225
ブロードマン領野　186, 358
ブロック　300
ブロックデザイン　249, 300, 304, 308f, 338
　　t検定　332
　　回帰子　341
　　血流動態応答の形に対する感度　310f
　　原理　301f
　　コントラストの設定　332
　　事象関連デザインとの比較　312f
　　設定　302
　　統計的検定　330
　　特徴　320f
　　利点と欠点　303
ブロッホ方程式　78, 92
プロトン
　　高エネルギー準位と低エネルギー準位　55f
　　スピン　53f
プロトン密度画像　115
　　小さいフリップ角の適用　117f
　　パルスシーケンス　117f
プロトン密度コントラスト　115
　　繰り返し時間とエコー時間の選択　116f
分解能　11
分解能単位　355
吻合　164
分散微分　347
吻側　182, 183f
分配動脈　165
分布　331

●へ

平滑度　355
平行状態　55, 64
　　反平行状態とのエネルギー差　66
閉所恐怖症　48
並進　45, 275
平面展開マップ　368
ベクトル　61
ヘルムホルツペア　32f
変数　292
扁桃体　188f

●ほ

方位選択性コラム　206
放射線学的慣習　366
紡錘状回　188f
膨張展開した脳　368
ボーラス　126, 200
ボクセル　12, 249
ボクセルサイズ，fMRI画像に与える影響　218
ボクセルワイズ解析　249, 357

ポジトロンエミッション断層撮影法（PET）　4, 178
ポリグラフ　508
ボリューム　109, 248
ボリュームコイル　33, 34f
　　記録される信号　35f
ボンフェローニ補正　352, 353f

● ま

前向き推論　362
マクスウェルペア　36
膜電位　153
マルチチャネルイメージング　34, 142, 143f, 419
マルチバンド法　430
マルチボクセルパターンアナリシス（MVPA）　409
マルチユニット記録　213, 214f

● み

ミエリン　182
見かけの拡散係数（ADC）　128, 133f
右ねじの法則　53, 62
ミサイル効果　44, 46f
未知のリスク　503

● む・も

無課題ブロック　302

毛細血管　162
　　機能的充血　173
　　血管拡張　172
　　構造　163f
　　神経制御　171f
目的関数　276, 337
モックスキャナ　49, 275
　　頭の動きの予防　275f
モデル　334
モデル構築　334

● ゆ・よ

有意性検定　328
有限インパルス応答（FIR）　347
有線伝達　153
誘発磁場（EMF）　472
誘発電位　465

陽極　443
容積導体　459
抑制性シナプス後電位（IPSP）　157, 212, 462
横緩和　59, 77
横磁化　95, 114
　　緩和　77

● ら

ラーモア周波数　54, 66, 92
ラジオ周波数電磁場，影響　48

ラスタ　460
ラン　248
ランダム化　298
ランダム効果解析　360f, 361

● り

リアルタイム解析　404
リガンド依存性イオンチャネル　152
リセル　355
リフォーカスパルス　116, 119, 122f
菱脳　184
理論　295

● れ・ろ

励起　33, 58, 70
　　スピン系　57, 69
レジストリ　450
レチノトピー　7
レベル　292
連続動脈スピンベリング法（CASL）　132, 134f
連続変数　293
レンダリング画像　367

ローカライザ課題　359
ロジスティック回帰　403

欧文索引

● 数字・ギリシャ文字

2段階回帰独立成分分析　380, 381f
90度励起パルス　58
180度励起パルス　58

α 値　328
　　設定　352
　　独立した検定の数の推定　354
γ-アミノ酪酸（GABA）　156

● A

acetylcholine（ACh）　169
action potential　157, 456
adaptation　238
ADC　→ 見かけの拡散係数をみよ
adenosine triphosphate（ATP）　158
aerobic glycolysis　158
aliasing　260
alpha value　328
alternating design　302
anaerobic glycolysis　158
anastomosis　164
anatomical region-of-interest　357
angular momentum　53
anisotropic　129, 424
anode　443
antiparallel state　55, 64
apical dendrite　459
apparent diffusion coefficient（ADC）　128
arachnoid　182
arterial spin labeling（ASL）　132
arteriole　162
artery　162
ascending/descending slice acquisition　269
ASL　→ 動脈スピンラベリング法をみよ
astrocyte　151
astrocyte-neuron lactate shuttle　179
ATP　→ アデノシン三リン酸をみよ
Attwell, David　159
autoradiography　159
averaged epoch　313
axial　187
axon　150
axon hillock　157

● B

b 値　129
　　BOLDマップに与える影響　133f
B_0　→ 静磁場をみよ
B_{1eff}　71
balloon model　205
basal ganglia　185
base image　366
basis function　347
beneficence　495
between-subjects manipulation　294
bias field estimation　278
biofeedback　405
biomarker　403
biophysical property　147
Bloch, Felix　17f
Bloch equation　78, 92
block　300
blocked design　249, 300
blood-oxygenation-level dependent（BOLD）
　　contrast　25, 113, 149, 193, 245
BOLD血流動態応答　204, 205f, 207f
BOLDコントラスト　→ 血液酸化レベル依存性コントラストをみよ
BOLDコントラスト画像　195f
BOLD信号　197f
　　局所電場電位の周波数構成との関係　216f
　　サンプリングレートによる影響　224
　　時間変化　246f
　　刺激間隔による影響　237f
　　刺激持続時間による影響　228
　　磁場強度による影響　253f
　　神経活動との関係　214f
　　正の──　210
　　大血管　221
　　単一事象の提示による変化　204f
　　デオキシヘモグロビン　210
　　不応性効果　232
　　負の──　210
　　ブロック長の影響　309f
　　毛細血管　221
bolus　126, 200
Bonferroni correction　352
brain extraction　286
brain stem　184
Broca, Paul　5
Brodmann, Korbinian　186
Brodmann area　186, 358

● C

calcium-sensitive contrast agent　432
capillary　162
CASL　→ 連続動脈スピンラベリング法をみよ
categorical variable　293
cathode　443
caudal　182
causality　394
central autoregulation　167
central nervous system（CNS）　182
central sulcus　186
cerebellum　150, 183
cerebral blood volume（CBV）contrast　432
cerebral cortex　150, 185
cerebrospinal fluid（CSF）　182
cerebrum　185
chemical shift imaging　124
circle of Willis　164
cluster-size thresholding　355
CMR_{glu}　→ 脳グルコース代謝率をみよ
CMR_{O_2}　→ 脳酸素代謝率をみよ
CNR　→ コントラストノイズ比をみよ
CNS　→ 中枢神経系をみよ
coactivation　387
collinear regressor　341
color map　366
complex cell　460
component　374
compressed sensing　428
concentration gradient　151
condition　292
conducting artery　165
confounding factor　297
connectional fingerprint　401
consent form　495
construct　440, 512
continuous arterial spin labeling（CASL）　132
continuous variable　293
contrast　10, 113, 247, 293, 330
　　blood-oxygenation-level dependent
　　　（BOLD）──　25, 113, 149, 193, 245
　　cerebral blood volume（CBV）──　432
　　endogenous──　113
　　exogenous──　113
　　functional──　11
　　motion──　113
　　neuroelectromagnetic──　434
　　static──　113, 114
contrast agent　200
contrast weight　349
contrast-to-noise ratio（CNR）　10, 247
control block　302
control condition　295
converging operation　439, 492
coregistration　275
coronal　187
corpus callosum　187
correlation analysis　334
correlation coefficient　334
cortex　182
cortical column　424
cortical lamina　185
cortical layer　185, 253
Coryell, Charles　194
cost function　276, 337
counterbalancing　299
covariate　340
cross product　61
cross-validation　411
cryogen　32
CSF　→ 脳脊髄液をみよ
CT　→ コンピュータ断層撮像法をみよ
current dipole　459

current sink 458
current source 458
cytoarchitecture 185, 283, 358

● D

da Vinci, Leonard 2f
Damadian, Raymond 18, 20f
data matrix 336
data reduction 375
data-driven analysis 329, 373
dB/dt 47
DCM →動的因果モデリングをみよ
deactivation 304
deception 496
default mode network 304, 390
degree of freedom 331
de-identification 501
dendrite 150
deoxygenated hemoglobin 194
dependent variable 292
depolarization 154
Descartes, Rene 1
descriptive statistics 327
design matrix 336
detection 249, 303
diamagnetic 149, 194
diencephalon 184
diffusion 128
diffusion tensor imaging (DTI) 130, 398, 424
diffusion weighting 128, 222
direct cortical stimulation 442
disconnection hypothesis 400
dispersion derivative 347
distributing artery 165
distribution 331
dopamine 171
dorsal 182
dot product 61
double dissociation 388, 450
DTI →拡散テンソル画像をみよ
dura 182
dynamic causal modeling (DCM) 396

● E

echo time (TE) 115, 254
echo-planar imaging (EPI) 19, 136, 199, 422
EEG →脳波をみよ
efficiency 292
eigenimage 375
eigenvalue 375
eigenvector 375
electric dipole 464
electroencephalography (EEG) 5, 147, 312, 427, 456
electrogenesis 456
electromotive force（emf） 75

electron transport chain 158
endogenous contrast 113
EPI →エコープラナー法をみよ
epiphenomenon 296, 394
epoch 206, 313
EPSP →興奮性シナプス後電位をみよ
equipotentiality 442
equivalent dipole 460
ERP →事象関連電位をみよ
error matrix 336
estimation 249, 303
event 311
event-related design 249, 311
　periodic—— 315
event-related potential (ERP) 312, 465
event-related potential (ERP) component 465
evoked magnetic field (EMF) 472
evoked potential 465
excitation 33, 58, 70
excitatory postsynaptic potential (EPSP) 154, 212, 462
excitotoxicity 156
exogenous contrast 113
expected Euler characteristic 355
experiment 291
experimental condition 295
experimental design 291
experimental regressor 340

● F

F 検定 350
FA →異方性比率をみよ
false discovery rate (FDR) 352
family-wise error rate (FWER) 352
feature selection 410
fiber tract 387
field of view (FOV) 108
field potential 456
field strength 31
field uniformity 31
field map 277
filling k-space 103
filter 283
finite impulse response (FIR) 347
fixed-effects analysis 360
flat map 368
flip angle 73, 225
Flourens, Pierre 442
flux 54
fMRI →機能的磁気共鳴画像法をみよ
fMRI画像
　頭の動きによる影響 272f
　カルシウム感受性造影剤 433f
　造影剤 200f
　多重比較の問題 351
　超高分解能 423f

　超常磁性酸化鉄ナノ粒子 432f
　ボクセルサイズによる影響 218
　ゆがみ補正 277, 278f
fMRI研究 41
　MR信号の位相コヒーレンスに特異的な神経活動関連変化 435f
　安静時結合性に関する論文数 391f
　安静時ネットワークの同定 378f, 381f
　安全対策 501
　意識的な決定の予測 414f
　一般線形モデル 336, 337f
　一般線形モデルの計画行列 340f
　一般線形モデルの利用 348
　イヌに対する—— 477, 478f
　因果関係の推定 394, 422, 424f
　嘘発見 507, 509f
　回帰子 340
　回帰分析 335
　課題遂行時と安静時の類似する機能的結合性 389f
　歌謡曲の人気予測 515
　関心領域（ROI）解析 357
　眼優位性コラムの測定 254f
　記憶力の変化 407f
　機能的結合性と構造的結合性の組み合わせ 400f
　機能的結合性に基づく小区域同定 382f
　機能的結合性の個人差 393f
　偶発的所見 498
　グレンジャー因果性の適用 399f
　群間比較 364
　経済学への応用 514
　経頭蓋直流電流刺激法による影響 446f
　研究仮説 294
　構成概念 440
　構造方程式モデリング 396f
　行動指標と遺伝子解析との組み合わせ 456f
　行動多様性の予測 403
　行動の個人差 365f
　公表するための基本原則 491
　交絡因子 297
　効率的な実験デザイン 318
　個人間変動の予測 402
　個人差 488
　個人の意思決定の予測 408f
　異なる刺激に対する相対的な賦活の程度の測定 252f
　混合デザイン 323f, 340f
　コントラスト 348
　コントラストの設定 332
　最初のヒト脳機能マッピング 203f
　サルとヒトにおけるデータの比較 477f
　サルに対する—— 474, 475f, 476f
　視覚刺激に対するBOLD信号のピークまでの潜時 232f
　視覚野の機能構築マッピング 7f
　自己制御 512
　事象関連デザイン 313f, 317f

事象関連デザインにおける刺激間隔の影響　315f, 319f
実験デザイン　299
実践的課題　483
社会的相互作用の神経基盤の同定　383f
主成分分析　374
循環解析　488
人格の推定　510
信号変化の発生源　304f
心的回転の持続時間とBOLD信号の時間幅の関係　229f
心理生理学的交互作用の同定　394f
推論の流れ　362f
推論の結びつきの複雑さ　363f
生体運動知覚の理解　7f
遷延性植物状態の患者における脳機能　507f
潜在的偏見の推定　504f
相関分析　334, 335f
第一種過誤　352
体性感覚野の賦活とデアクチベーション　212f
第二種過誤　352
単純な視覚刺激に対する脳の応答　6f
適切な刺激の選択　298f
同意書　496f
統計ソフトウェア　339t
統計的推定　361, 365
同時賦活と結合性の関係　387, 388f
動的因果モデリング　397f, 398f
島皮質の賦活と認知過程における逆向き推論　484f
読心　505f, 506f
独立成分分析　375, 376f
妊娠検査　503
認知実験　470f
認知神経科学　441
脳機能マップ　12f
脳卒中後の機能回復　453f
脳損傷研究との組み合わせ　452
脳の解剖学的構造のばらつき　455f
脳の機能的可塑性　452f
脳領域の相対的な賦活タイミングの同定　231f
バイオフィードバック　405f
被験者間解析　359
被験者間相関　383, 385f, 386f
被験者の不安を軽減する方法　49
皮質の層構造の識別　420
ヒトコネクトームプロジェクト（安静時結合性）　392f
疲労効果　299
賦活タイミングの特徴の解明　474f
複数の研究の組み合わせ　393f
物体知覚の大規模構造　8f
ブロックデザイン　300, 301f, 338
ベースラインでの賦活　304
マーケティングへの応用　514
マルチボクセルパターンアナリシス　409f
短い刺激間隔の事象関連デザイン　314f

メディア報道　465f, 486
目的志向型行動に関連するネットワーク　398f
問診票　42f
予測アプローチ　401
ラット前肢刺激に対する体性感覚野の皮質層の反応　209f
倫理的課題　483
練習効果　299
論文数　23f
ワーキングメモリに寄与する遺伝的要因の検出　456f
fMRI順応　238, 239f
fMRI信号，予測　334
fMRIデータ
　頭の動きによる影響　271f
　解釈と提示　485
　解析　327
　機密性の確保　497
　空間全体の統計値の分布　409f
　グラスブレイン表示　367f
　構成　248f
　座標系　282f
　三次元表示　366f
　磁場強度による影響　252
　スライス取得時間の補正　268
　相関性　296
　データ駆動型解析　374f
　統計マップ　328f, 366
　独立成分分析を用いたノイズ除去　379f
　二次元表示　366f
　非識別化　501
　表示　365
　品質保証　267
　ブロックデザインにおける条件内変動と条件間変動　303f
　ボンフェローニ補正　353f
　ロジスティック回帰　408f
fMRI-adaptation　238
forebrain　185
forward inference　362
forward solution　469
Fourier transform　89, 338
FOV　→ 撮像視野をみよ
fractional anisotropy（FA）　130, 399
frequency domain　338
frequency-encoding gradient　86, 104
frontal lobe　186
functional connectivity　291, 387, 419, 440
functional contrast　11
functional hyperemia　148, 193
functional magnetic resonance imaging（fMRI）　2
functional neuroimaging　3
functional region-of-interest　359
functional resolution　14, 253
functional signal-to-noise ratio　250
FWER　→ ファミリーワイズエラー率をみよ

● G

GABA　→ γ-アミノ酪酸をみよ
Gall, Franz Joseph　2f
general linear model（GLM）　336
glass-brain view　367
glia　151
glial cell　151
GLM　→ 一般線形モデルをみよ
glutamate　154
glycolysis　158
gradient coil　35
gradient-echo（GRE）imaging　103, 116
Granger causality　397
GRE　→ グラジエントエコー法をみよ
gyromagnetic ratio　63
gyrus　185

● H

Health Insurance Portability and Accountability Act（HIPAA）　497
hemi field　230
hemodynamic　149
hemodynamic response　204
heteroscedastic　350
hindbrain　184
HIPAA　→ 医療保険の相互運用性と説明責任に関する法律をみよ
homogeneity　31
homoscedastic　350
homotopic　444
Hubel, David　457
hyperpolarization　157
hyperscanning　383
hypothalamus　184
hypothesis-driven analysis　328, 373

● I

ICA　→ 独立成分分析をみよ
image　18, 81
image reconstruction　103
imaging genetics　454
imaging genomics　454, 510
imaging plane　133
impulse　233, 314
incidental finding　498
independent component analysis（ICA）　375
independent variable　292
indicator　340
individual difference　402, 487
inferential statistics　327
inflated brain　368
informed consent　494
inhibitory postsynaptic potential（IPSP）　157, 212, 462
initial dip　197

IR → 反転回復法をみよ
Institutional Review Board (IRB)　495
insula　187
integrated RF and shimming array　426
integrative activity　150
intellectual property　510
interleaved slice acquisition　100, 269
interleaved stimulus presentation　225
interneuron　151
interocular trauma test　329
interstimulus interval　311
intersubject correlation　384
intersubject variability　263
intrasubject variability　263
inverse problem　464
inversion recovery (IR)　120f
ion　147, 458
ion channel　151
ionizing radiation　22, 178
IPSP → 抑制性シナプス後電位をみよ
IRB → 施設内審査委員会をみよ
isomorphic　440
isotropic　128, 217, 424
item-related process　322

● J・K

James, William　306
jittering　231, 316
justice　495

k空間　101, 104, 428
　　アンダーサンプリング　428f
　　画像空間との関係　105, 106f, 107f
　　画像空間への変換　107, 108f
　　傾斜磁場の波形との関係　102f
　　データ点収集　135
k空間軌道　101, 111f
　　エコープラナー法　138f
　　傾斜磁場の非線形性による影響　111f
　　磁場変動による影響　138f, 140f
　　スパイラル法　140f
k空間充填　103, 135
　　エコープラナー法　136
　　スパイラル法　138
　　パラレルイメージング　142
Kuffler, Steven　457

● L

labeling plane　133
laboratory frame　70
large-vessel effect　221
Larmor frequency　54, 66, 92
latent variable　382
lateral　182
Lauterbur, Paul　18, 21f, 86
least-squares error　337

level　292
ligand-gated ion channel　152
linear system　232, 313
localization of function　1, 387, 440
localizer task　359
locus coeruleus　171
logistic regression　403
longitudinal　56
longitudinal relaxation　59, 77

● M

machine learning　409
magnetic field mapping　277
magnetic moment　53, 62
magnetic resonance　16
magnetic resonance angiography (MRA)　125
magnetic resonance imaging (MRI)　2, 81
magnetic resonance (MR) signal　33, 58, 97
magnetic resonance (MR) signal equation　98
magnetoencephalography (MEG)　5, 147, 427, 456, 472
Mansfield, Peter　19, 21f
matched filter　286
medial　182
medulla oblongata　183
MEG → 脳磁図をみよ
membrane potential　153
mesencephalon　184
midbrain　184
midsagittal　183
mind reading　506
mixed design　249, 322
mixed-effects analysis　361
mixing matrix　376
MNI座標系　282
mock scanner　49, 275
model　334
Mosso, Angelo　161
motion contrast　113
MR画像
　　コントラスト　11f
　　最初の―　18, 19f
　　最初の人体の―　21f
　　ノイズ　268f
　　ファントム　269f
MR信号 → 磁気共鳴信号をみよ
MRA → 磁気共鳴アンギオグラフィをみよ
MRI → 磁気共鳴画像法をみよ
MRI研究, ノーベル賞　20
MRIスキャナ　3f, 29
　　グラフィカルユーザーインターフェース　39f
　　サルに対する―　476f
　　生理機能のモニタリング装置　39
multi-band (MB) imaging　430

multi-channel imaging　34, 142, 419
multiple comparison problem　286, 351
multiple regression　335, 373
multi-voxel pattern analysis (MVPA)　409
mutual information　276
myelin　182

● N

NA → ノルアドレナリンをみよ
neocortex　150, 185
net magnetization　53, 66
network　388
neuroeconomics　516
neuroelectromagnetic contrast　434
neuroessentialism　487
neurological convention　366
neuromarketing　515
neuron　147
neurorealism　489
neurotransmitter　154
neurovascular unit　172
nitric oxide (NO)　174
NMR → 核磁気共鳴をみよ
noise　246
　　physiological―　260
　　system―　258
　　thermal―　257
nonlinearity　236
noradrenaline (NA)　171
normalization　222, 279
nuclear induction　17
nuclear magnetic resonance (NMR)　17
nuclear magnetic resonance (NMR) property　53, 61
nucleus　171, 184, 422
nuisance regressor　343
null hypothesis　327
null-task block　302
Nuremberg Code　494
nutation　73
nutritional needs　158
Nyquist frequency　284

● O

occipital lobe　186
ocular dominance　222
ocular dominance column　253
OEF → 酸素摂取率をみよ
Oersted, Hans　30
off-resonance excitation　71
Ogawa, Seiji　6, 195
oligodendrocyte　182
oncograph　148f
on-resonance excitation　71
orientation column　206
orthogonal　341, 375

orthogonalize 341
oscillating magnetic field 16
oxygen extraction fraction (OEF) 304
oxygenated hemoglobin 194

● P

parallel imaging 34, 142, 419
parallel state 55, 64
paramagnetic 149, 194
parameter matrix 336
parameter weight 336
parametric effect 341
parietal lobe 186
partial least squares (PLS) 380
partial volume effect 218, 253
PASL → パルス動脈スピンラベリング法をみよ
pattern classification 409
pattern classifier 411
Pauli, Wolfgang 15
PCA → 主成分分析をみよ
peak 205
peer review 493
Penfield, Wilder 443
perfusion MRI 129
pericyte 163
periodic event-related design 315
permutation 354, 382
PET → ポジトロンエミッション断層撮影法をみよ
pH依存性画像法 434
　　局所神経虚血領域の同定 434f
pH依存性コントラスト 434
phantom 268
phase 96
phased array 33
phase-encoding gradient 86, 103
physiological noise 260
pia 182
pixel 11
plasticity 453
PLS → 部分最小二乗法をみよ
polygraph 508
polymorphism 454
pons 183
positron emission tomography (PET) 4, 178
postsynaptic potential (PSP) 212, 462
power spectrum 256
PPI → 心理生理学的交互作用をみよ
PPI回帰子 391
precession 54, 64
precoloring 285
preprocessing 246
presurgical planning 404
prewhitening 285
primary current 458
principal component analysis (PCA) 375
principle of reciprocity 75

projectile effect 44
proton-density imaging 115
PSP → シナプス後電位をみよ
psychophysiological interaction (PPI) 390
pulse sequence 3, 38, 84
pulsed arterial spin labeling (PASL) 133
pump 152, 458
Purcell, Edward 17f
pyramidal cell 151

● Q・R

quality assurance 267
quantitative susceptibility mapping (QSM) 421

r値 334
Rabi, Isidor 15, 16f
radiofrequency (RF) coil 33
radiological convention 366
random field theory 355
random-effects analysis 361
randomization 299
raster 460
raw signal-to-noise ratio 247
reaction time 227, 263
realtime analysis 404
receiver coil 17
reception 33, 58, 75
receptive field 457
recovery of function 453
redundant safeguard 502
reference volume 275
refocusing pulse 116
refractory effect 232
refractory period 236
region-of-interest (ROI) analysis 222, 249, 357
registry 450
regressor 334
relaxation 59, 77
rendered image 367
repetition enhancement 240
repetition suppression 240
repetition time (TR) 114, 223, 254, 332, 395, 427
repetitive transcranial magnetic stimulation 447
research 497
research hypothesis 291, 327
research protocol 495
resel 355
residual error 337
resistance vessel 166
resolution element 355
resonance 70
resonant frequency 16
respect for persons 494

response time 263
resting-state connectivity 377
reverse inference 362, 385, 483
RFコイル 32
right-handed screw rule 53, 62
rigid-body transformation 275
ROI解析 → 関心領域解析をみよ
rostral 182
rotating frame 70
rotation 275
run 248
r-value 334

● S

sagittal 183
sample 327
sampling rate 12
SAR → 比吸収率をみよ
scalar 61
scaling 233
scanner drift 259, 308
SE → スピンエコー法をみよ
searchlight 410
seed voxel 390
segmentation 118, 278
SEM → 構造方程式モデリングをみよ
semirandom design 319
session 248
shimming 425
shimming coil 38, 277
signal 246
signal averaging 312
signal-to-noise ratio (SNR) 247, 330
　　functional―― 250
　　raw―― 247
significance testing 328
simple cell 457
simultaneous multi-slice (SMS) imaging 430
single dissociation 450
single-cell recording 456
single-pulse transcranial magnetic stimulation 447
single-unit recording 213, 456
singular value decomposition 380
sinus 164, 255
slice 83, 98, 249
slice selection 83, 98
small-volume correction (SVC) 354
smoothness 355
SNR → 信号ノイズ比をみよ
sodium-potassium pump 152
soma 150
spatial extent 254
spatial frequency 105
spatial gradient 18, 83
spatial independent components analysis 376

spatial interpolation 276
spatial resolution 11, 217
spatial smoothing 222, 285
specific absorption rate (SAR) 48
speed-accuracy trade-off 263
spin 53, 61
spin system 53, 61
spin-echo (SE) imaging 116, 221
spin-lattice relaxation 59, 77
spin-spin relaxation 59, 77
spiral imaging 139
standard deviation 331
standard error 331
state-related process 322
static contrast 113, 114
static magnetic field 3, 425
statistical parameter map 366
statistical power 250
statistical map 366
stereotaxic space 281
structural connectivity 387
structural equation modeling (SEM) 395
structural neuroimaging 3
subject 248, 494
subsequent memory 321, 403, 508
subtraction 297, 330
sulcus 185
superconducting electromagnet 32
superparamagnetic iron oxide (SPIO) nanoparticle 432
superposition 309
support vector machine (SVM) 411
surface coil 33
susceptibility artifact 123, 255, 419
SVC → スモールボリュームコレクションをみよ
SVM → サポートベクターマシンをみよ
Swedenborg, Emanuel 1
Sylvian fissure 186
synapse 153
synaptic cleft 154
synaptic plasticity 154
system 388
system noise 258

● T

t 検定 331, 332f
　　スキャナドリフトによる影響 333
　　相関検定との差異 334
t 分布 331
T_1 依存 118
T_1 回復 60, 77, 94f, 114f, 116f
T_1 緩和 77f
T_1 強調 118
T_1 強調画像
　　造影剤 200
　　パルスシーケンス 119f

T_1 コントラスト 118
　　繰り返し時間とエコー時間の選択 118f
　　反転回復法 120f
T_2 依存 120
T_2 緩和 77f
T_2 強調 120
T_2 強調画像
　　スピンエコー法 122f
　　パルスシーケンス 122f
T_2 減衰 59, 78, 95, 114f, 116f
T_2 コントラスト 120
　　繰り返し時間とエコー時間の選択 121f
T_2^* 依存 123
T_2^* 強調 123
T_2^* 強調画像 123f
　　パルスシーケンス 123f
T_2^* 減衰 59, 78
T_2^* コントラスト 123
T_2^* ブラーリング 218
Talairach, Jean 281
Talairach space 281
task frequency 284
TCA 回路 → トリカルボン酸回路をみよ
tDCS → 経頭蓋直流電流刺激法をみよ
TE → エコー時間をみよ
telencephalon 185
temporal derivative 346
temporal independent components analysis 377
temporal interpolation 270
temporal lobe 186
temporal resolution 12, 223
tensor 129
testing set 411
thalamus 184
theory 295
thermal noise 257
time course 202
time domain 338
time series 248
time-locking 312
time-of-flight (TOF) MRA 126
TMS → 経頭蓋磁気刺激法をみよ
torque 62
torsion 45
TR → 繰り返し時間をみよ
tractography 130
training set 411
trait 510
transcranial direct current stimulation (tDCS) 442
transcranial magnetic stimulation (TMS) 5, 442
translation 45, 275
transmissive activity 151
transmitter coil 17
transverse 56
transverse relaxation 59, 77

trial 249
trial sorting 321
tricarboxylic acid (TCA) cycle 158
tripartite synapse 154
type I error 328
type II error 329

● U・V

undershoot 205
unknown risk 503

variable 292
vascular conducted response 174
vascular steal 177
vascular tone 162
vasoactive substance 168
vector 61
vein 163
velocity-encoded phase contrast (VENC-PC) MRA 127
ventral 182
ventricle 182
venule 163
voltage-gated ion channel 152
volume 248
volume coil 33
volume conductor 459
volume current 459
volume transmission 154
voxel 12, 249
voxel-wise analysis 249, 357

● W

Wiesel, Torsten 457
Willis, Thomas 164
wired transmission 153
within-subjects manipulation 293

● X・Y・Z

x 方向傾斜磁場
　　空間分布 83f
　　非線形性に起因する画像のゆがみ 111f
x 方向傾斜磁場コイル 37f
y 方向傾斜磁場
　　空間分布 83f
　　非線形性に起因する画像のゆがみ 111f
y 方向傾斜磁場コイル 37f
z 方向傾斜磁場
　　空間分布 83f
　　非線形性に起因する画像のゆがみ 111f
z 方向傾斜磁場コイル 37f

| fMRI　原理と実践 | 定価：本体12,000円＋税 |

2016年5月26日発行　第1版第1刷 ©

著　者	スコット A. ヒュッテル
	アレン W. ソング
	グレゴリー マッカーシー

監訳者　福山　秀直
　　　　ふくやま　ひでなお

発行者　株式会社　メディカル・サイエンス・インターナショナル
　　　　代表取締役　若松　博
　　　　東京都文京区本郷 1-28-36
　　　　郵便番号 113-0033　電話（03）5804-6050

印刷：日本制作センター／装丁・本文デザイン：岩崎邦好デザイン事務所

ISBN 978-4-89592-854-0　C3047

本書の複製権・翻訳権・上映権・譲渡権・公衆送信権(送信可能化権を含む)は(株)メディカル・サイエンス・インターナショナルが保有します。
本書を無断で複製する行為(複写、スキャン、デジタルデータ化など)は、「私的使用のための複製」など著作権法上の限られた例外を除き禁じられています。大学，病院，診療所，企業などにおいて，業務上使用する目的(診療，研究活動を含む)で上記の行為を行うことは，その使用範囲が内部的であっても，私的使用には該当せず，違法です。また私的使用に該当する場合であっても，代行業者等の第三者に依頼して上記の行為を行うことは違法となります。

JCOPY 〈(社)出版者著作権管理機構 委託出版物〉
本書の無断複写は著作権法上での例外を除き禁じられています。複写される場合は，そのつど事前に，(社)出版者著作権管理機構（電話 03-3513-6969，FAX 03-3513-6979，info@jcopy.or.jp）の許諾を得てください。